王锦秀
汤彦承
吴征镒

著

《植物名实图考》新释

（下册）

上海科学技术出版社

卷之二十　蔓草类

897. 土茯苓 / 1030

898. 木莲 / 1031

899. 常春藤 / 1032

900. 千里及 / 1033

901. 樝藤子 / 1035

902. 悬钩子 / 1036

903. 伏鸡子根 / 1037

904. 使君子 / 1038

905. 何首乌 / 1039

906. 木鳖子 / 1040

907. 马兜铃 / 1042

908. 南藤 / 1043

909. 威灵仙 / 1044

910. 黄药子 / 1045

911. 山豆根 / 1048

912. 预知子 / 1048

913. 仙人掌草 / 1050

914. 鹅抱 / 1051

915. 独用藤 / 1051

916. 百棱藤 / 1052

917. 天仙藤 / 1052

918. 金棱藤 / 1053

919. 野猪尾 / 1053

920. 杜茎山 / 1054

921. 土红山 / 1055

922. 芥心草 / 1056

923. 含春藤 / 1056

924. 大木皮 / 1057

925. 石合草 / 1057

926. 祁婆藤 / 1058

927. 瓜藤 / 1058

928. 紫金藤 / 1059

929. 鸡翁藤 / 1059

930. 烈节 / 1060

931. 马接脚 / 1060

932. 藤长苗 / 1061

933. 狗筋蔓 / 1062

934. 绞股蓝 / 1063

935. 牛皮消 / 1064

936. 猪腰子 / 1065

937. 九仙子 / 1066

938. 杏叶草 / 1067

939. 明州天花粉 / 1068

940. 台州天寿根 / 1068

941. 老鹳筋 / 1069

942. 木羊角科 / 1069

卷之二十一　蔓草类

943. 奶树 / 1072

944. 土青木香 / 1073

945. 寻骨风 / 1073

946. 内风藤 / 1074

947. 铁扫帚 / 1075

948. 凉帽缨 / 1076

949. 倒挂藤 / 1077

950. 白龙须 / 1078

951. 大顺筋藤 / 1079

952. 无名一种 / 1080

953. 刺犁头 / 1081

954. 透骨消 / 1082

955. 酸藤 / 1083

956. 野苦瓜 / 1084

957. 野西瓜 / 1085

958. 鲇鱼须 / 1086

959. 鲢鱼须 / 1087

960. 金线吊乌龟 / 1088

961. 金莲花 / 1089

962. 小金瓜 / 1090

963. 马蹄草 / 1091

964. 瓜耳草 / 1092

965. 碧绿藤 / 1093

966. 金鸡腿 / 1094

967. 血藤 / 1095

968. 黄鳝藤 / 1096

969. 白马骨 / 1097

970. 锦鸡儿 / 1099

971. 白心皮 / 1100

972. 无名一种 / 1101

973. 候风藤 / 1102

974. 白花藤 / 1102

975. 洋条藤 / 1104

976. 拉拉藤 / 1105

977. 月季 / 1106

978. 玫瑰 / 1107

979. 酴醾 / 1108

980. 佛见笑 / 1109

981. 黄酴醾 / 1110

982. 缫丝花 / 1111

983. 十姊妹 / 1112

984. 木香 / 1113

985. 转子莲 / 1114

卷之二十二 蔓草类

986. 兔丝子 / 1118

987. 菟丝子 / 1119

988. 五味子 / 1120

989. 蓬藟 / 1122

990. 天门冬 / 1123

991. 覆盆子 / 1125

992. 旋花 / 1126

993. 营实墙蘼 / 1127

994. 白英 / 1129

995. 茜草 / 1130

996. 络石 / 1132

997. 白兔藿 / 1133

998. 紫葳 / 1134

999. 栝楼 / 1135

1000. 王瓜 / 1137

1001. 百部 / 1138

1002. 葛 / 1139

1003. 通草 今木通 / 1141

1004. 防己 / 1142

1005. 黄环 / 1144

1006. 羊桃 / 1145

1007. 白敛 / 1147

1008. 赭魁 / 1147

1009. 忍冬 / 1148

1010. 千岁藟 / 1150

1011. 萆薢 / 1151

1012. 菝葜 / 1153

1013. 钩藤 / 1154

1014. 蛇莓 / 1156

1015. 牵牛子 / 1157

1016. 女萎 / 1158

1017. 地不容 / 1159

1018. 白药 / 1160

1019. 落雁木 / 1161

1020. 解毒子 / 1162

1021. 萝藦 / 1163

1022. 赤地利 / 1165

1023. 紫葛 / 1166

1024. 乌蔹莓 / 1167

1025. 葎草 / 1168

卷之二十三 蔓草类

1026. 四喜牡丹 即追风藤 / 1172

1027. 刺天茄 / 1173

1028. 刀疮药 / 1174

1029. 紫地榆 / 1175

1030. 滇白药子 / 1175

1031. 叶上花 / 1177

1032. 堵喇 / 1177

1033. 土余瓜 / 1178

1034. 滇土瓜 / 1180

1035. 昆明鸡血藤 / 1181

1036. 绣球藤 / 1182

1037. 扒毒散 / 1184

1038. 崖石榴 / 1185

1039. 金线壶卢 / 1185

1040. 铜锤玉带草 / 1187

1041. 铁马鞭 / 1187

1042. 黄龙藤 / 1189

1043. 白龙藤 / 1190

1044. 地棠草 / 1191

1045. 鞭打绣球 / 1191

1046. 汉荭鱼腥草 / 1192

1047. 大发汗藤 / 1193

1048. 昆明沙参 即金铁锁 / 1194

1049. 飞仙藤 / 1195

1050. 鞭绣球 / 1197

1051. 姜黄草 / 1198

1052. 金雀马尾参 / 1198

1053. 鸡血藤 / 1199

1054. 碗花草 / 1200

1055. 紫参 / 1201

1056. 青羊参 / 1202

1057. 滇红草薢 / 1203

1058. 架豆参 / 1204

1059. 山苦瓜 / 1205

1060. 青刺尖 / 1206

1061. 染铜皮 / 1207

1062. 紫罗花 / 1208

1063. 过沟藤 / 1209

1064. 马尿藤 / 1210

1065. 巴豆藤 / 1211

1066. 滇防己 / 1212

1067. 滇淮木通 / 1213

1068. 滇兔丝子 / 1214

1069. 飞龙掌血 / 1215

1070. 小鸡藤 / 1216

1071. 竹叶吉祥草 / 1217

1072. 山豆花 / 1218

1073. 山红豆花 / 1219

1074. 野山葛 / 1220

1075. 象鼻藤 / 1221

1076. 透骨钻 / 1222

1077. 珠子参 / 1223

1078. 土党参 / 1224

1079. 山土瓜 / 1225

卷之二十三　芳草类

1080. 老虎刺 / 1228

1081. 土荆芥 / 1229

1082. 滇南薄荷 / 1230

1083. 滇藁本 / 1230

1084. 野草香 / 1231

1085. 地笋 / 1232

1086. 滇瑞香 / 1233

1087. 滇芎 / 1234

1088. 东紫苏 / 1235

1089. 白草果 / 1236

1090. 香科科 / 1237

卷之二十三　毒草类

1091. 小黑牛 / 1240

1092. 野棉花 / 1240

1093. 月下参 / 1241

1094. 小草乌 / 1242

1095. 滇常山 / 1243

1096. 羊肝狼头草 / 1244

1097. 野烟 / 1245

1098. 鸡骨常山 / 1247

1099. 象头花 / 1247

1100. 金刚纂 / 1248

1101. 紫背天葵 / 1250

卷之二十四　毒草类

1102. 大黄 / 1254

1103. 商陆 / 1255

1104. 狼毒 / 1257

1105. 狼牙 / 1258

1106. 藜芦 / 1259

1107. 常山 / 1260

1108. 蒟蒻 / 1262

1109. 大戟 / 1263

1110. 乳浆草 附 / 1263

1111. 泽漆 / 1264

1112. 云实 / 1265

1113. 羊踯躅 / 1267

1114. 搜山虎 附 / 1268

1115. 附子 / 1269

1116-1. 天南星 / 1270

1116-2. 天南星 即虎掌 / 1272

1117. 由跋 / 1273

1118. 半夏 / 1274

1119. 甘遂 / 1276

1120. 蚤休 / 1278

1121. 鬼臼 / 1279

1122. 射干 / 1281

1123. 白花射干 / 1282

1124. 鸢尾 / 1283

1125. 石龙芮 / 1284

1126. 茵芋 / 1285

1127. 芫花 / 1286

1128. 金腰带 / 1288

1129. 牛扁 / 1289

1130. 荛花 / 1289

1131. 茛菪 / 1290

1132. 莽草 / 1292

1133. 钩吻 / 1294

1134. 滇钩吻 / 1295

卷之二十五　芳草类

1135. 兰草 / 1300

1136. 芎䓖 / 1302

1137. 隔山香 即鸡山香，《方言》，无正字 / 1303

1138. 蛇床子 / 1304

1139. 白芷 / 1305

1140. 杜若 / 1306

1141. 木香 / 1308

1142. 泽兰 / 1310

1143. 当归 / 1311

1144. 土当归 / 1312

1145. 芍药 / 1313

1146. 牡丹 / 1314

1147. 藁本 / 1315

1148. 水苏 / 1315

1149. 假苏 / 1316

1150. 爵床 附赤车使者 / 1318

1151. 积雪草 / 1319

1152. 荏 / 1320

1153. 苏 / 1321

1154. 豆蔻 即草果 / 1323

1155. 香薷 / 1324

1156. 大叶香薷 / 1325

1157. 石香薷 附 / 1326

1158. 莎草 / 1327

1159. 郁金 / 1329

1160. 郁金香 / 1330

1161. 高良姜 / 1330

1162. 姜黄 / 1332

1163. 薄荷 / 1333

1164. 大叶薄荷 / 1334

1165. 蒟酱 / 1335

1166. 蒌叶 / 1337

1167. 马兰 / 1338

1168. 莪荗 / 1339

1169. 石莪荗 / 1340

1170. 山姜 / 1341

1171. 廉姜 / 1342

1172. 荆三棱 / 1343

1173. 蓬莪术 / 1344

1174. 藿香 / 1345

1175. 野藿香 / 1346

1176. 零陵香 / 1347

1177. 白茅香 / 1348

1178. 肉豆蔻 / 1349

1179. 白豆蔻 / 1350

1180. 补骨脂 / 1351

1181. 荜茇 / 1352

1182. 益智子 / 1354

1183. 毕澄茄 / 1354

1184. 甘松香 / 1355

1185. 茅香花 / 1356

1186. 缩砂蔤 / 1358

1187. 福州香麻 / 1359

1188. 排草 / 1359

1189. 元宝草 / 1360

1190. 三奈 / 1361

1191. 辟汗草 / 1362

1192. 小叶薄荷 / 1363

1193. 兰香草 / 1364

1194. 芸 / 1365

卷之二十六　群芳

1195. 紫薇 / 1370

1196. 南天竹 / 1371

1197. 万寿子 / 1373

1198. 春桂 / 1374

1199. 兰花 / 1375

1200. 红兰 / 1376

1201. 丁香花 / 1378

1202. 棣棠 / 1379

1203. 白棣棠 / 1380

1204. 绣球 / 1381

1205. 八仙花 / 1382

1206. 锦团团 / 1382

1207. 粉团 / 1383

1208. 锦带 / 1384

1209. 珍珠绣球 / 1385

1210. 野绣球 / 1386

1211. 美人蕉 / 1387

1212. 铁线海棠 / 1389

1213. 翠梅 / 1390

1214. 金灯 / 1390

1215. 狮子头 / 1391

1216. 晚香玉 / 1392

1217. 小翠 / 1393

1218. 长春花 / 1394

1219. 罂子粟 / 1395

1220. 野凤仙花 / 1396

1221. 龙头木樨 / 1397

卷之二十七　群芳

1222. 蓝菊 / 1400

1223. 玉桃 / 1400

1224. 蜜萱 / 1401

1225. 满天星 / 1402

1226. 净瓶 / 1403

1227. 茑萝松 / 1404

1228. 如意草 / 1405

1229. 金箴 / 1406

1230. 铁线莲 / 1407

1231. 金丝桃 / 1408

1232. 水木樨 / 1409

1233. 千日红 / 1409

1234. 万寿菊 / 1410

1235. 虎掌花 / 1411

1236. 野茉莉 / 1412

1237. 荷包牡丹 / 1413

1238. 翠雀 / 1414

1239. 秋海棠 / 1415

1240. 金雀 / 1415

1241. 金钱花 / 1416

1242. 玉蝶梅 / 1417

1243. 吉祥草 / 1418

1244. 松寿兰 / 1419

1245. 贴梗海棠 / 1420

1246. 望江南 / 1421

1247. 盘内珠 / 1422

1248. 半边月 / 1423

卷之二十八　群芳

1249-1. 风兰 / 1426

1249-2. 风兰 一名净瓶 / 1426

1250. 独占春 / 1427

1251. 雪蕙 / 1428

1252. 朱兰 / 1429

1253. 春兰 / 1429

1254. 虎头兰 / 1430

1255. 朵朵香 / 1431

1256-1. 雪兰 / 1432

1256-2. 雪兰 / 1433

1257. 夏蕙 大理画 / 1434

1258. 小绿兰 / 1435
1259. 大绿兰 大理画 / 1435
1260. 莲瓣兰 / 1436
1261. 元旦兰 / 1437
1262. 火烧兰 / 1437
1263. 风兰 大理 / 1438
1264. 五色兰 大理 / 1439
1265. 大朱砂兰 大理 / 1439
1266. 小朱砂兰 大理 / 1440
1267. 佛手兰 / 1440
1268. 天蒜 / 1441
1269. 兰花双叶草 / 1442
1270. 红花小独蒜 / 1443
1271. 黄花独蒜 一名老鸦蒜 / 1444
1272. 羊耳蒜 / 1445
1273. 鸭头兰花草 / 1446
1274. 鹭鸶兰 / 1447
1275. 象牙参 / 1449
1276. 小紫含笑 / 1449

卷之二十九　群芳

1277. 佛桑 / 1452
1278. 莲生桂子花 / 1453
1279. 金蝴蝶 / 1454
1280. 黄连花 / 1454
1281. 野丁香 / 1455
1282. 牛角花 / 1456
1283. 白刺花 / 1457
1284. 报春花 / 1458
1285. 小雀花 / 1460
1286. 素兴花 / 1461
1287. 灯笼花 / 1462
1288. 荷苞山桂花 / 1463
1289. 滇丁香 / 1464

1290. 藏丁香 / 1465
1291. 地涌金莲 / 1466
1292. 丈菊 / 1467
1293. 压竹花 / 1468
1294. 藏报春 / 1469
1295. 铁线牡丹 / 1470
1296. 七里香 / 1471
1297. 草葵 / 1472
1298. 野栀子 / 1473
1299. 草玉梅 / 1474
1300. 白蔷薇 / 1475
1301. 虉花 / 1476
1302. 野萝卜花 / 1477
1303. 珍珠梅 / 1478
1304. 缅栀子 / 1479
1305. 海仙花 / 1480
1306. 白蝶花 / 1481
1307. 绿叶绿花 / 1482

卷之三十　群芳

1308. 赪桐 / 1486
1309. 夹竹桃 / 1486
1310. 木棉 / 1487
1311. 含笑 / 1489
1312. 夜合花 / 1490
1313. 贺正梅 / 1491
1314. 凤皇花 / 1492
1315. 末利 / 1493
1316. 素馨 / 1494
1317. 夜来香 / 1496
1318. 文兰树 / 1496
1319. 黄兰 / 1497
1320. 彩蝶 / 1498
1321. 马缨丹 / 1499

1322. 鸭子花 / 1500
1323. 鹤顶 / 1501
1324. 朱锦 / 1502
1325. 西番莲 即转心莲 / 1503
1326. 百子莲 / 1504
1327. 珊瑚枝 / 1505
1328. 毯冠花 / 1505
1329. 换锦花 / 1506
1330. 铃儿花 / 1507
1331. 华盖花 / 1508
1332. 玲甲花 / 1509
1333. 水蜡烛 / 1510
1334. 油葱 即罗帏草 / 1511
1335. 铁树 / 1512
1336. 喝呼草 / 1513

卷之三十一　果类

1337. 林檎 / 1516
1338. 楒椋 / 1516
1339. 胡桃 / 1517
1340. 榛 / 1518
1341. 菴罗果 / 1519
1342. 柑 / 1521
1343. 橙 / 1522
1344. 新会橙 / 1522
1345. 荔支 / 1523
1346. 海松子 / 1525
1347. 水松 附 / 1526
1348. 杨梅 / 1527
1349. 橄榄 / 1528
1350. 乌榄 / 1529
1351. 椰子 / 1529
1352. 桄榔子 / 1530
1353. 桲柿 / 1531

1354. 猕猴桃 / 1532
1355. 甜瓜 / 1533
1356. 枸橼 / 1535
1357. 金橘 / 1535
1358. 公孙桔 / 1537
1359. 银杏 / 1538
1360. 西瓜 / 1539
1361. 人面子 / 1540
1362. 苹婆 / 1541
1363. 黄皮果 / 1542
1364. 羊矢果 / 1543
1365. 秋风子 / 1544
1366. 蜜罗 即蜜筒 / 1545
1367. 杧果 / 1547
1368. 蕲脐 / 1547
1369. 棠梨 / 1548
1370. 天茄子 / 1549
1371. 无花果 / 1550
1372. 海红 / 1551
1373. 波罗蜜 / 1552
1374. 五敛子 / 1553
1375. 天师栗 / 1554
1376. 露兜子 / 1555
1377. 棤子 / 1556
1378. 鸡矢果 / 1557
1379. 落花生 / 1558
1380. 糖刺果 / 1559
1381. 番荔枝 / 1560
1382. 番瓜 / 1561
1383. 佛桃 / 1562
1384. 冈拈子 / 1563
1385. 山橙 / 1564
1386. 黎檬子 / 1565
1387. 瓦瓜 / 1566

1388. 哈蜜瓜 / 1567
1389. 野木瓜 / 1568
1390. 水茶臼 / 1569
1391. 木桃儿树 / 1571
1392. 文冠果 / 1571
1393. 栌子树 / 1572

卷之三十二 果类

1394. 枣 / 1576
1395. 葡萄 / 1577
1396. 蘡薁 附 / 1578
1397. 橘 / 1579
1398. 柚 附 / 1580
1399. 橘红 / 1580
1400. 莲藕 / 1581
1401. 芡 / 1582
1402. 梅 / 1583
1403. 桃 / 1584
1404. 杏 / 1585
1405. 栗 / 1586
1406. 茅栗 / 1587
1407. 樱桃 / 1588
1408. 山樱桃 / 1589
1409. 芰 / 1590
1410. 柿 / 1592
1411. 木瓜 / 1593
1412. 枇杷 / 1594
1413. 龙眼 / 1595
1414. 槟榔 / 1596
1415. 甘蔗 / 1597
1416. 乌芋 / 1599
1417. 慈姑 又一种 / 1600
1418. 梨 / 1600
1419. 淡水梨 / 1601

1420. 李 / 1602
1421. 南华李 / 1603
1422. 柰 / 1604
1423. 安石榴 / 1605
1424. 榠实 / 1606
1425. 枳椇 / 1607
1426. 山楂 / 1608
1427. 槲实 / 1608
1428. 橡实 / 1609
1429. 菴摩勒 / 1610
1430. 锥栗 / 1611
1431. 苦槠子 / 1612
1432. 面槠 / 1614
1433. 韶子 / 1615
1434. 都角子 / 1615
1435. 石都念子 / 1616
1436. 软枣 / 1618
1437. 㮈子 / 1619
1438. 无漏子 / 1620

卷之三十三 木类

1439. 柏 / 1622
1440. 桧 / 1623
1441. 刺柏 / 1624
1442. 松 / 1625
1443. 茯苓 / 1627
1444. 桂 / 1627
1445. 蒙自桂树 / 1628
1446. 岩桂 / 1629
1447. 桂寄生 / 1630
1448. 木兰 / 1632
1449. 辛夷 / 1634
1450. 杜仲 / 1636
1451. 槐 / 1637

1452. 檗木 / 1637

1453. 榆 / 1638

1454. 漆 / 1639

1455. 女贞 / 1640

1456. 五加皮 / 1641

1457. 枸杞 / 1642

1458. 溲疏 附 / 1643

1459. 蔓荆 / 1644

1460. 酸枣 / 1645

1461. 蕤核 / 1646

1462. 厚朴 / 1647

1463. 秦皮 / 1649

1464. 合欢 / 1650

1465. 皂荚 / 1650

1466. 桑 / 1652

1467. 桑上寄生 / 1653

1468. 吴茱萸 / 1655

1469. 山茱萸 / 1656

1470. 秦椒　蜀椒 / 1657

1471. 崖椒 / 1658

1472. 卫矛 / 1659

1473. 栀子 / 1660

1474. 枳实 / 1661

1475. 楝 / 1662

1476. 桐 / 1663

1477. 梓 / 1663

1478. 柳 / 1664

1479. 栾华 / 1665

1480. 石南 / 1667

1481. 郁李 / 1667

1482. 鼠李 / 1668

1483. 蔓椒 / 1669

1484. 巴豆 / 1670

1485. 猪苓 / 1671

1486. 詹糖香 / 1672

1487. 楮 / 1673

1488. 杉 / 1674

1489. 沙木 / 1676

1490. 樟 附樟寄生 / 1677

1491. 檀香 / 1678

1492. 榉 / 1679

卷之三十四　木类

1493. 云叶 / 1682

1494. 黄楝树 / 1682

1495. 槭芽树 / 1683

1496. 月芽树 / 1684

1497. 回回醋 / 1685

1498. 白槿树 / 1686

1499. 槭树芽 / 1687

1500. 老叶儿树 / 1688

1501. 龙柏芽 / 1689

1502. 兜栌树 即櫄 / 1690

1503. 山茶科 / 1691

1504. 木葛 / 1692

1505. 花楸树 / 1693

1506. 白辛树 / 1694

1507. 乌棱树 / 1695

1508. 刺楸树 / 1696

1509. 黄丝藤 / 1697

1510. 山格刺树 / 1698

1511. 筋树 / 1699

1512. 报马树 / 1700

1513. 椴树 / 1702

1514. 臭蒲 / 1703

1515. 坚荚树 / 1704

1516. 臭竹树 / 1704

1517. 马鱼儿条 / 1705

1518. 老婆布鞊 / 1706

1519. 青舍子条 / 1707

1520. 驴驼布袋 / 1708

1521. 婆婆枕头 / 1709

1522. 青檀树 / 1710

卷之三十五　木类

1523. 枫 / 1714

1524. 椿 / 1714

1525. 樗 / 1715

1526. 白杨 / 1716

1527. 青杨 / 1718

1528. 荚蒾 / 1719

1529. 水杨 / 1720

1530. 胡桐泪 / 1721

1531. 苏方木 / 1721

1532. 乌臼木 / 1722

1533. 栾荆 / 1723

1534. 茶 / 1724

1535. 椋子木 / 1725

1536. 接骨木 / 1726

1537. 卖子木 / 1727

1538. 毗黎勒 / 1728

1539. 诃黎勒 / 1729

1540. 麒麟竭 / 1730

1541. 阿魏 / 1732

1542. 无食子 / 1733

1543. 大空 / 1733

1544. 木天蓼 / 1734

1545. 檀 / 1735

1546. 梓榆 / 1735

1547. 罌子桐 / 1736

1548. 奴柘 / 1737

1549. 桐木 / 1738

1550. 莎木 / 1739

1551. 石刺木 / 1740

1552. 卢会 / 1741

1553. 放杖木 / 1741

1554. 楤木 / 1742

1555. 木槿 / 1743

1556. 无患子 / 1744

1557. 桦木 / 1744

1558. 柽柳 / 1745

1559. 盐麸子 / 1746

1560. 密蒙花 / 1747

1561. 紫荆 / 1748

1562. 南烛 / 1749

1563. 伏牛花 / 1750

1564. 乌药 / 1751

1565. 黄栌 / 1752

1566. 棕榈 / 1753

1567. 柘 / 1754

1568-1. 柞木 / 1755

1568-2. 柞树 又一种 / 1756

1569. 金樱子 并入《图经》

　　　棠球子 / 1757

1570. 枸骨 / 1758

1571. 冬青 / 1759

1572. 醋林子 / 1760

1573. 海红豆 / 1761

1574. 大风子 / 1762

1575. 櫰香 / 1763

1576. 梧桐 / 1764

1577. 黄杨木 / 1765

1578. 扶桑 / 1766

1579. 木芙蓉 / 1767

1580. 山茶 / 1768

1581. 枸橘 / 1769

1582. 胡颓子 / 1770

1583. 蜡梅 / 1771

1584. 乌木 / 1772

1585. 石瓜 / 1773

1586. 相思子 / 1774

1587. 竹花 / 1775

卷之三十六　木类

1588. 优昙花 / 1778

1589. 缅树 / 1780

1590. 龙女花 / 1781

1591. 山梅花 / 1782

1592. 蝴蝶戏珠花 / 1783

1593. 雪柳 / 1784

1594. 大毛毛花 / 1785

1595. 皮袋香 / 1786

1596. 珍珠花 / 1787

1597. 滇桂 / 1788

1598. 野李花 / 1789

1599. 昆明山海棠 / 1790

1600. 野樱桃 / 1791

1601. 山桂花 / 1792

1602. 马银花 / 1793

1603. 野香橼花 / 1794

1604. 象牙树 / 1796

1605-1. 山海棠 / 1796

1605-2. 山海棠 又一种 / 1797

1606. 金丝杜仲 / 1798

1607. 栗寄生 / 1799

1608. 炭栗树 / 1800

1609. 水东瓜木 / 1801

1610. 野春桂 / 1802

1611. 衣白皮 / 1803

1612. 棉柘 / 1804

1613. 树头菜 / 1805

1614. 昆明乌木 / 1806

1615. 簸赭子 / 1807

1616. 马藤 / 1808

1617. 金刚刺 / 1809

1618. 千张纸 / 1810

1619. 雪柳 / 1811

1620. 滇厚朴 / 1812

1621. 山栀子 / 1813

1622. 老虎刺寄生 / 1814

1623. 柏寄生 / 1815

1624. 厚皮香 / 1816

1625. 铁树果 / 1817

1626. 滇山茶叶 / 1818

1627. 滇大叶柳 / 1819

1628. 鸦蛋子 / 1820

1629. 金丝杜仲 / 1821

1630. 红木 / 1822

1631. 蜡树 / 1823

1632. 桐树 / 1824

1633. 紫罗花 / 1825

1634. 狗椒 / 1826

1635. 马椒 / 1827

1636. 大黄连 / 1828

1637. 寄母 / 1829

1638. 刺绿皮 / 1830

卷之三十七　木类

1639. 椆 / 1834

1640. 黄连木 / 1835

1641. 青冈树 / 1836

1642. 宝树 / 1838

1643. 罗汉松 / 1839

1644. 何树 / 1840

1645. 榕 / 1841

1646. 椴木 / 1842

1647. 虹榔 / 1844

1648. 蚊榔树 / 1845

1649. 蚊子树 / 1846

1650. 八角枫 / 1848

1651. 野檀 / 1849

1652. 小蜡树 / 1850

1653-1. 牛奶子 / 1851

1653-2. 牛奶子 又一种 / 1852

1654-1. 羊奶子 / 1853

1654-2. 羊奶子 又一种 / 1853

1655. 阳春子 / 1854

1656. 野胡椒 / 1855

1657. 树腰子 / 1857

1658. 菩提树 / 1858

1659. 凤尾蕉 / 1860

1660. 棕榈竹 / 1861

1661. 水杨柳 / 1862

1662. 蔡木 / 1863

1663. 檗木 / 1864

1664-1. 蓣核 / 1865

1664-2. 蓣核 又一种 / 1866

1665. 楝树 / 1867

1666. 杆 / 1868

1667. 桦木 / 1870

1668. 黄芦木 / 1871

1669. 栾华 / 1872

卷之三十八　木类

1670. 野鸦椿 / 1874

1671. 化香树 / 1875

1672. 土厚朴 / 1876

1673. 酒药子树 / 1877

1674. 苦茶树 / 1878

1675. 吉利子树 / 1879

1676. 万年青 / 1880

1677. 绣花针 / 1881

1678. 马棘 / 1882

1679. 赌博赖 / 1883

1680. 万年红 / 1884

1681. 野樟树 / 1885

1682. 赤药子 / 1886

1683. 闹狗子 / 1887

1684. 野漆树 / 1888

1685. 山桂花 / 1889

1686. 见风消 / 1890

1687. 紫荆花 / 1891

1688. 槐花 / 1892

1689. 拘那花 / 1893

1690. 宝碗花 / 1894

1691. 倒挂金钩 / 1895

1692. 刺枫 / 1896

1693. 丫枫小树 / 1897

1694-1. 三角枫 / 1898

1694-2. 三角枫 又一种 / 1899

1695-1. 十大功劳 / 1900

1695-2. 十大功劳 又一种 / 1901

1696. 望水檀 / 1902

1697. 乌口树 / 1903

1698. 旱莲 / 1904

1699. 水杨梅 / 1905

1700. 香花树 / 1906

1701. 接骨木 / 1907

1702. 野红花 / 1908

1703. 虎刺树 / 1909

1704. 半边风 / 1910

1705. 小银茶匙 / 1911

1706. 田螺虎树 / 1912

1707. 水蔓子 / 1913

1708. 白花树 / 1914

索引

植物中文名称索引　／ 1917

主要参考文献　／ 1987

后记　／ 1988

植物拉丁学名索引　／ 1958

《植物名实图考》

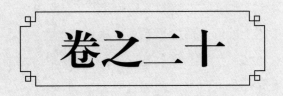

卷之二十

固始吴其濬　著　蒙自陆应谷　校刊

蔓草类

897. 土茯苓

土茯苓，即草禹余粮。《本草拾遗》始著录，宋《图经》谓之刺猪苓，今通呼冷饭团。形状、功用具《本草纲目》。近时以治恶疮为要药，多以萆薢充之，或有以商陆根伪充者。萆薢去湿，性尚不远，若商陆则去水峻利，宜慎辨之。

雩娄农曰：土茯苓出近世，俗医治恶疾，邀重利如操左券。吾于是见造物之好生也，且旋贼之而旋生之也。五行递嬗，遭厉纷挐，人生口体之奉，所以戕其四端之性，而诱之以四奸者，盖无一息之或遄。乃病以歧黄[1]未论之病，即药以农皇未尝之药；病既不择人而生，药亦不择地而育。甚至垢腐溃臭，妻孥远避；而医者艳沐之，而投以草木之滋；或起行尸而肉白骨，卒不使之尽戕其生，又非造物生机无一息之或停哉！夫万物死于北亦生于北，《易》曰：坎，劳卦也，万物之所成终而成始也。造物既贼之而复生之，劳亦甚矣。非特此也。孟子曰：天地之生也，一治一乱；在人则贼之、生之，在天下则治之、乱之。造物果何心哉！虽然，死至思生，乱极思治，造物之心，亦人心耳。人劳劳于生死治乱之途，造物亦不得不劳之于生之、死之、治之、乱之之故；然则代造物而理物者，欲听人物之扰攘而无所劳，焉得乎！

[新释]

《长编》卷十收土茯苓主要文献。吴其濬没有对土茯苓加以新的性状描述，《图考》图为新绘（图949）。绘图显示一攀援藤木；根状茎粗厚，块状；枝条光滑，无刺；叶互生，狭椭圆状披针先端渐尖，三出脉，全缘，具叶柄。上述性状，确属百合科菝葜属 *Smilax* 植物。其中块状根状茎，无刺，及叶形，较合《中志》15：212 描述的百合科菝葜属植物土茯苓 *Smilax glabra* Roxb. 的特征。该种在我国产于甘肃（南部）和长江流域以南各省区，直到台湾、海南和云南，生于海拔 1 800 米以下的林中、灌丛下、河岸或山谷中，也见于林缘与疏林中。其粗厚的根状茎入药，称土茯苓，性甘平，利湿热解毒，健脾胃，且富含淀粉，可

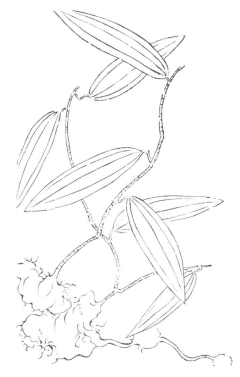

图 949　土茯苓

用来制糕点或酿酒。

松村：*Smilax*；吴批：*Smilax glabra*。

898. 木莲

木莲，即薜荔。《本草拾遗》始著录。自江而南，皆曰木馒头。俗以其实中子浸汁为凉粉，以解暑。《图经》《纲目》备载其功用，多验。

零娄农曰：薜荔以《楚词》屡及，诗人入咏，遂目为香草。今江南阴湿，墙瓦攀援殆遍，何曾有臭？罔薜荔兮为帷[1]，则山居柴扉石户间皆是矣。宋李彦发物供奉，大抵类朱勔[2]，农不得之田，牛不得耕垦，殚财靡刍，力竭饿死，或自缢辕轭间[3]。如龙鳞薜荔一本，辇致之费踰百万，不知此有何好而必辇致，非诗人口孽耶？徐谐诗：雨久莓苔绿，霜浓薜荔红[4]。梅圣俞诗：春城百花发，薜荔上阴阶[5]。但诵好诗，那得不神往？密雨斜侵，窗户凉生，时乎贫贱者，盗天地之菁英，以自适其适；富贵者，又欲盗贫贱之逍遥以穷其所穷。汉武以蒟酱、蒲萄而开边，魏太武以甘蔗而返斾，侈心之萌，谁能刃斩[6]？克己复礼，仁也，楚灵王若能如此，岂其辱于干溪[7]？宋徽宗若能如此，岂至北以牛车[8]？

按薜荔，李时珍以为即木莲，而《图经》以为一类二种。滇南有一种与木莲绝相类，而叶、实皆略小，其即《图经》所谓薜荔耶？《楚词》：薜荔拍兮蕙绸[9]，罔薜荔兮为帷，皆言其能缘墙壁也。又曰：贯薜荔之落蕊[10]。木莲花极细，词人寓言，未可拘执。而《注》以为香草，不知薜荔殊无气味。释《离骚》者，斤斤于香草美人，拘文牵义，诚无当于格物耳。《山海经》有草荔[11]，状如乌韭而生石上，应是苔类。《汉书·房中歌》，都荔遂芳[12]。方是香草，非络石蔓延山木者也。

〔新释〕

《长编》卷十收木莲历代主要文献。《图考》图为新绘（图 950）。所图似为灌木；无不定根，叶卵状椭圆形，全缘，网脉明显，呈蜂窝状，具托叶环；果单生叶腋，梨形，顶部截平，略具短钝头或为脐状凸起，基部收窄成一短柄；文字提及"俗以其实中子浸汁为凉粉，以解暑"。

综合上述性状，概貌颇合《中志》23（1）：205 描述的桑科榕属植物薜荔 *Ficus pumila* L.。该种产于我国福建、江西、浙江、安徽、江苏、台湾、湖南、广东、广西、贵州、云南（东南部）、四川及陕西，北方偶有栽培，琉球群岛与越南北部也有。瘦果水洗可作凉粉，藤叶药用。

松村、《中志》23（1）：205 和《纲要》：*Ficus pumila* L.；吴批：李时珍以为即木莲……

即《图经》所谓薜荔耶？*Ficus*。

〔注〕

1　罔薜荔兮为帷：出《楚辞·九歌·湘夫人》。

2　宋李彦发物供奉，大抵类朱勔：李彦，宋徽宗时期宦官，与童贯、蔡京、王黼、梁师成、朱勔齐名，为"六贼之一"。《宋史》载其："发物供奉，大抵类朱勔。"言其贪婪。

3　农不得之田……或自缢辕轭间：出《宋史·宦者传三·杨戬》。

4　雨久莓苔绿，霜浓薜荔红：出徐锴诗《秋词》。

5　春城百花发，薜荔上阴阶：出宋代梅尧臣诗《松风亭》。

6　魏大武以甘蔗而返旆，侈心之萌，谁能刃斩：大，据文意，应为"太"。北朝魏太武拓跋焘南征，对峙于彭城。双方剑拔弩张，却仍以物物交换进行贸易。

7　楚灵王若能如此，岂其辱于干溪：春秋末年，楚灵王耗尽民力3年修建顷宫，5年修建章华之台，8年干溪之役，百姓之力不足而自息也。后出国内乱，公子比自立为王，楚灵王自杀。

8　宋徽宗若能如此，岂至北以牛车：北宋末年，宋徽宗骄奢淫逸，任用宵小，民不聊生。后金人入侵，宋徽宗被金人俘去北方。

9　薜荔拍兮蕙绸：出《楚辞·湘君》。

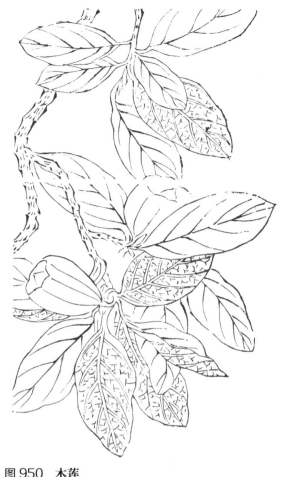

图 950　木莲

10　贯薜荔之落蕊：出《楚辞·离骚》。

11　《山海经》有草荔：据吴其濬按应是苔类。

12　《汉书·房中歌》，都荔遂芳：《汉书》礼乐志第二《安世房中歌》十七章有"都荔遂芳，宧宩桂华"。

899. 常春藤

　　常春藤，即土鼓藤。《本草拾遗》始著录。《日华子》以为龙鳞薜荔，《谈荟》以为即巴山虎，今南北皆有之。结子圆碧如珠，与《拾遗》说符。功用长于治痈疽、肿毒。

　　雩娄农曰：京师浩穰，营园亭者，皆能致南中花木，即岭峤异产。亦时附婆罗船，越重洋，随拍趚风而达析津。然冬寒皆为窟室以避霜雪。若薜荔、络石之属，缘墙壁而亘冬夏者，则天时、地气皆不宜之。惟常春藤，被缭垣、带怪石，缘叶匦匦，为庭榭之饰焉。细花惹峰，青实啁雀，于药果皆无取。然枝蔓下有细足，黏瓵谪极牢，疾风甚雨，不能震撼。人之有墙，以蔽恶也，墙之隙坏，藤有赖焉。然则彼都人士，庇焉而不纵寻斧焉，宜矣。

[新释]

《长编》卷十收常春藤历代主要文献，《图考》图为新绘（图951）。所图为木质藤本；小枝圆柱形，几无毛或微被疏柔毛；卷须分枝多；叶为单叶，通常着生在短枝上为3浅裂，着生在长枝上者小型不裂，叶片通常倒卵圆形，顶端裂片急尖，基部心形，边缘有粗锯齿，基出脉5，中央脉有侧脉3～5对，叶柄细长；果序着生在短枝上，基部分枝，形成多歧聚伞花序；果梗短，果实球形，小。上述性状，概貌较合《中志》48（2）：21描述的葡萄地锦属植物地锦 Parthenocissus tricuspidata (Sieb. et Zucc.) Planch.。该种产于我国吉林、辽宁、河北、河南、山东、安徽、江苏、浙江、福建、台湾，生于山坡崖石壁或灌丛，海拔150～1 200米。朝鲜、日本也有分布。其根入药，能祛瘀消肿。

松村、《中志》48（2）：21和《纲要》：*Parthenocissus tricuspidata* (Sieb. et Zucc.) Planch.。吴批：日人释为 *Hedera*。

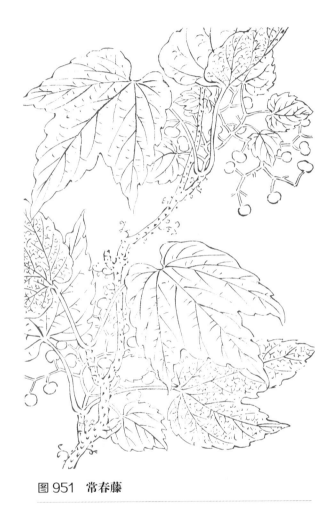

图951　常春藤

900. 千里及

千里及，《本草拾遗》始著录。《图经》千里光、千里及，形状如一。李时珍并之，良是。其黄花演，花同叶异，则非一种。今俚医用以治目，呼为九里明。

零娄农曰：药物异地则异名，而千里光之名起岭峤[1]，下豫章[2]、逾彭蠡[3]、洞庭，达于夜郎牂牁[4]，无弗同者。闻名而知其必有功于目已。其花黄如菊，盛于秋，得金气，殆菊之别子耶？花老为絮，则与蒲公英又类族也。滇医以洗疮毒，盖以此。吾睹其物而愧不能为光明烛也，虽有良药，其如余何？乃作诗曰：登临滇海，亦既观止。悠悠极目，思在千里。左晰千里，洞庭始波。滔滔江汉，舟楫若何。右睇千里，一线澜沧。赤发金齿，逖矣穷荒。前望千里，九嶷苍梧。愁云曷极，海波天吴，后顾千里，金沙岷江，东流不息，去矣吴艭。玉京何在，三万六千。白云间之，众星醉天。露冷之柏，霜陨之桑。安得神瞳，窥彼帝乡。芙光邂逅，与尔实族。且信人言，以拭吾目。

[新释]

《长编》卷十收千里及文献，有吴其濬按语，《图考》图为新绘（图 952）。据图、文，本种茎蔓生，有分枝；叶互生，具短柄，椭圆形至长圆状披针形，基部钝圆，先端渐尖，边缘具尖锯齿，偶尔基部有一浅的缺刻；头状花序有短柄，集合成复伞房状花序，生枝端；舌状花 8～10 枚，舌片开展，黄色，管状花多数。综合上述性状，与《中志》77（1）：294 和《云志》13：432 所描述的菊科千里光属植物千里光 *Senecio scandens* Buch.-Ham. ex D. Don 在概貌上相似。该种在我国产于西藏、陕西、湖北、四川、贵州、安徽、浙江、江西、福建、湖南、广东、广西和台湾，生于 50～3 200 米的森林、灌丛岩石上或溪边等地。

文中提及"黄花演，花同叶异，则非一种"，所说似为菊科千里光属之一种 *Senecio* sp.。

松村和吴批：*Senecio scandens* Ham.。

[注]

1 岭峤：山名，指五岭。

2 豫章：地名。《左传》定四年："蔡侯吴子唐侯伐楚，舍舟于淮汭，自豫章与楚夹汉。"其地在淮南江北之界。一说为汉东江北地。

3 彭蠡：湖名。在江西省。《禹贡》："彭蠡既猪，阳鸟攸居。"《史记·夏纪》："彭蠡既都。"《正义》引《括地志》："彭蠡湖在今江州浔阳县东南五十二里。"隋时因湖接鄱阳山，故又名鄱阳湖。

4 夜郎牂牁（zāng kē）：夜郎，汉时我国西南地区的古国名。约在今贵州西北、云南东北及四川南部地区。汉武帝元鼎六年（前 111）

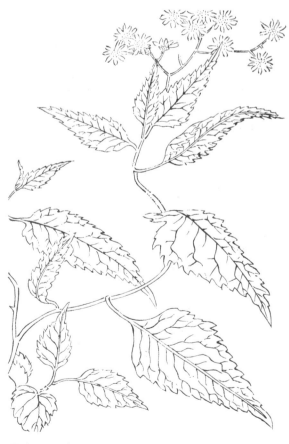

图 952　千里及

在此置牂牁郡。牂牁，古水名。汉武帝元鼎五年（前 112）越驰义侯遗发夜郎兵，下牂牁江，会番禺，即此。牂牁江或以为即今蒙江，或以为即今盘江，一说即都江，已难确考。

901. 榼藤子

榼藤子，即象豆，详《南方草木状》。《本草拾遗》《开宝本草》始著录。《南越笔记》云：子炒食，味佳。

零娄农曰：余至粤，未得见斯藤。按记，子可食，肤可为榼以贮药。何造物悯斯人之劳，而为之代斫也？瓠之实有匏焉，小以酌，大以济；木之实有椰焉，小以饮，大以掬。古者祭祀器用匏，非仅尚其质，亦以见天地之为人计者，纤悉俱备，用之以示报也。彼靡天地之物，而不知天地之心，必以暴殄致天罚。榼藤惜不植于岭北。近世蜀中模柚皮以为器，以无用为用，且轻而洁。南岳断大竹以为甄，至省工力。若而人也，以尝巧也不为病矣。

〔新释〕

《长编》卷十收榼藤子历代主要文献。《图考》图（图 953）沿用旧本草图。

豆科榼藤属植物榼藤 *Entada phaseoloides* (L.) Merr. 为常绿木质大藤本；二回羽状复叶，顶生 1 对羽片变为卷须；小叶 2～4 对，对生；花细小，花瓣 5；荚果长达 1 米，宽 8～12 厘米，弯曲，扁平，木质，成熟时逐节脱落，每节内有 1 粒种子，种子近圆形，直径 4～6 厘米，扁平。《图考》绘图虽性状简单，但可见卷须、花瓣 5、大荚果及荚果内圆形种子等几个关键性状，较符合《中志》39:13 描述的榼藤 *Entada phaseoloides* (L.) Merr. 的概貌。该种产于我国台湾、福建、广东、广西、云南、西藏等省区，生于山涧或山坡混交林中，攀援于大乔木上。全株有毒，茎皮的浸液有催吐、下泻作用，有强烈的刺激性，误入眼中可引起结膜炎。今西双版纳市场见有用其种子制作的旅游商品。《种子植物名称》讹作榼子藤。

吴批：*Entada phaseoloides*，图大约抄来？

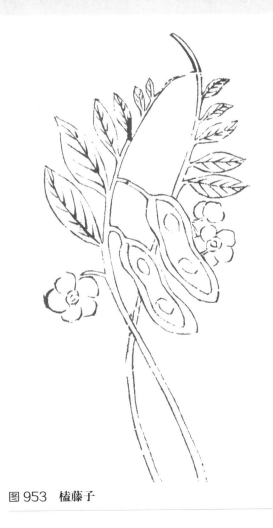

图 953　榼藤子

902. 悬钩子

悬钩子，《本草拾遗》始著录。李时珍以为即《尔雅》葥，山莓。《郭注》：今之木莓也。小树高不盈丈，江南山中多有之，与杨梅同时熟，或亦呼为野杨梅。

零娄农曰：湖湘间莓至多，皆春时熟，然多蔓生。此草得之袁州，居然木也。岭南及滇，蔓者皆类木，殊不易别，凡莓皆以果视之，不仅充猿粮而供鼠粟矣。山居之民，饮木叶，蔬涧毛，糇藤根、果实之具甘酸者，妇稚缘嵌巇而掇之，以为佳品。其天性全而滋味薄，故能与猱貐争捷，而岚气不得刺其肤革。通都大邑甜榴、好李，无非栽接，种则珍矣。譬如一麦而有桃、李、柰三味焉，欲持此以证农皇所尝之味，岂有合耶？

［新释］

《长编》卷十收悬钩子主要文献。《图考》新绘图两幅，分花期（图 954）和果期（图 955），应为一种。

据《图考》图、文，该种为直立灌木，不过 3 米；具皮刺；单叶，卵形，顶端渐尖，基部微心形，边缘不分裂，有不规则锐锯齿，叶

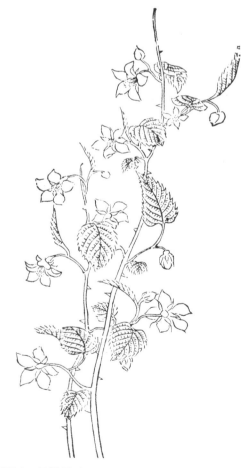

图 954　悬钩子（1）

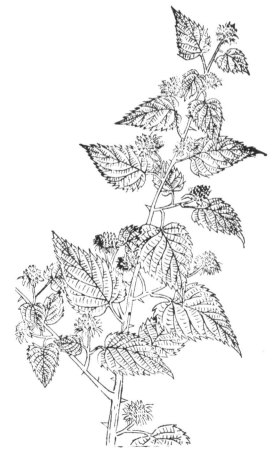

图 955　悬钩子（2）

柄长；花单生于短枝上，花梗细长，花幅大，几与叶宽，花瓣5，具三角状卵形萼片；果实由很多小核果组成，近球形，直径约为叶直径半，密被毛，与杨梅同时熟。综合上述性状，其概貌与《中志》37：112描述的蔷薇科悬钩子属植物山莓 Rubus corchorifolius L. f. 颇合。该种除东北、甘肃、青海、新疆、西藏外，全国均有分布，普遍生于向阳山坡、溪边、山谷、荒地和疏密灌丛中潮湿处，海拔200～2 200米。朝鲜、日本、缅甸、越南也有。果味甜美，可生食、制果酱及酿酒，也可入药。

松村：*Rubus incisus* Thunb.；吴批：*Rubus corchorifolius*。

903. 伏鸡子根

伏鸡子根，《本草拾遗》始著录。生天台山，根似鸟形者良。治黄疸、疟、瘴、痈肿。

［新释］

待考（图 956）。

吴批：图说都不可辨，吴其濬未见，图抄自《本草拾遗》？

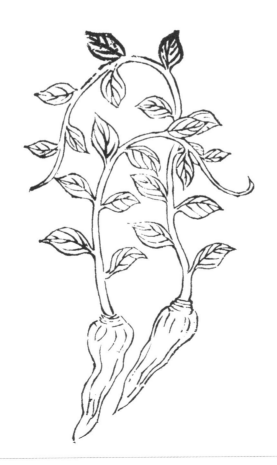

图 956　伏鸡子根

904. 使君子

使君子，即留求子，形状详《南方草木状》。《开宝本草》始著录。今以治小儿蚘虫。实长如栀实。《本草衍义》谓用肉难得仁，盖绝小，殊未确。

雩娄农曰：药之杀虫者，味皆辛苦。留求子味至甘且馨，小儿嗜之，无推除之迹，而杀虫尤峻。然则风雨和甘，皆可以化无形之害，不必陨霜降雪，而后能殄蟊螣腊矣。三代以前，去恶如锄草，朝野晏然，而祸根已尽。三代以后，去恶如拔山，国法甫行而死灰复起。盖和甘者所以植善类，善类长则稂莠消。霜雪者所以毒恶物，恶物不尽则禾黍不滋。且和甘之日长，则恶物无冀幸之心；霜雪之日短，则善类有孤子之惧。稷契升庸[1]，而共兜[2]自远，和甘之普被也。汉唐廓清，而谗险犹在，霜雪所不及也。虽然，苦之杀虫，效可立见；甘之杀虫，效必缓臻。是又王霸之分，而欢娱睢盱之异形矣。乃为使君之赞曰：彼使君兮，如风之东。披拂惠和，虺蜴遁穷。彼使君兮，如炎而润。浸沐洗濯，跂喙恬顺。彼使君兮，如霜而杲。惠我赤子，如在保抱。彼使君兮，如冽而曦。曝我穷黎，为扫虬蚊。使君使君，饮之可醺。载含载吮，思我使君。

[新释]

《长编》卷十收使君子历代主要文献。绘图（图957）显示似藤本，叶互生，果实具棱，长圆形，即 *Quisqualis indica*。

本条文字描述的物种即《南方草木状》描述的"留球子"，《开宝本草》作"使君子"。《南方草木状考补》释其作《中志》53(1)：16描述的使君子科使君子属植物使君子 *Quisqualis indica* L.。该种为攀援状灌木，叶对生或近对生，卵形或椭圆形，具短叶柄；顶生穗状花序，组成伞房花序式，花瓣5，雄蕊10，不突出冠外；果卵形，短尖，具明显的锐棱角5条。产于四川、贵州至南岭以南各处，长江中下游以北无野生记录。主产于福建、台湾（栽培）、江西南部、湖南、广东、广西、四川、云南、贵州，分布于印度、缅甸至菲律宾，种子对小儿寄生蛔虫症疗效尤著。

松村和吴批：*Quisqualis indica* L.。

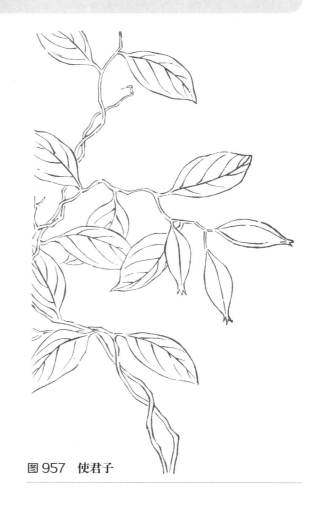

图 957　使君子

［注］

1 稷契升庸：稷契，传说舜时的两位贤臣，稷掌管农业，稷后来成为周的祖先。契掌管教

育，后成为商的祖先。升庸，选拔任用。

2 共兜：共工和驩兜，舜时被放逐的"四凶"中的二人。泛指凶逆之臣。

905. 何首乌

何首乌，详唐李翱《何首乌传》[1]，《开宝本草》始著录。有红、白二种，近时以为服食大药。《救荒本草》：根可煮食，花可煤食。俚医以治痈疽、毒疮，隐其名曰红内消。《东坡尺牍》以用枣或黑豆蒸熟，皆损其力[2]。文与可[3]诗亦云：断以苦竹刀，蒸曝凡九为。夹罗下香屑，石蜜相和治。然则世传七宝美髯丹，其功力不专在交藤矣。近时价日增而药益伪，其大者多补缀而成。以余所至居处间，皆紫绿双蔓，贯篱萦砌，如拳如杯，抛掷屑越。昆山以玉抵鹊[4]，又文与可所谓：盖以多见贱，蓬藋同一亏[5]也。滇南大者数十斤，风戾经时，肉汁独润，然不闻有服食得上寿者。岂所忌鱼肉未能尽绝，而炮制失其本性耶？三斗栲栳[6]，大号山精，滇人得之，不必有缘，唯博善价桨谷事育耳。寇莱公服地黄萝卜，使发早白。《闻见近录》[7]作服首乌，而食三白。余怪近之服饵者，发辄易皤，殆缘于此。则亦读本草未熟也。服食求仙，固为妄说，节嗜通神，药乃有效。醉饱中而乞灵草木，南辕北辙，相去益远。若其活血、治风之功，则明时怀州知州李治所传一方，吾以为不妄[8]。

［新释］

《长编》卷十收何首乌历代本草主要文献。《图考》图为新绘（图958）。据《图考》文、图，本种为草质藤本，具硕大块根，有红、白二种；叶互生，具柄，卵形至卵状椭圆形，基部心形，先端急尖，边全缘，脉似掌状脉；花小，集成大的圆锥花序，腋生和顶生。综合上述性状，与《中志》25（1）：102和《云志》11：358所描述的蓼科何首乌属植物何首乌 *Fallopia multiflora* (Thunb.) Harald. 在概貌上较为相似。《纲要》3：24也同此意（其采用广义 *Polygonum*，故其学名为 *Polygonum multiflorum*

Thunb.)。本种在我国广布于陕西（西南）、甘肃（南部）、华东、华中、华南、四川、贵州、云南等省区，生于山谷灌丛、山坡林下、沟边石隙，海拔200～3 000米。

文中记载"滇南大者数十斤……"疑似防己科千金藤属 *Stephania* 植物？

松村：*Polygonum multiflorum* Th.；吴：*Fallopia (Polygonum) multiflorum*。

［注］

1 李翱《何首乌传》：李翱所著的本草单味药专论，约成于唐元和七年（812）之后。李翱（772—836），唐哲学家、散文家，字习之。陇

西成纪（今甘肃静宁西南）人。有《李文公集》《论语笔解》。

2 《东坡尺牍》：本条所引文字出苏轼《与周文二首》之二。

3 文与可：即文同（1018—1079），字与可，号笑笑居士、笑笑先生，人称石室先生。北宋梓州永泰（今四川盐亭）人。著名画家、诗人。其诗即《寄何首乌丸与友人》。

4 昆山以玉抵鹊：出汉代桓宽《盐铁轮·崇礼》"南越以孔雀珥门户，昆山之旁，以玉璞抵乌鹊"。后发展成语"以玉抵鹊"，比喻有珍贵之物而不知爱重。

5 盖以多见贱，蓬蘽同一亏：出宋代文同诗《寄何首乌丸与友人》。

6 栲栳：用柳条或竹篾编成的笆斗之类的盛物器具。

7 《闻见近录》：宋代王巩撰笔记类作品。所记上起周世宗，下迄宋神宗。而太祖、太宗、真宗、仁宗朝记载尤详。

8 若其活血……吾以为不妄：出《本草纲目》。

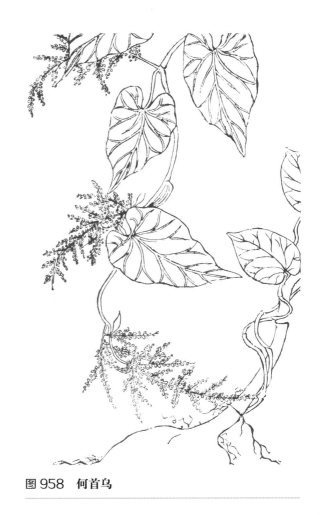

图 958　何首乌

906. 木鳖子

木鳖子，《开宝本草》始著录。《图经》云：岭南人取嫩实及苗叶作茹，蒸食。药肆唯贩其核，形宛似鳖，大如钱。《霏雪录》[1] 著其毒能杀人，俗传丐者用以毒狗。《本草纲目》所列诸方，宜慎用之。又番木鳖，形状功用具《本草纲目》，亦云毒狗至死。

雩娄农曰：天之生物，非物物刻而雕之也。然睹斯物之类斯形也，其不疑为般输[2] 之肖物软？夫人，一类也，一物而备万物者也，而心不同如其面。天下之人，固无有内外无弗类者。至人之视物，则飞潜动植，第以为各从其类而已。然其牝牡之相依，巢穴之相聚，肥硗雨露之相养，彼一类也，又乌能无弗类耶？乃人与物、物与物，又往往离于其类而互为类。虎头燕颔，蠡目豺声，人之类物者，亦既以其类类之。而羽渊之熊，使君之虎，梦之为蝶，肘之生柳，方其类物也，不知其类人也。海上之国，有长尾者、有比肩者、有夜飞者、有足如鸡者、有头如狗者，人之类耶？物之类耶？吾乌从类之耶？若乃马之似鹿也、驳之似马也、狒狒之被发也、猩猩之能言也，人都之燔炙也、天刑之弓矢也、人参之啼也、灵根之吠也、海上之树实如婴儿也、当道之梓精为青牛也、笋之为蛇也、瓜之为蝶也、蚓之为百合也、谷之飞蛊也、葱韭之互变也，凡世之以此物类彼物者，皆物之异于其类而相类也。夷坚之志[3]，恢诡神异，或以人类物，或物类人，或物类物，变化不类而成怪类。而鲲池之中，何有何无；凡陆居所有之类，无不类焉。岂天之生物，固不可测，而坏陶模范，非物者之物物也，亦必有物焉为之类族而成物耶？《九畴》[4]之锡曰五行，金、木、水、火、土，皆物也。《易》之策：万有一千五百二十，当万物之数。而《说卦》一翼，乾、坤、艮、巽、震、离、坤、兑所为变动不居、周流六虚者，皆析而为物。后世术者，即五行八卦之物，以穷天下之物，而皆能物其物。如东方朔、赵达及管、郭辈[5]，皆以其所知之物，以类所不知之物。然则物之类而不类、不类而类者，岂非有物焉为之参伍而错综其类耶？通其变，遂成天下之文；极其数，遂定天下之象，造物之与开物，均是物也。夫天地神鬼，不可端倪而致之者，必以其物；则非物者，亦必求其物之类类之。而偃师之为人[6]，墨子之为鸢[7]，以非其物而为物，其亦有得于物物者之物欤？

又按近世《信验方》[8]治舌长数寸，用番木鳖四两，刮净毛，切片，川连四钱煎水，将舌浸。良久即收。盖以异物治异病也。

[新释]

《长编》卷十收木鳖子本草文献。《图考》图（图959）似非新绘，所绘即《中志》73（1）：192描述的葫芦科苦瓜属植物木鳖子 *Momordica cochinchinensis* (Lour.) Spreng.。该种分布于江苏、安徽、江西、福建、台湾、广东、广西、湖南、四川、贵州、云南和西藏，常生于海拔450～1 100米的山沟、林缘及路旁，中南半岛和印度半岛也有。种子、根和叶入药，有消肿、解毒止痛之效。

《本草纲目》记载的番木鳖，非 *Momordica cochinchinensis*。李时珍曰：状似马之连钱，故名马钱。又云："番木鳖生回回国，荃西土邳州诸处皆有之。蔓生。夏开黄花。七八月结实如栝楼，生青熟赤，亦如木鳖。其核小于木鳖而色白。"《本草纲目》文字所记植物似《中志》61：230描述的马前科马钱属植物马钱子 *Strychnos nux-vomica* L.。产于印度、斯里兰卡、缅甸、泰国、越南、老挝、柬埔寨、马来西亚、印度尼西亚和菲律宾等国。我国台湾、福建、广东、海南、广西和云南（南部）等地有栽培。模式标本采自斯里兰卡科伦坡。种子极毒，主要含有马钱子碱和番木鳖碱等多种生物碱，用作健胃药。

吴批：*Momordica cochinchinensis*，图抄自《本草纲目》？

[注]

1 《霏雪录》：明末镏绩撰写的杂书，共2卷。主要记录先世传闻、梦幻诙谐之事和对旧诗词进行辩核疑义等。镏绩，字孟熙，山阴（今属浙江绍兴）人。

2 般输：指古代巧匠公输班，又称鲁班。

③ 夷坚之志：指南宋洪迈的笔记小说集《夷坚志》。全书分初志、支志、三志、四志，每志按甲、乙、丙、丁顺序编次。

④ 九畴：见《尚书·洪范》，传说中天帝赐给禹治理天下的九类大法，即《洛书》。

⑤ 赵达及管、郭辈：赵达，三国东吴文官，南郡（河南洛阳）人。少时跟随单甫求学，后避乱江东研究九宫算术。管，指春秋时期的管仲。郭，指晋代郭璞。

⑥ 偃师之为人：《列子·汤问》中记载周穆王南巡途中，遇到偃师。偃师技艺神奇，造出一个和常人外貌一样的木偶，献给穆王。

⑦ 墨子之为鸢：《韩非子·外储说左上》载"墨子为木鸢，三年而成，蜚一日而败。弟子曰'先生之巧，至能使木鸢非'"。

⑧《信验方》：又作《信验方录》，清代卢阴长辑的医方著作。

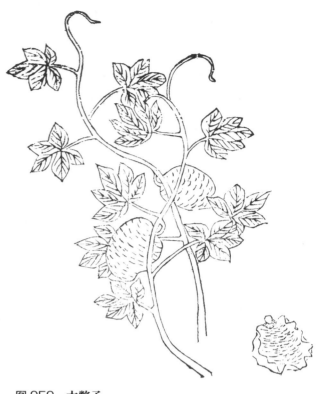

图 959　木鳖子

907. 马兜铃

马兜铃，《开宝本草》始著录。俗皆呼为土青木香，即《唐本草》独行根也。俚医亦曰云南根，李时珍以为即都淋藤。其形状、功用具《图经》。《救荒本草》云：叶可食。今湖南山中多有之，唯花作筒，似角上弯，又似喇叭，色紫黑，与《图经》花如枸杞花殊戾。其叶、实及仁俱无差。或一种而地产有异耶？

［新释］

《长编》卷十收马兜铃历代主要文献。《图考》图为新绘图（图960）。据文、图，本条可能涉及三种植物：一即《开宝本草》的马兜铃；二即《图考》图根据湖南植物描绘的马兜铃；三为俚医称的"云南根"。

从《图考》附图（图960）观之，其叶卵状椭圆形，宜订为《中志》24：233描述的马

兜铃科马兜铃属植物马兜铃 Aristolochia debilis Sieb. et Zucc.。和本书卷之二十一的土青木香可视为同种，后者的图有花。该种分布于长江流域以南各省区以及山东（蒙山）、河南（伏牛山）等地区，广东、广西常有栽培，生于海拔200～1500米的山谷、沟边、路旁阴湿处及山坡灌丛中。日本亦产，模式标本采自日本。绘图即文中提及湖南山中者。《开宝本草》的马兜铃，《中志》24：233释作 Aristolochia debilis Sieb. et Zucc.；吴批北马兜铃 *Aristolochia contorta* Bunge。与 *Aristolochia debilis* 比较，两者在外形上的区别主要在 *Aristolochia contorta* 的叶为卵状心形，与《图考》绘图显然有别。以上两种之图可参考《中志》24：233 图版 56。北马兜铃 *Aristolochia contorta* 产于辽宁、吉林、黑龙江、内蒙古、河北、河南、山东、山西、陕西、甘肃和湖北，生于海拔 500～1 200 米的山坡灌丛、沟谷两旁以及林缘，喜气候较温暖、湿润、肥沃、腐殖质丰富的沙壤中。朝鲜、日本和俄罗斯亦产，模式标本采自北京附近。

关于文中提及的"云南根"，因《图考》无性状描述，唯依吴征镒意见，订为云南马兜铃 *Aristolochia yunnanensis* Franch.。该种《中志》24：211 独立成种，但《云志》8：23 和 *FOC* 视作西藏马兜铃 *Aristolochia griffithii* Hook. f. et Thoms. ex Duchartre 之异名。但以上三志均无"云南根"一名。该种产于西藏（察隅）、云南（鹤庆、宾川、剑川、洱源等）等地区。生于海拔 2 000 米的林中。模式标本采自鹤庆。

松村和吴批：*Aristolochia debilis* Sieb. et Zucc.。

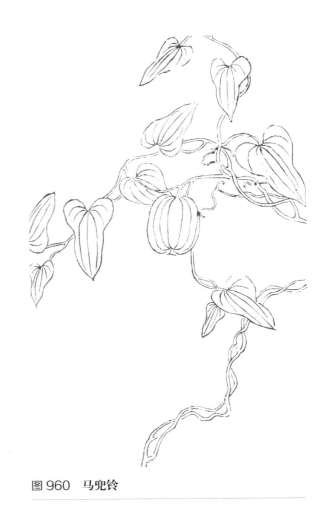

图 960　马兜铃

908. 南藤

南藤，即丁公藤，事具《南史》。解叔谦得丁公藤渍酒，治母疾有神效[1]。《开宝本草》始著录。今江西、湖南市医，皆用以治风，亦呼石南藤，或作蓝藤，音近而讹。

零娄农曰：南藤，山中多有之，或谓之搜山虎，盖言其疏风入筋络也。解叔谦遇丁公，纯孝所感，信矣。但丁公者，殆深山采药之叟，非必神仙变化。而用南藤者，亦未必自此始也。顾吾谓人子平日不能知药，临时求之而不得，得之而不达，其敢以不能名之草木相尝试乎？人神感格，渺不可凭，一息之缓，悔何及矣。虽然，天下岂有不悔之人子哉！

［新释］

《长编》卷十收南藤主要文献。《纲要》认

为系胡椒科石南藤 *Piper wallichii* (Miq.) Hand.-Mazz. 和其同属多种植物之茎。

《图考》图（图 961）似新绘，所绘为藤本植物，一茎具毛，另二茎光滑；叶互生，全缘。《图考》之图宜释作《中志》20（1）：50 描述的胡椒科石南藤属植物石南藤 Piper wallichii (Miq.) Hand.-Mazz.。该种我国产于湖北（西南部）、湖南（西部）、广西（北部和西南部）、贵州（北部至西南部）、云南（东南至西南部和西北部）、四川（北部、南部及东南部）、甘肃［南部（文县）］，生于林中荫处或湿润地，爬登于石壁上或树上，海拔 310～2 600 米。广布于尼泊尔、印度东部、孟加拉国和印度尼西亚。茎入药，祛风寒，强腰膝，补肾壮阳，常治风湿痹痛、腰腿痛等。

《南史》的丁公藤，与南藤非一种。吴批作 Erycibe，《中志》64（1）：20 释作旋花科丁公藤属植物丁公藤 Erycibe obtusifolia Benth.，同意此意见。广东用茎切片做风湿病药酒的原料，云治风湿有特效。

吴批：Piper（图似）。

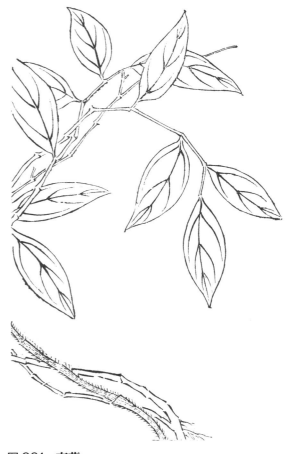

图 961　南藤

[注]

❶ 解叔谦得丁公藤渍酒，治母疾有神效：事见《南史》卷七十三。解叔谦，名一作仲恭。南朝齐雁门人，侨居南郡（今湖北荆州市），字楚梁。叔谦母有疾，叔谦夜祷于庭中，闻空中语云："得丁公藤为酒。"叔谦遍访至宜都郡，遇山中伐木老翁指引，得丁公藤，依法为酒，母饮之而愈。

909. 威灵仙

威灵仙，《开宝本草》始著录，有数种。《本草纲目》以铁脚威灵仙堪用，余不入药，今俚医都无分别。《救荒本草》所述形状，亦别一种。今但以铁脚者属本草，余皆附草药。近时庸医，遇疟辄用，既不知其疏利过甚，又不辨其形状，何似刺人而杀，委罪于药？哀哉！《衍义》《纲目》论之详矣，故备载以戒。

零娄农曰：其力劲，故谥曰威；其效捷，故谥曰灵。威灵合德，仙之上药也。乃秘方传而他族滋，则丹灶有外道矣。昔有石穴，候云气出，蹑之则飞升，相传仙去者不知几辈矣。穴之外暴骨如莽，皆曰仙者之委蜕也。有睹之者，乃巨虺之窟，其云气则所嘘之毒焰也。然则世之矜曰仙者，将毋有蕴虺蝎之毒者耶？

[新释]

《长编》卷十收威灵仙主要文献。《图考》威灵仙文、图所述，非一种植物。

《救荒本草》描绘的威灵仙，松村释为 *Clematis recta* L.；吴批或是 *Veronicastrum sibiricum*，待查。《救荒本草译注》认为其文字描述混淆了不同科的两种植物："似菊花头者"，似菊科泽兰属植物佩兰 *Eupatorium fortunei* Turcz.，该种叶对生，常三深裂，头状花序排列成伞房状，与《救荒》绘图所示似；而"叶作层生，每层六七叶，似柳叶而阔"，似玄参科腹水草属植物草本威灵仙 *Veronicastrum sibiricum* (L.) Pennell。

《图考》威灵仙图为吴其濬新绘（图 962），藤本，叶全缘，具短柄，圆锥状聚伞花序腋生，具花 2~3 枚，花被片 4，雄蕊多数，较接近毛茛科铁线莲属植物威灵仙 *Clematis chinensis* Osbeck。该种为一回羽状复叶，具 5 小叶，有时 3 或 7，偶尔基部一对以至于第二对 2~3 裂至 2~3 小叶。但图上有一叶，叶有叉，颇似豆科羊蹄甲属 *Bauhinia*，有疑问。《本草纲目》的

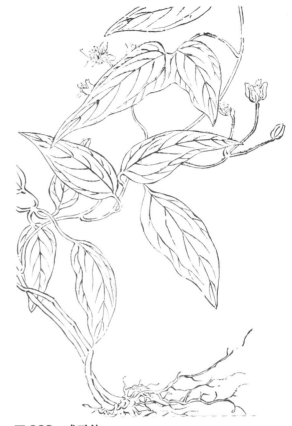

图 962　威灵仙

铁脚威灵仙，《中志》28：161 和《纲要》也释作该种。

910. 黄药子

黄药子，《开宝本草》始著录。沈括以为即《尔雅》：薅，大苦。前此未有言及者。其根色黄，入染家用，味亦不甚苦，叶味酸，《救荒本草》酸桶笋即此。湖南谓之酸杆，其茎如蓼有斑。江西或谓之斑根。

零娄农曰：甚矣！草木之同名异物，而多识之难也。郭景纯以甘草释大苦，而谓其叶如荷，沈括驳之是矣。然沈所谓黄药者，究不识其为何产。李时珍以今之黄药当之，而易荷为薄荷，则改窜而附会之矣。宋《图经》谓忠州、万州者，茎似小桑[1]，秦州谓之红药，施州谓之赤药，叶似荞麦，开白花，已明列数种。又引苏恭叶似杏花、红白色、子肉味酸之说，以为不同，则又一种矣。李时珍所谓黄药，即今之酸杆，滇

谓之斑庄根。俚医习用，或以其根浸酒。《滇本草》云：味苦涩，性寒，攻诸疮毒，止咽喉痛，利小便，走经络，治筋骨疼、痰火痿软、手足麻木、五淋白浊、妇人赤白带下，治痔漏亦效。与古方仅治项瘿、咯血者不同。然则以李时珍所据之黄药，而强以治古人所治之证，其能效乎？滇南又有一种与斑庄绝肖者，秋深开小白花，叶亦微似杏，土人谓之扒毒散，治恶疮有殊效。插枝即生，人家多植之。或即苏恭所谓黄药者钦？若忠、万、秦州所产，吾所未见，不敢臆揣，然皆非沈括所谓叶似荷者。滇南又别有黄药，乃极似山薯而根圆多须，即湖南之野山药。其白药子，亦谓之黄药，皆别图。凡以著其物状，而附以俚医之说，以见一物名同实异。不敢尽以古方所用必即此药，以贻害于后世，庶合阙如之义去尔。

〔新释〕

《长编》卷十收历代黄药主要文献。《图考》图为新绘。本条下种类甚多，《图考》三图：图963为草质藤本，叶对生，有果，绝非蓼科植物；图964为蓼科植物；图965很可能是虎杖。

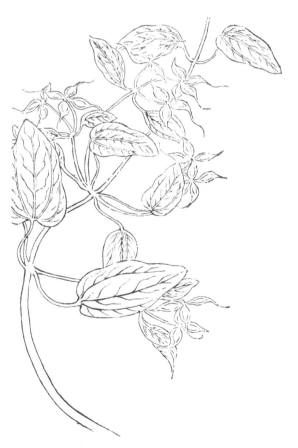

图963　黄药子（1）

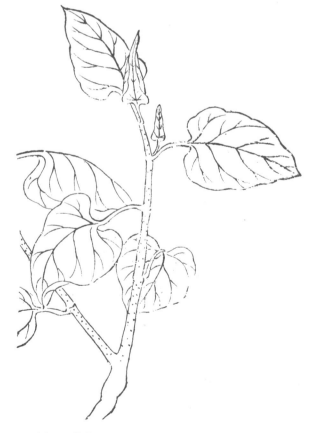

图964　黄药子（2）

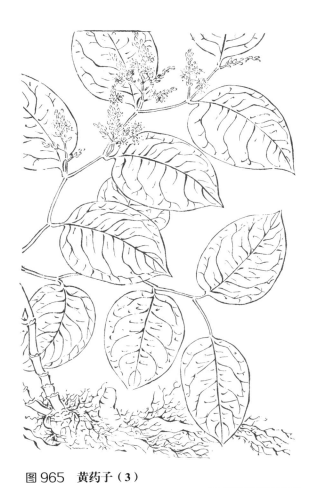

图 965　黄药子（3）

现将能理清的记录如下。

（1）《救荒本草》酸桶笋，《救荒本草译注》释作蓼科虎杖属植物虎杖 *Reynoutria japonica* Houtt.。本种为《图考》12：327 引用，吴批、《纲要》3：22 和《中志》25（1）：105 也释为该种。本条图 965 所图虽为幼苗，但似本种，为花期。

（2）《图考》引《图经本草》的红药子，《纲要》3：22 考证为 *Polygonum ciliinerve* (Nakai) Ohwi，该学名《中志》25（1）：103 作为蓼科何首乌属植物何首乌的变种毛脉蓼 *Fallopia multiflora* (Thunb.) Harald. var. *ciliinerve* (Nakai) A. J. Li。

（3）宋《图经》的黄药子，即《中志》25（1）：111 描述的金荞麦 *Fagopyrum dibotrys* (D. Don) Hara。

（4）《图考》原文：李时珍所谓黄药，即今之酸杆，滇谓之斑壮根……该种被《滇南本草》整理组考证为即虎杖 *Polygonum cuspidatum* Sieb. et Zucc.，该名现《中志》作 *Reynoutria japonica* Houtt. 的异名。本条图 964，可能即该种。

（5）原文："滇南又别有黄药，乃极似山薯而根圆多须，即湖南之野山药。"其白药子，亦谓之黄药，皆别图。该段文字，所指的是薯蓣科薯蓣属 *Dioscorea* 植物，疑似黄独 *Dioscorea bulbifera* L.。

（6）"滇南又有一种与斑庄绝肖者，秋深开小白花，叶亦微似杏，土人谓之扒毒散，治恶疮有殊效。"即今《中志》251：34 描述的愉悦蓼 *Polygonum jucundum* Meisn.，产于我国陕西、甘肃、江苏、浙江、安徽、江西、湖南、湖北、四川、贵州、福建、广东、广西和云南，生于山坡草地、山谷路旁及沟边湿地，海拔 30～2 000 米。

（7）图 963 为藤本植物，叶单叶对生，叶片卵形至卵状椭圆形，先端尖或稍钝，基部近平截至微心形，边全缘至浅波状。瘦果 3～4 个簇生于花柄上，顶具宿存花柱成喙，似无毛，从果序推测花序具 2～3 花，顶生或腋生。据上述性状特征，概貌与《中志》28：166 和《图鉴》1：745，图 1490（*Clematis paniculata* Thunb.）所描述的毛茛科铁线莲属植物圆锥铁线莲 *Clematis terniflora* DC. 基本相似。该种在我国分布于陕西（东南部）、河南（南部）、湖北、湖南（北部）、江西、浙江、江苏、安徽（淮河以南），生于海拔 400 米以下的山地、丘陵的林边或路旁草丛中。朝鲜、日本也有分布。模式标本采自浙江。其根入药，有凉血、降火、解毒之效，治恶肿、疮瘘、蛇犬咬伤等。

［注］

1 茎似小桑：或指茎斑如皮孔之状。

911. 山豆根

山豆根，《开宝本草》始著录。今以为治喉痛要药，以产广西者良。江西、湖南别有山豆，皆以治喉之功得名，非一种。

零娄农曰：甚矣！物之利于人者易于售伪，而欲利人者，不可不博求而致意也。山豆根治喉痛，举世知之、赖之。然余所见江右、湘、滇之产，味皆薄而与原图异，而原图又非如小槐者。不至其地，乌知其是耶？非耶？

[新释]

《长编》卷十收山豆根历代主要文献。《图考》图非新绘（图966），该图所描绘性状简单，无花果，实难鉴定具体物种。

《中志》42（2）：384 释《开宝本草》山豆根作豆科山豆根属植物山豆根 *Euchresta japonica* Hook. f. ex Regel，或从日本学者的考证意见。目前药材市场山豆根主要为广西产的豆科苦参属植物广豆根 *Sophora tonkinensis* Gagnep. 或 *Sophora* sp. Nov.。也有用防己科蝙蝠葛属植物蝙蝠葛 *Menispermum dauricum* DC.，湖北、河南、山西、甘肃、陕西、江苏以多种豆科木蓝属 *Indigofera* 植物之根茎入药。正如吴其濬所述"非一种"，且存以备日后详考。

吴批：日人释为 *Euchresta japonica*。

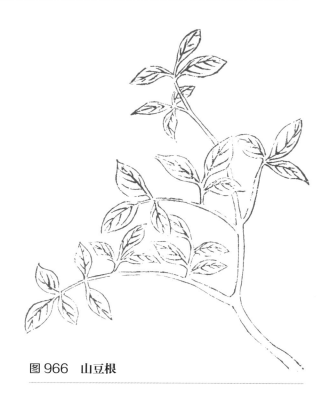

图 966 山豆根

912. 预知子

预知子，《开宝本草》始著录。相传取子二枚缀衣领上，遇有蛊毒则闻其有声，尝预知之，故有是名，《图经》言之甚详。但谓蜀人贵重之，亦难得。《蒙筌》[1]则谓无其物，存原图以俟访。

零娄农曰：预知之名甚奇，《蒙筌》汰之宜矣。但唐人有知命丸，服之无疾。如微觉胁痛，则知数将尽，服海藻汤下之。药能预知，诚有之矣。夫藕应月、桐知闰[2]，亦预知也。

甘草、苦草、病草，皆能知岁，非异卉也。襄荷叶置席下，能知蛊者姓名，其预知尤足异，何独于预知子而疑之？虽然，草木预知者非一，而此藤独得预知之名，则斯草之幸也。乃以预知之故，既令闻者疑其名实之未副，且名可闻而实不可得见；岂以世争贵重，搜掘无遗，预知者乃不能庇其本根，如古之喜谈休咎者之卒不免耶？抑深藏榛芜，识之者希，如真有道术之士，遁迹韬晦，虽日杂市贩稠众之中，而终无踪迹者耶？是皆未可知也。

［新释］

《长编》卷十收历代预知子主要文献。《图经本草》壁州预知子，据其绘图中的果实和叶子形态，以及文字描述提及"种子五七枚"，疑其似葫芦科假贝母属植物假贝母 *Bolbostemma paniculatum* (Maxim.) Franquet。

《图考》预知子图（图967）非新绘。所绘确实为一藤本植物，其叶分裂，果实1或2枚下垂，圆柱或椭圆形，较似假贝母 *Bolbostemma paniculatum* (Maxim.) Franquet。该种产于河北、山东、河南、山西、陕西、甘肃、四川东部和南部、湖南西北部，生于阴山坡，现已广泛栽培。其鳞茎应系我国古代最早应用的本草贝母，有清热解毒、散结消肿的功效，用于淋巴结结核、骨结核、乳腺炎、疮疡肿毒等症。

今本草学学者释"预知子"基原为木通科木通属植物木通 *Akebia quinata* (Thunb.) Decne、三叶木通 *Akebia trifoliata* (Thunb.) Koidz. 或白木通 *Akebia trifoliata* (Thunb.) Koidz. subsp. *australis* (Diels) T. Shimizu 的干燥近成熟果实。无论《图考》绘图，还是《图经本草》绘图，皆不似。

《图考》之前历代古籍中记载的预知子，其基原宜分别考证。

吴批：图引自《图经》？似为一种豆科加神话而成。待考。

［注］

1 《蒙筌》：即《本草蒙筌》，又名《撮要便览

本草蒙筌》《撮要本草蒙筌》。全书12卷。为明代陈嘉谟（约1486—？）撰写的本草书，书成于1565年。

2 藕应月、桐知闰：古人认为藕和桐能感知闰月的存在，详见《花镜》《夜航船》。

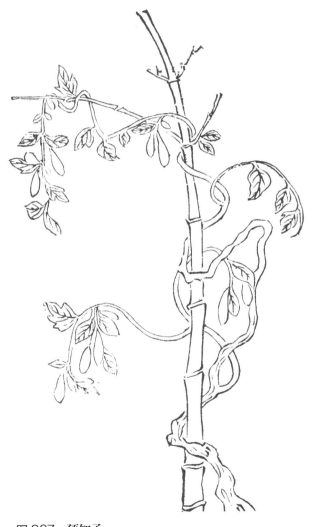

图967 预知子

913. 仙人掌草

《图经》：仙人掌草，生台州、筠州。味微苦而涩，无毒。多于石壁上贴壁而生，如人掌，故以名之。叶细而长，春生，至冬犹青，无时采。彼土人与甘草浸酒服，治肠痔、泻血，不入众药使。

明黄佐[1]《仙人掌赋·序》：仙人掌者，奇草也，多贴石壁而生，惟罗浮黄龙金沙洞有之。叶劲而长，若龃龉状。发苞时外类芋魁，内攒瓣如翠球，各擎子珠如掌。然青赤转黄，而有重壳。剖之，厚者在外如小椰，可为匕勺；薄者在裹如银杏衣而裹圆肉。煨食之，味兼芡栗，可补诸虚，久服轻身、延年。俗呼为千岁子，云移植惟宜沙土。粤州书院精舍中庭、后圃皆有之，予以其奇赋焉。

[新释]

此条所记为两物种，与今仙人掌科仙人掌属 *Opuntia* 植物无关。《图考》图（图968）非新绘。所图为一藤本，单叶互生，叶掌状裂，产于台州、筠州。待考。

《仙人掌赋·序》下的千岁子，"发苞时外类芋魁，内攒瓣如翠球，各擎子珠如掌。然青赤转黄，而有重壳。剖之，厚者在外如小椰，可为匕勺；薄者在裹如银杏衣而裹圆肉。煨食之，味兼芡栗，可补诸虚，久服轻身、延年。俗呼为千岁子，云移植惟宜沙土。粤州书院精舍中庭、后圃皆有之，予以其奇赋焉"。所指应为苏铁科苏铁属 *Cycas* 植物。《中志》描述的苏铁 *Cycas revoluta* Thunb. 和台湾苏铁 *Cycas taiwaniana* Carruth.，广东罗浮山应有分布。苏铁茎内含淀粉，可供食用，其种子即千岁子，含油和丰富的淀粉，微有毒，入药有治痢疾、止咳和止血之效。

吴批：图不可辨识。或 *Hedera*？

[注]

[1] 黄佐：字伯才，广东香山（今中山）人。明正德五年（1510）解元，嘉靖元年（1522）进士。博通经史，闻名岭南。有藏书楼名"宝书楼"，收藏各类书籍为岭南之冠。

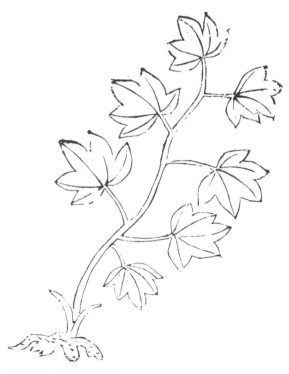

图968 仙人掌草

914. 鹅抱

鹅抱，宋《图经》外类。生宜州山林下，附石。治风热、咽喉肿痛，解毒箭、涂热毒。

［新释］

《图考》图非新绘（图969）。所绘物种

待考。

吴批：图上茎下有粗大根茎，上似附鳞片。叶互生，不可辨何物，吴其濬亦未见实物。

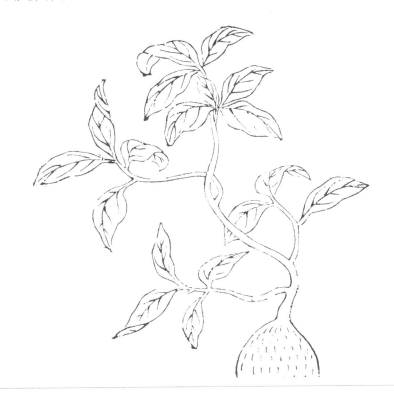

图969　鹅抱

915. 独用藤

独用藤，宋《图经》外类。生施州。叶上有倒刺，主心气痛。

［新释］

《长编》卷十收《图经》独用藤文字。《图考》图非新绘（图970），物种待考。

吴批：图上似复叶，刺向上。

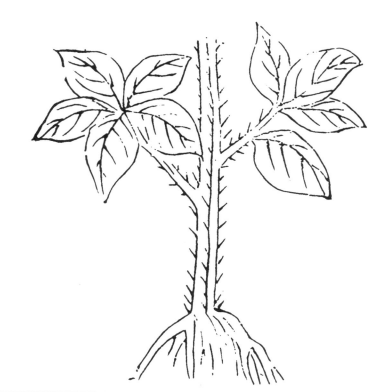

图 970　独用藤

916. 百棱藤

百棱藤，宋《图经》外类。生台州。治风痛、大风、疮疾，亦作百灵。

[新释]

《长编》卷十收《图经》百棱藤文字。《图考》百棱藤（图 971）非新绘。所图待考。

吴批：图无叶，又如珊瑚，似非种子植物。

917. 天仙藤

天仙藤，宋《图经》外类，生江、淮、浙东山中。治疝气、妊娠腹痛，皆有方。

[新释]

《长编》卷十收《图经》天仙藤文字。《图考》天仙藤图（图 972）非新绘，所图待考。

吴批：图似有卷须的单子叶植物，或系 *Smilax*?

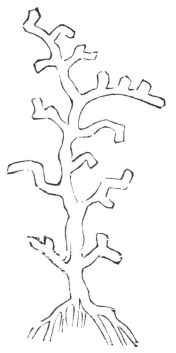

图 971　百棱藤

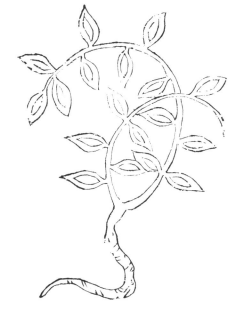

图 972　天仙藤

918. 金棱藤

金棱藤，宋《图经》外类，生施州。有叶无花，主筋骨疼痛。

〔新释〕

《长编》卷十收《图经》金棱藤文字。《图

考》图（图 973）非新绘，所图待考。

吴批：图说无法辨认。

919. 野猪尾

野猪尾，宋《图经》外类，生施州。有叶无花。主心气痛，解热毒。

〔新释〕

《长编》卷十收《图经》野猪尾文字。《图

考》图（图 974）非新绘，图上叶三歧，待考。

吴批：图上叶三至五歧？

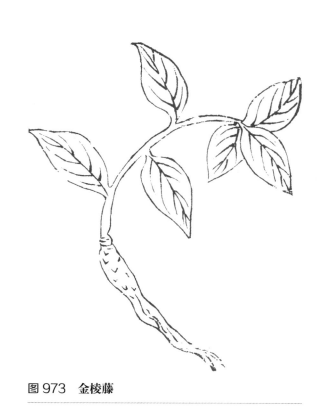

图 973　金棱藤

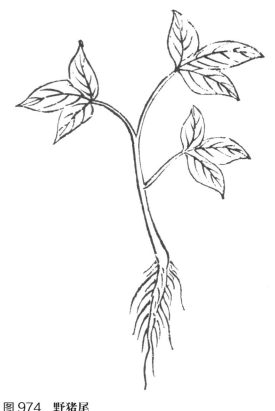

图 974　野猪尾

920. 杜茎山

杜茎山，宋《图经》外类，生宜州。叶似苦荬，花紫色，实如枸杞。味苦，性寒。主温瘴、寒热、烦渴、头痛、心躁。捣叶酒浸，绞汁服，吐恶涎效。

[新释]

《长编》卷十收《图经》杜茎山文字。《图考》杜茎山图（图975）非新绘。所图为一直立植物，不似藤本，披针形，全缘；果自叶腋生，小，圆，具长柄。待考。

吴批疑其似茄科茄属植物海桐叶白英 *Solanum pittosporifolium* Hemsl.，存以备考。

《中志》58：27 和《纲要》皆释《图经》杜茎山作紫金牛科杜茎山属植物杜茎山 *Maesa japonica* (Thunb.) Moritzi ex Zoll.，或遵日人考证结果。似也无据。

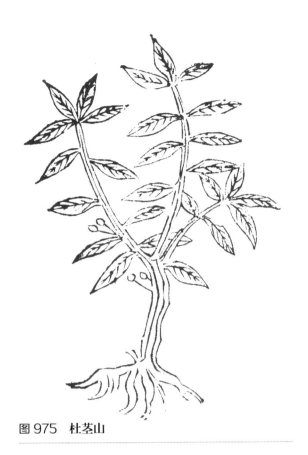

图 975　杜茎山

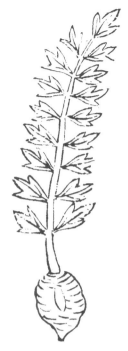

图 976　土红山

921. 土红山

土红山，宋《图经》外类，生福州及南恩州。高八九尺，叶似枇杷而小，无毛。白花如粟粒，味甘苦，微寒。主劳热瘴疟。捣叶酒渍服。福州生者，作藤似芙蓉，叶上青下白。捣根治劳瘴佳。

[**新释**]

《长编》卷十收《图经》土红山文字。《图考》土红山图（图 976）非新绘。待考。

吴批：日人释为杜茎山，图上似叶对生，或指 *Hydrangea* 类，*Maesa japonica*（紫金牛科）。

922. 芥心草

芥心草，宋《图经》外类，生淄州。引蔓白色，捣汁治疮疥甚效。

[新释] ——————

《长编》卷十收《图经》芥心草文字。《图考》芥心草图（图 977）非新绘，待考。

吴批：图说无法辨认。

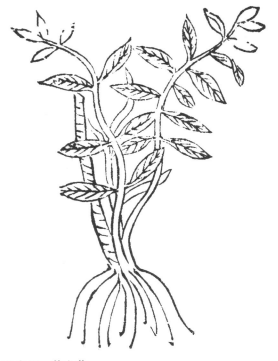

图 977　芥心草

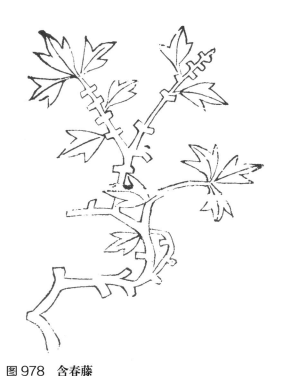

图 978　含春藤

923. 含春藤

含春藤，宋《图经》外类，生台州。蔓延木上，治风有效。

[新释] ——————

《长编》卷十收《图经》含春藤文字。《图考》含春藤图（图 978）非新绘。绘图显示藤本，茎具刺，三小叶复叶，小叶三裂。吴批 *Rubus* 小叶三裂者。也或许似具三小叶复叶的类型，如蔷薇科悬钩子属植物茅莓 *Rubus parvifolius* L. 一类。存以备核。

924. 大木皮

大木皮，宋《图经》外类，生施州。主疗一切热毒气。

〔**新释**〕

《长编》卷十收《图经》大木皮文字。《图考》大木皮图（图 979）非新绘。待考。

吴批：图上叶近对生，花顶生及叶腋生，球状。根肥大。

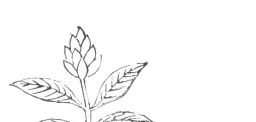

图 979　大木皮

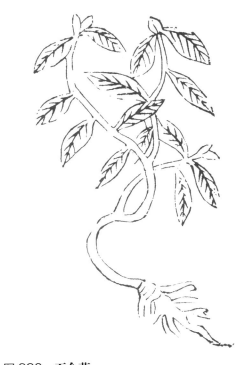

图 980　石合草

925. 石合草

石合草，宋《图经》外类，生施州。缠木作藤。叶为末，调贴一切恶疮及敛疮口。

〔**新释**〕

《长编》卷十收《图经》石合草文字。《图考》石合草图（图 980）非新绘。待考。

吴批：图说无法辨认。图中有瘿瘤？

926. 祁婆藤

祁婆藤，宋《图经》外类，生天台山。主治风。

[新释]

《长编》卷十收《图经》祁婆藤文字。《图

考》图（图981）非新绘。待考。

吴批：图上叶似对生？全缘。

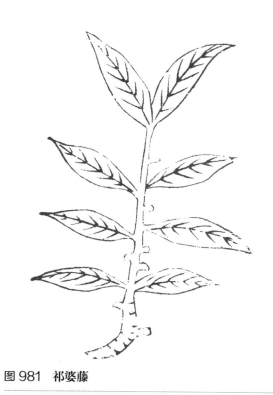

图 981　祁婆藤

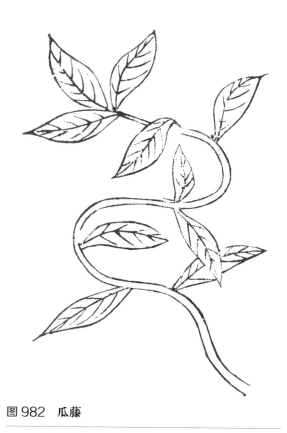

图 982　瓜藤

927. 瓜藤

瓜藤，宋《图经》外类，生施州。皮捣贴热毒、恶疮。

[新释]

《长编》卷十收《图经》瓜藤文字。《图考》

图（图982）非新绘。待考。

吴批：图说无可辨的特征。

928. 紫金藤

紫金藤，宋《图经》外类，生福州。皮主丈夫肾气。

〔新释〕

《长编》卷十收《图经》紫金藤文字。《图考》图（图983）非新绘。藤本、叶对生、中脉特显。待考。

吴批：或是 *Tripterygium*（卫矛科）。

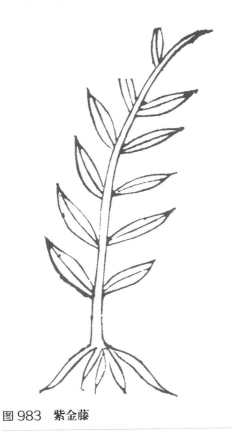

图983 紫金藤

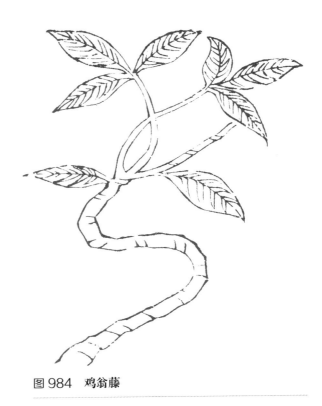

图984 鸡翁藤

929. 鸡翁藤

鸡翁藤，宋《图经》外类，生施州。蔓延大木。治劳伤、妇人血气。

〔新释〕

《长编》卷十收《图经》鸡翁藤文字。《图考》图（图984）非新绘。待考。

吴批：图说不可辨。

930. 烈节

烈节，宋《图经》外类，生荣州。似丁公藤而细。主筋脉急痛、肢节风冷。作浴汤佳。

[新释]

《长编》卷十收《图经》烈节文。《图考》图（图985）非新绘。据图、文，本种为藤本，叶对生，椭圆形或椭圆状长圆形，全缘，叶柄具明显双钩，产于荣州（治今四川荣县）。吴批作茜草科茜草属植物钩藤 *Uncaria rhynchophylla* (Miq.) Miq. ex Havil.，但该种不产四川。或为近缘种——《中志》71（1）：250 描述的华钩藤 *Uncaria sinensis* (Oliv.) Havil.。该种为我国特有，产于四川、广西、云南、湖北、贵州、湖南、陕西、甘肃，生于中等海拔的山地疏林中或湿润次生林下。模式标本采自湖北宜昌。

吴批：*Uncaria rhynchophylla*。

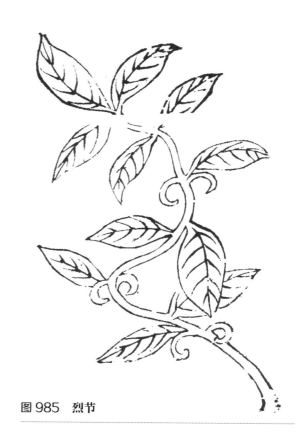

图 985　烈节

931. 马接脚

马接脚，宋《图经》外类，生施州。皮治筋骨疼痛。

[新释]

《长编》卷十收《图经》马接脚文字。图（图986）上三小叶似全缘，互生，尖长。待考。

吴批：似 *Acanthopanax*？

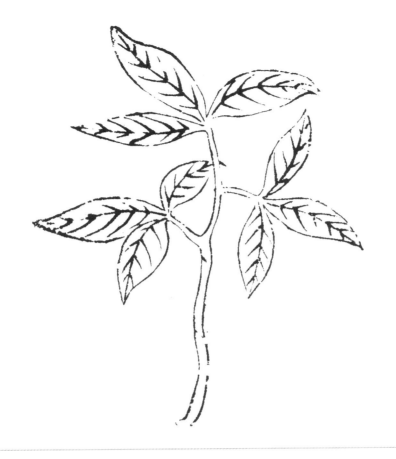

图 986　马接脚

932. 藤长苗

《救荒本草》：藤长苗，又名旋菜，生密县山坡中。拖蔓而生。苗长三四尺余，茎有细毛，叶似滴滴金[1]叶而窄小，头颇齐，开五瓣粉红大花，根似打碗花[2]根。根、叶皆味甜。采嫩苗、叶煠熟，水浸淘净，油盐调食。掘根换水煮熟，亦可食。

[新释]

《图考》图（图 987）显然系仿绘《救荒》图，但改图严重：根减少分叉；少绘右面一茎；茎据文字绘上细毛；减少叶，且叶形、叶脉皆有改变；去掉花骨朵，只剩三朵花，原图花四瓣，本图据文字改五瓣。原图右上花出叶腋，此图着生腋外。宜释藤长苗为旋花科打碗花属植物藤长

苗 *Calystegia pellita* (Ledeb.) G. Don。

吴批：*Calystegia pellita*。

[注]

1　滴滴金：旋花科马蹄金属植物马蹄金 *Dichondra micrantha* Urban。

2　打碗花：旋花科打碗花属植物打碗花 *Calystegia hederacea* Wall.。

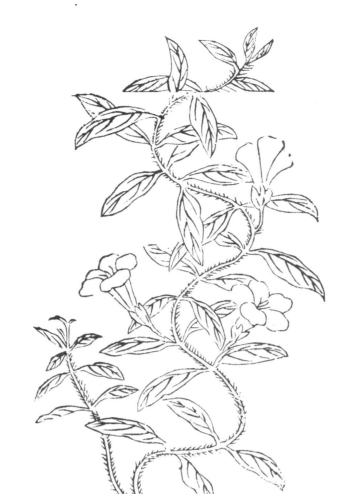

图 987 　藤长苗

933. 狗筋蔓

《救荒本草》：狗筋蔓，生中牟县沙冈间。小科就地拖蔓生。叶似狗掉尾[1]叶而短小，又似月芽菜[2]叶微尖艄而软，亦多纹脉，两叶对生。梢间开白花，其叶味苦。采叶煤熟，水浸淘去苦味，油盐调食。

[新释]

《图考》图（图 988）显然系仿绘《救荒》图，但性状改变较多。《救荒本草译注》释狗筋蔓作石竹科蝇子草属植物狗筋蔓 Silene baccifera (L.) Roth。根或全草入药，用于骨折、跌打损伤和风湿关节痛等的治疗。本条图文宜接受此意见。

吴批：*Silene tatarinowii*。

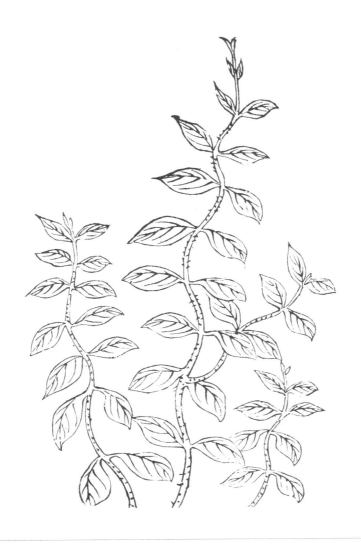

图 988　狗筋蔓

［注］

1 狗掉尾：《救荒本草译注》释狗掉尾苗为茄科茄属植物白英 *Solanum lyratum* Thunb.。

2 月芽菜：疑指《救荒》月牙树，该条《救荒》文图不符。《救荒本草译注》疑其绘图似木犀科雪柳属植物雪柳 *Fontanesia phillyreoides* Labill. subsp. *fortunei* (Carrière) Yalt.。

934. 绞股蓝

《救荒本草》：绞股蓝，生田野中。延蔓而生。叶似小蓝[1]叶，短小软薄，边有锯齿；又似痢见草[2]叶，亦软，淡绿，五叶攒生一处。开小花黄色[3]，又有开白花者。结子如豌豆大，生则青色，熟则紫黑色。叶味甜。采叶煠熟，水浸去邪味、涎沫，淘洗净，油盐调食。

〔新释〕

《救荒本草译注》释绞股蓝作葡萄科乌蔹莓属植物乌蔹莓 *Cayratia japonica* (Thunb.) Gagnep.。《图考》图（图989）仿绘《救荒》图，性状改变较多，只留中间主要一枝，删除多余叶片，叶片增加锯齿；原图无果实，现图增绘了果实，卷须非出叶腋，顶生果序与卷须对生。所图仍可释作乌蔹莓 *Cayratia japonica*。

松村：*Gynostemma pedatum* Bl.。吴批：日本学者久释作绞股蓝 *Gynostemma pentaphylla*。

〔注〕

1 小蓝：疑指蓼科蓼属植物蓼蓝 *Polygonum tinctorium* Ait.。

2 痢见草：《救荒本草译注》释痢见草为大戟科铁苋菜属植物铁苋菜 *Acalypha australis* L.。

3 小花黄色：《救荒》嘉靖四年本作"小黄花"。

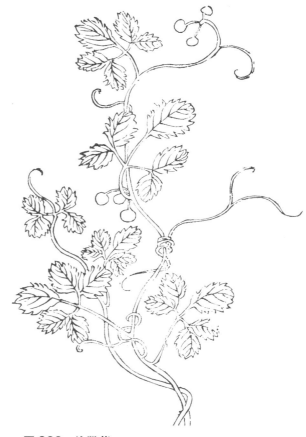

图989 绞股蓝

935. 牛皮消

《救荒本草》：牛皮消，生密县野[1]中。拖蔓而生。藤蔓长四五尺，叶似马兜铃[2]叶宽大而薄，又似何首乌叶亦宽大。开白花，结小角儿。根类葛根而细小，皮黑肉白，味苦。采叶煠熟，水浸去苦味，油盐调食；及取根去黑皮，切作片，换水煮去苦味，淘洗净，再以水煮极熟食之。

〔新释〕

《救荒本草译注》释牛皮消作萝藦科鹅绒藤属植物牛皮消 *Cynanchum auriculatum* Royle ex Wight。《图考》图（图990）仿绘《救荒》图，但绘图性状改变较多：右枝下部减多对少叶；增加了花序，花1~2朵；增加了单生角果；牛皮消花是聚伞花序伞房状，花多数，蓇葖果双生。推测吴其濬未见实物，据文字和想象添加了花和果实。此图，已非严格意义上的 *Cynanchum* 了。

吴批：*Cynanchum chinense*。

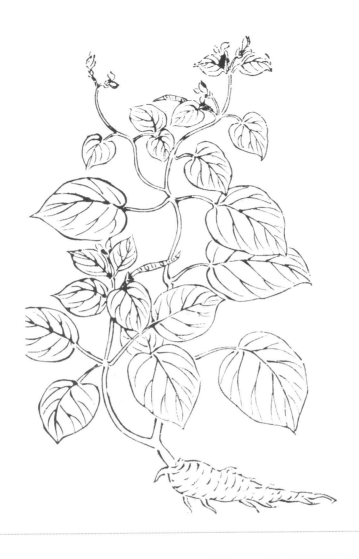

图 990　牛皮消

[注]

1 野：《救荒》嘉靖四年本作"山野"。

2 马兜铃：《救荒本草译注》释马兜铃作马兜铃科马兜铃属植物马兜铃 *Aristolochia debilis* Sieb. et Zucc.。

936. 猪腰子

猪腰子，《本草纲目》始著录。生柳州。蔓生。结荚色紫，肉坚，长三四寸。主一切疮毒。

[新释]

《长编》卷二十二收猪腰子文献，《图考》

图（图 991）仿绘《纲目》图。《中志》40：130 释《本草纲目》猪腰子为 *Whitfordiodendron filipes* (Dunn) Dunn。

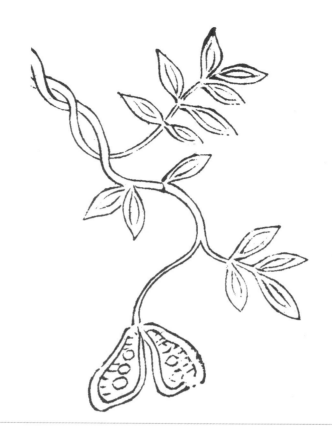

图 991　猪腰子

据《图考》图、文，该种显示为藤本；奇数羽状复叶？荚果紫色，长三四寸；种子猪肾形；生柳州。以上性状，颇合《中志》40：130 描述的豆科猪腰豆属植物猪腰豆 *Whitfordiodendron filipes* (Dunn) Dunn［今修订作 *Afgekia filipes* (Dunn) R. Geesink］。该种我国产于广西、云南；生于山谷疏林中，海拔 250～1 300 米。模式标本采自云南思茅。

吴批：*Whitfordiodendron filipes*（豆科）。

937. 九仙子

九仙子，《本草纲目》收之。出均州太和山。治咽喉痛，散血。

［新释］

《图考》图（图 992）显示为奇数羽状复叶，根膨大作圆形，须根串珠状膨大。或为

"九仙子"名字来源？文字无性状描述。待考。

吴批：图抄自《纲目》，似为羽状复叶，未解何物。

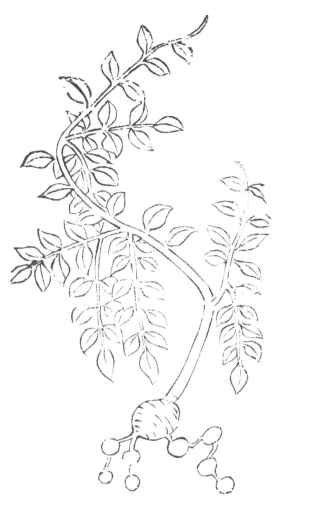

图 992　九仙子

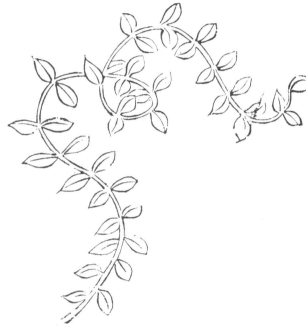

图 993　杏叶草

938. 杏叶草

《图经》：杏叶草，生常州。味酸无毒。主肠痔下血久不差者。一名金盏草。蔓生篱下，叶叶相对。秋后有子如鸡头实，其中变生一小虫，子脱而能行。中夏采花用。按图非近时金盏花。

［新释］

《长编》卷八收杏叶草《图经》文献，有吴其濬按语。《图考》绘（图 993）非新绘图，待考。

939. 明州天花粉

宋《图经》：天花粉，生明州。味苦，寒、毒。主消渴身热、烦满大热，补气安中、续绝伤，除肠中固热，八疸、身面黄、唇干口燥、短气，通月水、止小便利。十一月、十二月采根用。按此云毒，与瓜蒌根或异类。

〔**新释**〕

《图考》明州天花粉图（图994）非新绘图。绘图显示藤本，单叶，卵形，全缘；花腋生，五出，产于浙江宁波周围。葫芦科栝楼属植物一种 *Trichosanthes* sp.。

吴批：或仍是 *Trichosanthes* 一种。

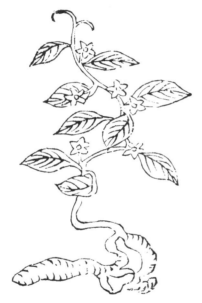

图 994　明州天花粉

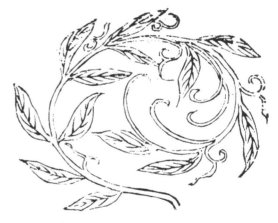

图 995　台州天寿根

940. 台州天寿根

宋《图经》：天寿根，出台州。每岁土贡。其性凉，坎治胸膈烦热，彼土人常用有效。

〔**新释**〕

《图考》台州天寿根图（图995）非新绘图，待考。

吴批：图说无法辨认。

941. 老鹳筋

《救荒本草》：老鹳筋，生田野中，就地拖秧而生。茎微紫色，茎叉繁稠。叶似园荽叶而头不尖，又似野胡萝卜叶而短小。叶间开五瓣小黄花，味甜。采嫩苗、叶煤熟，水浸去邪味，淘洗净，油盐调食。

[**新释**]

《救荒本草译注》释老鹳筋作蔷薇科委陵菜属植物朝天委陵菜 *Potentilla supina* L.。《图考》图（图996）显然仿绘《救荒》图，但似绘制或刻版原因，叶的性状改变较大。仍可释作朝天委陵菜 *Potentilla supina* L.。

吴批：叶似羽状复叶，花似顶生穗状。

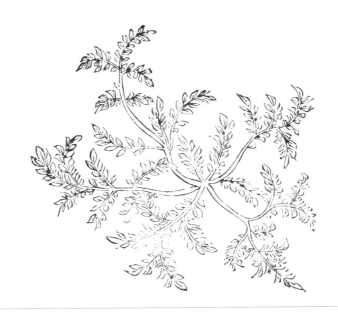

图 996　老鹳筋

942. 木羊角科

《救荒本草》：木羊角科，又名羊桃，一名小桃花。生荒野中。紫茎，叶似初生桃叶光俊，色微带黄。枝间开红白花，结角似豇豆角，甚细而尖艄，每两角并生一处。味微苦酸。采嫩梢叶煤熟，水浸淘净，油盐调食。嫩角亦可煤食。

按《本草》所述羊桃，皆猕猴桃。黔中以胶石者，亦是其类。造纸者所用又一种树。此羊桃形状正与《陆疏》符合。

[新释]

《救荒本草译注》释木羊角科作萝藦科杠柳属植物杠柳 *Periploca sepium* Bunge。《图考》图（图997）似仿绘《救荒》图，但性状改动较多：右株少绘分支；描绘成豆科长角果并绘出了种子痕迹；叶形、叶边缘及叶脉都有出入；原图叶腋处有芽，今无。据此图，仍可释作杠柳 *Periploca sepium* Bunge。该种分布于吉林、辽宁、内蒙古、河北、山东、山西、江苏、河南、江西、贵州、四川、陕西和甘肃等省区，生于平原及低山丘的林缘、沟坡、河边沙质地或地埂等处。模式标本采自北京附近山中。

按语中提及"《本草》羊桃"，是猕猴桃属多种植物 *Actinidia* spp.。"黔中以胶石者，亦是其类"，指猕猴桃属 *Actinidia* sp. 之一种。"造纸者所用又一种树"为 *Actinidia* sp. 之一种。

吴批：似为杠柳 *Periploca sepium*。

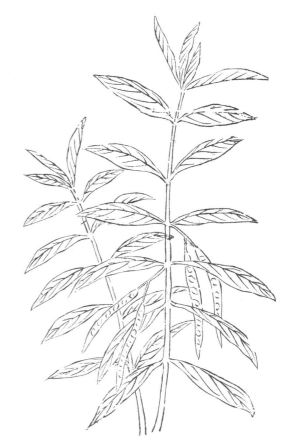

图 997　木羊角科

《植物名实图考》

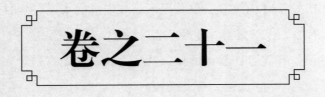

固始吴其濬　著　蒙自陆应谷　校刊

蔓草类

943. 奶树

奶树，产南安。蔓生。四叶攒聚，茎端绿苞，开紫筒子花，如牵牛而短瓣，苞下复有青蒂。秋结实有子。蔓中白汁极浓，气臭。根黄白色，横纹，如上党人参肥圆，有瘰疬大如拳。广信土呼山海螺，象其根形。又名乳夫人，气味甘热，土人采根发乳汁。湖南衡山亦有之，极易繁衍。俚医呼为牛附子，能壮阳道。

按《南越笔记》有乳藤如悬钩倒挂，叶尖而长，断之有白汁如乳。妇人产后，以藤捣汁和米作粥食之，乳涸自通，皆此类也。

[新释]

吴其濬新描述的江西物种。据《图考》文、图（图998）可知本种为草质藤本；有白色乳汁；有臭气；根圆柱状而分叉，有横纹，黄白色或纺锤状似海螺，故江西土名为山海螺；叶椭圆形，先端尖，基部钝，边全缘，近无柄，4叶轮生；花1朵，生小枝顶端，萼裂片5，长圆形，先端尖，花冠管筒状，紫色，5浅裂。据上述性状特征，与《中志》73（2）：37所描述的桔梗科党参属植物羊乳 *Codonopsis lanceolata* (Sieb. et Zucc.) Trautv. 在概貌上相似。本种在我国广布于东北，华东和中南各省区，生于山地落叶林下灌丛，及沟边湿地。

松村：*Codonopsis ussuriensis* Hemsl.；《纲要》1：490，《图鉴》4：383 图6180，吴批：*Codonopsis lanceolata* (Sieb. et Zucc.) Trautv.。

《南越笔记》记载的乳藤，疑为夹竹桃科花乳藤属植物乳藤 *Ecdysanthera utilis* Hayata 或酸叶胶藤 *Ecdysanthera rosea* Hook. et Arn.。前者分布于我国云南、广东、广西和台湾。后者分布在我国长江以南各省区至台湾。

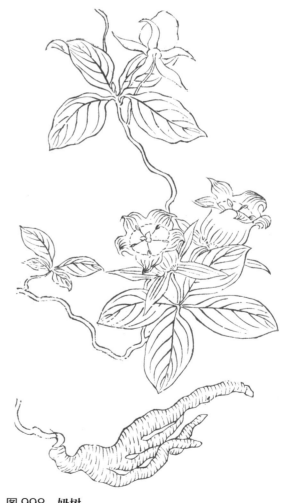

图 998　奶树

944. 土青木香

土青木香，长沙山坡间有之。蔓生，细茎，叶实皆与马兜铃同。根黄瘦，亦有香气。俚医以清火毒、通滞气。唯开花作筒子形，本小末大，弯如牛角，尖梢上翘，紫黑颇浓，中露黄蕊，与马兜铃开花如枸杞者迥别。

[新释]

吴其濬新描述的湖南物种。据《图考》文、图（图 999）可知本种为草质藤本；根长，黄色，有香气；叶互生，轮廓为三角形、卵状长圆形，先端尖，基部心形，两侧具圆的耳片；花单生叶腋，有短柄，合生花被，基部膨大成球状，花被管细而直，管口扩大成漏斗状，有一侧延伸成一裂片，裂片卵状披针形，先端上翘（"尖梢上翘"），黑紫色，花药黄色与合蕊柱从檐口可见（"中露黄蕊"）；果实与马兜铃相同；产于长沙。据上述性状特征，尤以其叶形，较宜释为马兜铃科马兜铃属植物马兜铃 Aristolochia debilis Sieb. et Zucc.。本种在我国分布于长江以南各省区，及山东（蒙山）、河南（伏牛山），生于山谷、沟边、灌丛中。用途与北马兜铃同。本条和《图考》卷之二十马兜铃重出。

松村、《图鉴》1：547，图 1093、牧野 634:Aristolochia debilis Sieb. et Zucc.；吴批：吴其濬有些疑古，图说即是 Aristolochia debilis。

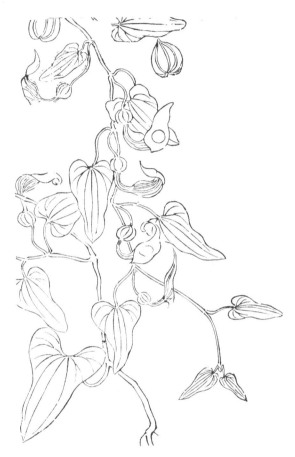

图 999 土青木香

945. 寻骨风

寻骨风，湖南岳州有之。蔓生，叶如萝藦，柔厚多毛，面绿背白。秋结实六棱，似使君子，色青黑，子如豆。

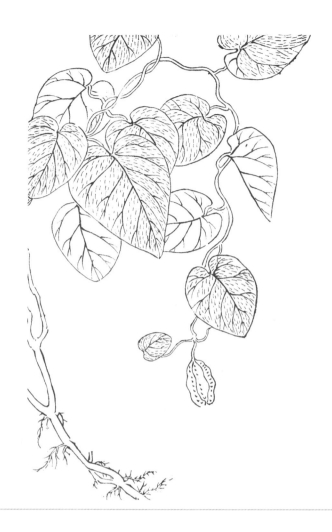

图 1000　寻骨风

[新释]

　　吴其濬新描述的湖南物种。据《图考》文、图（图 1000）可知本种为木质藤本；叶互生，卵形至卵状椭圆形，先端尖，基部心形，有柄，上面密被毛；蒴果长圆状，具 6 条呈波状的翅。据上述性状特征，概貌与《中志》和《图鉴》所描述的马兜铃科马兜铃属植物寻骨风 *Aristolochia mollissima* Hance 基本吻合。本种为我国特产，分布于陕西（南部）、山西、山东、河南（南部）、安徽、湖北、湖南、贵州、江西、浙江、江苏，生于海拔 100～850 米的山坡、草丛和沟边。全株药用，性平、味苦，有祛风湿、通经络和止痛的功能，可治疗胃痛、筋骨痛等。

　　松村：*Aristolochia kaempferi* Willd.；《纲要》1：201、《中志》24：212、《图鉴》1：545，图 1089 和吴批：*Aristolochia mollissima* Hance。

946. 内风藤

　　内风藤，生湖南山坡。横根引蔓，俱赭色。叶如柳叶，有光而韧。以治内风，故名。

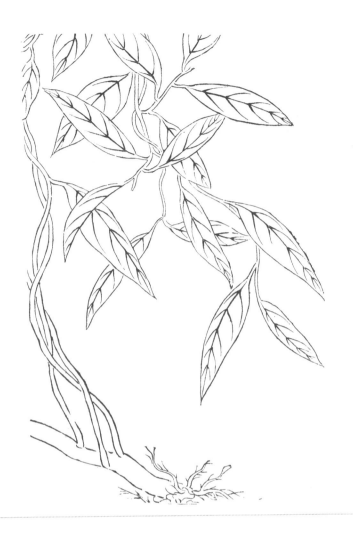

图 1001 内风藤

〔**新释**〕

吴其濬新描述的湖南物种（图 1001）。待考。

947. 铁扫帚

铁扫帚，产建昌山中。蔓生，绿茎，柔细纠结。叶长几寸，后圆有缺，末尖，相距稀阔。细根硬须，赭色稠密。俚医以为行血通骨节之药。用根煎酒服。

〔**新释**〕

吴其濬新描述的江西物种（图 1002）。叶互生，有对生叶及分叉卷须。待考。

吴批：Vitaceae。

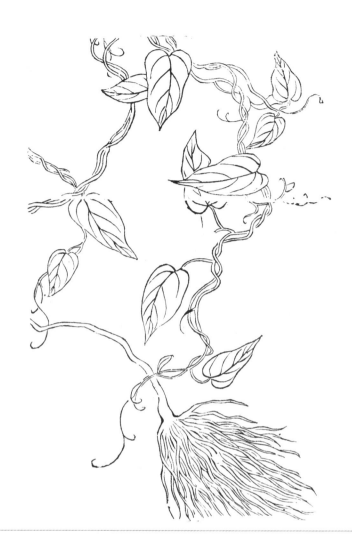

图 1002　铁扫帚

948. 凉帽缨

凉帽缨，生南安。细茎蔓生，叶大如大指，圆长有尖，淡赭。根蓬须如缨，故名。俚医以治喉痛，消肿毒，气味平温。喉痛，一作喉病。

[新释]

吴其濬新描述的江西物种。据《图考》文、图（图 1003）可知本种为细小蔓生草本；根须状而多；叶大如大指，近卵形，有短柄，对生，先端尖，基部钝；生南安。据上述三个特征：① 须根多（"根蓬须如缨"）。② 叶小（"叶大如大指"）。③ 江西有分布。暂订为《中志》63：361 描述的萝藦科鹅绒藤属植物毛白前 Cynanchum mooreanum Hemsl.。该种大概是本属中叶为最小者，据《中志》63：361，《图鉴》3：483，图 4919，描述该种的叶"叶卵状心形至卵状长圆

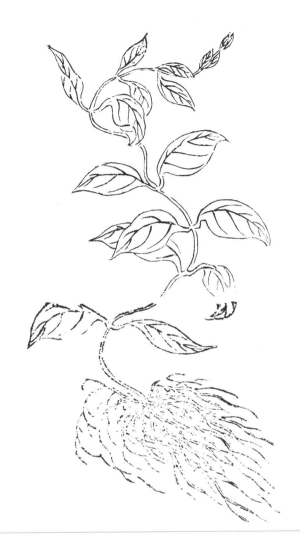

图 1003　凉帽缨

形"，长 2～4，宽 1.5～3 厘米。本种为我国特产，分布于河南、湖北、湖南、安徽、江苏、浙江、江西、福建、广东等地，生于海拔 200～700 米山坡灌丛或疏林中。广东土名"老君须"谅由其须根多而得名。全株可药用，民间用作洗疮疥。

吴批：Vincetoxicum，现《中志》已并入鹅绒藤属 Cynanchum 中。

949. 倒挂藤

《本草拾遗》：倒挂藤，味苦，无毒。主一切老血及产后诸疾，结痛血上欲死，煮汁服。生深山，如悬钩，有逆刺，倒挂于树，叶尖而长也。

按湖南岳麓山有藤，土名倒挂金钩，形状正与此合。俚医以为散血达表之药，主治亦同。

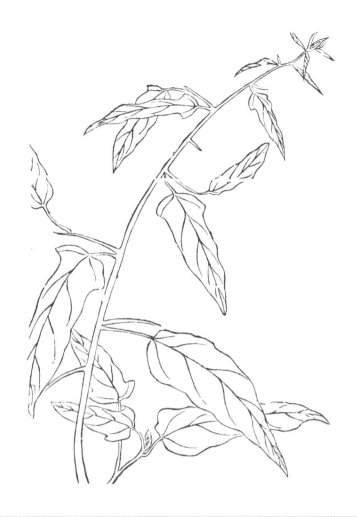

图 1004　倒挂藤

〔新释〕

　　湖南岳麓倒挂金钩，即本条绘图，为吴其濬新描述的种。《图考》绘图（图 1004）无花果，叶略似戟形，具浅裂，叶间、叶腋似具长刺，吴其濬云"按湖南岳麓山有藤，土名倒挂金钩，形状正与此合"。虽然本种有时作藤状，但绝无"逆刺，倒挂于树"，故与《本草拾遗》的"倒挂藤"非一种。《图考》图也非 *Mallotus repandus*。待考。

　　本书卷之三十八倒挂金钩，为大戟科野桐树植物石岩枫 *Mallotus repandus* (Willd.) Muell. Arg.。是否《本草拾遗》倒挂藤，尚待考。

　　吴批：*Rubus*。

950. 白龙须

　　白龙须，生长沙山中。绿茎细长，对叶疏阔，叶如子午花叶而尖瘦，细纹，无锯齿。长根如蜈蚣形，四周密须如细辛、牛膝。俚医以治痰气。

按宋《图经》：白前，根长于细辛，今用蔓生者，味苦非真。疑即此蔓生者。

［新释］

吴其濬新描述的湖南物种。据《图考》文、图（图1005），本种为一草质藤本；具长的根状茎并生多须，叶对生，披针形，边全缘并呈微波状，先端渐尖，基部微心形至近平截，具柄；湖南有分布。原图示如此狭长的叶片，在萝藦科中亦是少见的。由于原文、图所示性状过简，暂试订为萝藦科娃儿藤属 *Tylophora* 植物，疑似《中志》63：555描述的通天连 *Tylophora koi* Merr.（《图鉴》3：518）之类。该种产于湖南、广东、广西和云南等省区，生于海拔1000米以下山谷、潮湿密林中或灌木丛中常攀援树上。全株药用。两广民间有用来解蛇毒，治跌打、疮疥等。

《图经》白前，根长于细辛，*Cynanchum sp.*。

吴批：*Cynanchum*？

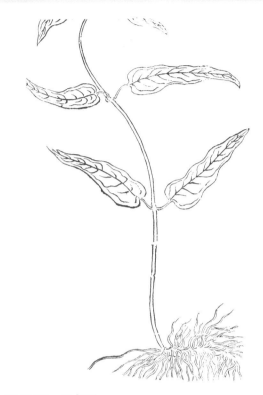

图1005　白龙须

951. 大顺筋藤

大顺筋藤，生长沙岳麓。绿茎赭节，弱蔓细圆。长叶寸许，本宽腰细，近梢长匀出尖，面黄绿，背青白，有直纹数缕。叶际出短茎，开五瓣小赭色花，一茎一花。根须繁稠，似牛膝而瘦。俚医以治筋骨，通关节。

［新释］

吴其濬新描述的湖南物种。据《图考》文、图（图1006），本种为一灌木，茎攀援，具分枝；分枝上的叶互生，叶片轮廓似提琴形（长圆形，中部狭窄成腰），先端尖，基部钝，有短柄，似有短的托叶（或托叶鞘？）边全缘，具基出三中脉；腋生一长花柄，顶生一花，花紫色，花瓣5。《纲要》2：558在 *Smilax nipponica* Miq. 的附注中说：《中药志》《中药大

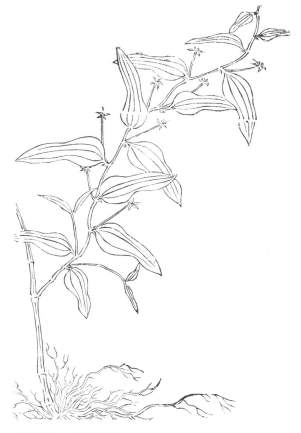

辞典》认为"《植物名实图考》卷之二十一中的'大顺筋藤'为本种，但后者叶际出短茎，开五瓣小赭色花，一茎、一花，大顺筋藤图也是腋生单花，而非伞形花序，不能认为是菝葜属植物"。但吴批似稍稍改变其意见，云"图似 *Smilax*，但说中花不对"。

从上述性状总体观之，宜订为菝葜属 *Smilax* 植物。因该属植物也有伞形花序具 1～3 花者，如平滑菝葜 *Smilax darrisii* Lévl.（《中志》15：210）和无刺菝葜 *Smilax mairei* Lévl.（《中志》15：210、《云志》13：794），若花进一步退化，则存 1 花；该属植物的花也可有紫红色者，如青城菝葜 *Smilax tsinchengshanensis* Wang（《中志》15：206）。但难解释其花瓣为 5（料想吴其濬将花瓣 6 记录成 5，本书多处有此类情况，如卷之二十七蜜萱），姑妄志之，以备后人考证。

松村：*Stemona*；吴批：图似 *Smilax*，但说中的花不对。

图 1006　大顺筋藤

952. 无名一种[1]

饶州园圃篱落间有之。蔓生，细茎长叶，本圆如马蹄，末尖，开五瓣小紫花成簇，极似枸杞。

按《图经》云：马兜铃花如枸杞。今马兜铃之名不一，凡圆实成串皆名之。此岂花如枸杞之一种耶？

[新释]

吴其濬描述绘图（图 1007），但尚未命名的江西物种。藤本，叶对生，卵形，花序腋生或顶生，伞形或聚伞花序，花 5 基数，似鹅绒藤属 *Cynanchum* 植物。

吴批：*Cynanchum*。

[注]

1 无名一种：本条无名，存目作"无名一种"，据存目加。

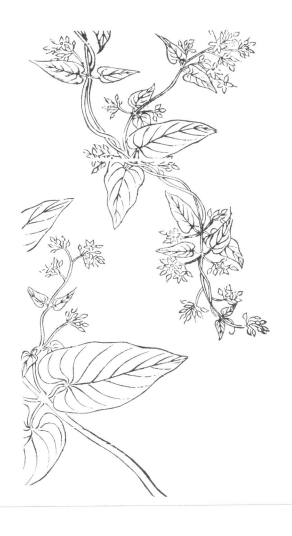

图 1007 无名一种

953. 刺犁头

刺犁头，一名蛇不过，一名急改索，一名退血草，江西、湖南多有之。蔓生，细茎，微刺茸密，茎、叶俱似荞麦[1]。开小粉红花成簇，无瓣。结碧实，有棱，不甚圆。每分权处有圆叶一片似蓼。江西刺船者[2]多蓄之，以为浴汤，云暑月无疮疖。湖南俚医以为行血气、治淋浊之药。

按宋《图经》：成德军所产萆薢，叶似荞麦，子三棱。殆即此草。其主治去湿、通利，亦与萆薢相近。

[新释]

吴其濬新描述的江西、湖南物种。从《图

考》文、图（图 1008）可知本种为蔓生草本，多分枝；茎细，密生微刺；叶互生，三角形，先端尖，基部截形至微心形，边呈微波状，具长柄，柄具微刺，盾状着生于近基部，托叶鞘叶状，基部联合成近圆形，茎从中穿过；花小，粉红色，成簇，呈穗状，顶生枝端，花被片果时增大；果略成圆形，碧色（成熟应为深蓝色）。据上述特征，与《中志》25（1）：68 和《云志》11：309 所描述的蓼科蓼属植物杠板归 *Polygonum perfoliatum* L. 在概貌上基本吻合。本种在我国分布于黑龙江、吉林、辽宁、河北、山东、河南、陕西、甘肃、江苏、浙江、安徽、江西、湖南、湖北、四川、贵州、福建、台湾、广东、海南、广西、云南，生于田边、路旁、山谷湿地，海拔 80～2 300 米。

松村：*Polygonum perfoliatum* L.；《中志》25（1）：68 和吴批：*Polygonum perfoliatum* L.。

《图经》记载的成德军草薢：薯蓣科薯蓣属 *Dioscorea* 植物。

〔注〕

1 荞麦：蓼科荞麦属植物荞麦 *Fagopyrum esculentum* Moench.。

2 刺船者：即撑船者。

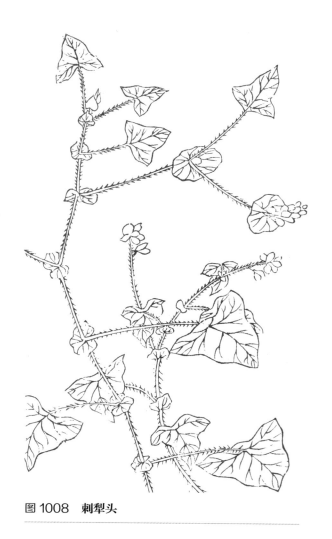

图 1008　刺犁头

954. 透骨消

透骨消，产南安。形状俱同赤地利，唯赤茎为异。俚医以治损伤、活血、止痛、通关节，盖一种也。

按李时珍以五毒草、赤地利并为一条，但蔓草似荞麦者，亦非一类。色味既别，称名互异。其外科敷洗，大略相通。若入饮剂，则经络须分，故并存以俟详考。

〔新释〕

吴其濬新描述的江西物种（图 1009）。以《图考》卷之二十二赤地利图（图 1086，因此图比透骨消之图翔实）描述如下：多年生草

本，具根状茎，茎直立（赤茎）；叶互生，具长柄，戟状三角形，先端尖，基部微心形，边略成波状；花小，成簇，先成穗状再组成圆锥状，顶生茎和枝端。据以上性状特征，和上述二志所描述的蓼科荞麦属植物金荞麦 *Fagopyrum*

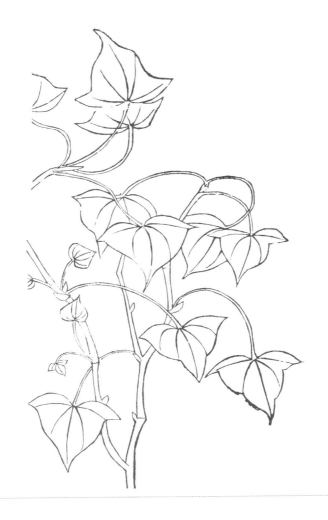

图 1009　透骨消

dibotrys (D. Don) Hara 在概貌上基本吻合。本种我国产于陕西、华东、华中、华南及西南，生于山谷湿地、山坡灌丛，海拔 250～3 200 米。块根供药用，清热解毒、排脓去瘀。

　　原文中"赤地利"，《图考》卷之二十二另立一条，并曰："江西、湖南通呼为天荞麦，亦曰金荞麦。"《纲目》3：18，《中志》25（1）：111，《云志》11：364 均一并将赤地利、金荞麦、透骨消释为 *Fagopyrum dibotrys* (D. Don) Hara［异名 *Fagopyrum cymosum* (Trev.) Meisn.]。

　　文中提及蔓生似荞麦者，疑其为蓼科篇蓄属植物杠板归 *Polygonum perfoliatum* L.。

　　松村：*Polygonum*？吴批：非 *Persicaria*？*Fagopyrum cymosum*。

955. 酸藤

　　酸藤，产建昌。蔓生，绿茎、赤节，参差生叶。叶圆有缺，末尖，锯齿深刻。对叶发短枝，开小白花如粟。结实大于龙葵，生青碧，熟深紫。土人以洗疮毒。

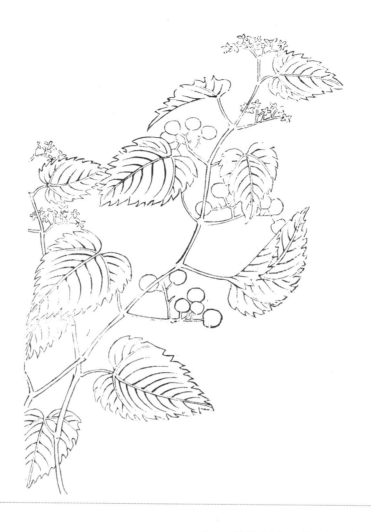

图 1010　酸藤

【新释】

吴其濬新描述的江西物种。《图考》绘图（图 1010）作一藤本植物；未见卷须；单叶互生，具粗锯齿（应为尖锐细锯齿），脉清晰；花序为复二歧分枝的聚伞花序，与叶对生；果实为肉质浆果。上述性状，确与葡萄科白粉藤属 Cissus 植物相合。产于江西者，疑似《中志》48（2）：66 描述的苦郎藤 Cissus assamica (Laws.) Craib。该种我国产于江西、福建、湖南、广东、广西、四川、贵州、云南、西藏，生于山谷溪边林中、林缘或山坡灌，海拔 200～1 600 米。

松村：Ampelopsis heterophylla S. et Z.；吴批：似 Cissus（待查）。

956. 野苦瓜

野苦瓜，产建昌。蔓生细茎，一叶一须。叶作三角，有疏齿，微似苦瓜叶无花杈。就茎发小枝，结青实有汁，大如衣扣，故又名扣子草。俚医以治鱼口便毒，为洗药。

[新释]————

吴其濬新描述的江西物种。据《图考》文、图（图 1011）可知本种为草质藤本；卷须单一而不分叉；叶互生，轮廓为三角形，先端渐尖，基部心形，边缘有疏锯齿，侧脉顶端直达叶齿，有柄；果实单生叶腋，有长梗，小球形，大如衣扣，故又名扣子草。据上述特征，概貌与《中志》73（1）：170 和《图鉴》4：356，图 6125（采用其异名 *Melothria indica* Lour.）所描述的葫芦科马㼎儿属植物马㼎儿 *Zehneria indica* (Lour.) Keraudren〔*FOC* 修订为 *Zehneria japonica* (Thunb.) H. Y. Liu〕基本吻合。本种在我国产于四川、湖北、安徽、江苏、浙江、福建、江西、广东、广西、贵州、云南；常生于海拔 500～1 600 米林中阴湿处以及路旁、田边、灌丛中。

附记：路安民、张志耘于（1986）将原《中志》的 *Zehneria indica* 和 *Zehneria japonica* (Thunb.) S. K. Chen 分开成二种，我国产的为 *Zehneria japonica*（参见《云志》6：314）。

松村：*Zehneria maysorensis* Arn.；《纲要》2：330 和吴批：*Zehneria indica* (Lour.) Keraudren。

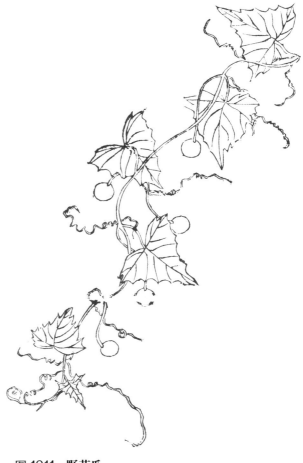

图 1011　野苦瓜

957. 野西瓜

野西瓜，赣南山坡中有之。蔓延林薄，细茎长须。叶作五叉，似西瓜、丝瓜叶，大者可寸许。秋结青白实，宛如莲子，捻之中断，内有清汁。俚医以治火疮。取浆收贮，敷用。

[新释]————

吴其濬新描述的江西物种。据《图考》文、图（图 1012）可知本种为攀援草本；卷须为 2 分叉；叶互生，5 掌状分裂，裂达叶片之半，裂片边缘浅波状，先端尖；果椭圆形，原文

作："秋结青白实，宛如莲子，捻之中断"，前一句形容果实颜色，中句形容果实形状，后一句意即中间开裂。据以上性状特征，与《中志》73（1）：90，《云志》6：273，图鉴 4:347，图 6107（*A. lobatum*）所描述的葫芦科盒子草属植物盒子草 *Actinostemma tenerum* Griff. 在概貌上

基本吻合。本种在我国广布于辽宁、河北、河南、山东、江苏、浙江、安徽、湖南、四川、西藏（南部）、云南（西部）、广西、江西、福建、台湾，多生于水边草丛中。其种子（《本草纲目拾遗》称作鸳鸯木鳖）及全草药用，有利尿消肿、清热解毒、去湿之效；又种子含油，可制肥皂，油饼可做肥料及猪饲料。

附记：本种的叶的分裂变异较大，像原图中作掌状 5 裂者可能少见。但我们注意到《中志》在 *Actinostemma tenerum* Griff. 的各异名中，列有 *Actinostemma palmatum* (Makino)Makino，谅系指此类型。《中志》73（1）：91 *Actinostemma lobatum* (Maxim) Maxim (*Actinostemma racemosum*, *Actinostemma japonicum*) 分布于东亚，雄花序总状，雌花梗上关节在中部。*Actinostemma tenerum* Griff. 分布于印度和中南半岛，雄花序圆锥状，雌花梗上的关节在顶端。《中志》将两者合并，采用后一名称。

吴批：*Actinostemma lobata* 的一型？

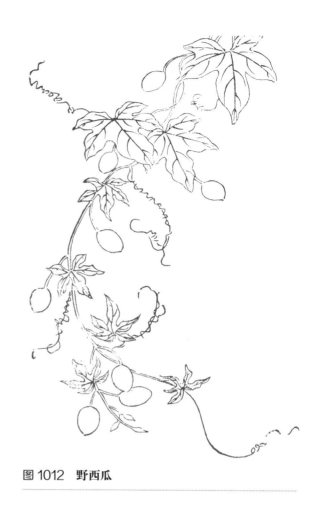

图 1012　野西瓜

958. 鲇[1]鱼须

《救荒本草》：鲇鱼须，一名龙须菜，生郑州贾峪山，及新郑山野中亦有之。初生发笋，其后延蔓生茎发叶。每叶间皆分出一小叉及出一丝蔓。叶似土茜叶而大，又似金刚刺[2]叶，亦似牛尾菜[3]叶，不涩而光泽。味甘。采嫩笋叶煠熟，油盐调食。

按《简易草药》：金岗藤，本名鲇鱼须，温平无毒，可做小菜吃。能通筋血、去死血、消肿痛。又《湖北志》：鲢鱼须，藤本，初生苗土中，色紫，巅拳曲若鱼须，炒肉殊妙。

[**新释**]

《图考》图为吴其濬新绘（图 1013），绘图显示为一藤枝的上部，茎疏生刺；叶互生，长圆形，具短柄，具鞘，基出三主脉，先端

尖；卷须长；伞形花序，生于叶尚幼嫩的小枝上，多花，呈球形，总花梗长，花梗短于总花梗。据上述性状，确实为菝葜属 *Smilax* 植物无疑。疑似黑果菝葜 *Smilax glaucochina* Warb. 的幼枝。该产于甘肃（南部）、陕西（秦岭以南）、

山西（南部）、河南、四川（东部）、贵州、湖北、湖南、江苏（南部）、浙江、安徽、江西、广东（北部）和广西（东北部），生于海拔1 600米以下的林下、灌丛中或山坡上。

《图考》引《湖北志》的鲢鱼须，吴批 *Smilax riparia*［参见《中志》15：190 *Smilax riparia* A. DC.］。《图考》引《简易草药》金岗藤，本名鲇鱼须，未有性状描述，疑短梗菝葜 *Smilax scobinicaulis* C. H. Wright，存以备核。

《救荒本草译注》释鲇鱼须作百合科菝葜属植物土茯苓 *Smilax glabra* Roxb.。

松村：*Smilax*。

〔注〕

1️⃣ 鲇：《救荒》嘉靖四年本作"粘"。

2️⃣ 金刚刺：《救荒本草译注》释作百合科菝葜属植物短柄菝葜 *Smilax scobinicaulis* C. H. Wright。

3️⃣ 牛尾菜：《救荒本草译注》释牛尾菜作百合科菝葜属植物白背牛尾菜 *Smilax nipponica* Miq.。

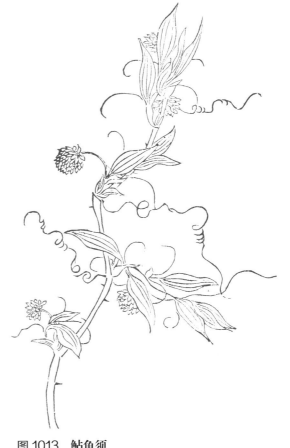

图 1013　鲇鱼须

959. 鲢鱼须

鲢鱼须，生建昌。蔓生有节，叶如竹叶，紫根多须。土医以治热。鲇鱼须以蔓名，此以根名。

〔新释〕

吴其濬新描述的江西物种。据《图考》文、图（图1014）可知本种为蔓生植物，茎上无刺；叶互生，长圆形，稍上生者较小为椭圆形，先端尖，基部钝，具短柄，边全缘，具基出三主脉，主脉近顶端汇合。据上述特征，与《中志》15：228、《云志》13：802 和《图鉴》5：542，图 7914 所描述的百合科菝葜属植物银叶菝葜

Smilax cocculoides Warb. 在概貌基本相符。该种产于湖北（西南部）、湖南（西部）、广东（中部至北部）、广西、四川（中部至东部）、贵州和云南（东南部），生于海拔 500～1 900 米的林下或灌丛中。

松村：*Smilax*；《纲要》2：555，《云志》13：802：*Smilax cocculoides* Warb.。吴批：非 *Smilax*，似为 *Disporum cantoniense* 苗。

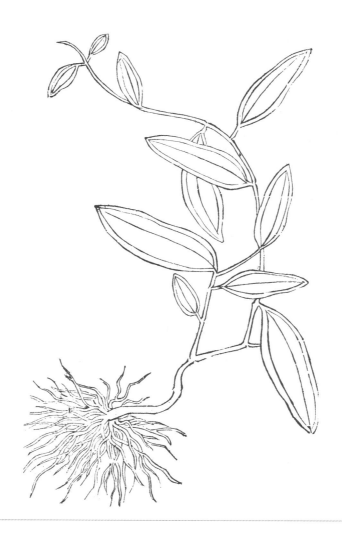

图 1014　鲢鱼须

960. 金线吊乌龟

金线吊乌龟，江西、湖南皆有之，一名山乌龟。蔓生，细藤微赤。叶如小荷叶而后半不圆，末有微尖，长梗在叶中，似金莲花叶。附茎开细红白花，结长圆实，如豆成簇，生青熟红黄色。根大如拳。

按陈藏器云：又一种似荷叶，只大如钱许，亦呼为千金藤，当即是此。患齿痛者，切其根，贴龈上即愈。兼能补肾养阴。为俚医要药。

〔新释〕

吴其濬新描述的江西、湖南物种。据《图考》文、图（图 1015），本种系草质藤本，块根大如拳；茎细，淡红色；叶互生，具长柄，盾状着生，宽卵形至三角状卵形，先端钝圆或具小突尖，具 5 掌状脉，边全缘或微波状；花红白色；果椭圆状，生青熟则红黄色，4～8

枚簇生叶腋；产于江西、湖南。据上述性状特征，与《中志》30（1）：57、《江西植物志》2：234、《图鉴》1：784，图1567所描述的防己科千金藤属植物金线吊乌龟 *Stephania cepharantha* Hagata 在概貌上相同。该种我国分布于西北至陕西（汉中地区），东至浙江、江苏和台湾，西南至四川（东部和东南部），贵州（东部和南部），南至广西和广东，生境适应性较强。模式标本采自台湾。块根为民间常用草药，又为兽医用药，称白药、白药子或白大药。

按语中陈藏器云："又一种似荷叶，只大如钱许，亦呼为千金藤者，当即是此。"可见《本草拾遗》的千金藤有数种，吴其濬认为即绘图物种。陈藏器描述的千金藤，日人释为防己科千金藤属植物千金藤 *Stephania japonica* (Thunb.) Miers［《中志》30（1）：49］，今本草以此作千金藤入药。该种无块根，不应与金线吊乌龟同种，吴其濬可能鉴定有误。我国见于河南南部（鸡公山）、重庆北碚、湖北、湖南、江苏、浙江、安徽、江西、福建等地，生于村边或旷野灌丛中。

松村：*Stephania hernandifolia* Walp.；《纲要》1：175，《中志》30（1）：57：*Stephania cepharlantha* Hagata；吴批：*Staphania herbacea*。

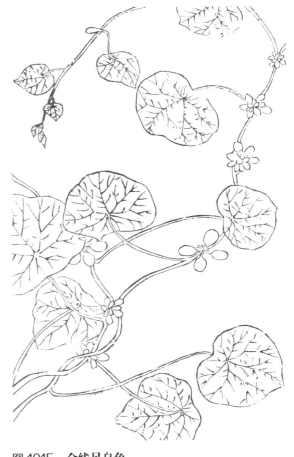

图 1015　金线吊乌龟

该种即《中志》30（1）：44描述的 *Stephania herbacea* Gagnep.，具根状茎而不非块茎，叶形亦稍有差异，湘、赣无分布，谅非是。

961. 金莲花

金莲花，直隶圃中有之。蔓生，绿茎脆嫩，圆叶如荷，大如荇叶。开五瓣红花，长须茸茸。花足有短柄，横翘如鸟尾。京师俗呼大红鸟，山西五台尤多，以为佛地灵葩。性寒，或干其花入茶瓯中。插枝即生，不喜骄阳。《山西通志》：金莲花，一名金芙蓉，一名旱地莲，出清凉山。金世宗尝幸金莲川，周伯琦《纪行诗跋》[1]：金莲川草多异花，有名金莲花者，似荷而黄。即此种也。

[新释]

吴其濬新记录的外来花卉。据《图考》文、图（图1016），本种为栽培植物，攀援草本；叶互生，近圆形，边有钝角，有长柄，盾状着生，主脉数条，从中心向四方伸出；单花腋生，萼片合生，其中一片延伸成长距（"花足有短柄，横翘如鸟尾"），花瓣5，红色，基部狭窄成爪，近爪处边缘撕裂如丝（"开五瓣红花，长须茸茸"）。以上性状特征，与《中志》43（1）：90描述的旱金莲科旱金莲属植物旱金莲 Tropaeolum majus L. 在概貌上基本吻合，图可参考《图鉴》2：533，图2796、《中志》43（1）图版27。本种原产于南美秘鲁、巴西，我国各处引进作盆栽、作露地观赏花卉或温室栽培，有时有逸生。

《图考》引《山西通志》金莲花，别名金芙蓉、旱地莲，应是《中志》27：86毛茛科金莲花属植物金莲花 Trollius chinensis Bunge，山西常见，清凉山产。吴批 Trollius asiatica L.。推测指的是《中志》27：85描述的宽瓣金莲花 Trollius asiaticus L.。该种分布于我国黑龙江（尚志）、新疆（哈密），生于湿草甸、林间草地或林下。在蒙古和俄罗斯西伯利亚地区也有分布。非《山西通志》所能收载的种。

金莲川，金莲川草原位于内蒙古锡林郭勒盟南端的正蓝旗，该地金莲花，可能为金莲花属多个种 Trollius spp.。

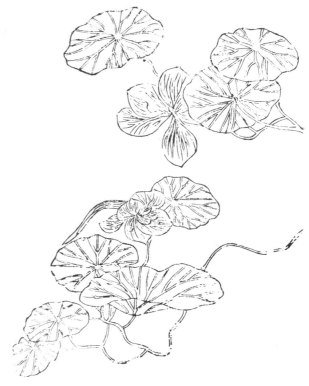

图1016　金莲花

松村：Tropaeolum majus L.；《中志》43（1）：90：Tropaeolum majus L.。吴批：Tropaeolum majus（图是此种）。

[注]

1 周伯琦《纪行诗跋》：周伯琦（1298—1369），字伯温，号玉雪坡真逸，饶州（今属江西）人。元代书法家。《纪行诗跋》出其《扈从北行记》。

962. 小金瓜

小金瓜，长沙圃中多植之。蔓生，叶似苦瓜而小，亦少花杈。秋结实如金瓜，累累成簇，如鸡心柿而更小，亦不正圆。《宁乡县志》作喜报三元，从俗也。或云番椒属[1]，其青脆时，以盐、醋炒之可食。大抵以供几案，赏其红润，然不过三五日即腐。

[新释]

本条为湖南的外来植物新记录。绘图为吴其濬新绘。据《图考》文、图（图1017），本种为一蔓生草本，叶互生，奇数羽状复叶，小叶5枚，顶生者稍大，椭圆形，先端锐尖，裂齿尖，具羽状脉，边缘具不规则浅裂。"秋结实如金瓜，累累成簇"，由图观之，果序腋外生，果扁球形，2～3个成一簇，其青脆时，以盐醋炒之可食用，熟后红色，2～3日即腐。据上述性状特征，与《中志》67（1）：137、《云志》2：600和《图鉴》3：724，图504所描述的茄科番茄属植物番茄 *Lycopersicon esculentum* Mill. 在概貌上基本吻合，今通称西红柿。该种原产于南美洲，现我国南北广泛栽培。果实为蔬菜和水果。

《云志》2：600 云，该种清末始传入我国。在云南东南和云南西南可沦为野生，果极小，光亮可爱，称樱桃西红柿。吴其濬引用的《宁乡县志》，此志最晚也是嘉庆二十二年（1817）编纂。这时，西红柿已经传到了湖南。但明代作品《群芳谱》和《涌幢小品》中记录的"蕃柿"也是该种。两书都成书于1621年，说明番茄是在此之前传入中国，这两则文献记录，是目前发现的最早的西红柿在我国的栽培记录。但西红柿传入我国后，在很长一段时间内是作为观赏植物栽培的，详见《群芳谱》："番柿，一名六月柿，茎如蒿，高四五尺，叶如艾，花似榴，一枝结五实或三四实，一数二三十实。

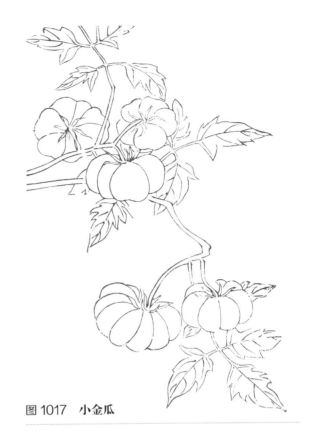

图 1017　小金瓜

缚作架，最堪观。来自西番，故名。"《宁乡县志》的记录，却是西红柿在我国可食用的最早记录。《图考》增加了形态性状描述。

松村、《云志》2：600、吴批：*Lycopersicon esculentum* Mill.。

[注]

1 或云番椒属：是吴其濬对其进行的分类判断，认为其与辣椒为同类植物，今分类上同隶茄科。

963. 马蹄草

马蹄草，江西、湖南皆有之。绿茎细弱，蔓生，对叶。叶大于钱，末微尖，后缺如马蹄，圆齿光润。茎近土即生须。俚医以为跌打损伤要药。虽伤重，捣敷即愈。故又名透骨消。

[新释]

吴其濬新描述的江西、湖南物种。据《图考》文、图（图1018），本种为小草本；枝条抱蔓，茎节着地生根；叶对生（按科特征，应为互生，但本种除簇生叶外，在枝条上既有互生也有对生者），肾形，基部心形，边具疏钝齿，具5条基出掌状脉，具长柄。具上述性状特征，与《中志》55（1）：33、《图鉴》2：1049，图3828和《云志》7：369所描述的伞形科积雪草属植物积雪草 Centella asiatica (L.) Urban 在概貌上基本吻合。《图考》卷之二十五的"积雪草"另独立成条。该种在我国分布于陕西、江苏、安徽、浙江、江西、湖南、湖北、福建、台湾、广东、广西、四川、云南等省区，喜生于阴湿的草地或水沟边，海拔200～1 900米。全草入药，清热利湿、消肿解毒，治瘰疬腹痛、暑泻、痢疾、湿热黄疸、砂淋、血淋、吐血、咯血、目赤、喉肿、风疹、疥癣、疔痈肿毒、跌打损伤等。

松村：*Glechoma hederacea* L.；吴批：*Centella asiatica*。

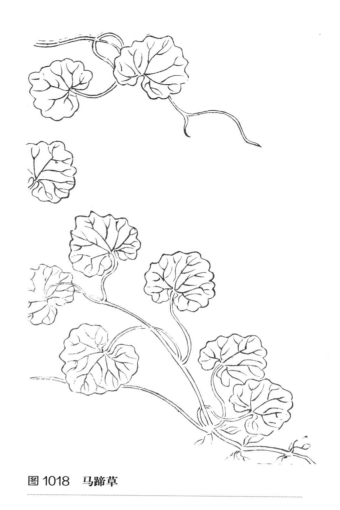

图1018　马蹄草

964. 瓜耳草

瓜耳草，江西山坡有之。赭茎，长条挺立，不附茎。傍发枝，排生圆叶微似豆叶，厚绿茸茸，中有白纹一线[1]。土人以治跌打，酒煎服。但未数见，不得确名。

[新释]

吴其濬新描述的江西物种。据《图考》文、图（图1019）可知本种似为小灌木，茎赭色，旁发出分枝。从原文"排生圆叶微似豆叶"和原图视之，似为卵圆状单叶，且多成对生，虽有三小叶，但所处位置不定。猜测吴其濬或许将《中志》41：11描述的豆科排钱树属植物排钱树 *Phyllodium pulchellum* (L.) Desv. 的花序对生叶状苞片与茎生的三小叶相混淆。因原文、图无任何可靠信息以资考证，故妄记之，以待后考。

又吴批作豆科山蚂蟥属植物疏果山蚂蟥

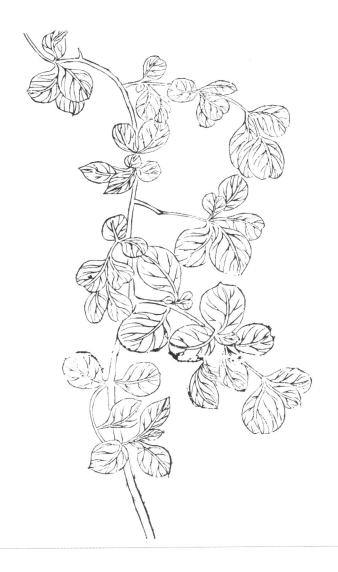

图 1019　瓜耳草

Desmodium griffithianum Benth. 在我国只分布于四川、贵州、云南，江西不产。小叶如 *Desmodium griffithianum* 者，在江西有豆科山蚂蟥属植物异叶山蚂蟥 *Desmodium heterophyllum* (Willd.) DC.，

今后野外核实时也可考虑在内。

[注]

1 中有白纹一线：指叶子的主脉白色。

965. 碧绿藤

碧绿藤，江西广饶山坡有之。茎、叶碧绿一色，枝头叶稍长，余叶正圆，面绿背淡，疏纹细齿。土人以藤煎水，洗红肿有效。

按《南城县志》：有铜钱树，叶圆如钱。此殆肖之。

［新释］

吴其濬新描述的江西物种。据《图考》文、图（图1020），藤本，叶近对生至互生，有短柄，近圆形，生稍间者略长为椭圆形，边具细锯齿，具羽状脉，侧脉4～6对。疑为鼠李科雀梅藤属 *Sageretia* 植物。苦于无花无果，难以确定。待考。

本条下有铜钱树，"按《南城县志》：有铜钱树，叶圆如钱"。南城县，今在江西抚州市。本书卷之九"马甲子"条下有铜钱树，本研究将《遵义府志》和《思南府志》的马鞍树和铜钱树释作《中志》48（1）：130和《图鉴》752，图3234所描述的鼠李科马甲子属植物铜钱树 *Paliurus hemsleyanus* Rehd.《南城县志》的铜钱树，可能也为该种。详见本书卷之九"马甲子"条。

吴批：*Rhamnus globosus*？即川滇鼠李 *Rhamnus globosa* Bunge，为木本，产于四川西南部（盐源、木里等）、云南西北部（丽江、维西、德钦），非是。

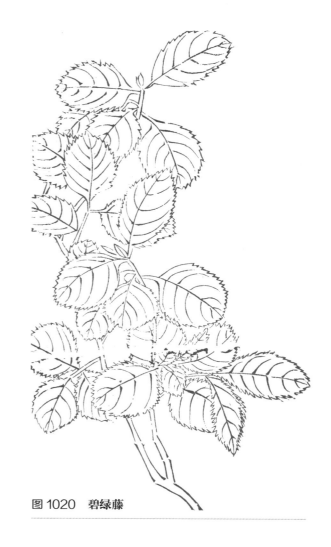

图1020　碧绿藤

966. 金鸡腿

金鸡腿，产建昌，一名日日新。丛生长条，纠结交互，似季花茎而无刺，叶亦相类，微小。俚医以为壮精行血之药。

［新释］

吴其濬新描述的江西物种。据《图考》图（图1021）、文，本种为灌木，茎如长条相互纠结，似有一短刺。叶小，互生，具极短的柄，数枚簇生枝端，椭圆形至长圆形，先端尖，基部钝至楔形，边全缘至略呈波状，具羽状脉，侧脉3～4对。从体态观之，茎如长条，相互纠结，似非鼠李科鼠李属 *Rhamnus*，而像鼠李科雀梅藤属 *Sageretia*。在江南，以鼠李科雀梅藤属植物雀梅藤 *Sageretia thea* (Osbeck) Johnst. 分布最广。

吴批：似 *Rhamuus* 一种。

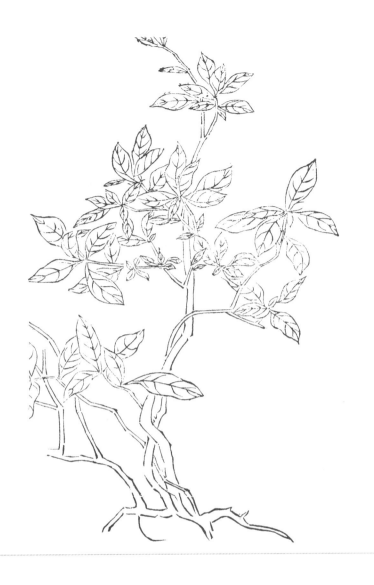

图 1021　金鸡腿

967. 血藤

血藤，产九江山坡。蔓生，劲茎，赭色，一枝一须。附枝生叶，如菊花叶柔厚，有花叉，而末不尖，面绿背白。春时枝梢开花如簇金粟，与千年健同名血藤。

［新释］

吴其濬新描述的江西物种。核实《图考》图（图1022），一枝一须，枝头似有苍耳样的果实。非菊科植物，待考。

吴批：图上未见"一枝一须"，但叶如菊花叶，柔厚有花叉而末不尖，由图上有一花序，似作蜜穗，菊科蒿属一种？镒按："又太原版及中华书局版，似示叶背有毛。"核实原图发现，此乃果实。

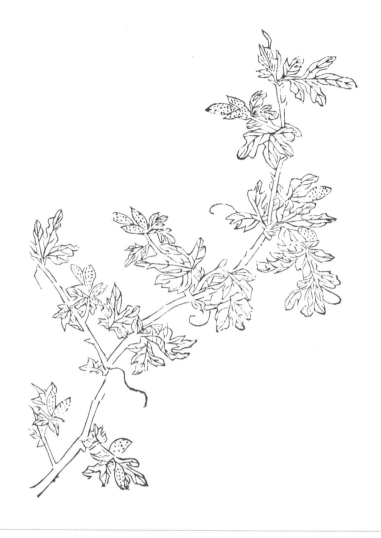

图 1022　血藤

968. 黄鳝藤

黄鳝藤，产宁都。长茎黑褐色，根纹斑驳，起粟黑黄如鳝鱼形，故名。叶如薄荷，无锯齿而劲。主治漂蛇毒。

[新释]

吴其濬新描述的江西物种。据《图考》文、图（图1023），本种为藤本灌木，茎黑褐色；根粗大，色如黄鳝故名；叶互生，有短柄，卵状椭圆形，先端尖，基部钝圆，边全缘，具羽状脉，侧脉9～10对，斜出直伸。据上述性状特征，与《中志》48（1）125、《云志》12:158及《图鉴》2：765，图3259所描述的鼠李科勾儿茶属植物多花勾儿茶 Berchemia floribunda (Wall.) Brongn. 在概貌上基本吻合。该种在我国产于山西、陕西、甘肃、河南、安徽、江苏、浙江、江西、福建、广

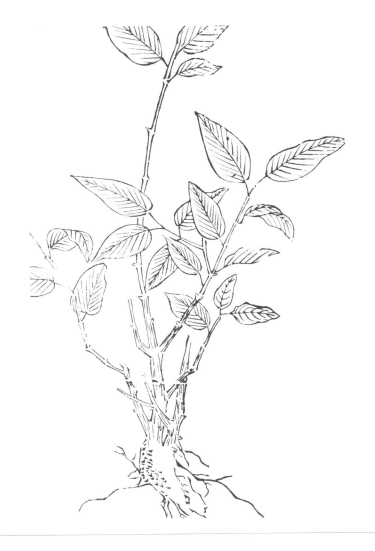

图 1023　黄鳝藤

东、广西、湖南、湖北、四川、贵州、云南、西
藏，生于海拔 2 600 米以下的山坡、沟谷、林缘、
林下或灌丛中。模式标本采自锡金。吴批为勾儿
茶 Berchemia sinica Schneid.，该种之叶为卵形或
卵圆形，且江西无分布。

《中志》48（1）125、《纲要》3：156：
Berchemia floribunda (Wall.) Brongn.。吴批：
Berchemia sinica。

969. 白马骨

《本草拾遗》：白马骨，无毒，主恶疮。和黄连、细辛、白调、牛膝、鸡桑皮、黄
荆等烧末淋汁，取治瘰疬、恶疮；蚀息肉、白癜风，揩破涂之。又单取茎叶煮汁服，
止水痢。生江东，似石榴而短小，对节。

按白马骨，《本草纲目》入于有名未用，今建昌土医以治热证、疮痔、妇人白带。

余取视之，即六月雪。小叶白花，矮科木茎，与《拾遗》所述形状颇肖，盖一草也。《宁乡县志》：六月雪，俗呼路边金，生原隰间，夏开白花。节可治小儿惊风、腹痛；枝烧灰，可点黯；根煮鸡子，可治齿痛。《花镜》：六月雪，六月开细白花。树最小而枝叶扶疏，大有逸致，可作盆玩。喜清阴，畏太阳，深山丛木之下多有之。春间分种，或黄梅雨时扦插，宜浇浅茶。其性喜阴，故所主皆热证。《宁都州志》：疑即《图经》曲节草，一名六月霜，与图形殊不类。

[新释]

茜草科白马骨属在我国产六月雪 *Serissa japonica* (Thunb.) Thunb. 和白马骨 *Serissa serissoides* (DC.) Druce 两种。《图考》图为吴其濬新绘（图1024），萼檐裂片坚挺延伸呈披针状锥形，极尖锐，花冠5裂，裂片顶端不裂。我们倾向于释作《中志》71（2）：160 描述的白马骨 *Serissa serissoides* (DC.) Druce。该种我国产于江苏、安徽、浙江、江西、福建、台湾、湖北、广东、香港、广西等地。生于荒地或草坪。

《花镜》六月雪，《中志》71（2）：160 释作六月雪 *Serissa japonica* (Thunb.) Thunb.，花淡红色或白色。

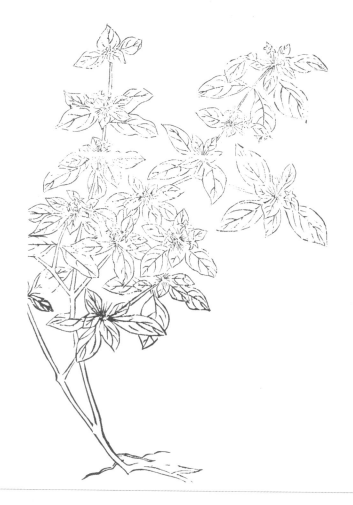

图1024 白马骨

《图经》曲节草，郑金生（1991）考证为爵床科板蓝属植物板蓝 Baphicacanthus cusia (Nees) Bremek.［FOC 修订作 Strobilanthes cusia (Nees) Kuntze］，存以备核。

松村：Serissa foetida Com.；《纲要》《中志》71（2）：160 和《云志》：Serissa serissoides (DC.) Druce；吴批：Serissa foetida 或是 S. serissoides（图是）茜草科。

970. 锦鸡儿

《救荒本草》：坝齿花，本名锦鸡儿，又名酱瓣子。生山野间，中州人家园宅间亦多栽。叶似枸杞子叶而小，每四叶攒生一处。枝梗，亦似枸杞，有小刺。开黄花，状类鸡形。结小角儿，味甜。采花煠熟，油盐调食，炒熟吃茶亦可。

按此草，江西、湖南多有之。摘其花炒鸡蛋，色味皆美云，或呼黄雀花。俚医以为滋阴、补阳之药。花蒸鸡蛋，治头痛；根去皮，煮猪心，治痨证。《滇南本草》：金雀花味甜、性温，主补气、补血，劳伤、畏凉、发热、劳热咳嗽、妇人白带、日久气虚下陷，良效。头晕，耳鸣，腰膝酸疼，一切虚损，服之效。此性不热、不寒，或煨鸡、猪肉食。

[新释]

《救荒本草》名欛齿花，本名锦鸡儿，《救荒本草译注》释作豆科锦鸡儿属植物锦鸡儿 Caragana sinica (Buc'hoz) Rehd.。

《图考》绘图为吴其濬据江西湖南植物新绘。据《图考》锦鸡儿文、图（图1025），本种为小灌木；叶柄基部有二针刺（为托叶所变），具2对小叶，似成掌状排列，上部一对较下部者稍大，小叶倒卵状椭圆形，基部楔形，先端钝，边全缘，近无小叶柄；花单生叶腋，黄色。据上述性状，与《中志》72（1）：18、《云志》10：695，所描述的豆科锦鸡儿属植物锦鸡儿 Caragana sinica (Buc'hoz) Rehd.［Caragara chamlagu 为该种异名］在概貌上较为相似。本种在我国大部分地区有分布，在云南产于大理、昆明，生于海拔约1800米山坡灌丛，或栽培。《滇南本草》1：225，金鹊花为正名，其别名为金雀花，即是本种。该种河北、

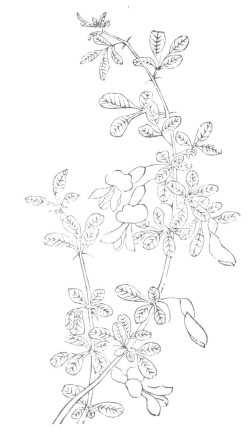

图1025 锦鸡儿

陕西、江苏、江西、浙江、福建、河南、湖北、湖南、广西（北部）、四川、贵州、云南，生于山坡和灌丛。供观赏或做绿篱。根皮供药用，能祛风活血、舒筋、除湿利尿、止咳化痰。

松村：*Caragana chamlagu* Lam；吴批：*Caragana sinica*。金雀花（《滇南本草》）：*Caragana chamlagu*。

971. 白心皮

白心皮，生长沙山坡。丛生，细茎，高尺余。附茎四叶攒生一处，叶小如鸡眼草叶，叶间密刺，长三四分。自根至梢，叶刺四面抱生，无着手处。横根无须，褐黑色。俚医以为补筋骨之药。

〔新释〕

吴其濬新描述的湖南物种。据《图考》文、图（图1026）可知本种为灌木，茎高约40厘米；具分枝，茎与分枝上具直生、细的尖刺；叶互生，有短柄，4小叶偶数羽状复叶簇生一起，小叶椭圆形，先端钝圆，基部钝，近无柄，上部一对比下部一对稍大。其概貌确和上图锦鸡儿图相似，但较密集而已。和锦鸡儿不同的是仅在茎、枝干上有刺，这些大都是小叶脱落后叶轴硬化成刺，也是本种的特征之一。上述性状特征，与《中志》42（1）：18和《图鉴》2：408，2545所描述的豆科锦鸡儿属植物锦鸡儿 *Caragana sinica* (Buc'hoz) Rehd. 在概貌上基本吻合，《纲要》2：109也同此意。

Caragana sinica (Buc'hoz) Rehd. 也即指《救荒本草》中的霸齿花，本名锦鸡儿，即本卷锦鸡儿单立一条（即上条），其原图是一花枝。"白心皮"为一老茎和老枝，除茎、枝多刺外，其叶形与锦鸡儿者基本相似，两者是同一种。

吴批：*Caragana* 一种。

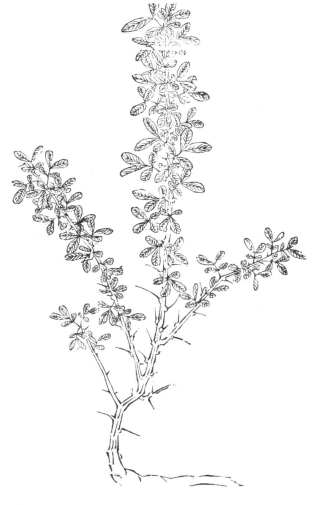

图 1026　白心皮

972. 无名一种[1]

饶州园圃中有之。丛生，长条密叶如六月雪叶。三四月间开小白花，圆瓣五出，黄心，稠密满枝。

〔新释〕

吴其濬新描述的江西物种。《图考》绘图（图1027）为一灌木蔷薇科绣线菊属 *Spiraea* 植物。疑似《中志》36：59描述的李叶绣线菊单瓣变种 *Spiraea prunifolia* Sieb & Zucc. var. *simpliciflora* Nakai。

吴批：*Spiraea*? Cotoneaster。

〔注〕

1️⃣ 无名一种：本条无名，存目作"无名一种"，据存目补。

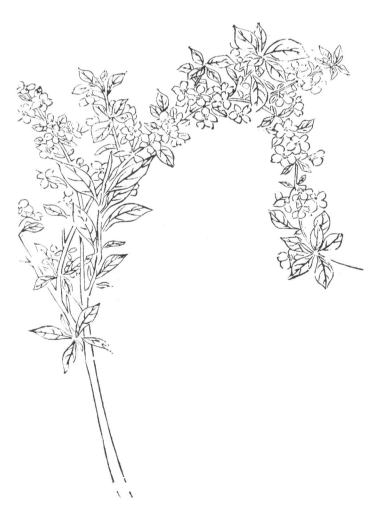

图 1027　无名一种

973. 候风藤

候风藤，南康山田塍上多有之。长茎丛生，高三四尺，不作藤蔓。叶如木樨叶，面青绿，背黄白，有赭纹。春开白花下垂，如橘柚花。长瓣五出，反卷向上，中突出黄蕊一簇。

〔新释〕

吴其濬新描述的江西物种。据《图考》文、图（图1028），本植物系灌木（"长茎丛生……不作藤蔓"）；叶互生，椭圆形至长圆形，基部钝，先端尖至渐尖，具短柄，边全缘或呈微波状，具羽状脉；花序似为总状，生枝端；花5～6朵，花冠白色，合瓣，五裂，裂片与花冠筒近等长，条形，翻卷，花药黄色而连合，突出花冠筒外。上述性状特征基本和《中志》52（2）：126描述的八角枫科八角枫属植物小花八角枫 *Alangium faberi* Oliver 相吻合。本种叶以长圆形为主，在我国八角枫属 *Alangium* 8种中，较为特殊，故易于鉴定，但叶形变异是很大的，本种有4个变种，大都以叶形作为区别特种，可以从椭圆形直至线状披针形。《图考》所附图的叶形，宜隶 *Alangium faberi* var. *faberi*。该变种分布于四川、湖北、湖南、贵州、广东、广西，海拔1 600米以下疏林中。值得注意的是，《图考》原文"南康山田埂上多有之"，恐《中志》作者未见标本。

松村：*Styrax japonicum* S. et Z.；《云志》12：797、吴批：*Alangium faberi* Oliver。

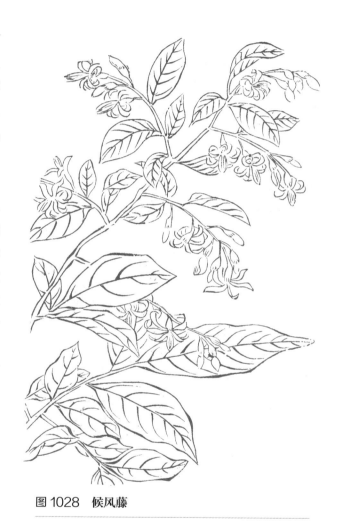

图1028　候风藤

974. 白花藤

白花藤，江西广饶极多。蔓延墙垣，与薜荔杂厕。叶光滑如橘，凌冬不凋。开五瓣白花，形如"卍"字，土人无识之者。

按《唐本草》有白花藤，叶似女贞，茎叶无毛，颇相似。但白花并无形状，而《蜀本》[1] 又云叶有细毛，亦自不同，未敢合并。滇南谓之山豇豆，结角长几尺，色紫红，正如豇豆。炒食甚香，儿童嗜之。

附程征君瑶田《图芄兰花记》：

嘉庆三年，三月廿日立夏，其明日，访芄兰于定光寺。僧寮后山，花正大放。此藤本，花叶浓密，可谓伞条而结繁矣。其藤缭曲纷乱，对节生叶，亦对节歧出，生条开花，歧条两股。或一股生叶，一股生花，整齐之中，复参差有致。生花一股，又必再出歧条，然后相对生花；其生叶一股，亦必再出歧条，亦又相对生花。其花必小，抽歧茎而生两花。去秋所见结实者，亦茎末对生两角。总之，歧叶、歧条、歧花，每出必歧，如两仪、四象、八卦之生生不已也。其花五出，遍绕周遭，而中成一孔，空空如也，不见心，亦不见须。然五出同本，本作一苞，剥开中藏五须，共绕一心。其心盖即结角生，芄兰之仁也。世人以其偏绕成形如卍字，故呼卍字花；而误以为四出，又呼车轮花，亦象其形也。其花苞有足承之，所谓鄂[2] 不也，亦五出，如末利之花鄂相承然。兹不画其藤叶，画正面五出者一，又画背面连鄂者一，以为多识之一助云。

按征君所述并图，即此野豇豆也。花作卍字，藤本浓叶，其角双生，皆与此毕肖而非芄兰也。盖征君前所见如羊角荚子戴白茶者，是芄兰；后询之灵山人云，俗呼卍字花，不知即此豆。因以僧寮所见，谓为芄兰，而未尝审其叶、蔓，剖看其荚也。芄兰，蔓草，经冬即枯，花开于夏、秋，征君自注，亦以花开时为疑。荚折于霜，南方间有之，园圃中无是物也。野豇豆，藤本耐寒，花开于春，荚着于夏，墙头篱角，无不延缘。余尝访之江右人家，多不知其名。滇人知食其实，故以为野豇豆。芄兰之名，既非野人所知，其花甚微，而征君独索观其花，宜为不识芄兰者姑妄对之矣。若见北人而访以羊角科，南人而访以婆婆针线包，则必以所知告。又一种石血藤，其荚长尺，与芄兰子茶同而叶瘦硬，秋时色红如血，未见其花。与征君所图，叶本团末狭，经冬不黄落者，亦非类。

[**新释**]

吴其濬新描述的江西物种。据《图考》文、图（图 1029），本种为常绿（"凌冬不凋"）藤本，长攀蔓墙垣；叶对生，据短柄，椭圆形，先端尖，基部钝，边全缘而略呈微波状，具羽状脉，侧脉每侧 4～5 条；聚伞花序腋生或生枝端，花冠筒管状，花被裂片 5，白色，花冠裂片向右覆盖，作"卍"字形扭转；蓇葖果叉开长条形，先端渐尖。据上述特征，与上述各志书所描述的夹竹桃科络石属植物络石 *Trachelospermum jasminoides* (Lindl.) Lem. 在概貌上基本吻合。本种为我国特有，分布于河北、山东、河南、安徽、江苏、浙江、湖南、湖北、广东、广西、贵州、四川、云南、西藏、陕西、甘肃、宁夏，生于山野、溪边、路旁、坑谷灌丛，杂林边缘，缠绕树上或生于岩石上。正如原文所说，"蔓延墙垣，与薜荔杂厕"。

文中提及的芄兰，《中志》释《诗疏》芄兰作萝藦科萝藦属植物萝藦 Metaplexis japonica (Thunb.) Makino。程瑶田所描述的丸兰，似即该种。

《纲要》2：425：现代植物文献上，多以本种称"络石"，然而本草所载之络石实有多种，有的系指桑科榕属植物薜荔 Ficus pumila L.，这也与目前中药中应用薜荔不育枝作络石用的情况相符。

《蜀本》又云叶有细毛，亦自不同，未敢合并。夹竹桃科络石属 Trachelospermum。

文中记述"滇南谓之山豇豆……炒食甚香，儿童嗜之"，经查《滇南本草》无本种的记载。本科植物多有毒，是否可似豇豆炒食，有待进一步调查。

松村：Trachelospermum divaricatum K. Sch.；《中志》63：216、《云志》3：553、《图鉴》3：453：Trachelospermum jasminoides (Lind.) Lem.。吴批：Trachelospermum（夹竹桃科）。

[注]

① 《蜀本》：即《蜀本草》。
② 鄂：通"萼"，下同。

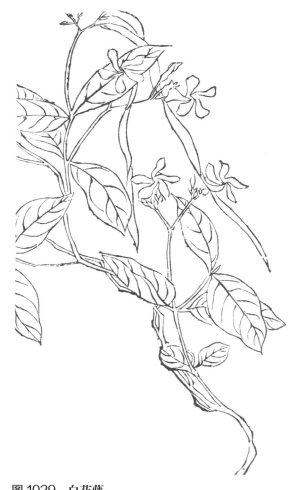

图 1029　白花藤

975. 洋条藤

洋条藤，产南赣山中。蔓生，细茎淡红，圆节。一叶一须，叶如凤仙花叶而宽，锯齿亦深，面绿细纹，中有紫白缕一道，背边绿中紫，亦有白纹。俚医以治妇科红白崩带，同大蕨煎酒服。

[新释]

吴其濬新描述的江西物种。以《图考》原文、图（图1030）一叶一须，与《中志》48（2）：148所描述的葡萄科葡萄属植物桦叶葡萄 Vitis betulifolia Diels et Gilg 核对，其叶形及其叶近于无柄等性状，不太吻合。该种有待于《江西植物志》完善后酌定。

吴批：似为 Vitis betulifolia。

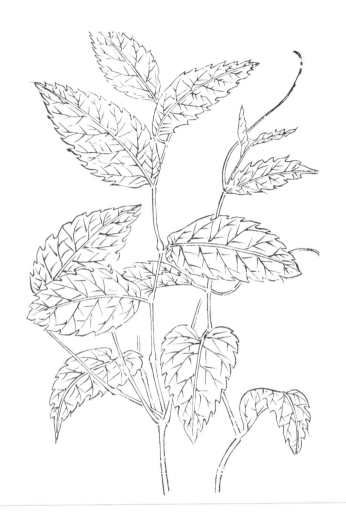

图 1030　洋条藤

976. 拉拉藤

拉拉藤，到处有之。蔓生，有毛刺人衣。其长至数尺，纠结如乱丝。五六叶攒生一处，叶间梢头，春结青实如粟。

按《救荒本草》蓬子菜形状，颇类云南呼八仙草，俚方用之。《滇南本草》：八仙草味辛苦，性微寒，入少阳、太阴二经。治脾经湿热、诸经客热、劳症、筋骨疼痛，走小肠经，治五种热淋，利小便，赤日浊，玉茎疼痛。退血分烦热，止小便血，滑石二钱、甘草一钱、八仙草三钱、双果草二钱，点酒少许煎服。

[**新释**]

拉拉藤属 Galium 多种植物，古代通称拉拉藤。《救荒》蓬子草，《救荒本草译注》释为茜

草科拉拉藤属植物蓬子菜 Galium verum L.。

《图考》引《滇南本草》八仙草，在《图考》中无形态描述，只引其药性及附方，见《滇南本草》1：343。据《云志》15：307 和

《中志》71（2）：235，考证《滇南本草》的八仙草为《图考》拉拉藤之别名，学名为 *Galium aparine* L. var. *echinospermum* (Wallr.) Cuf.，原变种产于亚洲西部、欧洲、北美洲，我国不产。

吴批《图考》图（图 1031）似 *Galium aspeifolum*，云南八仙草，为茜草科拉拉藤属植物楔叶葎 *Galium asperifolium* Wall. ex Roxb.。与前种的区别在于 *Galium aparine* var. *echinospermum* 的果实密被钩毛而 *Galium asperifolium* 的果实无毛，若拟从《图考》图来区别是困难的，因它们的叶形变异较大。但《图考》原文曰："春结青实如粟。"粟是无钩毛的，所以宜订为楔叶葎 *Galium asperifolium* Wall. ex Roxb.。本种在我国分布于四川、西藏、贵州外；在云南产于曲靖……生于 1 250～3 000 米的山坡、沟边、田边、草地、灌丛、林中。

松村：*Galium aparine* L.；《纲要》2：438：*Galium aparine* L. var. *tenerum* (Gren. et Godr.) Reichb.；《中志》71（2）：235，《云志》15：307：*Galium aparine* L. var. *echinospernum* (Wallr.) Cuf.；吴批：*Galium* spp.。日人释为 *G. aparine*；图似 *G. aspeifolum*。

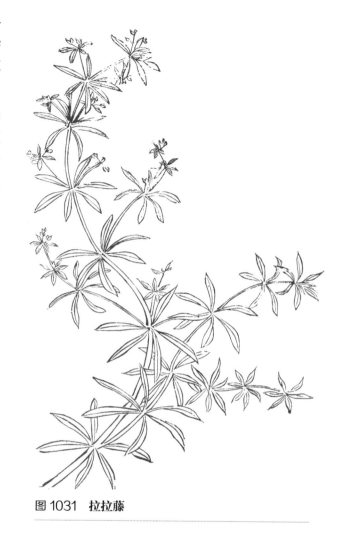

图 1031　拉拉藤

977. 月季

《益部方物记》：花亘四时，月一披秀，寒暑不改，似固常守。右月季花，此花即东方所谓四季花者。翠蔓红花，蜀少霜雪，此花得终岁，十二月辄一开。

按《南越笔记》：月贵花似荼蘼，月月开，故名月贵。一名记，有深、浅红二色。据此则月季乃月贵、月记之讹，宋子京[1]原本当是月贵也。《本草纲目》李时珍曰：月季花，处处人家多栽插之，亦蔷薇类也。青茎，长蔓，硬刺，叶小于蔷薇，而花深红。千叶厚瓣，逐月开放，不结子也。气味甘温，无毒。主治活血、消肿，傅毒。瘰病未破，用月季花头二钱、沈[2]香五钱、芫花炒三钱，碎剉，入大鲫鱼腹中，就以鱼肠封固，酒、水各一盏，煮熟食之即愈。鱼须安粪水内游死者方效。此是家传方，活人多矣。出《谈野翁试验方》[3]。

[新释]

《图考》图为吴其濬新绘。据图（图 1032）、文，本种小枝粗壮，圆柱形，有短粗的钩状皮刺或无刺；小叶 5，卵状长圆形，先端渐尖，基部近圆形或宽楔形，边缘有锐锯齿，顶生小叶片有柄，侧生小叶片近无柄，总叶柄较长；花几朵集生，萼片未见花瓣重瓣（"千叶厚瓣"），先端有凹缺；"花亘四时，月一披秀""月月开""逐月开放"。所述即《中志》37：422 描述的蔷薇科蔷薇属植物月季 *Rosa chinensis* Jacq.，该种为原产我国的重要花卉，今各地普遍栽培，园艺品种很多，市售"玫瑰"多为其各个栽培品种。

松村：*Rosa indica* L.（*Rosa semperflorens* Curt.）；吴批：*Rosa chinensis*。

[注]

① 宋子京：即宋祁（998—1061），北宋史学家、文学家。字子京。参编写《新唐书》，拜翰林学士承旨。卒谥景文。

② 沈：通"沉"。

③ 《谈野翁试验方》：谈野翁，即谈纶，号野翁，江苏上海（今属上海市）人，明天顺乙丑

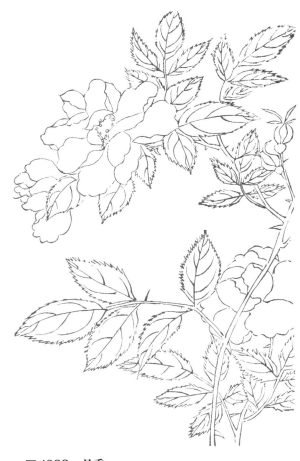

图 1032　月季

进士，曾任工部侍郎。《试验方》为其撰写的方书，全书四卷。

978. 玫瑰

《敬斋古今黈》[1]：张祜[2]《咏蔷薇花》云，晓风采尽燕支颗，夜雨催成蜀锦机。当昼开时正明媚，故乡疑是买臣归。蔷薇花正黄，而此诗专言红，盖此花故有红、黄二种。今则以黄者为蔷薇，红紫者为玫瑰云。

《群芳谱》：玫瑰，一名徘徊，灌生，细叶，多刺，类蔷薇，茎短。花亦类蔷薇，色淡紫。青鄂，黄蕊，瓣末白点，中有黄者，稍小于紫。嵩山深处有碧色者。

《花史》[3]曰：宋时宫中采花，杂脑麝作香囊，气甚清香。《花镜》：玫瑰香腻馥郁，愈干愈烈，每抽新条，则老本易枯。须速将根旁嫩条移植别所，则老本仍茂，故

俗呼离娘草。此花之用最广，因其香美，或作扇坠、香囊。或以糖霜，同乌梅捣烂名玫瑰糖，收于瓷瓶内，曝过，经年色香不变。

按李时珍谓玫瑰不入药，今人有谓性热动火，气香平肝，亦非无征。

〔新释〕

《长编》卷七收玫瑰历代主要文献。《图考》图（图 1033）为吴其濬新绘。绘图显示为一花枝，无刺；奇数羽状小叶 7～9，小叶片椭圆形或椭圆状倒卵形，圆钝，基部圆形或宽楔形，边缘有尖锐锯齿，叶有褶皱；花 1～2 朵生于叶腋，花梗长，花大，花萼宿存且直立，重瓣。所绘确似蔷薇科蔷薇属植物玫瑰 *Rosa rugosa* Thunb.。该种原产于我国华北以及日本和朝鲜，我国各地均有栽培。园艺品种很多，重瓣有紫花重瓣 *Rosa rugosa* f. *plena* (Regel) Byhouwer、白花重瓣 *Rosa rugosa* f. *albo-plena* Rehd. 等，园艺上供观赏。但近年市场作花卉出售的"玫瑰花"，为月季 *Rosa chinensis* Jacq. 的多个栽培类型。

吴批：*Rosa rugosa*。

〔注〕

1 《敬斋古今黈（tóu）》：金代李治（1192—1279）撰写的考据作品。李治原作李冶，字仁卿，自号敬斋，真定栾城（今河北石家庄市栾城区）人，金正大进士，元世祖召拜翰林学士。

2 张祜（约 785—849？）：唐代著名诗人。

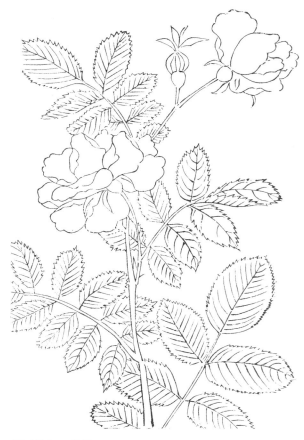

图 1033　玫瑰

字承吉，以宫词得名。《全唐诗》存其 349 首。

3 《花史》：明代吴彦匡于崇祯年间著的花卉谱，全书 10 卷。

979. 酴醿

《格物总论》曰：酴醿花，藤身青茎，多刺。每一颖着三叶[1]，叶面光绿，背翠，多缺刻。

《群芳谱》曰：一名独步春，一名百宜枝，一名琼绶带，一名雪缨络，一名沉香蜜友。大朵千瓣，香微而清，本名荼蘼。一种色黄似酒，故加酉字。唐时寒食，宴宰相用酴醾酒。

〔新释〕

《图考》图（图1034）为吴其濬新绘。图示叶形及花萼宿存，直立，重瓣，仍是蔷薇科蔷薇属植物玫瑰 *Rosa* 的特征。"一种色黄似酒……用酴醾酒"，所述非本种，乃下条黄酴醾。

松村：*Rubus rosifolius* var. *coronaries* Sims；

吴批：当是 *Rosa* 而非 *Rubus*。

〔注〕

1 每一颖着三叶：从绘图看，为五小叶复叶，非三小叶。

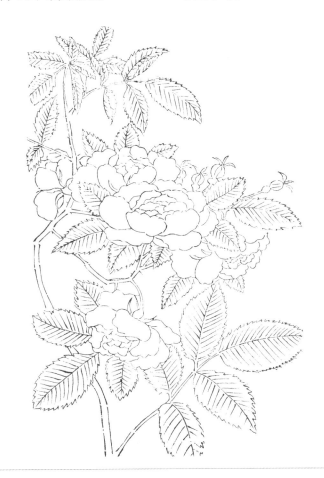

图1034　酴醾

980. 佛见笑

佛见笑，荼蘼别种也。大朵千瓣，青跗红萼，及大放则纯白。

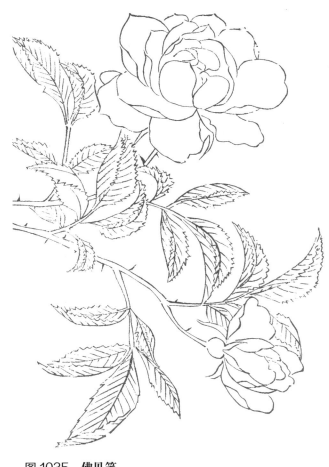

图 1035　佛见笑

[新释]

吴其濬新描述的花卉类型。据《图考》文、图（图 1035），花仅 1 朵（*Rosa chinensis* Jacq. 一般花数朵聚生），白色（*Rosa chinensis* Jacq. 一般红色或粉红色，稀白色）。本研究倾向订为蔷薇科蔷薇属植物香水月季 *Rosa odorata* (Andr.) Sweet.。《中志》37：423，将 *Rosa odorata* (Andr.) Sweet. 释指《图考》卷之二十一《益部方物记》记录的黄酴醾。*Rosa chinensis* Jacq. 与 *Rosa odorata* (Andr.) Sweet. 同隶一个组，sect. Chinenses DC ex Sar.（《中志》37：421），两者的外形一般区别，前者小叶 3～5 枚，花通常 4～5 朵，稀单生，红色、粉红色、稀白色，微香或无香；后者小叶 5～7 枚，花单生或 2～3 朵，很香，粉色、黄色或白色。按《图考》图，"黄酴醾"可释为 *Rosa odorata* (Andr.) Sweet. var. *pseudindica* (Lindl.) Rehd.；而"佛见笑"可释为 *Rosa odorata* (Andr.) Sweet. var. *odorata*。*Rosa chinensis* 和 *Rosa odorata* 均系栽培植物，品种繁多，变异甚大，其各栽培品种，在考证过程中不必细究。

松村：*Rosa*；吴批：*Rosa* 待查。

981. 黄酴醾

《益部方物记》：人情尚奇，贱白贵黄；厥英略同，实寡于香。右黄酴醾。蜀荼蘼多白，而黄者时时有之，但香减于白花。

[新释]

《图考》图（图 1036）为新绘，所图有想象成分，可释为蔷薇科蔷薇属植物橘黄香水月季 *Rosa odorata* (Andr.) Sweet var. *pseudoindica* (Lindl.) Rehd.，详见上条佛见笑条。

松村：*Rosa*；吴批：*Rosa*，所图似亦出于想象。

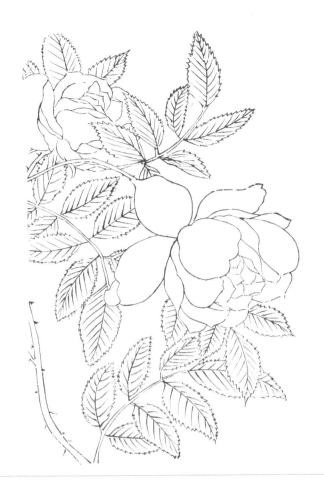

图 1036　黄酴醾

982. 缫丝花

缫丝花，一名刺蘼。叶圆细而青，花俨如玫瑰色，浅紫而无香。枝萼皆有刺针，每逢煮茧缫丝时，花始开放，故有此名。二月中，根可分栽。

[新释]

吴其濬新描述的物种。据《图考》文、图（图 1037）可知本种为灌木；枝上有皮刺，叶柄、叶轴和花柄上也有少数皮刺；叶为奇数羽状复叶，有长柄，5 小叶，侧生小叶和顶生小叶基本相似，椭圆形至长圆形，先端尖，基部钝，边有锯齿，具羽状脉，侧脉多对，侧生小叶近无柄，顶生小叶有柄；花 1～2 朵，生枝端，花玫瑰色或浅紫色，不香，花瓣 5 枚，

瓣端微波状，雄蕊多数。据上述特征，谷粹芝同意释作《中志》37：452 和《云志》12：587 所描述的蔷薇科蔷薇属植物缫丝花 *Rosa roxburghii* Tratt.。但《图考》图中小叶 5，萼光滑不具细刺，有疑问。产于陕西、甘肃、江西、安徽、浙江、福建、湖南、湖北、四川、云南、贵州，多生向阳山坡、沟谷、路旁以及灌丛中，海拔 500～2 500 米。

松村：*Rosa*；《中志》37：452、《纲要》、吴批 *Rosa* (*Platyrhodon*) *roxburghii*。

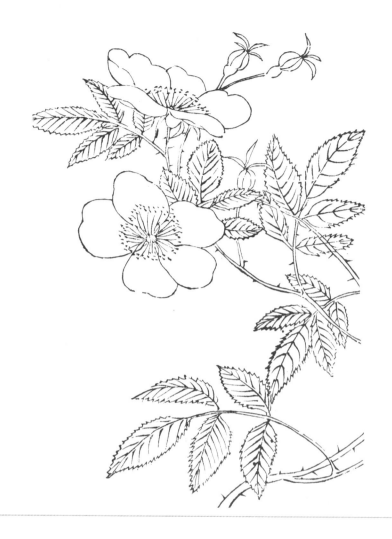

图 1037　缲丝花

983. 十姊妹

《花镜》：十姊妹，又名七姊妹。花似蔷薇而小，千叶磬口，一蓓十花，或七花，故有此二名。色有红白紫淡四样。正月移栽，或八九月扦插，未有不活者。

［新释］

《图考》图（图 1038）为新绘。绘图显示的是一攀援灌木；小叶 5～7，边缘有尖锐单锯齿；花多朵，排成圆锥状花序，重瓣。野蔷薇 *Rosa multiflora* Thunb. 栽培后变异较大，常

见庭园栽培者，《中志》分作 4 个变种。宜释作《中志》37：428 所订的蔷薇科蔷薇属植物野蔷薇七姊妹变种 *Rosa multiflora* Thunb. var. *carnea* Thory，也即本条文中记载的红色者。

松村：*Rosa multiflora* Th. var. *platyphylla* Red.；《中志》37：428 释《花镜》十姊妹、七

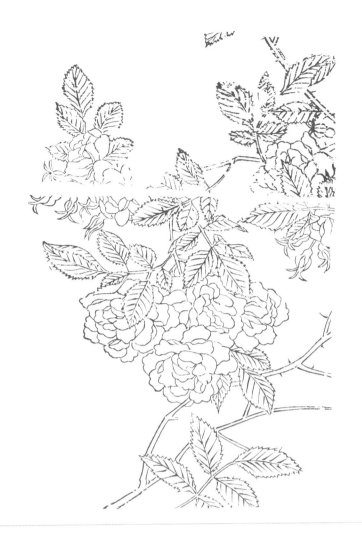

图 1038　十姊妹

姊妹作蔷薇科蔷薇属植物野蔷薇的变种七姊妹：*Rosa multiflora* Thunb. var. *carnea* Thory；吴批：*Rosa multiflora*，有红白紫淡四样，红者：*Carnea*。

984. 木香

《花镜》：木香，一名锦棚儿。藤蔓附木，叶比蔷薇更细小而繁。四月初开花，每颖三蕊。极其香甜可爱者，是紫心小白花。若黄花则不香；即青心大白花者，香味亦不及。至若高架万条，望如香雪，亦不下于蔷薇。翦条扦种亦可，但不易活。惟攀条入土，壅泥压护，待其根长，自本生枝外，翦断移栽即活。腊中粪之，二年大盛。

《曲洧旧闻》[1]：木香有二种，俗说檀心者号酴醾，不知何所据也。京师初无此花，始禁中有数架，花时民间或得之相赠遗，号禁花，今则盛矣。

[新释]

《图考》图（图1039）为新绘，所图似为攀援小灌木，小枝圆柱形，老茎有短小皮刺；小叶5，小叶片椭圆状卵形或长圆披针形，先端急尖或稍钝，宽楔形，边缘有细锯齿；花多朵成伞形花序，花瓣重瓣。所绘可释为蔷薇科蔷薇属木香花 *Rosa banksiae* Ait. Hort.。该种栽培花卉，变异较大。《中志》37：445 具香味、重瓣否和产地，下分5个栽培变种，不赘述。

《花镜》描写的"黄花不香者"，当为今江苏产的黄木香花 *Rosa banksiae* Ait. f. *lutea* (Lindl.) Rehd.。极其香甜可爱者，是紫心小白花，或为原变种木香花 *Rosa banksiae* var. *banksiae*，或白木香花 var. *normalis* Rege。青心大白花者，香味亦不及，或是《中志》记录的大花白木香 *Rosa fortuneana* Lindl. (*Rosa banksiae* × *Rosa laevigata*)？。

松村：*Rosa indica* L.；《中志》37：445 释《花镜》《群芳谱》：*Rosa banksiae* Ait. Hort.；吴批：*Rosa banksiae*，若黄花则不香 var. *lutea*。

[注]

1 《曲洧旧闻》：南宋朱弁的笔记小说，记录

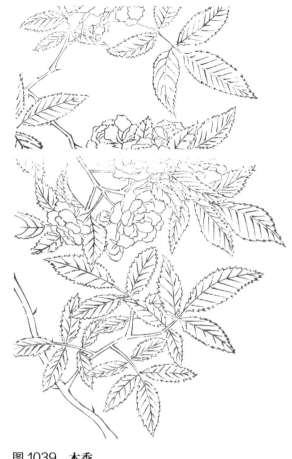

图 1039　木香

了北宋和南宋初期的朝野遗事、社会风情和人物逸闻。

985. 转子莲

转子莲，饶州水滨有之。蔓生拖引，长可盈丈。柔茎对节，附节生叶。或发小枝，一枝三叶，似金樱子叶而光，无齿，面绿背淡，仅有直纹。枝头开五瓣白花，似海栀[1]而大，背淡紫色。瓣外内皆有直缕一道，两边线隆起。或云有毒，不可服食。

[新释]

吴其濬新描述的江西物种。据《图考》文、图（图1040），本种为藤本；叶对生，为二回三出复叶，有总柄和侧生小叶柄，但最末一级小叶片无柄，宽椭圆形至长圆状椭圆形，似具平行细脉，先端尖至渐尖，基部楔形，边全缘；花白色，单生于柄上，柄长，中部具一对叶状苞

片，萼片 5～6，外面淡紫色，中间有三条直脉
形成一条带，二边的脉隆起；产饶州。据以上性
状特征，查《中志》本属检索表，与其订为转
子莲 Clematis patens Morr. et Decne.［在我国分布
于山东东部（崂山）、辽宁东部］，毋宁订为《中
志》28：204 描述的毛茛科铁线莲属植物大花威
灵仙 Clematis courtoisii Hand.-Mazz.。这二种同隶
一个组 sect. Viticella DC.，大花威灵仙 Clematis
courtoisii Hand-Mazz. 最显著的特点是花柄上有一
对叶状苞片，花白色，萼片 5～6 枚，与转子莲
Clematis patens Morr. et Decne 区别十分显著。饶
州府：明初属江西省，其辖境相当今江西景德
镇、波阳、余干等地。本种分布于湖南（东部）、
安徽（南部）、河南（南部）、浙江（北部）及江
苏（南部），常生于海拔 200～500 米的山坡及溪
边及路片的杂木林中、灌丛中，攀援于树上。模
式标本采自安徽南部，则江西北部也有可能分
布。全草供药用，治蛇咬伤，捣烂敷患处；根供
药用，功能解毒、利尿、祛瘀，治腹胀、大小便
闭结、牙痛、风火眼起星翳等。

松村、《中志》28：200 及吴批：Clematis
patens Morr. et Decne.。

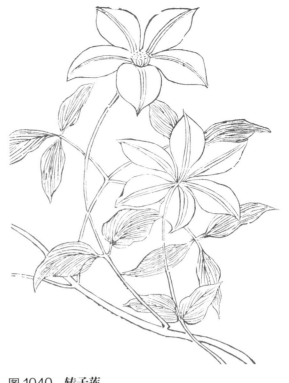

图 1040　转子莲

［注］

■　海栀：即茜草科栀子属植物栀子 Gardenia
jasminoides Ellis，参见本卷之三十三 "栀子" 条。

《植物名实图考》

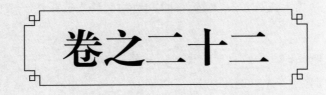

固始吴其濬　著　蒙自陆应谷　校刊

蔓草类

986. 兔丝子

兔丝，《本经》上品。北地至多，尤喜生园圃。菜豆被其纠缚，辄卷曲就瘁。浮波羃羃，万缕金衣。既无根可寻，亦寸断复苏。初开白花作包，细瓣反卷，如石榴状。旋即结子，梂聚累累。人亦取其嫩蔓，油盐调食。《诗》云采唐，或即以此。江以南罕复见之。

雩娄农曰：唐蒙，女萝；女萝，兔丝；又蒙，玉女，一物而五名。《本草》兔丝草，上品；松萝木，中品。又云一名女萝。《广雅》：女萝，松萝；兔丝，兔邱。虽分二物，而松萝复冒女萝之名。陆玑《诗疏》：菟丝，蔓连草上生，色黄赤如金，非松萝。松萝正青，与菟丝异。辨别甚晰。《诗》：茑与女萝。《传》云：女萝，兔丝，松萝。则兔丝又可称松萝，不止五名矣。《诗》释文则云：在木曰松萝，在草曰兔丝。直以为一物而二种。考《本草》虽载松萝性味，而《图经》以为近世不复入药，亦无采者。则即陆氏所云色正青者，亦不知其为何物。今人以施于松上，绿蔓赤花，俗名茑萝松[2]者为松萝，未敢定为《本经》之松萝也。《广雅疏证》据《吕氏春秋》《淮南子》茯苓、菟丝之说，谓兔丝亦生于松上。据《汉书》丰草葽，女萝施，女萝亦生于草上。今生兔丝之处，不尽有松；而产茯苓之深山僻薮，尤无从稔其有兔丝与否。古书传疑，莫能确定。大抵草木同名，无妨兼通，而形状不具，则从盖阙。若古诗菟丝附女萝，则但言无根之物，依附难久，以意逆志，无取刻舟。若谓兔丝又复寄生松萝，则直纠缠无了时矣。

[新释]

《长编》卷十收录菟丝子历代主要文献，所收植物，在《图考》中被分作两条。《图考》本条绘图（图1041）所绘植物，即旋花科菟丝子属植物菟丝子 *Cuscuta chinensis* Lam.。本种为一年生寄生草本；茎缠绕，黄色，纤细，直径约1毫米，无叶；花序侧生，少花或多花簇生成小伞形或小团伞花序，花萼杯状，中部以下连合。我国产于黑龙江、吉林、辽宁、河北、山西、陕西、宁夏、甘肃、内蒙古、新疆、山东、江苏、安徽、河南、浙江、福建、四川、云南等省，生于海拔200～3000米的田边、山坡阳处、路边灌丛或海边沙丘，通常寄生于豆科、菊科、蒺藜科等多种植物上。种子药用，有补肝肾、益精壮阳、止泻的功能。

松村、《纲要》和吴批：*Cuscuta chinensis* Lam.。

《长编》卷十九收松萝文献。《本经》中品松萝，属地衣门，松萝科松萝属植物 *Usnea*，现代本草所用药物基原并不限于松萝 *Usnea diffracta* Vain. 一种。

文中提到的茑萝松，为旋花科茑萝属 *Quamoclit* 植物，非我国原产。该属我国栽培3种，茑萝松指茑萝 *Quamoclit pennata* (Desr.) Boj.，原产于美洲，《图考》卷之二十七有记载，盖清代已传入我国。

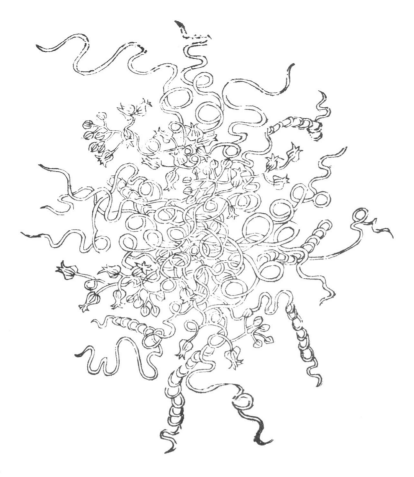

图 1041　兔丝子

987. 菟丝子

　　菟丝子，《本经》上品。《尔雅》：唐蒙，女萝；女萝，菟丝。今北地荒野中多有之。药肆以其子为饼，制法具《本草纲目》。

　　雩娄农曰：《尔雅》，唐蒙，女萝；女萝，兔丝。又曰：蒙，玉女。释者以为五名一物。陆元恪谓：女萝非松萝。松萝自蔓延松上，枝正青，与兔丝异。《诗》有唐蒙、女萝，无菟丝，故《尔雅》以菟丝释之，其义明显矣。菟丝入药，人皆知之，蔓细如丝而色黄。松萝蔓松上，必不能如菟丝之细而色正青，二物自异。《本草》以松萝入木，已有区别；特经传无松萝之名，而医方亦不甚用，故知之者少。《楚词》：被薜荔兮带女萝[1]。《本草》：松萝，一名女萝。草木同名，相沿至多。古诗菟丝附女萝[2]，此女萝自是松萝，非菟丝之一名女萝也。茑与女萝，《毛传》以菟丝、松萝为一，所见与《陆疏》异。陆云非松萝，正驳毛义耳。古诗菟丝花、女萝树，而云同一根者，盖皆寄生浮蔓，一附于草，一附于木，同为无根，而所附异耳。诗人之言，未可胶滞。若谓女萝有寄生菟丝上者，故《尔雅》以为一物，此则纠缠无了时矣。

［新释］

《长编》卷十收录菟丝子历代主要文献，文献中所收植物，在《图考》中被分作两条。《图考》本条文字描述，还指前一种"兔丝子"，释为旋花科菟丝子属植物菟丝子 *Cuscuta chinensis* Lam.。

又一种可做菟丝子，即《图考》本条绘图（图 1042）。该图仿绘《救荒本草》兔儿丝图。《救荒本草译注》释作报春花科珍珠菜属过路黄 *Lysimachia christinae* Hance。本种产于云南、四川、贵州、陕西（南部）、河南、湖北、湖南、广西、广东、江西、安徽、江苏、浙江、福建，生于沟边、路旁阴湿处和山坡林下，垂直分布上限可达海拔 2 300 米。模式标本采自浙江宁波。民间常用草药，功能为清热解毒，利尿排石。治胆囊炎、黄疸型肝炎、泌尿系统结石、肝胆结石、跌打损伤、毒蛇咬伤、毒蕈及药物中毒；外用治化脓性炎症、烧烫伤。

吴批：*Cuscuta chinensis*；又一种可做菟丝子，图可能从本草抄来，不明何物。

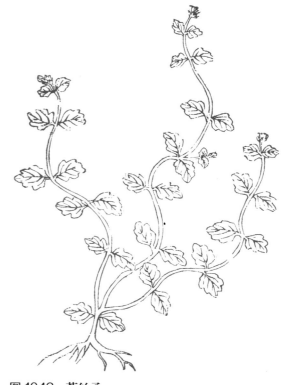

图 1042　菟丝子

［注］

❶ 被薜荔兮带女萝：出《九歌·山鬼》。
❷ 菟丝附女萝：出《古诗十九首》之《冉冉孤生竹》。

988. 五味子

五味子，《本经》上品。《尔雅》：菋[1]，荎藸。《注》：五味也。《唐本草》注以皮、肉、核五味具，故名。以北产者良。

雩娄农曰：五味子具五味，《尔雅》名之曰菋，盖农皇之所锡矣。草本两释，殆重之欤？然味虽具五，而性专于敛，犹人具五行之秀，而毗于刚柔阴阳，此亦各有其真性情也。夫草木非大毒，不仅一味；人非大恶，不尽僻性。尝药者品其味而知所专，既施之于散敛补泻，而因其所兼之味以为缓急轻重，则其功且可旁及。故一药治一病，而不仅治一病。用人者别其性，而知其所毗，既试之宽猛文武，而必悉其所全之性以备任使辅翼，则其功且可兼综。故一人治一事，而不仅治一事也。三代后知人者无如汉高，王陵戆、陈平智，而皆属以为相。周勃少文，知其安刘，以为太尉[2]。其人不同，而付托者一。盖知其材力所及，而又知其真性情矣。自古人主将相能用人者，无不灼知其人之性情；故虽博取宏揽，而逆料其成败得失如烛照数计而龟卜。而藻鉴人伦若郭林宗[3]辈，则又如良医品药，虽分两锱铢皆不少差。此固有得之于心，而有不能以言传者。若用卢杞[4]、吕惠卿，而不知其奸邪，是诚不知其真性情；而如褚彦回、冯道[5]等，则直无真性情者也。世之草木，投之而即生，啮之而无味者多矣。造物意所不属，而力所不及，虽农皇亦不能定其上下之品。乃有庸医，欲用之以试人之生死，则不知用者之罪、抑为所用者之罪矣。

〔新释〕

《长编》卷十收录五味子历代主要文献。《图考》图似新绘（图 1043），植株似藤本，或有卷须，叶对生，全缘；聚合果出叶腋，球形，具柄。绘图确实不似木兰科五味子属 *Schisandra*；据果序，似南五味子属 *Kadsura* 植物，具体物种待考。

松村：*Schisandra chinensis* Baill。吴批：似为南五味子 *Kadsura* 一种。

〔注〕

1 味：据下文零娄农曰，应作"菋"。

2 三代后知人者无如汉高……以为太尉：词句言汉高祖知人善任，王陵、陈平、周勃皆为当时名相。

3 郭林宗：东汉人，博学有德，性善识人，常从日常生活细节中观察一个人的品性和气质，为时人所重。

4 卢杞（？—约 785）：字子良，滑州灵昌（今河南滑县）人。黄门监卢怀慎之孙，御史中

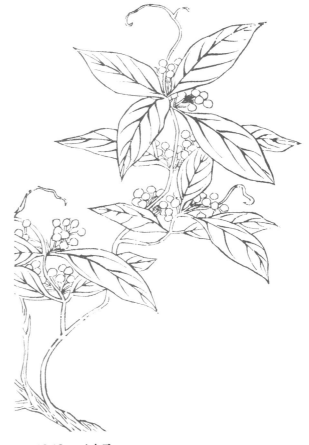

图 1043　五味子

丞卢奕之子。唐德宗时宰相、奸相。

[5] 褚彦回、冯道：褚彦回，即褚渊（435—482），字彦回，河南阳翟人，南北朝时期刘宋皇朝宋明帝所倚赖的重臣。性格宽和温雅，有器量，但是世人多在名誉节操方面讥讽他。冯道（882—954），字可道，号长乐老，瀛洲景城（今

河北沧州西北）人。历仕后唐、后晋、后汉、后周四朝，先后效力于十位皇帝，始终担任将相、三公、三师之位。后世史学家出于忠君观念，对他非常不齿。但他在事亲济民、提携贤良，在五代时期却有"当世之士无贤愚，皆仰道为元老，而喜为之称誉"的声望。

989. 蓬蔂

蓬蔂，《本经》上品。今废圃篱落间极繁。秋结实如桑椹，湖广通呼乌泡果，泡即蔂之讹。《尔雅》：蘱，蒛。《注》：蒛即莓也，今江东呼为蒛莓子，似覆盆而大赤，酢甜可啖，即此类也。湖南俚医，端午日取其叶阴干，六月六日研为末，以治刀伤，名曰具龙丹。李时珍以苗、叶功用似覆盆，未的。

雩娄农曰：《史记》述《老子》之言曰，得时则驾，不得时则蓬累而行。释者皆不甚详。《礼》曰：环堵之室，蓬户瓮牖。飞蓬不可为户。余常溯湘澧、下豫章。崎岖行万山中，每见谷口缭复，蓬藟塞径，未尝不念此中或有异人。顾岩阿中，累石藉树，藤蔓交垂，居人出入，披长条而搴蒙密，无异排闼而数阓也。入我室者，唯有清风；履我阈者，唯有明月；萧条踽凉[1]，至此极矣。然则蓬累而行，盖岩栖之士，唯恐入林不深，而蓬户者，亦贫家搴萝补屋之景况耳。宋之隐士如种放者，至烦朝廷图其别墅，营园林而勤封殖，乌能甘寂寞长贫贱哉？

[新释]

《长编》卷十收录蓬藟历代本草文献。《图考》新绘两图，俱为单叶。

图1044为一幼枝，无花果，通体具毛。蔷薇科悬钩子属 *Rubus* 植物，吴批白茅莓 *Rubus tephrodes* Hance，据其叶形、叶脉（基出五脉）和毛被，概貌似。但因原图无花果，尚需野外核实。

图1045中植物处于花期，似藤本，茎具小刺，叶宽卵形，具毛，基部心形，边缘明显5裂，具锯齿，叶柄细长，柄上具小刺；圆锥花序顶生，或生于枝上部叶腋内未总状花序；聚合果被苞片包被，似具毛。据上述性状特征，较宜释图1045作蔷薇科悬钩子属植物高粱泡 *Rubus lambertianus* Ser.。该种产于河南、湖北、湖南、安徽、江西、江苏、浙江、福建、台湾、广东、广西、云南，生于低海山坡、山谷或路旁灌木丛中阴湿处或生于林缘及草坪。日本也有分布。果熟后食用及酿酒；根叶供药用，有清热散瘀、止血之效；种子药用，也可榨油作发油用。

松村、《纲要》和吴批：*Rubus lambertianus* Ser.。

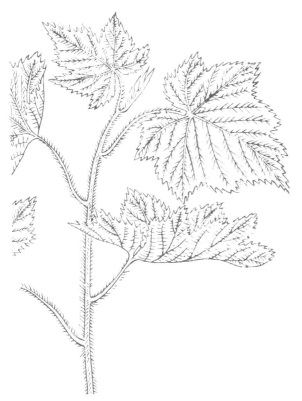

图 1044　蓬蘽（1）

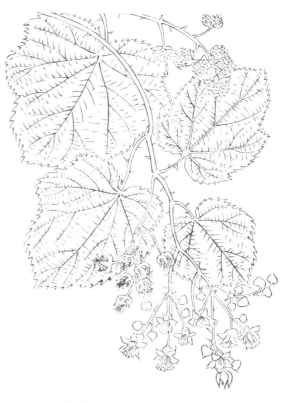

图 1045　蓬蘽（2）

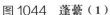

松村、《中志》37：117 释作蔷薇科悬钩子属植物牛叠肚 *Rubus crataegifolius* Bge.，本种我国产于黑龙江、辽宁、吉林、河北、河南、山西、山东。恐非吴其濬提到的湖广、江东和湖南所产者。

〔注〕

1 踽凉：亦作"踽踽凉凉"，形容孤独寡合的样子。出战国《孟子·尽心下》："行何为踽踽凉凉？生斯世也，为斯世也，善斯可矣。"

990. 天门冬

天门冬，《本经》上品。《尔雅》：蔷蘼，虋冬。《注》：一名满冬。《本草》云：今本草无满冬之名，有大、小二种，曰颠棘，曰浣草，皆一类也。《救荒本草》：根可煮食，今多入蜜煎。湖南俚医用以拔疔毒，隐其名曰白罗杉，医方所不载。

雩娄农曰：杜拾遗诗，天棘蔓青丝[1]。天棘即颠棘。目曰青丝，体物之浏亮也。古人阶前多种药，故曰药栏。非唯养生有资，亦多识之一助。注诗者纠缠辨驳，固由读书未半袁豹[2]，亦缘未知善药不可离手也。

[新释]

《长编》卷十收天门冬历代本草文献，包含百合科天门冬属多个种 Asparagus spp.。《图考》两图，为吴其濬新绘图，所绘为百合科天门冬属 Asparagus 两种。

图 1046 为一直立草本，根成簇，成纺锤状膨大。叶状枝多枚成簇，扁平。湖南产? 疑似《中志》14：104 羊齿天门冬 Asparagus filicinus Ham. ex D. Don 或其近缘类群，该种在我国产于山西（西南部）、河南、陕西（秦岭以南）、甘肃（南部）、湖北、湖南、浙江、四川、贵州和云南（中部至西北部），生于海拔 1 200～3 000 米的丛林下或山谷阴湿处。块根在云南作草药用。松村：Asparagus lucidus Lindl.。吴批：Asparagus 长叶状枝者。

图 1047 为一直立（不排除攀援）草本；根成簇，从基部开始成纺锤状膨大，粗长，平滑；茎近平滑，叶状枝多枚 5～9 成簇，似圆柱形。花每 1～3 朵腋生，花苞小，花梗纤细，中上部具关节。确隶天门冬属 Asparagus 植物，具体物种待考。《纲要》和吴批：天门冬 Asparagus cochinchinensis (Lour.) Merr.。但该种叶状枝一般 3 枚成簇，且根的中部或末端具肉质膨大。似非是。

[注]

1 天棘蔓青丝：见杜甫诗《五律·巳上人茅斋》。

2 固由读书未半袁豹：《晋书·殷仲文传》，仲文善属文，为世所重。谢灵运尝云："若殷仲文读书半袁豹，则文才不减班固。"言其聪明，也说明袁豹读书之多。

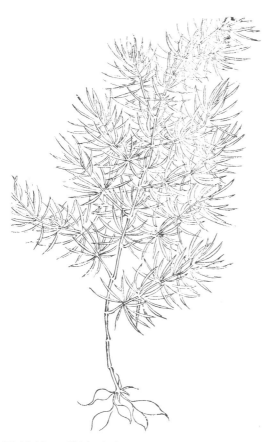

图 1046 天门冬（1）

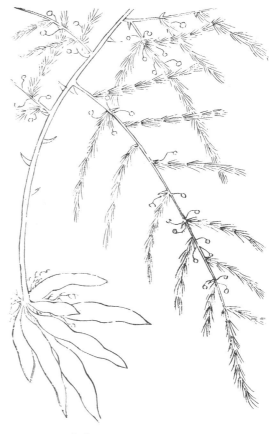

图 1047 天门冬（2）

991. 覆盆子

覆盆子，《别录》上品。《尔雅》：茥，缺盆。《注》：覆盆也。《疏》据《本草》注，以蓬虆为覆盆之苗，覆盆为蓬虆之子，误合为一物。四月实熟，色赤，《本草纲目》谓之插田藨。覆盆、蓬虆，《本草纲目》分别甚晰。考东坡《尺牍》：覆盆子，土人谓之插秧莓，三四月花，五六月熟。市人卖者，乃是花鸦莓，九月熟[1]。则蓬虆即花鸦莓矣。然此谓中原节候耳，江湘间覆盆三四月即熟，蓬虆七月已熟。自长沙以西南山中，莓子既多，又大同小异。滇南有黑琐梅、黄琐梅、红琐梅、白琐梅，皆三四月熟，儿童摘食以为果。梅即莓，琐者，其子细琐也。志书多以黑琐梅为覆盆，按形与李说亦不甚符。《滇本草》以黄琐梅根为钻地风，用治风颇广，又别出覆盆也。

[新释]

《长编》卷十收覆盆子历代本草主要文献。《图考》图（图1048）为吴其濬新绘。所绘似灌木或藤本，枝具逆刺；奇数羽状复叶，小叶2对，顶生小叶菱状披针形，顶端渐尖，基部宽楔形，具锯齿；花序顶生，图疑似《中志》37：42描述的蔷薇科悬钩子属植物弓茎悬钩子 *Rubus flosculosus* Focke。该种产于河南、山西、陕西、甘肃、湖北、四川、西藏，生于海拔900～2 600米的山谷河旁、沟边或山坡杂木丛中，果较小，甜酸可食，也可供制醋。

文中提及黑琐梅，吴批为 *Rubus foliolosus* D. Don，现《中志》37：50处理为红泡刺藤 *Rubus niveus* Thunb. 的异名。黄琐梅，为栽秧泡（变种）*Rubus ellipticus* Smith var. *obcordatus* (Franch.) Focke。《滇南本草》钻地风，即黄锁梅根，也释为本种。红琐梅：即本书卷之十九记载的红梅消，为茅莓 *Rubus parvifolius* L.。白琐梅：吴批 *Rubus negerrensis* var. *mairei*，该名或许是指 *Rubus preptanthus* var. *mairei* (Lévl. v.) Yu et Lu。

松村：*Rubus coreanus* Miq. (*Rubus tokkura* Sieb.)；吴批：所图是 *Rubus*（待查）。

[注]

[1] 市人卖者，乃是花鸦莓，九月熟：见苏轼《与张质夫三首》之一。

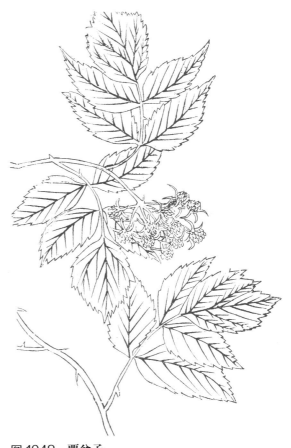

图1048　覆盆子

992. 旋花

旋花，《本经》上品。《尔雅》：葍，藑。陆玑《诗疏》：幽州人谓之燕葍。今北地俗语犹尔。《救荒本草》谓之葍子根，根可煮食，有赤、白二种。赤者以饲猪，亦曰鼓子花。千叶者曰缠枝牡丹。今南方蕹菜，花叶与此无小异，唯根短耳。

零娄农曰：古者农生九谷，而园圃毓草木。凡漆林梧榟，染草果蓏，资生之物，皆相土宜而种之，不仅蓣蔬供食也。《豳风》筑场圃曰食瓜、曰断壶、曰煮葵、曰祭韭[1]，盖古时园人所种之蔬如是而已。茉苢、卷耳、苹、蘩、荇、藻之属[2]，无不采于水陆。葍为恶菜，流离者采之。然祭祀之笾豆，朝事之馈食，若菹、若芹、若昌本、若茆[3]，皆非出于种植者，何也？盖野蔌得自然之气，无粪秽之培，既昭其洁以交神明，而朝会燕飨，不废妇稚之所拮据，则民间疾苦，君相无时而不与共。又况五行、五气，应候而萌，以和膳食之宜，助舒敛而消疹疢，其益大矣。后世园官菜把，务为新美，一切温养之物，皆燃缊火以迫其生，金蔬玉菜，最足动宿疴而引时疠。至如豆粥、韭萍，以侈相尚；方丈朵颐，都非正味；又乌知民间有掘鼠果而觅凫茈者耶？东坡诗云：我与何曾同一饱[4]。吾以为日食万钱，犹云无下箸处，彼盖未尝饱也。北地春迟，少虫豸之毒，筠蓝挑菜，尘釜生香，清虚之气，脏神安焉。南方地沮湿，多蛇虺，候早而生速。然野菜之笺，非江南士大夫所脍炙而咏叹者哉！其《序》曰：病骨癯骸，非此无以养其冲和；击鲜嚼肥，非此无以解其腥膻，诚有味乎言之矣。又曾见跋《齐民要术》书者曰：此伧父所食，而赏其多奇字。噫！彼纵能识字，其与不能辨菽麦何？不食肉糜者，相去间一寸哉！

[新释]

《长编》卷十收旋花历代文献，有吴其濬按语。《图考》本条可能混淆了三种植物。

图 1049 所绘即旋花科打碗花属植物旋花 *Calystegia sepium* (L.) R. Br.，也即《救荒》葍子根。

图 1050 所绘为文字中记录的千叶者曰缠枝牡丹，吴批：*Calystegia sepium* var.。该种即《中志》64（1）：51 描述的旋花科打碗花属植物毛打碗花缠枝牡丹变型 *Calystegia dahurica* (Herb.) Choisy f. *anestia* (Fernald) Hara，今 *FOC* 已修订作 *Calystegia pubescens* Lindl.。这一变型的特征是花冠重瓣，撕裂状，形状不规则，花瓣裂片向内变狭，没有雄蕊和雌蕊。原产于我国，黑龙江、河北、江苏、安徽、浙江、四川等省均有，栽培或逸生，见于路旁以至海拔 1 500～3 100 米的山坡上。

文中记载南方蕹菜，吴其濬认为"花叶与此无小异，唯根短耳"，乃旋花科番薯属植物蕹菜 *Ipomoea aquatica* Forsk.。《南方草木状》已记载之。

[注]

❶《豳风》筑场圃曰食瓜、曰断壶、曰煮葵、曰祭韭：见《诗经·豳风·七月》。

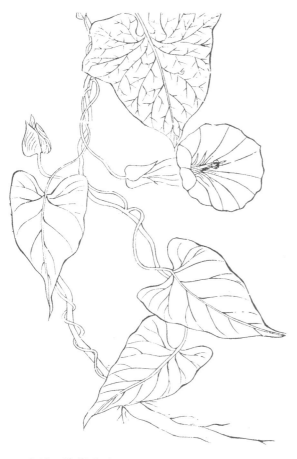

图 1049　旋花（1）

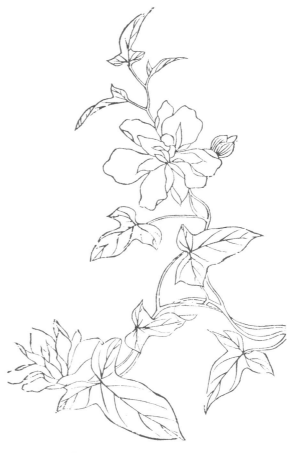

图 1050　旋花（2）

[2] 苤苢、卷耳、苹、蘩、荇、藻之属：皆《诗经》诸诗中记录的植物。

[3] 若䔖（chí）、若芹、若昌本、若茆：䔖、芹、昌本、茆皆古代祭祀宴会所用的野生植物，非栽培作物。䔖，芹，可能指罂粟科紫堇属植物 *Corydalis* sp.。昌本，菖蒲。茆，待考。

[4] 我与何曾同一饱：见苏轼诗《撷菜》。何曾，晋代地主以奢侈挥霍闻名，曾称："日食万钱，犹云无下箸处。"

993. 营实墙蘼

营实墙蘼，《本经》上品。《蜀本草》云：即蔷薇也。有赤、白二种，白者入药良。湖南通呼为刺花，俗语谓刺为勒，音之转也。《救荒本草》：采嫩芽、叶煠熟食之。产外国者制为露，香能耐久。今吴中摘花蒸之，亦清香能祛热。

零娄农曰：蔷薇露始于海舶，盖帷薄中物也，宋时重之。蔡绦[1]窜谪中，犹津津言之不置，殆其父子、昆弟，平日阿谀容悦，比之妇寺，孜孜以奇异纤琐之物，引其君于花石玩好，以为希荣固宠之计。其家人目见耳濡，以不能宝远物、辨真伪为耻，以恤民艰，图国事为迂阔，而相姗笑。黄雀螳螂自谓无患，而不知挟弹黏繳者随其后而捕逐也。然其锢蔽已深，虽至家国荡析，不知怨艾，而计较其昔时所宝贵者，犹怡然自诩其赏玩之不谬。以为彼谈民依励清节者，皆田舍翁、穷措大耳，乌足以知此？呜呼！玩物之丧人至此哉！或谓海外蔷薇，得霜雪则益香，故为露逾于中华。不知彼地燠热，花之有臭者，经寒乃清洌而耐久。南中橘柚，至燕蓟亦芬馥逾于所产。物理之常，亦乌足异？彼斤斤于耳目嗜好者，诚哉夏虫不可语冰[2]。而醯鸡瓮天[3]，安知宇宙之大也？

[新释]

《图考》为新绘图两幅，图1051即《中志》37：428描述的蔷薇科蔷薇属植物野蔷薇 Rosa multiflora Thunb.，本种产于江苏、山东、河南等省，变异性强，常见庭园栽培有多个变种。

图1052花小，花果同期，花小，所图是蔷薇属之一种 Rosa sp.。

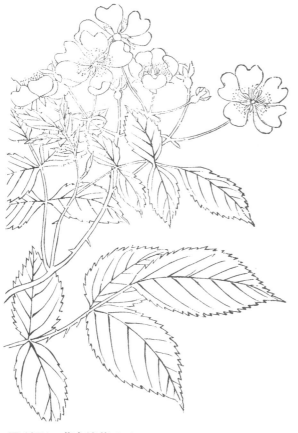

图1051　营实墙蘼（1）

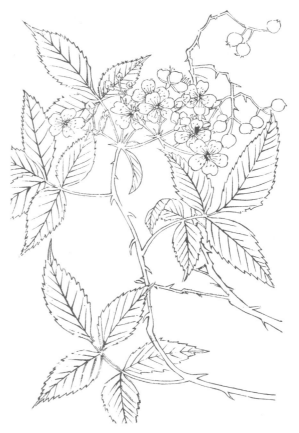

图1052　营实墙蘼（2）

文中提及"产外国者制为露，香能耐久"，实为《中志》37：389记载的突厥蔷薇 *Rosa damascena* Mill.，原产于小亚细亚［今土耳其（亚洲部分）］，在南欧栽培悠久，供制香精原料。我国各地近年已有引种栽培。《图考》为中国对此植物的首次记载。我国各地近年已有引种栽培，供观赏及提取香精用。

松村：*Rosa multiflora* Thunb.；《中志》37：428：*Rosa multiflora* Thunb.；吴批：*Rosa microcarpa*，

所图是 *Rosa*。

［注］

1　蔡绦：宋蔡京次子。字约之，号百纳居士。著《西清诗话》《铁围山丛谈》等。

2　彼斤斤于耳目嗜好者，诚哉夏虫不可语冰：见《庄子·秋水篇》。

3　酰鸡瓮天：见宋代黄庭坚诗《再次韵奉答子由》："似逢海若谈秋水，始觉酰鸡瓮天。"

994. 白英

白英，《本经》上品。《尔雅》：苻，鬼目。即此。一名排风子。《吴志》曰鬼目菜，《齐民要术》误以为岭南鬼目果。湖南谓之望冬红。俚医以为治腰痛要药。其嫩叶味酸，可作茹。老根生者，叶大有五丫，凌冬不枯，春时就根生叶。《吴志》所云绿树长丈余，叶广四寸，厚三分，不足异也。

零娄农曰：白英有毛而酸，贫者食之，滇人呼为酸尖菜。天下多贫人，故虽广谷大川，民生异宜，而贫者必知贫者之食，亦渐濡使然也。古之贤者，皆曰富而能贫。夫能者，非独能甘淡薄也；盖必设身处地，洞悉艰难。故当其境，则曰素富贵、素贫贱。不当其境，则曰可富、可贵、可贫、可贱。唐有世阀子弟，罹兵而饥馁者，或怜而予之食，不能咽。曰：此烟火气，乌可食？又伧父见食笋者，问诸其人，人曰：此即竹也。归而煮其床脚，不熟。若此人者，处贫而不知贫者之食，不将俟其转乎沟壑哉！

［新释］

《长编》卷十收白英历代文献。《图考》白英图（图1053）似吴其濬据云南物种绘制。

《本经》白英即茄科茄属植物白英 *Solanum lyratum* Thunb.。在云南同白英 *Solanum lyratum* 近缘者有 *Solanum cathayanum* C. Y. Wu et S. C. Huang。两者的区别在于 *Solanum cathayanum* 的叶大多全缘，心脏形或卵状披针形，基部心形，稀自基部戟形3裂；而白英的叶大多基部

为戟形至琴形，3～5裂。从《图考》图观之，其中基部为琴形，具3～5深裂。据此，可释云南人呼为"酸尖菜"者为《中志》67（1）：86和《云志》2：573描述考订的白英 *Solanum lyratum* Thunb.。该种在我国分布于甘肃、陕西、山西、河南、山东、江苏、浙江、安徽、江西、福建、台湾、广东、广西、湖南、湖北、四川、云南诸省区，喜生于山谷草地或路旁、田边，海拔600～2800米。日本、朝鲜、中南半岛也有分布。全草入药，可治小儿惊风。果

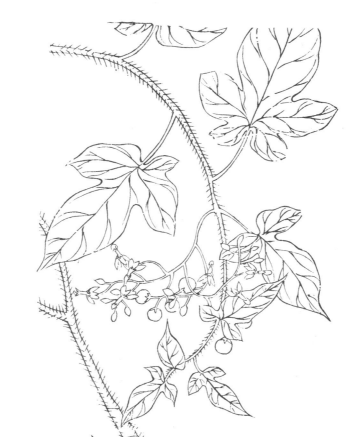

图 1053　白英

实能治风火牙痛。

松村：*Solanum lyratum* Th.；吴批：*Solanum cathayanum*。

麂目，《长编》卷十六收麂目文献，《图考》未单独立条。收入本条文中。"《尔雅》：苻，鬼目。即此。一名排风子。《吴志》曰鬼目菜。《齐民要术》误以为岭南鬼目果。""《吴志》所云绿树长丈余，叶广四寸，厚三分，不足异也。"不同文献所指似为木本，非茄科白英。待考。

995. 茜草

茜草，《本经》上品。《尔雅》：茹芦、茅蒐。《注》：今之蒨也。俗呼为血见愁，亦曰风车草。《说文》以为人血所化。《救荒本草》：土茜苗，叶可煤食，子红熟可食。湖南谓之锯子草。又一种叶圆，稍大，谓之金线草。南安谓之红丝线。二种通用。今甘肃用以染象牙，色极鲜，谓之茜牙。陶隐居谓东方有而少，不如西方多，盖谓此。

零娄农曰：《地官》掌染草，以春秋敛染草之物，以权量受之，以待时而颁之。《注》：染草，茅蒐、橐芦、豕首、紫苑之属。此以见古圣人于一草一木，无不经营擘画，以尽其材，而别服色、明等威、禁奇衺；于五色所尚，尤断断不使间之夺正焉。《述异记》云：洛阳有支茜园。《汉官仪》：染园出支茜，供染御服，是其处。汉制去古未远，至《货殖传》[1]千亩支茜，其人与千户侯等，则世风渐侈，服制无等，而民有擅其利者矣。近世色益华，而染物亦屡变。《范子计然》[2]云：蒨根出北地，赤色者善。陆元恪云：齐人谓之茜，徐州人谓之牛蔓。今河南北皆不种茜，多以红蓝为业，惟陕甘以染牙物著称。李时珍遂据陶隐居东间诸处乃有而少，不如西多之语，谓茜字从西以此。此亦王氏之《字说》矣。茜之色不如红蓝，故朱色至红蓝而极。《尔雅翼》云：今人染蒨者，乃假苏方木[3]，非古所用。近岭南者，皆仰蕃舶苏方木以供染。然一入再入，即以红蓝染之，色乃殷红；若苏方木紫黯无华，不能敌茜色也。又《西域记》[4]：康巴拉撒之南春结一带，产蕨菜、茜菜。则茜盛于西方，且以作茹，不仅供染而已。

[新释]

《长编》卷十收本草茜根主要文献。《图考》图为新绘（图1054）。所绘为一草质攀援藤本，茎细长；叶4片轮生，长圆状披针形，顶端渐尖，有时钝尖，边缘似全缘（可能吴其濬观察不仔细或刻板刻不出细锯齿），基出三脉，叶柄细长；聚伞花序腋生，有花10余朵，花序和分枝均细瘦。上述性状，概貌与《中志》71（2）：135描述的茜草科茜草属植物茜草 *Rubia cordifolia* L. 较为接近。本种产于东北、华北、西北和四川（北部）及西藏（昌都地区）等地，常生于疏林、林缘、灌丛或草地上，分布于朝鲜、日本和俄罗斯远东地区。茜菜，即茜草，该种嫩苗可做野菜食用。

吴批：*Rubia cordata*（图是）。

文中记载"又一种叶圆，稍大，谓之金线草"即本书卷之十九"金线草"。文中"南安谓之红丝线"于金线草之后，应为同属他种 *Rubia* sp.。

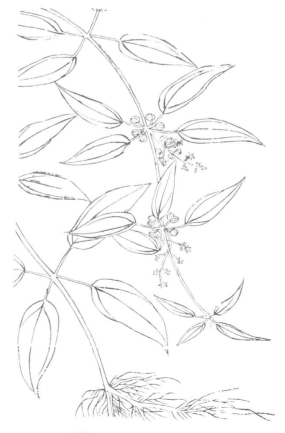

图1054　茜草

[注]

1 《货殖传》：《史记·货殖列传》载"若千亩卮茜，千畦姜韭，此其人皆与千户侯等"。

2 《范子计然》：汉代伪书，以范蠡问，计然答的形式，谈论农业问题。

3 苏方木：见本书卷之三十五"苏方木"条，即豆科云实属植物苏木 Caesalpinia sappan L.。

4 《西域记》：《大唐西域记》的简称，十二卷。唐玄奘撰，成于贞观十二年（646），是研究唐代西域和印度各国历史地理的重要文献。

996. 络石

络石，《本经》上品。湖广、江西极多。陈藏器以圆叶为络石，尖叶一头红者为石血。今从之。

雩娄农曰：络石生石壁坏墙上，蔓而有直干。《本经》以为上药，盖藤属，象人筋络。其耐霜雪者，性必温。风之不摇则却风淫，而色如血者，即人血。人肖天地，百物肖人，以物治人，即以人治人。人食味、别声、被色而生，圣人亦以食、声、色之相类者生之，无他道也。故曰：行所无事[1]。

[新释]

《长编》卷十收络石历代主要文献。图为吴其濬新绘（图 1055）。《本经》络石，可能为夹竹桃科络石属植物络石 Trachelospermum jasminoides (Lindl.) Lem.，《中志》63：216 谓《图考》石血为其变种石血 Trachelospermum jasminoides (Lindl.) Lem. var. heterophyllum Tsiang。

观《图考》绘图，宜释为桑科榕属植物薜荔 Ficus pumila L.，所图参照湖广、江西极多、异形叶互生者绘制。该种据《中志》23（1）：205，产于福建、江西、浙江、安徽、江苏、台湾、湖南、广东、广西、贵州、云南（东南部）、四川及陕西。北方偶有栽培。琉球群岛、越南北部也有。瘦果水洗后可作凉粉，藤叶药用。

吴批：按此是日人所释的 Trachelospermum jasminoides。所图是 Ficus pumila，非 Trachelospermum。

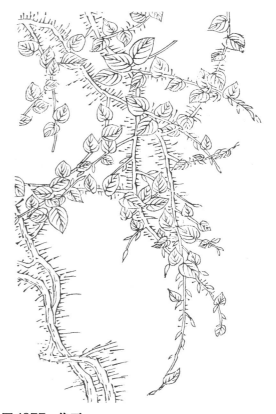

图 1055　络石

〔注〕

1 行所无事：出《孟子·离娄章句》"禹之行水也，行其所无事也"。后指在紧急关头，态度镇定，毫不慌乱。有时也指对坏人坏事听之任之，满不在乎。

997. 白兔藿

白兔藿，《本经》上品。陶隐居云：人不复用，亦无识者。《唐本草》以为白葛，叶似萝藦。《蜀本草》以为叶圆如莼。

雩娄农曰：吾读《本草》注谓白兔食藿得仙而哑然也。考神仙书，皆谓仙人有爵秩、名位、尊卑、职事，太虚青曾之中，亦复劳形案牍，贵贱相捡，亦乌取乎逍遥六合之外哉？韩子云：上界足官府，盖讥之也。若鹤鹿驱驺及趦趄者皆得飞升。则天门诀荡，亦为飞走者排挤矣。道家又谓鹿、鹤为仙人骐骥。夫深山大壑，俯啄仰鸣，獉獉狉狉，自适已甚，乃以仙故。致受磬控而缚羁靮，亦何乐乎其为仙耶？

〔新释〕

《长编》卷十收白兔藿早期本草文献。绘图

（图 1056）沿用旧本草图。

《唐本草》白兔藿，"以为白葛，叶似萝藦"，疑似豆科葛属植物苦葛 *Pueraria peduncularis*

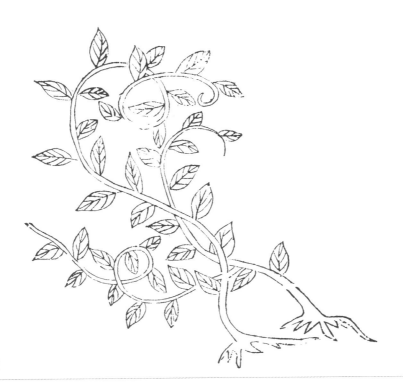

图 1056　白兔藿

(Grah. ex Benth.) Benth.。《蜀本草》白兔藿"以为叶圆如莼",疑似千金藤属植物之一种 *Stephania* sp.。上述两种,均存以备考。《图考》绘图,因

提供的性状少,难以鉴定。待考。

吴批:图抄自本草?不识何物。

998. 紫葳

紫葳,即凌霄花。《本经》中品。《唐本草》注引《尔雅》:苕,陵苕。《郭注》:又名陵霄。今本无之。相传其花有毒,露滴眼中,令人失明。根能行血。湖南俚医亦用之。

零娄农曰:余至滇,闻有堕胎花,俗云飞鸟过之,其卵即陨。亟寻视之,则紫葳耳。青松劲挺,凌霄屈盘,秋时旖旎云锦,鸟雀翔集。岂见有胎殰卵殈[1]者耶?俗传吉祥草[2]、素心兰[3],皆能催生,取其佳名,以静人嚣而已。夫鼻不闻其臭,口不尝其味,而药性达于腹中,无是理也。否则簪花满髻,折枝供瓶,皆为茛菪[4]下乳之毒草,其能不坏不朒[5]、无灾无害者鲜矣。然滇之张其词以求利者,果何为耶?吾乌知其故耶?

[新释]

《长编》卷十收紫薇历代主要文献。

《图考》图所示为藤本(图1057),奇数一回羽状复叶,小叶有粗锯齿小叶多枚,卵状椭圆形,顶端尾状渐尖,基部楔形,边缘具细锯齿;圆锥花序,花萼钟状,5裂至中部,裂片齿卵状三角形,外向微卷。据上述性状,较宜释作《中志》69:33描述的紫葳科凌霄属植物凌霄 *Campsis grandiflora* (Thunb.) Schum.。该种产于长江流域各地,以及河北、山东、河南、福建、广东、广西、陕西,日本也有分布。可供观赏及药用,花为通经利尿药,可根治跌打损伤等症。此即《本经》记载的凌霄。

《图考》本条文中云南的堕胎花,和北方产凌霄非一种,应为厚萼凌霄 *Campsis radicans* (L.) Seem.。该种原产于美洲,在广西、江苏、

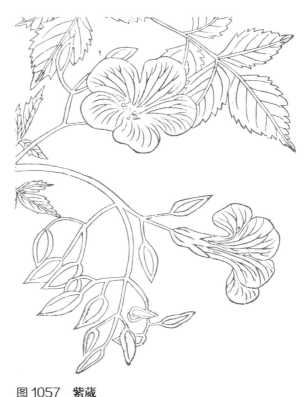

图 1057 紫葳

浙江、湖南等地栽培作庭园观赏植物；在越南、印度、巴基斯坦也有栽培。花可代凌霄花入药，功效与凌霄花类同。此为吴其濬新记录的外来物种。

松村：*Tecoma grandiflora* Loisel.；《中志》：*Campsis grandiflora* (Thunb.) Schum.；吴批：图是 *Campsis radicans*。

［注］

[1] 胎殰卵殈：《礼记·乐记》"胎生者不殰，而卵生者不殈"。殰，败也，指胎儿死腹中。

殈，裂也，指鸟蛋破裂而不孵化。

[2] 吉祥草：见本书卷之二十七"吉祥草"条，天门冬科吉祥草属植物吉祥草 *Reineckia carnea* (Andr.) Kunth.。

[3] 素心兰：兰属植物之一种 *Cymbidium* sp.。

[4] 莨菪：茄科天仙子属植物天仙子 *Hyoscyamus niger* L.，含莨菪碱及东莨菪碱，有解痉镇痛之效，可作镇咳药及麻醉剂。

[5] 不坼不疈：见《诗经·大雅·生民》"不坼不副"。疈，古同"副"，剖开。

999. 栝楼

栝楼，《本经》中品。《尔雅》：果蠃之实，栝楼。今有苦、甜二种，叶亦小异。《炮炙论》：以圆者为栝，长者为楼，说近新凿。其根即天花粉。《救荒本草》：根研粉可为饼，瓤可为粥，子可为油。

雩娄农曰：果蠃之实，亦施于宇。释《诗》者以为人不在室则有之。余行役时，屡馆旷宅，老藤盖瓦，细蔓侵窗，萧条景物，未尝不忆《东山》之诗[1]，如披图绘也。夫圣人衮衣绣裳，雍容致治，而于穷檐离索之情，长言咏叹，悱恻缠绵，有目睹身历而不能言之亲切如此者，岂临时有所触而能然哉。盖其平日于民间绸缪拮据之事，无不默为经营。即一草木，一昆虫，其蕃息于衡宇樊墙间者，无不历历然在于心目。思其翕聚，则烹葵献羔；念其离析，则敦瓜蜎蠋[2]。盖非破斧缺斨[3]，必不忍使吾民有妇叹洒扫之悲，其万不得已之衷，有不待直言而自见者。人第颂其感人之深，而不知其悯从征之将士，若自咎其不能弭患于未然。故《鸱鸮》之诗，谆谆于天之未阴雨也[4]；雨雪杨柳，师不言劳，而劳师者代言之。深情沦浃，亦犹行周公之道也。草黄人将，栈车周道，并有置其家室而不敢念者。读无思远人、劳心忉忉之诗，而知周之衰矣。古诗十五从军六十来归[5]，备述其鸡鸣犬吠之荒凉，而终以白杨萧萧，高冢累累，愁惨之音，如闻悲咽。杜拾遗《从军行》曰，禾生陇亩无东西[6]，男子荷殳，妇姑曳锄，较之鹿场鹳鸣，益为心恻，而哭声干霄。则穷兵黩武之时，固不能不出之以慷慨悲激，《小雅》怨悱，势使然也。然其源皆出于《东山》之诗。

[新释]

《长编》卷十收历代栝楼文献。《图考》本条两图为新绘，均为果期，不具花。

图 1058 所示为藤本植物，块根膨大似圆柱状；单叶，阔卵形，三中裂，裂片边缘有锯齿，叶基心形，叶柄细长；果实于图顶部叶后，似椭圆形，大，无喙，横径约等于叶宽；与叶对生的卷须不分歧，顶生卷须三歧。上述性状，概貌与《中志》73（1）：243 描述的葫芦科栝楼属植物栝楼 *Trichosanthes kirilowii* Maxim. 较接近。本种产于辽宁、华北、华东、中南、陕西、甘肃、四川、贵州和云南，生于海拔 200～1 800 米的山坡林下、灌丛中、草地和村旁田边。因栽培历史较久，性状变异较大。分布于朝鲜、日本、越南和老挝。本种的根、果实、果皮和种子为传统的中药天花粉、栝楼、栝楼皮和栝楼子（瓜蒌仁）。根有清热生津、解毒消肿的功效，其根中蛋白称天花粉蛋白，有引产作用，是良好的避孕药。果实、种子和果皮有清热化痰、润肺止咳、滑肠的功效。

松村和吴批：*Trichosanthes kirilowii* Maxim.；《纲要》：*Trichosanthes rosthornii* Harms。

图 1059，本种所示，叶不分裂，果实卵圆形，具喙，卷须 2 歧。与王瓜 *Trichosanthes cucumeroides* (Ser.) Maxim. 性状较为接近。我国产于华东、华中、华南和西南地区，生于海拔（250～）600～1 700 米的山谷密林中或山坡疏林中或灌丛中。日本也有分布。

松村：Cucurbitaceae；吴批：*Trichosanthes*

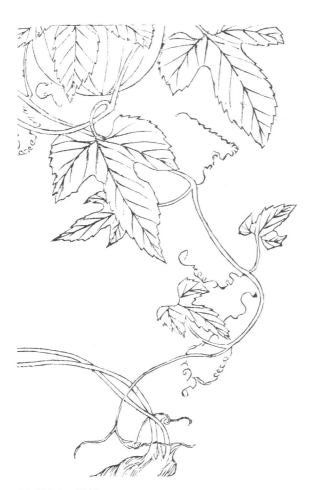

图 1058　栝楼（1）

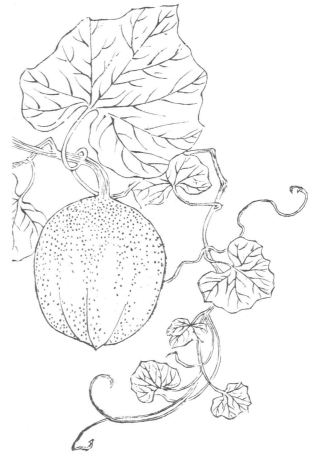

图 1059　栝楼（2）

cucumerina 或 Trichosanthes cucumeroides。

［注］

1 《东山》之诗：指《诗经·豳风·东山》一诗。

2 敦瓜蜎蠋（yuān zhú）：敦瓜，出《诗经·豳风·东山》"有敦瓜苦，烝在栗薪。"后以敦瓜指辛劳痛苦。蜎蠋，出《东山》"蜎蜎者蠋，烝在桑野"，指昆虫蠕动的样子，比喻劳作。

3 破斧缺斨：出《诗经·国风·破斧》"既破我斧，又缺我斨"。斧斨，泛指古代兵器。

4 《鸱鸮》之诗，谆谆于天之未阴雨也：出《诗经·国风·鸱鸮》"迨天之未阴雨，彻彼桑土，绸缪牖户"。

5 十五从军六十来归：出《乐府诗集·十五从军征》"十五从军征，八十始得归"。

6 《从军行》曰，禾生陇亩无东西：应出杜甫诗《兵车行》，吴其濬可能记忆有误。

1000. 王瓜

王瓜，《本经》中品。《尔雅》：钩，藈姑。《注》：一名王瓜。今北地通呼为赤雹。《本草衍义》谓之赤雹子是也。自淮而南，皆曰马瓟[1]，湖广谓之公公须。《本草纲目》：江西人名土瓜，栽之沃土，根味如山药。今江西呼番薯[2]为土瓜。又宁都山中，别有一种土瓜，味甚劣，未知其即王瓜否也。陶隐居释王瓜，与郭《注》所谓实如酒瓜、正赤、味苦，形状吻合。则钩、藈姑之名王瓜，相沿至晋、梁未改。古人姑、瓜音近相通；而王瓜之为赤雹，以色、形证之，殆无疑义。马雹[3]见《救荒本草》。至土瓜之名，则经传已非一物。菟瓜、菲、芴，苏颂已谓同名异类。今俗间所谓土瓜，南北各别，不可悉数，故以土瓜释王瓜，而不具述形状，则眯瞢不知何物矣。郑《注》以为菝葜，必有所承。王菩、王荨，字异物同。秀葽之说，以四月孟夏时令相符，强为牵合；不知葽绕《尔雅》具载，乃是远志。《草木虫鱼疏》以为栝楼；栝楼，《尔雅》已前见，郭景纯何故以王瓜释钩、藈姑，而不以释栝楼？且谓栝楼形状藤叶与土瓜相类，不知所云土瓜又何物也？《唐本草》注：王瓜叶如栝楼而无叉缺，有毛刺。无叉缺，则亦不甚相肖。蔓生之叶，非以花叉、齿缺分别，则相同者多矣。明人《说部》乃以黄瓜[4]为王瓜，蹲鸱之羊，形诸简牍，不经实甚。小臣侍直，曾蒙天语询及王瓜何物，因以所闻见具对。上复问黄瓜始于何时？具以始于前汉，改名原委对。上曰：诸瓜多始于后也，古人无此多品，俗人乃以王瓜为黄瓜，失之不考。九重宵旰，于一草一木，无不洞烛根原。仰见雨露鸿钧，不私一物，亦不遗一物。彼训诂考订家，何能上测高深？

［新释］

《长编》卷十收历代王瓜主要文献。《图考》

图为新绘（图1060）。所图显示本种为攀援藤本，叶柄细长，叶片宽卵状心形，基部心形，弯缺深，近圆形，脉上有长硬毛，叶边缘具长毛；卷须不分歧；雌雄同株（应为雌雄异株，此处雄株加果，误也），雄花生叶腋，3 花生于总梗上，花梗细长，花冠 5 裂，裂片披针形。上述性状，与《中志》73（1）：146 描述的葫芦科赤瓟属植物赤瓟 *Thladiantha dubia* Bunge 概貌上相似。该种雌雄异株，雄花单生或聚生于短枝的上端呈假总状花序，有所不同。产于黑龙江、吉林、辽宁、河北、山西、山东、陕西、甘肃和宁夏，常生于海拔 300～1 800 米的山坡、河谷及林缘湿处。朝鲜、日本和欧洲有栽培。果实和根入药，果实能理气、活血、祛痰和利湿，根有活血化瘀、清热解毒、通乳之效。

松村、吴批：*Thladiantha dubia* Bunge。

附记：《中志》73（1）：253 将"王瓜"一中文名用于葫芦科栝楼属植物 *Trichosanthes cucumeroides* (Ser.) Maxim.，虽未注明出处，推测是沿用日人考证结果。

[注]

1 马瓟：日人释作葫芦科马㼎儿属 *Zehneria* 植物。

2 番薯：指旋花科番薯属植物番薯 *Ipomoea batatas* (L.) Lam.。

3 马雹：葫芦科马㼎儿属植物马㼎儿 *Zehneria*

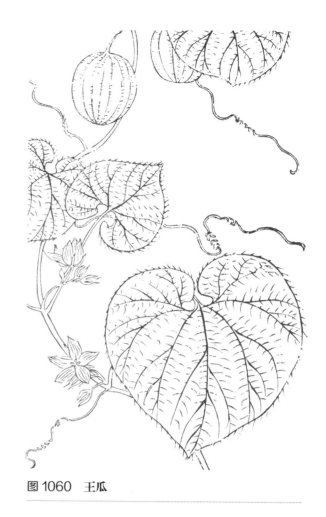

图 1060　王瓜

indica (Lour.) Keraudren。

4 黄瓜：葫芦科黄瓜属植物黄瓜 *Cucumis sativus* L.。

1001. 百部

百部，《别录》中品。《本草拾遗》云：人多以门冬[1]当百部。今江西所产，苗叶正如《图经》所述。郑樵所云叶如薯蓣亦相近。李时珍以为有如茴香叶者，恐误以天门冬[2]当之，以驳郑说，过矣。秋开四尖瓣青白花，艺花者以末浸水，去虫。

[新释]

《长编》卷十收百部历代主要文献。《图考》

图为新绘（图 1061），所绘块根长圆状纺锤状；茎基部具分枝，攀援藤本；叶对生或三叶轮生，卵状披针形，顶端渐尖基部圆形，边缘稍波状，叶柄细，不长，主脉 5 条。花秋开，单生，贴生于主脉上，花柄与叶柄近等长，花被片 4，披针形，青白色（指淡绿色）。综合上述性状，概貌颇合《中志》描述的百部科百部属植物百部 *Stemona japonica* (Blume) Miq.。该种产于浙江、江苏、安徽、江西等省，生于海拔 300～400 米的山坡草丛、路旁和林下。日本曾引入栽培，有逃逸为野生者。模式标本采自日本。根入药，外用于杀虫、止痒、灭虱；内服有润肺、止咳、祛痰之效。

松村：*Stemone japonica* Miq.；吴批：*Stemona tuberosa*。该种其叶基部心形，花单生或 2～3 朵排成总状花序，生于叶腋或偶尔贴生于叶柄上，花被片黄绿色带紫色脉纹。不太似。

〔注〕

1 门冬：即天门冬属 *Asparagus* 植物。

2 天门冬：百合科天门冬属植物羊齿天门冬 *Asparagus filicinus* Ham. ex D. Don，该种有百部之名的天门冬类。

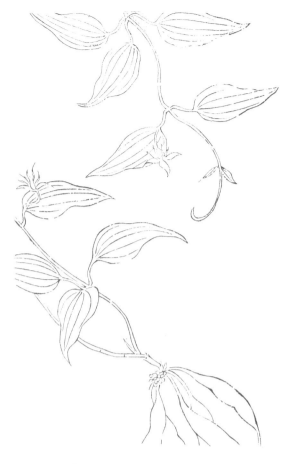

图 1061　百部

1002. 葛

葛，《本经》中品。今之织绤绤者，有种生、野生二种。《救荒本草》：花可煤食，根可为粉，其蕈为葛花菜。赣南以根为果，曰葛瓜，宴客必设之。《尔雅翼》以为食葛名鸡齐，非为绤绤者。盖园圃所种，非野生有毛者耳。《周诗》咏葛覃，《周官》列掌葛。今则岭南重之，吴越亦鲜。无论燕、豫、江西、湖广皆产葛。凡采葛，夏月葛成，嫩而短者留之；一丈上下者，连根取，谓之头葛。如太长，看近根有白点者，不堪用。无白点者，可截七八尺，谓之二葛。凡练葛，采后即挽成纲，紧火煮烂熟，指甲剥看，麻白不粘，青即剥下，就流水捶洗净，风干露一宿，尤白。安阴处，忌日色。纺以织。凡洗葛衣，清水揉，梅叶洗湔，夏不脆。或用梅树捣碎，泡汤入瓷盆内洗之，忌用木器，则黑。然岭北女工多事苎。南昌惟西山葛著称，赣州则信丰、会昌、安远诸处，皆治葛。有家园种植者，亦有野生者，而葛布多杂蕉丝，乍看鲜亮悦目，入水变色，质亦脆薄。用纯葛丝则韧而耐久，沾汗不污。会昌之精者，缏绩更艰。葛一斤，择丝十两绩之，半年治成一端。会昌、安远有以湖丝配入者，谓之丝葛。湖南旧时潭州、永州皆贡葛，今惟永州有上供葛。葛生祁阳之白鹤观、太白岭诸高峰。芒种时采，煮以灰，而濯之，而曝之白，而擘为丝，纺以为布。如方目纱，制为衫，不可浣，污则洒以水，垢逐水溜无痕也。兴宁县亦莳之。里老云：葛有二种，遍体皆细毛者可绩布，曰毛葛；遍体无毛者，曰青葛，不可绩，惟以为束缚。则又毛葛所不逮。又毛葛亦有二种：蔓于草上者，多枝节而易断，成布不耐久；惟缘地而生者，有叶无枝，成布较胜于苎。广西葛以宾州贵县者佳，郁林葛尤珍，明内监教之织为龙凤文也。粤之葛以增城女葛为上，然不鬻于市。彼中女子，终岁乃成一匹，以衣其夫而已。其重三四两者，未字少女乃能织，已字则不能，故名女儿葛。所谓北有姑绒，南有女葛也。其葛产竹丝溪、百花林二处者良，采必以女。一女之力，日采只得数两，丝缕以缄不以手，细入毫芒，视若无有，卷其一端，可以出入笔管。以银条纱衬之，霏微荡漾，有如蜩蝉之翼。然日晒则绉，水浸则蹙缩，其微弱不可恒服。惟雷葛之精者，细滑而坚，色若象牙，名锦囊葛，裁以为袍、直裰，称大雅矣，故今雷葛盛行天下。雷人善织葛，其葛产高凉、硇洲，而织于雷。为绤为绤者，分村而居，地出葛种不同，故女手良与楛功异焉。其出博罗者，曰善政葛。出潮阳者，曰凤葛，以丝为纬，亦名黄丝布。出琼山、澄迈、临高、乐会，轻而细，名美人葛。出阳春者，曰春葛，然皆不及广之龙江葛坚而有肉，耐风日也。《诗·正义》云：葛者，妇人之所有事。雷州以之，增城亦然。其治葛无分精粗，女子皆以针丝之干捻成缕，不以水绩，恐其有痕迹也。织工皆东莞人，与寻常织苎麻者不同。织葛者名为细工，织成弱如蝉翅，重仅数铢，皆纯葛无丝。其以蚕丝纬之者，浣之则葛自葛，丝自丝，两者不相联属。纯葛则否。葛产绥[1]福都山中，采者日得斤，城中人买而绩之，分上中下三等为布。阳春亦然，其细葛不减增城，亦以纺缉精而葛真云。

雩娄农曰：葛者，上古之衣也，质重不易轻，吴蚕盛而重者贱矣；质韧不易柔，木棉兴而韧者贱矣。质黄不易白，苎麻繁而黄者贱矣。乃治葛者与丝争轻，与棉争软，与苎争洁。一匹之功，十倍于丝与棉、与苎，其直则倍于丝，而五倍棉与苎，于是治葛者能事毕而技尽矣，而受治者力亦尽矣。褐之寿以世，帛之寿以岁，麻之寿以月，今是葛也，日之焦，风之脆，浣之懈，藏之折，其寿几何？圣人尽物之性，而不尽物之力；因其重与韧、与黄，而葛之寿于是次于褐、均于帛、逾于麻。

[新释]

《长编》卷十收葛历代文献，所指可能非

一种。《图考》本条新绘两图。图1062遍体无毛者，疑似豆科葛属植物葛 *Pueraria lobata* (Willd.) Ohwi［*FOC* 修订作 *Pueraria montana*

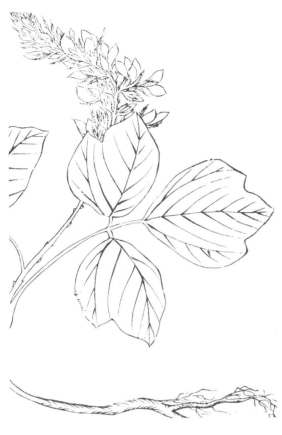

图 1062　葛（1）

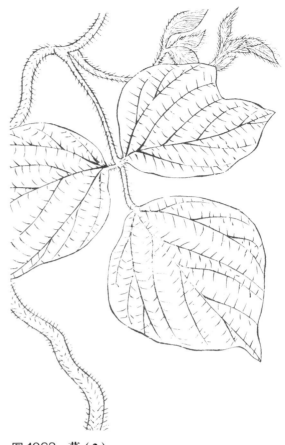

图 1063　葛（2）

(Lour.) Merr. var. *lobata* (Willd.) Maesen et S. M. Almeida ex Sanjappa et Predeep ］。吴批 *Pueraria thumbergiana* 为其异名。在我国南北各地，除新疆、青海及西藏外，分布几遍全国，生于山地疏或密林中。葛根供药用，有解表退热、生津止渴、止泻的功能，茎皮纤维供织布和造纸用。古代应用甚广，葛衣、葛巾均为平民服饰，葛纸、葛绳应用亦久，葛粉用于解酒。《救荒本草译注》释葛为该种。

图 1063 所示无花果，通体具毛，吴批作食用葛 *Pueraria edulis* Pampan.，性状较接近。该种茎被稀疏的棕色长硬毛，分布于广西、云南和四川等省区，生于海拔 1 000～3 200 米的山沟林中。

松村：*Pueraria hirsute* Schneid.；吴批：图 1062 *Pueraria thumbergiana*；图 1063：*P. edulis*（待查）。

［注］

1 绥：商务 1957 本后加"宁"字，文意通。

1003. 通草 今木通

通草，《本经》中品。旧说皆云燕覆子。藤中空，一枝五叶，子如小木瓜，食之甘美。今江湘所用，皆非结实者。《滇本草》以为野葡萄藤。此药习用，而异物非一种，盖以藤蔓中空，皆主通利关窍，故有效也。

[新释]

《长编》卷十收通草历代主要文献。《图考》本条文、图（图1064）涉及多个种，现分述如下。

《本经》通草，可能指五加科通脱木属植物通脱木 Tetrapanax papyrifer (Hook.) K. Koch，该种布广，北自陕西（太白山），南至广西、广东，西起云南西北部（丽江）和四川西南部（雷波、峨边），经贵州、湖南、湖北、江西而至福建和台湾，通常生于向阳肥厚的土壤上，有时栽培于庭园中，海拔自数十米至2 800米。其茎髓大，质地轻软，颜色洁白，称为"通草"，切成的薄片称为"通草纸"，供精制纸花和小工艺品原料。中药用通草作利尿剂，并有清凉散热功效。

"旧说皆云……藤中空，一枝五叶，子如小木瓜，食之甘美。"即《中志》29：5描述的木通科木通属植物木通 Akebia quinata (Houtt.) Decne.。

燕覆子，《中志》：64（1）：47和吴批皆作旋花科旋花属植物打碗花 Calystegia hederacea Wall.。本条绘图为吴其濬新绘图，所绘植物，即该种。

《滇本草》野葡萄藤，吴批：名木通以为野葡萄藤 Vitaceae。查《滇南本草》无野葡萄藤，只有野蒲陶根，是赤木通的异名（见卷三：145），释作三裂叶蛇葡萄 Ampelopsis delavayana Planch.。

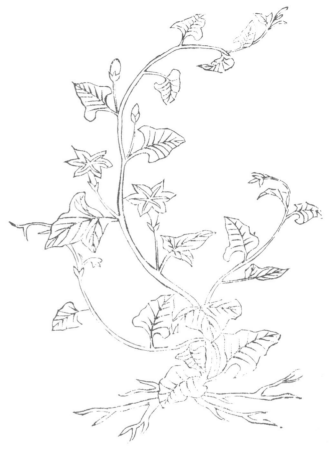

图1064　通草

文字记载"今江湘所用，皆非结实者"：为毛茛科铁线莲属 Clematis 植物。

吴批：应即通脱木，见前文 Tetrapanax papyrifera。图似 Calystegia hederacea，抄自《纲目》。

1004. 防己

防己，《本经》中品。李当之[1]云：茎如葛根，外白内黄，如桔梗。今药肆所用殊不类。

零娄农曰：李杲以防己险而健，能为乱阶，闻其臭则可恶，下咽则令人身心烦乱，饮食减少。至于去十二经湿热、壅塞，非此药不可，其与大黄匹敌可矣。甄权[2]亦云有小毒。李时珍以入蔓草，而《本经》无毒，中品。岂古人精神强固，不畏泄利，而后人柔弱，不能胜其苦寒，而乃以为毒耶？夫药力平者，不能去病，而猛者性必有所偏。元气已亏，根本渐拨[3]，胜病之药既不支，而苟且塞责之品，何裨毫末？两汉循吏，多在承平。至于绣衣持斧，杀马埋轮，其时纪纲未紊，民气恬熙，故武健者得行其志，而一时亦收火烈之效。至其季也，虽有戡平盗贼之绩，不旋而复炽；火燎于原，一杯曷济？故治病、治民，不先审其根本，而恃药力之投。头有虱而剃之，虱则尽矣，发于何有？

[新释]

《长编》卷十收防己历代主要文献。《图考》本条所图（图1065）仿绘旧本草图。两图植物分类学性状很少，实难以鉴定。

吴批：李当之云。日人释为 *Sinomenium acutum*（汉防己）或 *Cocculus trilobus*，图抄自《纲目》，李吴均未确认。

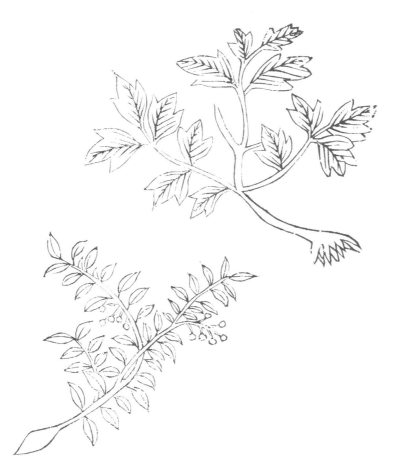

图1065　防己

［注］

1. 李当之：三国名医，华佗弟子，著《药录》。
2. 甄权（约541—643）：南朝梁名医。许州扶沟（今河南许昌市扶沟县）人，因母病精究医术、专习方书，遂为名医。著本草《药性论》4卷，已佚。
3. 拨：据文意，当为"拔"。

1005. 黄环

黄环，《本经》下品。其子名狼跋子，《别录》下品。据《唐本草》注及沈括《补笔谈》，即今之朱藤也。南北园庭多种之，山中有红紫者，色更娇艳。其花作苞，有微毛。作蔬、案酒极鲜香。《救荒本草》藤花菜即此。李时珍以为唐、宋《本草》不收，殆未深考。又陶隐居云：狼跋子能毒鱼。今朱藤角，经霜迸裂，声厉甚，子往往坠入园池，未见鱼有死者。又《南方草木状》有紫藤，云根极坚实，重重有皮，茎香可降神。《本草拾遗》以为长安人亦种饰庭院，似即以朱藤、紫藤为一种。今湖南春掘其根以烘茶叶，云能助茶气味。其根色黄，亦呼小黄藤云。

［新释］

《长编》卷十收紫藤历代主要文献。《图考》图（图1066）为新绘，所图藤本，花果同期（不符，想来把花枝、果枝布局在同一图上而已）；枝较粗壮；奇数羽状复叶，小叶3～4对，上部小叶较大，基部1对最小，先端渐尖至尾尖，基部钝圆，小叶柄短；花序似非总状，花几同时开放，具细长花柄；荚果倒披针形，悬垂枝上，有种子5粒。据上述性状，与《中志》40：184描述的豆科紫藤属植物紫藤 *Wisteria sinensis* (Sims) Sweet 较接近，该种产于河北以南黄河长江流域及陕西、河南、广西、贵州、云南。我国栽培作庭园棚架植物，利用历史较久。该种先叶开花，花可作野菜食用。《救荒》的藤花菜及湖南产者，皆本种。《南方草木状》紫藤，应为该种。

"山中有红紫者，色更娇艳"，乃豆科紫藤属植物藤萝 *Wisteria villosa* Rehd.。产于河北、山东、江苏、安徽、河南。生于山坡灌木

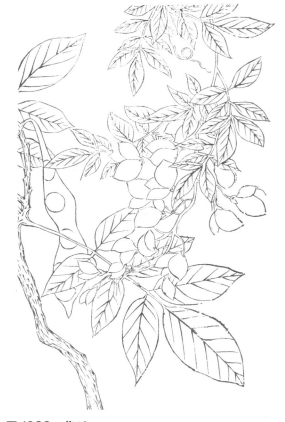

图1066　黄环

丛及路旁。模式标本采自北京。吴批：*Wisteria venusta*，即白花藤萝 *Wisteria venusta* Rehd. et Wils.，该种花冠为白色，恐记忆有误。

《别录》下品狼跋子，疑为豆科崖豆藤属 *Millettia* 植物。

松村：*Wistaria chinensis* DC；吴批：图是 *Wisteria sinensis*。山中有红紫者，色更娇艳，*Wisteria venusta*。

1006. 羊桃

羊桃，《本经》下品。《诗》苌楚、《尔雅》铫弋，皆此草也。今江西建昌造纸处种之，取其涎滑以揭纸。叶似桃叶，而光泽如冬青。湖南新化亦植之。黔中以其汁黏石不断，《黔书》《滇黔纪游》皆载之。光州造冢，以其条浸水，和土捶之，干则坚如石，不受斧凿，以火温之则解。

雩娄农曰：天下之至小，能制天下之至大；天下之至柔，能制天下之至刚；天下之至轻，能制天下之至重；天下之至易，能制天下之至难。莫坚于石，楂以盐麸之木而立坼；莫脆于石，锢以羊桃之汁而无隙。彼人气之碎犀，翡翠之屑金，羚角之破金刚，衣衲之固漏，舫胆之辟尘，胶之止浊，木贼之软牙，戎盐之累卵，物性之相感而相制，殆有不可穷诘者。吾以为人主操尺寸之柄以制天下，亦犹是矣。干羽非征苗之兵而蠢兹格[1]，《关雎》非羁商之谋而王业基。圣人操其至小、至柔、至轻、至易者，谨之于庙堂，而赏不恃爵禄而劝，罚不恃斧钺而惩，神禹之平成。孟子曰：行所无事，周家之艰难。周公曰：能知小人之依。天下固有自然相通相及之理，而无事竭智而逞力者。彼衡石称书，岂天下之书遂尽此乎？盐、铁榷利，岂天下之利遂尽此乎？申韩烦刑，岂天下之狱讼皆刑所及，而无能遁者乎？孙吴治兵，岂天下之强梗皆兵所威，而无能抗者乎？以大制大，以刚制刚，以重制重，以难制难，竭其智而智有所不能周，逞其力而力有所不能敌。故用智者必归于愚，而用力者必至于弱。秦皇、汉武不能终于富强，而况其他乎？抑又有一说焉。人主驱遣大将如使婴儿，而往往制于寺宦、宫妾。如秦之苻坚，唐之元宗[2]，后唐之庄宗，则欧阳子所谓祸患生于所忽，智勇困于所溺。譬如千金之堤，溃于蚁穴；合抱之木，毙于桂屑；雉之介诱于媒；熊之勇昵于夹。物固不可以小大、刚柔、轻重、难易之相形，而毅然可以自恃。圣人之道，亦唯于至小、至柔、至轻、至易者慎之而已。若其所以相制，则亦无所用心也。

[**新释**]

《长编》卷十收羊桃、猕猴桃主要文献。《图考》本条绘图三幅，为新绘图。

《图考》图 1067 描绘了一藤本，奇数羽状复叶，小叶 3～4 对；总状花序顶生，花序长，下垂，花自下而上逐次绽放。所图为豆科紫藤属植物紫藤 *Wisteria sinensis* (Sims) Sweet 或藤

萝 *Wisteria villosa* Rehd.。我们怀疑吴其濬将前一条黄环的配图，误植于此了。

图 1068 所绘植物为奇数羽状复叶，小叶 2 对，对生，全缘，花序似为圆锥花序，顶生，花稀疏，花落后有小豆荚着生。绘图确似崖豆藤属 *Millettia* 植物，但非 *Millettia reticulata*。待考。吴批：*Wisteria*；《纲要》释作网络崖豆藤 *Millettia reticulata* Benth.。

图 1069 所图似猕猴桃属 *Actinidia* 植物，吴批：*Actinidia henryi*（待查）。但是否为猕猴桃科猕猴桃属植物蒙自猕猴桃 *Actinidia henryi* Dunn，待商榷。该种可能为江西建昌造纸种之者。待民间访谈解决。

［注］

1 干羽非征苗之兵而蠢兹格：《盐铁轮》"舜舞干羽而三苗服"。

2 元宗：应为玄宗，清代避康熙之讳作元宗。

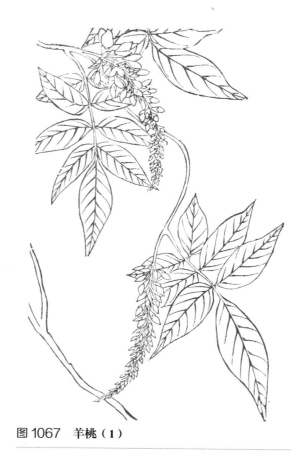

图 1067　羊桃（1）

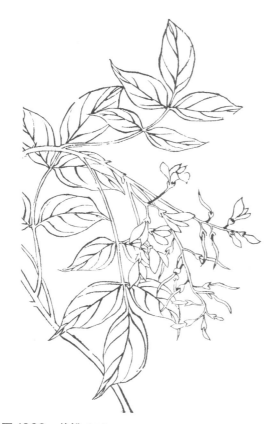

图 1068　羊桃（2）

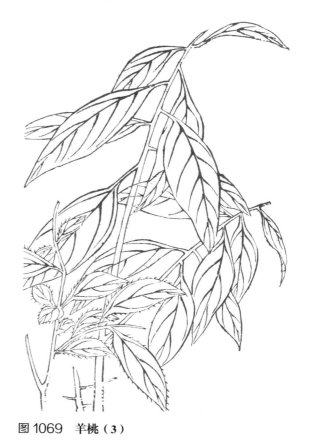

图 1069　羊桃（3）

1007. 白蔹

白蔹，《本经》下品。为疮毒调敷之药。赤蔹花实，功用皆同，惟根表里俱赤。

[新释]

《长编》卷十收白蔹历代主要文献。《中志》48（2）：46释《本经》白蔹作葡萄科蛇葡萄属白蔹 *Ampelopsis japonica* (Thunb.) Makino。《图考》图（图1070）似仿绘旧本草图。所绘植物似掌状复叶，花具长柄，伞形花序。疑似《中志》54：107描述的五加 *Acanthopanax gracilistylus* W. W. Smith。

吴批：日人释为 *Ampelopsis japonica*。

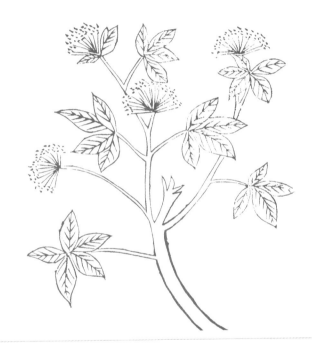

图 1070　白蔹

1008. 赭魁

赭魁，《本经》下品[1]。根形详沈括《笔谈》。

[新释]

《长编》卷十收赭魁历代主要文献。《图考》绘图（图1071）似沿用旧本草图。

吴批：似今之酱头 *Fallopia*（蓼科），待查。

此酱头，即《中志》25（1）：102描述的蓼科何首乌属植物木藤蓼 *Fallopia aubertii* (L. Henry) Holub。该种为半灌木，茎缠绕，长1～4米，叶有时互生。产于内蒙古、山西、河南、陕西、甘肃、宁夏、青海、湖北、四川、贵州、云南及西藏（察隅），生于山坡草地、山谷灌丛，海拔900～3 200米。《图考》所绘似藤本，叶具羽状脉。或该种？存以备考。

但今本草学上释"赭魁"作《中志》16（1）：108描述的薯蓣科薯蓣属植物薯莨 *Dioscorea cirrhosa* Lour.，该种为藤本，我国分布于浙江南部、江西南部、福建、台湾、湖南、广东、广西、贵州、四川南部和西部、云南、西藏墨脱，生于海拔350～1 500米的山坡、路旁、河谷边的杂木林中、阔叶林中、灌丛中或林边。越南也有分布。块茎富含单宁，可提制栲胶，或用作染丝绸、棉布、渔网；也可作酿酒的原料；入药能活血、补血、收敛固涩，治跌打损伤、血瘀气滞、月经不调、妇女血崩、咳嗽咳血、半身麻木及风湿等症。能否为《本经》下品赭魁的基原，值得商榷。

〔注〕

[1]《本经》下品：商务1957本指出为《名医别录》下品之误。

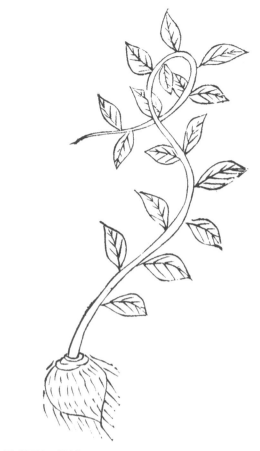

图 1071　赭魁

1009. 忍冬

忍冬，《别录》上品。俗呼金银花，亦曰鹭鸶花，又名左缠藤。陶隐居云：忍冬酒补虚、疗风。世人不肯为之，更求难得者。近时为解毒、治痢要药。吾太夫人曾患痢甚亟，祷于神得方，以忍冬五钱煎浓汁呷之，不及半日即安，其效神速如此。吴中暑月，以花入茶饮之，茶肆以新贩到金银花为贵，皆中州产也。

零娄农曰：忍冬，古方罕用，至宋而大显。金段克己诗云：作诗与题评，使异凡草木[1]。盖未知近时吴中盛以为饮，沁荂吸露，岁縻万余缗也。夫物盛衰固自有时，而医者云：谁知至贱之中，乃有殊常之效。噫，何所见之陋也！凡物之利益于人，孰非贱者？谷蔬之于珍错也，金锡之于珠玉也，陶匏之于㻩刻也，布绵之于锦绣也，茅茨、阖庐之于衣绨、锦被、朱紫也。若者易，若者难，若者为民利，若者为民病，不待智者而知也。且亩亩版筑，渔盐贩竖，人之贱者，而圣贤出焉。汉之盛也，贩绘吹箫，位兼将相；而编蒲牧豕者，亦以经术显。得时则驾，不得时则蓬蒙而行，人亦何贱之有？且贱者贵之基，贵者贱之伏，彼害人家国事者，亦岂限贵贱哉！汉之江充、息夫躬、孔仅、桑宏羊，非高门也。王凤、王莽、梁冀、袁绍，非下僚也。司马氏之东迁也，以王谢为晋郑，而倾王室者，岂少乌衣子弟哉！苏峻平而惩折翼之梦，封坩之小吏。卢循灭而符射蛇之谶，伐荻之担夫也。唐重世阀，以门第高下相夸，亦以相轧。至牛、李党，一贵一贱，终唐之亡而不解。北宋之弱，始以新法者。疏远之囚首垢面，继以绍圣者。渺茫之方丈仙人，而终以花石纲之市井无赖。亡南宋者，则又贵介椒戚之韩、贾也。鸣呼！参术[2]至贵，能生人，亦能杀人；戟陆[3]至贱，能杀人，亦能生人。《庄子》之言曰：药也，其实堇也，桔梗也，鸡雍也，豕零也，是时为帝者也。郭曰：物当其所须则无贱，非其时则无贵。故曰礼时为大，然圣人不能为时。

[新释]

《长编》卷十收忍冬历代主要文献。《图考》图为新绘（图1072）。所绘为藤本，具大型的叶状苞片，即《中志》72：236描述的忍冬科忍冬属植物忍冬 *Lonicera japonica* Thunb.。该种除黑龙江、内蒙古、宁夏、青海、新疆、海南和西藏无自然生长外，我国其他各省均有分布，主要生于山坡灌丛或疏林中、乱石堆、山足路旁及村庄篱笆边，海拔最高达1 500米。因栽培历史较久，性状变异幅度较大。该种为一悠久历史的常用中药，始载于《名医别录》，列为上品。"金银花"一名始见于李时珍《本草纲目》。

松村和吴批：*Lonicera japonica* Thunb.。

[注]

1 作诗与题评，使异凡草木：见金代段克己诗《采鹭鸶藤，因而成咏寄家弟试之》。

2 参术：指人参和白术。

3 戟陆：指大戟和商陆。

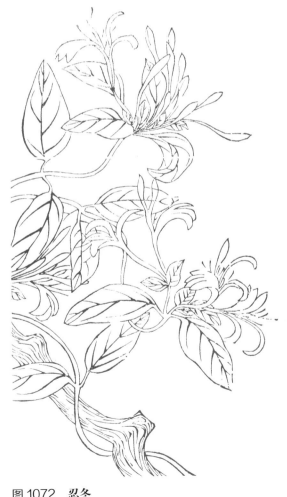

图1072　忍冬

1010. 千岁虆

千岁虆，《别录》上品。陈藏器以为即葛虆。《本草衍义》引甘守诚，以为即姜抚所进长春藤，饮其酒多暴死。今俚医以为治跌损要药，其力极猛，不得过剂。吉安人有患跌折者，误以数剂并服，遂暴卒。鞫狱者取其茎，研入肉以试犬，犬食之，顷刻间腹膨脖矣。

雩娄农曰：甚矣，不学无术而惑邪说者之害之巨也。《诗》之咏葛虆者多矣，无言采采者。《传》曰：葛虆能庇其本根。今山林中，贯木络石，条蔓蔚密，材不可薪，不任缚，实不中啖，而为鸟雀啴啄者，虽妇稚皆识之。乃姜抚[1]一妄男子，诧为仙药，举朝信之，或以致毙，惟一卫士甘守诚破其狂诞，岂彼时朝右皆伏猎弄獐之庸竖，而无一通知经术者哉？盖诵其名，眯其物，撷扯风月虚幻之词，而不究其所用。蔡谟读《尔雅》不熟，几为劝学死，良可哂矣。夫良工度木，非徒为大小、曲直也，必审其刚柔、燥湿之性，而后为室则正，为器则固。其编蒲、织柳、沤麻、捣楮，无有不识物性而能成一艺者。况医者以药投人腹中，而不知其有毒与否，而受者乃贸贸然而试之，是轻千金之躯于鸿毛矣。夫驱使草木而不知其性情，尚不能得其利而无害，然则人主用人，将举家国人民而听之，乃不能灼知其贤不肖，其利害不亦大哉！汉之言占候者，欲以日辰之善恶，决所见之邪正，举进退、黜陟之权，寄之于孤虚[2]旺相，其与术士以举世不用之药而诡言长生者，皆不求之于可知，而求之于所不可知。《礼》曰：百工之事，皆圣人所作。又曰：夫妇之愚，可以与知。彼圣人所不言，愚夫愚妇所不知，皆妄而已矣。

[新释]

《长编》卷十收千岁虆历代主要文献。《图考》图为新绘（图 1073）。所绘为一藤本，无卷须；叶近心状卵圆形，顶端急尖，基部心形，边缘具锯齿，基生脉 5 出，中脉有侧脉 5～6 对，网脉不明显，叶柄细长；圆锥花序疏散，与叶对生，基部分枝细长，花序颇细长。与《中志》48（2）：163 描述的葡萄科葡萄属植物葛藟葡萄 *Vitis flexuosa* Thunb. 较接近，暂释作该种。产于陕西、甘肃、山东、河南、安徽、江苏、浙江、江西、福建、湖北、湖南、广东、广西、四川、贵州、云南，生于山坡或沟谷田边、草地、灌丛或林中，海拔 100～2 300 米。本种分布广、生境多样，变异大。《中志》48（2）：163 认为它是一个多型的复合种，需要进一步研究。根、茎和果实供药用，可治关节酸痛。

松村、《中志》48（2）：163 和《纲要》：*Vitis flexuosa* Thunb.；吴批：图叶似 *Vitis pentagona*，但花序颇细长。

[注]

1 姜抚：号"冲和先生"，唐代著名的术士，宋州（今河南商丘）人。自称年过百岁，唐玄宗李隆基授予擢抚银青光禄大夫一职。《新唐书》有传。

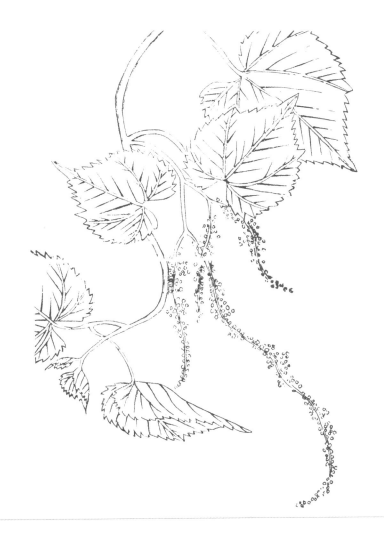

图 1073　千岁蘽

❷ 孤虚：古代方术用语。即计日时，以十天　　称之为"孤"，与孤相对者为"虚"。古时常用
干顺次与十二地支相配为一旬，所余的两地支　　以推算吉凶祸福及事之成败。

1011. 萆薢

　　萆薢，《别录》中品。宋《图经》列数种。李时珍云：叶大如碗。今人皆以土茯苓
为萆薢，误矣。其实今人乃以萆薢为土茯苓耳。南安谓之硬饭团，屑粉食之。兹从李
说，而别存原图。

　　雩娄农曰：余按试赣，闻山中人有掘硬饭团为粮者，令人采视之，则即药肆所收
以代土茯苓，而李时珍以为萆薢者。坚强如木石。山人之言曰：赣山瘠田少，苦耕谷
不蕃，虽中人产，不能终岁粒食，则仰给于薯；薯不足则糜草木之根荄而粉糍之。若

葛、若厥及此物，皆贫民果腹是赖。余观范文正公使江淮，取民所食乌昧草[1]以进，乞宣示六宫戚里，以抑奢靡，前贤欲朝廷知民间艰难如此。然此犹值俭岁耳。若赣之民，虽丰岁亦与上古食草木之实同，而不获奏庶艰食，比之幽地苦寒，获稻烹葵，其苦乐为何如耶？世有抱痌瘝者，取瘠土之民之生计，讲求访咨，绘为图说，使为民上者，知风雨时节，而无告穷黎，尚有藜藿不糁，茹草啮木而甘如黍稷者，一遇亢暵螟螣，秸叶皆尽，颠连离散，计惟有填沟壑而入盗贼，得不蹙蹙然预计绸缪，为鸠形鹄面者蓄升斗之储，而一切偷安纵欲坐待流民之图，于心忍乎？求牧与刍而不得，立而视其死，距心亦知罪矣。善将者，士先食而后食，岂守令而不然哉！

[新释]

《长编》卷十收草薢历代主要文献。中国古代本草中的草薢，可能包括薯蓣和百合科菝葜属的多种植物。本条绘图，为"兹从李说，而别存原图"之两图。

《图考》图1074所示为一攀援灌木；根状茎粗厚，呈不规则块状；茎疏生刺；叶阔椭圆形，先端微凸或短渐尖，叶柄短，皆具卷须，卷须较纤细而短。又《本草纲目》对菝葜的描述："其茎蔓而坚强，植生有刺，其叶团大，状如马蹄，光泽似柿叶，不类冬青；秋开

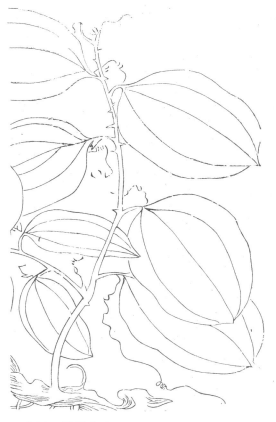

图 1074　草薢（1）

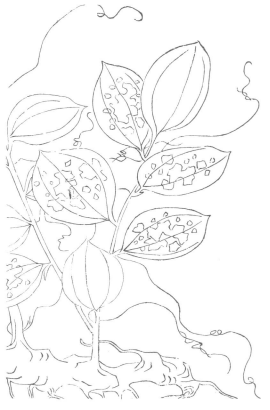

图 1075　草薢（2）

黄花，结红子，其根甚硬，有硬须如刺。"其地下部分"有硬须如刺"的性状。如《图考》图 1074 为吴其濬别存《本草纲目》图，则应释为《中志》15：193 描述的菝葜科菝葜属植物菝葜 Smilax china L.。该种在我国产于山东（山东半岛）、江苏、浙江、福建、台湾、江西、安徽（南部）、河南、湖北、四川（中部至东部）、云南（南部）、贵州、湖南、广西和广东，生于海拔 2 000 米以下的林下、灌丛中、路旁、河谷或山坡上。根状茎可以提取淀粉和栲胶，或用来酿酒。有些地区作土茯苓或草薢混用，也有祛风活血作用。

图 1075 与图 1074 相似，唯茎上无刺，卷须细长。无花果。待考。

吴批：*Smilax* spp.，二图，待查。

[注]

[1] 乌昧草：《续资治通鉴·宋仁宗明道二年》"饥民有食乌昧草者，撷草进御，请示六宫贵戚，以戒侈心"。明代杨慎《丹铅总录·花木》："乌昧草，即今野燕麦。"此野燕麦，疑今禾本科燕麦属植物野燕麦 *Avena fatua* L.。

1012. 菝葜

菝葜，《别录》中品。江西、湖广皆曰铁菱角，亦曰金刚根。叶可作饮。《救荒本草》谓之山藜儿。实熟红时，味甘酸可食。其根有刺甚厉，俚医多用之。

雩娄农曰：菝葜，山中多有之。根多刺如钉，似非善草。然叶可饮，子可食，根可染，治脚弱痹满，酿酒饮之，几无剩物。而张耒有《菝葜》诗[1]云：江乡有奇蔬，本草寄菝葜。驱风利顽痹，解疫补体节。春深土膏肥，紫笋迸土裂。烹之芼姜橘，尽取无可掇。则此草乃又堪蔬矣。吾于此见造物之爱人甚矣。山氓营窟林箐中，寒而瘿，湿而痹，炙而暑，刺而风，恶虫怪鸟泄其毒而为瘴疠、疡痈，人非木石，何以堪此？乃使之日饮啜于良药嘉草之中，潜消其疹戾而不之觉。不识不知，顺帝之则。圣人之于民也，亦犹是矣。养生送死，救灾弭患，其事必极于纤微琐屑，其功乃尽于裁成辅相。《周官》于丝枲、茶葛、果蓏、漆林之类，无不胪举，而庶氏、蝈氏所以攻鸟兽毒虫者，其官亦皆备焉。后世辄曰：大臣不亲庶事，夫不亲者委任庶官而已。然其于民之一饮食、一疾痛，无不默默为之筹划忧劳。《康诰》曰：如保赤子。方其保抱携持，无所不至，彼赤子乌知之而感之？汉之榷盐铁也，以贾人富，而重租税以困之；宋之行新法也，比之祈寒暑雨，怨咨而不顾。夫君之于民，犹父之于子，岂有以子富而困使贫，且使之怨咨无聊而以为快哉。水旱疾疫，厄运所极，造物已早为生聚百物，以待人主之措施。彼以阳九委之于天者，盖真视天梦梦也。天不虚生一物，圣人不虚靡一物。树木不以时伐，曾子谓之不孝。天德王道，何事不该？疏节阔目，其学曰粗。

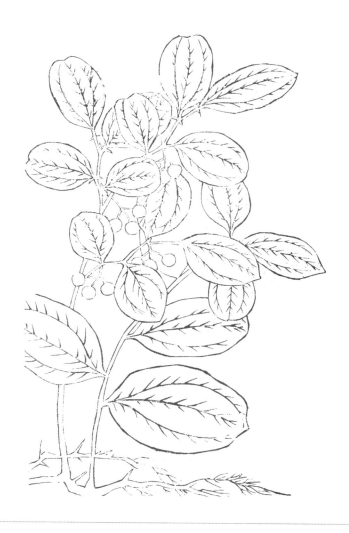

图 1076　菝葜

[新释]

《长编》卷十收菝葜历代主要文献。《救荒本草译注》疑山梨儿似菝葜 *Smilax china* L.。《图考》图为新绘（图1076）。可释作《中志》15：193描述的百合科菝葜属植物菝葜 *Smilax china* L.，仅根状茎细，较特别。可参考前条，不赘述。

松村、《纲要》2：555 和吴批：*Smilax china* L.。

[注]

❶《菝葜》诗：指宋代张耒诗《食菝葜苗》。

1013. 钩藤

钩藤，《别录》下品。江西、湖南山中多有之。插茎即生，茎、叶俱绿。《本草纲目》云：藤有钩，紫色，乃枯藤也。

零娄农曰：钩藤或作钓藤，以其钩曲如钓针也。《滇志》：咂酒出镇雄州。陆次云《峒谿纤志》[1]：咂酒，一名钩藤酒，以米杂草子为之，以火酿成，不篘不酢，以藤吸取。多有以鼻饮者，谓由鼻入喉，更有异趣。镇雄直滇东北，千里而遥，鼻饮之风，今无闻焉。考镇雄为芒部地，旧隶乌蒙。雍正八年，改昭通府。以镇雄为州。其属有威信、牛街、母亨、彝良，皆设吏分治。其夷则有苗、沙二种。盖地旷岭奥，蛮俗犹有存焉。然其植物，昔有五加、方竹、龙眼、荔支诸物。今志不载龙眼、荔支，而谓采笋蹂躏，方竹殆尽，五加已绝种。又谓有海竹，空中为咂酒竿，则咂酒亦不尽用钩藤，今昔殊风，大都皆然。而旧谚所谓乌蒙与天通者，今已为运铜孔道，驮负优优，流人占籍，宜其濡染华风，非复峒溪故状。抑夷性吝而土地硗确，一草一木辄惜之，或以易食物，而畏官之需索尤甚，志盖因其俗而杜诛求云尔。然以方竹为守土累者，实有之矣，务奇诡而不恤艰难，乌可以长民哉！

[新释]

《长编》卷十收以"钓藤"历代主要文献。《图考》图为新绘（图 1077），该图显示一木本植物的枝条，其叶对生，椭圆状长圆形，基部楔形，稍下延，钩一对（绘图钩藤着生位置不符），下弯折，江西、湖南、云南产。据上述性状，与《中志》71（1）：255 描述的茜草科钩藤属植物钩藤 *Uncaria rhynchophylla* (Miq.) Miq. ex Havil. 较接近。本种产于广东、广西、云南、贵州、福建、湖南、湖北及江西，常生于山谷溪边的疏林或灌丛中。国外分布于日本。本种带钩藤茎为著名中药（钩藤），功能清血平肝，息风定惊，用于风热头痛、感冒夹惊、惊痛抽搐等症，所含钩藤碱有降血压作用。

吴批：图是 *Uncaria rhynchophylla*，镇雄咂酒一名钩藤酒。

[注]

1 陆次云《峒谿纤志》：陆次云，为清代文学家，康熙间举博学宏词，著多部笔记小说。《峒谿纤志》为其所著方志。谿：商务 1957 本作"溪"。

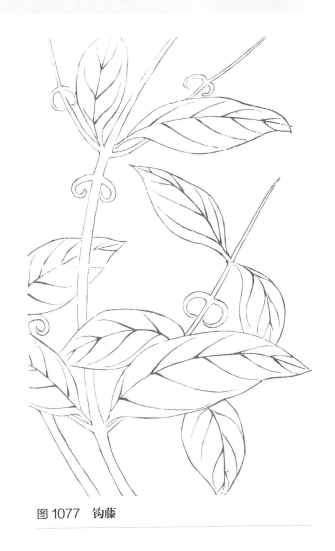

图 1077 钩藤

1014. 蛇莓

蛇莓，《别录》下品。多生园野中。南安人以茎、叶捣敷疔疮，隐其名为疔疮药，试之神效。自淮而南，谓之蛇蛋果，江汉间或谓之地锦。

零娄农曰：蛇莓多生阶砌下，结红实，色至鲜，故名以锦。虽为莓，然第供乌雀蝼蚁耳。顾其涂敷疔毒，效甚捷而力至猛，寸草有心，乌可忽乎哉？夫德无小，翳桑一饭而倒戟，执炙一啇而救危[1]，饮食之施，适得国士；咫尺阶前，乃有大药。否则门左千人，门右千人，碌碌者黍不为黍，稷不为稷，求其非荆棘之刺足矣，尚能获其报乎？

[新释]

《长编》卷十收蛇莓历代主要文献。《图考》图为新绘（图1078）。所绘为草本，具短根茎，匍匐茎细长，在节处生不定根；基生叶，三出复叶，有长叶柄，小叶片倒卵形，边缘有锯齿，小叶柄不明显；花单生于叶腋，花梗细长，萼片及花瓣各5，萼片宿存？果圆形，红色。上述性状，概貌颇似《中志》37：358描述的蔷薇科蛇莓属植物蛇莓 *Duchesnea indica* (Andr.) Focke。在我国产于辽宁以南各省区，生于山坡、河岸、草地、潮湿的地方，海拔1 800米以下。据《中志》，该种全草药用，能散瘀消肿、收敛止血、清热解毒。茎叶捣敷治疔疮有特效，亦可敷蛇咬伤、烫伤、烧伤。果实煎服能治支气管炎。全草水浸液可防治农业害虫、杀蛆、孑孓等。

吴批：*Duchesnea*（图是）。

[注]

[1] 翳桑一饭而倒戟，执炙一啇而救危：典出《左传·宣公二年》。赵宣子赵盾在首阳山拿食物给灵辄及其母，不久，灵辄当上了晋灵公的卫士，冒死救主。赵盾问他救自己的原因。灵辄回答"翳桑饿人也"。后世以"一饭之恩""翳桑饿人"形容知恩图报。

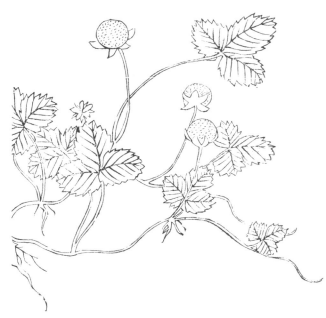

图1078　蛇莓

1015. 牵牛子

牵牛子，《别录》下品。今园圃中植之。《酉阳杂俎》谓之盆甑草。自河以北，谓之黑、白丑，又谓之勤娘子[1]。其花色蓝，以渍姜，色如丹。南方以作红姜，故又名姜花。又一种子可蜜煎，俗谓之天茄。《救荒本草》谓之丁香茄。李时珍以为即牵牛子之白者，花、叶固无异也。另入果类。

零娄农曰：俗以牵牛花同姜作蜜饯，红鲜可爱，而理不可晓。梅圣俞诗[2]：持置梅窗间，染姜奉盘馐。烂如珊瑚枝，恼翁牙齿柔。文与可诗，只解冰盘染紫姜[3]。此法自宋始矣。邵子诗，雕零在槿先[4]。言其日出即收也。司马温公独乐园有花庵，以牵牛瓜豆为之。东坡以此非佳花，而前贤多赏之。观邵子所谓长是废朝眠者[5]，即此。亦见贤者断无三宴起时也。黄绫被里放衙，终身不见此花矣。俗呼此花为勤娘子，亦有味。

[新释]

《长编》卷十收牵牛子历代主要文献。《图考》图为新绘（图1079），所图为旋花科牵牛属 *Pharbitis* 植物。其叶三裂，全缘，萼片针状线形。故释作牵牛 *Pharbitis nil* (L.) Choisy[*FOC* 已修订作 *Ipomoea nil* (L.) Roth]。本种原产于热带美洲热带地区，现已广植于热带和亚热带地

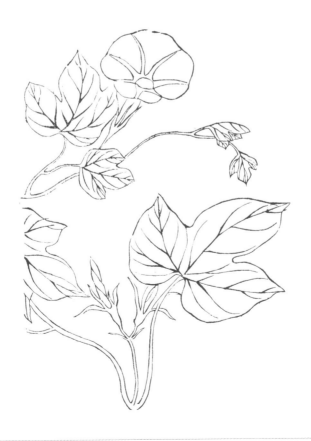

图1079　牵牛子

区。在我国除西北和东北的一些省外，大部分地区都有分布，生于海拔100～200（～1 600）米的山坡灌丛、干燥河谷路边、园边宅旁、山地路边，或为栽培。除观赏外，种子名丑牛子（云南）、黑丑、白丑、二丑（黑、白种子混合），入药多用黑丑，白丑较少用。有泻水利尿，逐痰，杀虫的功效。

"又一种子可蜜煎，俗谓之天茄。《救荒本草》谓之丁香茄。"《救荒本草译注》释作旋花科番薯属植物丁香茄 *Ipomoea turbinata* Lag.，与牵牛非一种。

松村：*Ipomoea hederacea* Jacq.；吴批：*Ipomoea hispida*。

[注]

1 又谓之勤娘子：因牵牛花早晨四五点钟即开花，花开艳丽，因此得此俗名。

2 梅圣俞诗：指梅圣俞诗《篱上牵牛花》。

3 文与可诗，只解冰盘染紫姜：应出杨万里诗《牵牛花三首·莫笑渠侬不服箱》。

4 邵子诗，雕零在槿先：应出司马光《花庵多牵牛清晨始开日出已瘁花虽甚美而不堪留赏》诗句"向慕非葵比，凋零在槿先"。

5 邵子所谓长是废朝眠者：宋代邵雍诗《和花庵上牵牛花》中有诗句"主人凝伫苦，长是废朝眠"。

1016. 女萎

女萎，见李当之《药录》[1]。诸家误以解委萎。《唐本草》以为似白敛，主治痢泄。观王羲之[2]《女萎丸贴》云：腹痛小差，须用女萎丸，得应甚速。则必非今玉竹矣。原出荆襄。又曰：鲁国女萎。近世方中无用者，存原图以俟访。

[新释]

《图考》图（图1080）似沿用旧本草图，据图上性状，不能确定隶毛茛科铁线莲属 *Clematis*。待考。

吴批：原图当是《唐本草》图。日人释为 *Clematis apifolia*，不知何据。

[注]

1 《药录》：后汉李当之所著本草学著作。

2 王羲之（303—361，一说321—379）：字逸少，琅琊临沂人（今山东临沂）。东晋著名书法家，代表作有《兰亭序》等。

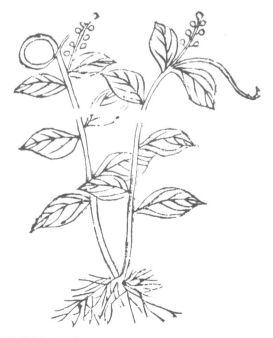

图1080　女萎

1017. 地不容

地不容，一名解毒子，《唐本草》始著录。《南岳揽胜集》[1]：轸宿峰北多生地不容草，取汁同雄黄末调服之，大解蛇毒。以其滓敷伤处，虽蝮蛇、五步至毒，亦不加害，其效至速。

零娄农曰：余在湘中，按志求所谓地不容者，不可得。及来滇，有以何首乌售者。或云滇人多以地不容伪为何首乌，宜辨之。余喜得地不容甚于何首乌也，遂博访而获焉。其根、苗大致似交藤，而根扁而瘠，叶厚而圆，开小紫花。询诸土人，则曰其叶易衍，其根易硕，殆无隙地能容也，故名。或以其叶团似荷钱，而易为地芙荣[2]，失其意矣。考《图经》生戎州，今为安顺府，与滇接。宋版舆不及滇，故不以为滇产。《滇本草》曰味苦、性温，有毒，治一切疟，吐倒食气，吐痰。甚于常山，虚者忌之。常山有转达之功，地不容无转达之功，故禁用。其说与《图经》异而详。滇黔之药，多出于夷峒。夷之饮食衣服不与华同，以治夷者治民几何，不草菅而狄薙之耶[3]。然世之好奇者，不求之乌浒狼朦[4]，则求之番舶鬼市，辄曰药之来者远，则其为效也捷。呜呼！病非夷之病，而药夷之药，则必衣夷之衣，而后知其药之舒敛；食夷之食而后知其药之补伐，身体心腹无不变而为夷，而后药之入其肺腑而达于毛发者，乃无一不相沦浃瞑眩焉，而后知夷医为和缓，夷药为参苓矣。否则不乃[5]之羹，古剌[6]之酒，且有呃于喉、刺于鼻，而不能一咽者。况此苦辛剧毒之品，而谓五行无偏胜之脏腑，可以兼容莫逆，如石投水哉！滇地今益辟，夷之负药入市者，惟熏洗疮痍，疡医实取资焉，骎骎乎胥百夷而冠带之，酸咸之，且将以治民者治夷矣。如《滇本草》，诚不以良民试夷法，滇亦多贤人哉。

[新释]

《长编》卷十收地不容主要文献。《图考》地不容图为新绘（图1081）。据图、文，本品为多年生草质藤本植物，具硕大、扁球形块根；叶互生，盾状，具长柄，下部的叶近圆形，边缘微波状，基部有时成心形，上部的叶近宽卵形，基部近于平截，先端尖；花小，紫色，呈伞形花序生于总梗上，腋生。其概貌与《中志》30（1）：53和《云志》3：246所描的防己科千金藤属植物地不容 Stephania epigaea H. S. Lo 较接近。《滇南本草图谱》第48～第53页对中文名、拉丁名的考证均有详尽说明，其结论拉丁学名宜为 Stephania delavayi Diels。《中志》认为昔日研究中国植物者订为该名者，实应为 Stephania epigaea H. S. Lo。本种分布于四川（西部和南部）外，在云南除东北部、西南部和西双版纳尚未发现外，几乎各地都有，常生石山，亦常见栽培。据说，云南白药用的也是这种植物的块根。另：地不容 Stephania epigaea 有硕大块根，今一文钱 Stephania delavayi 无块根，可资区别。

绘图所载植物，与《唐本草》所记不同，《唐本草》所记，应为千金藤 Stephania herbacea Gagnep.。

地不容：松村：Stephania hernandifolia Walp.；吴批：Stephania herbacea；Stephania delavayi s. l.。

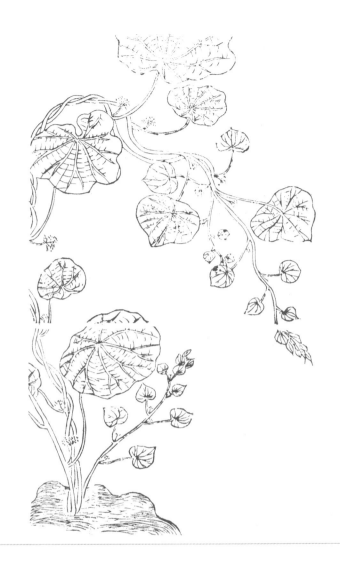

图 1081　地不容

[注]

1 《南岳揽胜集》：当为《南岳总胜集》，南宋陈田夫撰。宋代地方志的典范作品。

2 地芙荣：即本草"地芙蓉"。

3 夷之饮食衣服……而狱薤之耶：商务 1957 本删除此句。

4 乌浒（hāng）狼䏶：乌浒，古代对壮族的称谓。狼䏶，古代一南方少数民族国名。

5 不乃：又称不乃羹、圣齑或青羹。牛反刍的未完全消化的草。西南少数民族用来食用助消化或疗中毒。

6 古刺：古代对佤族的称谓。

1018. 白药

白药，《唐本草》始著录。《图经》有数种。《本草拾遗》又有陈家白药、甘家白药、会州白药，有方无图。今滇南亦有白药，主治马病，未知是《图经》何种，不敢并入。兹从《图书集成》[1]绘存原图一种，其治证各方，录于编中以备考。

[新释]

《长编》卷十收白药主要文献，白药名出《唐本草》，到宋《图经》已有数种，吴其濬分不清，但又不敢合并，故据《古今图书集成》仿绘图一幅，以备考。

据《纲要》1：175：《唐本草》的白药和《图考》卷之二十一金线吊乌龟是同一种，是当今大部分当白药（子）用，今订为防己科千金藤属植物金线吊乌龟 *Stephania cepharantha* Hayata。该种却在云南并无分布，参见《云志》3：241。

吴其濬云"今滇南亦有白药，主治马病"，使人不能不联想到卷二十三之"滇白药子"，参见《图考》所附图（图1082），藤本，叶具4～7小叶的掌状分裂，绝非防己科植物，而似"滇白药"薯蓣科薯蓣属植物黑珠芽薯蓣 *Dioscorea melanophyma* 一类。

吴批：图不可辨，似为掌状复叶。

[注]

1 《图书集成》：即《古今图书集成》。

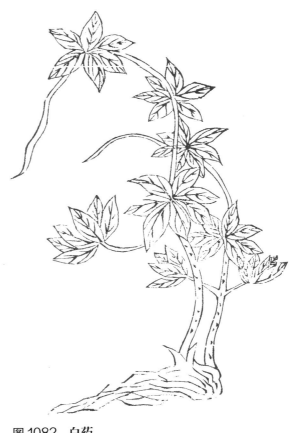

图 1082　白药

1019. 落雁木

落雁木，《唐本草》始著录。《海药》[1]谓雁过皆缀其中，故名。生南海山中，代州、雅州皆有之。治风痛、脚气、产后血气痛。

[新释]

待考（图1083）。吴批：图上似羽状复叶。

[注]

1 《海药》：即《海药本草》，前蜀李珣著作的本草。因书中所载药物多来自海外，故名。

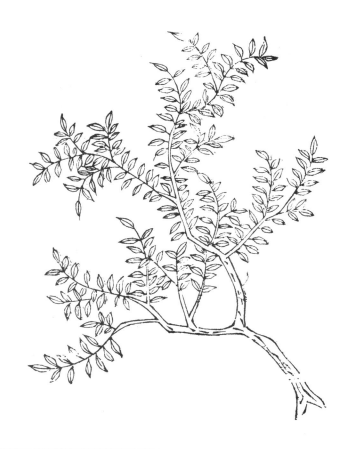

图 1083　落雁木

1020. 解毒子

解毒子,《唐本草》以为生川西,即地不容。《图经》所云生戎州者,与滇南地不容虽相类,而云无花实。李时珍以《四川志》苦药子即解毒子,又或谓即黄药子,皆出悬揣。今以滇南地不容别为一图,而存解毒子原图以备考。世之用地不容者,当依《滇本草》为确。其旧说解蛊毒、消痰、降火,虽具药性而不可轻试。若川中苦药子,亦恐非《唐本草》之解毒子也。

[新释]

吴批:图(图1084)似单子叶植物。疑似

薯蓣科薯蓣属之一种 *Dioscorea* sp., 参见本卷"白药"条和卷之二十三"滇白药子"。

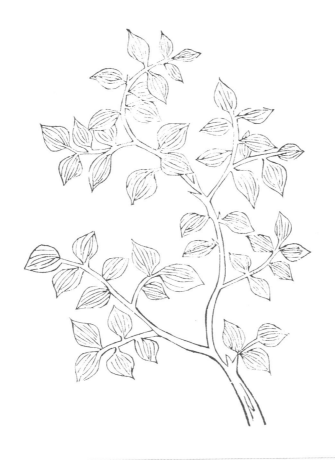

图 1084　解毒子

1021. 萝藦

　　萝藦，即藋兰，见《诗疏》。《唐本草》始著录。《拾遗》[1]曰斫合子。《救荒本草》曰羊角科。今自河以北，皆曰羊角。江淮之间曰婆婆针线包，或曰羊婆奶。湖南曰斑风藤。

　　雪蒌农曰：《芄兰》，卫诗也。故中原极多，江湘间偶逢之。淳于髡[2]曰：求柴胡、桔梗于沮泽，累世不得一焉。地利有宜，信矣。沈存中谓芄兰生荚，支出于叶间，垂之如觿，其叶如佩韘之状。按芄兰之角如觿，尚得形似，其叶如王瓜、牵牛等，安得有佩韘状？诗人触物起兴，矢口成音，岂与夫训诂之学，拘文牵义，强为组织哉！汉儒格物，非得之目睹，即师承有绪，非妄造无稽之谈以为标新领异。始作俑者，王安石之新学，而陆佃[3]为之推波助澜也。陈莹中[4]云：王氏之学，废绝史学而咀嚼虚无之言，其事与晋无异。其《弹蔡京疏》云：绝灭史学，一似王衍[5]。斥新经者，以此为梟苏折狱[6]矣。夫凭虚臆说，何所不至？极其量，虽伏猎弄獐[7]，无难曲解旁证以伸其说。今王氏之学，渐灭殆尽；而《埤雅》以草木鸟兽而存。毛晋以陆佃释采荇、采繁、采苹、藻为后妃、诸侯夫人、大夫妻之次第；王安石释荇、接余，谓可以妾余草为可笑而近于戏。鸣呼！王氏之学，天变不足畏，祖宗不足法，人言不足恤，尚何有于经而不敢侮？观其制置条例，乃以苍生、宗社为戏，经营祖述，卒倾宋京。由今而观，岂堪一噱哉！沈存中博物者，而不免汩新学之余波，甚矣！邪说之害，同于洪水猛兽也。

[新释]

《长编》卷十收"萝藦子"历代主要文献。《图考》图为新绘（图1085）。所绘为一草质藤本；叶卵状心形，顶端短渐尖，基部心形，两叶耳展开，具细长叶柄；花序总状？着花多枚；蓇葖叉生，纺锤形，顶端急尖，基部膨大；种子顶端具长的种毛。上述性状，概貌大概合《中志》63：403描述的萝藦科萝藦属植物萝藦 *Metaplexis japonica* (Thunb.) Makino［*Metaplexis stauntoni* 为其异名］。该种我国分布于东北、华北、华东和甘肃、陕西、贵州、河南和湖北等省区，生于林边荒地、山脚、河边、路旁灌木丛中。全株可药用：果可治劳伤、虚弱、腰腿疼痛、缺奶、白带、咳嗽等；根可治跌打、蛇咬、疔疮、瘰疬、阳痿；茎叶可治小儿疳积、疔肿；种毛可止血；乳汁可除瘊子。茎皮纤维坚韧，可造人造棉。

松村：*Metaplexis stauntoni* Roem. et Sch.；《纲要》、吴批 *Metaplexis japonica* (Thunb.) Makino。

[注]

1 《拾遗》：即《本草拾遗》。

2 淳于髡：战国时期齐国人，齐国最早的稷下先生之一。

3 陆佃：宋熙宁间进士，授蔡州推官。官至尚书左丞。赠太师。有《尔雅新义》《埤雅》传世。《宋史》有传。

4 陈莹中：名瓘。宋元丰间进士，因弹劾蔡京不断被流徙。著《了斋集》《约论》等。

5 王衍（256—311）：字夷甫。西晋士族。与西晋灭亡多少有关系。后桓温北伐感慨："遂使神

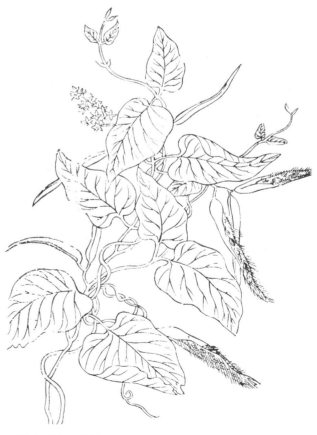

图1085　萝藦

州陆沉，百年丘墟，王夷甫诸人不得不任其责。"

6 臯苏折狱：臯苏，即皋陶与苏忿生，皆有折狱断案之才。皋陶，上古政治家、教育家，孔子尊其为"上古四圣"之一。苏忿生，周武王时的大臣，为王族，曾任司寇，决狱牢案，

明察秋毫，被后世尊为狱神。

7 伏猎弄獐：应为"伏腊弄璋"。萧炅误读作"伏猎"，被称为"伏猎侍郎"；李林甫误写为"弄獐"，被讥笑作"弄獐宰相"。后"伏猎弄獐"成为不学无术的代名词。

1022. 赤地利

赤地利，《唐本草》始著录。李时珍以为即《本草拾遗》之五毒草。江西、湖南通呼为天荞麦，亦曰金乔麦。茎柔披靡，不缠绕，茎赤叶青，花叶俱如荞麦，长根赭硬，与《唐本草》说符。为治跌打要药，窃贼多蓄之，故俚医呼贼骨头。

零娄农曰：天之生斯草也，以矜折损也；乃宵小恃之，以扞敲抨而遁法网，岂天之助凶人欤？《易》曰：恶不积，不足灭身。《传》曰：淫人富，谓之殃。夫盗贼穿窬肤箧，得而絷之，法止鞭扑及荷校耳。乃秘此方药，绝者续，腐者新，顽而无忌，屡触法而益狠戾，其究不至杀越人于货不止，则断刭之戮及之矣。昔有囚将伏法，语狱卒曰：某为贼，冒法多矣，每受责必饵白及[1]，故无苦，死后可取肺视之，必有异。狱卒如言审其肺，已溃败，皆白及所补缀云。然则盗贼得秘药而无所苦者，乃俾之愍不畏死而终服上刑也。则天之生此草，将以积其恶而灭之、殃之也。然盗贼终恃此而不悟也。

[新释]

《长编》卷十收赤地利主要本草文献，有吴其濬按语。《图考》图为新绘（图1086），所图为一多年生草本；根状茎木质化。茎直立，分枝；叶三角形，顶端渐尖，基部近戟形，边缘全缘，叶柄细，长于叶，花序伞房状，顶生，苞片卵状披针形，顶端尖，花被片5；江西、湖南通呼为天荞麦，亦曰金乔麦。上述性状，与《中志》25（1）：111描述的蓼科荞麦属植物金荞麦 *Fagopyrum dibotrys* (D. Don) Hara［*Fagopyrum cymosum* (Trev.) Meisn. 为异名］概貌较接近。本种在我国产于陕西、华东、华中、华南及西南，生于山谷湿地、山坡灌丛，海拔250～3 200米。块根供药用，清热解毒、排脓去瘀。

松村：*Fagopyrum*；吴批：*Fagopyrum cymosum*。

[注]

1 白及：兰科白及属植物白及 *Bletilla striata* (Thunb. ex A. Murray) Rchb. f.。

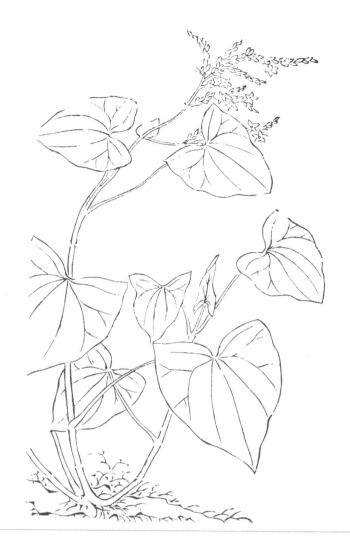

图 1086　赤地利

1023. 紫葛

紫葛，《唐本草》始著录。湖南谓之赤葛藤。叶似野葡萄，而根长如葛，色紫，盖即葛之别种。主治金疮伤损，俗方多用之。原图叶甚相类。又一图殆其枯蔓，姑仍之。

[新释]

《长编》卷十收紫葛主要本草文献。《图考》图为新绘（图 1087）。据《图考》图、文，所述为木质藤本，卷须二叉分枝；单叶，心形，3～5 裂，顶端极尖，基部心形，边缘具尖锯齿，叶柄细长，粗长根紫色；主治金疮；无花果。

如仅据上述特征，很难判断为葡萄科蛇葡萄属 Ampelopsis 何种。暂从《纲要》考证结果，释作异叶蛇葡萄 Ampelopsis heterophylla (Thunb.) Sieb. & Zucc.。该种分布于江苏、安徽、浙江、江西、福建、湖北、湖南、广东、广西、四川，海拔 200～1 800 米。其结论，盖根据根的特征。

松村：Ampelopsis；吴批：图似 Ampelopsis。

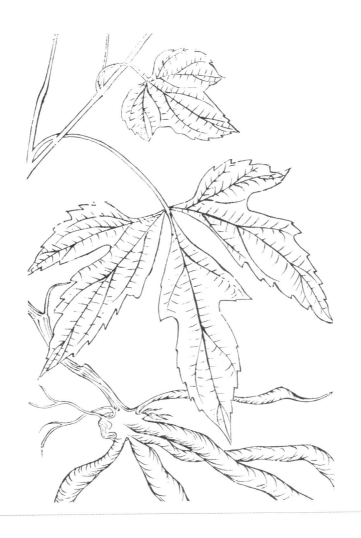

图 1087　紫葛

1024. 乌蔹莓

乌蔹莓，即五叶莓。《唐本草》始著录。按《诗经》：蔹蔓于野[1]。《陆疏》：形状正同乌蔹。毛晋《广要》[2]亦云蔹有赤、白、黑，疑此即黑蔹云。今俗通呼曰五爪龙。

[新释]

《长编》卷十收乌蔹莓主要文献，有吴其濬按语。《中志》48（2）：78 释《唐本草》之乌蔹莓作乌蔹莓 Cayratia japonica (Thunb.) Gagnep.，该种广州俗名作五爪龙。

《图考》图为新绘（图 1088）。所图为一草质藤本，卷须与叶对生，2 叉分枝；叶 5 小叶，叶柄长，中央小叶长椭圆形或椭圆状披针形，基部楔形，边缘有稀锯齿，比侧生小叶大，侧生小叶椭圆形或长椭圆形，几无柄，具总柄；花序腋生，复二歧聚伞花序，花序总梗长；果实近球形。较接近《中志》48（2）：78 描述的葡萄科乌蔹莓属植物乌蔹莓 Cayratia japonica

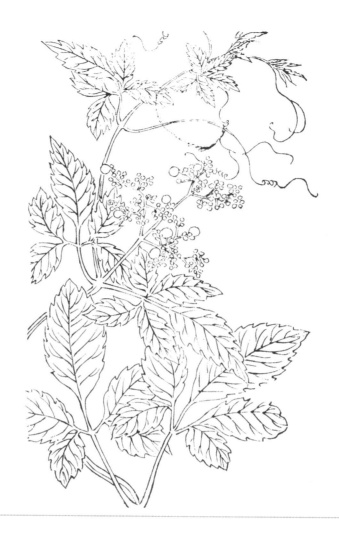

图 1088　乌蔹莓

(Thunb.) Gagnep.。本种在我国产于陕西、河南、山东、安徽、江苏、浙江、湖北、湖南、福建、台湾、广东、广西、海南、四川、贵州、云南。生于山谷林中或山坡灌丛，海拔300～2 500米。

附记：本图同《图考》卷之二十一绞股蓝图，皆作 *Cayratia japonica*。绞股蓝一名，应是在《救荒》中的后出名。

松村：*Cissus japonica* Willd. (*Vitis japonica* Th.)；吴批：*Cayratia japonica*。

〔注〕

1 蔹蔓于野：见《诗经·唐风·葛生》。

2 《广要》：即《毛诗陆疏广要》。

1025. 葎草

葎草，《唐本草》始著录，处处有之。《救荒本草》谓之葛勒子，秧苗、叶可煤食。《本草纲目》并入《别录》有名未用勒草。南方呼刺皆曰勒，未可以葎、勒音转，定为一物。

零娄农曰：湘中葎草极繁，废圃中往往莽不可行。迷阳伤足[1]，蒺藜窃衣[2]，其流辈也。调以酸咸，乃不戟喉，花芥刺蓟，又其亚矣。盖造物之养人也，唯恐其获之也艰，而生之也蹙。故凡妇稚之撷捋，牛羊之践履，无不可以适口腹而备缓急。然则人力之所极而化，工之所吝者其皆非养人者钦？余以世之疾夫此草也，因歌以诫之。其词曰：相彼滋蔓，浸淫堂隅。锄而去之，乃益繁芜。孰遭不憎？孰忤不诛？勿憎勿诛，代匮庶乎。呜呼馑岁，恃此而铺。饘斯粥斯，不蝥乃腴。何惜咫尺，广苫此徒。吾言曷征，曰救荒书。

[新释]

《长编》卷十收葎草主要文献。《图考》葎草图为新绘（图1089）。所图为一缠绕草本，茎、枝均具刺；叶五角形，掌状5深裂，基部心形，裂片卵状三角形，边缘具锯齿，叶柄细长，具毛；雄花序为圆锥花序，较长，雌花序球形，具纸质苞片，具绒毛，细节不清楚。上述性状特征，与《中志》23（1）：220描述的大麻科葎草属植物葎草 *Humulus scandens* (Lour.) Merr. [*Humulus japonicus* Sieb. et Zucc. 为其异名] 概貌颇合。本种我国除新疆、青海外，南北各省区均有分布，常生于沟边、荒地、废墟、林缘边。日本、越南也有。可入本草作药用，茎皮纤维可作造纸原料，种子油可制肥皂，果穗可代啤酒花 *Humulus lupulus* L.。

松村：*Humulus japonicus*；吴批：*Humulopsis (Humulus) scandens*（图是）。

[注]

1 迷阳伤足：《庄子》"迷阳米阳，无伤吾行。却曲却曲，无伤吾足"。王先谦《集结》："谓棘刺也，生于山野，践之伤足。"

2 蒺（jì）藜窃衣：应为"蒺藜窃衣"，出《尔雅·释草》。

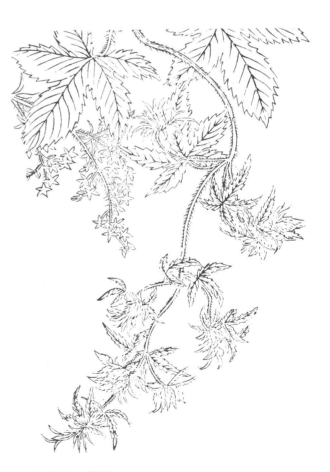

图1089 葎草

《植物名实图考》

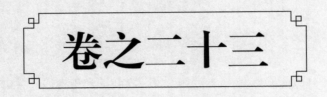

固始吴其濬　著　蒙自陆应谷　校刊

蔓草类

1026. 四喜牡丹 即追风藤

四喜牡丹，生云南山中。长茎如蔓，附茎生叶，三叶同柄，复多花叉，微似牡丹，长五六分。春开四瓣白花，色如栀子，瓣齐有直纹。黄蕊绿心，楚楚有致，惟茎长花少，颇形寂寞。

[新释]

吴其濬新描述的云南物种。据《图考》文、图（图 1090），可悉本种为木质藤本（原名与牡丹相比）；叶对生，有长柄，具三小叶或数叶与花簇生，小叶卵形，基部钝，先端锐尖，边缘具缺刻状锯齿（甚至个别似单叶）；花单朵腋生，有柄，或数朵与叶簇生，萼片 4，白色，倒卵圆形至椭圆形，直脉明显，水平开展，雄蕊多数黄色，心皮多数，绿色。综合上述性状，与《中志》28：220 和《云志》11：230 所描述的毛茛科铁线莲属植物绣球藤 Clematis montana Buch.-Ham. ex DC. 在概貌上基本相似，也即《图考》卷之二十三"绣球藤"，在此不赘述。因本种为一多型种，吴其濬重出为二种，视其描述，他重视绣珠藤的瘦果，而重视四喜牡丹的花。该种在我国分布于西藏（南部）、云南、贵州、四川、甘肃（南部）、宁夏（南部）、陕西（南部）、河南（南部）、湖北（西部）、湖南、广西（北部）、江西、福建（北部）、台湾、安徽（南部）的山坡、山谷灌丛中、林边或沟旁。茎藤入药，能利水通淋、活血通经、通关顺气，主治肾炎水肿、小便涩痛、月经不调、脚气湿肿、乳汁不通等症；又可治心火旺、心烦失眠、口舌生疮等症。

吴批：Clematis Montana.。松村：Clematis macropetala Ledeb.。据《中志》28：138，后者

在我国产于青海、甘肃（岷县 2 400 米）、陕西南部（太白山 2 600 米）、宁夏（贺兰山 2 000 米）、山西、河北（小五台山 2 400 米），生于荒山坡、草坡岩石缝中及林下。蒙古东部、俄罗斯远东地区也有分布。云南不产。

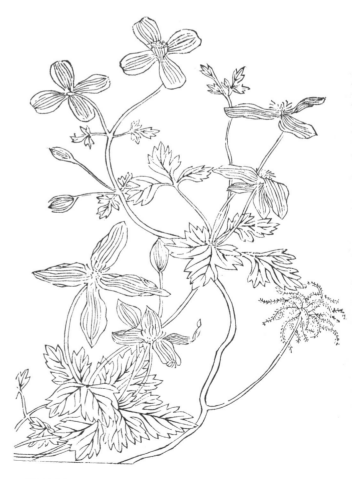

图 1090　四喜牡丹

1027. 刺天茄

刺天茄，滇、黔山坡皆有之。长条丛蔓，细刺甚利。叶长有缺，微似茄叶，然无定形。花亦似茄，尖瓣黄蕊，粉紫淡白，新旧相间。花罢结圆实，大者如弹。熟红，久则褪黄。自春及冬，花实不断。《滇本草》：刺天茄，味苦甘，性寒。治牙疼。为末搽之即愈。疗脑漏、鼻渊，却风、止头痛、除风邪。

[新释]

吴其濬新描述的云南、贵州物种。据《图考》文、图（图1091），本种为藤本，花、叶均似茄；茎、枝有细刺；叶椭圆形至卵状椭圆形，基部钝，先端钝圆至锐尖，有柄，边缘波状浅裂，叶形变异甚大"无定形"；花萼裂片5，花冠粉、紫、淡白色，6或8深裂（实则应为5裂），裂片尖，花药黄色；果实圆球形，如弹丸大小，熟时红色，后为黄色；全年开花结果。综合上述性状，与《中志》67（1）：100和《云志》2：578所描述的茄科茄属植物刺天茄 Solanum indicum L. 在概貌上相似。《纲要》3：297亦同此意。本种在我国分布于四川、贵州、广西、广东、福建外，在云南（除东北外）几遍全省有产，生于180～1700（～2800）

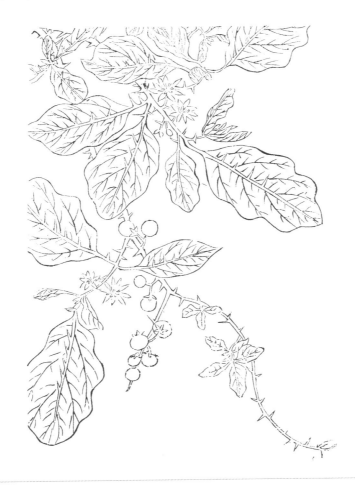

图1091　刺天茄

米林下、路旁、田边、荒地、干燥灌丛中，有时成片生长。果能治咳嗽及伤风，内服可用于难产及牙痛，亦用于治发热，寄生虫及疝痛，外擦可治皮肤病，叶汁和新鲜姜汁可以止吐，叶及果和籽磨碎可治癣疥。果皮中含龙葵碱。

松村：*Solanum*；吴批：*Solanum indicum*（图是）。

1028. 刀疮药

刀疮药，生云南。藤本蔓生，赭绿茎。叶似何首乌，色绿，微宽，无白脉。叶间开花，五瓣，外白内紫，纹如荆葵，数十朵簇聚为球。又名贯筋藤，殆能入筋络之品。

［新释］

吴其濬新描述的云南物种。据《图考》文、图（图 1092），本种植物为藤本；叶对生，宽心形，先端尖，在大叶为有 5 出基脉，小叶只具 3 出基脉；花多数，呈腋生聚伞花序，花冠裂片外面白色，内面紫色。据这少数性状，无法从一个硕大的萝藦科中得出某所隶属，惟遵从《中志》和《云志》作者（二志为同一作者蒋英、李秉滔）意见。他们以"贯筋藤"之名归于萝藦科南山藤属植物苦绳之一变种 *Dregea sinensis* Hemsl. var. *corrugata* (Schneid.) Tsiang et P. T. Li。据《中志》63：496，《云志》3：657，这个变种在外形上"蓇葖外果皮具横凸起的皱片状"最为特殊，惜吴其濬未见果。又"苦绳"别名中有"刀愈药"之名（昆明）、"贯筋藤"别名中有"刀口药"之名（四川），是否有可能从"刀疮药"衍变而来？本变种产于大理、巍山、镇雄等地，生于山地灌丛中或山地林谷沟旁。

吴批：亦似 *Cynanchum*。但该属为一大属，中国大陆有 50 余种，云南也有 23 种，无从下手考核。

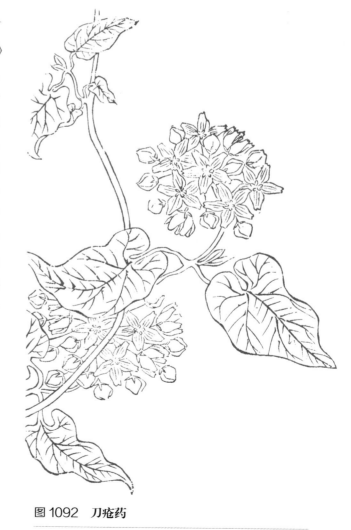

图 1092　刀疮药

1029. 紫地榆

紫地榆，生云南山中，非地榆类也。圆根横纹，赭褐色。细蔓缭绕，一茎一叶。叶如五叶草而权歧不匀，多锯齿。蔓梢开五瓣粉白花，微红，本尖末齐。绿萼五出，长于花瓣，托衬瓣隙。结角长寸许，甚细而弯如牛角。考《滇本草》有赤地榆，与本草治症同；又有白地榆，味苦涩，性温，与地榆颇异。此又一种。按名而求，则悬牛首市马肉，不相应者多矣。

[**新释**]

吴其濬新描述的云南物种。据《图考》文、图（图 1093），本植物根圆柱形，有皱纹，红褐色；茎枝细而蔓生；叶基生和茎生，茎生叶互生和对生，轮廓三角状，五深裂，裂片具粗锯齿；花 1～2 朵，腋生或生枝端，萼片 5，绿色，长于花瓣，与花瓣互生，花瓣 5，粉红色，先端尖；果长约寸许，细瘦而弯如牛角。上述性状，概貌如《中志》43（1）：48 和《云志》5：85 描述的牻牛儿苗科老鹳草属植物紫地榆 *Geranium strictipes* R. Kunth。在我国分布于云南西北部和四川西南部，生于海拔 2 700～3 000 米的山坡草地、林下和灌丛中。模式标本产自丽江。根入药，能清积食，云南西北常挖根在集市出售。《滇南本草》（整理本）2：110 赤地榆也订为该种。然《滇南本草》记载的白地榆，或是同属尼泊尔老鹳草 *Geranium nepalense* Sweet？

松村：*Geranium nepalense* Sweet；吴批：*Geranium stristipes*。

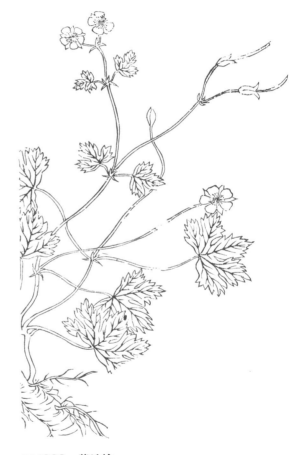

图 1093　紫地榆

1030. 滇白药子

滇白药子，蔓生，根如卵，多须。一枝五叶，似木通而微小，梢端三叶。夏开花作穗，如白花何首乌，结实如珠[1]。考白药有数种，而说皆不晰。《滇本草》谓只可医马，不可吃，而又载与阳道诸方。其说两歧，殆不可信。

〔新释〕

吴其濬新描述物种。据《图考》图（图1094），草质藤本，块茎球形，多须；茎上的叶为五小叶的掌状复叶而枝端者为3小叶，叶腋有球状珠（即珠芽，惜原文未说明成熟时颜色）；在云南称白药子。据此较宜释为《中志》16（1）：91、《云志》5：741描述的薯蓣科薯蓣属植物黑珠芽薯蓣 *Dioscorea melanophyma* Prain et Burkill，该种云南部分地区以其块茎作"白药子"入药，分布于四川、贵州、云南和西藏（波密）。

吴旧批：*Dioscorea melanophyma*，但近年又改为毛芋头薯蓣 *Dioscorea kamoonensis* Kunth.。据《中志》和《云志》意见，这两种确为近似种，但前者的块茎卵圆形或梨形有多数细长须根；而后者的块茎细条状，单1或2～3个，垂直生长（据《云志》）。在《中志》*Dioscorea kamoonensis* 后有一附注，说明该种的种的界限划分混乱。综观 *Dioscorea melanophyma*，*Dioscorea kamoonensis* 和 *Dioscorea henryi* 这一群，赞成将本种订为黑珠芽薯蓣 *Dioscorea melanophyma* Prain et Burkill.。《图鉴》5：563 和 5：564（*Dioscorea kamoonensis* var. *henryi*）有全图，较清晰。本种除广布于喜马拉雅（东、西部）外，在云南产于腾冲、景东、思茅、丽江、姚安、宾川、双柏、江川、昆明、富民至蒙自、屏边、文山，生于海拔1 300～2 100米山谷或山坡林缘、灌丛中。

《图考》曰："《滇本草》谓只可医马，不可吃，而又载与阳道诸方。其说两歧，殆不可信。"此说来源于《滇南本草》丛本，丛本将

白、黄药子混淆收载之，"只可医马，不可吃"是指黄药而言，黄药子确为兽医常用药物，与阳道诸方系指白药子。又《滇南本草》2：436又列黄药子条，订为黄药 *Dioscorea bulbifera* L.。

〔注〕

[1] 结实如珠：鳞芽。

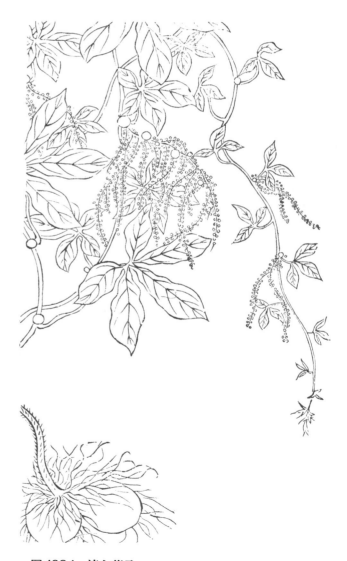

图1094　滇白药子

1031. 叶上花

叶上花，生云南。蔓生绿茎，一叶一须。叶或五尖，或三尖，大如眉豆叶。花生叶筋脉上，作小尖蓇葖，上红下淡。花密则叶枯，其筋脉即成小茎。结实如珠，色紫黑。《广西通志》：红果草，小者圆叶边，花茎有软刺，可治牙痛。疑即此类。

[新释]

本条记录了两物种。

（1）叶上花，为吴其濬新描述的云南物种。据文、图（图1095），可知本种因叶生虫瘿如花，因得名叶上花。据正常部分，植株蔓生，叶具柄互生，心形，3～5浅裂，边全缘，或稍波状浅齿；卷须与叶对生，单一而不分枝；果序圆锥状，上举，果实珠状，紫黑色。本种前人未做考订，但从叶形观之，疑似《云志》10：520描述的葡萄科葡萄属植物网脉葡萄 Vitis wilsonae Veitch，但卷须不2叉分枝和叶多全缘，又不似，有待进一步核对该类群标本。

（2）《图考》引《广西通志》红果草，附"叶上花"条下，吴批 Rubus sp.。由于《图考》只有"小者圆叶边，花茎有软刺，可治牙痛。疑即此类"寥寥文字。待考。

吴批：似 Vitis 或 Ampelopsis。吴其濬为何将"红果草"与 Vitaceae 相比拟？

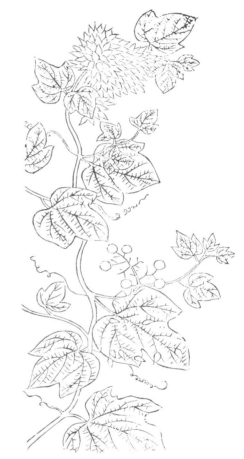

图1095　叶上花

1032. 堵喇

堵喇，生大理府。蔓生黑根，一枝一叶，似五叶草，大如掌。俚医云：性寒，解草乌毒。产缅地者[1]能解百毒。

[新释]

吴其濬新描述的云南大理府物种。据《图考》文、图（图1096），可知本种为蔓生草本；具块根，倒卵状披针形，根上生出一茎；茎上有互生叶，叶近五角形，具长柄，第一次深裂几达基部，中间裂片又深裂，似呈五裂片，小裂片椭圆形至卵状椭圆形，具不规则的齿，绘图仅示基部至中部叶；无花果。可依《云志》11：92订为毛茛科乌头属植物紫乌头 *Aconitum episcopale* Lévl.，其变种 *Aconitum* var. *villosulipes* W. T. Wang 更有可能，因其模式采自大理。该变种常被一些植物学家错误鉴定为 *Aconitum delavayi* Franch.。本种为我国特有种，分布于四川（西南）、贵州（西部）外，在云南产北部，生于海拔2 400～3 300米山地。如若根据民间植物分类的特点，"堵喇"推测为该属在大理府产的 *Aconitum episcopale* 及其近缘种的通称，"堵剌"似非汉语词，应为大理府某民族语音译。

产缅地者，应为乌头属之一种 *Aconitum* sp.。

松村：*Geranium*；吴批：*Aconitum delavayi*（大理府所得）。

[注]

1 产缅地者：应为乌头属之一种 *Aconitum* sp.，待考。

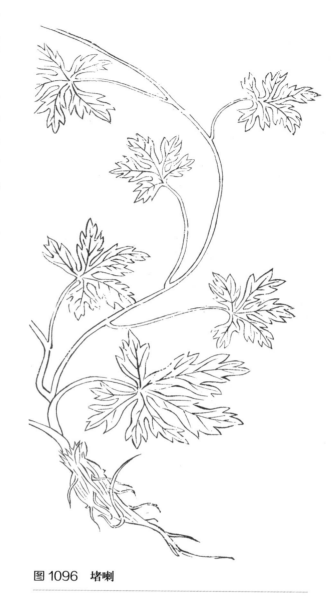

图1096 堵喇

1033. 土余瓜

《滇本草》：土余瓜，味甘，无毒，生于山中。倒挂，绿叶，开黄花。按一年开一朵，结一薹，梗藤绵软。至十二年根成人形，夜有白光，属阳气。采取同云茯苓膏服之，黑发延年，百病不生；若单服无益。茯苓亦夜有白光，阴也，须得土余瓜配合为妙。余遣人采得，根如何首乌大小，礧砢相属不绝。色黄如土，细蔓丝褭，拳附下垂。一叶一须，似王瓜叶而光，有细纹，亦如瓜叶。人形、白光之说，盖如枸杞、人参，以意测度。东坡谓五月五日采艾如人形者，艾岂似人？万法皆妄出于意想，读医书者当知之。

[新释]

《图考》绘图（图1097）为吴其濬新绘。《纲要》2：326将《滇南本草》的土余瓜、倒挂土余瓜订为葫芦科赤瓟属植物长毛赤瓟 *Thladiantha villosula* Cogn.，实使人怀疑。在云南赤瓟属 *Thladiantha* 植物中，有硕大块根的只有异叶赤瓟 *Thladiantha hookeri* C. B. Clarke[《中志》73（1）：149、《云志》6：305]。《中志》73（1）：149描述它的"块根扁圆形，重可达数十斤"。据《云志》描述，本种的叶多变，从单叶到2～33裂，甚至具3～37小叶的复叶。这一情况，为《滇南本草》3：432土余瓜所附图显示出来。该种产于云南、贵州，生于海拔1 250～1 760米的山坡林下或林缘。块根药用，有健胃、行气、止痛的功效。

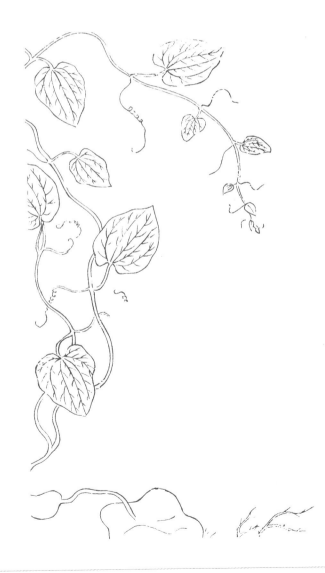

图1097　土余瓜

1034. 滇土瓜

土瓜，生滇、黔山中。细蔓，长叶微团，秋开如鼓子花，色淡黄，根以为果食。桂馥《札璞》：土瓜，形似莱菔之扁者，色正白，食之脆美。案即《尔雅》蔰，菟瓜，讹为土瓜。《滇本草》：味甘平，一本数枝，叶似胡芦，根下结瓜，红、白二色。红者治红白带下，通经、解热；白者治妇人阴阳不分、子宫虚冷、男子精寒。生吃有止呕、疗饥之妙。《遵义府志》：俗呼土蛋，岁可助粮。按此草有花，一开即敛。《滇本草》以为无花，殆未细审。

按黔西山阪中极多，北人见者，皆以为燕菖。其花初黄后白。按《尔雅》，菲，芴[1]。郭《注》：土瓜也。孙炎曰：菖类也。此草形既如菖，名同土瓜，或是一物。但《本草》所述土瓜即是王瓜，而说经者皆不详土瓜花、实，引证极博，究无的解。北地亦未见有此草，不敢遽谓蒚菲之菲即此矣。若李时珍谓江西土瓜粉即王瓜根，恐赣南之土瓜亦即此物。唯彼人云味粗恶，此根味甘，有药气，不至辣喉，或以地气而异。若王瓜根则未闻可粉也。

[新释]

《图考》滇土瓜条涉及三种植物。

（1）原文"土瓜，生滇、黔山中。细蔓，长叶微圆，秋开如鼓子花，色淡黄，根以为果食"与所图，描述的是一新种。此处"鼓子花"在本书卷之二十二"旋花"条，为旋花科旋花属植物旋花 Calystegia sepium (L.) R. Br.。据文、图（图 1098），该种植物系缠绕草本；叶互生，有柄，卵状椭圆形至椭圆形，全缘，羽状脉；花单生，具叶腋，具长柄，具长漏斗状，花管筒花冠裂片 5，淡黄色具瓣中带；块根卵球形。据此性状特征，与《云志》2：649 描述的旋花科鱼黄草属植物山土瓜 Merremia hungaiensis (Lingelsh. et Borza) R. C. Fang 较符。也可参考《图鉴》3：532 Ipoenoea hungaiensis 土山瓜。依据近来植物分类学意见，本科按花粉粒的类型可分 2 族。花粉粒有无刺者为族花族 Convoluuleae，有刺者为番薯族 Ipomoeceae。番薯属 Ipomoea L. 有广义和狭义之分（详见《云志》2：654），《云志》是采取狭义的概念。现根

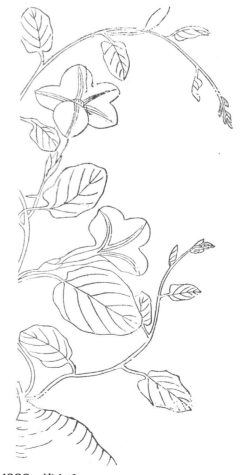

图 1098 滇土瓜

据花粉形态，又将部分原隶于番薯属 *Ipomoea* 的种类移至鱼黄草属 *Merremia* Dernst.。附记：吴征镒在《云志》2：649，采用"山土瓜"之名，而将《图考》的"滇土瓜"作为别名。

（2）《图考》所引《桂馥札璞》"土瓜，形似莱菔之扁者，色正白，食之脆美……"实为豆科豆薯属植物豆薯 *Pachyrhizus erosus* (L.) Urban。该种产于我国台湾、福建、广东、海南、广西、云南、四川、贵州、湖南和湖北等地均有栽培。原产于热带美洲，现许多热带地区均有种植。块根可生食或熟食；种子含鱼藤酮可作杀虫剂，防治蚜虫有效。《桂馥札璞》，当为该种引入中国的较早记载。

（3）《图考》所引"《滇本草》：味甘平，一本数枝，叶似胡芦，根下结瓜，红、白二色"。按此性状描述，似为旋花科番薯属植物番薯 *Ipomoea batatas* (L.) Lam. 特征。由于番薯为美洲作物，明末才传入我国，故吴其濬所见的《滇本草》似非相传兰茂（明洪武年间人）的《滇南本草》所能描述，是版本记录有问题？或番薯早已传入？待考。

吴批：图是 *Meerremia* (*Ipomoea*) *hungaiensis*；土瓜（《桂馥札璞》）：豆科之 *Pachyrhizus erosus*。

【注】

1 《尔雅》，菲，芴：疑指葫芦科栝楼属植物王瓜 *Trichosanthes cucumeroides* (Ser.) Maxim.。

1035. 昆明鸡血藤

昆明鸡血藤，大致即朱藤。而花如刀豆花，娇紫密簇，艳于朱藤，即紫藤耶？褐蔓瘦劲，与顺宁鸡血藤异。浸酒亦主和血络。

【新释】

吴其濬新描述的云南物种。据《图考》文、图（图1099），可得知本种为木质藤本；叶互生具5小叶的奇数羽状复叶，小叶椭圆形，基部楔形，先端锐尖，全缘，顶生小叶最大，基部一对小叶最小，中间一对小叶处于中间；花紫色，聚成顶生圆锥花序。以上性状所述与《中志》40：171所描述的豆科崖豆藤属植物灰毛崖豆藤 *Millettia cinerea* Benth.［FOC 作 *Callerya cinerea* (Benth.) Schot］和《云志》70：405 所描述的 *Callerya cinerea* (Benth.) Schot. 概貌基本相似。但《云志》和《中志》对该种的概念也是不同的，如《中志》的多个种，滇缅崖豆藤 *Millettia dormardi* Coll. et Hemsl.，香花崖豆藤 *Millettia dielsiana* Harms，*Millettia cinerea* var. *yunnanesis* Pamp，黔滇崖豆藤 *Millettia gentiliana* Lévl.，澜沧崖豆藤 *Millettia lantsangensis* Z. wei 等都被《云志》归入灰毛鸡血藤 *Callerya cinerea* (Benth.) Schot，虽然《云志》谓这种归并，能否反映本种特征和变异，还有待进一步研究。胡先骕还曾将顺宁鸡血藤发表为一新种 *Millettia shunningensis* Hu (1955)，也被归入本种。我们暂释作《云志》和 FOC 描述的豆科鸡血藤属植物灰毛鸡血藤 *Callerya cinerea* (Benth.) Schot。

松村、《中志》40：171：*Millettia reticulata* Benth.；《云志》70：405 作 *Callerya cinerea*(Benth.)

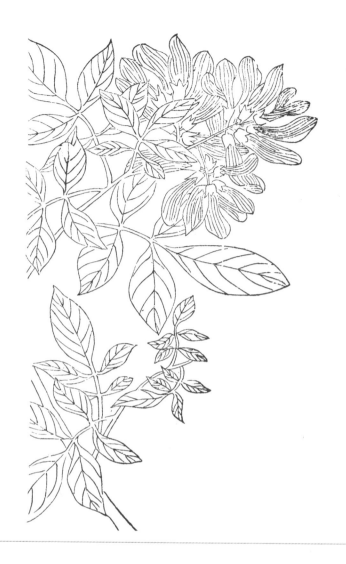

图 1099　昆明鸡血藤

Schot [*Milletia cinerea* Benth.]。吴批：图是 *Callerya (Millettia) dielsiana*。因《云志》接受 Geesink 和 Schot 的观点，将具单体雄蕊及总状花序为主的种类归入崖豆藤属 *Millettia*，而把具二体雄蕊和圆锥花序一类的归入鸡血藤属 *Callerya*。因此《中志》的崖豆藤属 *Millettia*，在《云志》中分为上述二属。

文中提到的顺宁鸡血藤，见本书卷之二十三 "鸡血藤" 条，为木兰科南五味子属植物凤庆南五味子 *Kadsura interior* A. C. Smith。

1036. 绣球藤

绣球藤，生云南。巨蔓逾丈，一枝三叶。叶似榆而深齿。叶际抽葶，开花如丝，长寸许，纠结成球，色黄绿。《滇本草》亦有此藤，而图说皆异，盖又一种。此藤开四瓣紫花，心皆粉蕊，老则迸为白丝，微黄。土医或谓为木通，以为熏洗之药，主治全别。

[新释]

本条涉及两个物种,《图考》图（图1100）、文（《滇南本草》者除外）所记的绣球藤,为吴其濬描述的云南新种。据图,可知本植物为较大的木质藤本;叶互生,为三出复叶,具柄;二侧生小叶无柄,卵形,基部钝,先端尖,自基部1/3以上边具锯齿,顶生小叶较侧生者为大,卵状椭圆形,具短柄,上部边缘具锯齿;花1～3朵簇生叶腋,有柄,萼片4,水平开展,雄蕊多数,比萼片短1/3;瘦果卵形,多数,宿存主呈羽毛状,纠结成黄绿色球。据上述性状,与《中志》28:220和《云志》11:230所描述的毛茛科铁线莲属植物绣球藤 *Clematis montana* Buch.-Ham. ex DC. 在概貌上基本一致。本种为多型种（参见本书卷之四"喜牡丹"条）,有5个变种,广布于秦岭以南广大地区。在云南原变种产除西双版纳、西南部外几遍全省,生于海拔1900～4000米山地林中或灌丛中。

松村 *Clematis*;吴批: *Clematis pterantha* Dum,该种《中志》28:119处理作 *Clematis ranunculoides* Franch. var. *pteruntha* (Dunn) M. Y. Fang。其聚伞花序有花7～14朵,萼片4,直上展,与上陈述显然有别,特产思茅。《纲要》1:121和《中志》28:220: *Clematis montana* Buch.-Ham. ex DC.。

文字中提及"《滇本草》亦有此藤,而图说皆异,盖又一种。此藤开四瓣紫花,心皆粉蕊,老则迸为白丝,微黄。土医或谓木通,以

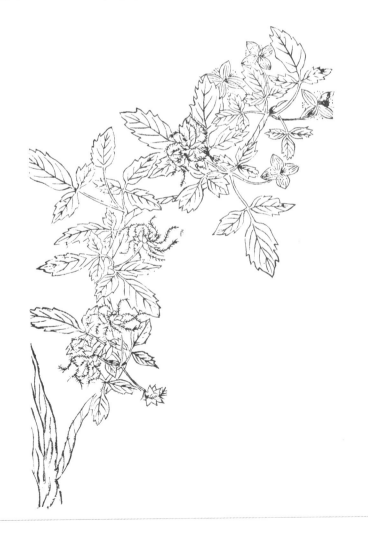

图 1100　绣球藤

为熏洗之药，主治全别"。查阅《滇南本草》3：65，名绣球藤，别名小九头狮子。按《滇南本草》原文："绣球藤，生山中有水处（校于本及《通志》引文作"生于近水处"。《通志》引文尚有"或贴地生，或依埂生"两句），其藤贯串，有小细叶一撮，生于藤上……"我们认为，若按原文字四句，是不能考证出 *Clematis ranunculoides* 的。若加上《图考》的"按语"，只有"此藤开四瓣紫花"一语，尚可说其主要特征，除药效外，其他均为铁线莲属 *Clematis* 的共性，亦很难作考证的依据。经查《云南》记载 56 种铁线莲属 *Clematis* 中除 *Clematis ranunculoides*（《云志》10：248）开紫红花外，尚有毛蕊铁线莲 *Clematis lasiandra* Maxim. 开紫红花，和菝葜叶铁线莲 *Clematis smilacifolia* Wall. 开蓝紫花，故本种有待进一步考订。

1037. 扒毒散

扒毒散，生云南圃中，插枝即活。以能治毒疮，故名。大致类斑庄根而无斑点，叶亦尖长，秋深开小白花如蓼，而不作穗簇簇枝头。尤耐霜寒。

[新释]

吴其濬新描述的云南物种。据《图考》文、图（图 1101），本种为具分枝草本，茎无斑点；叶互生，卵状椭圆形至卵形，具短柄，柄基部有叶耳，基部钝圆，先端急尖，边全缘，具羽状脉，侧脉又具分枝；花小，白色，数朵成簇，生小形、疏散圆锥花序分枝顶端，圆锥花序生枝顶和叶腋。综合上述性状，与《中志》25（1）：55 和《云志》11：324 所描述的蓼科蓼属植物火炭母 *Polygonum chinense* L. 在概貌上基本相似。本种为一多型种，在我国分布于陕西（南部）、甘肃（南部）、华东、华中、华南和西南；在云南有产，生于海拔 115～3 200 米林中、林缘、河滩、灌丛、沼泽地林下。

吴批：*Persicaria (Polygonum) jucunda*，该种的花序成穗状，并排列紧密，绿色，不似《图考》原图所绘[《云志》11：354 和《中志》25（1）：34]。

附记：宋《图经》火炭母，又为《图考》卷之十四以"火炭母草"收录。

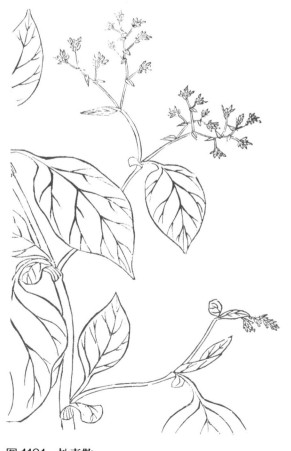

图 1101　扒毒散

1038. 崖石榴

崖石榴，盘生石上。即木莲一类，而实大仅如龙眼[1]。滇俗亦以为粉。叶涩，亦微异。

[新释]

吴其濬新描述的云南物种。据《图考》文、图（图1102），可得知本植物是匍匐在石上的木质小藤本，和木莲是同一类植物；叶互生，有短柄，倒卵状椭圆形至卵状椭圆形，先端锐尖至钝，基部钝圆，全缘，具羽状脉，一边侧脉4~5条；榕果球形，大小如龙眼，近于无柄，基部有微小苞片，顶上苞片不突起。《中志》23（1）：215 将本种订为桑科榕属植物珍珠莲 Ficus sarmentosa Buch.-Ham. ex J. E. Sm. var. henryi (King ex Oliver) Corner，而《云志》6：669 订为该种的另一变种大果爬藤榕 Ficus sarmentosa var. doclouxii (Lévl. et Vaniot) Corner。Ficus sarmentosa 在我国有8个变种，可见其变异之多。从《图考》原图观之，其基生苞片较小，榕果顶生苞片不突起，隶 var. doclouxii 可能性较大，赞同《云志》和吴批考证意见。本变种为高海拔分布的替代型，仅见于云南（高原至西北部），四川（西南部），海拔（1 800~）2 000~3 500 米。

松村：Ficus；吴批：Ficus sarmentosa var. duclouxii。

[注]

1 龙眼：无患子科龙眼属植物龙眼 Dimocarpus longan Lour.，参见本书卷之三十二"龙眼"条。

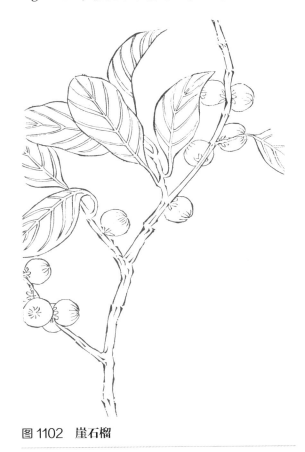

图 1102 崖石榴

1039. 金线壶卢

金线吊壶卢，生滇南山中。蔓生细茎，叶似何首乌而瘦。根相连缀，大者如拳，小者如雀卵，皮黄肉白。以煮鸡肉，味甘而清，美于山蓣。滇中秋时，粥于市，不知者或以为芋。俗云性能滋补，故嗜之。

[新释]

吴其濬新描述的云南物种。从《图考》图（图1103）、文，可得知本植物为蔓生草本，根除须根外，有较大球形块根，叶互生（上部者误画成对生），卵状椭圆形至披针状椭圆形，具短柄，边近全缘至波状钝齿，羽状脉。无乳汁和花果描述。吴批：*Codonopsis forrestii*。《中志》37（2）：69，《云志》5：477，《图鉴》4：376均释它为桔梗科党参属植物鸡蛋参 *Codonopsis convolvulacea* Kurz 的变种珠子参 *Codonopsis convolvulacea* var. *forrestii* (Diels) Ballard，而《图鉴》竟收集到它的土名为"大金线吊葫芦"，可谓巧矣！同意释为该变种。本变种除四川西部外，产于云南昆明、寻甸、嵩明、禄劝、双柏、大理、丽江、昭通、香格里拉、德钦等地；生于海拔2 100～3 600米山坡灌丛中。模式标本产自金沙江一带。

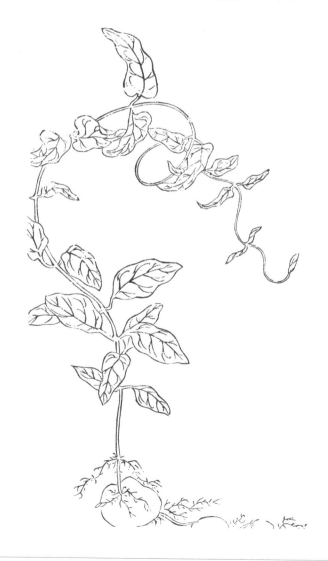

图1103　金线壶卢

1040. 铜锤玉带草

铜锤玉带草，生云南坡阜。绿蔓拖地，叶圆有尖，细齿疏纹。叶际开小紫白花。结长实如莲子，色紫深，长柄擎之。带以肖蔓，锤以肖实也。

[新释]

吴其濬新描述的云南物种。据《图考》图（图1104）、文，本植物为匍匐草本，有分枝；叶互生，具短柄，宽卵形，先端锐尖，基部心形至斜心形，羽状脉，边缘具锯齿；腋间有一花，子房下位，花冠紫色，似为4裂（实则上为5裂）；果大小如莲子，深紫色，有上举的柄，如铜锤，草如玉带，故名。《中志》73（2）：63，《云志》2：534释为桔梗科铜锤玉带草属植物铜锤玉带草 *Pratia nummularia*

(Lam.) A. Br. et Aschers.，《云志》据 Hutchinson 系统，隶半边莲科 Lobeliaceae；《中志》隶桔梗科 Campanulaceae。*FOC* 修订作 *Lobelia nummularia* Lam.。原图文与该植物基本相符。本种广布于长江流域以南广大地区，生于田边、路旁以及丘陵、低山草坡或疏林中的潮湿地。在云南几分布于全省，生于海拔 500～2 300 米温带地区，溪边、田边地脚。全草供药用，治风湿、跌打损伤等。惜《中志》未指明中文名出处。

吴批：*Pratia begonifolia*。

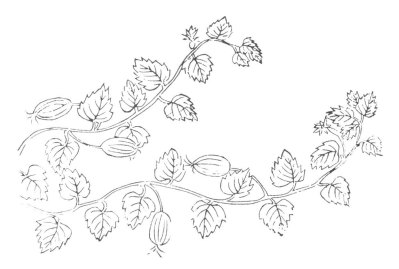

图 1104 铜锤玉带草

1041. 铁马鞭

铁马鞭，生云南山中。粗蔓色黑，短枝密叶，攒簇无隙。叶际结实，紫黑斑斓，大如小豆。土医云浸酒能治浮肿。

[新释]

吴其濬新描述的云南物种。据《图考》文、图（图 1105），本植物为蔓生木本植物，枝互生；叶均似簇生于短枝，图上未见有长枝。叶小椭圆形，卵状椭圆倒卵状椭圆形，近无柄，中脉明显，基部和先端均为锐尖，边缘全缘；果球形，单生叶腋具柄，柄短于叶。吴批：*Rhamnus leveilleana*。《中志》48（1）：72 和《云志》12：713 都认为该名称应为鼠李科鼠李属植物小冻绿树 *Rhamnus rosthornii* Pritz. 的异名。但经查《云志》该属的检索表，*Rhamnus rosthornii* 有一近缘种，麝香草叶鼠李 *Rhamnus serpyllifolia* Lévl.，其叶较小而全缘，更符合《图考》绘图。

由于鼠李属 *Rhamnus* 在我国（尤其西南地区）种类较多，区别甚微，故《中志》48（1）：72 认为 *Rhamnus serpyllifolia* Lévl 因未见到标本，是一个存疑种。小冻绿树 *Rhamnus rosthornii* Pritz. 分布较广，除四川、贵州、广西、湖北、陕西、甘肃外，在云南产于宁蒗、丽江、香格里拉、泸水、洱源、易门、嵩明、广南、富宁、蒙自，生于海拔 600～2 600 米山坡灌丛中。*Rhamnus serpyllifolia* Lévl. 只产于云南巧家、会泽，生于海拔 1 600～2 400 米山坡灌丛中。从分布观之，铁马鞭宜订为 *Rhamnus rosthornii*，谅吴其濬见到常见种的可能性较大。亦可能 *Rhamnus serpyllifolia* 应归并于 *Rhamnus rosthornii*。《中志》48（1）：71 和《云志》12：713 将 *Rhamnus aurea* Heppl. 命名为铁马鞭，但并未证明铁马鞭名出《图考》，仅说明它是云南

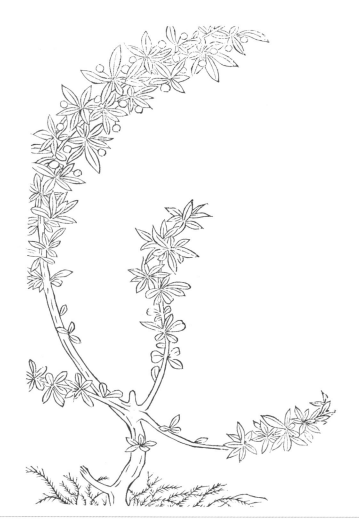

图 1105　铁马鞭

土名。它也是 *Rhamnus rosthornii* Pritz. 的近缘种，仅产于云南的昆明、嵩明、宾川、大姚。据此二志的记载，*Rhamnus aurea* 有长、短枝，枝端有刺，叶片或在短枝上簇生，下面特别沿脉被基部疣状的突短柔毛干后变金黄色，花3～6簇生于短枝端，除毛的特征不能在原图上表现外，其他特征也不与《图考》图相符。总而言之，以 *Rhamnus rosthornii* 为主，在云南有一个种群，值得今后进一步研究。基于此，暂定《图考》铁马鞭为小冻绿树 *Rhamnus rosthornii* Pritz. 和麝香草叶鼠李 *Rhamnus serpyllifolia* Lévl.。

吴批：*Rhamnus leveilleanus*。

1042. 黄龙藤

黄龙藤，生云南山中。藤巨如臂，纹裂成鳞。细蔓紫色，长叶绿润。开五瓣团花，中含圆珠，殷红一色，珠老则青。

[新释]

吴其濬新描述的云南物种。从《图考》文、图（图1106），可得知本植物为硕大藤本植物，粗可如臂，树皮开裂如鳞片，由主干抽出蔓生、紫色细枝；叶互生，卵状椭圆形，边绿具疏离的粗锯齿，先端锐尖，基部楔形，具短柄，羽状脉，每边有4～5条侧脉；花单生叶腋，有短柄，花被片5，花瓣被片或雄蕊黄色（系主观推测，因本种名"黄龙藤"，故推测花被片或雄蕊群黄色，加之树皮裂成龙的鳞片而得名），雌蕊群圆珠状，未熟时朱红色，老则变青。综合上述性状，其概貌基本符合《云志》11:27 所考订的木兰科五味子属植物合蕊五味子 *Schisandra propinqua* (Wall.) Baill.。吴批本种为 *Schisandra propinqua* var. *sinensis* Oliver.，它与原变种 var. *propinqua* 的区别在于花被片椭圆形，雄蕊较少，6～9枚，成熟心皮亦较小，10～30枚等，这些性状当然不能从原文、图中得到。《纲要》1:33 订作 *Schisandra propinqua* (Wall.) Hook. f. et Thons. var. *intermedia* A. C. Smith，被《中志》30（1）:264 作原变种的异

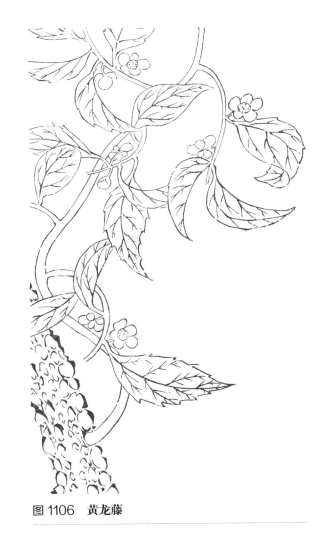

图1106　黄龙藤

名。本种在我国产于云南西北部，西藏南部，生于海拔 2 000～2 200 米的河谷，山坡常绿阔叶林中。茎、叶、果实可提取芳香油。根、叶入药，有祛风去痰之效；根及茎称鸡血藤，治风湿骨痛、跌打损伤等症。种子入药主治神经衰弱。

1043. 白龙藤

白龙藤，生云南山中。粗藤如树，巨齿森森，细枝小叶，亦络石之类。土医云能舒筋骨。

[新释]

吴其濬新描述的云南物种。《图考》绘图（图 1107）显示为木质藤本，老藤具刺，叶对生，小叶卵形，渐尖。待考。

吴批：或系 *Sageratia henryi*（鼠李科）。

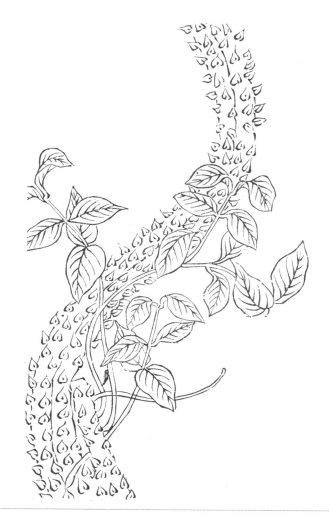

图 1107　白龙藤

1044. 地棠草

地棠草，生云南山阜。细蔓绿圆，叶大如钱，深齿龃龉，三以为簇。花开叶际。土医云能散小儿风寒。

[新释]

吴其濬新描述的云南物种。据《图考》文、图（图1108），可知本种为匍匐草本；基生叶为单叶近圆形，有柄，边有锯齿，茎生叶为3小叶的奇数羽状复叶（"三以为簇"），小叶近圆形，大小如钱，边有锯齿；花单生叶腋。吴批：*Potentilla hemsleyana*，《云志》12：554将该名称作为蔷薇科委陵菜属植物匍匐委陵菜 *Potentilla reptans* L. var. *sericophylla* Franch. 的异名。《图考》原图多为单叶，这也较合《云志》对该变种的描述，云"叶为三出掌状复叶……有时混生不裂者"。较宜释作该种，学名依据《云志》对该名称的处理。本变种广布于我国内蒙古、河北、山西、陕西、甘肃、河南、山东、江苏、四川等省区；在云南产于维西、香格里拉、丽江、宁蒗、昆明，生于海拔1 800～3 000米潮湿水边、路旁或山坡草地。块根供药用，能收敛解毒，生津止渴，也作利尿剂。全草入药，有发表、止咳作用；鲜品捣烂外敷，可治疮疖。

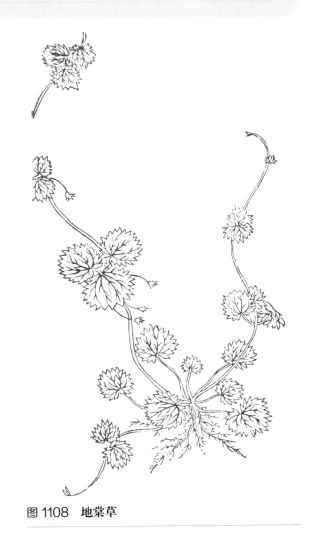

图 1108　地棠草

1045. 鞭打绣球

鞭打绣球，生大理府。细叶，茎如水藻。近根处有叶大如指，梢端开淡紫花，尖圆如小球。俚医用之，云性温，味微甘，治一切齿痛，煎汤含口吐之。

[新释]

　　吴其濬新描述的云南物种。据《图考》文、图（图 1109），本种为匍匐草本；叶对生，具二型叶，在主茎上的叶近圆形至倒卵形，近无柄，边有锯齿，生分枝上的叶针形，簇生；枝端开淡紫花（花的情况在原图上不详）；果实如小球，尖卵形。据上述性状，概貌与《中志》67（2）：222 和《云志》16：424 所描述的玄参科鞭打绣球属植物鞭打绣球 *Hemiphragma heterophyllum* Wall. 基本相似，《纲要》3：309、吴批：*Hemiphragma heterophyllea*。但《纲要》对原文"尖圆如小球"作"应是干季发生的异形叶"解。我们认为此语是对果实的形容，试看《云志》图版 121：2 该种之果实，系尖卵形，在原文又在开"淡紫花"之后，似顺理成章地描写果实。本属为单种属，为我国喜马拉雅地区特有属。除在我国分布于西藏、四川、贵州、湖北外；在云南几乎产于全省各地（除河谷地区外），生于海拔 1 800～3 500（～4 000）米的高山草坡灌丛、林缘、竹林、裸露岩石、沼泽草地、湿润山坡。

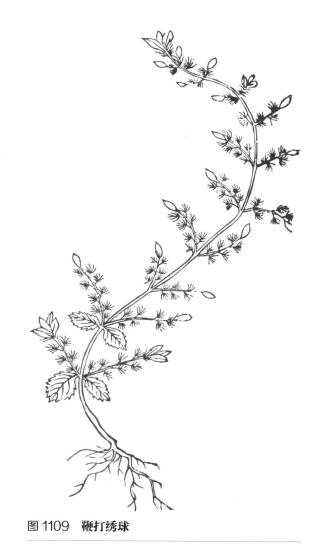

图 1109　鞭打绣球

1046. 汉荭鱼腥草

　　汉荭鱼腥草，生云南太华山麓。红茎袅娜，似立似欹，对生横枝，细长下俯。枝头三杈，生叶宛如青蒿。叶际小葶，细如朱丝。花苞作小筒子，开五瓣粉红花，似梅花而小，瓣上有红缕，殊媚。按宋《图经》有水英，又名牛荭鱼津，而不著其形状、气味，难以臆定。

[新释]

　　吴其濬新描述的云南物种。据《图考》文、图（图 1110），本种为一细弱小本草，茎红色，

似不能直立；叶对生，轮廓为圆形，五分裂，小叶羽状深裂，裂片具锯齿（正如原文所说"生叶宛如青蒿"）；花序腋生，有长梗，顶生 2 花，花具长柄，花瓣 5，粉红色，有红缕，比梅

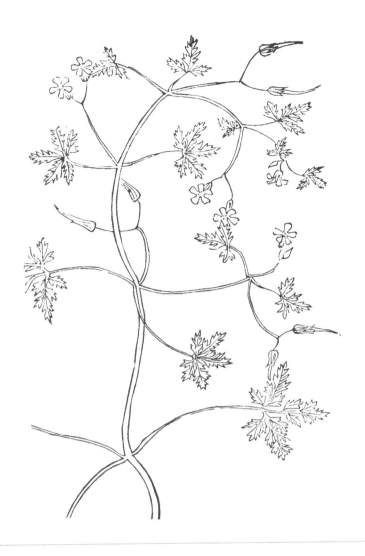

图 1110　汉荭鱼腥草

花小。据上述性状，其概貌与《中志》43（1）：27、《云志》5：75、《图鉴》2：520，图 2769 描述的牻牛儿苗科牻牛儿苗属植物汉荭鱼腥草 *Geranium robertianum* L. 相似。本种在我国分布于西南、华中、华南和台湾等，生于山地林下、岩壁沟坡和路旁等。

《图经》之水英，又名牛荭鱼津，待考。

松村、《中志》43（1）：27 和吴批：*Geranium robertianum* L.。

1047. 大发汗藤

大发汗藤，生云南山中。蔓生劲挺，茎色淡绿。每节结一绿片，圆长寸许。片端发两枝，横亘下垂。长茎中穿，宛如十字。附枝生叶，叶如苦瓜叶而少花叉，有锯齿。土人以其藤发汗，故名。

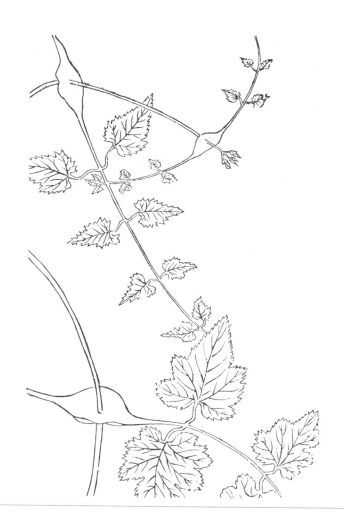

图 1111 　大发汗藤

[**新释**] ————

　　吴其濬新描述的云南物种。据《图考》文、图（图 1111），本种为藤本，叶柄长，基部增宽，与对生的叶合生，抱茎每侧较宽（"每节结一绿片，圆长寸许"）。一回羽状复叶，小叶 5～9 枚，每对小叶间距较大，小叶片卵圆形或卵状心形，边缘有整齐锯齿，具细长小叶柄；产于云南。综合上述性状，颇合《中志》28：109-110 描述的毛茛科铁线莲属植物合柄铁线莲 Clematis connata DC.。该种在我国分布于西藏东南部（吉隆以东）、云南西北部、贵州南部，产于 2 000～3 400 米的江边，山沟的云杉林下，及杂木林中，攀援在树冠上。

　　吴批：Clematis connata。

1048. 昆明沙参 即金铁锁

　　金铁锁，生昆明山中。柔蔓拖地，对叶如指厚脆，仅露直纹一缕。夏开小淡红花五瓣，极细。独根横纹，颇似沙参，壮大或如萝卜，亦有数根攒生者。《滇本草》：味辛辣，性大温，有小毒，吃之令人多吐。专治面寒痛、胃气、心气疼，攻疮痈、排脓，为末五分，酒服。夷寨谷汲水寒多毒，辛温之药，或有所宜。与南安以仙茅为茶，皆因地而用，不可以例他方。扁鹊之为医也，以秦、赵为别；尹赵王韩之治京兆也，宽严异辙，地与时殊，治无胶理。《丽江府志》：土人参性燥。在滇而燥，移之北，不几乌头、天雄之烈焰耶？

[**新释**]

吴其濬新描述的云南物种（图1112）。吴征镒于20世纪40年代西南联大时期，与吴蕴珍考证研究《滇南本草》和《图考》，据本条和《滇南本草》的图文，结合昆明实物，发表新种属，石竹科金铁锁属植物金铁锁 *Psammosilene tunicoides* W. C. Wu et C. Y. Wu。此是将中国古代文献中记载的植物与现代植物分类学研究完美结合发表新类群的典范。详见《滇南本草图谱》重印本1-8，《云志》6：247和《中志》26：448。本种分布于四川（西部）、贵州（西北部）、西藏（东南部）。在云南产于丽江、香格里拉、德钦、永胜、宾川、洱源、保山、昆明、富民、寻甸、会泽、东川、红河，生于海拔1 500～3 500米山坡沙地和草坝。根入药，治跌打损伤、胃疼。有毒！

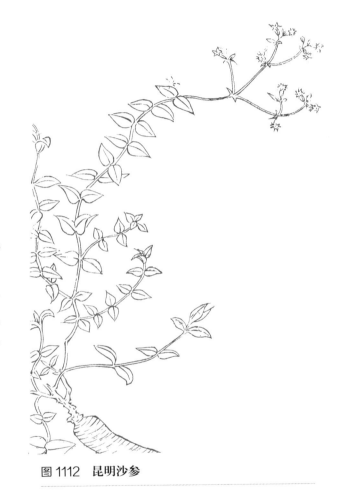

图 1112　昆明沙参

1049. 飞仙藤

飞仙藤，生云南石岩上。柔蔓细枝，长叶如柳，而瘦劲下垂，丛杂蒙茸，远视不见；柯条移植辄不得生。《滇本草》：味甘无毒，绿叶白花。采服益寿延年，若花

更妙。此草鹿多食之，鹿交多辄毙，牝鹿衔以食之即活，又名还阳草。按此草亦活
鹿草之类。刘恼殪鹿得草，而起用以为药[1]，仅同豨莶。牛之性犹人之性，与鼠食
巴豆[2]，羊食断肠草[3]，移之于人乌乎可？

[新释]

吴其濬新描述的云南物种。飞仙藤首载
于《滇南本草》，从上述文字及《图考》新绘
图（图 1113），可得出：本植物为藤木，其叶
对生，狭披针形，先端渐尖，中脉明显有短柄，
花白色。据此，《中志》63：275、《云志》3：
571、《纲要》均订为萝摩科杠柳属植物黑龙骨
Periploca forrestii Schltr.。本属我国产 4 种，云
南有 3 种。本种以其狭披针叶在杠柳属中极好
辨认。惜吴其濬未见其花，在云南 3 种中，其
花小，常单生于叶腋，不如其他 2 种青蛇藤
Periploca calophylla (Wight) Falc. 和多花青蛇
藤 *Periploca floribunda* Tsiang 花冠裂片深紫色，
成 10～20 朵成腋生聚伞花序，明显可见，否
则吴其濬不会说本种"丛杂蒙茸，远视不见"。
吴批：花白色为观察所误，《云志》作黄绿色。
黄绿色与白色，可能与花的成熟度有关，待观
察。本种产于嵩明、昆明、巍山、大理、微
江、风庆、晋宁、宾川、镇康、永仁、寻甸、
蒙自、准西、永北、剑川、禄劝、下关、易
门、西双版纳等地，生于海拔 2 700 米以下山
地疏林向阳处或阳湿杂木林下或灌丛中。

文中记载活鹿草，待考。

吴批：*Periploca forrestii*。

[注]

1 刘恼殪鹿得草，而起用以为药：《本草纲
目》"按《异苑》云'宋元嘉中，青州刘恼射一
獐，剖五脏以此草塞之，蹶然而起。恼怪而拔
草，便倒，如此三度。恼因密录此草种之，主

折伤，愈多人'"。

2 巴豆：大戟科巴豆属植物巴豆 *Croton
tiglium* L.。

3 断肠草：疑为马前科钩吻属植物钩吻
Gelsemium elegans (Gardn. & Champ.) Benth.。

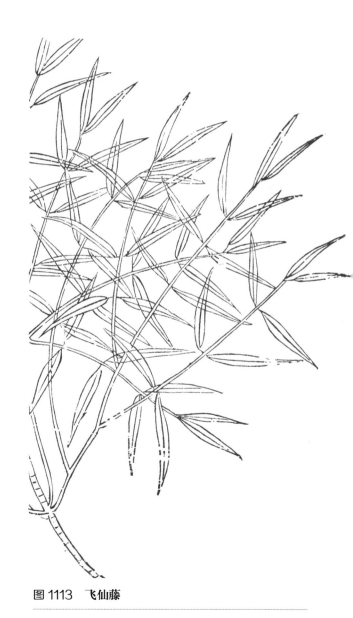

图 1113　飞仙藤

1050. 鞭绣球

鞭绣球，生昆明山中。蔓生，细根黑须，绿茎对叶。叶似薯蓣而末团，疏纹圆齿。夏开五瓣黄花，颇似迎春花。

[**新释**]

吴其濬新描述的云南物种。据《图考》图（图1114），性状与报春花科珍珠菜属植物心叶香草 *Lysimachia cordifolia* Hand.-Mazz. 颇似。

只绘图描绘花瓣作六，与文字五瓣不符。该种产于云南（云龙、漾濞、顺宁），生于林下和灌丛中，海拔 2 000～3 000 米。模式标本采自云南西部。

吴批：*Lysimachia cordata*。

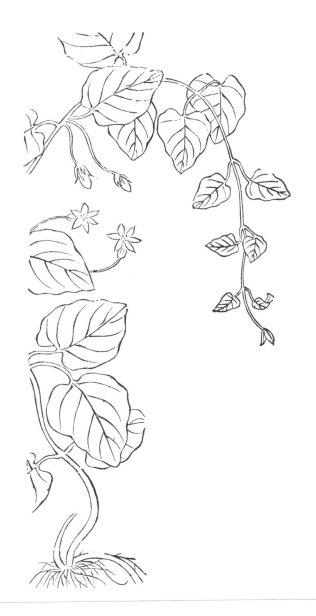

图 1114　鞭绣球

1051. 姜黄草

姜黄草，生滇南。蔓、叶俱如牵牛，根如姜而黄，极硬，以形得名。

〔新释〕

吴其濬新描述的云南物种。据《图考》文、图（图1115），本植物为蔓生，根状茎横走，具多数疙瘩似姜状，有须根；叶有柄、互生、卵状至椭圆状心形，基部心形，先端尖至渐尖，具4～5条掌状脉，边脉近边缘似靠近。因原图、文无花果的细述，在外形上概而观之，似与薯蓣科薯蓣属植物黄山药 *Dioscorea panthaica* Prain et Burkill 较为接近。《图鉴》5：558有整图。《中志》1691：68、《云志》3：717和《纲要》1：520均订为本种。分布于四川、贵州、湖南、广东之外，在云南产于西北部、中部至东部及东南部，生于海拔1 650～3 100米灌丛、林缘、松栎林或杂林内。模式采自蒙自北部。该种的地下根状茎为制药工业原料，在云南被大量收购利用，俗称"黄山药"，故《中志》采用"黄山药"为植物中名。

吴批：*Dioscorea panthaica*。

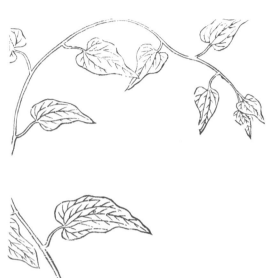
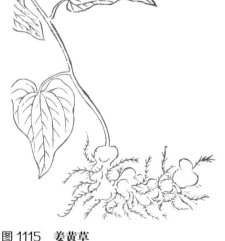

图1115 姜黄草

1052. 金雀马尾参

金雀马尾参，生云南山中。绿蔓柔长，根赭白色，一丛数百条。叶际开花作壶卢形，长四五分，细腰、色紫，上坼五瓣而尖复合，茸毛外森，弯翘别致。

〔新释〕

吴其濬新描述的云南物种。《中志》63：

567、《云志》3：675和《纲要》3：257，均订为萝藦科吊灯花属植物金雀马尾参 *Ceropegia mairei* (Lévl.) H. Huber。本属的花确在萝藦科中

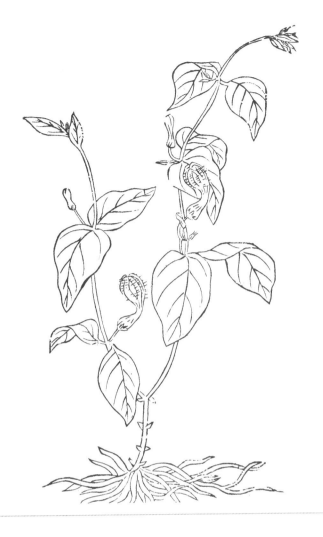

图1116　金雀马尾参

较别致，花冠筒状，基部一面略作膨胀（所谓壶卢形），裂片直立，作弧形而顶端常粘合，具缘毛（原文所谓上坼五瓣而尖复合，茸毛外森，弯翘别致）。从《图考》图（图1116）、文可知，本品根条状，植株下部直立，上部蔓生；叶对生，宽椭圆形，先端尖，基部近圆形，短柄或近于无柄，羽状脉；花一朵，腋生叶腋。原文"根……

一丛数百条"，与《中志》描述"根部丛生"相吻合。同意这一考证意见。《中志》记述本属约170种，我国有14种，几皆中国特有，只有2种延伸至泰国，1种延至喜马拉雅地区。本种产于四川、贵州，云南的丽江、昆明等地，生于1 000～2 300米山地石缝中。模式标本采自丽江。

吴批：*Ceropegia mairei*。

1053. 鸡血藤

鸡血藤，《顺宁府志》：枝干年久者周围四五寸，少者亦二三寸。叶类桂叶而大，缠附树间，伐其枝，津液滴出，入水煮之色微红。佐以红花、当归、糯米熬膏，为血分之圣药。滇南惟顺宁有之，产阿度吾里者尤佳。今省会亦有贩者，服之亦有效。人或取其藤以为杖，屈挛古劲，色淡红，其旧时赤藤杖之类乎？

[新释]

《图考》图为吴其濬新绘。据《图考》文、图（图 1117），本植物系巨大藤本植物，大者周围粗四五寸，小者亦二三寸，枝缠附树间；叶如桂叶大小，断其枝，有液汁流出，放入水中煮则水成为红色。《纲要》1：63、《云志》11：16、《中志》30：（1）：238 释作木兰科南五味子属植物庆凤南五味子 *Kadsura interior* A. C. Smith［*FOC* 修订为 *Kadsura heteroclita* (Roxb.) Craib］。吴征镒早年有实地调查，曾见阿度吾里藤，确认为该种。该种产于云南西南部（保山、凤庆、临沧、耿马），生于海拔 1 800 米以下的林中。缅甸东北部也有分布。模式标本采自凤庆。根及茎为云南鸡血藤药用，补血行血，通经络。只过度采集，目前该种已经濒危。

附记：胡先骕曾将古籍记录的顺宁鸡血藤，混淆作昆明鸡血藤 *Millettia reticulata* Benth.，详见《豆科图说》第 276 页昆明鸡血藤 *Milletia reticulate* Benth。

吴批：*Kadsura interior*。

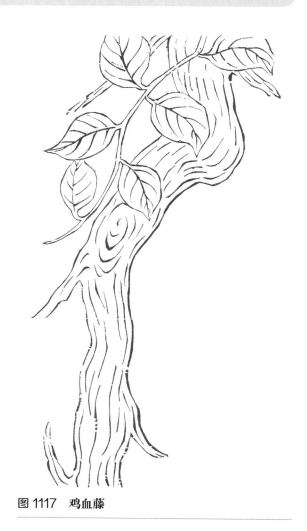

图 1117　鸡血藤

1054. 碗花草

碗花草，生云南。蔓生如旋花，叶似鬼目草叶无毛，花出苞中，色白五瓣，作筒子形，无心。临安土医云治九[1]子痒，以根泡酒敷自消。昆明谓之铁贯藤。

[新释]

吴其濬新描述的云南物种（图 1118）。本

条描述：花出苞中（指花从 2 枚、长 1.6～2.4 厘米卵形的小苞片中生出），色白五瓣，作筒子形，无心（指花为合瓣花，色白，裂片 5

枚，花管筒形，雄蕊和花柱均不伸出花管筒之外）。又《图考》附图之叶为3～5裂，描述及其附图均符合《中志》70：30记载的爵床科山牵牛属植物碗花草 Thunbergia fragrans Roxb. 的形态。此属《云志》虽记录共有6种，其中直立山牵牛 Thunbergia erecta (Benth.) T. Anders. 为直立灌木，红花山牵牛 Thunbergia coccinea Wall. 花作顶生总状花序、红色，长黄毛山牵牛 Thunbergia lacei Gamble 花顶生或成熟成总状，山牵牛 Thunbergia grandiflora (Rottl. ex Willd.) Roxb. 梗上部连同小苞片下部有巢状腺体，羽脉山牵牛 Thunbergia lutea T. Anders. 叶片卵形至长卵形，具羽状脉，与本种极易区别。《中志》70：30、《纲要》2册、《云南种子植物名录》下第1688页和《云志》16：638皆同此意见。本种分布于华南、西南外，在云南产于昆明、鹤庆、洱源、香格里拉、大理、凤庆、双江，海拔1 100～2 300米山坡灌丛中。

文中"鬼目草"，即本书卷之二十二白英之别名，茄科茄属植物千年不烂心 Solanum cathayanum C. Y. Wu et S. C. Huang。

吴批：Thunbergia fragrans。

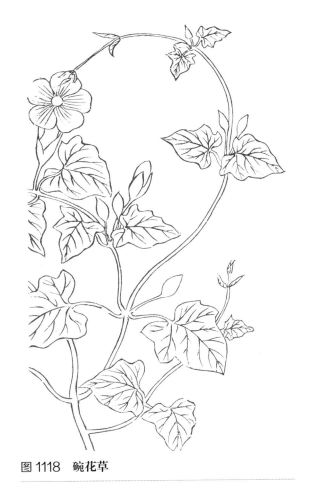

图 1118 碗花草

〔注〕

1 九：商务1957年本改作"丸"。

1055. 紫参

滇紫参，即茜草之小者。四叶攒生而无柄，与此稍异。

〔新释〕

吴其濬新描述的云南物种。据《图考》原文、图（图1119），本种为蔓生草本；叶4枚，轮生于节，椭圆形，无柄，基部钝，先端锐尖，具3条近平行直脉，脉在先端会合；花

序聚伞状，生枝端，花小，图不详。据《纲要》2：456，《图考》之滇紫参及《滇南本草》1：349之紫参皆订为茜草科茜草属植物紫参 Rubia yunnanensis (Fr.) Diels；《中志》71（2）：303和《云志》15：318同此意见，但其学名为 Rubia yunnanensis Diels，即抛弃其基名 Rubia *sikkimensis* Kurz var. *yunnanensis* Franch.。根据《云志》对上述二种的附图，以及参考《图鉴》4：277，图 5968 和 4：279，图 5971 二图，在外形上 *Rubia yunnanensis* 和 *Galium elegans* 十分相似，它们的叶脉虽均为基出三脉，但前者的二侧脉与中脉靠近，而后者的二侧脉与中脉远离而靠近叶缘。《图考》图显然表现为前者，故同意本种订为《中志》71（2）：303 描述的茜草科茜草属植物紫参 *Rubia yunnanensis* Diels。该种我国特有，产于四川西南部（木里）和云南各地。生于海拔 1 700～2 500 米处的灌丛、草坡或路边。模式标本采自云南丽江之南。

附记：东亚的茜草属 *Rubia* 种类和喜马拉雅地区（延伸至华南地区）的 *Rubia* 种类的分类十分困难。1977 年 H. Hara 有专文讨论。

松村：*Galium*；吴批：图说作滇紫参 *Galium elegans*。

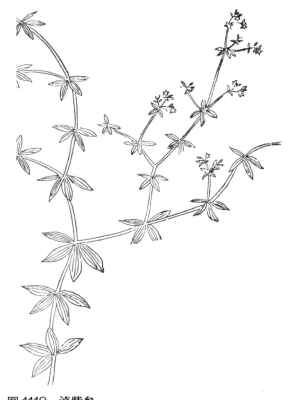

图 1119　滇紫参

1056. 青羊参

青羊参，生云南山中。似何首乌，长根，开五瓣小白花成攒，摘之有白汁。

[**新释**]

吴其濬新描述的云南物种。据《图考》文、图（图 1120），本种为草质藤本，有乳汁；叶对生，卵状椭圆形，边缘浅波状，顶端尖，基部心形，有圆形叶耳，豚近基部三出，基部 2 侧豚伸入叶耳，叶柄较短于叶片；花多数，聚成腋生的聚伞花序，白色，裂瓣 5。《中志》63：377、《云志》596 和《纲要》释作 *Cynanchun otophyllum* Schneid.。吴批：*Cynanchum walichii*。这两种的确十分接近，同隶 *Cynanchum* sect. Cyathella.，从外形视之，本种宜订为《中志》63：377 描述的萝

摩科鹅绒藤属植物青羊参 *Cynanchum otophyllum* Schneid.，因其叶边缘浅波状，而昆明杯冠藤 *Cynanchum wallichii* Wight 叶边缘全缘。可参见《中志》63 图版 136，二种置于一图版上。本种在云南产于龙陵、福贡、丽江、禄劝、大理、景东、镇雄、蒙自、玉溪、双柏、剑川、嵩明、砚山、镇康、昆明、盈江、巧家、鹤庆、腾冲、金泽、姚安、兰坪、微江、永胜等地，生于海拔 1 400～2 800 米的山地疏林中或山坡灌丛中。本种枝叶有毒，云南丽江地区民间有称本种根为"白首乌"。

松村：*Cynanchum*。

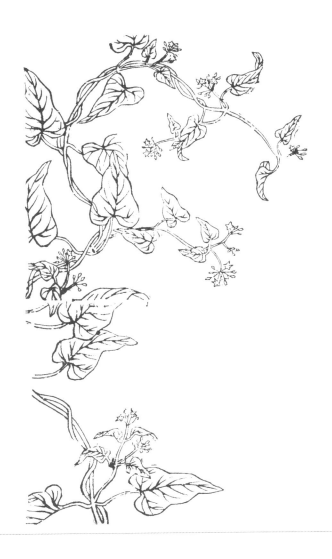

图 1120　青羊参

1057. 滇红萆薢

滇红萆薢，长蔓，叶光润绿厚有直勒道，花紫红，如粟米作球。

[新释]

吴其濬新描述的云南物种。据《图考》文、图（图 1121），本植物为藤本；叶卵叶椭圆形，先端尖，基部圆钝，光亮，绿色，厚实，有 5 条成弧形直脉，边全缘；花紫红色，小，集成球形聚伞花序，生叶腋。综合上述性状，概貌与《中志》15：210、《纲要》2：557 和《云志》13：794 订为百合科菝葜属植物无

刺菝葜 Smilax mairei Lévl. 者，基本相似。但《图考》原图无托叶卷须与本种"一般有卷须"（《中志》《云志》）似乎有些不同，特指出，以备后考。本种产于四川（西南部）、贵州（西南部）、云南和西藏（波密地区）；生于海拔 1 000～3 000 米的林下、灌丛中和山谷沟边。地下部分在云南作草药用，称红萆薢，用来祛风除湿，利水消炎。

吴批：Smilax mairei。

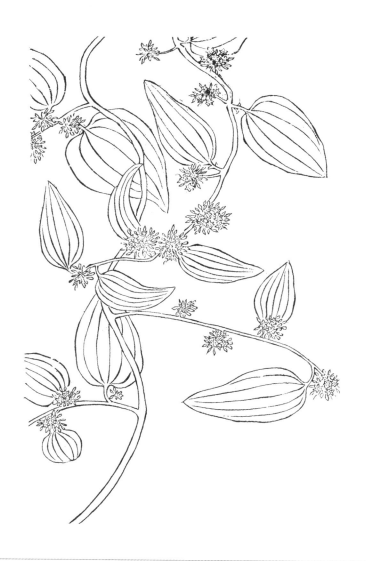

图 1121　滇红萆薢

1058. 架豆参

架豆参，生云南。短蔓，叶如藿，二四对生，如架十字，根大如薯。

[新释]

吴其濬新描述的云南物种（图 1122）。吴批图上叶似鹅绒藤属 Cynanchum。但我们认为很不可能隶鹅绒藤属 Cynanchum，非但鹅绒藤属 Cynanchum 内无根如薯者，即使萝藦科内也无。《中志》63：318 描述该属牛皮消

Cynanchum auriculatum Royle ex Wight 宿根肥厚，呈块状，但参考《图鉴》3：473，书中图的宿根绝不像《图考》原图画成球状。考虑到原文"叶……二四对生，如架十字"，恐指叶为交互对生，亦增非萝藦科植物可能性。

待考。

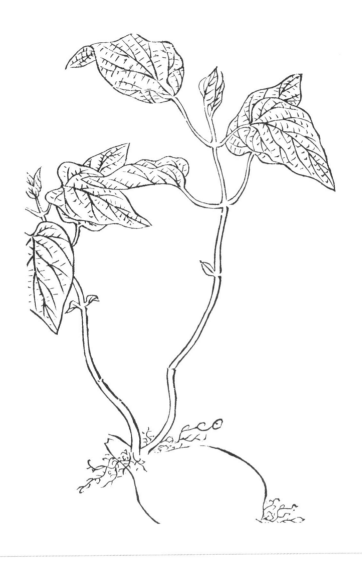

图 1122　架豆参

1059. 山苦瓜

山苦瓜，生云南。蔓长拖地，茎叶俱涩，或二叶、三叶、四叶为一枝，长叶多须。

〔新释〕

吴其濬新描述的云南物种。据《图考》文、图（图 1123），该种为一藤本植物；"蔓长拖地"，二叶、三叶或四叶集为一枝；蝶形花冠，花序发自叶腋，着花 2～3 朵，多须（绘图不见）；俗名山苦瓜，说明其根膨大，有苦味。该种为豆科 Leguminosae 植物无疑，但具体属种无法推断，待考。

松村：*Vicia fauriae* Franch.；吴批：*Vicia kulingana*（待查）。然牯岭野豌豆 *Vicia kulingiana* Bailey，产于华东、河南和湖南。云南不产。

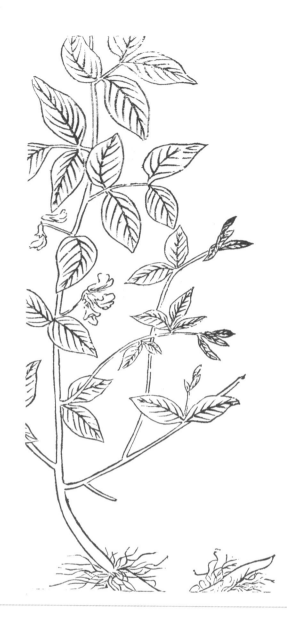

图 1123　山苦瓜

1060. 青刺尖

《滇本草》：青刺尖，味苦，性寒。主攻一切痈疽毒疮，有脓者出头，无脓者立消散结核。按此草长茎如蔓，茎刺俱绿，春结实如莲子，生青熟紫。

[新释]

《滇南本草》记录的云南植物。吴其濬有按语，图为新绘。据《图考》文、图（图 1124），

本种为蔓生木质植物，具枝刺，枝刺上生叶；叶互生，具柄，椭圆形，边全缘，基部钝，先端尖，具羽状脉；花单生，有柄，成总状花序；果椭圆状，释疏生总状果序上，春天结实，生

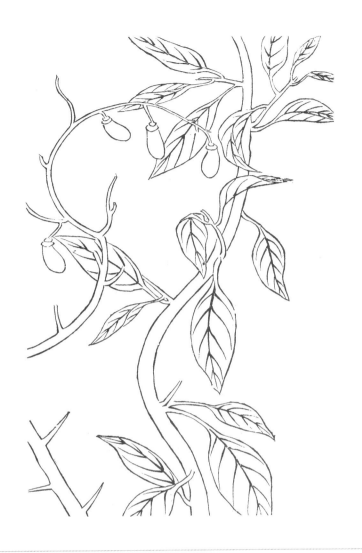

图 1124　青刺尖

青熟紫，基部具宿存花萼。据上述性状特征，与《中志》38：4 和《云志》12：608 所描述的蔷薇科扁核木属植物扁核木 *Prinsepia utilis* Royle 在概貌上基本相符。《纲要》3：110 也同此意见。本属为东亚特有属，共 5 种，我国有 4 种。本种除分布于我国贵州、四川、西藏外，在云南产于东北、西北、中部和东南部，生于 1 000～2 800 米山坡、路旁、阳处。嫩尖可当蔬菜食用，俗名青刺尖。在云南，茎、叶、果、根还用于治疗痈疽毒疮、风火牙痛、蛇咬伤、骨折、枪伤等。

吴批：*Prinsepia utilis*。

1061. 染铜皮

染铜皮，生云南。蔓生无枝，三叶攒生一处，有白缕，结实如粟。

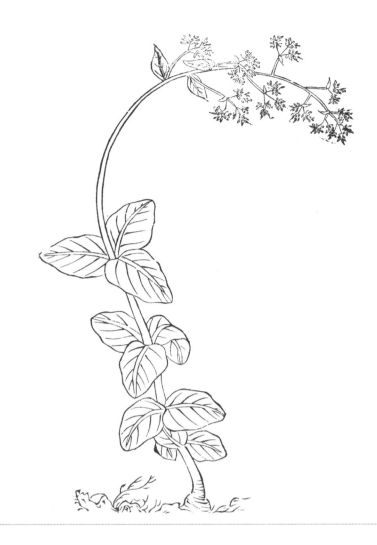

图 1125　染铜皮

[新释]

　　吴其濬新描述的云南物种。据《图考》绘图（图 1125），该种草本，直立，不分枝；叶 3 叶轮生，卵状长圆形，先端钝，基部圆楔形，近全缘，无柄；聚伞圆锥花序，三叉分枝。上述性状，与《中志》34（1）：205 描述的景天科景天属植物云南红景天 *Rhodiola yunnanensis* (Franch.) S. H. Fu 性状颇合，吴批 *Sedum henryi* Diels，现已归并入该种。据 *FOC*，云南红景天产于甘肃、西藏、云南、贵州、湖北西部、四川、陕西和河南；生于海拔 2 000～4 000 米的山坡林下。模式标本采自四川飞越岭。全草药用，有消炎、消肿、接筋骨之效。

　　吴批：*Sedum henryi*。

1062. 紫罗花

紫罗花，生滇南。蔓生，叶涩如豆叶，子如枸杞作球，俗医谓之蛇藤。

[新释]

　　吴其濬新描述的云南物种。据《图考》文、图（图 1126），本种为木质藤本；叶互生，有柄，卵状椭圆形至椭圆形，基部圆钝，先端钝至锐尖，具羽状脉，侧脉相弯弓，7～9 对；花序顶生于枝端，下部具分枝而成较密集的圆锥花序或不分枝呈密集的总状花序（似生于较幼小侧枝上）。

　　《纲要》3：156 订为 *Berchemia giraldiana* Schneid，该学名被《中志》48(1)：125 和《云志》12：733 作鼠李科勾儿茶属植物多花勾儿茶 *Berchemia floribunda* (Wall.) Brongn. 的异名。又《纲要》3：156 复将《图考》卷之三十一黄鳝藤考订为 *Berchemia floribunda*。势必推论本条紫罗花即卷之三十一的黄鳝藤，但黄鳝藤的原图无花序。众所周知，勾儿茶属 *Berchemia* 分类除依据叶片、花序上的毛茸外，花序形态为一主要特征。黄鳝藤的图无花序，因而无法和紫罗花作比较。将紫罗花的图和《云志》12：731 所附勾儿茶属 *Berchemia* 各种作比较，与其说它像 *Berchemia floribunda*，还不如更像勾儿茶 *Berchemia sinica* Schneid.。前者的花序较大而下部具较长和较多的分枝，后者的花序小而分枝既短又少。但 *Berchemia sinica* 不符之处，它分布于云南北部，非原文所云

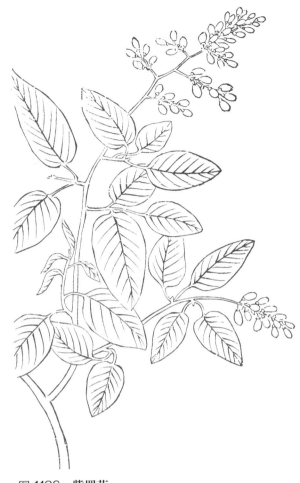

图 1126　紫罗花

生"滇南"，考虑本书的"滇南"，大概指云南昆明周边地区。基于此，或可考虑云南勾儿茶 *Berchemia yunnanensis* Franch。

　　附记：本书卷之三十六"紫罗花"条为重出。

1063. 过沟藤

　　过沟藤，生云南。长蔓，一枝三叶，结实如粟，味臭。

[新释]

　　吴其濬新描述的云南物种。据《图考》文、图（图 1127），本种植物可能为一大藤本，因

其可过沟，茎为长蔓；叶具三小叶，二侧叶卵状椭圆形，外向一侧多少偏斜，先端尖，基部宽楔形，中间小叶形似侧小叶，亦多少偏斜一侧；花序总状，数枚簇生叶腋，顶端形成一圆

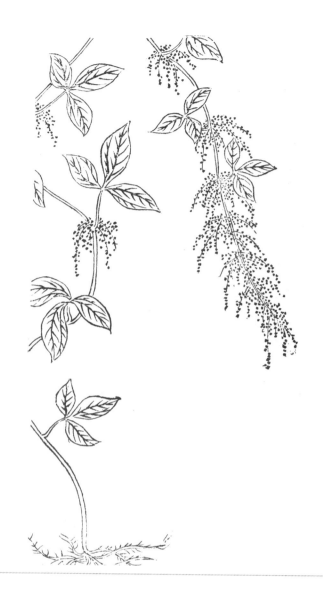

图 1127　过沟藤

锥花序。吴征镒批注为薯蓣科薯蓣属之一种 *Dioscorea* sp.；《云志》3：741 鉴定为毛芋头薯蓣 *Dioscorea kamoonensis* Kunth。在云南，薯蓣属植物横生细条状根茎，叶为无柄三小叶者，可能只有 *Dioscorea kamoonensis*，故同意这一考证意见。我们在卷之二十三"滇白药子"的附注中，已转引《中志》16（1）：92 文字说明本种变异很大，种的界线很难划分。该种分布于浙江（南部）、福建、江西、湖北、湖南、广东、广西、四川、贵州、云南、西藏，生于海拔 500～2 900 米林边、山沟、山谷路旁或次生灌丛中。

吴批：*Dioscorea*。

1064. 马尿藤

马尿藤，生云南。一枝三叶，光滑如竹叶。开花作角，红紫色，如小角花。

[新释]

吴其濬新描述的云南物种。据《图考》文、图（图1128），本种植物的茎作"之"字形屈曲，三棱形；叶为具三小叶的奇数羽状复叶，有柄，托叶显著，三角状披针形，小叶椭圆状披针形，基部钝圆，先端尖；顶生小叶稍大，花紫红色，聚成腋生总状花序，由于上部的叶退化而致花序呈顶生圆锥花序。据上述性状，与《中志》41：105 和《云志》10：559 所描述的豆科杭子梢属植物马尿藤 *Campylotropis bonatiana* (Pampan.) Schindl.［*FOC* 已修订作 *Campylotropis trigonoclada* (Franch.) Schindl. var. *bonatiana* (Pamp.) Iokawa et H. Ohashi］在概貌上基本相似。本种为云南独有种，产于昆明、大理、宾川、楚雄、临沧、景东、双柏、玉溪、嵩明、富民及石屏等地，生于海拔 1 200～2 800 米干燥山坡、灌丛或林中。模式标本采自昆明。全草入药，治跌打、皮肤病、感冒和肾炎。

松村：*Desmodium*；《中志》41：105、吴批：*Campylotropis bonatiana* (Pampan.) Schindl.。

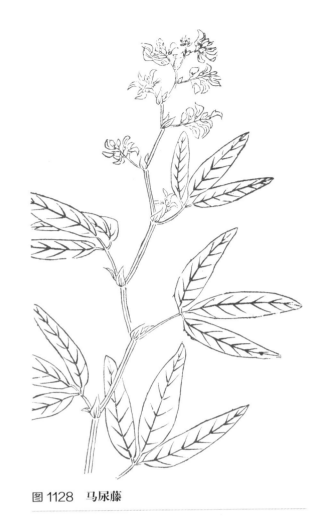

图 1128　马尿藤

1065. 巴豆藤

巴豆藤，生云南。巨藤类木，新蔓缭绕，一枝三叶。名以巴豆，盖性相近。

[新释]

吴其濬新描述的云南物种。据《图考》文、图（图 1129），本植物系藤本植物，缭绕于巨木上，叶为三小叶的奇数羽状复叶，称为巴豆藤，或因其种子毒性如巴豆（大戟科 *Croton tiglium* L.）。小叶卵状椭圆形，两侧生者稍偏斜，具短柄，顶生者稍大，边全缘，具 5 对侧脉，脉端在边缘向上弯曲。原图上无花果。仅据这些性状，只能唯《中志》40：191 和《云志》10：398 所考订的豆科巴豆藤属植物巴豆藤 *Craspedolobium schochii* Harms［今修订为 *Craspedolobium unijugum* (Gagnepain) Z. Wei & Pedley］是从。至于如何考订为此名称，是依据《中国植物科属检索表》293 或《纲要》2：118 而得，还是据具体实物调查，不得而知。

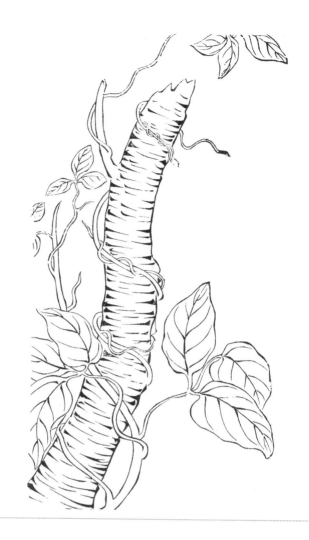

图 1129　巴豆藤

本属为单种属，仅分布于我国西南、广西及邻近的缅甸北部、泰国北部、越南北部地区。在云南产于沧源、耿马、双江……屏边、河口、蒙自等地，生于海拔 2 000 米以下湿润常绿阔叶林、疏林下或灌丛中。

吴批：*Craspedolobium schochii*。

1066. 滇防己

滇防己，绿蔓细须，一叶五歧，黑根粗硬，切之作车辐纹。

〔新释〕

吴其濬新描述的云南物种。据《图考》文、图（图 1130），可得知本植物为木质大藤木，原图上所绘是从老干上生出的新枝；叶互生，具柄，宽卵形，五浅裂，裂片边缘全缘，具 5 掌状脉；圆锥花序腋生，卷须状（现被视作卷须，原文："细须"）其先端上留有小柄，可能其果实已脱落。其概貌与《中志》30（1）：37 和《云志》3：240 所描述的防己科风龙属植物风龙

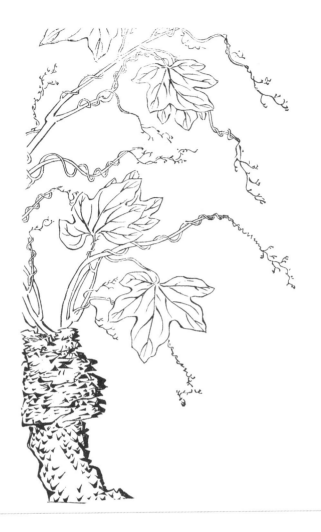

图 1130　滇防己

Sinomenium acutum (Thunb.) Rehd. et Wils. 基本
相似。风龙属 Sinomenium 为东亚特有属，仅此
一种。广布于长江流域及以南各省区，在云南
产于东南部，常生于林中。风龙的根、茎可治
风湿关节痛；根含多种生物碱，其中辛那米宁

（sinominine）为治风湿痛的有效成分之一。枝条
细长，是制藤椅等藤器的原料。

《纲要》1：174：Sinomenium acutum；吴
批：Sinomenium acutum。图说有须，但无花实，
似 Vitaceae 一种。

1067. 滇淮木通

滇淮木通，毛藤如葛，一枝三叶或五叶，粗涩绉纹，亦有毛。茎中空，通气。

[新释]

吴其濬新描述的云南物种。据《图考》文、

图（图 1131），本植物为木质藤本（因淮木通
是藤本植物）通体有毛；叶对生，叶柄基部稍
膨大而与相对叶柄的基部合生，具三小叶或

五小叶的奇数羽状复叶，小叶卵形至卵状椭圆形，侧生小叶具很短的小叶柄，基部钝，先端锐尖，具较侧生小叶柄稍长的柄，边缘具小钝齿；花序为具多花的圆锥花序（原图尚未开展，作顶生，众所周知，在木通科铁线莲属 *Clematis* 中，顶生圆锥花序少见，此处可能画工讹误）。吴批：*Clematis buchananiana*。在云南与该种接近有 *Clematis rehderiana* Craib（其小叶常 3 浅裂，参见《云志》10：251，图版 73-6、7《中志》28：108，图 7），锈毛铁线莲 *Clematis leschenaultiana* DC.（其叶为 3 出复叶，参见《中志》28：120，图版 33），合柄铁线莲 *Clematis connata* DC.（其叶柄基部膨大，两相对者合抱茎，甚似《图考》原图，本种曾作为 *Clematis buchananiana* 的亚种，ssp. *connata* Kuntze，参见《中志》28：109，图 8）。本研究团组并非专心研究木通科铁线莲属 *Clematis* 专家，但从书本出发，认为这些种似为一复合群（种），当可作群体研究的对象。暂将本条订为毛木通 *Clematis buchananiana* DC. 复合群。

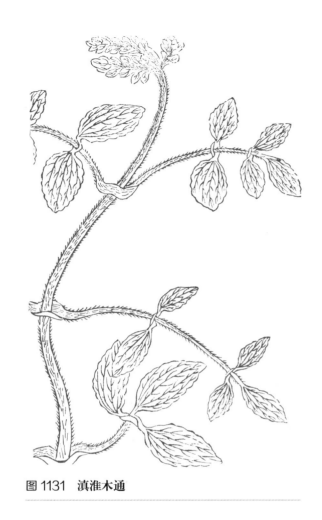

图 1131　滇淮木通

1068. 滇兔丝子

滇兔丝，细茎极柔，对叶如落花生叶微团，茎端开紫筒子花，双朵并头，旋结细子。

[**新释**]

　　吴其濬新描述的云南物种。据《图考》文、图（图 1132），本植物为多年生草本，具粗大的根，根上抽出数条细茎，茎匍匐；叶互生，具 5 小叶的奇数羽状复叶，小叶倒卵形，基部钝，先端截形至微凹；花紫色，总梗长，稍长于叶，花 2 朵，生于总梗顶端；荚果具多数细小种子。综合上述性状，与《中志》42（2）：162 和《云

志》10：746 所描述的豆科高山豆属植物云南高山豆 *Tibetia yunnanensis* (Franch.) H. P. Tsui 在外貌基本相似。*Tibetia* (Ali) Tsui 是由崔鸣宾从米口袋 *Gueldenstaedtia* 分出，它们的主要区别在于前者花柱内变成直角，托叶先端以下合生并与叶对生；后者花柱内卷，托叶分离，与叶柄基部贴生。但这些性状在原图中是无法显示出来。我们认为后者在主根头部上宿存有多条缩短的分茎，谅原图上无此特征，故将本种确

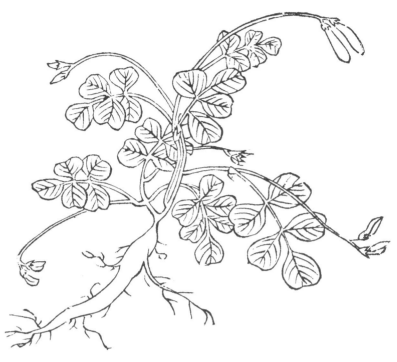

图 1132　滇兔丝子

定为高山豆属 *Tibetia*。至于高山豆属 *Tibetia* 的分种也比较细致，据其叶形和花色定为 *Tibetia yunnanensis*。本种除分布于西藏、四川外，在云南产于德钦、香格里拉、丽江、鹤庆、洱源、会泽、富民、昆明，生于海拔 2 000～4 200 米山坡、草地、路边、林下、灌丛中。

1069. 飞龙掌血

飞龙掌血，生滇南。粗蔓巨刺，森如鳞甲，新蔓密刺，叶如橘叶，结圆实如枸橘[1]微小。

[新释]

吴其濬新描述的云南物种。据《图考》文、图（图 1133），可知本植物为粗壮藤本，茎生巨刺，刺多如鳞甲，阴森可怕，新枝上也密生小刺；叶为三小叶的奇数羽状复叶，有柄，小叶椭圆形，基部侧似偏斜，先端锐尖，无柄，全缘；果实圆球形，比构橘稍小。据上述性状，与《中志》43（2）：96 和《云志》6：740 所描述的芸香科飞龙掌血属植物飞龙掌血 *Toddalia asiatica* (L.) Lam. 在概貌上基本相似。本属一般被承认为仅一种。本种在我国广布于秦岭南坡以南各地，北限见于陕西西乡县。在云南从中部高原、金沙江河谷、西北峡谷、澜沧江、红河中流到云南东北大小凉山均有。全株用作草药，多用其根。味苦，麻。性温，有

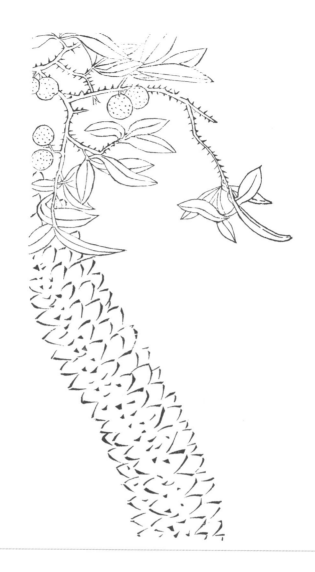

图 1133　飞龙掌血

小毒，活血散瘀，祛风除湿，消肿止痛。治感冒风寒、胃痛、肋间神经痛、风湿骨痛、跌打损伤、咯血等。据《云志》记载，在勐腊小勐仑公路沿线残存有几十年的老林，茎蔓苍劲，着果累累，果大如樱桃，甘甜可口。

《纲要》2：258：*Toddalia asiatica* (L.) Lam.；

吴批：*Toddalia asiatica*（芸香科）。

〔注〕

1 枸橘：见《图考》卷之三十五，芸香科枳属植物枳 *Poncirus trifoliata*(L.) Raf.。

1070. 小鸡藤[1]

〔新释〕

吴其濬新绘植物，无性状描述。据《图考》

图（图 1134），本植物为草质藤本；叶互生，有柄，具 3 小叶羽状复叶，小叶卵状椭圆形，侧生者近无柄，顶生者稍大；花集成腋生，总状花序，花 8～15 朵，花萼筒状，筒口斜截而无齿。该图被《中志》41：249 和《云志》10：630 考订为豆科 Leguminosae/ Papalionaceae 山黑豆属植物小鸡藤 Dumasia forrestii Diels。核对这二志描述，小鸡藤叶形为"卵形、宽卵形或近圆形，先端圆形或截平，常微凹和具小凸尖"（《中志》）或"椭圆状卵形，先端圆形或截平，常微凹或具小凸尖"（《云志》），和《图考》原图不符。与其订为小鸡藤 Dumasia forrestii Diels，不如说该图与云南山黑豆 Dumasia yunnanensis Y. T. Wei et S. Lee 和长圆叶山黑豆 Dumasia oblongifoliolata Wang et Tang ex Y. T. Wei et S. Lee 更为接近。只该种无产地分布记录。如据该卷为云南植物，则订为云南山黑豆 Dumasia yunnanensis Y. T. Wei et S. Lee 较为合适。该种产于云南，常生于海拔 1 300～2 200 米的山地山坡路旁、沟边灌丛中。模式标本采自云南。

吴批：*Dumassia forrestii*。

[注]

1 小鸡藤：底本有图无文。

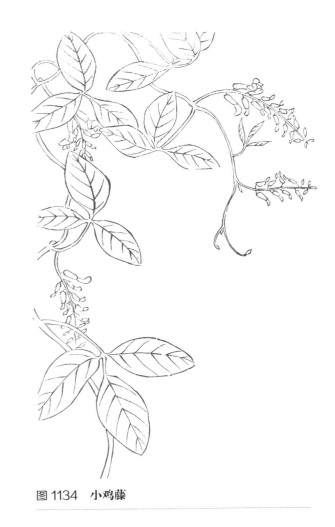

图 1134　小鸡藤

1071. 竹叶吉祥草

竹叶吉祥草，生云南山中。绿蔓，竹叶垂条，开花如吉祥草，六瓣，红白相间。长根色微红，土医谓之竹叶红参，主补益。

[新释]

吴其濬新描述的云南物种。据《图考》文、图（图 1135），本种为蔓生草本，叶似竹叶，随缠绕的茎而下垂，互生，具柄，图上似无叶鞘（实则上有极短的叶鞘包茎）；花近无柄，成小聚伞花序，聚伞花序具长梗，集成大型圆锥花序，后者仅具一大型舟状总苞片和叶对生；花穴瓣（实则上是外轮花被片 3 枚和内轮花被片 3 枚），红色或白色；根长而微红。据上述性状，同意《中志》13（3）：79、《云志》3：683 和吴批考订为鸭跖草科竹叶吉祥草属植物竹叶吉祥草 *Spatholirion longifolium* (Gagnep.) Dunn. 的意见。本种为缠绕草本，叶鞘极短，圆锥花序仅具一枚

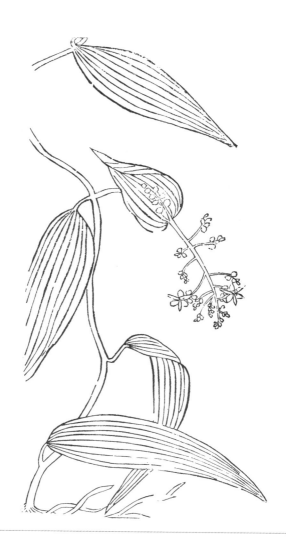

图 1135　竹叶吉祥草

大型舟状总苞片，而其他聚伞花序均无小苞片。如此概貌在我国鸭跖草科中少见。虽然与其邻近属竹叶子属 Streptolirion 在外表上相似，但后者的圆锥花序从邻近的叶鞘破鞘伸出而聚伞花序均

托以一枚小苞片。本种分布于长江流域以南，在云南也几广布于全省，生于海拔 1 200～2 500 米山坡草地、溪旁及山谷林下。模式标本采自昆明。

吴批：*Spatholirion longifolium*。

1072. 山豆花

山豆花，生云南。蔓生，大叶长穗，花似紫藤花。

[新释]

吴其濬新描述的云南物种。《纲要》《中志》

《云志》10：574，将《图考》山豆花考订为豆科胡枝子属植物绒毛胡枝子 *Lespedeza tomentosa* (Thunb.) Sieb. ex Maxim.，这显然是欠妥的，《图

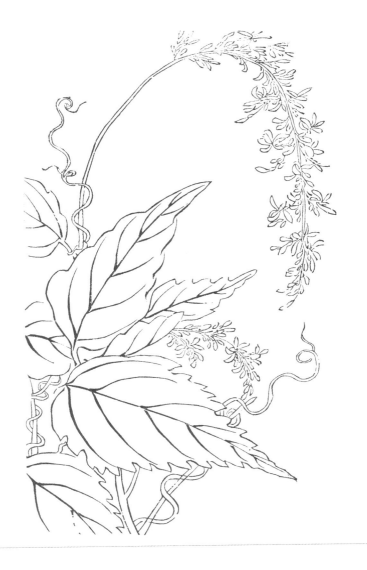

图 1136　山豆花

考》原图（图 1136）的叶形和花序都和胡枝子属 Lespedeza 种类不符。查阅《中国高等植物》第 7 卷，似原图的叶形在豆科中是找不到的。猜测它是被山豆花缠绕的一种植物的叶子，两个种被绘图配在一起，让人误会作一种。

山豆花，吴批是鱼藤属 Derris 或崖豆藤属 Millettia 植物。这二属确实有这样大型的花序，但仅据花序是无法考订到种的，只能留等以后研究。

1073. 山红豆花

山红豆花，生云南山中。叶蔓如紫藤而细，小花如豆花，色红。

〔新释〕

吴其濬新描述的云南物种。据《图考》文、图（图 1137），本植物草质藤本；叶互生，具 5 小叶的奇数羽状复叶，小叶长椭圆形，基部楔形至钝形，先端锐尖至渐尖；总状花序长，腋

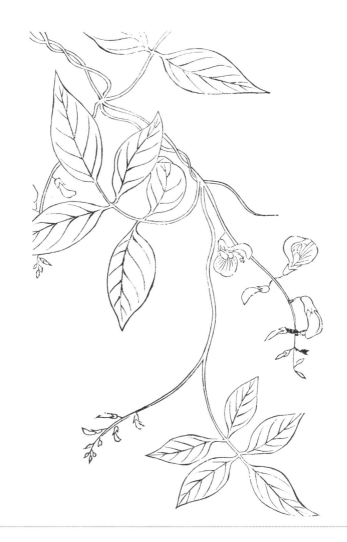

图 1137　山红豆花

生，花有短柄 1～2 朵具间隔地生于花序上部，红色，萼管筒状，侧而观具 2 齿，旗瓣最长，翼瓣最短，龙骨瓣呈弧形弯曲，花成熟后花柱伸出龙骨瓣。综上所述性状，其概貌与《云志》10：606 所描述的豆科土圞儿属植物肉色土圞儿 *Apios carnea* (Wall.) Benth. ex Baker 基本相似。本种在我国除分布于西藏、四川、贵州、广西外，在云南产于巧家、德钦、维西等地区，生于海拔 300～3 200 米沟谷杂森或路旁。

吴批：*Apios carnea*。

1074. 野山葛

野山葛，山中有之。一枝三叶，如大豆叶。开紫花作角，如葛花而小。

〔新释〕

吴其濬新描述的物种（图 1138）。豆科 Leguminosae 植物之一种。具体物种待考。

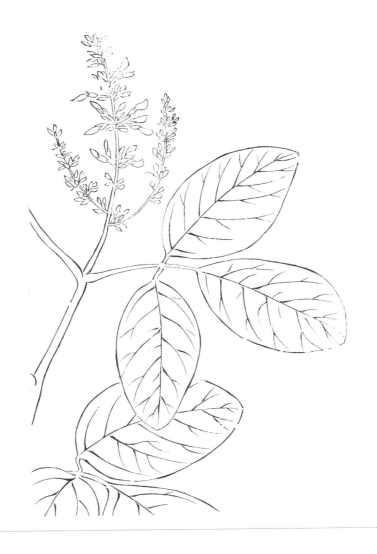

图 1138　野山葛

1075. 象鼻藤

象鼻藤，生云南。对叶如槐，亦夜合。结角如椿角，一一下垂。

〔新释〕

　　吴其濬新描述的云南物种。据《图考》文、图（图 1139），本植物灌木状藤本（因原文不作蔓生，而图上主条作弯曲状，名字又有藤字）；叶互生，奇数羽状复叶，具 8～11 对侧生小叶，小叶长椭圆形，基部楔形至钝形，先端钝圆平截，夜间闭合；荚果。其概貌和《中志》40：

104 和《云志》10：378 描述的豆科黄檀属植物象鼻藤 *Dalbergia mimosoides* Franch. 基本相似。本种在我国分布于西藏、四川、湖北、陕西、湖南、浙江、江西外，在云南产于罗平、丽江等地区，生于海拔 940～2 200 米林中、灌丛或河边。

　　吴批本种为藤黄檀 *Dalbergia hancei* Benth.，该种非但云南不产，且其侧生小叶仅 3～6 对。

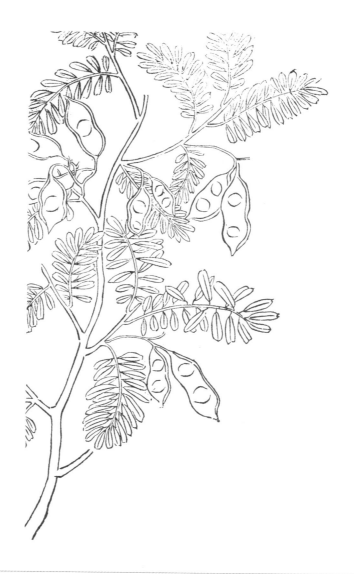

图 1139　象鼻藤

1076. 透骨钻[1]

〔**新释**〕

　　吴其濬新描绘的物种。底本有图无文。吴批疑其似为漆树科黄连木属植物清香木 *Pistacia weinmannifolia* J. Poisson ex Franch.。但《图考》原图（图 1140）作蔓生，又枝具显著的节（或即小枝脱落后的痕迹——参见卷之二十三鸡骨常山图），叶似作奇数羽状复叶，小叶全缘，倒卵形。不合。该图描绘植物待考。

　　吴批：似 *Pistacia weimmamnifolia*。

〔**注**〕

1　透骨钻：底本有图无文。

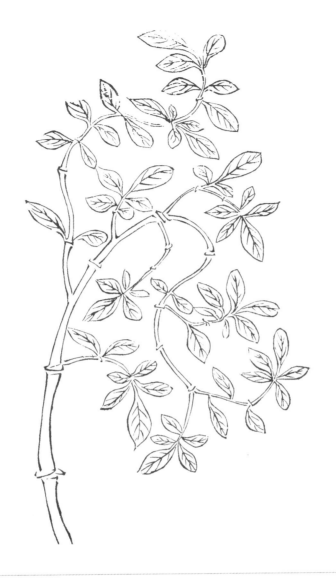

图 1140　透骨钻

1077. 珠子参[1]

〔新释〕

吴其濬新命名绘图描绘的物种，原本有图（图1141）无文。其图有花，形态确实极似桔梗科党参属植物珠子参 *Codonopsis convolvulacea* Kurz. var. *forrestii* (Diels) Ballard［*FOC* 修订作 *Panax japonicus* var. *major* (Burkill) C. Y. Wu & K. M. Feng Hong et L. M. Ma］。本变种分布于云南中北部（大理、昆明、寻甸、禄劝、丽江、香格里拉）、贵州（普安）、四川西南部（二郎山、凉山），生于海拔 1 200～3 300 米的山地灌丛中。模式标本采自云南金沙江岸边。

吴批：图极似 *Codonopsis forrestii*。

〔注〕

1 珠子参：底本有图无文。

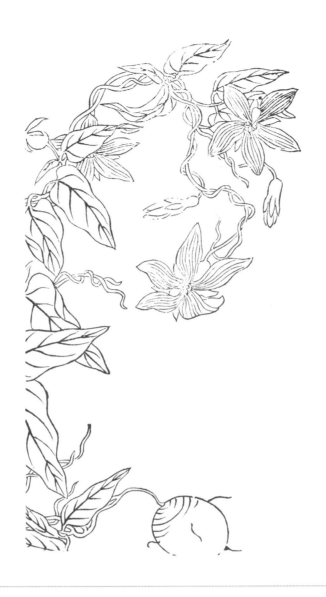

图 1141　珠子参

1078. 土党参

土党参，生云南。根如参，色紫，花蔓生，叶茎有白汁，花似奶树花而白，盖一类。

[新释]

吴其濬新描述的云南物种。据《图考》图（图1142）、文，该植物为蔓生草木，根如人参，紫色；茎、叶具乳汁。叶对生，有柄，宽卵形至卵形，基部心形，顶端锐尖，边缘具钝齿；花单生

叶腋，有柄，花萼裂片5，花冠白色，5瓣裂，分裂至中部，裂片似外翻。上述性状，与《中志》73（2）：42，《云志》5：479描述的桔梗科党参属植物小花党参 *Codonopsis micrantha* Chipp 基本相符。图可参考《图鉴》4：377。本种分布于四川西南外，产于云南昆明、富民、大理、丽江、永善、

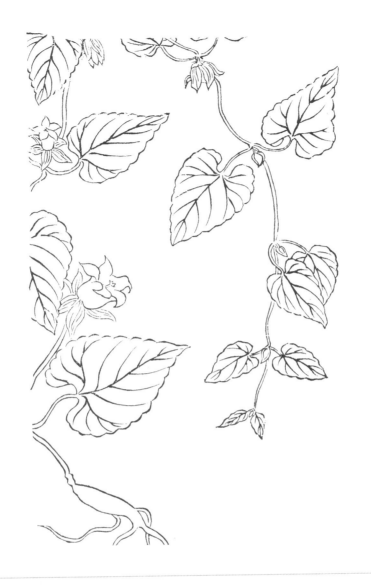

图 1142　土党参

生于海拔 1950～2 600 米山坡灌丛或林下草丛中。
模式采自昆明。

《中志》73（2）：42，《云志》5：479，《纲
要》和吴批：*Codonopsis micrantha* Chipp。

1079. 山土瓜

山土瓜，蔓生。一枝三叶，花紫，角细如豆，根味如鸡腿光根，土人食之。

[新释]

　　吴其濬新描述的物种。据《图考》文、图

（图 1143），可得知本种为蔓生草本，具纺锤形
的根；叶互生，有柄，具三小叶，顶生小叶卵状
椭圆形，先端尖，基部钝至楔形，具短柄，具羽

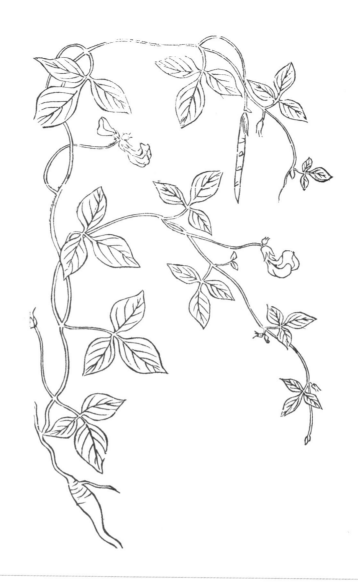

图 1143　山土瓜

状脉，侧生小叶比顶生者稍小，形相似，但近无柄；花紫色，蝶形，1～2 朵生于长的花序梗顶端，花序腋生；荚果柱形，具种子多粒。据上述性状特征，与《中志》41：283，《云志》10：644 所描述的豆科豇豆属植物野豇豆 *Vigna vexillata* (L.) Rich. 在概貌上基本吻合。该种产于我国华东、华南至西南各省区，生于旷野、灌丛或疏林中。全球热带、亚热带地区广布。根或全株作草药，有清热解毒、消肿止痛、利咽喉的功效。因本种的根常非木质，在江苏、浙江地区偶有将其根蒸熟后冒充作人参，但并无人参的功效。

吴批：*Vigna vexillata* var.。

《植物名实图考》

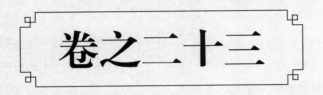

卷之二十三

固始吴其濬　著　蒙自陆应谷　校刊

芳草类

1080. 老虎刺

老虎刺，黔中植以为藩。细叶夜合，柔枝盖偃。秋时结实若豆而扁，下垂片角，薄于蝉翼，淡红明透，光映丛薄，绿[1]石盖瓦，樊圃护门。每当斜阳洒洒，轻飙漾漾，便如朱蜓欲飞，丹鳞出泳，田家杂兴，描画为难矣。

[新释]

吴其濬新描述的贵州物种。据《图考》文、图（图1144），本种为木本植物，枝条攀援（"柔枝盖偃"），有刺，叶互生，二回羽状，叶轴上有小刺，羽片有小叶多达32枚（应为偶数，但原图也有奇数的），小叶椭圆形，先端尖（应为钝圆）；原图未显示花，果实有翅，两个并列似槭属 Acer 的翅果（若上面的羽片和小叶的错误，因过于细微而受当时刻工水平的限制，但这一错误实系观察错误而不能原谅。但由于本书及其邻近属的叶片似合欢类，可以肯定它隶老虎刺属 Pterolobium），果序圆锥状，顶生。据上述性状特征，与上述二志和《图鉴》2：348，图2425所描述的豆科老虎刺属植物老虎刺 Pterolobium punctatum Hemsl. 在概貌上基本

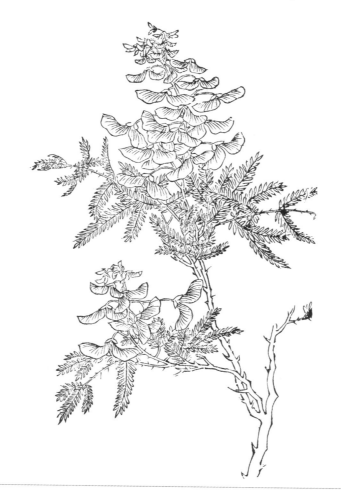

图 1144　老虎刺

吻合。本种产于广东、广西、云南、贵州、四川、湖南、湖北、江西、福建等省区，生于海拔 300～2 000 米的山坡疏林阳处、路旁石山干旱地方以及石灰岩山上。老挝也有分布，模式标本采自湖北宜昌。

《纲要》2：176、《中志》39：115、《云志》和吴批：*Pterolobium punctatum* Hemsl.。

[注]

1 绿：为"缘"之形误。

1081. 土荆芥

土荆芥，生昆明山中。绿茎有棱，叶似香薷，叶间开粉红花。花罢结筒子，三尖微红，似紫苏蒻子而稀疏。土人以代假苏[1]。

[新释]

吴其濬新描述的云南物种。据《图考》文、图（图 1145），本植物系多年生草本，具根状茎；茎具分枝，有棱；叶对生，近无柄，卵形，基部钝，先端尖，边缘具锯齿；轮伞花序腋生，具 1～2 花，图上仅见萼筒，显示花未开放或花冠已脱落，花冠粉红色，花结子后，萼筒作三尖状，微红。其概貌和唇形科蜜蜂花属植物蜜蜂花 *Melissa axillaris* (Benth.) Bakh. f.［吴批 *Melissa parviflora* Benth. 为其异名］基本相同。本种广布于我国秦岭以南广大地区，在云南产于大部分地区，生于海拔 600～2 800 米林中、路旁、山坡、谷地。四川峨眉用全草入药，治血蛆及痢疾。云南用全草代假苏，治蛇咬伤。越南北部用作发油香料。

松村：*Phteirospermum chinense* Bge.；吴批：*Melissa parviflora*？（待查）。

[注]

1 假苏：见本书卷之二十五"假苏"条，本书暂时释为唇形科荆芥属植物多裂叶荆芥 *Schizonepeta multifida* (L.) Briq.。

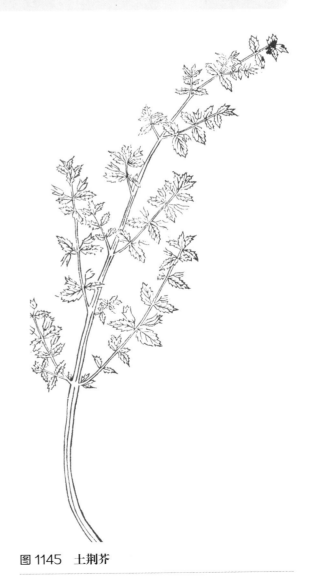

图 1145　土荆芥

1082. 滇南薄荷

滇南薄荷，与中州无异，而茎方亦硬，叶厚短，气味微淡。《滇本草》谓作菜食，返白发为黑，与他省不同。又治痈疽、疥、癣及漆疮有神效云。

〔新释〕

吴其濬新描述的云南物种（图 1146）。《图考》原文指出滇南薄荷与"中州无异"，则首先要找出中州薄荷为何物。本书卷之二十五有薄荷，释作《中志》66：263，《云志》1：704 描述的唇形科薄荷属植物薄荷 *Mentha haplocalyx* Briq.。至于滇南薄荷，原文既无讯息可言，只文字"与中州无异"，所附原图无花序，从体态上视之，即是薄荷 *Mentha haplocalyx* Briq.。本种在我国南北广布，在云南大部分地区，海拔可达 3 500 米，喜生于水旁潮湿地。各地栽培品种繁多。

文中提及《滇本草》谓作菜食"，经查《滇南本草》2：359 南薄荷条，别名中列有滇南薄荷，订为薄荷属植物留兰香 *Mentha spicata* L.，但在附注中有一按（系吴征镒所加）：《图考》附图及说明系野薄荷 *Mentha haplocalyx* Briq.，非本品，宜辨之。

松村：*Mentha*；吴批：*Mentha piperita*。《云志》不收录此名。据《纲要》1：446，该种原产于欧洲，我国南京、北京有栽培。

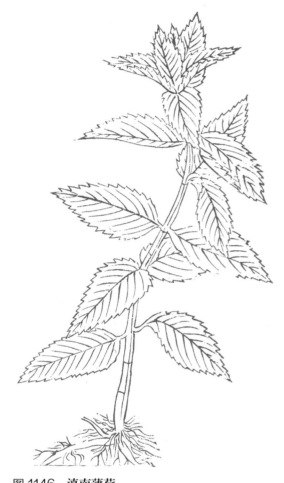

图 1146 滇南薄荷

1083. 滇藁本

滇藁本，叶极细碎，比野胡萝卜叶更细而密，余同《救荒本草》。《滇本草》治症无异。

［新释］

吴其濬新描述的云南物种（图1147）。据《滇南本草》2：252，滇藁本系该书"藁本"的别名，考证为 *Sinodielsia yunnanensis* Wolff，该学名即《云志》7：405 描述的伞形科藏香叶芹属植物滇芹 *Meeboldia yunnanensis* (H. Wolff) Constance et F. T. Pu。

将《图考》的滇藁本图与《云志》7：406图版109：15滇藁本图相比较，甚似，其叶为三回羽状全裂，呈碎裂状（"比野胡萝卜叶更细而密"），复伞形花序顶生和侧生，伞辐7～9条，无总苞片。故宜释作滇芹。本种在我国除分布于西藏外，在云南产于香格里拉、鹤庆、永胜、大理、禄劝、富民、嵩明、昆明、安宁等地，生于海拔2 000～3 100 米山坡草地、疏林或湿润空旷地。民间称黄藁本，治感冒风寒、发热头痛。

松村：*Seseli libanostis* Koch.；吴批：伞形科。

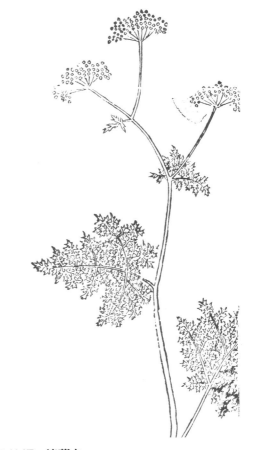

图 1147　滇藁本

1084. 野草香

野草香，云南遍地有之，墙瓦上亦自生。茎叶微类荆芥，颇有香气。秋作穗如狗尾草而无毛，开淡红白花。滇俗中元盂兰[1]，必以为供。盖藕车、胡绳之类，而失其名。

［新释］

吴其濬新描述的云南物种。据《图考》文、图（图1148），本植物为草本；叶对生，卵状椭圆形，边缘具锯齿，先端锐尖，基部楔形，渐狭成短柄；轮伞花序密集呈圆柱状，似狗尾草的穗而无毛，生枝顶，下面似托以2～4枚叶状总苞片；花淡红白色；全株颇有香气。从概貌而论，与《云志》1：726和《中志》66：328所描述考订的唇形科香薷属植物野草香 *Elsholtzia cypriani* (Pavol.) S. Chow ex Hsu 基本相符。本种广布于广西、贵州、四川、湖南、湖北、安徽、河南、陕西等地，在云南自西北部经中部至中越边境地区以北均有，常见于海拔400～2 900 米路边、林中或河谷两岸。

吴批：*Elscholtzia cypriani*。

［注］

1　中元盂兰：指农历七月半的中元节，佛教徒称盂兰盆节。

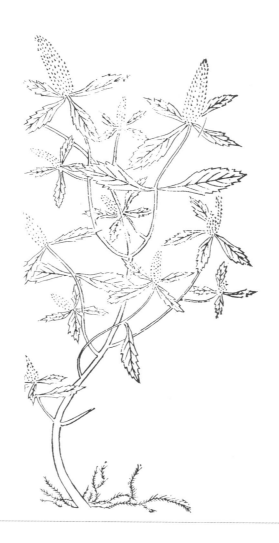

图 1148　野草香

1085. 地笋

地笋，生云南山阜。根有横纹如蚕，傍多细须，绿茎红节，长叶深齿。

[新释]

　　吴其濬新描述的云南植物。从《图考》原文、图（图 1149），可得知本植物为多年生草本；具有密节的根状茎，膨大稍弯似蚕，节上具须根；茎方，具密节，不分枝，节红色；叶对生，长圆状披针形，其长度大大超过于其相邻节间，基部钝，先端尖，近无柄，边缘具锐尖锯齿，羽状脉，侧脉 5～6 对，似伸入齿。图上虽无花序，但它的外形，显系相似于《中志》66：277，《云志》707 描述的唇形科地笋属植物地笋 *Lycopus lucidus* Turcz.，如此概貌在我国唇形科中少见。由于该种茎棱上具向上小硬毛，节上密集硬毛，这二点在原文、图上不显示，故二志均订为本种的硬毛变种 *Lycopus lucidus* var. *hirtus* Regel。该种产于黑龙江、吉林、辽宁、内蒙古、河北、山东、山西、陕西、甘肃、浙江、江苏、江西、安徽、福建、台湾、湖北、湖南、广东、广西、贵州、四川及云南，几遍及全国，生于沼泽地、水边等潮湿处，海拔可达 2 100 米。俄罗斯、日本也有。全草入药，《中志》66：277 认为即《本经》的泽兰正品，为妇科要药，能通经利尿，对产前产后诸病有效。根通称地笋，可食，又为金疮肿毒良剂，并治风湿关节痛。

附记：《本经》泽兰并无性状和地理分布信息。至南北朝陶弘景《本草经集注》，方出现"今山中又有一种甚相似，茎方，叶小强，不甚香……而药家乃采用之"。随后唐宋本草中，才有泽兰作方茎的唇形科植物出现。但正如陶弘景云，其"茎方，叶小强，不甚香"，推测只是陶弘景记录泽兰的一替代品，或伪品。正如陶弘景混淆了许多中药的基原一样，泽兰，也有被陶弘景《本草经集注》的替代品误导的可能。《本经》泽兰的基原，待商榷。

松村：*Lycopus*；吴批：*Lycopus lucidus*。

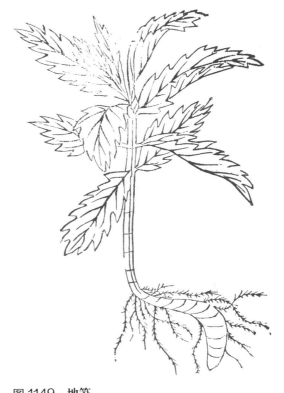

图 1149　地笋

1086. 滇瑞香

瑞香，《本草纲目》始著录。盖即圃中所植所谓麝囊花、紫风流者，不闻入药。滇南山中有一种白花者，的的枝头，殊无态度，而叶极光润。《南越笔记》：白瑞香多生乳源山中，冬月盛开如雪，名雪花。刘以为薪，杂山兰、芎茅之属烧之，比屋皆香。其种以挛枝为上，有紫色者香尤烈，杂众花中，众花往往无香，皆为所夺。一名夺香花，干者可以稀痘。当亦用白花者耳。

[新释]

本条收载了多种植物，分述如下。

（1）《图考》滇瑞香及图（图 1150），吴其濬新描述的云南物种。据文、图可知本种为小

灌木，枝条互生而稍弯曲略颇似作舞姿；叶互生，近无柄，多少聚生枝端，长圆状披针形，全缘，基部楔形，先端锐尖，具羽状脉，侧脉 6～10 对，上面光润；花朵数簇生于新枝顶端筒状物上（可能为花序总梗，作者过度强

调），萼筒管状，白色，花萼裂片 4，长约为萼筒的 1/3。据上述性状，较宜释为《云志》8：230 所描述的瑞香科瑞香属植物滇瑞香 *Daphne feddei* Lévl.。本种除分布于四川、贵州外，在云南产于中部、西北部、东北部；生于海拔 1 850～2 600 米山坡阳处。

松村：*Daphne* 或 *Edgeworthia*；吴批：图是 *Daphne feddei*。

（2）《本草纲目》瑞香，据《纲要》卷上，考证为瑞香科瑞香属植物瑞香 *Daphne odora* Thunb.，云南不产。《南越笔记》夺香花，可能仍是 *Daphne odora*。本种可能是一在我国和日本的栽培种。

（3）《图考》引《南越笔记》的白瑞香，同意释为《云志》8：228 描述的瑞香科瑞香属植物白瑞香 *Daphne papyracea* Wall. ex Steyud.。该种花白色，花期 12 月，确如原文所述，冬月盛开如雪。分布于湖南、湖北、广东、广西、四川、云南等省区，生于海拔 700～2 000 米的密林下、灌丛中、肥沃湿润的山地。

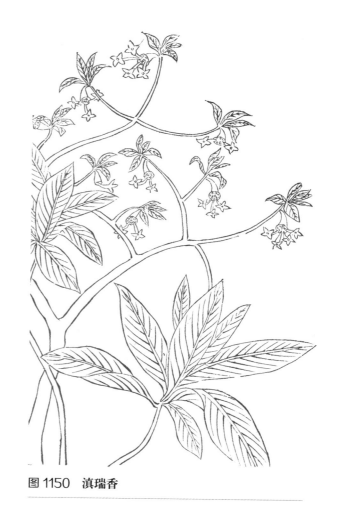

图 1150　滇瑞香

1087. 滇芎

> 滇芎野生，全如芹，土人亦呼为山芹。根长大粗糙，颇香。《滇本草》：味辛，性温，发散痈疽。治湿热，止头痛。食之发病。

[新释]

吴其濬新描述的云南物种（图 1151）。从《图考》文，除根长粗大，有香味之外无其他特征可言。绘图仅绘出几枚刚发出的基生叶，叶为轮廓三角状椭圆形至卵状椭圆形，三深裂至一回羽状分裂，羽片呈卵形至卵状三角形，边具锯齿；根粗大，顶端似有裂成宿存纤维状

的叶柄。《云志》7：413 考证为伞形科滇芎属植物滇芎 *Physospermopsis delavayi* (Franch.) Wolff.。将《图考》的滇芎原图与《云志》7：414 所附图版 111：1-7 滇芎的图相较，甚似。《中志》也用此中文种、属名，但未注明出处。本种为我国特有种，除四川木里有分布外，在云南产于香格里拉、丽江、宾川、洱源、楚雄、双柏、富民、宜良、昆明、建水等地，生于海拔

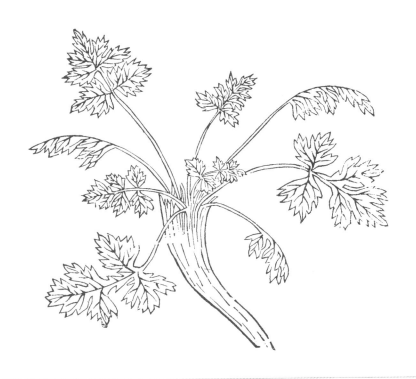

图 1151 滇芎

2 800～3 000 米山坡松林下或河沟边。

　附记：在上述原文中，有"滇本草，味辛性温……"一段。但在今《滇南本草》，找不到

滇芎一名，不知何故？若其他版本也无名，以表示"滇芎"一名始著录于《图考》。

　吴批：图无花实，*Physospermopsis*。

1088. 东紫苏

> 东紫苏，生昆明山野。丛生，细叶深齿，穗如夏枯草，盖石香菜之类。

[新释]

吴其濬新描述的云南物种。从《图考》文、图（图1152），本品具根状茎；茎基部倾卧上升；单叶对生，倒披针状椭圆形，基部楔形，先端锐尖，上部边缘具锯齿；轮伞花序集成卵状圆柱形，花序单生枝端，其上显示有苞片，遮住花，因花小在图上不显示。上述性状，其概貌与《云志》1：731、《中志》66：336和

《纲要》1：433 所考订的唇形科香薷属植物东紫苏 *Elsholtzia bodinieri* Vaniot 基本相似。本种产于云南、贵州西部，生于海拔 1 200～3 000 米的松林下或山坡丛草地上。植株含芳香油。全草入药，治外感风寒、感冒发热、头痛身痛、咽喉痛、虚火牙痛、消化不良、腹泻、目痛、急性结膜炎、尿闭及肝炎等症。嫩尖亦可当茶饮用，有清热解毒之效。

　吴批：*Elscholtzia bodinieri*。

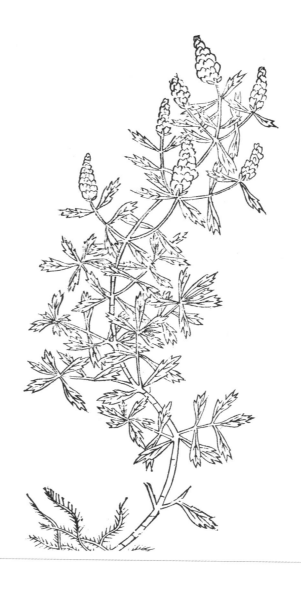

图 1152　东紫苏

1089. 白草果

白草果，与草果同，而花白瓣肥，中唯一缕微黄。土医以为此真草果。

[新释]

吴其濬新描述的物种。据《图考》文、图（图 1153），本种为草本；叶原图不全，斜出致密的平行脉，无柄，具鞘，有叶舌二行排列；穗状花序顶生，具多数覆瓦状排列的苞片，花 1

朵从苞片中伸出，白色，花冠裂片 3，细条状，侧生退化雄蕊 2，倒卵状披针形，唇瓣，倒心形，白色，只中间一缕稍黄（"中唯一缕微黄"），花丝细长，约等于唇瓣。据图所示性状，本种与 25 卷豆蔻（《图考》）和草果药（《滇南本草》）比较，花序紧密生，两侧退化雄蕊倒卵状披针

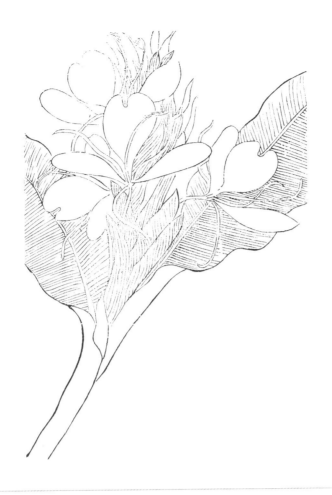

图 1153 白草果

形，较宽大；唇瓣倒心形，先端二开裂较浅，裂片顶端圆形等性状可以区别。较宜释为《中志》16（2）：26，《云志》8：550 描述的姜科姜花属植物姜花 *Hedychium coronarium* J. Koen.。本种在我国分布于四川、广东、广西、湖南、台湾外，在云南产于东南部至西部，生林缘或林中。花可浸提姜花浸膏，用于调合香精中。根茎据《四川中药志》能"解表，散风寒，治头痛、身痛、风湿痛及跌打损伤等症"。

松村：*Hedychium*；吴批：*Hedychium spicatum*。即《中志》16（2）：35 描述的 *Hedychium spicatum* Ham. ex Smith，其花序和唇瓣等与《图考》原图大相径庭，非是。《纲要》1：548：*H. coronarium*。

文中提及草果，《中志》16（2）：121 和吴批皆释为姜科豆蔻属植物草果 *Amomum tsaoko* Crevost et Lemarie。

1090. 香科科

香科科，生云南。细茎，高五六寸，对叶如薄荷叶，亦微有香。梢开白花如豆花，层层开放。

[**新释**]

吴其濬新描述的云南物种。据《图考》文、图（图1154）可知本株为一多年生小草本，具根状茎；茎细，高15～20厘米；叶对生，如薄荷叶，也微有香味，卵状椭圆形，先端锐尖，基部楔形，延伸成短柄，边具小锯齿，基部2～3叶的叶腋有一对小叶，显示该区有一压缩的分枝；轮伞花序集合成单一的穗状花序，顶生茎端，花两唇形（原文作"花如豆花"，狭义豆科的花确形似两唇形），白色，由下向上逐渐开放。综合上述性状，概貌与《云志》1：512和《中志》65（2）：48所描述的唇形科香科科属植物香科科 *Teucrium simplex* Vaniot 基本吻合。本种为我国特有种，除贵州西部外，在云南产于嵩明（景东），生于海拔2 100～2 400米的山坡灌丛和松林中。

《中志》65（2）：48、《纲要》1：475：*Teucrium simplex* Vaniot；吴批：图说皆是 *Teucrium*。

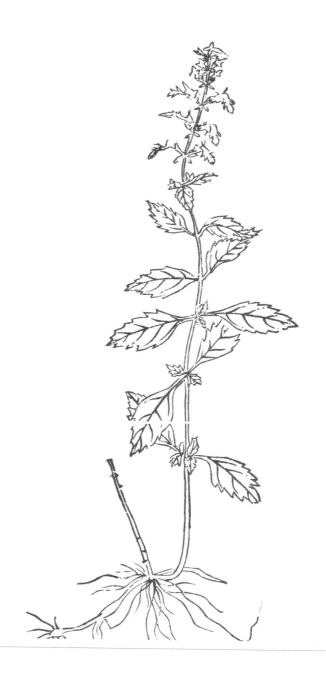

图1154　香科科

《植物名实图考》

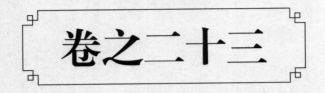

固始吴其濬　著　蒙自陆应谷　校刊

毒草类

1091. 小黑牛

小黑牛，生大理府。茎叶俱同草乌头，根黑糙微异。俚医云：味苦寒，有大毒。治跌打损伤擦敷用。殆即乌头一类。

［新释］

吴其濬新描述的云南物种。据《图考》图（图1155），仅一根一叶，原文仅提供三条信息：一为产地大理，二为茎、叶俱同乌头，三为根黑糙。即便吴征镒对该"小黑牛"这一植物非常熟悉，据本条提供的性状，他并未鉴定到种。唯有通过大理的地方名和地理分布查询。

据《云志》11：89 滇南草乌 *Aconitum austroyunnanense* W. T. Wang 列有一别名小黑牛（景东）。《中志》：释《图考》小黑牛为毛茛科乌头属植物保山乌头之无距小白撑（变型）*Aconitum nagarum* var. *heterotrichum* f. *dielsianum* (Airy-Shaw) W. T. Wang；但另一变型光果小白撑 *Aconitum nagarum* var. *heterotrichum* f. *leiocalpum* (Airy-Shaw) W. T. Wang 景东地方名也叫小黑牛。看来，有两个种两变形俗名叫小黑牛。大理府产，通称小黑牛者，建议释作毛茛科乌头属植物保山乌头之无距小白撑（变型）*Aconitum nagarum* var. *heterotrichum* f. *dielsianum* (Airy-Shaw) W. T. Wang，该变型产于云南腾冲、大理、丽江、贡山等地，生于海拔3 500米一带山地草坡或林边。根有剧毒，供药用，可祛风湿、镇痛（云南经济植物）。

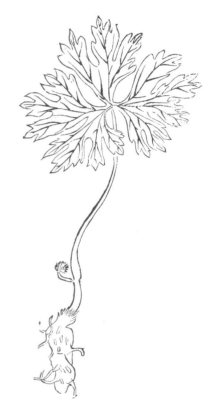

图 1155　小黑牛

滇南草乌 *Aconitum austroyunnanense* 分布更靠南，而光果小白撑 *Aconitum nagarum* var. *heterotrichum* f. *leiocalpum* 产于云南景东，大理府可能不产。

松村：*Aconitum*；吴批：*Aconitum*。

1092. 野棉花

野棉花，《滇本草》：味苦，性寒，有毒。下气杀虫。小儿寸白虫、蛔虫，犯胃用良。此草初生，一茎一叶，叶大如掌，多尖叉，面深绿，背白如积粉，有毛。茎亦白毛茸茸。夏抽葶，颇似罂粟，开五团瓣白花，绿心黄蕊，楚楚独立。花罢蕊擎如球，老则飞絮，随风弥漫，故有棉之名。

[新释]

吴其濬新描述的云南物种。从《图考》文、图（图1156）可知本植为多年生草本；开始先抽出一花葶和一基生叶，基生叶有长柄，花葶和基生叶均有白色毛，基生叶卵形或心状宽卵形，3～5中裂，侧生裂片或又可中裂一次，边缘具锯齿，上面深绿，并有毛，下面生白色绒毛；花直立，3朵，成聚伞花序，其下有总苞叶，总苞叶如叶状；萼裂片5，倒卵形，白色，水平开展，有直脉，雄蕊黄色，心皮绿色；聚合果，球状，挺立，瘦果被绵毛，随风飘扬如棉，故有野棉花之名。综合上述性状，与《中志》28：29和《云志》11：193描述的毛茛科银莲花属植物野棉花 *Anemone vitifolia* Buch. ex DC. 在概貌上基本相似。本种在我国四川西南、西藏南部有分布外，在云南产于昆明、楚雄、大理、德钦、贡山、泸水、宜良、西畴、文山、屏边，生于海拔1 200～2 400米山坡草地、沟边或疏林中。根状茎供药用，治跌打损伤、风湿性关节痛、肠炎、痢疾、蛔虫病等症，也可作土农药，灭蝇蛆等。

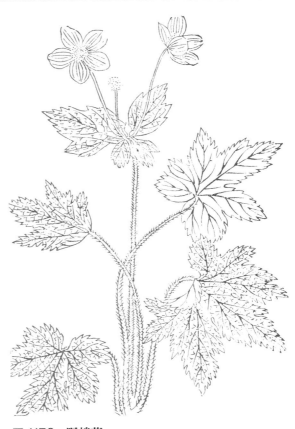

图 1156　野棉花

松村：*Anemone narcissiflora* L. var. *villosissima* DC.；《纲要》和吴批：*Anemone vitifolia* Buch. ex DC.。

1093. 月下参

月下参，生云南山中。细茎柔绿，叶花又似蓬蒿、葽蒿辈。又似益母草而小。发细葶，擎菁葵宛如飞鸟昂首翘尾，登枝欲鸣。开五瓣蓝花，上三匀排，下二尖并，内又有五茄紫瓣，藏于花腹，上一下四，微吐黄蕊，一柄翻翘，色亦蓝紫，盖即《菊谱》

双鸢菊、乌头一类。滇人以根圆白多细须，为月下参。《滇本草》：味苦平，性温热。治九种胃寒气痛，健脾消食。治噎宽中、痞满、肝积、左右肋痛、吐酸。其性亦与乌头相近。

[新释]

吴其濬新描述的云南物种。据《图考》文、图（图1157），可知本种为多年生草本，具圆形块根，有多数白色须根。茎细弱，叶互生，基生叶和上部叶基本相同；具长柄；第一次3深裂几达基部，中间裂片又一次3深裂，小裂片作羽状中裂，裂片先端尖，二侧裂片也作二歧裂（或羽状裂），裂片先端尖；萼片5，蓝色，上裂片有上翘的距，2侧裂片与上裂片匀排，下2片并立，先端尖，原文作"内又有五茄紫瓣，藏于花腹，上一下四"，实则上为五枚由退化雄蕊而形成的花瓣，紫色，向内有黄色的雄蕊，稍露出于花瓣。综合上述性状特征，其概貌与《中志》27：433和《云志》11：135考订的毛茛科翠雀属植物云南翠雀花 *Delphinium yunnanense* (Franch.) Franch. 基本相似。本种为中国特有种，除分布于贵州（西部）、四川（西南）外，在云南产于中部以北地区，生于1 000～2 400米草坡上或灌丛中。

松村：*Aconitum delphinium*；《纲要》1：128和吴批注：*Delphinium yunnanense* (Franch.) Franch.。

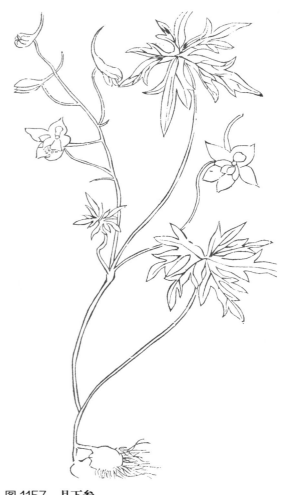

图1157 月下参

1094. 小草乌

小草乌，生云南山中。与月下参同。无大根，有毒，外科用之。

[新释]

吴其濬新描述的云南物种。《图考》所绘

（图1158）是毛茛科乌头属植物无疑。据绘图退化雄蕊的瓣片，宜订为毛茛科翠雀属植物孟获营翠雀花 *Delphinium mosoynense* Franch.，

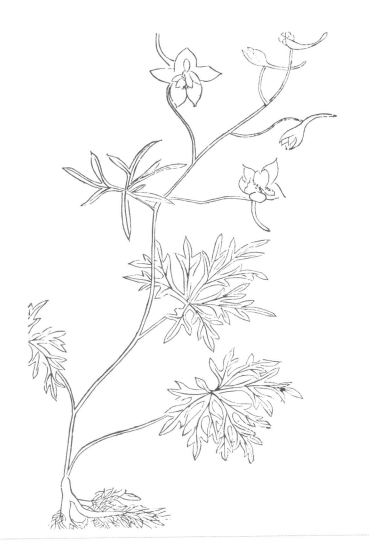

图 1158　小草乌

即《中志》27:447 描述的裂瓣翠雀 Delphinium grandiflorum var. mosoynense (Franch.) Huth。该变种特产于云南。

吴批：或 D. lankongense。此学名即《中志》27：435 描述的密距翠雀花 Delphinium pycnocentrum Franch.。

1095. 滇常山

　　滇常山，生云南府山中。丛生，高三四尺。叶茎俱如本本。叶厚韧，面深绿，背淡青，茸茸如毛。夏秋间茎端开花，三葶并擢，一球数十朵，花如杯而有五尖瓣，翻卷内向，中擎圆珠，生青熟碧，盖花实并缀也。花厚劲，色紫红，微似单瓣红山茶花[1]，但小如大拇指，不易落。宋《图经》：海州常山，八月花红白色，子碧色，似山棟[2]子而小，微相仿佛。

[新释]

吴其濬新描述的云南物种。据《图考》文、图（图1159）可知本种为高大灌木，高达1米余；叶对生，具柄，厚而韧，上面深绿色，下面淡青色，具绒毛，卵状椭圆形，边全缘或波状，基部圆钝，先端急尖，具三出基生脉；花密集成顶生花序，基部有三主枝（"三葶并擢"），其间夹有叶状苞片，花萼筒杯状，裂片5，尖而短，宿存，紫红色，中抱一圆球状果实，果实生青熟碧。综合上述性状，在概貌上与《云志》1：471和《中志》65（1）：176所描述的滇常山 Clerodendrum yunnanense Hu ex Hand.-Mazz. 基本相似。本种为我国特有种，除四川西南外，产于云南东南（文山）、云南中部、云南西部（大理）以北各县，生于海拔1 900～2 800米山坡疏林下或山谷沟边灌丛中，通常生于较潮湿地方，甚为常见。

松村：释作 Hydrangea；《纲要》1：410、吴批：Clerodendrum yunnanense Hu ex Hand.-Mazz.。

文中有《图考》引宋《图经》海州常山，因其附于"滇常山"条下，无图且描述甚简。据原文，仅知其花红白色（实则指花冠白色或带粉红色），8月开花，果实碧色（实则指蓝紫色），比山楝子小。《纲要》1：410和《中志》65（1）：186考证为马鞭草科大青属植物海州常山 Clerodendrum trichotomum Thunb.。本种在我国广布于辽宁、华北至长江以南各省，原变种 Clerodendrum trichotomum var. trichotomum，在云南不产，仅产另一变种 Clerodendrum trichotomum

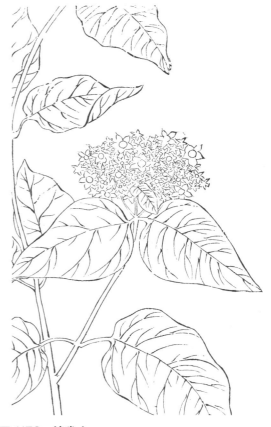

图1159　滇常山

var. fargesii (Dode) Rehd.，参见《云志》1：475；但在《中志》中 Clerodendrum trichotomum var. fargesii 没有独立出来。

[注]

1 单瓣红山茶花：山茶科山茶属植物华东山茶 Camellia japonica L.。

2 山楝：《图考》无"山楝"条，疑指楝科楝属植物楝 Melia azedarach L.。

1096. 羊肝狼头草

羊肝狼头草，生云南太华山。细根独茎，如拇指粗，淡黄色，有直筋。每节四枝，节如牛膝而大，有深窝。枝生膝上，四杈平分，茎如穿心而出，就枝生叶，如蒿而细，平匀如齿。花生窝中，左右各一，如豆花，黄色上蠹，草中具奇诡者。《本草》狼毒以性如狼，故名。滇中毒草，亦多与以狼名，观其名与形，知非佳草矣。

[新释]

吴其濬新描述的云南物种。据《图考》文、图（图 1160），可知本种为草本植物，茎不分枝或不丛生（独茎可作二解），如拇指粗大，淡黄色，有棱；每节生四叶，叶柄基部膨大相连成窝状（"每节四枝，节如牛膝而大，有深窝"），茎似从窝中穿出（"茎如穿心而出"），叶片成羽状分裂，羽片多达 1 对，再作羽状深裂，小羽片顶端圆形；花生于叶柄基部形成的窝中，每窝有花至少 2～3 朵（侧面观，按原文左右各一，但原图上有 3 朵），黄色，唇形，上唇作盔状。吴其濬叹为草中奇诡者。根据上述性状，与《中志》68：109 和《云志》16：504 所描述的玄参科马先蒿属植物大王马先蒿 *Pedicularis rex* C. B. Clarke ex Maxim. 在概貌上基本相似。本种在我国除分布于西藏东南、四川西南外，在云南产于昭通、东川等地，生于海拔 2 500～4 300 米高山草甸、稀疏针叶林、灌丛下。

《纲要》3：317 和吴批：*Pedicularis rex* C. B. Clarke ex Maxim.。

[注]

1 狼毒：此处狼毒，疑指瑞香科狼毒属植物狼毒 *Stellera chamaejasme* L.。

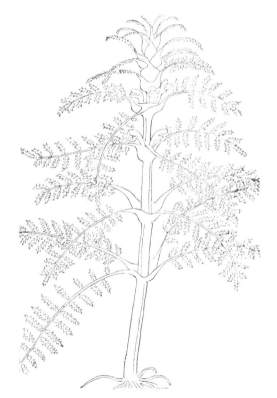

图 1160　羊肝狼头草

1097. 野烟

野烟，即烟，处处皆种为丛。滇南多野生者，园圃中亦自生。叶黏人衣，辛气射鼻。《滇本草》：味辛麻，性温，有大毒。治疗疮、痈疽发背已见死症。煎服或酒合为丸，名青龙丸。又名气死名医草。服之令人烦，不知人事，发晕；走动一二时辰后出汗，发背未出头者即出头。此药之恶烈也。昔时谓吸多烟者，或吐黄水而死。殆皆野生，录此以志其原。

[新释]

本条可能描述的为两种云南植物。《图考》野烟，即《图考》所绘（图1161），可能为吴其濬新描述种。此图认为还应是茄科烟草属植物烟草 *Nicotiana tabacum* L.，非吴批的黄花烟草 *Nicotiana rustica* L.。盖其花冠筒较呈漏斗状，非 *Nicotiana rustica* 者较短而呈钟状。虽其翼不十分明显，但图中之叶为茎端者，已属有翼的。《中志》67（1）：751，虽列有4种 *Nicotina*，但栽种作烟草者仅为二例 *Nicotiana tabacum* L. 和 *Nicotiana rustica* L.，其他两种光烟草 *Nicotiana glacuca* Grahan 和花烟草 *Nicotiana alata* Link et Otto 仅在温室栽培而已。所谓野烟，即栽后逸生而成为野生状态者，"园圃中亦自生"可证。原产于南美洲，我国南北各省区广为栽培，作为烟草工业的原料，全株也可作农药杀虫剂，亦可药用，做麻醉、发汗、镇静和催吐剂。

《图考》引《滇本草》者："味辛麻，性温，有大毒。治疗疮、痈疽发背已见死症……又名气死名医草……殆皆野生，录此以志其原。"经查《滇南本草》2：324，确有野烟条，整理组订为桔梗科半边莲属植物西南山梗菜 *Lobelia sequinii* Lévl et Vaniot。《中志》73（2）：158，《云志》2：526，《图鉴》4：396都有记载，后二书并有附图。《图考》和《滇南本草》均无文字描述，以上三书作者何以订为 *Lobelia sequinii*？可能据该种土名"野烟"结合民间调查获得？查村松《植物名汇》，野烟之名出自 A. Henry 的 *Chinese Names of plants*，但订为 *Lobelia pyramidalis* Wall.，该名被《云志》视作对中国植物的错误鉴定，书之以备核。本种除分布于贵州、四川、湖北、广西、台湾外，云南几乎全省都有，生于海拔1 100～3 000米山坡疏林，林缘、路旁灌丛、溪沟边，有五个变型。全草（包括根）有大毒。

吴批：*Lobelia sequinii*。烟（《图考》包括图）：*Nicotiana rustica*（图是）。

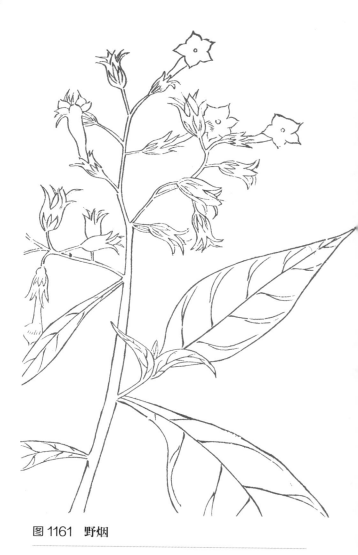

图 1161　野烟

1098. 鸡骨常山

鸡骨常山,生昆明山阜,弱茎如蔓。高二三尺。长叶似桃叶,光韧蹙纹。开五尖瓣粉红花,灼灼簇聚,自春徂秋,相代不绝。结实作角,翘聚梢头。圃中亦植以为玩。

[新释]

吴其濬新描述的云南物种。据《图考》文、图(图1162),该植物为灌木;叶片长圆状披针形,顶端渐尖,基部楔形,近无柄,千叶轮生,羽状脉,则脉密直,每侧约15条;花粉红色,裂片5,组成顶生或直近顶部腋生的聚伞花序;膏葖果短条形,稍叉开。上述性状,确属鸡骨常山属 Alstonia 植物的特征。《云志》描述本属在云南共有4种,糖胶树 Alstonia scholaris (L.) Br. 为乔木,另二种虽为灌木,但羊角棉 Alstonia mairei Lévl. 花白色、黄花羊角棉 Alstonia henryi Tsiang 花黄色,很易区别。故宜释本种为《中志》63:92 和《云志》3:498 描述的鸡骨常山 Alstonia yunnanensis Diels。本种为我国特有种,产于云南、贵州、广西。在云南产于昆明、大理、镇康、澄江、嵩明、贡山、禄劝、泸水、思茅等地,生于海拔1 100～2 400米山坡或沟谷灌丛中,模式标本采自昆明。根供药用,可治发热、头痛,外用消肿;根所含生物碱,有降低血压作用。叶有小毒,有作消炎、止血、接骨、止痛之药。

附记:《纲要》2:408 云鸡骨常山之名始载于《本草经集注》,但它是否与《图考》者同一物种? 值得商榷。

《中志》63:92 和《云志》3:498:*Alstonia yunnanensis* Diels。吴批:*Alistonia* 待查。

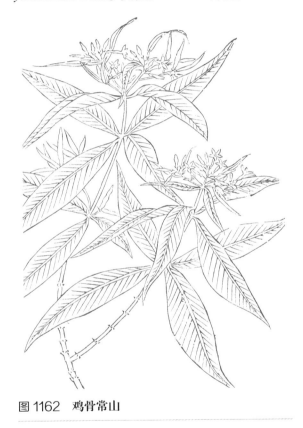

图 1162　鸡骨常山

1099. 象头花

象头花,生云南。紫根长须,根傍生枝,一枝三叶,如半夏而大,厚而涩。一枝一花,花似南星,其包下垂,长尖几二寸余,宛如屈腕。又似象垂头伸鼻,其色紫黑,白筋凸起，条缕明匀，极似夷锦。南星、蒟蒻，花状已奇，此殆其族，而尤诡异。土人以药畜之，主治同天南星。即由跋之别种。亦有绿花者，结实亦如南星，而色殷红。

［新释］

吴其濬新描述的云南物种。据《图考》图（图1163）、文，本种为草本，基部块茎附近具小鳞茎；叶一枚，具3小叶，小叶无小叶柄，边缘微波状，中间1枚宽卵形，顶端锐尖，一般两侧者较小；花序梗短于叶柄，佛焰苞深紫至紫黑色，具白色条纹，口部具狭耳，上部弯曲似盔状，顶端渐尖成细尾状，似象头下垂而伸鼻，故名，肉穗花序顶端稍伸出口外。据上述性状，宜释为《中志》13（2）：135、《云志》2：814、《纲要》2：541描述天南星科天南星属植物象头花 *Arisaema franchetianum* Engl.。本种分布于四川、贵州、广西外，在云南除南部、西南外，产于其他大部分地区。块茎入药，云南民间用以外敷治疗乳腺炎、颈淋巴结结核、无名肿毒、毒蛇咬伤；内服可治跌打损伤；兽医用于治疮黄肿毒、锁喉黄。

松村：*Arisaema*；吴批：*Arisaema franchetii*。

文中提及"由跋"之别种，在本书中另立一条，详见卷之二十四"由跋"条。

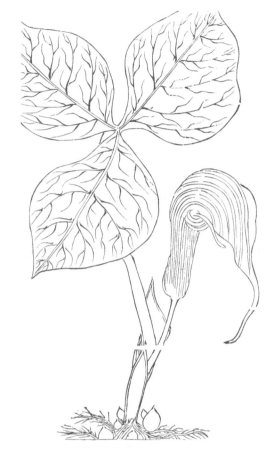

图1163　象头花

1100. 金刚篡

金刚篡，《云南通志》：花黄而细，土人植以为篱；又一种形类鸡冠。《谈丛》：滇中有草名金刚篡，其干如珊瑚多刺，色深碧，小民多树之门屏间。此草性甚毒，犯之或至杀人。余问滇人，植此何为？曰以辟邪耳。唐绵《梦余录》：金刚篡状如棕榈，枝干屈曲无叶，刭以渍水暴，牛羊渴甚而饮之，食其肉必死。《滇本草》：金刚杵味苦，性寒，有毒，色青。质脆如仙人掌而似杵形，故名。治一切丹毒、腹痛、水气、血肿之症，烧灰为末，用冷水下，一服即消，不可多服。若生用，性烈于大黄、芒硝，欲止其毒，以手浸冷水中即解，夷人呼为冷水金丹。《滇记》：金刚纂，碧干而猬刺，孔雀食之，其浆杀人。《临安府志》：状如刺桐，最毒，土人种作篱，人不敢触。按此草强直如木，有花有叶而无枝条，叶厚绿无纹，形如勺。花生干上，五瓣色紫[1]，扁阔内翕。中露圆心，黄绿点点，遥望如苔藓。岭南附海舶致京师，植以为玩，不知其毒，呼曰霸王鞭。

[**新释**]

吴其濬新描述的物种。本条中，可能包括十分近缘以下的三个种，因原文相互交错，只能摘其吻合下列三种的原文。学名和各种区别点按《中志》44（3）：60-62。

（1）金刚纂，以《图考》附图（图1164）为大戟科大戟属植物金刚纂 *Euphorbia neriifolia* L. [*E. antiquorum* auct. non L.]，《图鉴》2：617、图2964，《北京植物志》图上显示：茎具棱，

棱上无脊，常扭曲或螺旋状，叶互生（"唐绵《梦余录》……枝干屈曲无叶"），托叶针2枝，生棱上。原产于印度，常栽培作绿篱（南方）。参见《中志》44（3）：60，《云志》10：263。

（2）火殃勒 *Euphorbia antiquorum* L.，茎常3（稀4）棱，脊薄且边缘具不规则齿。参见《中志》44（3）：62、《云志》10：263。

（3）霸王鞭 *Euphorbia royleana* Boiss.，茎具不明显的5～7棱，棱脊具波状齿。参见《中志》44（3）：62、《云志》10：265。在广西

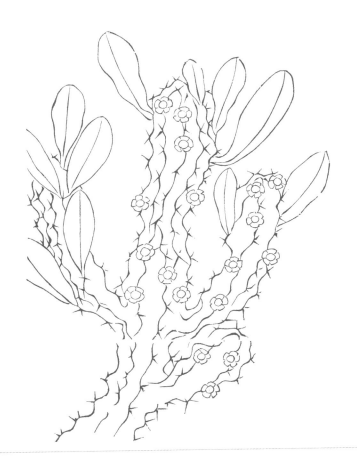

图 1164　金刚纂

（西部），四川和云南的金沙江、红河河谷常成大形群落，印度北部、巴基斯坦及喜马拉雅地区也有分布。

松村：金刚纂、霸王鞭、金刚杵作 *Euphorbia antiquorum*；吴批：*Euphorbia royleana*（图是）。

〔注〕

1 花生干上，五瓣色絮：这里所谓的花，实则上为花序的总苞，其上裂成 5 瓣，非一般被子植物的花和花瓣。

1101. 紫背天葵

紫背天葵，《滇本草》：味辛，有毒。形似蒲公英，绿叶紫背，为末敷大恶疮，神效。人误服，汗出不止。速饮绿豆、甘草即解。

按此草，昆明寺院亦间植之。横根丛茎，长叶深齿，正似凤仙花叶，面绿背紫，与初生蒲公英微肖耳。夏开黄花，细如金线，与土三七花同，盖一类也。

〔新释〕

《图考》图（图 1165）和文描绘的是三种云南植物，按语和绘图为新描述的两物种。

（1）《图考》紫背天葵及绘图之左株，据《图考》文、图，本种具粗壮根状茎，数茎丛生；基生叶具短柄，倒卵状椭圆形至椭圆形，全缘或基部具波状疏钝齿，具羽状脉，侧脉 7 对；头状花序具长梗，梗基部有小苞片，图上显示 3 个，作顶生疏散伞房状排列，总苞片 2 层，外层甚小，内层和管状花等，实际上无舌状花（但图上似有），管状花黄色（"夏开黄花，细如金线，与土三七花同"），但土三七花是无舌状花的。综合上述性状，与《中志》77（1）：310 和《云志》13：371 所描述的菊科菊三七属植物狗头七 *Gynura pseudochina* (L.) DC. 在概貌上基本相似。本种在我国产于海南、广东、广西、贵州、云南，生于海拔 160～2 100 米山坡沙质地、林缘或路旁。《纲要》3：425 也持这一意见。

（2）《图考》附图右株仅一幼株茎的上部，几枚叶片，具明显锯齿。待考。

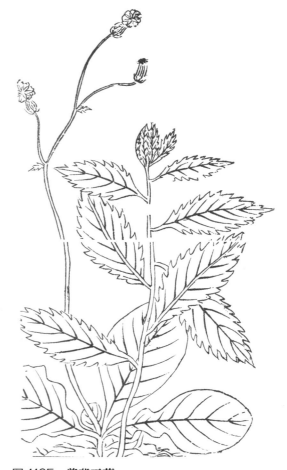

图 1165　紫背天葵

（3）《滇南本草》整理组和《纲要》考证紫背天葵为菊科千里光属植物裸茎千里光 *Senecio nudicaulis* Buch.-Ham.，但《滇南本草》原文并未有形态描述，不知何据。猜测吴征镒自野外调查所得。本种在我国产于四川、贵州、云南，生于林下和草坡，海拔 1 500～1 850 米。

据《云志》13：431，在云南产于维西、丽江、宁蒗、大理、富民、嵩明、昆明、元江、广南、蒙自、双江；生于海拔 1 600～2 200 米林下或草坡。

松村：*Gynura bicolor* DC.；吴批：*Gynura pseudochina*（图是）。

《植物名实图考》

卷之二十四

固始吴其濬　著　蒙自陆应谷　校刊

毒草类

1102. 大黄

大黄，《本经》下品。《别录》谓之将军。今以产四川者良。西南、西北诸国，皆恃此为荡涤要药，市贩甚广，北地亦多有之。春时佩之，以辟时疫。

零娄农曰：燕蓟地苦寒，人凑理密而内实，冬冽辄吸烧酒，围暖炉，与风雪斗胜。春气萌动，亢燥不雨，阳伏而不能出，阴遁而不能疹，于是乎有昏狂郁塞之病。医者以法解之，强者病不损，弱者或以亡阳。有予以攻涤者，内热下而神明生，或起生死于顷刻，其处方者不知其所以然。凡为痁、为疡、为郁、为伏热、为饮食之毒、为浮游之火，一切以大黄为秘妙丹药，病者不即登鬼箓，十失一，十失二三四，方诩诩然自命为良。其不知医者，亦争以时医奉之，卒之技穷术竭，刺人而杀人，不咎其医之无本，咸以为时命之不可假易也。故谚曰：趁我十年运，有病早来医。昔钱景谌[1]与王安石论新法不合，遂相绝。有《答人书》云：安石穿凿不经，牵合臆说，作为《字解》，谓之时学；又以荒唐怪诞，非昔是今，无所统纪，谓之时文；倾险趋利，残民无耻，谓之时官。驱天下之人务时学，以时文邀时官。然则时医者，其时学、时官之类乎？呜呼！时乎泰而君子进，时乎否而小人兴，时之为义大矣哉！朝时而市，时也；日中而市，时也；夕时而市，亦时也。不召自来，不麾自去，市盈而盈，市虚而虚，孰令令之，孰禁禁之？盈而不盈，虚而不虚，知进退存亡而不失其正者，其谁乎？吾愿世之有疾病者，忍痛藏垢以待良医，探囊一试黄昏汤，而不汲汲焉捐其躯，以听时医生之死之于攻伐之剂，而卒不悟其所以然，其可谓知时而不随时者欤！

[新释]

《长编》卷十四收大黄历代本草主要文献。据《中志》25（1）：166，中药大黄是我国特产的重要药材，早在 2 000 多年前就有记载，使用历史悠久。大黄能泻肠胃积热、下瘀血，外敷消痈肿。其正品来源于蓼科大黄属植物掌叶大黄 *Rheum palmatum* L.、鸡爪大黄 *Rheum tanguticum* Maxim. ex Regel 及药用大黄 *Rheum officinale* Baill.，药用部位为根状茎及根。但在现代药材商品中，有时混有大黄属其他植物，如华北大黄 *Rheum franzenbachii* Munt.、藏边大黄 *Rheum australe* D. Don、塔黄 *Rheum nobile* Hook. f. et Thoms.、天山大黄 *Rheum wittrockii* Lundstr. 等的根及根状茎，俗称土大黄或山大黄，在不同地区及民间使用。

《图考》绘图（图 1166）可能仿绘旧本草图，性状简单，很难鉴定具体物种。

[注]

[1] 钱景谌：杭州临安人。钱惟演孙。登进士第。初赴开封解试，王安石誉其文于公卿间，遂执弟子礼。后与王安石政见不合，遂与之绝。终身为外官，仕至朝请郎。

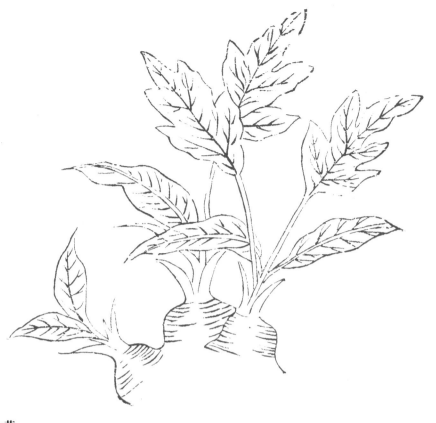

图 1166　大黄

1103. 商陆

　　商陆，《本经》下品。《尔雅》：蓫薚，马尾。注《广雅》曰：马尾，蔏陆。或曰：《易》苋陆也。今处处有之，有红花、白花两种，结实大如豆而扁有棱，生红熟黑。江南卑湿，易患水肿，俚医多种之，以为疗水、贴肿要药。其数十年者，根围尺余，长三四尺，坚如木，习邪术者，刻为人形以驱鬼，小说家多载之。《救荒本草》谓之章柳子，根、苗、茎并可蒸食云[1]。

　　按商陆初生，茎肥嫩，叶攒密，秋开花结实，粒小，宿根茎硬，叶稀，春花夏实，秋时已枯。江西上高谓之香母豆，云妇人食之宜子，盖难凭信。

　　雩娄农曰：此草非难识者，《通志》乃并蕾及蔏藋[2]、蔓茅[3]而为一物。蕾即旋花。蔏藋，藜类，蔓茅，蕾华之赤者，以意并合，乃至杂糅。毛晋以蓫薚之名谓即诗言采其蓫，前人亦无及者。蓫为羊蹄，《图经》述之如绘，毛谓不甚合，何也？子夏《易传》，木根草茎，体物尽致，而或者又以千岁蘽当之，则但见其叶相似耳。《本经》

置之下品。其仙人作脯之说，可谓杳冥，谁则见之？《救荒本草》虽云可食，亦为本草所拘。乡人皆知其有毒，土医以治水蛊，有随手见效者，其峻利可知，方书中久为禁药。其子老则色黑如豆，妇人服之宜子，此与茺蔚宜子之说相类。南方卑湿，俚妇力作水田中，其受湿深矣，去湿则脾健，故能宜子，若以为祈子灵丹则悖甚。古赞曰：其味酸辛，其形类人；疗水贴肿，其效如神。按夜呼之名，殆假托鬼神之隐语。毛晋据《荆楚岁时记》，三月三日杜鹃初鸣，尽夜口赤，上天乞恩，至章陆子熟乃止。以为章陆子未熟以前，为杜鹃鸣之候，故称夜呼，亦务窝博奥。

[**新释**]

《长编》卷十四收商陆文献。《图考》该条文字描述"有红花、白花两种，结实大如豆而扁有棱，生红熟黑"，两图为吴其濬新绘。

《图考》图1167显示为一草本；根肥大，肉质；茎直立；叶互生，叶片椭圆形、长椭圆形，顶端渐尖，基部楔形，渐狭，具叶柄；总状花序顶生，圆柱状，密生多花，花序梗、花梗细短，花被片5。上述性状，与《中志》26：15描述的商陆科商陆属植物商陆 Phytolacca acinosa Roxb. 概貌颇合，该图即白花者。该种我国除东北、内蒙古、青海、新疆外，普遍野生于海拔500～3 400米的沟谷、山坡林下、林缘路旁，

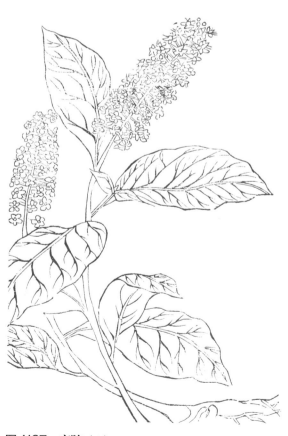

图 1167　商陆（1）

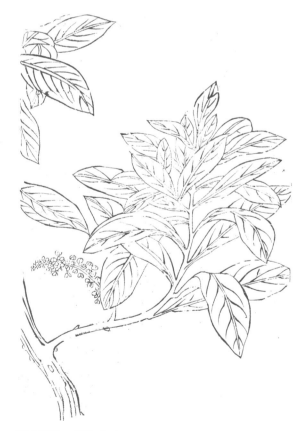

图 1168　商陆（2）

也栽植于房前屋后及园地中，多生于湿润肥沃地，喜生于垃圾堆上，朝鲜、日本及印度也有。根入药，以白色肥大者为佳，红根有剧毒，仅供外用，通二便、逐水、散结，治水肿、胀满、脚气、喉痹，外敷治痈肿疮毒，也可作兽药及农药。果实含鞣质，可提制栲胶；嫩茎叶可供蔬食。

红花者，我国有两种，日本商陆 *Phytolacca japonica* Makino 在我国产于山东、浙江、江西、台湾、湖南、广东，生于海拔 350～1 100 米山谷水旁林下；多雄蕊商陆 *Phytolacca polyandra* Batalin 花初开白色，后期变红。产于甘肃、广西、四川、贵州、云南，生于海拔 1 100～3 000 米山坡林下、山沟、河边、路旁。模式标本采自甘肃东南部舟曲（西固）。江南种植的红花者，当为日本商陆 *Phytolacca japonica* Makino。

图 1168 似一乔木，与图 1167 比，茎粗壮，叶片椭圆状卵形或卵状披针形，基部楔形，叶柄短；总状花序纤细，似与叶侧生？花序微弯曲，花稀少；未见膨大的根。上述性状，疑似垂序商陆 *Phytolacca americana* L.，该种原产于美洲，也许清代已经引入栽培？现代植物分类学上 1935 年采集过该种标本。昆明逸生者，多年生，有粗壮如此者。

松村、《纲要》：商陆 *Phytolacca acinosa* Roxb.；吴批：红花 *Phytolocca acinosa* 图（1）；白花 *Phytolocca japonica*。

［注］

❶《救荒本草》谓之章柳子，根、苗、茎并可蒸食云：据《救荒本草》嘉靖四年本，其名为"章柳根"，文中只记录其根可以蒸食。吴其濬可能记忆有误。

❷ 蒴藋：藜类，*Chenopodium* spp.。

❸ 葍茅：葍华之赤者，当是旋花科旋花属植物田旋花 *Convolvulus arvensis* L.。

《植物名实图考》新释 ／ 狼毒

1104. 狼毒

狼毒，《本经》下品。形状详宋《图经》，今俗以紫茎南星根充之。《抱朴子》：狼毒合野葛纳耳中，治聋。王羲之有《求狼毒帖》，岂亦取其能治耳聋如天鼠膏耶？

零娄农曰：《本草》书于狼毒皆不甚晰，方家亦惮用之。滇南有土瓜狼毒，以其根大如土瓜，故名，按形与《图经》颇肖。又有鸡肠狼毒，性同。《滇本草》亦云，猛勇之性，真虎狼也。兵法曰：猛如虎，很如羊，贪如狼[1]，强不可使者，皆勿遣。不然病弱而剂强，是以狼牧羊也。又不然，则秦虎狼之国也，楚怀王入关不返矣，将若何？

［新释］

《长编》卷十四收狼毒文献。《图考》本条文、图（图 1169）记载非一种植物，该图非吴其濬绘，所绘植物待考。《本经》狼毒，疑即《中志》52（1）：397 描述的瑞香科狼毒属植物狼毒 *Stellera chamaejasme* L.。

《滇南本草》"土瓜狼毒"，《中志》44（3）：

118 订为大戟科大戟属植物土瓜狼毒 *Euphorbia prolifera* Hamilt. ex D. Don，描述为"根圆柱状，长 10～20 厘米，直径 5～20 毫米，少分枝或不分枝"。据《滇南本草》2：175，鸡肠狼毒"根圆柱形，直径 1～1.5 厘米，入土深达 15～30 厘米，扭曲似鸡肠，故称鸡肠狼毒，订为 *Euphorbia prolifera* Hamilt.；又据《滇南本草》2：178 大狼毒 *Euphorbia nematocypha* H. M. 根入土深 15～33 厘米，圆锥形或圆柱形，直径 1～3 厘米，不分枝或有少数枝根。《滇南本草》2：181 订土瓜狼毒为 *Euphorbia pinus* Lévl.，主根肥大如长圆锥形，长约 15 厘米，直径 2.5～4 厘米……形似土瓜，故俗称土瓜狼毒。从《滇南本草》之种的叙述，以其根的形状分为三种，而《中志》44（3）：118、《云志》10：279 将 *Euphorbia pinus* Lévl. 合并于土瓜狼毒 *Euphorbia prolifera* Hamilt. ex D. Don，将 *Euphorbia nematocypha* H.-M. 合并于大狼毒 *Euphorbia jolkinii* Boiss.，参见《中志》44（3）：108，《云志》10：275.。

［注］

1 猛如虎，很如羊，贪如狼：出《史记·项羽本纪》。很，当作"狼"。

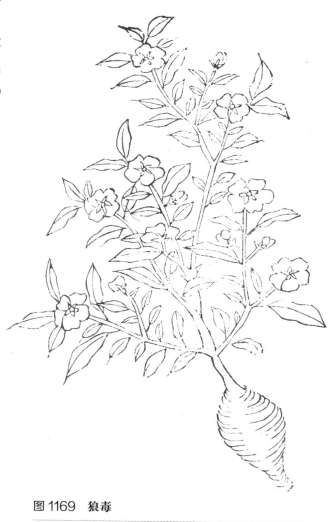

图 1169　狼毒

1105. 狼牙

狼牙，《本经》下品。详《吴普本草》及《蜀本草》。

［新释］

《长编》卷二十二收"牙子"文献。《图考》图（图 1170）仿绘《古今图书集成》图，不可辨。吴批：吴其濬未识，亦未考。

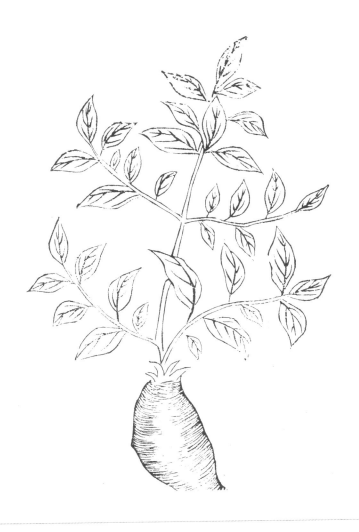

图 1170　狼牙

1106. 藜芦

藜芦，《本经》下品。宋《图经》云：叶如初生棕，茎似葱白，有黑皮裹之如棕皮，其花肉红色，有山生、溪生二种。溪生者不入药，均州谓之鹿葱。此药吐人，方家禁用，而滇医蓄之。其根白膜层层，俗亦呼为千张纸，有疯痰症则煮食之，使尽吐其痰。若虚症者，殆哉岌岌矣！

雩娄农曰：藜芦吐药吐法，医者不复轻用此药，遂无识者。余至滇，见有市此药者，始识之。时珍纪一妇人疯痫数十年，以饥岁采草若葱状，饱食吐涎，三日而病去。此草大致如葱，而《图经》乃云又似车前，按图而索，不大误耶？世之患痰痫者多矣，姑息而予以清解之剂，甚或谓补其不足，则体健而痰自消，卒之胸满气塞，奄奄无知以没，又或狂发杀人。岂其病终不可医，抑医者之养之以贻患耶？古昔盗贼之发，有识者绝其奔窜，穷其巢穴，擒渠矜胁，无俾遗种，此即藜芦倾吐之法，故病一去而无伤。若不量贼强弱，防贼奔突，轻奇单兵，姑与尝试，一遇挫衄，贼势益炽，药不胜病，杯水车薪之喻矣。宋襄公曰：君子不重伤，不禽二毛。子鱼谓之不知战。遵养时贼姑息者，后将噬脐耳。其有临敌而诵《孝经》者，不犹治疯而用滋剂乎？至杨武陵以抬抚之策，纵已禽之寇，发狂杀人，非医者之罪而谁罪？不知病而医曰瞽，知病而不知药曰庸。知病知药，不即力除，辄曰吾纵之，吾能收之，则曰狂。以狂医治狂疾，则狂与治狂者皆杀人而已。

[新释]

《长编》卷十四收藜芦文献。滇产藜芦，即《图考》吴其濬新绘图（图 1171）者。所图为草本；下部的叶数枚近基生，带状，长；圆锥花序（似总状）短，花序较狭，侧生少数总状花序；花少，花被片 6，大，伸展，全缘，具两团黑色腺体。综合上述性状，宜释作《中志》14：29、《云志》7：772 描述的百合科藜芦属植物蒙自藜芦 *Veratrum mengtzeanum* Loes. f.。本种产于贵州（东北部和西南部）和云南（东南部至西北部），生于海拔 1 200～300 米的山坡路旁或林下。根药用，除具有一般藜芦共有的功效外，而对于跌打损伤，治疗骨折、截瘫、癫痫有效，但有大毒。此为吴其濬新描绘之物种。

《本经》下品藜芦，《纲要》2：564 订为藜芦 *Veratrum nigrum* L.，同意这一意见。但该种为一欧洲北方种，是否分布至东亚？值得植物分类学上再深入研究。

松村：*Veratrum nigrum* L.；吴批：《图经》之说，与溪生者不入药。均州谓之鹿葱，恐含

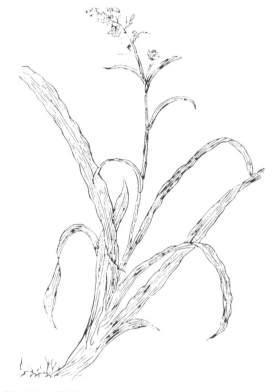

图 1171　藜芦

葱属 *Allium* 宽叶组 sect. Anguinum 多种，又花肉红色，似为 *Lycoris*，存以备考。

1107. 常山

常山，《本经》下品。苗曰蜀漆。宋《图经》有茗叶、楸叶二种，皆为治疟之要

药。今俚医所用，乃有数种，俱以治疟，殊未敢信，以入草药。

零娄农曰：常山以治疟著，乡曲作劳，寒暑饥饱之不时，或侮以邪与祟，于是有寒热往来之疾。而卖药逐利之徒，乃争言截疟方矣。医者之言曰，疟生于痰，常山能劫痰，然必察其受病之源，而引以入经之佐使，乃有效。今土常山以十数，既非《本经》真品，即真矣，而第恃此以图胜，譬如飞将行沙漠中，迷惑失道，果能与敌遇乎？夫搏牛之虻，不可以破虮虱[1]，富厚之家，非鬼非食，惑以丧志，阴阳失和，寒热迭至。若误诊为痁，投以悍药，是以空虚柔脆之府，临以披甲执锐之兵，牛虽瘠，偾于豚上，其畏不死[2]。故常山伪者宜慎。真者尤宜慎，古之用君子者，必辨真伪；若小人则唯防微杜渐，勿轻试而已。

〔新释〕

《长编》卷十四收常山、蜀漆文献。《图考》本条绘图（图1172）与卷之十土常山图（图398）同，为吴其濬新绘。卷之十土常山（图398）释作马鞭草科牡荆属植物黄荆的变种牡荆 *Vitex negundo* L. var. *cannabifolia* (Sieb. et Zucc.) Hand.-Mazz.，不赘述。

《图经》似茗者，吴批：*Dichroa febrifuga*，即《中志》35（1）：178描述的虎耳草科常山属植物常山 *Dichroa febrifuga* Lour.，《证类本草》常山，也为该种。但是否是《本经》常山，还值得商榷。楸叶者待考。

《纲要》：*Vitex quinata* (Lour.) Will.；吴批：图抄来。

〔注〕

1 搏牛之虻，不可以破虮虱：出《史记·项羽本纪》。"搏牛之虻"今为成语，原意是说主要目标应像击杀牛背上的虻虫一样去灭掉秦国，而不是像消除虮虱那样去被别人打败。后来比喻其志在大而不在小。

2 牛虽瘠，偾于豚上，其畏不死：出《左传·召公十三年》。意为再瘦的牛也能把猪压垮。

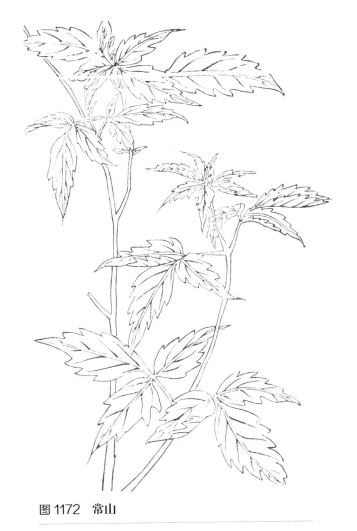

图1172 常山

1108. 萹茹

萹茹，《本经》下品。根长如萝卜、蔓菁，叶如大戟。滇南呼土瓜狼毒，即李时珍谓今人往往误以其根为狼毒者也。

[新释]

《长编》卷二十二收 萹茹文献。本条文字记录了大戟科狼毒属 *Euphorbia* spp. 多个种。《图考》图（图1173）为吴其濬新绘据滇南土瓜狼毒。

吴征镒之前将《图考》原图订为 *Euphorbia prolifera* Buch.-Ham. ex D. Don.，新批注认为该图是云南产的 *Euphorbia prolifera* var. *cypariscioides*。但此名在《中志》《云志》均未收录。在《纲要》2：214，此变种置于 *Euphorbia esula* L. var. *cyparioides* Boiss.。

该种在狼毒条下已经有讨论，可参照前种狼毒条所附土瓜狼毒 *Euphorbia prolifera* Buch.-Ham. ex D. Don.。

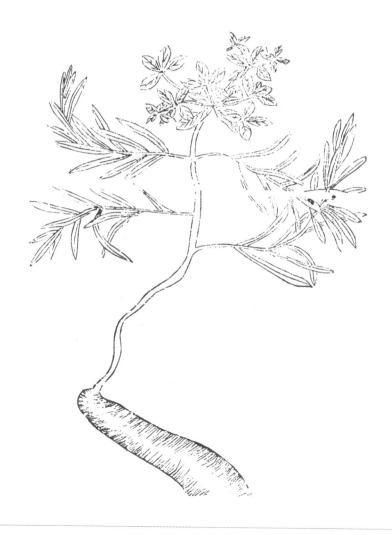

图 1173　萹茹

1109. 大戟

大戟，《本经》下品。《尔雅》：荞，邛钜。《注》：今药草大戟也。《救荒本草》承旧说，以泽漆为大戟，苗、叶可煠熟，亦可晒干为茶，其味苦，回甘。

[新释]

《长编》卷十四收大戟历代主要文献。《图考》图（图 1174）为吴其濬新绘，所绘为一年生草本，茎直立，分枝，分枝斜展向上；叶互生，倒卵形，中部以下渐狭或呈楔形，似全缘；总苞叶 5 枚，倒卵状长圆形，似全缘；总伞幅 5 枚；苞叶 2 枚；花序单生，总苞钟状，花部特征不清晰。上述性状，较宜释作《中志》44（3）：71 描述的大戟科大戟属植物泽漆 *Euphorbia pekinensis* Rupr.。该种广布于全国（除黑龙江、吉林、内蒙古、广东、海南、台湾、新疆、西藏外），生于山沟、路旁、荒野和山坡，较常见。分布于欧亚大陆和北非，模式标本采自欧洲。全草入药，有清热、祛痰、利尿消肿及杀虫之效；种子含油量高，可供工业用。

《救荒》文、图混淆了两种植物，《救荒本草译注》释泽漆图作夹竹桃科罗布麻属植物罗布麻 *Apocynum venetum* L.，但文字描述中，又杂有描写大戟科大戟属植物泽漆 *Euphorbia pekinensis* Rupr. 的性状。

松村：*Euphorbia esula* L.；《纲要》《中志》：

泽漆 *Euphorbia pekinensis* Rupr.；吴批：图是 *Euphorbia pekinensis*。

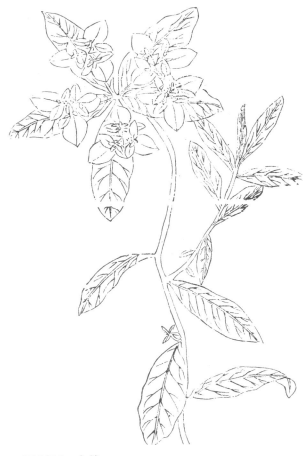

图 1174 大戟

1110. 乳浆草 附

乳浆草，江湘山坡间多有之。以茎有白汁，故名，土医以治乳痈。按大戟有紫、绵数种，此其类也。

[新释]

吴其濬新描述的江湘物种。从《图考》文、图（图 1175）可知本种具乳白汁的草本，主茎上似有疤眼；叶互生，倒披针形至条状披针形，先端尖或钝，基部楔形，无柄，边全缘，中脉明显；总花序多歧聚伞状，顶生，有 5 条主伞辐，每条主伞辐分三叉，苞片 2～3 枚，宽心形，先端尖，杯状花序在原图上不显。据上述性状特征，与《中志》44（3）：125 和《图鉴》2：622，图 2973 描述的大戟科大戟属植物乳浆大戟 Euphorbia esula L. 在概貌上相似。本种除海南、贵州、云南、西藏外，遍布全国。由于其分布广，适应性广，因此在叶形、植株高矮大小、苞片形状、杯状花序的腺体两角尖锐程度变异也大，但在国产具乳汁的大戟中，是容易识别的。

附记：《北京植物志》称本种为乳浆草（据《中志》），或许和《图考》之名有联系？

松村：Euphorbia lunata Bunge.；吴批：图似 Euphorbia。

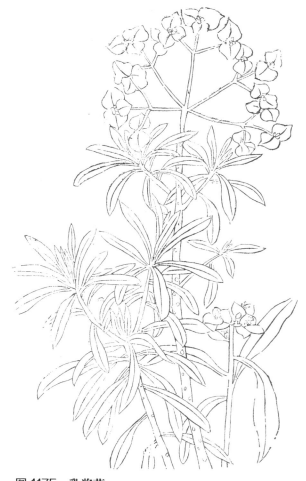

图 1175　乳浆草

1111. 泽漆

泽漆，《本经》下品。相承以为大戟苗，李时珍订以为即猫儿眼睛草，今处处有之。北地谓之打碗科，只取一种煎熬为膏，傅无名肿毒极效。

零娄农曰：泽漆、大戟，汉以来皆以为一物，李时珍据《土宿本草》[1]，以为即猫儿眼睛草。此草于端午熬膏，敷百疾，皆效，非碌碌无短长者。谚曰：误食猫眼，活不能晚。殊不然，然亦无入饮剂者。观其花叶俱绿，不处污秽，生先众草，收共来牟，虽赋性非纯，而饰貌殊雅。夫伯赵以知时而司至，桑扈以驱雀而正农，非美鸟也；迎猫为其食田鼠，迎虎为其食田豕，非仁兽也。有益于民，则纪之耳。圣人论人之功无贬词，论人之过无恕词，于其所不知，盖阙如也。

[新释]

《长编》卷十四收泽漆文献。《图考》图（图1176）为吴其濬新绘。所绘为一草本植物，茎直立，单一无分枝，纤细；叶互生，匙形，小，基部呈楔形；总苞叶5枚，倒卵状长圆形，总伞幅5枚，苞叶2枚；花序单生。上述性状，与《中志》44（3）：71描述的大戟科大戟属植物泽漆 *Euphorbia helioscopia* L. 概貌相似，应与本卷记载的大戟，在同一种的变异范围之内。全草入药，有清热、祛痰、利尿消肿及杀虫之效。《本草纲目》猫儿眼睛草，今中药上也考证为本种，存以备核。

松村、《纲要》和吴批：泽漆 *Euphorbia helioscopia* L.。

[注]

❶《土宿本草》：本草书，作者及内容尚待考。赵学敏《本草纲目拾遗》在万年青条下引此书，记"雁来红、万年青，皆可治汞"。

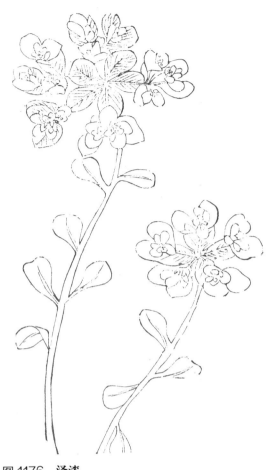

图1176　泽漆

1112. 云实

云实，《本经》下品[1]。江西、湖南山坡极多，俗呼水皂角。《本草纲目》所述形状甚晰。陶隐居云：子细如葶苈子而小黑，不知是何草。

零娄农曰：云实，实甚恶，而花艳如金，气近烈，傈僳以为香草，摘而售之闺阁[2]，云茶插髻满头。明靳学颜[3]抚莽草而狎之，知其毒，委诸壑，以不厚诛为悔。如滇之同车者，可谓玩虺蝎而昵蜂虿矣。户服艾以盈要，资绿葹以盈室[4]，流俗无知，诚无足怪。夫紫宫双飞[5]，无色何以为悦？迷楼[6]诸客，无才何以取容？臭味相投，情志斯惑，美先尽矣，蛊即生之。毒在手而脱腕，痏在身而炷肤，自非壮士，乌能绝决哉！

[新释]

《长编》卷十四收云实文献。《图考》图（图 1177）为吴其濬新绘。所图为一木本植物；枝、叶轴和花序均被下折的钩刺；二回羽状复叶，羽片 4 对，对生，具柄，小叶 4～6 对（绘图为奇数羽状复叶，不符），长圆形。总状花序，直立，长，具多花，总花梗具刺，花萼片 4（应为 5），花艳如金。荚果长圆状舌形，具种子 4 颗，种子椭圆状；俗名水皂角。综合上述性状，概貌与《中志》39：105 豆科云实属植云实 *Caesalpinia decapetala* (Roth) Alston［今 *Caesalpinia sepiaria* Roxb. 处理为其异名］较接

近，但不能要求古人如今日植物分类学研究，对性状掌握科学准确，故同意释作本种。产于广东、广西、云南、四川、贵州、湖南、湖北、江西、福建、浙江、江苏、安徽、河南、河北、陕西、甘肃等省区，亚洲热带和温带地区有分布，生于山坡灌丛中及平原、丘陵、河旁等地。根、茎及果药用，性温、味苦、涩，无毒，有发表散寒、活血通经、解毒杀虫之效，治筋骨疼痛、跌打损伤；果皮和树皮含单宁，种子含油 35%，可制肥皂及润滑油。又常栽培作为绿篱。

松村：*Caesalpinia sepiaria* Roxb.；《纲要》：*Caesalpinia decapetala* (Roth) Alst.；吴批：*Caesalpinia sepiaria*。

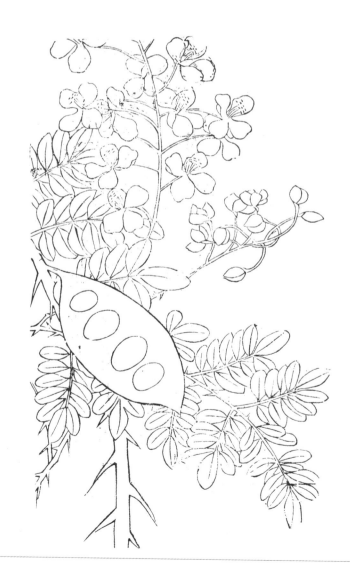

图 1177 云实

［注］

1 《本经》下品：商务 1957 校作"《本经》上品"。

2 闉阇（yīn dū）：古代城门外瓮城的重门，后泛指城门或城楼。

3 靳学颜：字子愚，济宁（今山东济宁市）人，曾任山西巡抚，嘉靖年间曾建议金融改革。

4 户服艾以盈要，荟绿葹以盈室：出屈原《离骚》。葹，植物名，菊科苍耳属植物苍耳 *Xanthium sibiricum* Patrin ex Widder。

5 紫宫双飞：前燕 370 年为前秦灭，清河公主和其弟慕容冲皆被掳走，慕容冲成为苻坚的娈童，与清河公主一起，受苻坚宠幸。长安因此有歌谣："一雌复一雄，双飞如紫宫。"

6 迷楼：隋炀帝时建，储宫女无数，隋炀帝曰："使真仙游其中，亦当自迷也。可目之曰迷楼。"

1113. 羊踯躅

羊踯躅，《本经》下品。南北通呼闹羊花，湖南谓之老虎花，俚医谓之搜山虎。种蔬者渍其花以杀虫。又有一种大叶者附后。

［新释］

《长编》卷十四收羊踯躅文献。据《纲要》2：355 在 *Rhododendron molle* (Bl.)G. Don 下列一叙述："羊踯躅首先载于《神农本草经》……但《图考》羊踯躅图和文不符，图是仿绘《纲目》图，画的大概是杜鹃 *Rhododendron simsii* Planch.。有一种大叶子附后，即搜山虎，图、文皆是本品。"核《本草纲目》（人民卫生出版社，1999 年版）上 79 页，羊踯躅（卷十七草部、毒草类附图）图，除叶形和 *Rhododendron simsii* 相似外，图 1178 说不上是照抄《本草纲目》的图，似新绘图。所绘植物性状，确和《中志》57（2）：386 的杜鹃花科杜鹃花属植物杜鹃 *Rhododendron simsii* Planch. 十分相似。该种产于江苏、安徽、浙江、江西、福建、台湾、湖北、湖南、广东、广西、四川、贵州和云南，生于海拔 500～1 200（～2 500）米的山地疏灌丛或松林下，为我国中南及西南典型的酸性土指示植

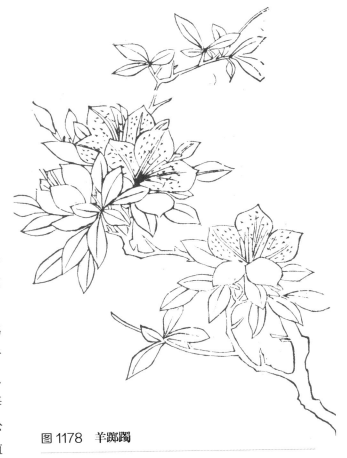

图 1178　羊踯躅

物。但《图经》及之前所述羊踯躅，花黄色，似同属羊踯躅 Rhododendron molle (Blum) G. Don。《图经》指出广东、四川开红花者，不入药。开红花的，可能即杜鹃 Rhododendron simsii。

附记：Rhododendron 是一个大属，我国约有 350 种，非深入研究的专家，实难准确到种。期待该类群能由我国植物分类学家深入研究，予以修订。

松村：Rhododendron sinense Sw.；吴批：Rhododendron molle。

1114. 搜山虎 附

搜山虎，即羊踯躅，一名老虎花。古方多用，今汤头中无之，具详《本草纲目》。

按罗思举《草药图》，搜山虎春日发黄花，青叶，能治跌打损伤，内伤要药。重者一钱半，轻者一钱，不可多用。霜后叶落，但存枯根，湖南俚医以为发表入阳明经之药是此药，俗方中仍用之。中州呼闹洋[1]花，取其花研末，水浸杀菜蔬虫，老圃多蓄之。其叶稍瘦，产长沙者叶阔厚，不似桃叶，花罢结实有棱。

[新释]

吴其濬新描述的物种。图（图 1179）为吴其濬新绘。

本条"搜山虎"绘图叶形的确与《中志》57（2）：367 描述的杜鹃花科杜鹃花属植物羊踯躅 Rhododendron molle (Blum) G. Don [Rhododendron sinense Sw. 今作异名] 相似。该种产于江苏、安徽、浙江、江西、福建、河南、湖北、湖南、广东、广西、四川、贵州和云南，生于海拔 1 000 米的山坡草地或丘陵地带的灌丛或山脊杂木林下。

参见本卷前条"羊踯躅"条。松村：Rhododendron sinense Sw.；吴批：图是 Rhododendron（待查）。

[注]

1 洋：商务本校作"羊"，合文意。

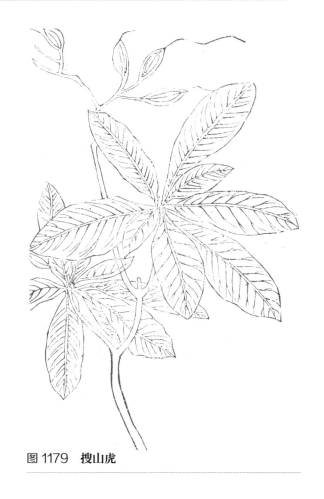

图 1179 搜山虎

1115. 附子

附子，《本经》下品。有乌头、乌喙、天雄、侧子、漏篮子诸名，详《本草纲目》所引《附子记》[1]。今时所用，皆种生者，南人制为温补要药。其野生者为射罔，制为膏以淬箭，所中立毙，俗谓见血封喉。得油则解，制膏者见油则不成。其花色碧，殊娇纤，名鸳鸯菊，《花镜》谓之双鸾菊，朵头如比邱帽，帽拆，内露双鸾并首，形似无二，外分二翼、一尾。凡花诡异者多有毒，甚美、甚恶，物亦有然。

零娄农曰：杨天惠著《附子记》綦详，且谓尽信书则不如无书，目睹手记，盖实录矣。但古人所用皆野生，川中所产皆种生，野生者得天全，种生者假人力，栽培滋灌，久之与果蔬同，性移而形亦变矣。泮林桑黮，鸮鸟革音[2]，秃发[3]之后为刘，拓跋之后为元，唐之蕃将多赐姓李，谓重瞳之苗裔皆重瞳，岂有是哉！土沃者花重，地埆者根瘦，东人不信西方有容狐之瓜，北人不信南粤有扛舆之蒿，然谓天下之瓜皆可容狐，天下之蒿皆可扛舆，则著述者实诳汝矣。近时山居泉寒，饵附子以两计，其毒箭以射禽者，则取野生射罔用之，大者无毒，而小者毒烈，是岂物之本性哉。黄山谷尝画大壶卢，人问之，则曰：有背大壶卢者卖其子，种之仍小壶卢，不知种大壶卢自有法，非别种也。附子一物，而有天雄、乌头、侧子、漏蓝诸形，则肥硗、雨露、人事不同所致欤？彼一岁、二岁、三岁之说，其亦未可尽废也。

[新释]

《长编》卷十四收附子、乌头、侧子、白附子文献。为毛茛科乌头属 Aconitum spp. 多个种。

"川中所产皆种生"，即栽培。为《中志》27：264 描述的毛茛科乌头属植物乌头 Aconitum carmichaelii Debx.。《中志》认为此种即《本草经》乌头。

《图考》图（图1180）为吴其濬新绘，所图为一藤本植物，块根胡萝卜形，较粗；叶片五角形，基部宽心形，三深裂近基部，中央全裂片宽菱形，急尖或短渐尖，侧全裂片斜扇形，不等二裂稍超过中部，叶柄长；花序有7花。上述性状，较接近《中志》27：245 描述的黄草乌 Aconitum vilmorinianum Kom.。该种分布于云南中部、四川（会理）及贵州西部，生于海拔 2 100～2 500 米山地灌丛中。根有剧毒，可药用，治跌打损伤、风湿等症。

松村：Aconitum；吴批：川中所产皆种生……Aconitum carmichaelii，所图似为草乌 Aconitum vilmorinianum。

[注]

1 《附子记》：全名《彰明附子记》，书中记述了彰明附子的产地、种植面积、产量、种植方法、基原形态、药材鉴定特征等内容。作者北宋杨天慧，元丰进士，元符间任彰明（今江油市）县令。

2 泮林桑黮，鸮鸟革音：出《诗经·鲁颂·泮水》"翩彼飞鸮，集于泮林。食我桑黮，怀我好音"。今比喻在好的影响感化下而改变旧习性。

3 秃发：秃发氏，北魏鲜卑族拓跋部的一支。

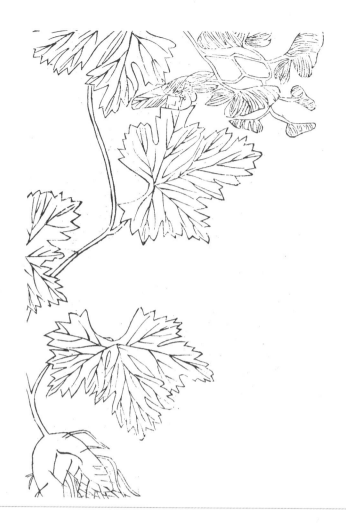

图 1180　附子

1116-1. 天南星

天南星，《本经》下品。昔人皆以南星、蒟头，往往误采，不可不辨。江西荒阜废圃，率多南星，湖南长沙产南星，俗呼蛇芋；衡山产蒟头，俗呼磨芋，亦曰鬼芋。滇南圃中，蒟头林立，南星绝少，药肆所用，皆由跋也。由跋自是一种，《唐本草》谓南星是由跋宿根所生，验之亦殊不然。而南星与蒟头，根虽类，茎、叶、花、实绝不相同。半夏、由跋，花似南星，而皆三叶，由跋又有六七叶者，俗皆呼小南星。但南星生叶，亦有两种，一种叶抱如环，一种周围生叶，长如芍药，开花有如海芋者，即《图经》所云花似蛇头，黄色。一种开花有长梢寸余，结实作红蓝色，大如石榴子，又似玉蜀黍形而梢微齐。明王佐[1]诗：君看天南星，处处入本草；夫何生海南，而能济饥饱？盖误以蒟头为南星也。

[新释]

详见 1116-2. 天南星条。

[注]

1 王佐（1428—1512）：字汝学，号桐乡。临高（今海南临高县）人。著《琼台外志》《鸡肋集》。

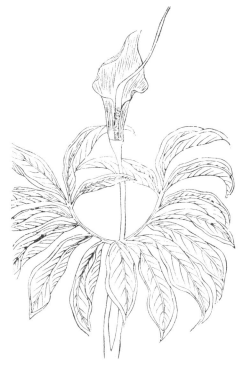

图 1181　天南星（1）

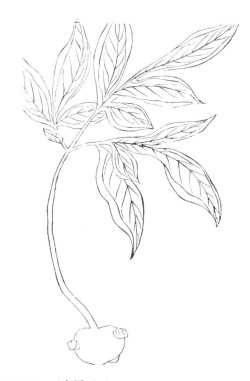

图 1182　天南星（2）

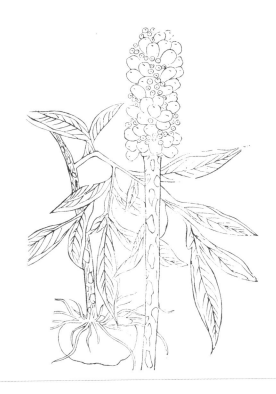

图 1183　天南星（3）

1116-2. 天南星 即虎掌

天南星，《本经》下品。江西、湖广山坡废圃多有之，俗呼蛇芋，与蒟蒻相类，惟叶初生，相抱如环，开花顶上有长梢寸余为异。不仅以茎之有斑、无斑可辨。

[新释]

《长编》卷十四收天南星、虎掌文献。关于天南星，《中志》13（2）：159 观点如下："晋代药用天南星，原植物种类更不断增加，各地不同，包括天南星属多种植物，并有犁头尖属 Typhonium，半夏属 Tinellia 植物，共计不下 20 种。"《图考》有关天南星文字描述较杂乱，但本条 1116 附有四图，本研究只能从这四张图来考证其现代拉丁学名，至于这些拉丁学名与历代本草上的始出和传承关系以及现代各地市场上的种类，暂不顾及。兹将将《图考》的四种天南星分别考订如下。

据图 1181，本植物具 1 叶，小叶 17 枚，作鸟足状排列；中间一小叶较二侧者为宽短，无柄，基部近圆形，先端锐尖，边缘微波状，羽状豚，近边脉连续，侧小叶近披针形，无柄，向外渐小，排列成蝎尾状，其脉纹与中间者间相同；花序柄稍长于叶柄，佛焰包下部圆筒形，檐部宽卵状披针形，下弯成盔状，肉穗花序顶端尾状，伸出佛焰苞外。较宜订为《中志》13（2）：157、《云志》2：821 描述的天南星科天南星属植物天南星 *Arisaema heterophyllum* Blume，图参考《图鉴》5：380。本种广布于我国东北、华东、华南、西南各省，产于云南东北部鲁甸。此为吴其濬新描述物种。

松村、吴批：*Arisaema japonicum* Blume。据《中志》13（2）：179，*Arisaema japonicum* Blume，据记载产于浙江天目山、台湾、湖北巴东、重庆巫山，但标本未见。

图 1182，块茎扁球形，并附有小球茎（？），是魔芋属 *Amorphophallus* 植物的特征；成年植株是先花后叶，看来本图显示的为幼年植株，未画出花序；其叶先全裂成三小叶，每小叶再作二岐分裂。在云南产魔芋属植物的叶柄上具与叶柄不明显斑块者有 2 种，即滇魔芋 *Amorphophallus yunnanensis* Engl.，叶柄绿色，具绿白色斑块；东川魔芋 *Amorphophallus mairei* Lévl.，叶柄灰色或灰白色，具绿色斑块。但仅据此图无法区分。

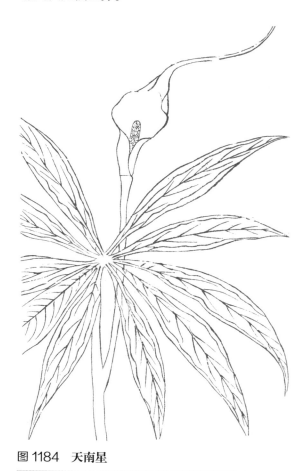

图 1184 天南星

吴批：该图无花实、茎上无斑，而叶似蒟蒻头，应即云南产的 *Amorphophallus mairei*。

从《图考》原文"衡山产蒟蒻头，俗呼磨芋，亦曰鬼芋"和图 1183，可得知本种为多年生草本；块茎扁球形，顶部多少凹陷，在叶柄基部生须根，叶柄有斑块，所绘叶片谅因其过大，仅保留部分裂片，小裂片预装分类，末级裂片长圆形至长圆状倒披针形，先端尖，基部楔形，边全缘；花葶上也有斑块，佛焰苞已脱落，花序轴上部已掉去，仅存下部结果部分，部分成熟浆果倒卵状球形，部分子房不发育成浆果。据上述特征，与魔芋属 *Amorphophallus* 植物十分相似。经与《中志》13（2）：96、《云志》2：788、《图鉴》5：370，图 7569 所描述的天南星科魔芋属植物魔芋 *Amorphophallus rivieri* Durieu 核对，在概貌上基本吻合。本种在长江以南各省区都有，可北达陕西、甘肃、宁夏，生于疏林下，林缘或溪谷两旁湿润地，也有栽培。在云南产东川，昆明有栽培。此吴其濬新描述物种。

从《图考》图 1184 可知本种为草本植物；具 1 叶和 1 花茎；叶有小叶片 10 枚，小叶片辐射状排列，长圆状披针形，先端渐尖，基部楔形；花序高出叶柄（实误，应短于叶柄），佛焰苞下部筒状，上部三角状披针形，顶端据弯曲的长鞭；肉穗花序上部露出筒口。吴批：*Arisaerma consanguineum*，该名《中志》13（2）：189，《云志》2：830 作天南星属植物一把伞南星 *Arisaema erubescens* (Wall.) Schott 的异名，后一书也注明《图考》天南星图四即为本种。经与上述二书和《图鉴》5：382，图 7593 核对，《图考》图与其在概貌上基本吻合。据《云志》，在云南，小叶以辐射状排列在天南星属 *Arisaema* 中仅 4 种，本种以其佛焰苞喉部边缘无毛，肉穗花序顶端光滑而不具刺生，小叶边缘全缘而有别于其他三种［即洱海南星 *Arisaema undulatum* Krause、刺棒南星 *Arisaema echinatum* (Wall.) Schott 和缘毛南星 *Arisaema ciliatum* H. Li］。本种在国内除内蒙古、黑龙江、吉林、辽宁、山东、江苏、新疆外，几乎各省都有，在云南产大部分地区，海拔 1 100～3 200 米林下、灌丛、草坡、荒地。此吴其濬新描述物种。

1117. 由跋

由跋，《本经》下品。《蜀本草》，一茎八九叶，最晰。俗皆呼小南星，别是一种，非南星之新根也。陈藏器所述不误。

［新释］

《长编》卷十四收由跋文献。本条包含植物非一种。《图考》所图（图 1185）显示为一具长柄的掌状复叶，小叶片 3 枚，每枚又 2 深裂，天南星科 Araceae 植物，疑似东北南星 *Arisaema*

amurense Maxim. 幼时植株，存以备考。

吴批：滇产 *Arisaema yunnanense*。《中志》13（2）：128 释为天南星科天南星属植物山珠南星 *Ariseama yunnanense* Buchet。但山珠南星成年植株单叶，叶片 3 全裂，明显不同。

《蜀本草》：一茎八九叶，最晰。俗皆呼小

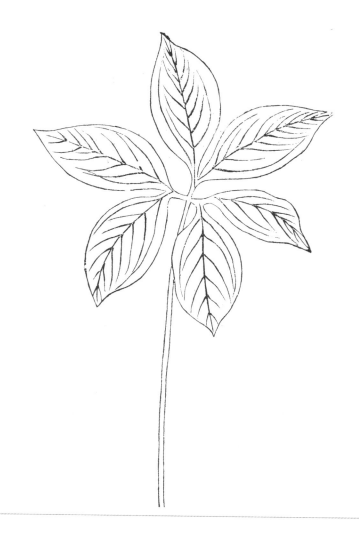

图 1185　由跋

南星，别是一种，非南星之新根也。

此应隶天南星科天南星属 *Arisaema* 植物，具体物种待考。吴批：*Arisaema consarguineam*。

《本经》由跋。天南星科 Araceae 植物。吴批：北方产三小叶的 *Arisaema*。

1118. 半夏

　　半夏，《本经》下品。所在皆有，有长叶、圆叶二种，同生一处，夏亦开花，如南星而小，其梢上翘似蝎尾。固始呼为蝎子草，凡蝎螫，以根傅之能止痛。钱相公[1]《箧中方》亦载之。诸家《本草》俱未及此。《本草会编》谓俗以半夏性燥，多以贝母代之，不知痰火上攻，昏溃口噤，自非半夏、南星，曷可治乎？半夏一茎三叶，诸书无异词，而原图一茎一叶，前尖后歧，乃似茨姑叶。余曾遣人绘川贝母图，正与此合，岂互相舛误耶？抑俗方只此一物而两用耶？二者皆与图说不相应，非书不备，则别一物。

零娄农曰：半夏处处有之，乃以鹊山为佳。余读孔平仲[2]诗而哑然也。药物虽已法制，非枣栗之觅可比，何至据攫代攘，辛螫啼噪耶？其末云：老兄好服食，似此亦可防；急难我辈事，感恻成此章。始知婉言似讽，非真实耳。昔人好食竹鸡，尚能中毒，况服半夏过度，岂不为害？

[新释]

《长编》卷十四收半夏文献。文字"所在皆有，有长叶、圆叶二种，同生一处，夏亦开花，如南星而小，其梢上翘似蝎尾。固始呼为蝎子草，凡蝎螫，以根傅之能止痛。钱相公《箧中方》亦载之。诸家《本草》俱未及此"。所述即两幅图（图1186、图1187），图1187的处花期。该种即《中志》13（2）：203描述的天南星科半夏属植物半夏 *Pinellia ternata* (Thunb.) Breit.，《中志》认为《本经》半夏即此。该种除内蒙古、新疆、青海、西藏尚未发现野生的外，全国各地广布，海拔2 500米以下，常见于草坡、荒地、玉米地、田边或疏林下，为旱地中的杂草

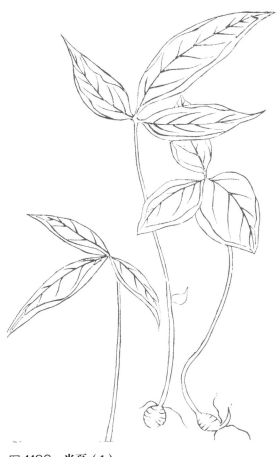

图 1186　半夏（1）

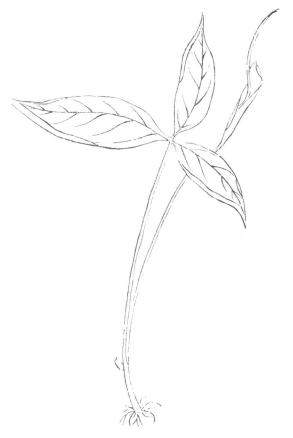

图 1187　半夏（2）

之一，朝鲜、日本也有分布。其块茎入药，有毒，能燥湿化痰，降逆止呕，生用消疖肿；主治咳嗽痰多、恶心呕吐；外用治急性乳腺炎、急慢性化脓性中耳炎。兽医用以治锁喉癀。

文中记载"《本草会编》谓俗以半夏性燥，多以贝母代之，不知痰火上攻，昏溃口噤，自非半夏、南星，曷可治乎？半夏一茎三叶，诸书无异词，而原图一茎一叶，前尖后歧，乃似茨菇叶。余曾遣人绘川贝母图，正与此合"。所述植物，或是半夏 *Pinellia ternata* 幼苗，或是半夏属 *Pinellia* 另一种。待考。

松村：*Pinellia tuberifera* Ten.。吴批：*Pinellia ternata*。

［注］

[1] 钱相公：指北宋钱惟演（977—1034），字希圣，临安（今属杭州）人，西昆体骨干诗人。

[2] 孔平仲：北宋诗人。字义甫，一作毅父。新喻（今江西新余市）人。作《常父寄半夏》诗，描写诸子争食半夏，引起中毒的故事。

1119. 甘遂

甘遂，《本经》下品。宋《图经》云：苗似大戟，茎短小而有汁，根皮赤，肉白，作连珠。又一种草甘遂，即蚤休也。俗多呼为芫花，山西交城产者黄红花，根甚细。

雩娄农曰：方以类聚，物以群分，君子小人不并立，固矣。然唐虞[1]命百工而投四凶[2]，以御魑魅；神农尝百草而收毒药，以除痼疾。凡物之生，有粹有驳。《荀子》云：粹而王，驳而霸，天不能有粹而无驳，世不能有王而无霸。医者用毒草也，曰以毒攻毒；圣人之用恶人也，亦曰以恶攻恶而已。恶人者，能生灾患者也，而古之御灾捍患者，亦多出于恶人。恶人竭其力以去恶，恶去而恶人之狠傲强固之气，亦潜消于无形，而后贤人君子得以从容敷治而无所难。稷契皋夔[3]处于庙堂，而四裔之兽蹄鸟迹，虽穷奇浑敦，亦有劳焉。参苓术草，用以滋培，而无名之痈疽毒肿，虽乌头、钩吻，亦著效焉。顾恶人得其用而世治，恶人不能得其用则大乱生。公孙述[4]不遇新室，汉之良吏也；曹瞒[5]不丁炎季，汉之能臣也；石勒[6]自谓逢汉高祖当北面臣之。吾尝谓圣贤能用恶人，必不肯轻信去恶人，若欲去恶人，则必假恶人之手而后可。石守道[7]作《圣德诗》，范公[8]拊股谓韩公[9]曰：为此怪鬼辈坏了。韩公曰：天下事不可如此，如此必坏。韩、范皆能用恶人者也，恶人希其用，则将自奋其所长。石守道但知去恶人者也，恶人畏其去，则将大肆其所短，党锢东林[10]，亦石守道之褊见耳。医者以甘遂、甘草并用，以去留饮、脚气、肿毒，皆有奇效。释之者云，二物相反，而立成功。夫既相反矣，何成功之有？共工、驩兜与岳牧[11]同官尧舜，能治天下乎？良医之用甘遂也，逐其病也；其用甘草也，化其病也。故甘遂敷于外，而甘草服于内，此黔、彭[12]斩搴于边陲，而萧、张[13]燮

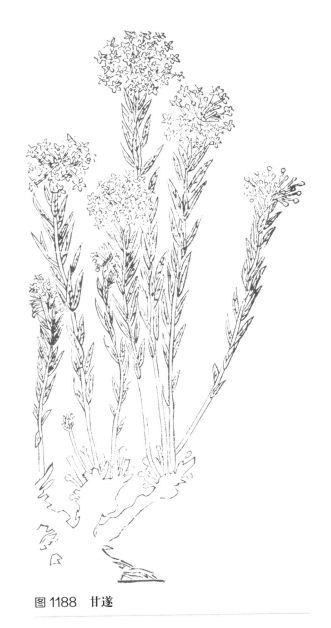

和于廷陛也，黔、彭、萧、张各用其长，岂云相反哉！呜呼！以善人而去恶人，其力常不能敌；唯以恶去恶，而以善人继其后，此世之所以治也；以恶去恶，而仍以恶人继其后，此世之所以乱也。隗嚣、更始[14]，皆有除莽贼之功，而建武中兴，遂致承平；董卓、郭傕[15]，亦有去汉贼之力，而当涂接踵，卒覆刘祚。观于两汉之兴亡，非前辙哉！世之医者，专于攻击与专于调和者，熟睹古今，亦可微会矣。善乎王彦霖之言曰：君子在内、小人在外为泰；小人在内、君子在外为否。君子小人竞进，则危乱之机也。明乎此，则倾险忠良，无调停参用之说；温补寒泻，无和同并进之理。

〔新释〕

《长编》卷二十二收甘遂文献。《图考》本条文、图（图1188）记录不同植物。《图考》图为新绘，所绘即文"俗多呼为芫花，山西交城产者黄红花，根甚细"。该种似灌木，分枝多而纤细；叶对生，披针形，先端尖，基部楔形，叶柄极短近无，花黄红色，花序顶生，穗状或由穗状花序组成的圆锥花序，萼筒管状，裂片5（应为4）；产于山西交城。上述性状，概貌颇似《中志》52（1）：322描述的瑞香科荛花属植物河朔荛花 Wikstroemia chamaedaphne Meisn.。该种我国产于河北、河南、山西、陕西、甘肃、四川、湖北、江苏等省，生于海拔500～1900米的山坡及路旁，蒙古也有分布。模式标本采自我国北方。茎叶可作土农药毒杀害虫。此为吴其濬新描述物种。

"宋《图经》云：苗似大戟，茎短小而有汁，根皮赤，肉白，作连珠。""医者以甘遂、甘草并用，以去留饮、脚气、肿毒，皆有奇效……良医之用甘遂也，逐其病也；其用甘草也，化其病也。故甘遂敷于外，而甘草服于内。"上述描述植物，似《中志》44（3）：124描述的大戟科大戟属植物甘遂 Euphorbia kansui T. N. Liou ex S. B. Ho。产于河南、山西、陕西、甘肃和宁夏，生于荒坡、沙地、田边、低山坡、路旁等。

图1188　甘遂

模式标本采自陕西（周至）。根为著名中药（甘遂），苦寒有毒，具除水、利尿功效，主治各种水肿等；全株有毒，根毒性大，易致癌，宜慎用。《中志》认为《本经》甘遂即此种。

文中提及的草甘遂，即本卷下一条蚤休 Paris。

松村：*Wikstroemia chamaedaphne* Meissn.；吴批：*Euphorbia kansui*。

［注］

1 唐虞：唐尧与虞舜并称唐虞。

2 四凶：古代传说舜流放的四人或四族首领。《左传·文公十八年》："流四凶族，浑敦、穷奇、梼杌、饕餮，投诸四裔，以御魑魅。"

3 稷契皋夔：传说舜时四个贤臣，后稷、契、皋陶和夔的并称。

4 公孙述：字子阳，右扶风茂陵（今陕西兴平东北）人。西汉末，以父官荫郎，补清水（今在甘肃省境内）县长。熟练吏事，治下奸盗绝迹，由是文明。王莽末年，群雄竞起，述遂自称辅汉将军兼领益州牧。欲继王莽，自称"白帝"。

5 曹瞒：即曹操。

6 石勒（274—333）：本名匐（bèi），字世龙，上党郡武乡县（今山西榆社县）人，羯族部落首领周曷朱之子，十六国时期后赵政权建立者。

7 石守道（1005—1045）：名石介，字守道。作《庆历圣德颂》，歌颂朝廷退佞进贤。

8 范公：即范仲淹（989—1052），字希文。北宋著名政治家、军事家和文学家，谥号文正，

世称"范文正公"。

9 韩公：韩琦（1008—1075），字稚圭，自号赣叟，相州安阳（今河南安阳）人。北宋政治家、词人。宋夏战争爆发后，与范仲淹率军防御西夏，人称"韩范"。之后又与范仲淹、富弼等主持"庆历新政"。

10 党锢东林：党锢，东汉桓帝灵帝时，士大夫和贵族对宦官乱政不满，与宦官发生党争。以宦官诛杀士大夫一党几尽而收尾，史称"党锢之祸"。东林，指明代东林党，他们聚集东林书院讲学，议论时政，提出一些进步政治主张，遭到宦官及其依附实力的反对，后以魏忠贤屠杀数百东林党人结束。

11 岳牧：舜时的四岳十二牧。后为封疆大吏的泛称。

12 黥、彭：指汉初将领黥布和彭越。

13 萧、张：指汉初萧何和张良。

14 隗嚣、更始：隗嚣（？—33），字季孟，天水成纪（今甘肃秦安）人。出身陇右大族，曾在州郡为官，以知书通经而闻名陇上。更始，指刘玄（？—25），字圣公，南阳蔡阳（今湖北枣阳市西南）人，皇族后裔。23 年，刘玄被绿林军立为皇帝，年号更始。

15 董卓、郭傕：董卓（？—192）：字仲颖，陇西林临洮（今甘肃岷县）人，东汉少帝、献帝时权臣，西凉军阀。官至太师，封郿侯。残忍嗜杀，倒行逆施，为亲信吕布所杀。郭傕，指董卓的部下郭汜和李傕。

1120. 蚤休

蚤休，《本经》下品。江西、湖南山中多有，人家亦种之，通呼为草河车，亦曰七叶一枝花，为外科要药。滇南谓之重楼一枝箭，以其根老横纹粗皱如虫形，乃作虫蒌

字。亦有一层六叶者，花仅数缕，不甚可观，名逾其实，子色殷红。滇南土医云，味、性大苦大寒，入足太阴，治湿热、瘴、疟、下痢，与《本草》书微异。滇多瘴，当是习用药也。

[**新释**]

《长编》卷十四收蚤休文献。《图考》图为新绘（图 1189），依据的是江西、湖南山中产者。据图所绘及文中所描绘性状，似《中志》15：92 描述的华重楼 Paris polyphylla Smith var. chinensis (Franch.) Hara。产于江苏、浙江、江西、福建、台湾、湖北、湖南、广东、广西、四川、贵州和云南，生于林下荫处或沟谷边的草丛中，海拔 600～1 350（2 000）米。此为吴其濬新描述类群。

《本经》蚤休，似为《中志》15：92 描述的百合科重楼属植物七叶一枝花 Paris polyphylla Sm.。

附记：据《滇南本草》整理组，《滇南本草》的重楼是宽瓣重楼 Paris polyphylla Smith var. yunnensis (Franch.) Hand.-Mazz.。七叶一枝花 Paris polyphylla Smith 是一多型种，其变异规律有待进一步研究。据《云志》8：660 P. polyphylla var. chinensis 与 var. yunnanensis 的区别在于前者雄蕊稳定为 2 轮，花瓣明显短于萼片，等等。

松村和《中志》15：92：Paris polyphylla Sm.；吴批：Paris chinensis。

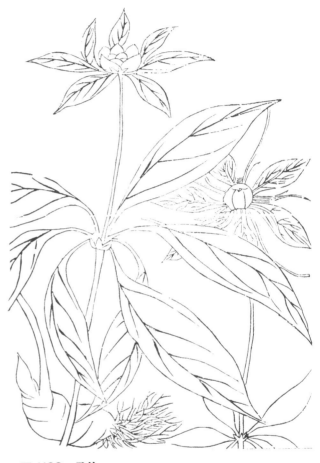

图 1189　蚤休

1121. 鬼臼

鬼臼，《本经》下品。江西、湖南山中多有，人家亦种之，通呼为独脚莲。其叶有角不圆，或曰八角莲。高至四五尺，就茎开花，红紫娇嫩，下垂成簇。外科蓄之。郑渔仲[1]谓叶如荷叶，形如鸟掌，年长一茎，茎枯则为一臼，亦名八角盘，其形容极确。原图仍为鬼灯擎，宜山谷[2]《诗注》之斥排也。但此物辟谷，未见他说，子赡以诗记璚田芝，山谷亦有《璚芝仙诗》云：但告渠是唐婆镜。与《本经》有毒、《别录》不入汤者异矣。下死胎、治射工中人，其力猛峻可知。此草生深山中，北人见者甚少，江西虽植之圃中为玩，大者不易得。余于途中，适遇山民担以入市，花叶高大，遂亟图之。此草一茎一叶，李时珍云一茎七叶，或别一种，余未之见。

[新释]

《长编》卷十四收鬼臼文献。《图考》图（图1190），为吴其濬新绘。所图为一草本；叶盾状，6～7浅裂，边缘具毛；茎上一花序，花5枚，花柄细长，花开红紫娇嫩，下垂成簇。按说对应的文字是"江西、湖南山中多有，人家亦种之，通呼为独脚莲"者。《中志》34（2）：9释《图考》图为虎耳草科鬼灯擎属植物七叶鬼灯擎 *Rodgersia aesculifolia* Batalin，与《图考》图不符，

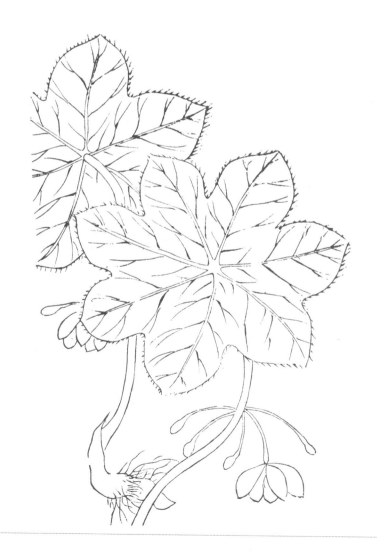

图 1190　鬼臼

且不分布于江西、湖南，所述也非虎耳草科鬼灯檠属 Rodgersia 植物。宜释为《中志》29：254 描述的小檗科鬼臼属植物八角莲 Dysosma versipellis (Hance) M. Cheng ex Ying，产于湖南、湖北、浙江、江西、安徽、广东、广西、云南、贵州、四川、河南、陕西，生于山坡林下、灌丛中、溪旁阴湿处、竹林下或石灰山常绿林下，海拔 300～2 400 米。根状茎供药用，治跌打损伤，半身不遂，关节酸痛，毒蛇咬伤等。

松村：*Podophylum versipelle* Hce.。吴批：所图仍是鬼灯檠……李时珍云：一茎七叶，*Rodgersia podophylla*。

[注]

1 郑渔仲：即郑樵。

2 山谷：指黄庭坚。

1122. 射干

射干，《本经》下品。《蜀本草》：花黄实黑者是。陈藏器谓秋生红花，赤点。按此草，北地谓之马蝄花，江南亦多，六月开花，形状如《蜀本草》。《拾遗》以其点赤，误认为红花耳。其根如竹而扁，俗亦呼扁竹。

雩娄农曰：《荀子》云，西方有木焉，名曰射干，茎长四寸，生于高山之上，而临百仞之渊。其茎非能长也，所立者然也。呜呼！以彼径寸茎，荫此百尺条，此之谓矣。不材之木，托根得地，斧斤疮痍之不及，阴阳雨露之所偏，而琪花玉树，或芜没于丛莽而无人知，吾乌知其所以然哉？乃长言以谇之曰：挢青曾之淑朗兮，谓诞育其必公；何阳材屯于颇窔兮，阴敷苯䔿而蒙茸。栎连蜷以依社兮，五柞何为而冠乎离宫？门骄骄其忽有莠兮，屋沉沉而蔓乎瓦松；苕华施柏而旖旎兮，葛藟累樛以隆崇。曹老楮其不可宥兮，萧斧乃独赦夫桤榕；鸮既据夫泮之沃若兮，鼠又室乎堂之美枞；掩菌桂而宂萧艾兮，吾乌知鸩媒之所从。追虞舜于大麓兮，别风淮雨而不蒙；神刊随而底绩兮，枞干栝柏惟乔乎云中；雷惧秕莠于有夏兮，景山丸丸斫度而奏功；柞棫佩于昆夷兮，楹化梓而姬隆。嬴无道而兀蜀山兮，灵诃怒而捐五大夫之封；武囿四海于上林兮，柏梁灾而更营。车盖雄夫白水兮，气佳哉而郁葱葱；杉叶御飚而抵洛阳兮，阅万里而排九重。桧耻纲而沦汨波兮，义不辱夫勉蓭之圄瞽。伟贞木其若有知兮，趋舍时而莫同。万牛回首于嵁巘兮，岂大材之难庸也！岁峥嵘其将宴兮，冰霰皑皑而蔽空。百卉腓而谁控兮，艰哉巍巍万盘之孤峰；翳荟蔚而蛰虎豹兮，抗扶疏而挐蛟龙；彼苕发而颖坚兮，噫乎何以御风？

[新释]

《长编》卷十四收射干文献。《图考》图（图1191）为吴其濬新绘。所图为一草本；叶互生，嵌迭状排2列，剑形，基部鞘状抱茎，顶端渐尖，无中脉；花序顶生，顶端有花2朵，花梗细，花序包有苞片，卵圆形，花黄（红）散生斑点赤，花被裂片6，2轮排列。上述性状，概貌与《中志》16（1）：131鸢尾科射干属植物射干 *Belamcanda chinensis* (L.) DC. 较合。我国产于吉林、辽宁、河北、山西、山东、河南、安徽、江苏、浙江、福建、台湾、湖北、湖南、江西、广东、广西、陕西、甘肃、四川、贵州、云南、西藏，生于林缘或山坡草地，大部分生于海拔较低的地方，但在西南山区，可生于海拔2 000～2 200米处，也产于朝鲜半岛、日本、印度、越南等地，模式标本采自印度。根状茎药用，味苦、性寒、微毒，能清热解毒、散结消炎、消肿止痛、止咳化痰，可用于治疗扁桃体炎及腰痛等症。

松村、《纲要》和吴批：射干 *Belemcanda chinensis* (L.) DC.。

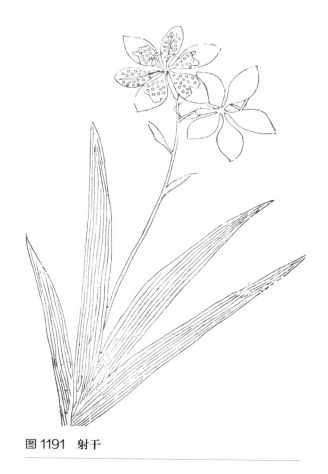

图1191　射干

1123. 白花射干

白花射干，江西、湖广多有之。二月开花，白色有黄点，似蝴蝶花而小，叶光滑纷披，颇似知母，亦有误为知母者。结子亦小，与蝴蝶花共生一处，花罢蝴蝶花方开。俚医谓之冷水丹，以为行血、通关节之药。宋《图经》谓红黄花有赤点者为射干，白花者亦其类。陶隐居云，花白茎长，即阮公[1]诗：射干临层城。不入药用，皆此草也。惟此花二月开，黄花者六月开，茎、叶、花、实，都不甚类，俗方主治亦殊，似非一种。

[新释]

吴其濬新描述的江西、湖广物种。据《图

考》文、图（图1192）可知本种为草本，叶相互套叠，甚宽，据平行纵脉；花葶与叶等高或高出叶短，具4花（原图上除1花开放外，另有三枚总苞片），外轮花被裂片 3 枚，倒卵状椭圆形，边缘呈波状，白色，有黄点，具鸡冠状突起，内轮花被裂片 3 枚，狭倒卵状椭圆形，先端凹陷，花柱分枝 3，条状，先端丝裂。据上述特征，与其订它为《中志》16（1）：172 鸢尾科鸢尾属植物野鸢尾 Iris dichotoma Pall，不如订为《中志》16（1）：176 描述的蝴蝶花 Iris japonica Thunb. 更妥当。前者的花为蓝紫色或浅蓝色，花被裂片较狭窄，且外轮花被裂片无附属物，而其分布区较后者偏北，以东北、华北为主，虽可延伸至安徽、江西，但不达湖广。Iris japonica Thunb. 被《中志》16（1）：176 和《云志》5：748、《图鉴》5：573，图 7976 释为蝴蝶花（《秘传花镜》），吴其濬将白花射干与之比较者，虽然该种的原变型的花也为淡蓝色或蓝紫色，但其有变型 f. pallens P. L. Chiu et Y. T. Zhao，其花白色，可见本种的花色有变异。蝴蝶花 Iris japonica Thunb. 在我国产于江苏、安徽、浙江、福建、湖北、湖南、江西、广东、广西、陕西、甘肃、四川、贵州、云南。生于较阴湿草地，疏林或林缘，在云贵高原可生达海拔 3 300 米。

松村、《纲要》1：527：野鸢尾 Iris dichotoma Pall.；吴批：Pardanthopsis dichotoma。

附记：蝴蝶花，即蝴蝶戏珠花之别名，见《图考》卷之三十六，释作忍冬科荚蒾属植物粉团变种蝴蝶戏珠花 Viburnum plicatum Thunb. var. tomentosum Miq.。另《秘传花镜》有蝴蝶

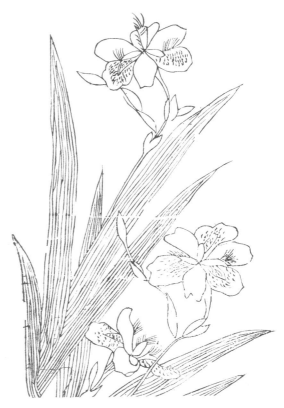

图 1192　白花射干

花，《中志》16（1）：176 释其作 Iris japonica Thunb，吴其濬此处所指应为后者。

[注]

1 阮公：指阮籍（210—263），字嗣宗。三国魏时陈留尉氏（今河南尉氏县）人，"竹林七贤"之一。

1124. 鸢尾

鸢尾，《本经》下品。《唐本草》：花紫碧色，根似高良姜。此即今之紫蝴蝶也。《花镜》谓之紫罗栏，误以其根为即高良姜。三月开花，俗亦呼扁竹。李时珍以为射干之苗，今俗医多仍之。

[新释]

《长编》卷二十二收历代主要鸢尾文献。《图考》图（图1193）为吴其濬新绘。所图为鸢尾属 *Iris* 植物，花葶中、下部有1枚茎生叶；苞片2～3枚，包含有1朵大花，花紫碧色，外花被裂片或宽卵形，顶端微凹，中脉上有不规则的鸡冠状附属物，成不整齐的缝状裂；3月开花。与《中志》16（1）：180描述的鸢尾科鸢尾属植物鸢尾 *Iris tectorum* Maxim. 性状接近。该种产于山西、安徽、江苏、浙江、福建、湖北、湖南、江西、广西、陕西、甘肃、四川、贵州、云南、西藏，生于向阳坡地、林缘及水边湿地。模式标本采自日本。本种根状茎治关节炎、跌打损伤、食积、肝炎等症。对氟化物敏感，可用以监测环境污染。

松村和吴批：鸢尾 *Iris tectorum* Maxim.。

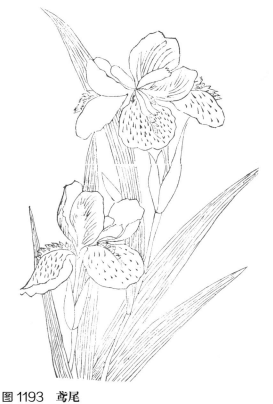

图 1193　鸢尾

1125. 石龙芮

石龙芮，《本经》中品。今处处有之。形状正如水堇[1]，生水边者肥大，平原者瘦小，其实亦能灸疣。固始呼为鬼见愁。

[新释]

《长编》卷十四收石龙芮文献。《图考》图为新绘（图1194）。绘图显示为一草本，茎直立；单叶，下部叶片似五角形，基部心形，3深裂不达基部，中裂片倒卵状楔形，3浅裂，边缘有粗齿，侧裂片不等地2裂，裂片边缘有粗齿，叶柄细长，茎上部叶片较小，3深裂，裂片楔形，有齿；聚伞花序3花，疏散，花梗长，花瓣5；产固始。上述性状特征，概貌较合《中志》28：310描述的毛茛科毛茛属植物

石龙芮 *Ranunculus sceleratus* L.。本种全国各地均有分布，生于河沟边及平原湿地，在亚洲、欧洲、北美洲的亚热带至温带地区广布。全草含原白头翁素，有毒，药用能消结核、截疟及治痈肿、疮毒、蛇毒和风寒湿痹。

松村：*Ranunculus*；吴批：*Ranunculus sceleratus*。

[注]

1 水堇：疑为伞形科水芹属植物水芹 *Oenanthe javanica* (Bl.) DC.。

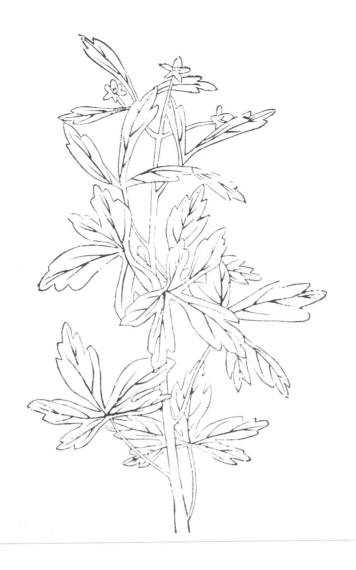

图 1194　石龙芮

1126. 茵芋

茵芋，《本经》下品。陶隐居云：方用甚稀。《图经》备载其形状、功用。李时珍云：近世罕知。盖俚医用药，多为异名，或实用之而不识其本名也。

雩娄农曰：茵芋有毒，李时珍以为古方有茵蓣丸，治疯痫，又有酒与膏，为治风妙品，近世罕知，为医家疏缺，盖深惜之。吾谓今之俚医治风之药，不可殚述，安知无茵蓣者？特其名因地而异，古今之不同耳。史传中惟功业道德，妇孺知名者，谓之不朽；其他或一事而两载，或两传而一人，所闻异词。如鸟戾于天，越人以为鸱，楚人以为鸢，各因所疑而为之名，孰知其是耶非耶？扬雄持三尺缇素，访绝域方言，其草木诸物，异名多矣，又乌料其一人之身为汉郎中，又为莽大夫耶？黑头尚书、白头尚书，何异昔日之芳草，今直为此萧艾也。呜呼！在山为小草，出山为远志，以出处而异名，贤者愧之矣。彼上车不落则著作，体中何如则秘书，用之则荣，舍则已焉。束刍以为狗，弃狗岂有惜其刍者？茵蔯之用，适承其乏，有胜于茵蔯者，而茵蔯为狗之刍矣。故曰腹背之毳，益一把不加多，损一把不加少，始则碌碌而因人，继则汶汶以没世，吾欲求其名而纪之，吾又乌能胜纪之？

[新释]

《长编》卷十四收茵芋文献。《图考》茵芋（图1195）仿绘旧本草图，出处待核实。绘图似为灌木，直立；叶聚生于枝顶，椭圆形，全缘；花序顶生，总状（？），花五出，花柄细长。上述概貌，接近《中志》43（2）：110描述芸香科茵芋属植物茵芋 *Skimmia reevesiana* Fort.，但花序类型和花柄不似。该种产于我国北纬约30°以南各地，西北至云南东北，东北至安徽黄山，东南至台湾中部山区，南至海南五指山山顶，通常生于海拔1 200～2 600米高山森林下，湿度大、云雾多的地方，菲律宾也有。枝、叶味苦，据载有毒，用作草药，治风湿；湖北民间用全株作草药，治肾炎、水肿，台湾产的叶含茵芋碱及香豆素。

《中志》43（2）：110、《纲要》释《本经》茵芋：*Skimmia reevesiana* Fort.；吴批：图大约抄自《图经》，日人释为 *Skimmia japonica*。按 *Skimmia japonica*，我国不分布，非是。

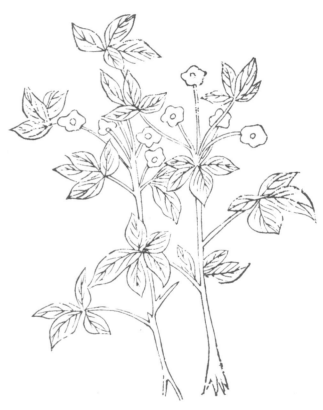

图1195　茵芋

1127. 芫花

芫花，《本经》下品。淮南北极多，通呼为头痛花，以嗅其气头即涔涔作痛，故名。又曰老鼠花，以其花作穗如鼠尾也。此是草本，《本草纲目》引芫木藏果卵者。考

《尔雅》：杬，鱼毒。《注》：杬，大木，子似栗，生南方，皮厚汁赤，中藏果卵。绝不相类。

零娄农曰：余初归里时，清明上垄，见有卧地作花如穗，色紫黯者。询之土人，曰：此老鼠花也。其形如鼠拖尾，嗅之头痛，盖色、臭俱恶。及阅《本草》，知为芫花。淳于意[1]用以治蛲瘕，虽恶是其可云乎？匡庐[2]间花叶俱发，且有实，味甘，然食之头亦痛。乌之南徙，音未变也。洪容斋[3]谓小人争门不胜，取叶搽肤，辄作赤肿以诬人，诪张为幻，乃有此助之厉耶？山人采药，皆以口授，自贼贼人，案牍垄积。宋时以断肠草[4]之害，着令烧薙。但尽敌而返，敌可尽乎？良有司各访其地之所产，根株性味，著之志乘，民不能欺，其亦可矣。

[新释]

《长编》卷十四收芫花文献。《图考》图（图1196）为新绘。所绘为一矮小灌木，多分枝；叶对生，卵形，先端急尖，基部宽楔形，全缘，叶柄几无；似花比叶先出，花常3～5朵簇生于叶腋，色紫黯，花萼筒细长，裂片4；嗅之头痛。综合上述性状，概貌与《中志》52（1）：336描述的瑞香科瑞香属植物芫花 *Daphne genkwa* Sieb. et Zucc. 相似。该种产于河北、山西、陕西、甘肃、山东、江苏、安徽、浙江、江西、福建、台湾、河南、湖北、湖南、四川、贵州等省，生于海拔300～1 000米，日本有栽培，观赏植物。花蕾药用，为治水肿和祛痰药，根可毒鱼，全株可作农药，煮汁可杀虫，灭天牛虫效果良好；茎皮纤维柔韧，可作造纸和人造棉原料。

松村：*Daphne genkwa* S. et Z.；吴批：图是 *Daphne genkwa*。

《本草纲目》引"芫木藏果卵者"，疑似豆科崖豆藤属厚果崖豆藤 *Millettia pachycarpa* Benth.。

[注]

1 淳于意（约前215—约前140）：西汉古医家。临淄（今山东淄博东北）人，姓淳于，名意。曾任齐太仓令，精医道，辨证审脉，治病多验。后因故获罪当刑，其女缇萦上书文帝，愿以身代，得免。《史记》记载了他的25例医案，称

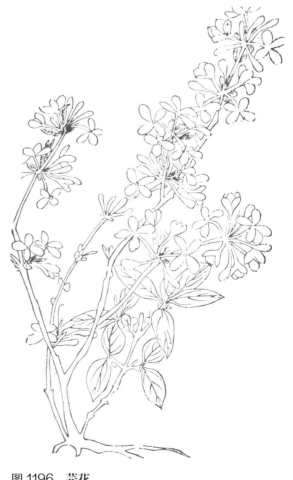

图1196 芫花

为"诊籍",是中国现存最早的病史记录。

2 匡庐:指江西庐山。

3 洪容斋:洪迈(1123—1202),南宋饶州鄱

阳(今江西上饶鄱阳县)人,字景卢,号容斋,著有《容斋随笔》《夷坚志》等。

4 断肠草:见本卷"钩吻"条。

1128. 金腰带

金腰带,江西山中多有之。其茎花皆如芫花,根极长,有长数尺者,土人以为带,束腰可治腰痛。其实白如米而大,味甘。土人云:食多头痛。或即以为头痛花,但《本草纲目》未详其结实形状。而此草叶光滑,花心有鬓,亦微异,或芫草同类。

[新释]

吴其濬新描述的江西物种。据《图考》图(图1197)有二枝,一为花枝,另一为果枝。花枝:本属为先花后叶植物,故无叶,花数朵,簇生;花萼管筒状,裂片4枚。果枝:叶椭圆形,先端尖,基部楔形,近对生或互生,有时集中枝端,边全缘,近无柄,具羽状脉,侧脉3~4对,果包藏于宿存的花萼筒下部(原图作椭圆形)。据上述特征,宜释作《中志》52(1):326,《江西植物志》2:590,《图鉴》2:950,图3630所描述的瑞香科瑞香属植物芫花 *Daphne genkwa* Sieb. et Zucc.。

《纲要》1:320,《江西植物志》2:590:*Daphne genkwa* Sieb. et Zucc;吴批:*Daphne* 另一种。

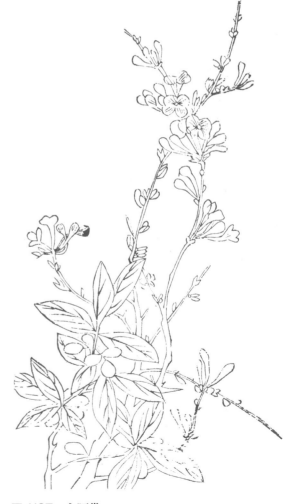

图 1197　金腰带

1129. 牛扁

牛扁，《本经》下品。陶隐居云今人不复识此。《唐本草》、宋《图经》俱载其形状、功用。

[新释]

《长编》卷十四收牛扁文献。《图考》图（图1198）仿绘《图经》图，但性状略有改变。其绘图示掌叶，叶分裂程度较小，中全裂片分裂不近中脉，末回小裂片三角形。同意释作《中志》27：17描述考证的毛茛科乌头属植物细叶黄乌头的牛扁变种 *Aconitum barbatum* var. *puberulum* Ledeb.。

《中志》27：176认为《图经》"牛扁出桂阳川谷，今潞州、宁州亦有之……名便特，六月开花，八月结实，采其根捣末油调杀虮虱"，根苗主疗大都相似，疑此即是牛扁。潞州即现在的山西潞城县，与阳城相距不远，所记载的用途相似，因此《图经》中所指的牛扁可能是 *Aconitum barbatum* var. *puberulum*。该变种在我国分布于新疆（东部）、山西、河北、内蒙古。生于海拔400～2 700米山地疏林下或较阴湿处。在俄罗斯西伯利亚也有分布。根供药用，治腰腿痛、关节肿痛等症。在山西阳城一带用牛扁的根煮水可灭虱。另"《图经》牛扁出桂阳（位于湖南东南部）川谷"，所指应是狭盔高乌头 *Aconitum sinomontanum* Nakai *var. angustius*

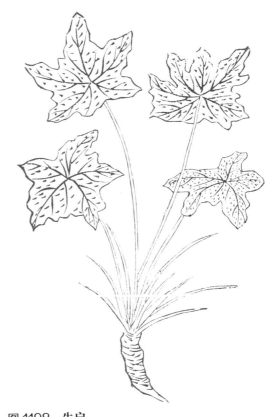

图 1198　牛扁

W. T. Wang。此为王文采过去利用形态地理证据考证物种的具体例子。

吴批：吴其濬盖未识，图似抄自《图经》，日人释为 *Aconitum* (Sect. Lycoctonum)。

1130. 莞花

莞花，《本经》下品。《别录》云：生咸阳及河南中牟。李时珍以为即芫花黄色者。方书不复用。

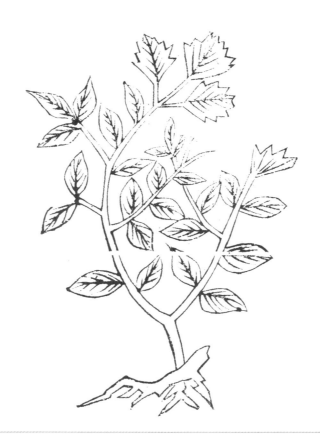

图 1199　荛花

[新释]

《长编》卷十四收荛花文献。《图考》图（图 1199）非新绘。如据今《图考》所绘植物提供的性状，实难鉴定到属，何况种。

《纲要》释作瑞香科瑞香属植物黄瑞香 *Daphne giraldii* Nitsche，据《中志》52（1）：357，产于黑龙江、辽宁、陕西、甘肃、青海、新疆、四川等省区，不产河南，生于海拔 1600～2600 米的山地林缘或疏林中，模式标本采自陕西西安鄠邑区（涝谷山），也许即咸阳生者。河南中牟产者，或许为栽培？日本学者释作瑞香科荛花属植物荛花 *Wikstroemia canescens* (Wall.) Meisn.，《中志》谓仅产于西藏吉隆，非是。

1131. 莨菪

莨菪，《本经》下品。一名天仙子。《图经》著其形状、功用，且引《史记》淳于意以莨菪酒饮王夫人事。别说谓功未见如所说，而其毒有甚，盖见鬼拾针性近邪魔，而古方以治癫狂。岂不癫狂者服之而狂，癫狂者服之而止，亦从治之义耶？旧时白莲教以药饮所掠民，使之杀人为快。与李时珍所纪妖僧迷人事相类，疑即杂用此药。

零娄农曰：《史记·太仓公传》，菑川王美人怀子而不乳，召意，意饮以莨菪药一撮，以酒饮之，旋乳。《本草》莨菪无催生之说，其为一物否，未可知也。《炮炙论》[1]以莨菪为有大毒，《金匮要略》言水莨菪，叶圆有光，误食令人狂乱，状如中风。观淳于意以莨菪药令人乳，则断非发狂之药无疑。李时珍明著安禄山饮奚、契丹莨菪酒，醉而坑之；又纪妖僧迷药事，以为是莨菪之流。则一杯入吻，狂惑见鬼，尚可留着肠胃中耶？乃所录《小品》《必效》诸方，或丸，或煎，岂有病虽大毒亦能受耶？然吾不敢信也。君子小人，辨之必明；既辨矣，则放流迸逐，不可使其乘隙而复起。若已榜其罪于朝廷，而复记其小忠小信，曲留一线之机，则子尾所谓发短而心长[2]，其或寝处我矣。卢杞不似奸邪，惠卿亦似美才，彼毒药之攻痈疽，诚有速效，然岂可引之根本之地，而望其调和阴阳、不伤元气乎？故吾以为凡药之有毒者，必著其外治之功，伐性之害；凡一切服饵之方，皆删削务尽，勿使后人迷于去留，举躯而试其狂惑，其亦春秋之律也乎？

《山西通志》：莨菪子始生海滨川谷及雍州，今宁武多有之。茎高二三尺，叶似地黄、王不留行、红蓝等，花紫色，茎有白毛，结实如小石榴，最有毒。服之令人狂浪，故名莨菪。按太原山中亦多产，其茎挺劲，对叶密排，花生叶隙，重叠直上如地黄。花色紫白，多赭缕，花罢即结实。其子味甜，小儿误食辄疯，俗亦不甚怪。经一两月药性解，则疯已如平人云。

[新释]

《长编》卷十四收莨菪文献。《图考》图（图1200）可能沿用旧本草图。其形态似木本，叶对生，很难按照现代植物分类学性状标准予以鉴定。

《图考》按语及其引《山西通志》莨菪子，"叶似地黄，结实如小石榴，最有毒。服之令人狂浪""花色紫白，多赭缕"，可释为茄科天仙子属植物天仙子 *Hyoscyamus niger* L.。《中志》认为即《本经》之莨菪子。分布于我国华北、西北及西南，华东有栽培或逸为野生，蒙古、苏联、欧洲、印度亦有，常生于山坡、路旁、住宅区及河岸沙地。根、叶、种子药用，含莨菪碱及东莨菪碱，有镇痉镇痛之效，可作镇咳药及麻醉剂；种子油可供制肥皂。

《图考》引《金匮要略》水莨菪，或为茄科山莨菪属植物山莨菪 *Anisodus tanguticus* (Maxim.) Pascher，存以备核。

吴批：吴其濬未识，图系抄来，或是 *Anisodus*。

[注]

[1]《炮炙论》：即《雷公炮炙论》。南朝宋雷敩撰，全书3卷，载药物300种。全面总结了刘宋以前的中药炮炙技术和经验。

[2] 发短而心长：头发稀少而心计很多，形容年老而智谋高。

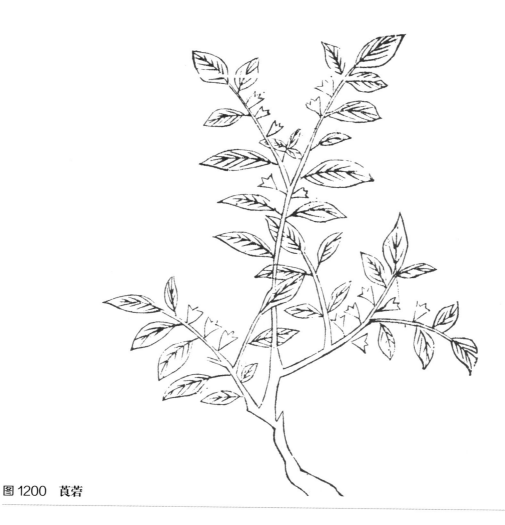

图 1200　莨菪

1132. 莽草

莽草，《本经》下品。江西、湖南极多，通呼为水莽子，根尤毒，长至尺余。俗曰水莽兜，亦曰黄藤，浸水如雄黄色，气极臭。园圃中渍以杀虫，用之颇亟，其叶亦毒。南赣呼为大茶叶，与断肠草无异。《梦溪笔谈》所述甚详。宋《经》[1]云无花实，未之深考。

雩娄农曰：余所至章、贡、衡、澧山中，皆多莽草，而按其形状，与《笔谈》花如杏花可玩，李德裕[2]所谓红桂，靳学颜所谓丹萼素蕾者，都不全肖。盖沈存中所云种类最多者耶？江右产者，其叶如茶，故俗云大茶叶。湘中用其根以毒虫，根长数尺，故谓之黄藤，而水莽则通呼也。岂与鼠莽有异同耶？诗人多用茵露，陶隐居以为莽本作茵，按山中多以黄茅之类为茵子草。郭璞《注》：弭春草，一名芒草。孙炎

《注》：俗呼菡草，菡草刺人衣而弥坑填谷，故以为晨行之诗，亦夙夜厌浥之意。莽草虽多，殊非荆榛之比。或谓弭为白薇，以弭、薇音近，春草同名，难为确诂。邢《疏》以《本草》莽草，郭引作芒草，为所见本异。然则《本草经》传写讹误多，乌可不慎。而《图经》云煎汤热含少顷，治牙齿风虫、喉痹甚效，此岂可轻试耶？按《周礼》：翦氏除蠹物，以莽草熏之。《方言》：芔，莽草也。东越、扬州之间曰芔，南楚曰莽。《说文》芔，草总名，则非毒草之莽矣。今人以草烧烟熏虫，亦不需用毒莽。又《说文》：犬善逐兔草中为莽。《孟子》草莽之臣，赵岐[3]《注》：莽，亦草也。莽、芔、艹、芔、同义。《楚词》：揽中洲之宿莽。《注》谓草冬生不死，此亦但诂宿字耳。唯《山海经》朝歌之山有莽草，可以毒鱼，此或是水莽类。而《尔雅》莽，数节，郭《注》云竹类，则竹亦有名莽者。《本草》之莽草，或为芒，或为竹类之莽，皆未可定。若以毒鱼为毒草，则近世有以茮麦[4]制鱼者矣，岂得谓茮麦为毒草耶？余恐人误以莽草为可服，故详辨之。

[新释]

本条描绘植物为两类群，分述如下。

（1）红桂（李德裕），丹萼素蕾（靳学颜）：在莽草条下，吴其濬曰：余所至章、贡、衡、澧山中，皆多莽草，按其形状，与《笔谈》"花如杏可玩"，李德裕所谓"红桂"，靳学颜所谓"丹萼素蕾"者，都不全肖。吴批：*Illicium anisatum* 或相近种 *Illicium henryi* Diels。据《中志》30（1）：207，昔日治中国植物分类的一些专家，订为 *Illicium anisatum* L. 实为错误鉴定，应为五味子科八角属植物峦大八角 *Illicium tashiroi* Maxim.。该种产于台湾，谅非是。从上述原文"花如杏花可玩"，又 *Illicium henryi* Deils 有"红茴香"，"桂"和"茴"是否有音转？订为木兰科八角属之一种 *Illicium* sp. 当无大错。据《中志》30（1）：213云：我国古代本草所称的莽草是对红茴香 *Illicium henryi* Diels 和红毒茴 *Illicium lanceolatum* A. C. Smith 的通称。同意《中志》的意见。

（2）《图考》水莽草并图，据《图考》文、

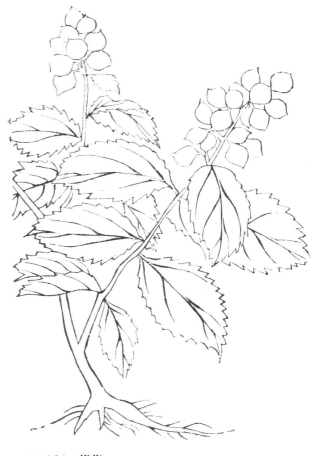

图 1201 莽草

1293

图（图 1201），所绘植物似藤本灌木状；具长根；叶互生，椭圆状，先端尖，基部钝，具短柄，边有锯齿；果序狭圆锥状，生枝端，果实椭圆形，先端尖（理应有三翅，但古人不易表示）。据上述性状特征，与《中志》45（3）：178，《图鉴》2：686，图 3101，所描述的卫矛科雷公藤属植物雷公藤 Tripterygium wilfordii Hook. f. 在概貌上基本吻合。本种我国产于台湾、福建、江苏、浙江、安徽、湖北、湖南、广西，生于山地林内阴湿处，朝鲜、日本也有分布，模式标本采自台湾基隆。

《纲要》1：315 有一段附记抄录如下：本种以雷公藤始出于《中国树木分类学》，原名水莽，《图考》即已收载，吴其濬以为即《本经》的莽草，但对《本经》的莽草，历代本草学者及博物学者持不同看法，不易确定。《图考》卷之二十四"莽草"条记载："莽草，《本经》下品，江西、湖南极多，通呼为水莽子。根尤毒，长至尺余，俗曰水莽兜，亦曰黄藤。浸水如雄黄色，气极臭。园圃中渍以杀虫，用之颇亟。其叶亦毒，南赣呼为大茶叶，与断肠草无异。"又记："江右产者，其叶如茶，故云大茶叶。湘中用其根以毒虫，根长数尺，故谓之黄藤，而水

莽则通呼也。"《本草纲目拾遗》的雷公藤为蓼科萹蓄属植物杠板归 Polygonum perfoliatum L.，属同名异物。

吴批：Tripterygium wilford（图是）。

〔注〕

1 《经》：据商务 1957 本注，为《图经》，同意此意见。

2 李德裕（787—850）：字文饶，小字台郎，赵郡赞皇（今河北赞皇县）人。唐代杰出政治家、文学家、战略家。经历宪宗、穆宗、敬宗、文宗四朝，唐武宗即位后，入朝为相，外攘回纥、内平泽潞，裁汰冗官、制驭宦官，功绩显赫，拜为太尉，封为赵国公。李商隐《会昌一品集》作序时，誉之为"万古良相"。近代梁启超将他与管仲、商鞅、诸葛亮、王安石、张居正并列，成为封建时代六大政治家之一

3 赵岐（？—201）：字邠卿。京兆长陵县（今陕西咸阳）人。东汉末年经学家、画家。初名嘉，字台卿，后因避难而改名。赵岐对《孟子》研究颇深，《十三经注疏》中《孟子注疏》的注，即是赵岐所作。

4 苆麦：同"荞麦"。

1133. 钩吻

钩吻，《本经》下品。相承以为即冶葛，今之断肠草也。询之闽、广人，云有大、小二种，大者如夜来香叶，蔓生植立，近人辄动，捣烂置猪肠中，上下奔窜，必破肠而出；小叶者如马兰，性尤烈。李时珍所谓黄藤，乃莽草根也。又云滇人谓之火把花。盖即《黔书》所云花赤如桑椹者。同为恶草，非止一种，今以蜀产图之。

〔新释〕

《图考》图（图 1202）似新绘。所图为一藤本幼苗；叶互生，全缘，叶基心形，疑为"大小二种"之大者。据此图性状，吴批、王锦秀博士论文皆释作马钱科钩吻属植物钩吻

Gelsemium elegans (Gardn. & Champ.) Benth.。该种我国产于江西、福建、台湾、湖南、广东、海南、广西、贵州、云南等省区，生于海拔 500～2 000 米山地路旁灌木丛中或潮湿肥沃的丘陵山坡疏林下。也分布于印度、缅甸、泰国、老挝、越南、马来西亚和印度尼西亚等地，模式标本采自我国香港。全株有大毒，根、茎、枝、叶含有钩吻碱甲、乙、丙、丁、寅、卯、戊、辰等8 种生物碱，供药用，有消肿止痛、拔毒杀虫之效，华南地区常用作中兽医草药，对猪、牛、羊有驱虫功效，亦可作农药，防治水稻螟虫。

《图考》钩吻小叶者"小叶者如马兰，性尤烈"，菊科植物？

《本草纲目》黄藤，"李时珍所谓黄藤乃莽草根也"，卫矛科雷公藤属植物雷公藤 *Tripterygium wilfordii* Hook. f.，参见本卷"莽草"条。文中提及《本草纲目》火把花"盖即《黔书》说花赤如桑椹者"。待考。

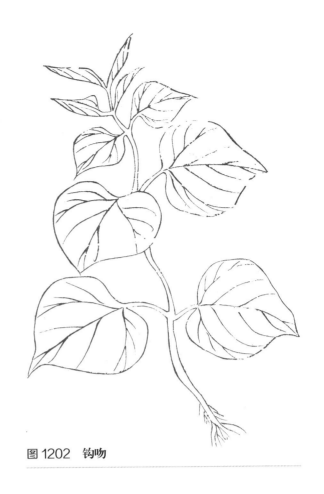

图 1202　钩吻

1134. 滇钩吻

太阳之草曰黄精，太阴之草曰钩吻。《博物志》云：钩吻。卢氏曰：阴地黄精不相连，根苗独生者是也。陶隐居云：叶似黄精而茎紫，当心抽花，黄色，初生极类黄精。雷敩曰：使黄精勿用钩吻，真相似，只是叶有毛钩子二个，黄精叶如竹叶。苏颂曰：江南说黄精茎苗，稍类钩吻。自古言钩吻、黄精相似，了然如此，无有指为断肠草者。《本经》一名冶葛。冶葛，后人以为断肠草。毒草断肠，品非一种。《南方草木状》：冶葛，一名胡蔓草。不言即钩吻。自苏恭始以苗为钩吻，根为野葛，深斥陶说之非，谓其叶如柿、如凫葵，则即今岭南之大叶断肠草矣。其云黄精叶似柳及龙胆草，乃玉竹也。古人于黄精、玉竹，不甚分别。雷说叶如竹，则今黄精也。沈存中《药议》[1]，亦以钩吻为即断肠草，然又云断肠草人间至毒之物，不入药用，恐《本草》所出，别是一物，非此钩吻。则存中未敢以钩吻、黄精相似之说，确然断为误也。《本草纲目》胪引断肠草以实钩吻，大抵皆集众说，非惟未见钩吻，盖亦未见断肠，凭臆订讹，遂以草之至毒者惟岭南胡蔓一物矣。考《吴普本草》，钩吻或出益州。碧鸡金马[2]开元后已沦南诏，苏恭诸人，不识益州之钩吻固宜，医家于毒草不曾试用，辗转致舛，亦无足怪。惟钩吻既似黄精，采钩吻而得黄精，不能为害诚妙，采黄精而误得钩吻，所关岂浅鲜哉？余至滇，遣人入山采药，得似黄精、玉竹者二草，其标识则曰钩吻、汉[3]钩吻。钩吻叶如竹，与黄精同而矮小，叶生一面，花、实生一面，弃掷皆活，殆即雷敩所谓地精。俗云偏精，其偏者不止叶不相当而已。汉钩吻似玉竹，叶如柳、如龙胆草，而叶端皆反钩，四面层层舒叶开花，花有黄白者，亦有红者，盖陶说所谓当心开花，而雷说所谓毛钩也。滇之山岷[4]蚩蚩者，岂能杜撰此名？盖相承指呼久矣。余审是再三，而知太阳、太阴之说，传于上古，不可妄訾。后人少见，反肆雌黄，而未及料其贻害无穷也。礼失求野，其言犹信。乃召土医而询之，云黄精、钩吻，山中皆产，采者须辨别之，其叶钩者有大毒。然则钩之得名，非以其叶如钩耶？偏精有毒稍轻，形偏，则性亦偏矣，考《南岳记》[5]，谓黄精多山姜伪制；桂馥《札璞》谓滇多毒草。然则服黄精者，宜如《本草》采嵩山生者，庶不至以豨苓引年而弃昌阳乎[6]？夫天地乖戾之气，所钟非一，钩吻、胡蔓，无妨并驰。譬如四凶列于禹鼎，非止浑敦一形；五鬼登于唐廷，未必卢杞同貌。山有阴阳，则气秉舒惨，处至阴之地，而具至阳之性，则为毒尤甚。宦寺妇人，阴阳异用，而大乱生矣。抑又闻之，虎贲[7]甚似中郎，桓魋[8]乃肖至圣，甚恶、甚美，真贤、真奸，此亦造物之枢铃，而待人以决择。余检《自僵之牍》，湘中则黄藤，豫章则水莽、博落回，粤闽则大、小叶断肠草，滇则草乌、火把花，又有虫如草长寸许，亦名断肠草，牛马食之立毙。《黔书》又有一种断肠。恶直丑正，实繁有徒，岂得谓共兜[9]去而无余凶，廉来[10]除而并及异兽乎？余以旧说入钩吻下，别录断肠草数种，而特著滇钩吻二物，或可正李时珍之正误。《本草》钩吻有主治，滇医亦用以洗恶毒疮。以盗捕盗，或亦收效，而断肠草则未闻有用者。巧令孔壬，遇之立败耳！唐以前言冶葛者，或即是此草。《草木状》冶葛既不云钩吻，当是同名异物。相如无咎，不疑万年，其为贤不肖也多矣。

钩吻，滇人以蚀毒疮恶，刺字犯杂他药以烂减刺字，俗所谓烂药也。

[新释]

文中描述的植物多种，现分述之：

本条图1203为吴其濬新描述的物种。草本，根状茎呈连珠状，根多，须状；茎有斑点；叶互生，卵形和矩圆状披针形，叶柄极短；花生叶腋，花序具3花，花被筒缢缩，花梗细；产于云南。上述性状，颇合《中志》15：66、《纲要》和《云志》7：729描述及考证的百合科黄精属植物点花黄精 *Polygonatum punctatum* Royle ex Kunth。该种我国产于西藏（南部）、四川、云南、贵州、广西（西南部）、广东、海南，生于林下岩石上或附生树上，海拔1 100～2 700米，越南、尼泊尔、不丹、印

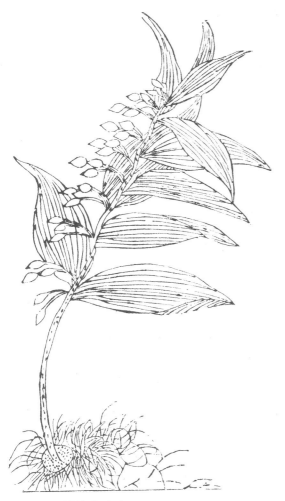

图 1203　滇钩吻（1）

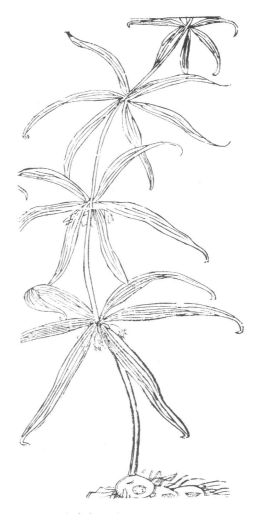

图 1204　滇钩吻（2）

度也有分布。

　　松村：*Polygonatum*；吴批 *Polygonatum*
待查。

　　本条图 1204，为吴其濬新描述的种。根状
茎连珠状，6 叶轮生，先端稍弯曲成钩状，花
序轮生，具 2 朵花，多生于每一叶腋，产于云
南。据上述性状，赞同松村、《中志》15：78、
《纲要》和《云志》7：734 考为天门冬科黄精
属植物卷叶黄精 *Polygonatum cirrhifolium* (Wall.)
Royle。该种分布于我国西藏（东部和南部）、
云南（西北部）、四川、甘肃（东南部）、青海
（东部与南部）、宁夏、陕西（南部），生于林
下、山坡或草地，海拔 2 000～4 000 米，尼泊
尔和印度北部等也有分布。根状茎也作黄精用。

　　文中有"汉钩吻似玉竹，叶如柳、如龙胆
草，而叶端皆反钩，四面层层舒叶开花，花有
黄白者，亦有红者"，应为滇黄精 *Polygonatum
kingianum* Coll. et Hemsl.。文中提及《南方草木
状》冶葛，为马前科钩吻属植物钩吻 *Gelsemium
elegans* (Gardn. & Champ.) Benth.。

　　附记：上述所订学名，仅据《中志》的
分类处理意见。但黄精属属下物种划分仍待
深入研究。

［注］

1　《药议》：指沈括《梦溪笔谈》卷二十六
《药议》。

2　碧鸡金马：传说中的神明。《汉书·郊祀

志下》："或言益州有金马、碧鸡之神，可醮祭而致。"北魏地理学家郦道元《水经注》里也提到大姚禺同山有金马碧鸡"光彩候忽，民多见之"。今昆明市东有金马山，西有碧鸡山，两山相对，山上有神祠。又在昆明和大姚，分别有"金马碧鸡坊"。

3 汉：据文意，疑为"滇"之形误。

4 岷：据文意，疑为"氓"之形误。

5 《南岳记》：刘宋徐灵期著《南岳记》1 卷。

6 庶不至以豨苓引年而弃昌阳乎：出韩愈《进学解》"而訾医以昌阳引年，欲荐其豨苓也"。

7 虎贲：古代守卫王宫、护卫君主的专职人员。也指军中骁楚者，勇士。

8 桓魋（tuí）：又称向魋，春秋时期宋国（今河南商丘）人。宋桓公的后代，深受宋景公宠爱。任宋国司马，掌控宋国兵权。

9 共兜：共工和驩兜的合称。泛指凶逆之臣。

10 廉来：飞廉和恶来父子。传说为秦的祖先，父子二人皆辅佐殷纣，武王伐纣时，将其二人杀死。

《植物名实图考》

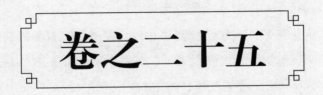

卷之二十五

固始吴其濬　著　蒙自陆应谷　校刊

芳草类

1135. 兰草

兰草，《本经》上品。《诗经》：方秉蕳兮[1]。陆《疏》：即兰，香草也。古人谓兰多曰泽兰。李时珍集诸家之说，以为一类二种，极确。今依其说，以有歧者为兰，无歧者为泽兰。宋人踵梁时以似茅之燕草为蕙，聚讼纷纷，不知草木同名甚多，总以见用于人为贵。此草竟体芬芳，与泽兰同功并用，湖南俚人有受风病寒者，摘叶煎服即愈。香能去秽，辛可散郁，较之瓯兰诸品，为益孰多？彼一茎一花、数花者，露珠一干，清香顿歇，茅叶肉根，都无气味，归之群芳，以悦目鼻。

雩娄农曰：夫暴得大名不祥，人固有之，物亦宜然。兰于农经，不为灵药，溱洧秉蕳[2]，士女赠谑之野卉耳。燕姞锡梦[3]，宠以国香，圣人猗兰之操，忠臣畹兰之托，厥后文人，赋之咏之，比以君子，俪以美人，赫赫之名，众苓莫能景其光，群荣不能企其影矣。夫盛名之下，实多冒窃。孩儿菊曰马兰，以其花紫叶歧而窃之；天名精曰蟾蜍兰，以其叶长干疏而窃之。形骸仿佛，臭味参差，易位者非同华泉之取饮，正座者不如床前之捉刀，其窃之也庸何伤？不知何时有山间牛啖之草。俗谓草兰为牛啖花，以牛食其叶也。瓯东鱼鲛之花，徒以异馥，纂此香名。涪翁倡为一花为兰、数花为蕙之说，后人领其新异，竞为标题，蝍蟖羹沸。唯泽兰一种，尚容于养性采药之客，而真兰之名，假而不归。夫非兰之名著，而兰之实遂湮没而不彰哉！谓之不祥，兰亦何辞？朱子《诗注》，两兰瞭列，《楚辞辨证》[4]，曲为疏剔。一贤之论，不敌举世之纷，良可悼矣！当为王者香，乃与众草伍，兰不逢时，与人何异？余尝取唐以前之述兰者而纪之，嵇侍中[5]诗：丽蕊浓繁。陈子昂[6]诗：朱蕤冒紫茎。兰之花繁蕊密如此，今之兰有之乎？谢康乐[7]诗：清露洒兰藻。许浑[8]诗：露晓红兰重。今兰叶如薤，涓滴难留，若谓花跗之露，则何洒何重。苏颋[9]诗：御杯兰荐叶。今之兰叶岂堪荐酒？又诗人多言兰池，今之兰乃畏湿。《本草》亦载兰汤，今之兰岂能浴？紫兰、红兰，兰之色也，今兰红紫，乃非常品。兰橘、兰椒，兰之味也，今兰咀嚼，殊无微馨，抑与兰争名者唯桂耳。绝域徭峒，价重如金，中华之金粟丹黄者，岂真桂耶？呜呼！造物最忌者名，草犹如此，人何以任？昔吕大防[10]作《辨兰亭记》云：蜀有草如萱，紫茎黄叶，谓之石蝉，而楚人皆以为兰，兰蝉声近之误。宋景文《益部方物略记》[11]：石蝉苕长二三尺，叶如菖蒲，紫葶五出，与蝉甚类。宋公博物，不以为兰，然则今之兰，其蜀之石蝉耶？冒他名而自失其名，石蝉有知，岂肯呼牛牛应、呼马马应耶？吕公乃著辨以为识真兰。昔有不狂之人入狂国者，争以不狂为狂，今以真兰入盗兰之丛，固当以不真为真。

[新释]

本条为吴其濬对古代兰、兰草和泽兰三者关系的质疑。文中涉及物种较复杂。

《图考》图为吴其濬新绘（图 1205），所图为菊科泽兰属植物佩兰 *Eupatorium fortunei* Turcz.。《诗经》"方秉蕑兮"。《陆疏》：即兰香草也。此兰香草，即《本经》（上品）兰草。《中志》74：58 和《云志》13：39 考证《本经》兰草即菊科泽兰属植物佩兰 *Eupatorium fortunei*。《纲要》3：418 有详细考证，不赘述。本种在我国华东、华中及西南有分布。在云南产于昆明、玉溪、峨山、易门等地，生于海拔 2 000 米山坡林下。

《本经》（中品）泽兰，并未有性状描述。《纲要》释作菊科泽兰属植物白头婆 *Eupatorium japonicum* Thunb.。吴批"泽兰"，为《中志》74：59 和《云志》13：35 描述的菊科泽兰属植物林泽兰 *Eupatorium lindleyanum* DC.，如此与过去在《纲要》中的处理意见不同。"泽兰"见本书本卷"泽兰"条，其绘图，应释作菊科泽兰属植物白头婆 *Eupatorium japonicum* Thunb.。有关"兰草"和"泽兰"混淆的历史，《纲要》3：419 有详细的叙述，不赘述。《图考》15 卷的"白头婆"也即此，前已有叙述，不赘述。《中志》66：277 认为《本经》泽兰正品应为唇形科地笋属植物地笋 *Lycopus lucidus* Turcz. var. *hirtus* Regel。则三者之间关系，可能需要根据每一部古籍的性状记载，深入地一一考证研究。

文"今兰叶如薤""瓯兰诸品"则指兰科 Orchidaceae 植物。

文中提及以"孩儿菊曰马兰，以其花紫叶歧而窃之"。马兰，即菊科紫菀属植物马兰 *Aster indicus* L.。孩儿菊，湖南、福建等地将菊科泽兰属植物白头婆 *Eupatorium japonicum* Thunb. 作"孩儿菊"。存以备考。

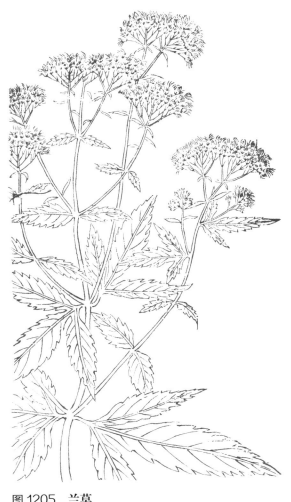

图 1205　兰草

天名精（蟾蜍菊），指的是菊科天名精属植物天名精 *Carpesium abrotanoides* L.。

《辨兰亭记》"蜀有草如萱，紫茎黄叶，谓之石蝉"：日人释为 *Tris*。文字有"紫萼五出"，似非。待考。

[注]

1 方秉蕑兮：出《诗经·郑风·溱洧》。

2 溱洧秉蕑：出《诗经·郑风·溱洧》。

3 燕姞锡梦：郑国公妾燕姞尝梦天使赐兰，后生穆公，名之曰兰。

4 《楚辞辨证》：宋朱熹《楚辞集注》的附卷。分上、下卷。专列条考证旧说得失。

5 嵇侍中：嵇绍（253—304），字延祖。嵇康之子。官至侍中。

6 陈子昂（659—700）：唐代文学家，字伯玉，梓州射洪（今属四川）人，曾任右拾遗。代表作《感遇》38 首和《登幽州台歌》。"朱蕤冒紫茎"，出《感遇》其二。

7 谢康乐：即谢灵运（385—433），南朝宋诗人，陈郡阳夏（今河南太康）人，袭封康乐公，世称谢康乐。

8 许浑（约 791—约 858）：字用晦，一作仲晦，润州丹阳（今江苏丹阳）人。晚唐最具影响力的诗人之一，专攻律体。诗中多描写水、雨之景，后人拟之与杜甫齐名，并以"许浑千首诗，杜甫一生愁"评价之。

9 苏颋（670—727）：字廷硕，唐代诗人、官吏。唐玄宗时袭封国公，进同紫黄门平章事。

10 吕大防（1027—1097）：字微仲，京兆府蓝田（今陕西蓝田）人，北宋时期政治家、书法家，有《文献通考》传于世。

11 宋景文《益部方物略记》：宋代文学家宋祁（998—1061）的作品，书成于嘉祐二年（1057），专记剑南地区草本、药材、鸟兽等的专著。

1136. 芎䓖

芎䓖，《本经》上品。《左氏传》山鞠穷即此。《益部方物记》[1]谓叶落时，可用作羹。《救荒本草》：叶可调食、煮饮。今江西种之为蔬，曰䓖菜；广西谓之坎菜，其叶谓之江蓠，亦曰蘼芜。李时珍谓大叶者为茳蓠，细叶者为蘼芜，说亦辨。

雩娄农曰：申叔展[2]曰：有山鞠穷乎？《注》谓所以御湿。《疏》云：贾逵有此言，则相传为此说，但不知若为用之。考《本草》，芎䓖主中风寒痹、筋挛缓急，盖风湿相为表里，去风即以去湿也。苗曰蘼芜，《尔雅翼》辨证甚核，然古昔草木之名，轶者多矣，《楚词》香草，注者亦唯以《本草》《尔雅》为据。其习用如江蓠、白芷、杜衡、留夷辈，读《本草》者皆知之，而杜若已无的识。若揭车、胡绳，则《本草》不载，无有订为何物者矣。太史公曰：岩穴之士，趋舍有时，若此类堙灭而不称，悲夫！夫以在山小草，为忠臣志士寄慨流连，其志洁，故其称物芳，谓非无知者之至幸，乃或传，或不传如此。然则士不能与日月争光，而但托大贤之门，冀附骥尾而致千里，则汉之党锢，宋之党人，载其名而不信其人者有之矣。载其名，幸也；不信其人，岂不幸欤？

［新释］

《长编》卷十一收芎䓖和蘼芜文献，吴其濬《图考》中合为一种。20 世纪 70 年代之前，川

芎的学名较为混乱，1975 年汤彦承等考察四川青城山、灌县（今都江堰市）等地川芎后，在分类上，确订川芎学名为伞形科藁本属植物川芎 *Ligusticum chuanxiong* Hort.，并认为，《本

经》芎䓖，即该种。该名为《中志》55（2）：239 接受。芎䓖亦有用藁本 *Ligustrum sinense* 代用（湖北、湖南、江西、四川、贵州）。但川芎 *Ligustrum chuanxiong* 小裂片细裂，与《图考》绘图（图1206）迥异。《图考》绘图无花果，所图乃是文中提及的大叶者，即江西的䓖菜。该䓖菜，在《中志》55（2）：239 川芎 *Ligusticum chuanxiong* 下有一段文字："四川另产茶芎，又名大叶川芎，因长期营养繁殖，未见花果，其分类位置尚难确定，有待深入研究。"或即此。

吴批：所图乃是大叶者，即江西的䓖菜 *Porphyroscias*，而非细叶的川芎。

〔注〕

① 《益部方物记》：即《益部方物略记》。

② 申叔展：芈姓，名叔展，申氏，春秋时期楚国大夫。文中提及山鞠穷，涉及前597年冬天，楚国讨伐围困宋国的萧邑时，申叔展救还无社的故事。

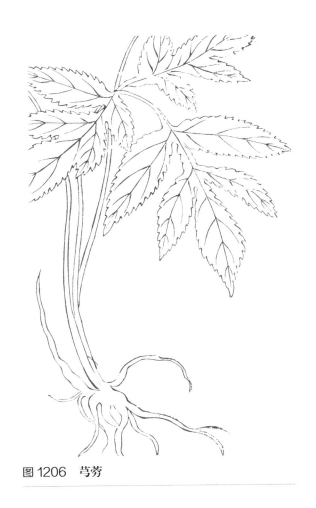

图 1206　芎䓖

1137. 隔山香 即鸡山香，《方言》，无正字

隔山香，生衡山。白根润脆，枝茎挺疏，长叶光绿，三五匀秀，花如当归、白芷，竟体皆芳，与风俱发。湘沅香草，宗生族茂，笺《骚》注《经》，不能绎赡。遂致遇物难名，倚席不讲。姜姜嘉卉，见赏俚医，幸乎不幸？

〔新释〕

吴其濬新描述的湖南物种。据《图考》文、图（图1207），可得知本种为多年生草本，具纺锤形的根7条（似两株缠绕一起）；茎单生，上部有分枝；叶互生，有长柄，奇数1至2回羽状复叶，侧生小叶3～5枚，狭椭圆形至长圆形，不分裂，无柄，先端尖，基

部钝，边缘波状（实则上应为具细齿，谅系限于当时刻工水平无法表示）；复伞形花序，顶生主茎或分枝顶端。据上述性状特征，和《中志》55（3）：67、《图鉴》2：1089，图3907所描述的伞形科山芹属植物隔山香 *Ostericum citriodorum* (Rance) Yuan et Shan 在概貌上基本吻合。本种产于我国湖南、江西、浙江、广西、广东、福建等省区，生于山坡灌木林下或

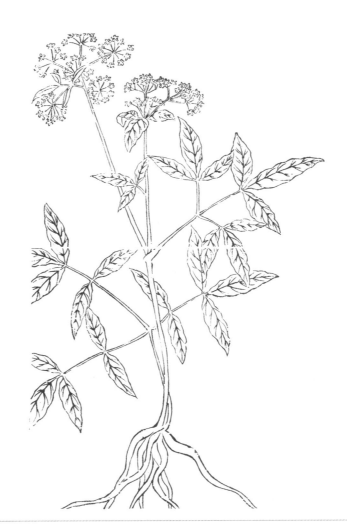

图 1207　隔山香

林缘、草丛中。模式标本采自广州白云山。根入药，有疏风清热、活血化瘀、行气止痛等功能。用于治疗风热咳嗽、心绞痛、胃痛、疟疾、痢疾、经闭、白带、跌打损伤等。

松村：*Bupleurum*?《中志》55（3）：67 和《纲要》：*Ostericum citriodorum* (Hance) Yuan et Shan；吴批：*Angelica citriodora*（图是），为 *Ostericum citriodorum* (Hance) Yuan et Shan 异名。

1138. 蛇床子

蛇床子，《本经》上品。《尔雅》：盯，虺床。《注》：蛇床也。《救荒本草》：叶可煠食。

[新释]

《长编》卷十一收蛇床子历代主要文献。伞形科亮蛇床属 *Selinum* 属产于我国西南，《救荒》记载的多为河南植物，断无该属分布，《救荒本草译注》释蛇床子为伞形科蛇床属植物蛇

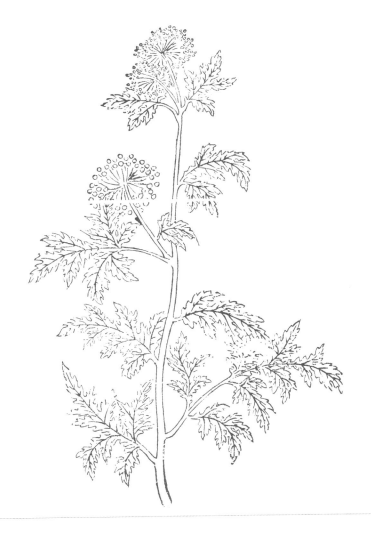

图 1208　蛇床子

床 *Cnidium monnieri* (L.) Cuss.。

　　吴其濬显然不识该种，其图（图 1208）乃沿用《救荒》绘图，但却又改变性状多处，如除了减少叶子外，花序从伞形花序改变成球状。

虽如此，仍建议释为蛇床 *Cnidium monnieri* (L.) Cuss.。

　　松村：*Selinum monnieri* L.；吴批：旧释作亮蛇床属的 *Selinium monnieri*。

1139. 白芷

　　白芷，《本经》上品[1]。滇南生者，肥茎绿缕，颇似茴香。抱茎生枝，长尺有咫，对叶密挤，锯齿槎枒，龃龉翘起，涩纹深刻，梢开五瓣白花，黄蕊外涌，千百为族，间以绿苞，根肥白如大拇指，香味尤窜。

[新释]

《长编》卷十一收白芷历代文献。《本经》白芷，多取北方植物，通常释作伞形科当归属植物白芷 *Angelica dahurica* (Fisch. ex Hoffm.) Benth. et Hook. f. ex Franch. et Sav.。参见《中志》55（3）：35。

《图考》文字新记录滇南所生者，《滇南本草图谱》（简称《图谱》）第 14 图及第 75 页有详尽考证，释为伞形科独活属植物糙独活 *Heracleum scabridum* Franch.，《云志》7：626、《中志》55（3）：199 及《滇南本草》整理本 12：313、《纲要》1：362 均同此说。从《图谱》所附之第 14 图和《图考》吴其濬所绘白芷图（图 1209）相比较，甚似。其叶具显著膨大的叶鞘，茎上的叶为一回羽状复叶，羽片轮廓椭圆形而顶生羽片为卵状椭圆形，羽片羽状深裂至中裂，边缘具锯齿，上面有皱纹（"涩纹深刻"）；花序大，轮副 11 条，无总苞片，顶生开白花，包括果。故同意《图谱》的考证意见。本种为我国特有种，除四川（木里）有分布外，在云南产于丽江、洱源、大理、保山、东川、昆明、安宁等地，生于海拔 1 900～2 700 米山坡草丛及沟谷旁。模式标本采自洱源。根药用，性温，味辛、微甘，升也（阳也）入阳明经，以辛入肺，治阳明头痛之寒邪，四时发热，祛皮肤游走之风，止胃冷、腹痛、寒痛，除风湿、燥痒、顽癣，攻疮痈，排脓，治足痛，妇人漏白带，散周身寒湿疼痛。据《图谱》

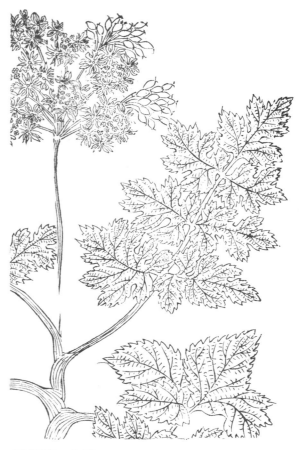

图 1209　白芷

记载，云南有作白芷用。

松村：*Angelica aucruda*；吴批：一般释为 *Heracleum* 一种。所图说系滇白芷 *Heracleum scabridum*。

[注]

[1] 上品：据商务 1957 本，应作中品。

1140. 杜若

杜若，《本经》上品。按芳洲杜若，《九歌》[1]叠咏，而医书以为少有识者。考郭璞有赞，谢朓[2]有赋，江淹[3]有颂，沈约[4]有诗，岂皆未睹其物而空托采撷耶？韩保升[5]云：苗似山姜，花黄子赤，大如棘子，中似豆蔻耳。细审其说，乃即滇中豆蔻耳。苏恭以为似高良姜，全少辛味。陶云似旋葍根者即真杜若。李时珍以为楚山中时有之，山人亦呼为良姜。甄权所云獳子姜，《图经》所云山姜，皆是物也。沈存中以为即高良姜，以生高良而名。余于广信山中采得之，俗名连环姜，以其根瘦细有节故名，有土医云即良姜也，根少味，不入药用。其花出葶中，累累下垂，色红娇可爱，与前人所谓豆蔻花同，与良姜花微异，殆即《图经》所云山姜也。余取以入杜若，以符大者为良姜，小者为杜若之说。但深山中似此者，尚不知几许，姑以备考云尔。若刘圻父[6]《采杜若诗》：素英绿叶纷可喜。又云：餐花嚼蕊有真乐。则亦韩保升所云花黄一种。草豆蔻，花带红白二色，非同良姜花红紫灼灼也。至秋花之书，有以鸡冠当之者，可谓刻画无盐，唐突西施[7]。

零娄农曰：昔人戏为杜仲作《杜处士传》，若杜若者，显于古而晦于今，其今之逸民欤？膏以明自煎，兰以香自爇，杜若非所谓遗其身而身存者耶？

[**新释**]

《长编》卷十一收杜若历代主要文献。《图考》本条主要涉及两种植物，一为连环姜，《图考》引广信土名。附于"杜若"条下。原文："余于广信山中采得之，俗名连环姜，以其根瘦细有节故名……其花出葶中，累累下垂，色红娇可爱，与前人所谓豆蔻花同，与良姜花微异，殆即《图经》所云山姜也。"广信府，明初辖境相当于今江西贵溪以东的信江流域，后徙治至今上饶市。民国后废。

据吴其濬连环姜图（图 1210）和文所提供性状：本种具细长有节的根状茎；叶有鞘而无柄，卵状长圆形至披针形，先端尖，具由中脉伸出斜形多数平行脉；花序总状，顶生，花红色，后方一片的花冠裂片作拱形弯曲，唇片略短于前者。上述叶和花序性状，无法辨认本种隶山姜属 *Alpinia* 何种，但具细长有节的根状茎，在我国山姜属 *Alpinia* 植物甚稀少，*Alpinia japonica* 有此性状，故将本种订为山姜 *Alpinia japonica* (Thunb.) Miq.。但该种是否为《本草拾

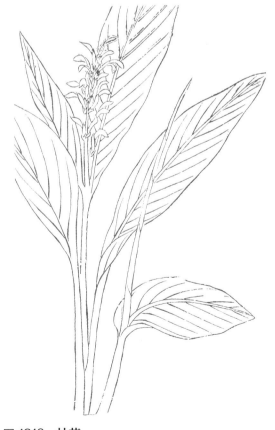

图 1210 杜若

遗》或《本草经集注》的山姜，暂不讨论。

另一种，草豆蔻，《纲要》1：539，《中志》16（2）：91，《云志》8：605，均释作姜科山姜属植物草豆蔻 *Alpinia katsumadai* Hayata，但中文名出处三书各有不同，前者出《药性本草》，中者出《本草纲目》，后者出《本草纲要》。《图考》原文引刘坼父采杜若诗，"花带红白二色，非同良姜花红紫灼灼也"。因《图考》有说无图，具原文也较简约，要一花带有红白二色者。据《云志》8：605 对草豆蔻 *Alpinia katsumadae* Hayata 的描述，花冠……裂片近等长，与原文相符；但唇瓣……除中央向边缘呈放射状的红色条纹外，其余黄色，似与原文不符。但如该种花苞未怒放时，应担得起"花带红白二色"及"豆蔻"年华的赞誉。

松村：*Alpinia japonica* Miq.；吴批：日人释为 *Polla sorzogonensis*，疑非是。杜若：*Alpinia*（图产自广信山中之连环姜）。

［注］

1 《九歌》：《楚辞》之一篇。原为传说中的一种远古歌曲名称，战国屈原据民间祭神乐歌加工而成。

2 谢朓（464—499）：字玄晖。陈郡阳夏（今河南太康）人。南朝齐诗人，擅长辞赋散文。

3 江淹（444—505）：字文通，南朝著名文学家，济阳考城（今河南民权东北）人。

4 沈约（441—513）：字休文，吴兴武康（今湖州德清）人，南朝史学家、文学家。著《宋书》《齐纪》《梁武纪》《司胜普》等。

5 韩保升：五代后蜀人，无生平记载。后蜀主孟昶在位（934—965）时，任翰林学士，奉诏主修《重广英公本草》20 卷，即《蜀本草》。

6 刘坼父：生卒年不详。字坼父，号篁嵊，建阳（今属福建）人。嘉定十年（1217）进士。早登朱熹之门。官至观文殿学士。原有诗集今不传。有诗名，尤长于乐府，有词集《篁嵊词》。

7 刻画无盐，唐突西施：《世说新语·轻诋》"庾元规语周伯仁'诸人皆以君方乐'。周曰'何乐？谓乐毅邪'？庾曰'不尔，乐令耳'。周曰'何乃刻画无盐，以唐突西子也'"？无盐，春秋时丑女名。

1141. 木香

木香，《本经》上品。宋《图经》著其形状，云出永昌山谷。今惟舶上来者，他无所出。

按《本经》所载，无外番所产，或古今异物。近时用木香治气极效，盖《诸蕃志》[1]所谓如丝瓜者。凡番产皆不绘，兹从《本草衍义》图之。然皆类马兜铃蔓生者，恐非西南徼所产。

零娄农曰：木香旧出云南，《蛮书》[2]云，永昌山在府南三日程，多青木香。《云南志》：车里土司出，或谓即古产里。又西木香出老挝，皆不著形状。大抵深堑绝岩，老木多香，种种笺名，亦难尽凭。夷僚负贩，多集大理，粤人裒载，辄云海药，惟皆枯槎，难译其柯条花实。

[新释]

《长编》卷十一以青木香收历代文献。本条既无形态描述，所涉科、属又不同。如仅据提仿绘《图经》和《本草衍义》三图（图1211~图1213），显然很难鉴定具体物种。吴征镒整理《纲要》的本草历史时，有深究。同意他的一些观点：

（1）宋《图经》……然皆类马兜铃蔓生者，即马兜铃科马兜铃属多种 *Aristolochia* spp.，非古代真正的"木香"。

（2）古代《本经》及《本草经集注》真正的"木香"，《中志》75：252菊科旋覆花属植物土木香 *Inula helenium* L.。本种广泛分布于欧洲（中、北、南部）、亚洲（西、中部）、俄罗斯西伯利亚西部至蒙古北部和北美洲。在我国产于新疆，其他地区常栽培。

（3）"今惟舶上来者，他无所出……近时用木香治气极效"，所指应是菊科云木香属植物云木香 *Aucklandia costus* Falc.。《纲要》3：390 对云木香 *Aucklandia lappa* Decne. 是这样记载："云木香原产印度，以往均由广东进口，故有广木香之称，后在云南引种成功，并由大理生产，品质与进口木香相同，改称云木香。在滇栽种于丽江、维西、香格里拉；四川、湖北等省也有引种。""西南徼所产""永昌山谷"者，即此。

附记：吴其濬按语"《本经》所载，无外番所产，或古今异物"。是他对《本经》用药基原产地的准确判断。

[注]

1 《诸蕃志》：宋代海外地理名著，赵汝适著。书成于宋理宗宝庆元年（1225），全书2卷，主要记载了东自日本、西至索马里、摩洛哥及地中海东岸诸国的风土物产及沿海至海外各国航线里程及所达航期间。

2 《蛮书》：唐代樊绰所著的记载南诏史事的史书。又名《云南志》《云南记》《云南史记》《南夷志》《南蛮志》或《南蛮记》。共10卷。

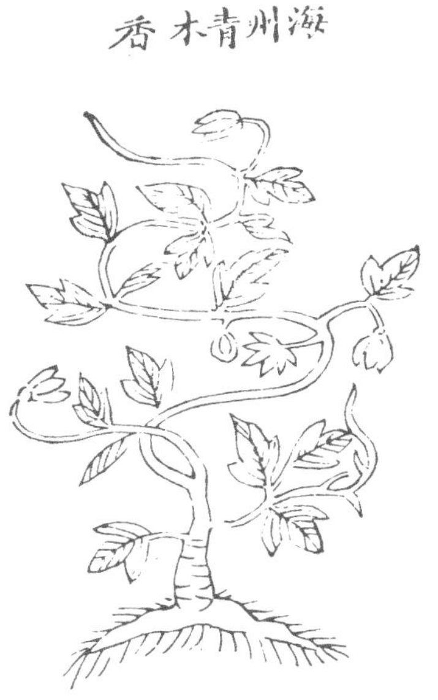

香木青州海

香木州广

香木青州滁

图1211　木香（1）

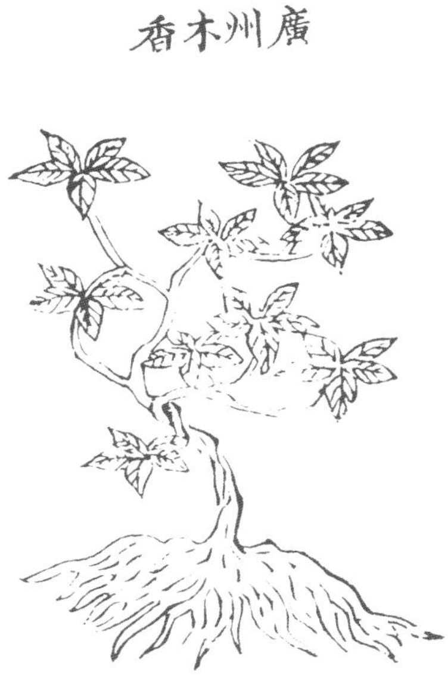

图1212　木香（2）

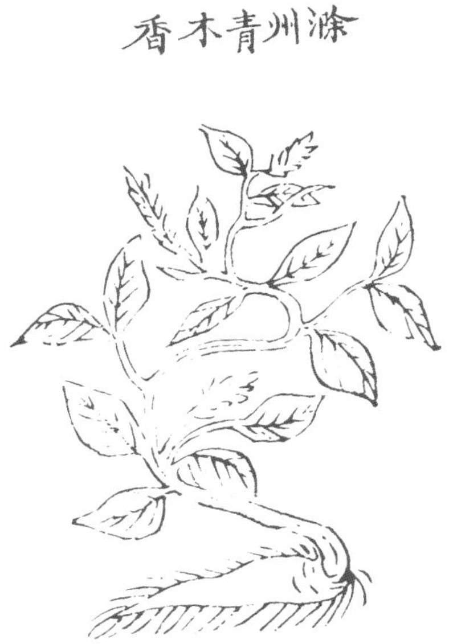

图1213　木香（3）

1142. 泽兰

泽兰，《本经》中品，为妇科要药。根名地笋，亦为金疮、肿毒良剂。《安徽志》：都梁山产泽兰，故名都梁香云。

雩娄农曰：《淮南子》云，男子树兰而不芳。《药录》亦专供带下医，岂赐兰征梦，遂永为女子之祥乎？士女秉蕳，袚除不祥，殆无异荼苢宜子耶？余过溱洧，秋兰被坂，紫葶杂遝，如蒙绛雪，固知诗人纪实，不类赋客子虚；而邻邻周道，尘涨三尺，清露洒芬，西风度馥，不以秽浊减其臭味，其斯为幽芳欤？

〔新释〕

《长编》卷十一收泽兰历代文献。《图考》本条文、图所述非同种。《本草纲目》明确记载"泽兰根可食，故名地笋"，其附图地上部在花茎虽不像今所谓之地笋（即地瓜儿苗），但从性状描述上考证之，即为《中志》66：277描述的唇形科地笋属植物地瓜儿苗 Lycopus lucidus Turcz. var. *hirtus* Regel.。据《云志》1：708，全草药用，乃正品泽兰（《本经》），但自唐宋以后，常与菊科泽兰属 Eupatorium 相混失其真。本种在我国东北、内蒙古、华北、陕西至江西各省均有分布。在云南产于中部、东南部、西北部，生于海拔至 2 100 米的沼泽地、水边湿处。

《图考》泽兰图（图 1214）为吴其濬新绘图，所绘植物显然是菊科植物。草本，仅上部有伞房状花序分枝；叶对生，具叶柄，中部茎叶长椭圆形或披针形，羽状脉；头状花序在茎顶或枝顶排成伞房花序。据上述性状，颇合《中志》74：61，图版 21 描述的菊科泽兰属植物白头婆 *Eupatorium japonicum* Thunb.。该种产于黑龙江、吉林、辽宁、山东、山西、陕西、河南、江苏、浙江、湖北、湖南、安徽、江西、广东、四川、云南和贵州等地，生于山坡草地、密疏林下、灌丛中、水湿地及河岸水旁。全草药用，性凉，清热消炎。

松村：*Eupatorium japonicum* Th.；吴批：所

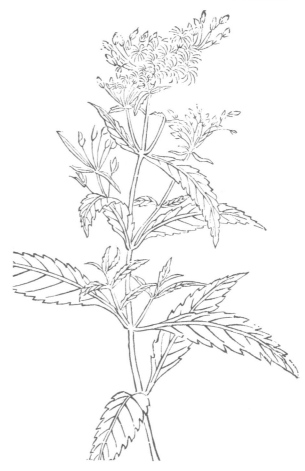

图 1214　泽兰

说泽兰 Lycopus lucidus（根名地笋），而图则是 *Eupatoriun lindleyanum*（今俗作佩兰）。据《中志》74：59 描述林泽兰 *Eupatorium lindleyanum* DC.，该种中部茎叶不分裂或三全裂、三出基脉，显然和绘图的性状不同。

1143. 当归

当归，《本经》中品。《唐本草》注：有大叶、细叶二种。宋《图经》云：开花似蒔萝[1]，浅紫色。李时珍谓花似蛇床，今时所用者皆白花，其紫花者叶大，俗呼土当归。考《尔雅》：薜，山蕲；又薜，白蕲。是当归本有紫、白二种。今以土当归附于后，大约药肆皆通用也。

[新释]

《长编》卷十一收当归历代主要文献。《本经》当归，《中志》55（3）：41 释为伞形科当归属植物当归 *Angelica sinensis* (Oliv.) Diels。主产于甘肃东南部，以岷县产量多，质好，其次为云南、四川、陕西、湖北等省，均为栽培。国内有些省区也已引种栽培。模式标本采自四川巫山。根入药，能补血和血、调经止痛、润肠滑肠。

《图考》绘图（图 1215）为吴其濬新绘图，所图为一草本；叶柄长，似具叶鞘，叶片轮廓三角形至广卵形，3 小叶，中间小叶倒卵形，顶端短尖，基部楔形，两侧小叶片斜倒卵形至长卵形，近无柄，所有的小叶片边缘有不规则的尖锐锯齿；复伞形花序呈圆锥状，花序梗不等长；小伞形花序有花 2～4，花柄不等长。上述性状，与《中志》55（3）：41 描述的当归 *Angelica sinensis* 不类。《纲要》释作伞形科鸭儿芹属植物鸭儿芹 *Cryptotaenia japonica* Hassk.，该种中间小叶片呈菱状倒卵形或心形，略有不同，其余性状颇似。该种在我国产于河北、安徽、江苏、浙江、福建、江西、广东、广西、湖北、湖南、山西、陕西、甘肃、四川、贵州、云南，通常生于海拔 200～2 400 米的山地、山沟及林下较阴湿的地区。全草入药，治虚弱、尿闭及肿毒等，民间有用全草捣烂外敷治蛇咬伤。种子含油高，可用于制肥皂

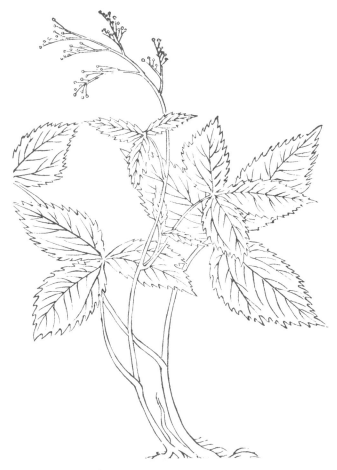

图 1215　当归

和油漆。

吴批：*Angelica sinensis*，或仅其苗。

[注]

1 蒔萝：今释作伞形科蒔萝属植物蒔萝 *Anethum graveolens* L.。

1144. 土当归

土当归，江西、湖南山中多有之，形状详《救荒本草》。惟江湖产者花紫。李时珍以入山草，未述厥状；但于独活下谓之水白芷，亦以充独活[1]。今江西土医犹以为独活用之。

[新释]

《长编》卷十一收杜当归《救荒本草》文字。

但该条图（图1216）、文，则为吴其濬新描述的江西、湖南物种。从《图考》原文、图，可得知本种为多年生草本，主根块状；基生叶有长柄，一回奇数羽状复叶，具三小叶，顶生小叶再三深裂，裂片长圆形，边具尖锯齿，基部楔形渐狭似柄，侧生小叶似顶生小裂，也三深裂，但侧生末回裂片较小，茎生叶片在原图上不全；复伞形花序具梗，梗上有一总苞片，具多数小的伞形花序，在原图上可见甚短的伞辐，花紫色。据上述性状特征，与《中志》55（3）：28和《图鉴》2：1094，图3917［采用 *Peucedanum decursivum* (Miq.) Maxim. 名称］描述的伞形科当归属植物紫花前胡 *Angelica decursiva* (Miq.) Franch. et Sav. f. *decursiva* 在概貌上基本相吻合。《中志》在该种的别名中注明：江苏、安徽、江西、湖南的土名为"土当归"。本种原变型 f. *decursiva* 为开紫花者，多生于河北以南各省区；而产于东北者，其花为白色，是另一变型 f. *albiflora* (Maxim.) Nakai，参见《中志》55（3）：29。

《救荒本草》有"杜当归"条，原图为幼叶，应隶五加科楤木属 *Aralia*。与食用土当归 *Aralia cordata* Thunb. 或东北土当归 *Aralia continentalis* Kitagawa 较为接近，两者嫩叶可食用，根供药用，作祛风活血药。据《中志》54：170 "仅花柱的离合稍有不同，区别不甚显著，很可能是同一种植物，或为食用土当归的变种、

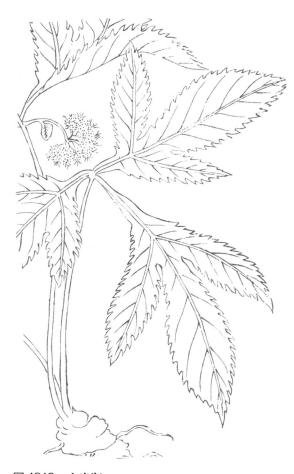

图1216　土当归

变型"。

松村：*Angelica*；吴注：*Poaphyroscias decursiva*?，今《中志》55（3）：28 视该名为 *Angelica decursiva* (Miq.) Franch. et Sav. 的异名。

[注]

[1] 独活：伞形科独活属植物独活 *Heracleum hemsleyanum* Diels。

1145. 芍药

芍药，《本经》中品。古以为和，今入药用单瓣者。

雩娄农曰：《诗》赠之以勺药。《陆疏》云：今药草芍药无香气，非是也。《尔雅翼》以陆未识其华。盖芍药盛于西北，维扬诸花，始于宋世，故陆元恪仅见药裹之根荄，而未睹金带之绮丽，罗氏之言是矣。然古时香草，必以茎叶俱香而后名，如兰、如苏、如芷，皆竟体芬芳，不以花著。芍药奇馥，都恃繁英，气不胜色，时过即弛，与霜露飘零而臭味弥烈者，盖未可伯仲也。陆氏之疑，其或以此。若以调和为据，则古今食馔，嗜好全殊，即所谓食马肝、马肠，犹合芍药而鬻之者。士大夫久无此宪章，安得寻裂駃騠而沃苦酒者一问之耶？

[新释]

《长编》卷十一收芍药历代主要文献。《图考》绘图（图1217）为吴其濬新绘图。所图显示为草本；下部茎叶为二回三出复叶，小叶狭卵形，椭圆形或披针形，基部楔形或成偏斜，边缘全缘（应具细齿）；花单朵，生茎顶，重瓣，雄蕊多数，右侧花苞，苞片5，披针形。以上性

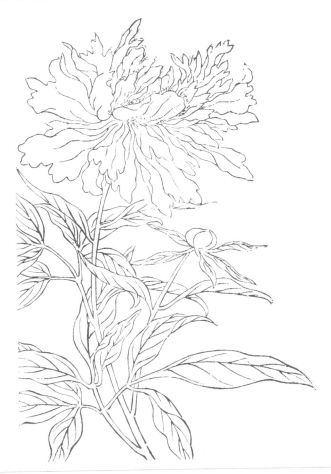

图1217　芍药

状，正合《中志》27:51 描述的毛茛科芍药属植物芍药 *Paeonia lactiflora* Pall.。本种自然分布于东北、华北、陕西及甘肃南部。我国四川、贵州、安徽、山东、浙江等省及各城市公园也有栽培。栽培者，花瓣各色。其根药用，即"白芍"。

松村：*Paeonia albiflora* Pall.；《中志》27:51 释《本经》芍药：*Paeonia lactiflora* Pall.。吴批：*Paeonia lactiflora*。

1146. 牡丹

牡丹，《本经》中品，入药亦用单瓣者。其芽肥嫩，可酱食。种牡丹者必剔其嫩芽，则精脉聚于老干，故有"芍药打头，牡丹修脚"之谚。

雩娄农曰：永叔创《牡丹谱》[1]，好事者屡踵之，可谓富矣。然蕃变无常，非谱所能尽，亦非谱所能留也。但西京置驿，奇卉露生，今则洛花如旧，而异萼绝稀，岂人工之勤，地利之厚，不如故耶？抑造物者观人之精神所注与否，而为之盛衰耶？汉之经学，六朝骈丽，三唐诗词碑碣，亦犹是矣，况乎有关于家国之废兴，世道之升降，而造物独不视人所欲与之聚之，吾何敢信？

[新释]

《长编》卷十一收牡丹历代主要文献。《图考》绘图（图1218）为吴其濬新绘图，所图显示似一灌木；叶为二回三出复叶，顶生小叶阔卵形，裂片3～5浅裂，具细叶柄，侧生小叶阔卵形，近无柄；花单生枝顶，大，花梗长，花瓣为重瓣，顶端为呈不规则波状。上述性状特征，颇合《中志》27:41 描述的毛茛科芍药属植物牡丹 *Paeonia suffruticosa* Andr.。洪德元等（2015）研究发现：现今大部分牡丹的传统品种，源自中原地区（河南、陕西、山西、湖北、安徽、四川北部和甘肃东南部）5个野生种之间的杂交。

松村：*Paeonia moutan* Sims.；《中志》27:41 释《本经》牡丹：*Paeonia suffruticosa* Andr.。

[注]

[1]《牡丹谱》：指欧阳修著的《洛阳牡丹记》。

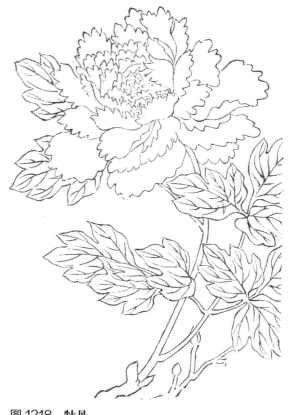

图1218　牡丹

1147. 藁本

《本经》中品。宋《图经》：似芎䓖而叶细。《救荒本草》谓之山园荽，苗可煤食。

[新释]

《长编》卷十二收藁本历代主要本草文献。《中志》55（2）：252 释藁本（《本经》）为伞形科藁本属植物藁本 *Ligusticum sinense* Oliv.。

《图考》绘图（图1219）沿用《救荒》藁本图，绘图性状有改变。从现有绘图提供的性状，很难鉴定为藁本属植物，何况物种。《救荒本草译注》释藁本作伞形科藁本属植物藁本 *Ligusticum sinense* Oliv.。

吴批《图考》绘图为蕨叶藁本 *Ligusticum pteridophyllum* Franch.，该种产于云南、四川，生于海拔 2 400～3 300 米的林下、草坡和水沟边。河南不产。

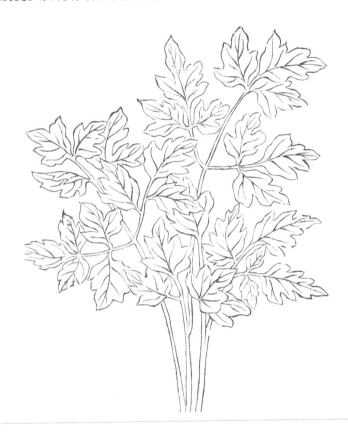

图 1219　藁本

1148. 水苏

水苏，《本经》中品。即鸡苏，泽地多有之。李时珍辨别水苏、荠苎，一类二种，极确。昔人煎鸡苏为饮，今则紫苏盛行，而菜与饮皆不复用鸡苏矣。

零娄农曰：水苏、鸡苏自是一物。《日用本草》[1]亦云尔，然谓即龙脑薄荷。今吴中以糖制之为饵，味即薄荷而叶颇宽，无有知为水苏者。东坡诗：道人解作鸡苏水，稚子能煎莺粟汤[2]。《本草衍义》：紫苏气香，味辛甘，能散，今人朝暮饮紫苏汤，甚无益。医家谓芳草致豪贵之疾，此有一焉。水苏气薄味平，何堪作饮？或取属对之工。

[新释]

《长编》卷十二收水苏历代文献。《图考》水苏图为吴其濬新绘图（图1220）。

《中志》66：14水苏、鸡苏皆释作唇形科水苏属植物水苏 *Stachys japonica* Miq.。《图考》绘图即此种。本种我国产于辽宁、内蒙古、河北、河南、山东、江苏、浙江、安徽、江西、福建，生于水沟、河岸等湿地上，海拔在230米以下。苏联、日本也有。模式标本采自日本。民间用全草或根入药，治百日咳、扁桃体炎、咽喉炎、痢疾等症，根又治带状疱疹。

松村：*Stachys oblongifolia* Bth.；《纲要》：*Stachys japonica* Miq.。吴批：*Stachys palustris*，水苏、鸡苏是一物。该名称是早年分类上对 *Stachys japonica* 的错误鉴定。

[注]

1 《日用本草》：元代吴瑞著，8卷。全书收载了日常食用密切相关的药物500多种。吴瑞字元端，一字瑞卿，海宁人。

2 道人解作鸡苏水，稚子能煎莺粟汤：出苏

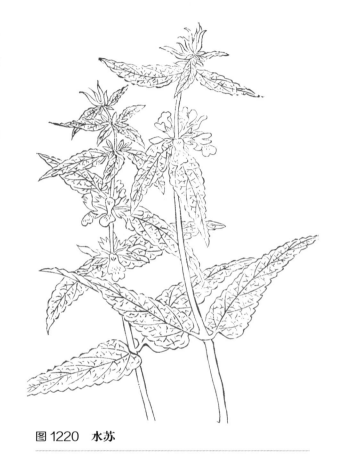

图1220　水苏

轼《归宜兴留题竹西寺》。原作"道人劝饮鸡苏水，童子能煎罂粟汤"。

1149. 假苏

假苏，《本经》中品。即荆芥也，固始种之为蔬。其气清芳，形状与醒头草[1]无异。唯梢头不红，气味不烈别之。野生者叶尖瘦，色深绿，不中啖，与黄颡鱼相反。

南方鱼乡，故鲜有以作菹者。《野菜赞》云：荆芥苗煠作蔬，鱼肉忌之，犯无鳞鱼即死，与鲤犯紫荆、食鳝饮烧酒杀人等疾。鼠蓂辛苦，命之曰芥，荆则云矜，芥为言介。肉食斯仇，君子攸戒，我食无鱼，咀嚼何害？

[新释]

《长编》卷十二收假苏文献。《图考》假苏图为新绘图（图 1221）。

《图考》绘图显然是罗勒属 *Ocinum* 植物，非日人所释 *Nepeta cataria*。吴批或是唇形科罗勒属植物罗勒 *Ocimum basilicum* L. 概貌颇似。

文中有"野生者叶尖瘦，色深绿，不中啖"之句，吴批作唇形科裂叶荆芥属植物多裂叶荆芥 *Schizonepeta multifida* (L.) Briq.。猜测吴征镒所以名其为野荆芥，是由于《图考》"假苏"原

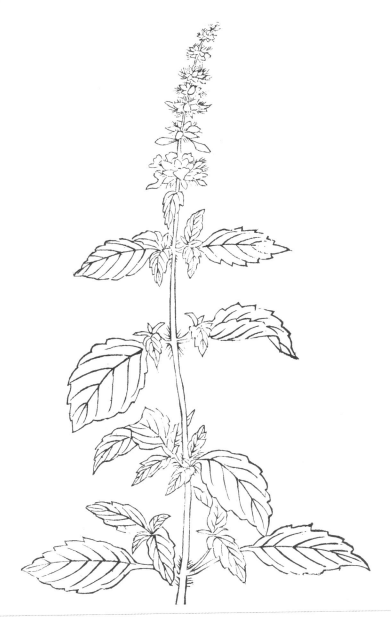

图 1221　假苏

文如下：“假苏，《本经》中名。即荆芥也，固始种之为蔬。其气清芳，形状与醒头草无异。”但《图考》的假苏为何物？是否为《本经》的“假苏”尚无定论。况野荆芥既无图，又无较多的文字描述。暂存唇形科裂叶荆芥属植物多裂叶荆芥 Schizonepeta multifida (L.) Briq. 于此，

待日后进一步考证。

松村：*Nepeta japonica* Maxim. 和 *Ocimum*。

[注]

1 醒头草：唇形科罗勒属植物罗勒 *Ocimum basilicum* L.，江西等地今俗名省头草。

1150. 爵床 附赤车使者

爵床，《本经》中品。《唐本草》注谓之赤眼老母草。南方阴湿处极多，似香薷[1]而不香。

又《唐本草》有赤车使者，茎赤，根紫如蒨[2]，一类二种。

[新释]

《长编》卷十二收爵床文献。《图考》爵床图（图1222）为吴其濬新绘图，所图为一草本，茎基部匍匐；叶对生，椭圆形，先端钝，基部宽楔形；具短叶柄；穗状花序顶生或生上部叶腋，苞片？有缘毛；不香，产于南方阴湿地。上述性状虽少，但与《中志》70：305描述的爵床科爵床属植物爵床 *Rostellularia procumbens* (L.) Nees［*FOC* 修订作 *Justicia procumbens* L.］颇似。该种我国产于秦岭以南，东至江苏、台湾，南至广东，海拔1 500米以下；西南至云南、西藏（吉隆），海拔2 200～2 400米，生于山坡林间草丛中，为习见野草。全草入药，治腰背痛、创伤等。据《中志》，本品载入《本经》，但宋代以后很少入官药而沦为草药。

《唐本草》中的赤车使者“茎赤，根紫如蒨”，吴其濬认为与爵床一类二种。吴征镒按：如吴其濬说，应是同科（爵床科）的某种（待查）。日人释作荨麻科赤车属植物吐烟花

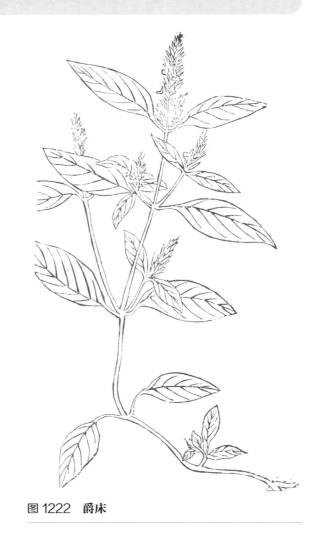

图1222　爵床

Pellionia repens (Lour.) Merr.，不知其所据。今核其产于云南南部及东南部、海南。生于山谷林中或石上阴湿处，海拔 800～1 100 米。谅非是。

松村、《纲要》：*Rostellularia procumbens* (L.) Nees。

1151. 积雪草

积雪草，《本经》中品。《唐本草》注以为即地钱草，今江西、湖南阴湿地极多。圆如五铢钱，引蔓铺地，与《本草衍义》《庚辛玉册》所述极肖。或谓以数枚煎水，清晨服之，能祛百病者，此盖阳强气壮，藉此清寒之品，以除浮热，故有功效，虚寒者恐不宜尔。又一种相似而有锯齿，名破铜钱，辛烈如胡荽，不可服。

［新释］

《长编》卷十二收积雪草历代主要文献。《图考》积雪草图（图 1223）为新绘图。《图考》文图描述了两个物种，一种即文字"今江西、湖南阴湿地极多。圆如五铢钱，引蔓铺地"即《图考》绘图中的左下植株，其植株矮小，叶形圆形，边缘有锯齿不明显，基部阔心形，掌状脉 5，脉上部分叉，叶柄长。上述性状，与《中志》55（1）：31 描述的伞形科积雪草属植物积雪草 *Centella asiatica* (L.) Urban 在概貌上相似。本种我国分布于陕西、江苏、安徽、浙江、江西、湖南、湖北、福建、台湾、广东、广西、四川、云南等省区，喜生于阴湿的草地或水沟边；海拔 200～1 900 米。全草入药，清热利湿、消肿解毒，治瘰疬腹痛、暑泻、痢疾、湿热黄疸、砂淋、血淋、吐血、咳血、目赤、喉肿、风疹、疥癣、疔痈肿毒、跌打损伤等。

文中提及"又一种似而有锯齿，名破铜钱，辛烈如胡荽，不可服"，即《图考》绘图

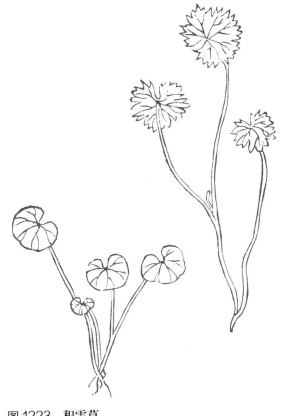

图 1223 积雪草

中的右上植株,《中志》55（1）：18 和吴批均释为伞形科天胡荽属植物破铜钱 *Hydrocotyle sibthorpioides* Lam. var. *batrachium* (Hance) hand.-Mazz. ex Shan。该种叶片轮廓为圆形或肾形，叶缘 3～5 深裂。气味浓烈，安徽、广西等地俗名铜钱草。本种在我国产于安徽、浙江、江西、湖南、湖北、台湾、福建、广东、广西、四川等省区，喜生于湿润的路旁、草地、河沟边、湖滩、溪谷及山地；海拔 150～2 500 米。全草入药，治砂淋、黄疸、肝炎、肾炎、肝火头痛、火眼、百日咳等。此为新描述物种。

《本经》中品的积雪草，和《图考》积雪草、破铜钱是不同物种，为唇形科活血丹属植物活血丹 *Glechoma longituba* (Nakai) Kupr.。

1152. 荏

荏，《别录》中品。白苏也。南方野生，北地多种之，谓之家苏子，可作糜、作油。《齐民要术》谓雀嗜食之；《益部方物略记》有荏雀，谓荏熟而雀肥也。李时珍合苏、荏为一。但紫者入药作饮，白者充饥供用，性虽同而用异。

零娄农曰：荏之利溥矣，种于塍，防牛马之践五谷；子为油，窗壁皆煤，则织纴之赖以足于夜也。《魏书》[1]：乙弗勿国与吐谷浑同不识五谷，惟食鱼及苏子，状若中国枸杞。梁沈约有《谢赐北苏启》，则苏重于北地久矣。湘中莳路芟夷之，勿使滋蔓，物固有用有不用。

[新释]

《长编》卷十二收荏、苏历代文献。《图考》荏图，为吴其濬新绘图（图1224）。

唇形科紫苏属 *Perilla* L. 为东亚特有的单种属，紫苏 *Perilla frutescens* (L.) Britton 分布自不丹、印度、中南半岛，南至爪哇岛，东至日本、朝鲜。据 E. D. Merill 的意见，两者同属一种植物，其变异因栽培而引起。白苏的花通常为白色，紫苏的花通常为粉红色至紫色。

本植物变异极大，我国古书上称叶全绿的为白苏，称叶两面紫色或面青背紫的为紫苏，又白苏与紫苏除叶的颜色不同外，其他可作为区别之点的，即白苏的花通常白色，紫苏花常为粉红至紫红色，白苏被毛通常稍密（有时也有例外），果萼稍大，香气亦稍逊于紫苏，但差别微细，故将两者合并。下分 4 变种，原变种作紫苏 *Perilla frutescens* var. *frutescens*、野生紫苏 *Perilla frutescens* var. *acuta* (Thunb.) Kudo、耳叶紫苏 *Perilla frutescens* var. *auriculatodentata* C. Y. Wu et Hsuan ex H. W. Li 和回回苏 *Perilla frutescens* var. *crispa* (Thunb.) Hand.-Mazz.，详见下条"回回苏"新释。吴批：*Perilla frutescens* var. *nankinensis*，今处理作 var. *crispa* (Thunb.) Hand.-Mazz. 的异名。《图考》荏、苏两图性状，释作紫苏 *Perilla frutescens* (L.) Britt. 即可。

"《魏书》：乙弗勿国与吐谷浑同不识五谷，惟食鱼及苏子，状若中国枸杞。"此苏子，若枸

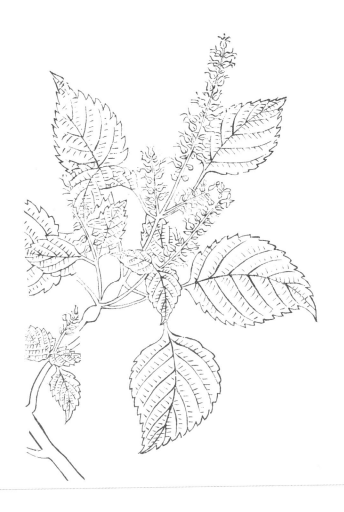

图 1224　荏

杞，疑指蒺藜科蒺藜属植物小果白刺 *Nitraria sibirica* Pall.。

松村：*Perilla ocimoides* L.；吴批：李时珍合苏荏为一……性随同而用异。荏：*Perilla frutescens*；苏 *Perilla frutescens* var. *nankinensis*。

［**注**］

1《魏书》：北齐魏收撰的纪传体史书，主要记载了 4 世纪末到 6 世纪中叶北魏的历史。

1153. 苏

苏，《别录》中品。《尔雅》：苏，桂荏。《注》：苏，荏类。《图经》：紫苏也。今处处有之，有面背俱紫、面紫背青二种，湖南以为常茹，谓之紫菜，以烹鱼尤美。有戏谓苏字从鱼以此者，亦水骨水皮之谑耳。又以姜梅同糖制之。暑月解渴，行旅尤宜。

零娄农曰：刘原父《采紫苏诗》云，只以营一饮，形骸如此劬。宋时重饮子，以紫苏熟水为第一，甚矣！昔人之好服食也。苏性辛窜，能损真气，制为蔬果，稍就平和。饮子则风淫者宜之，无病而为吴越吟，是不可以已乎？或谓客来奉汤，是饮人以药，人之面不如吾之面，其赋质不尔殊耶？草茶不知盛于何时，近则华夷同沃之，无有以药物为敬者。草木废兴，亦复难测。

《野菜赞》云：紫苏，《本草》曰苴，紫者入药，白者汤中薄煮之，煠食。荆芥则宜生食。苴曰紫苏，本入茗品，荡郁散寒，性温且紧，汤液得之，姜桂可屏，起懵之功，令人猛省。

[新释]

《长编》卷十二收苴、苏历代文献。本条紫苏（图1225）、回回苏（图1226）绘图为新绘图。紫苏详见本卷"苴"条。回回苏，有图无文。据《图考》绘图，其叶较狭，边缘具较深的锯齿，与《中志》66：265、《云志》1：710

和《图鉴》3：683，图5320附，所描述的回回苏变种 *Perilla frutescens* (L.) Britton var. *crispa* Decne (Thunb.) Hand.-Mazz. 在概貌上基本吻合。

松村：*Perilla nankinensis* Decne.；《中志》66：266、《云志》1：710、《纲要》1：454：*Perilla frutescens* (L.) Britton var. *crispa* (Thunb.) Hand.-Mazz.。吴批：*Perilla frutescens* var. *nankinensis*。

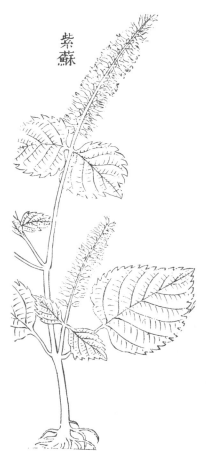

图1225　紫苏

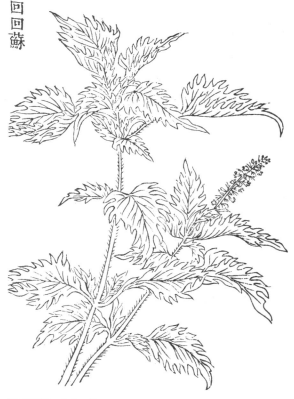

图1226　回回苏

1154. 豆蔻 即草果

豆蔻，《别录》上品。即草果。《桂海虞衡志》诸书，详晰如绘。岭南尚以为食料，唯《南越笔记》以为根叶辛温，能除瘴气。云南山中多有之，根苗与高良姜相类而根肥，苗高三四尺。高良姜根瘦苗短，数十茎丛生，叶短，面背光润，纹细，叶淡绿。草果茎或青或紫，叶长纹粗，色深绿，夏从叶中抽葶卷箨，绿苞渐舒，长萼分绽，尖杪淡黄，近跗红赭，坼作三瓣白花，两瓣细长，翻飞欲舞，一瓣圆肥，中裂为两，黄须三茎，萦绕相纠，红蕊一缕，未开如钳，一花之中，备红、黄、白、赭四色。《图经》诸说既不详胪，而含胎充果，又与良姜之红豆蔻、獠子姜之软红麦粒互相胶辕。若以三种并列，则花实几无一肖。余就滇人所指名而名之，不识岭外所产，与此同异？《滇南本草》：性温味辛，无毒。生山野中或蔬圃地。叶似芦，开白花，结果内含瓤，藏子如豆蔻而粒大，能消食积，解冷宿结滞之郁，开通胃脾，快利中膈，令人多进饮食。今人多用为香料，调剂饮食甚良，又能祛除蛊毒，辟夷人药毒，佩之能远患也。

[新释]

《长编》卷十二收豆蔻历代文献。《图考》豆蔻图（图1227）为吴其濬新绘。据《图考》原文、图可知，本品系草本；茎上生叶，互生，长椭圆形，近无柄，先端锐尖，中脉明显，侧脉斜出，似芭蕉叶；穗状花序生茎端，具8花，花无柄，外轮花被片（《中志》称萼）合生成管，管口偏斜，内轮花被片（《中志》称花冠）细条状，白色，两侧外轮退化雄蕊呈匙形花瓣状，先端尖，与内轮花被片略等长，白色，唇瓣倒卵形而具瓣柄，先端两裂似钳，裂片先端尖，花柱长伸出，柱头圆；果三裂，内有球形种子三粒。据上性状，与《中志》16（2）：35 和《云志》8：558 所描述的姜科姜花属植物草果药 *Hedychium spicatum* Ham. ex Smith 在概貌上基本相似。详可参考昆明植物研究所编《南方草木状考补》第86页和经利彬、吴征镒等《滇南本草图补》重印本第98~第103页。尤其注意其花式图（D）。本种在我国除四川

（木里）、贵州、西藏有分布外，在云南广布于中部至西部，生于1 900~2 800米山坡林下。

有关豆蔻和白豆蔻以及草果和草豆蔻在各种本草书中的考证十分混乱，《纲要》的观点大概如下："白豆蔻"之名始见于《开宝本草》"白豆蔻，出伽古罗国，呼为多骨，其草形如芭蕉……"为姜科植物无疑，且明确产于国外，与现代同，即《中志》16（2）：116 记录的白豆蔻 *Amomum kravanh* Pierre ex Gagnep.。但许多本草记载常与草豆蔻混淆，而《图考》卷之二十三，卷之二十五更以草果 *Hedychium spicatum* Ham. 药当豆蔻。参见《纲要》1：542。

"豆蔻"之名始见于《名医别录》，"草豆蔻"之名始见于《药性本草》，但多种本草对两者的原植物众说纷纭，多有混淆。至宋《开宝本草》明确分别白豆蔻和草豆蔻二项，前者为国外产品，与今日的白豆蔻同，而后者据《图经本草》载：豆蔻即草豆蔻。并说生南海，今岭南皆有之，草似芦叶，似山姜、杜若辈。考证为姜科山

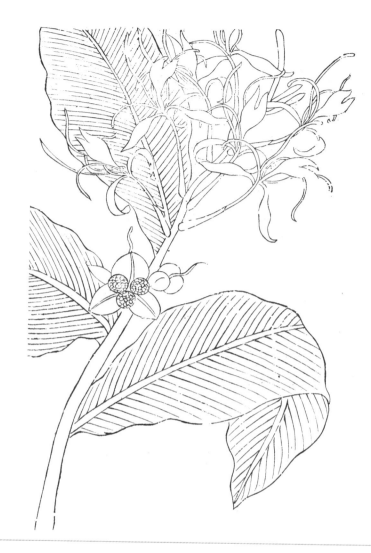

图 1227　豆蔻

姜属植物草豆蔻 *Alpinia katsumadae* Hayata，产于海南、广西、广东南部。参见《纲要》1：539。

草果：今人多用为香料，姜科豆蔻属植物草果 *Amomum tsaoko* Crevost & Lemarie，产于云南、广西、贵州等省区，栽培或野生于疏林下，海拔 1 100～1 800 米。果实入药，能治痰积聚，除瘀消食，截疟疾或作调味香料；全株可提取芳香油。

松村：*Hedychium*；吴批：白豆蔻正品应为 *Elettaria cardamomum*，所载无外船运来者，则或系现在江南已经灭绝的 *Elettaria*，参见《综论》第 295 页。

1155. 香薷

香薷，《别录》中品。江西亦种以为蔬，凡霍乱及胃气痛，皆煎服之。

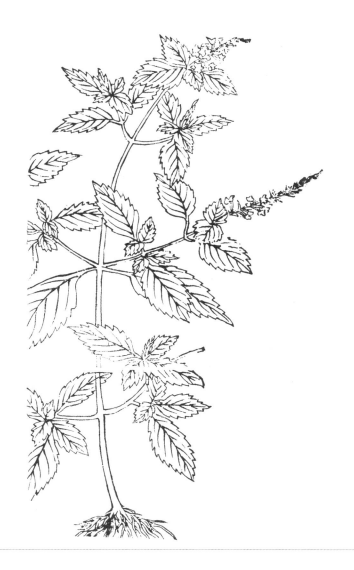

图 1228 香薷

[新释]

《长编》卷十二收香薷历代主要文献。《图考》香薷图（图 1228）为新绘图。绘图，显示一草本，叶对生，具明显锯齿，花序似总状，无明显苞片，似唇形科香薷属 *Elsholtzia* 或石荠苎属 *Mosla* 植物，"江西种以为蔬"，待野外核实。

松村：*Oliganum vulgare*。《纲要》《中志》：*Elsholtzia ciliata* (Thunb.) Hyland.；吴批：非 *Elscholtzia ciliata*。

1156. 大叶香薷

大叶香薷，生湖南园圃。叶有圆齿，开花逐层如节，花极小，气味芳沁。盖香草之族，而轶其真名。

[新释]

　　吴其濬新描述的湖南物种。据《图考》文、图（图1229），可得知本种为具根状茎的草本；无基生叶，茎具分枝；叶对生，卵形，先端尖，基部钝，具短柄，边具疏钝齿；花极少，气味芳香，轮伞花序具多花，各轮伞花序之间有间隔（"开花逐层如节"），呈穗状，顶生于茎和分枝顶端。《云志》1：697，图171：1-4，唇形科风轮菜属植物灯笼草 *Clinopodium polycephalum* (Vaniot) C. Y. Wu et Hsuan ex Hsu 之图和《图考》原图甚似。该种产于陕西、甘肃、山西、河北、河南、山东、浙江、江苏、安徽、福建、江西、湖南、湖北、广西、贵州、四川、云南及西藏东部，生于山坡、路边、林下、灌丛中，海拔至3 400米。模式标本采自贵州。民间用全草入药，治功能性子宫出血、胆囊炎、黄疸型肝炎、感冒头痛、腹痛、小儿疳积、火眼、跌打损伤、疔疮、皮肤疮疡、蛇及狂犬咬伤、烂脚丫、烂头疔及痔疮等症。

　　《纲要》1：429，《中志》66：223，《云志》1：639：*Clinopodium polycephalum* (Vaniot) C. Y. Wu et Hsuan。吴批：*Elshdtzia*（待查），但花序不似。

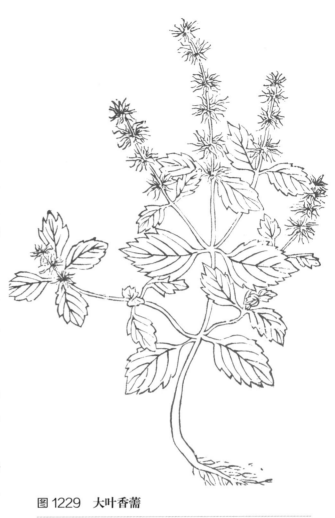

图 1229　大叶香薷

1157. 石香薷 附

　　石香薷，《开宝本草》始附入。今湖南阴湿处即有，不必山崖。叶尤细瘦，气更芳香。

[新释]

　　《长编》卷十二以"石香菜"之名收录文献。《图考》绘图（图1230）为新绘图，应据湖南植物绘制。所图显示为一直立草本；纤细，自基部对生分枝；叶对生，线状披针形，先端渐尖，基部渐狭或楔形，边缘具疏的浅锯齿，叶柄短；总状花序头状，长1～3厘米，苞片覆瓦状排列。上述性状，概貌似《中志》66：289描述的唇形科石荠苎属植物石香薷 *Mosla chinensis* Maxim.。本种产于山东、江苏、浙江、安徽、江西、湖南、湖

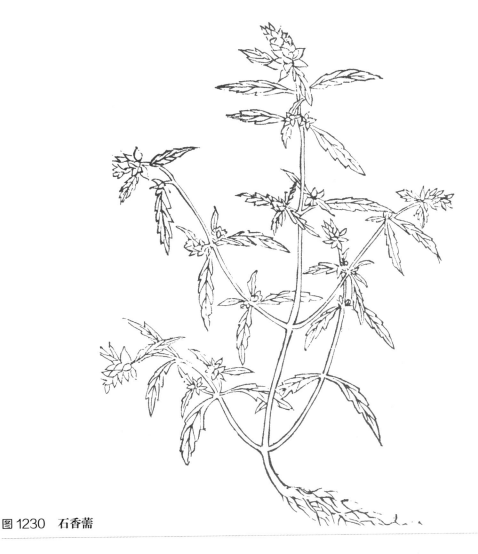

图 1230　石香薷

北、贵州、四川、广西、广东、福建及台湾，生于草坡或林下，海拔至 1 400 米。越南北部也有。模式标本采自福建福州。民间用全草入药，治中暑发热、感冒恶寒、胃痛呕吐、急性肠胃炎、痢疾、跌打瘀痛、下肢水肿、颜面水肿、消化不良、皮肤湿疹瘙痒、多发性疖肿，此外亦为治毒蛇咬伤要药。

《中志》66：289、《纲要》：*Mosla chinensis* Maxim.；吴批：*Elscholtzia* 待查。瘦叶者。按《开宝本草》所附应是 *Orthodon (Mosla)*。

1158. 莎草

莎草，《别录》中品。《尔雅》：薃，侯莎。其实媞。即香附子也。《唐本草》始著其形状、功用。今为要药，与三棱极相类。唯淮南北产者子小而坚，俗谓之香附米者佳。

雩娄农曰：香附，莎根也，陶隐居以为无识者。《唐本草》始明著之，近时乃为要药。考《宋史·莎衣道人传》，道人衣敝，以莎缉之。有瘵者求医，命持一草去，旬日而愈，众翕然传莎草可以愈疾。莎根之用，其盛于此乎？圯上老人取履授书[1]，其事甚怪，然无疑其伪者。盖抱道德、明术数之士，遁世无闷，偶露端倪，以救世而济众，固非鬼神幻化比也。虽然，古人主之用人也，有得于梦与卜者矣；世人之遇药也，亦有得于神与祷者矣。精诚之极，肸蚃潜通，岂徒征于鬼以警俗听哉？且天之生物，皆以为人，然天不能以笔舌示人，则生圣人制作，以前民用；圣人亦不能遍观而尽识也，时时见于鬼神窅寐而流传焉。刘涓子《鬼遗方》其最多者，其余悉数之不能终。夫非尽假托也；且不独鬼神矣，含生负气之伦，有知觉则有疾苦，有疾苦则有拯济。鹿得草而蹶起，蛇捣药而敷疮，黄鼠以豆叶愈虺毒，蜘蛛以芋根涂蜂螫，凡此皆天之所为，非物之能自为也。是以圣人观蛛蝥而结网，见飞蓬而制车，其师万物也，乃师造物也。故曰：天时有生，地利有宜，人官有能，物曲有利。

［新释］

《长编》卷十二收莎草历代主要文献。《图考》莎草图（图 1231）为吴其濬新绘图。所图显示为一草本植物，具椭圆形块茎。秆细弱，基部呈块茎状；叶长，但短于秆，线形，平张；绘图正面显示叶状苞片 1 枚，短于花序；长侧枝聚伞花序简单，具 3 个辐射枝；穗状花序轮廓为陀螺形，疏松，具 3 个小穗，小穗斜展开，线形。综合上述性状，其轮廓大概符合《中志》11：134 描述的莎草科莎草属植物香附子 *Cyperus rotundus* L.。该种我国产于陕西、甘肃、山西、河南、河北、山东、江苏、浙江、江西、安徽、云南、贵州、四川、福建、广东、广西、台湾等省区，生长于山坡荒地草丛中或水边潮湿处。广布于世界各地。其块茎名为香附子，可供药用，除能作健胃药外，还可以治疗妇科各症。本种分布很广，性状变化较大。

《纲要》、吴批：*Cyperus rotundus* L.。

［注］

1 圯上老人取履授书：出《史记》记载的张良"拾履拜师"的故事。

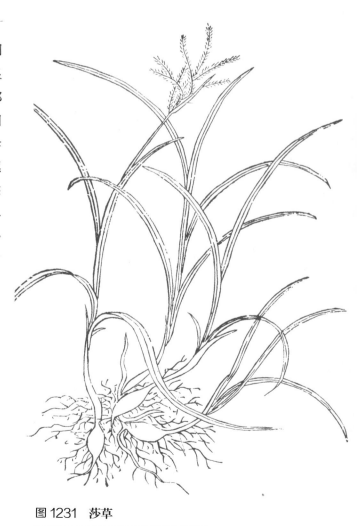

图 1231　莎草

1159. 郁金

郁金，《唐本草》始著录。今广西罗城县出。其生蜀地者为川郁金，以根如螳螂肚者为真。其用以染黄者则姜黄也。考古郁鬯用郁酿酒，盖取其气芳而色黄，故曰黄流在中[1]。若如《嘉祐本草》所引《魏略》[2]生秦国，及《异物志》生罽宾，《唐书》生伽毗，则皆上古不宾之地，何由贡以供祭？《尔雅翼》考据甚博，李时珍分根、花为二条，亦骋辩耳。外裔所产，皆是夷言，郁金之名，自是当时译者夸饰假附。以之释经，岂为典要？今皆附录，以资考辨。

[新释]

《长编》卷十二有郁金香文献，非《图考》下条"郁金香"。《图考》绘图（图 1232）非新绘图，似仿绘旧本草图。所图显示确属姜科植物，根茎肉质，肥大，椭圆形或长椭圆形；根端膨大呈纺锤状。据此性状，结合文字，与姜科姜黄属植物郁金 *Curcuma aromatica* Salisb. 较接近。本种产于我国东南部至西南部各省区，栽培或野生于林下。东南亚各地亦有分布。本种以及姜黄、莪术、毛莪术的膨大块根均可作中药材"郁金"用，来自本种的郁金称"黄丝郁金"，来自莪术的称"绿丝郁金"，来自广西莪术的则称"桂郁金"或"莪苓"。"郁金"有行气解郁、破瘀、止痛的功用，主治胸闷胁痛、胃腹胀痛、黄疸、吐血、尿血、月经不调、癫痫。而本种和姜黄 *Curcuma longa* L. 的块茎近又都作中药"姜黄"的商品来源。

《唐本草》郁金，《中志》16（2）：62 释作姜科姜黄属植物姜黄 *Curcuma longa* L.。

松村：*Curcuma longa* L. var. *macrophylla* Miq.；吴批：*Curcuma aromatica*。

[注]

1 黄流在中：出《诗经·大雅·旱麓》"瑟彼玉瓒，黄流在中"。

2 《魏略》：三国时魏郎中鱼豢撰，主记魏国历史。

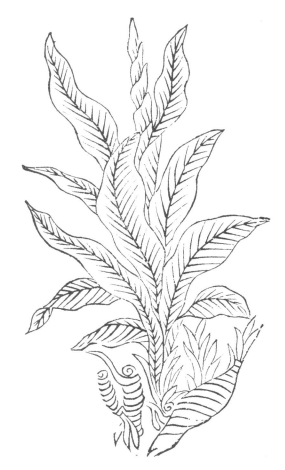

图 1232　郁金

1160. 郁金香

郁金香，此岭南所绘，殆李时珍所谓郁金花耶？

[新释]

《图考》郁金香图为新绘图，非吴其濬本人绘图。据《图考》原文、图（图 1233），可得知本种为草本，根须状，无鳞茎；茎生叶狭条形，从叶丛中抽出二茎，茎顶各具一花；花大，花萼条状，反转，花瓣先端具波状缺刻。该图无鳞茎，百合科郁金香属 *Tulipa* 花绝无花萼，花瓣先端有波状缺刻，非郁金香 *Tulipa gesneriana* L. 的性状特征。

该种吴其濬未见实物，绘图为吴其濬托人从岭南绘来。吴其濬也曾怀疑是否为李时珍的郁金香？该图与《本草纲目》钱本绘图多少相似，岭南绘图者也未见实物，仿此图绘就？暂志于此，备考。

吴批：图是 *Tulipa gesneriana* 重瓣者。

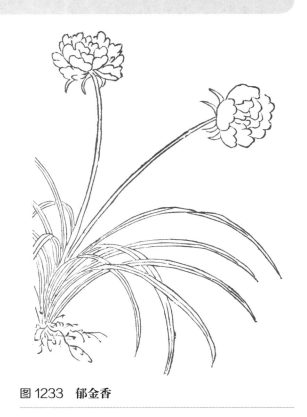

图 1233　郁金香

1161. 高良姜

高良姜，滇生者叶润根肥，破茎生葶，先作红苞，光焰炫目。苞分两层，中吐黄花，亦两长瓣相抱，复突出尖，黄心长半寸许，有黑纹一缕，上缀金黄蕊如半米。另有长须一缕，尖擎小绿珠。俗以上元摘为盂兰供养，故圃中多植之。按良姜、山姜、杜若、草果，叶皆相类，方书所载，多相合并。岭南诸纪，述形则是，称名亦无确诂，盖方言侏俪，难为译也。唯《南越笔记》目睹手订，又复博雅有稽。余使粤，仅宝山一过，未能贮笼。顷以滇南之卉与《南越笔记》相比附，大率可识。其云高良姜出于高凉，故名根为姜，子为红豆蔻，子未坼曰含胎，盐糟经冬，味辛香，入馔。又云凡物盛多谓之蔻，是子如红豆而丛生，故名红豆蔻。今验此花，深红灼灼，与《图经》花红紫色相吻合。

花罢结实，大如白果有棱，嫩时色红绿，子细似橘瓣，无虑数百，香清微辛，殆所谓含胎也，老则色红。滇之妇稚，皆识为良姜花。李雨村[1]所述，虽刺取《岭表录异》中语，然彼以为山姜，且云花吐穗如麦粒，嫩红色，则是广饶所产，与《桂海虞衡志》红豆蔻同。志云此花无实，则所云为脸者，乃是花，非子也。余则以滇人所呼为定，而折中以李说。范云红豆蔻，盖即《草木状》之山姜，而《楚词》之杜若也。

[新释]

《长编》卷十二收红豆蔻，《图考》吴其濬认为即高良姜。为吴其濬新描述的物种。

据《图考》文、图（图1234），本种为多年生草本，其根状茎似姜；叶互生，卵状椭圆形至椭圆形，基部钝圆，先端锐尖至渐尖，近无柄，中脉明显，侧脉斜出似芭蕉状；穗状花序顶生，具多花，总梗甚短，苞片卵状披针形，红色，具小苞片（原文"苞分两层"，先作红苞），外轮花被片（《云志》作花萼）作管状，上部开裂，裂片先端尖，内轮花被片（《云志》作花冠）作管状，上部中裂，裂片倒卵状披针形，先端尖（"两长瓣相抱，复突出尖"）。本属花，与前述诸姜科植物不同，无唇瓣和侧生退化雄蕊，发育雄蕊的花丝扁阔，花骨色，有黑纹（"黄心长半寸许，有黑纹一缕"），花柱从花中伸出，柱头头状绿色（"另有长须一缕，尖擎小绿珠"），上元节开花。据上述性状，与《中志》16（2）：108和《云志》8：618所描述的姜科喙花姜属植物喙花姜 Rhynchanthus beesianus W. W. Smith 在概貌上相似。本种在国内只产于云南西双版纳……生于海拔1 200～1 900米疏林、灌丛、草地、稀生树上，并有栽培。

文中提及《图经》高良姜，应为姜科山姜属植物红豆蔻 Alpinia galanga (L.) Willd.《南方草木状》《图考》引李雨村、《岭表录异》的山姜……《楚辞》之杜若也，吴批作姜科山姜属植物华山姜 Alpinia chinensis (Retz.) Rosc.。

松村：Alpinia galanga；《纲要》1：538，红豆蔻 Alpinia galanga Willd. 项下，云《图考》的高良姜附图系本种，此语实误。该种具多花的圆锥花序，花绿白色，有明显的唇瓣和侧生退化雄蕊，与《图考》高良姜之附图殊异。

[注]

1 李雨村：即《南越笔记》的作者李调元，号雨村。

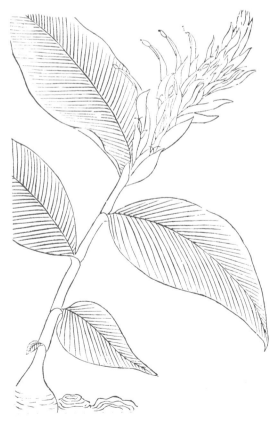

图1234　高良姜

1162. 姜黄

姜黄，《唐本草》始著录。今江西南城县里龟都种之成田，以贩他处染黄。其形状全似美人蕉而根如姜，色极黄，气亦微辛。《图经》所云，叶有斜纹如红蕉叶而小，根类生姜，圆而有节，极确。乃又引《拾遗》老姜之说，殊为庞杂。陈藏器谓性大热，盖因老姜致误。今姜黄染糕，食多则腹痛，岂非寒苦之证？近时亦不入药用。

雩娄农曰：《闽书》，姜黄出邵武仙亭山，建昌与闽接，故宜。建昌之民曰：始业姜黄者赢十倍，今滞而不售，不究所以。考唐时色重黄，诗人之咏，曰杏黄、曰郁金，诚艳之也。《唐本草》姜黄作之方法与郁金同，则以郁金、姜黄染者，其胜于支与槐也远矣。夫尚黄者非唯正色，亦与金为近耳。昔时泥金、镂金，唯掖庭用之，宋严销金之禁，罚至重，元以降，金箔、金丝，烦费无等，凡绘画捻织之属，无物不具。其始以来自蕃舶，不之禁也。日新月异，其耗中国之金也，有纪极乎？然则中央之色，不为世俗所艳，非金饰之夺之也而何？

[新释]

《长编》卷十二收姜黄文献，有吴其濬按语，南城种之。《图考》绘图（图 1235）或据南城植物绘图。所图显示为一高大草本；根粗壮，末端膨大呈姜状块根，"色极黄，气亦微辛"。绘图显示叶 4 片，叶片椭圆形，顶端短渐尖，基部渐狭；叶柄细长，与叶片长度相当。综合上述性状，概貌与《中志》16（2）：62 描述的姜科姜黄属植物姜黄 *Curcuma longa* L. 较接近。本种产于我国台湾、福建、广东、广西、云南、西藏等省区；栽培，喜生于向阳的地方。东亚及东南亚广泛栽培。本种和郁金 *Curcuma aromatica* Salisb. 的根茎均为中药材"姜黄"的商品来源，供药用，能行气破瘀，通经止痛。主治胸腹胀痛，肩臂痹痛，月经不调，闭经，跌打损伤。又可提取黄色食用染料。可参考本卷"郁金"条。

吴批：*Curcuma longa*。

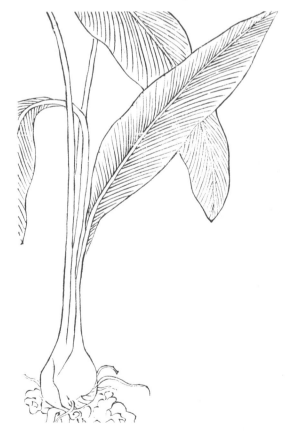

图 1235　姜黄

1163. 薄荷

薄荷,《唐本草》始著录,或谓即菝蔄、茇菇之讹,中州亦莳以为蔬。有二种,形状同而气味异,俗亦谓之臭薄荷。盖野生者气烈近臭,移莳则气味薄而清,可啖,亦可入药也。吴中种之,谓之龙脑薄荷,因地得名,非有异也。肆中以糖煎之为饴,又薄荷醉猫,猫咬以汁涂之。

[新释]

《长编》卷十二收薄荷历代文献。《图考》薄荷为吴其濬新绘图(图1236)。据图、文,可知该植物为草本;叶对生,卵状椭圆形,单叶(有一对似为三小叶或单叶基部分裂,但最有可能是一缩短的分枝),边缘具锯齿,基部钝,先端锐尖;轮伞花序多花,生茎中部的叶腋,因花过小,未能见详貌,花冠似伸长花萼筒不多;具薄荷味,野生者气烈近臭,栽培者气味薄而清。

吴批:*Mentha arvensis* L.。《中志》66:263,《云志》1:704均认为昔日研究我国植物的植物学家订为 *Mentha arvensis* L. 者,实则上是 *Mentha haplocalyx* Briq.。故释作《中志》66:262描述的唇形科薄荷属植物薄荷 *Mentha haplocalyx* Briq.[*FOC* 修订作 *Mentha canadensis* L.]。本种我国产于南北各地,生于水旁潮湿地,海拔可高达3 500米。本种各地栽培品种繁多,如江苏栽培的薄荷通常称苏薄荷或人丹草,主要品种有龙脑薄荷,与吴其濬记载吴中产同。各栽培品种主要产薄荷脑,有的品种主要产油,油称薄荷油或薄荷原油,原油主要用于提取薄荷脑,薄荷脑用于糖果饮料、牙膏、牙粉以及用于皮肤黏膜局部镇痛剂的医药制品如人丹、清凉油等,提取薄荷脑后的油叫薄荷素油,亦大量用于牙膏、牙粉、漱口剂、喷雾香精及医药制品等。晒干的薄荷茎叶亦常用作食品的矫味剂和作清凉食品饮料,有祛风、兴奋、发汗等功效。幼嫩茎尖可作菜食,全草又可入药,治感冒发热喉痛,头痛,目赤痛,皮肤风疹瘙痒,麻疹不透等症,此外对痈、疽、疥、癣、漆疮亦有效。

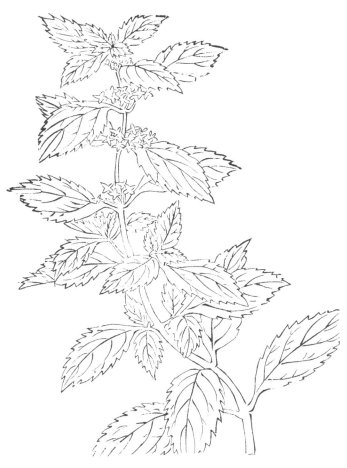

图 1236　薄荷

1164. 大叶薄荷

薄荷叶背皆青，江西有一种叶背甚白，呼为大叶薄荷，亦有呼为茵陈者。烧以去瘟，气辛烈，盖即江南所谓茵陈者。详茵陈下。

［新释］

吴其濬新描述的江西物种。唇形科植物若缺乏花果是无法鉴定到属级的。中国香薷 *Elsholtzia* 多至33种，翻阅《中志》该属的附图，叶形多少似66：313，图版66：1-6香薷 *Elsholtzia ciliata* (Thunb.) Hyland. 之叶。但"香薷"名出《名医别录》，吴其濬在《图考》本卷有"香薷"条，其附图（图1237）显然不是 *Elsholtzia ciliate*。姑录之以备考。

吴批：图无花果，叶形或是 *Elsholtzia*。

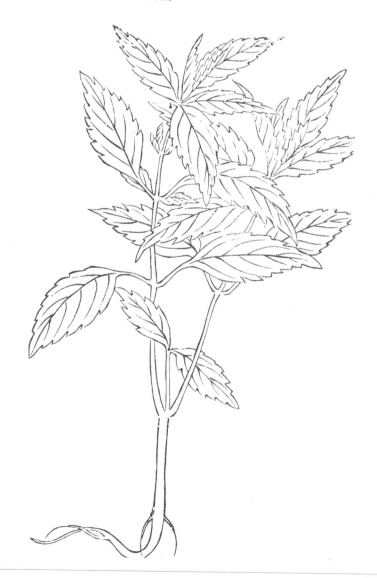

图 1237　大叶薄荷

1165. 蒟酱

蒟酱，《唐本草》始著录。按《汉书·西南夷传》：南粤食唐蒙蜀枸酱，蒙归问蜀贾人，独蜀出枸酱。颜师古《注》：子形如桑椹，缘木而生，味尤辛，今石渠则有之。此蜀枸酱见传纪之始。《南方草木状》则以生番国为荜茇，生番禺者谓之蒟，交趾、九真人家多种，蔓生，此交滇之蒟见于纪载者也。《齐民要术》引《广志》[1]、刘渊林《蜀都赋》注[2]，皆与师古说同，而郑樵《通志》乃云状似荜拔，故有土荜拔之号。今岭南人但取其叶食之，谓之蒌，而不用其实，此则以蒟子及蒌叶为一物矣。考《齐民要术》扶留所引《吴录》《蜀记》《交州记》[3]，皆无即蒟之语，唯《广州记》[4]云，扶留藤，缘树生，其花实即蒟也，可以为酱，始以扶留为蒟。但《交州记》扶留有三种，一名南扶留，叶青味辛，应即今之蒌叶。其二种曰获扶留，根香美；曰扶留藤，味亦辛。《广州记》所谓花实即蒟者，不知其叶青味辛者耶？抑藤根香辛者耶？是蒟子即可名扶留，而与蒌叶一物与否，未可知也。诸家所述蒟子形味极详，而究未言蒟叶之状。宋景文《益部方物略记》蒟赞云：叶如王瓜，厚而泽。又云，或言即南方扶留藤，取叶合槟榔食之。玩赞词并未及叶，而或谓云云，盖阙疑也。唐苏恭说与郑渔仲同，苏颂则以渊林之说为蜀产，苏恭之说为海南产，李时珍则直断蒟、蒌一物无疑矣。夫枸独出蜀一语，已断定所产。流味番禺，乃自蜀而粤，故云流味，非粤中所有明矣。余使岭南及江右，其贡灰、蒌叶、槟榔三物，既合食之矣。抚湖南，则长沙不能得生蒌，以干者裹食之；求所谓芦子者，乌有也。及来滇，则省垣茶肆之累累如桑椹者，殆欲郓车而载，而蒌叶又乌有也。考《云南旧志》，元江产芦子，山谷中蔓延丛生，夏花秋实，土人采之，日干收货。蒌叶，元江家园遍植，叶大如掌，累藤于树，无花无实，冬夏长青，采叶合槟榔食之，味香美。一则云夏花秋实，一则云无花无实，二物判然，以土人而纪所产，固应无妄。余遣人至彼，生致蒌叶数丛，叶比岭南稍瘦，辛味无别，时方五月，无花跗也。得芦子数握，土人云四五月放花，即似芦子形，七月渐成实。盖蒌叶园种，可栽以饷；而芦子产深山老林中，蔓长故但摘其实。《景东厅志》：芦子，叶青花绿，长数十丈，每节辄结子，条长四五寸，与蒌叶长仅数尺者异矣。偏考他府州志，产芦子者，如缅宁、思茅等处颇多，而蒌叶则唯元江及永昌有之，故滇南芦多而蒌少。独怪滇之纪载，皆狃于郑渔仲诸说，信耳而不信目为可异也。《滇海虞衡志》谓滇俗重槟榔茶，无蒌叶则剪蒌子合灰食之。此吴人之食法，夫吴人所食乃桂子，非芦子也。又以元江分而二之为蒟有两种：一结子以为酱，一发叶以食槟榔。夫物一类而分雌雄多矣，其调停今古之说，亦是考据家调人媒氏。然又谓海滨有叶，滇、黔无叶，以子代之，不知冬夏长青者，又何物耶？盖元江地热，物不蛀则枯叶，行数百里，肉瘠而香味淡矣。芦子苞苴能致远，干则逾辣，滇多瘴，取其便而味重者饵之，其植蒟则食蒌耳。岭南之蒌走千里，而近至赣州，色味如新，利在而争逐，亦无足异。芦子为酱，亦芥酱类耳，近俗多以番椒、木橿子为和，此制便少，亦今古之变食也。《本草纲目》引嵇氏之言，《本草》以蒟为蒌子，非矣。其说确甚，后人辄易之，故详著其别。盖蒟与荜茇为类，不与蒌为类。朱子《咏扶留诗》：根节含露辛，苕颖扶援绿。蛮中灵草多，夏永清阴足。形容如绘。曰根节、曰苕颖、曰清阴，独不及其花实，亦可为《云南志》之一证。《赤雅》：蒟酱，以荜茇为之，杂以香草；荜茇，蛤蒌也。蛤蒌何物也？岂以蒌同贲灰合食，故名耶？抑别一种耶？《滇黔纪游》：蒟酱，乃蒌藟所造，蒌藟则非子矣，蒌故不妨为酱。又李时珍引《南方草木状》云，《本草》以蒟为蒌子，非矣。蒌子一名扶留草，形全不同。今本并无此数语。《唐本草》始著蒟酱，嵇氏所谓《本草》，当在晋以前，抑时珍误引他人语耶？染皂者以芦子为上色，《本草》亦所未及。

〔新释〕

《长编》卷十二收蒟酱文献。《图考》蒟酱图为新绘（图 1238）。本卷蒟酱和蒌叶，两者宜合并讨论，吴其濬讨论冗长，实则上涉及的只有二种，胡椒科胡椒属植物蒌叶 *Piper betle* L. 和胡椒科胡椒属植物荜拔 *Piper longum* L.。有关胡椒科中，在国内主要用于作为调料植物除上述外，还有胡椒（黑胡椒）*Piper nigrum* L. 和毕澄茄 *Piper cubeba* L.，对这四种植物，《南方草木状考补》第 105～第 122 页作过讨论和考证甚详，读者可通读。

（1）蒟酱（《唐本草》《南越笔记》），释为胡椒科胡椒属植物蒌叶 *Piper betle* L.。《图考》附图是藤的一部分，所显示的性状不多，果穗较粗大，柱状，比其总梗长约 10 倍，粗 4～5 倍，与叶对生；叶卵状椭圆形，其短柄，基部钝圆，先端急尖，具羽状脉，侧脉 4～5 对。其叶与下一种蒌叶之图不同，可能是藤的上部或近顶部之叶。本种在《楚辞》《南方草木状》称"扶留""扶留藤"，其果用作酱。又

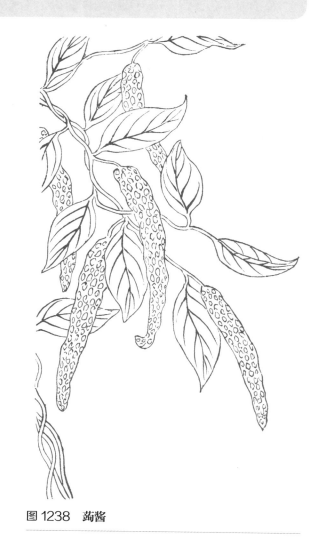

图 1238　蒟酱

称"芦子"，其叶云南西南部少数民族多用包裹石灰与槟榔作咀嚼品。本种分布于我国自台湾经东南部至西南部各省区均有栽培。《云志》还引用 D. G. Long（1984）意见，认为喜马拉雅山脉东部地区无本种，作药叶用的是 *Piper betloides* C. Don，但无论《中志》和《云志》对他意见均不作反应。今后实有研究的必要。

（2）荜茇（《南方草木状》《开宝本草》），释作胡椒科胡椒属植物荜拔 *Piper longum* L.。在我国广东、广西、福建有栽培。在云南产于勐腊、孟连、盈江、耿马、河口、麻栗坡，生于海拔 580～700 米疏林，常绿林内。本种和 *Piper betle* L. 在外形上最显著的区别在于叶的基部为阔心形。果穗为镇痛健胃要药，味辛性热，用于胃寒引起的腹痛、呕吐、腹泻、冠状动脉硬化性心脏病（简称"冠心病"）心绞痛、神经性头痛及牙痛等。

吴批：蒟酱（《唐本草》），扶留（《楚辞》《南方草木状》），一扶留藤，一用叶为蒟蒌者 *Piper betle*；蒟子、芦子是用果者作酱，仍是 *Piper betle*，但有野生和家种全不同，用果者多为野生。扶为蒟、蒌、芦，乃古今音转。形如桑椹，蜀人用以为蒟酱者，或是 *Piper mullesua*；生蕃国为荜茇（《南方草木状》）*Piper longum*；《赤雅》：蒟酱以荜茇为之，杂以香草、荜茇、蛤蒌也，则是 *Piper* 另一些种。

[注]

[1]《广志》：晋代郭义恭撰博物志书。内容涉及农业物产、野生动植物、药材、珠宝玉石、日用杂物、地理气候及异族民俗等。原书佚，有 200 多条有关动植物的文字散存在后来文献中保留下来。

[2] 刘渊林《蜀都赋》注：刘渊林，名逵，济南人，元康中为尚书郎。曾为晋代左思写的《蜀都赋》作注。

[3]《交州记》：晋代刘欣期著笔记类作品。

[4]《广州记》：晋代顾微著笔记类作品。

1166. 蒌叶

蒌叶生蜀、粤及滇之元江诸热地。蔓生有节，叶圆长光厚，味辛香，翦以包槟榔食之。《南越笔记》谓遇霜雪则萎，故昆明以东不植。古有扶留藤，扶留急呼则为蒌，殆一物也。医书及传纪皆以为即蒟，说见彼。滇之蒌，种于园，与粤同，重芦而不重蒌，故志蒌不及粤之详。茎味同叶，故《交州记》云：藤味皆美。

[新释]

胡椒科胡椒属植物蒌叶 *Piper betle* L.，详见本卷"蒟酱"条新释。

吴批：即食用叶的 *Piper betle*，吴其濬漏其所见，图之（图 1239）。

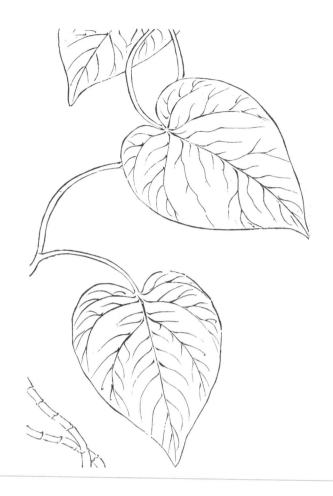

图 1239　蒌叶

1167. 马兰

马兰，《日华子》始著录。今皆以为野蔬，叶与花似野菊。陈藏器谓叶如泽兰而臭，颇涉附会。此草处处有之，并无别名，究不得其名马兰之义。李时珍备列诸方，窃恐有马兰之讹，盖北人呼马练[1]如马兰也。

《野菜赞》云：马兰丹多泽生，叶如菊而尖长，左右齿各五，花亦如菊而单瓣，青色。盐汤汋过，干藏蒸食，又可作馒馅。生捣治蛇咬。马兰不馨，名列香草；蛇菌或中，利用生捣。大哉帝德，鼓腹告饱；虺毒不逢，行吟用老。

[新释]

《长编》卷十二收马兰文献。《图考》马兰为吴其濬新绘图（图1240）。据《图考》图，可知为草本植物，茎分枝；叶互生，茎生叶长圆形至卵状椭圆形，基部楔形，先端尖，羽状浅裂，分枝上部叶小而椭圆形，近全缘；头状花序生枝端，有舌状花和管状花之分，舌状花紫

青色（原文见《本草纲目》）综合以上性状，与
《中志》74：99 和《云志》13：51 所描写的菊科
马兰属植物马兰 Kalimeris indica (L.) Sch.-Bip. 在
概貌上基本相符［FOC 修订作 Aster indicus L.］。
本种为多型种，在我国广布于四川、云南、贵
州、陕西、河南、湖北、湖南、江西、广东、
广西、福建、台湾、浙江、安徽、江苏、山东、
辽宁（南部）诸省。在云南产于西部、中部、
东北部至东南部，生于海拔 500～3 000 米林下、
灌丛中、山坡草地、田边、路旁或水沟边。

《救荒本草译注》将马兰释作 FOC 描述的
Aster indicus L.。

附记：《图考》卷之二十五"兰草"下，附
有一语曰："孩儿菊曰马兰，以其花紫叶歧而
窃之。"吴批认为孩儿菊即马兰 Kalimeris indica
(L.) Sch.-Bip.。但湖南、福建等地名泽兰属植物
白头婆 Eupatorium japonicum Thunb. 也作"孩儿
菊"，孩儿菊是何种？或不同地区，所指非同种。

松村：Aster；吴批：Kalimeris indica。

〔注〕

① 马练：即鸢尾科鸢尾属植物马蔺 Iris lactea
Pall. var. chinensis (Fisch.) Koidz.。

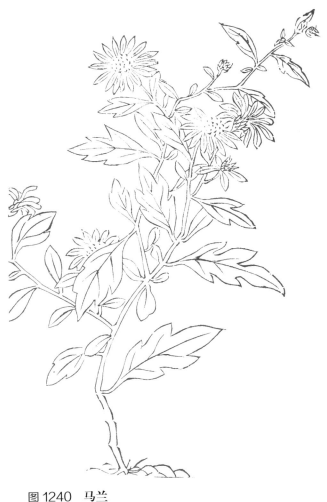

图 1240 马兰

1168. 莽苎

莽苎，《本草拾遗》始著录。今河壖平野多有之。形状如《拾遗》及李时珍所述。

〔新释〕

《长编》卷十二收莽苎文献。《图考》莽苎
图为新绘图（图 1241）。所图显示的为一草本植
物的上部；叶对生，椭圆状卵圆形，先端钝或
急尖，基部楔形，边缘具锯齿，草质，叶上面

似散布腺点？叶柄不长；轮伞花序，多数，在
枝顶端密集组成较长的总状圆锥花序，花部细
节未见。据图所示性状，颇似《中志》66：168
描述的唇形科鼠尾草属植物荔枝草 Salvia plebeia
R. Br.。该种在我国除新疆、甘肃、青海及西藏
外几产全国各地，生于山坡、路旁、沟边、田

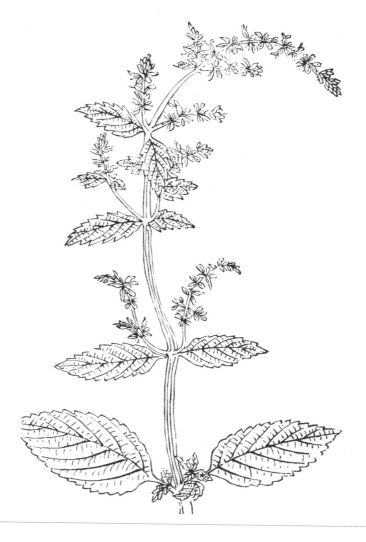

图 1241　荠苧

野潮湿的土壤上，海拔可至 2 800 米。全草入药，民间广泛用于跌打损伤，无名肿毒，流感，咽喉肿痛，小儿惊风，吐血，鼻衄，乳痈，淋巴腺炎，哮喘，腹水肿胀，肾炎水肿，疔疮疖肿，痔疮肿痛，子宫脱出，尿道炎，高血压，一切疼痛及胃癌等症。

松村：*Mosla*?；《中志》66：168、《纲要》：*Salvia plebeia* R. Br.；吴批：*Orthodon diantherus*。

1169. 石荠苧

石荠苧，《本草拾遗》始著录。方茎对节，正似水苏，高仅尺余，叶大如指甲，有小毛，滇南呼为小鱼仙草。或以其似苏而小，因苏字从鱼而为隐语耶？

[新释]

《长编》卷十二收石荠苧《本草拾遗》文字。《图考》石荠苧图为新绘（图 1242）。

本条文字和图为两种植物，《本草拾遗》的石荠苧，应为《中志》66：294 描述的唇形科石荠苧属植物石荠苧 *Mosla scabra* (Thunb.) C. Y. Wu et H. W. Li。

《图考》绘图和文字"方茎对节，正似水苏，高仅尺余，叶大如指甲，有小毛"，却是吴其濬描述的一新类群，即《中志》66：297 描述的唇形科石荠苧属植物小鱼仙草 *Mosla dianthera* (Buch.-Ham.) Maxim.。该种我国产于江苏、浙江、江西、福建、台湾、湖南、湖北、广东、广西、云南、贵州、四川及陕西，生于山坡、路旁或水边，海拔 175～2 300 米。模式标本采自印度。民间用全草入药，治感冒发热、中暑头痛、恶心、无汗、热痱、皮炎、湿疹、疮疖、痢疾、肺积水、肾炎水肿、多发性疖肿、外伤出血、鼻衄、痔瘘下血等症。此外又可灭蚊。吴其濬误以《本草拾遗》的石荠苧为滇南的小鱼仙草了。

松村：*Mosla punctata* Maxim.；《中志》：*Mosla scabra* (Thunb.) C. Y. Wu et H. W. Li；《中志》《纲要》释小鱼仙草：*Mosla dianthera* (Buch.-Ham.) Maxim.。吴批：*Orthodon scabra*。

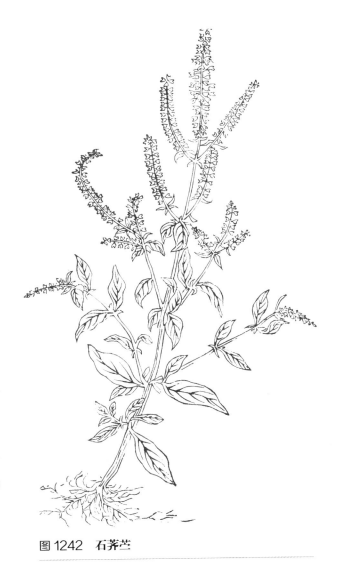

图 1242　石荠苧

1170. 山姜

　　山姜，《本草拾遗》始著录。江西、湖南山中多有之，与阳藿、茈姜无别。惟根如嫩姜，而味不甚辛，颇似黄精。衡山所售黄精，多以此伪为之。宋《图经》山姜乃是高良姜。李时珍谓子似草豆蔻，甚猛烈，良是；而谓花赤色，则未确，乃子赤色耳。

[**新释**]

　　《图考》图为吴其濬新绘图（图 1243），据江西、湖南山中者绘图。绘图显示为一粗壮草本；"根如嫩姜"，植株直立；叶 7 片，互生，披针形或椭圆状披针形，顶端具尾尖，基部渐狭，叶柄短，具叶舌，叶边缘微有波缘；花序自根茎处发出，被 2 枚鳞片，具苞片，唇瓣倒卵形，"与阳藿、茈姜无别"；"果实赤色"。上述性状，为姜科姜属 *Zingiber* 植物无疑，为阳荷 *Zingiber*

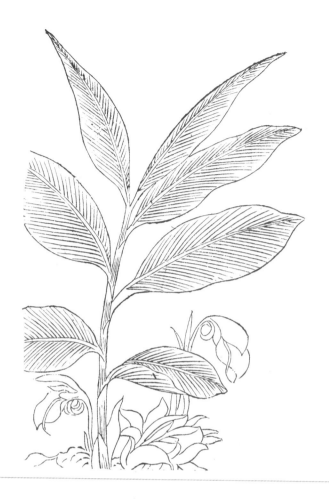

图 1243　山姜

striolatum Diels 或蘘荷 *Zingiber mioga* (Thunb.) Rosc.。据地理分布，倾向释为阳荷 *Zingiber striolatum* Diels。该种产于四川、贵州、广西、湖北、湖南、江西、广东，生于林荫下、溪边，海拔 300～1 900 米。模式标本采自四川省南川。根茎可提取芳香油，用于低级皂用香精中。

松村：*Zingiber mioga* Rosc.；吴批：*Alpinia chinensis*，《图经》山姜：*Alpinia galanga*。

1171. 廉姜

廉姜，《齐民要术》引据甚详。《本草拾遗》始著录。南赣多有之。似山姜而高大，土人不甚食，以治胃痛甚效云。

〔新释〕

《长编》卷十二收廉姜文献，有吴其濬按语，认为即江西园圃中产者。《图考》图（图1244）可能据江西南赣者绘。所绘根簇生，膨大呈纺锤状，疑似姜科象牙参属 *Roscoea* 植物的特征。但该属植物又不似文字"似山姜而高大"的山姜 *Alpinia*。存疑。

吴批：*Alpinia*。

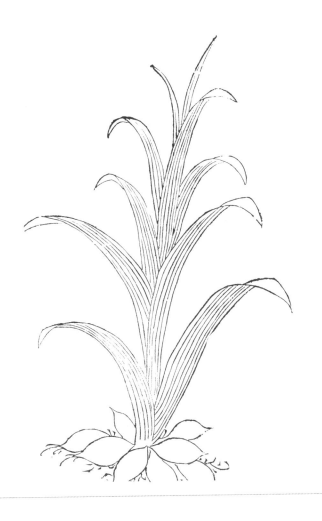

图 1244　廉姜

1172. 荆三棱

荆三棱，《开宝本草》始著录，处处有之。鸡爪三棱、黑三棱、石三棱，皆一物而分大小。《救荒本草》：黑三棱，葶味甜，根味苦，皆可食。今湖南至多，择其小者以为香附子。

雩娄农曰：三棱，茅属也。生于山泽者苗肥而根硕，名之曰荆，非所谓江淮之间一茅三脊耶？世以封禅包匦，疑为瑞草，不知《禹贡》厥篚，多为祭物；纤缟橘柚，岂皆为非常之珍？后世仪物烦多，不给于供，至为三年一郊天，六年一祭地之说，侈备物而阔享祀，岂非议礼者务为浮夸之过哉？

[新释]

本条吴其濬显然混淆了多个物种。《图考》绘图为吴其濬新绘图（图1245），所图和《开宝本草》记载的不是一种植物。《图考》所图荆三棱，乃是莎草科莎草属植物香附子 *Cyperus rotundus* L.，或即鸡爪三棱。该种在我国产于陕西、甘肃、山西、河南、河北、山东、江苏、浙江、江西、安徽、云南、贵州、四川、福建、广东、广西、台湾等省区，生于山坡荒地草丛中或水边潮湿处。广布于世界各地。其块茎名为香附子，可供药用，除能作健胃药外，还可以治疗妇科各症。

《开宝本草》荆三棱，应作《中志》描述的莎草科藨草属植物荆三棱 *Scirpus yagara* Ohwi［*FOC* 修订作 *Bolboschoenus yagara* (Ohwi) Y. C. Yang et M. Zhan，今 *Scirpus maritimus* 为其异名］。但目前上品黑三棱基原为莎草科藨草属植物荆三棱 *Scirpus yagara* Ohwi 的块茎。而非本书之所图植物（详细见《中药志》）。

《救荒本草译注》释黑三棱图为 *FOC* 描述的香蒲科黑三棱属植物黑三棱 *Sparganium stoloniferum* (Buch.-Ham. ex Graebn.) Buch.-Ham. ex Juz.。

松村：*Cyperus iria* L.、*Cyperus rotundus* L.；吴批：处处有之，此应为 *Scirpus maritimus*。

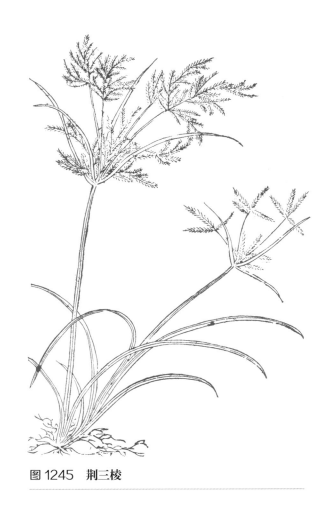

图 1245　荆三棱

1173. 蓬莪术

蓬莪术，《嘉祐本草》始著录。宋《图经》：浙江或有之。颇类蘘荷，莪在根下，如鸭、鸡卵。今所用者即此。昔人谓郁金、姜黄、莪术三物相近，其实性不同，形亦全别。

[新释]

《长编》卷十二收"蓬莪茂"本草文献。《图考》蓬莪术绘图（图 1246）仿绘旧本草图。绘图简单，所提供性状鉴定到属都难，更不必种。

蓬莪术基原为姜科姜黄属植物莪术 *Curcuma zedoaria* (Christm.) Rosc.，其根茎圆柱形，肉质，具樟脑般香味，淡黄色或白色；根细长或末端膨大成块根；叶直立，椭圆状长圆形至长圆状披针形。产于我国台湾、福建、江西、广东、广西、四川、云南等省区，栽培或野生于林荫下。印度至马来西亚亦有分布。根茎称"莪术"入药，主治"气血凝滞，心腹胀痛，癥瘕，积聚，宿食不消，妇女血瘀经闭，跌打损伤作痛"。块根称"绿丝郁金"，有行气解郁，破瘀，止痛的功用。同属广西莪术 *Curcuma kwangsiensis* S. G. Lee & C. F. Liang 根茎也入药作"莪术"一种，块根称桂郁金，产于我国广西、云南，栽

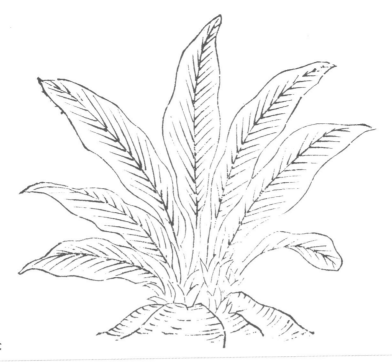

图 1246　蓬莪术

培或野生于山坡草地及灌木丛中。模式标本采自广西南宁。药功效同 *Curcuma zedoaria*。

《中志》16（2）：61 释《开宝本草》蓬莪术为姜科姜黄属植物莪术 *Curcuma zedoaria* (Christm.) Rosc.。吴批：蓬莪术《嘉祐本草》*Curcuma zedoaria*。

1174. 藿香

藿香，《南方草木状》有之。《嘉祐本草》始著录。今江西、湖南人家多种之，为辟暑良药。盖以其能治脾胃吐逆，故霍乱必用之。《别录》有藿香，不著形状。《图经》云，旧附五香条，疑其以为扶南之香木也。

雩娄农曰：《山海经》谓熏草，其叶如麻，今观此草，非类麻者欤？《别录》藿香旧载木类，宋《图经》据《草木状》诸说，以为草本，其即《别录》之藿香与否，未可知也。熏、藿一声之转，海上之药，都出后世，余疑藿香即古熏草。若零陵香则叶圆小，殊不类麻。以藿为熏，虽属创说，然其功用、气味，实为兰匹，不犹愈于以一枝数花之叶如茅者，强名曰蕙，而不可服食者乎？

[新释]

《长编》卷十二收藿香历代文献。《图考》

藿香图为新绘（图 1247）。所绘为多年生草本；茎直立，四棱形，茎上部具分枝；叶心状卵形至长圆状披针形，向上渐小，先端尾状长渐尖，

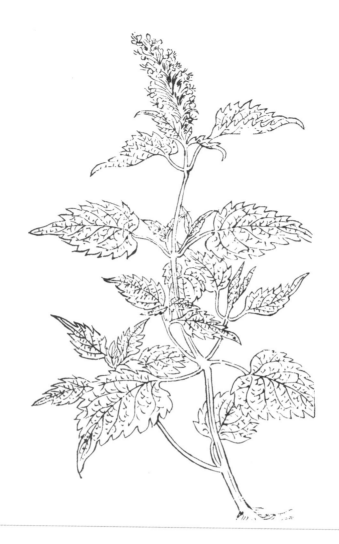

图 1247　藿香

基部心形，稀截形，边缘具粗齿；叶柄细长；轮伞花序多花，在主茎上组成顶生密集的圆筒形穗状花序，花序较长。据上述性状，宜释为《中志》65（1）：259 描述的唇形科藿香属植物藿香 Agastache rugosa (Fisch. et Meg.) O. Ktze.。该种我国各地广泛分布，常见栽培。苏联、朝鲜半岛、日本及北美洲有分布。全草入药，有止呕吐，治霍乱腹痛，驱逐肠胃充气，清暑等效；果可作香料；叶及茎均富含挥发性芳香油，有浓郁的香味，为芳香油原料。

松村：Teucrium；《中志》65（1）：259 释《嘉祐本草》藿香为唇形科藿香属植物藿香 Agastache rugosa (Fisch. et Meg.) O. Ktze.；吴批：江西、湖南人家种植的《图考》绘图，释为 Agastache rugosa。

1175. 野藿香

野藿香，南安山中多有之。形如藿香，叶色深绿，花色微紫，气味极香，疑即古所谓熏草叶如麻者。盖自兰草今古殊名，而蕙亦无确物矣。

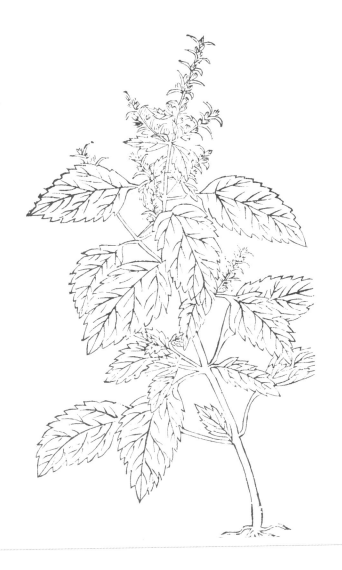

图 1248　野藿香

[新释]

吴其濬新描述的江西类群。从《图考》原文、图（图1248），可得本种为直立草本，气味极香。形如藿香。叶具长柄，对生，长圆形，先端尖，基部钝，边具锯齿。花序在主茎及侧枝顶部排成间断的长穗状花序，花小，微紫色，在原图不甚显示各部分细节。据上述性状特征，与《中志》66：42 描述的唇形科广防风属植物广防风 Epimeredi indica (L.) Rothm. 在概貌上较似，该种有俗名土藿香。

松村：Teucrium japonicum Willd.；吴批：《图考》上条之藿香为江西、湖南人家种植的藿香 Agastache rugosa，野藿香为南安野生居群。

1176. 零陵香

零陵香，《嘉祐本草》始著录，即《别录》之熏草也。宋《图经》：零陵，湖岭诸州皆有之。余至湖南，遍访无知有零陵香者，以状求之，则即醒头香，京师呼为矮糠，亦名香草，摘其尖梢置发中者。《补笔谈》：买零陵香择有铃子者，乃其花也。此草叶茎无香，其尖乃花所聚，今之以尖为贵，即择有铃子之意。《岭外代答》谓可为褥荐，未知即此否？赣南十月中，山坡尚有开花者，高至四五尺，宋《图经》谓十月中旬开花，当即指此。实则秋开，至冬未枯。李时珍以醒头香属兰草，不知南方凡可以置发中辟秽气，皆呼为醒头，无专属也。

〔新释〕

《长编》卷十二收"益奶草"文献，吴其濬按语认为即零陵香；另收"零陵香"文献，有按语。《图考》图为新绘（图1249），所图显示一草本植株上半部，茎直立，分枝；叶卵圆状长圆形，先端微钝，基部渐狭，边缘近于全缘；总状花序顶生于茎、枝上，长，由多数具6花交互对生的轮伞花序组成；北京俗名"矮糠"，湖南名"省头香"。据上述性状，与《中志》66：561描述的唇形科罗勒属植物罗勒 *Ocimum basilicum* L. 在概貌上相合。本种产于新疆、吉林、河北、浙江、江苏、安徽、江西、湖北、湖南、广东、广西、福建、台湾、贵州、云南及四川，多为栽培，南部各省区有逸为野生的。非洲至亚洲温暖地带也有。模式标本采自印度。

松村、《中志》66：561、《纲要》《云志》和吴批：*Ocimum basilicum* L.。

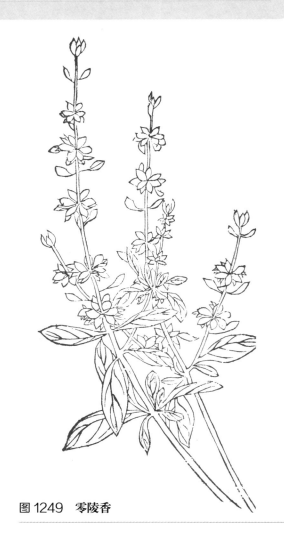

图 1249　零陵香

1177. 白茅香

白茅香，《本草拾遗》始著录，但云如茅根，是未见其茎、叶也。今湖南有一种小茅香，俚医用之，根亦如茅，疑即其类，附以俟考。

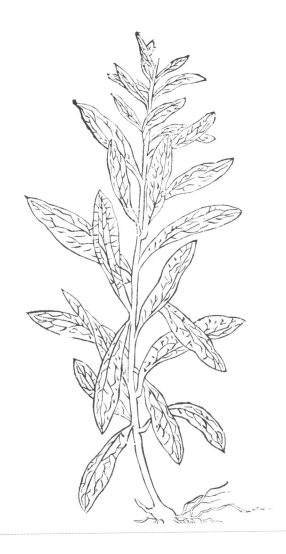

图 1250　白茅香

[**新释**]

《长编》卷十二收白茅香文献。《图考》白茅香图（图 1250）为吴其濬据湖南植物新绘，为吴其濬新描述的类群。非禾本科植物，因其叶非平行脉而是网状脉。吴批提及林镕释其是香青属 Anaphalis 植物，疑其似《中志》75：178 描述的菊科香青属植物黄腺香青 Anaphalis

aureopunctata Lingelsh et Borza。该种产于我国西北部、北部、西部、中部及西南部，是一个具强烈芳香的种。

茅香或白茅香是禾本科茅香属植物茅香 Hierochloe odorata (L.) Beauv.，长沙马王堆汉墓中曾出土其植物遗存。或即《本草拾遗》所录。但与《图考》绘图非同科植物。

吴批：林镕释作 Anaphalis 一种。

1178. 肉豆蔻

肉豆蔻，《开宝本草》始著录。今为治泻泄要药。李时珍云，花实如豆蔻而无核，故名。

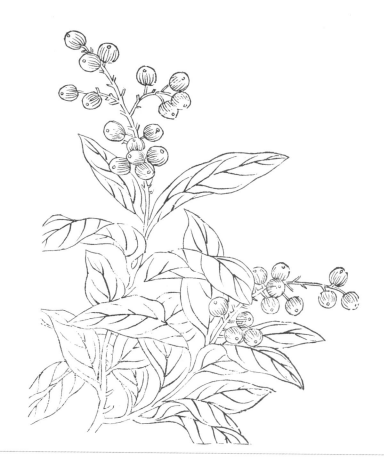

图 1251　肉豆蔻

[新释]────────

《长编》卷十二收肉豆蔻文献。《图考》肉

豆蔻图为吴其濬新绘（图 1251），圆锥状果序着生枝顶。绘图有想象成分，具体物种待考。

吴批：图释可能是广州产的 *Horsfieldia*。

1179. 白豆蔻

白豆蔻，《酉阳杂俎》载之，《开宝本草》始著录。今广州有之，形如《图经》。

[新释]────────

《长编》卷十二收白豆蔻主要文献。《图考》白豆蔻图（图 1252）可能是参考《图经》图，另据想象绘得，非据实物所绘。暂难确定具体物种。

《中志》16（2）：116 释《本草拾遗》白豆

蔻作姜科豆蔻属植物白豆蔻 *Amomum kravanh* Pierre ex Gagnep.。该种我国云南、广东有少量引种栽培。原产于柬埔寨、泰国。果实药用，作芳香健胃剂，味辛凉，有行气、暖胃、消食、镇呕、解酒毒等功效。

吴批：*Amomum cardemomum*，今《中志》16（2）：118 作为姜科豆蔻属植物爪哇白豆蔻

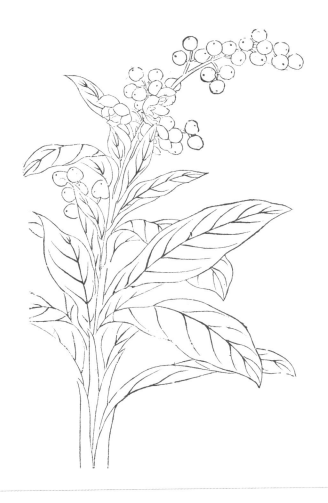

图 1252　白豆蔻

Amomum compactum Soland ex Maton 的异名，该种海南有引种，原产印度尼西亚（爪哇岛）。果实供药用，也用作芳香健胃剂，味辛凉，有行气、暖胃、消食、镇呕、解酒毒等功效。种子的种沟明显，樟脑味较白豆蔻为浓。

1180. 补骨脂

补骨脂，《开宝本草》始著录，即破故纸，形状具《图经》，今医者多以代桂。

[**新释**]

《长编》卷十二收补骨脂主要文献。《图考》补骨脂图（图1253）似仿绘旧本草图。绘图显示其花千裂，似木犀科木犀属 *Osmanthus* 植物，可能据文字"今医者多以代桂"所绘。具体物种待考。

吴批：吴其濬不识实物，图抄自《图经》，*Cullen (Psoralea) corylifolia*。"癃闲舒"中主药。吴批指破故纸，基原为豆科补骨脂属植物补骨脂 *Psoralea corylifolia* L.。本种产于我国云南（西双版纳）、四川金沙江河谷。常生于山坡、溪边、田边；河北、山西、甘肃、安徽、江西、河南、

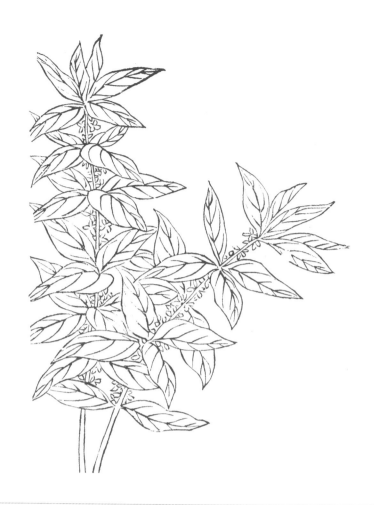

图 1253　补骨脂

广东、广西、贵州等省区有栽培。印度、缅甸、斯里兰卡也有分布。种子入药，有补肾壮阳、补脾健胃之功能，并可治牛皮癣等皮肤病；越南用其酒精浸出液治风湿病。与《图考》图迥异。

1181. 荜茇

荜茇，《南方草木状》《酉阳杂俎》皆载之，《开宝本草》始著录。丛生，子亦如桑椹，近时暖胃方多用之。《酉阳杂俎》谓叶似戢叶，则与蒌叶相类。

零娄农曰：据《南方草木状》蒟酱、荜茇一物也，以生于蕃国、蕃禺而异。《酉阳杂俎》亦云：叶似戢，子似桑葚。《图经》则大同小异。《唐本草》注云，似蒟酱子，味辛烈于蒟酱。凡物因地辄异，况隔瀛海万里耶？而岭南时有之，何以复有异同？然则一类二种，非必中外之分矣。乳煎荜茇治痢，《传信方》[1]纪唐太宗痢事；《太宗实录》亦云有卫士进黄牛乳煎荜茇方，御用有效；而《独异志》[2]神其说，谓金吾长史张宝藏[3]遇异僧，谓六十日当登三品，寻以方进，授鸿胪卿。太宗英主，即以重赏旌其治痢之功，独不可以尚药等官授之，而乃使为胪句传以率蛮夷长耶？宪宗以术人柳泌为台州刺史；敬宗以道士刘从政为光禄少卿；至文宗以郑注进药方，渐至预政；甘露之变实为戎首。若贞观中即有予三品文职故事，则元和以后之政，为宪章祖述，而太宗乃作法于凉矣。李藩对宪宗曰，文皇帝服胡僧长生药，遂致暴疾不救，诚可鉴矣。呜呼！人主当疾痛难堪之时，得一良医，骤起沉疴，其所以酬之者，乌得不厚？然爵人众共，既未可丰于所私，而天命所在，必有鬼神呵护，而阴导之者，彼扁鹊、太仓公，亦安能生必死之人哉。且以方愈疾，私喜而赏之优，必以方不仇人，私怒而罚之重。文成五利[4]，宠以将军通侯，而卒不免于诛。侯生、卢生[5]，相谋亡去，遂致坑儒。然则掺术与用掺术者，不可敬惧乎？

〔新释〕

《长编》卷二十收"荜菝"历代主要文献。《图考》荜茇绘图（图1254）非据实物绘图，有想象成分，与上条"补骨脂"图如出一辙。似木犀属 *Osmanthus* 植物。

《中志》20（1）：40 释《开宝本草》荜拔作胡椒科荜拔属植物荜拔 *Piper longum* L.。该种产于我国云南东南至西南部，广西、广东和福建有栽培，生于疏荫杂木林中，海拔约 580 米。尼泊尔、印度、斯里兰卡、越南及马来西亚也有分布。果穗为镇痛健胃要药，味辛性热，用于胃寒引起的腹痛、呕吐、腹泻、冠心病心绞痛、神经性头痛及牙痛等。

吴批：*Piper longum*。

〔注〕

1 《传信方》：唐代刘禹锡所著方书。

2 《独异志》：唐代李亢著。主要记述了唐代流传的一些奇闻轶事和各种传说。

3 张宝藏：唐代医学家，字澹，唐栎阳（今陕西临潼）人。太宗患气痢，献乳煎荜茇方，太宗愈后，封其为鸿胪卿。

4 文成五利：汉武帝时，封方士少翁为文成将军，栾大为武利将军，后皆事败遭诛。

5 侯生、卢生：秦始皇时期的两位方士。

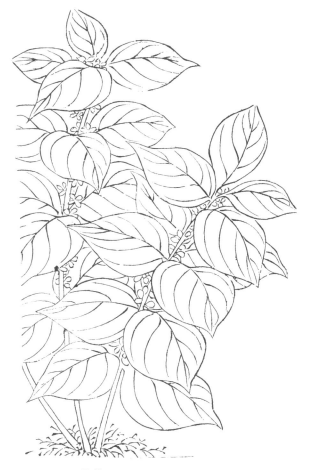

图 1254　荜茇

1182. 益智子

益智子,详《南方草木状》。《开宝本草》始著录,今庐山亦有之。卢循[1]遗刘裕[2]益智粽,粽即酱类,非角黍也。段玉裁辨之极精核,可以订讹。

[新释]

《长编》卷十二收益智子主要文献。《图考》益智子图似新绘(图 1255),或据"今庐山亦有之"实物绘图,但无花果。非姜科 Zingiberaceae 植物,待考。吴批:不可辨为姜科。

《中志》16(2):100 释《南方草木状》益智为姜科山姜属植物益智 Alpinia oxyphylla Miq.。

[注]

1 卢循(?—411):字于先,小字元龙,范阳涿县(今河北涿州市)人。东晋末年群雄之一,东汉名儒卢植之后,后赵中书监卢谌曾孙。

2 刘裕(363—422):字德舆,小字寄奴,彭城人,南朝宋开国君主。

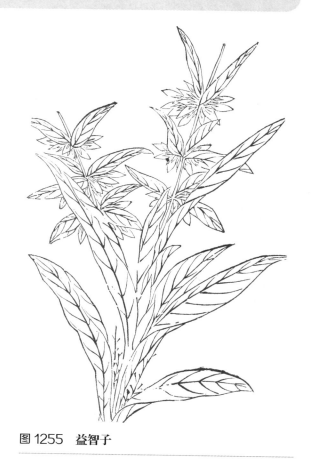

图 1255　益智子

1183. 毕澄茄

毕澄茄,《开宝本草》始著录。《图经》云广东亦有之。叶清滑,子似梧桐子。《海药》以为即胡椒之嫩者。《广西志》有山胡椒,或谓即毕澄茄也。

[新释]

《长编》卷二十二收"荜澄茄"文献。《图考》所图(图 1256)抄自《图经》,有想象成分,实难考证具体物种。

据《中志》31:271:"一般生药学上所

记载的'毕澄茄'是属胡椒科的植物，学名为 *Piper cubeba* L."；另《中志》31：271 记录樟科木姜子属植物山鸡椒 *Litsea cubeba* (Lour.) Pers.，产于广东、广西、福建、台湾、浙江、江苏、安徽、湖南、湖北、江西、贵州、四川、云南、西藏，生于向阳的山地、灌丛、疏林或林中路旁、水边，海拔 500～3 200 米。东南亚各国也有分布。果实入药，上海、四川、昆明等地中药业称之为"毕澄茄"。近年来应用"毕澄茄"治疗血吸虫病，效果良好。《中志》31：282 记载樟科木姜子属植物毛叶木姜子 *Litsea mollis* Hemsl. 有俗名也作"荜澄茄"，产于广东、广西、湖南、湖北、四川、贵州、云南、西藏东部，生于山坡灌丛中或阔叶林中，海拔 600～2 800 米。果可提芳香油；种子含脂肪油，为制皂的上等原料；根和果实入药，果实在湖北民间代山鸡椒 *Litsea cubeba* (Lour.) Pers. 作"毕澄茄"使用。

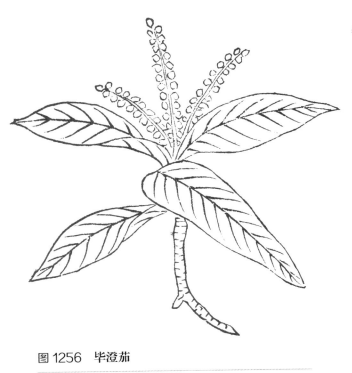

图 1256 毕澄茄

吴批：吴其濬未识实物，图或据《广西志》山胡椒 *Litsea cubeba* 想象为之。

1184. 甘松香

甘松香，《开宝本草》始著录。《图经》：叶细如茅草，根极繁密，生黔、蜀、辽州。李时珍以寿禅师作五香饮，其甘松饮即此。滇南同三奈等为食料用，昆明山中亦产之。高仅五六寸，仅初生茆而劲，根大如拇指，长寸余，鲜时无香，干乃有臭。

[新释]

《长编》卷十二收甘松香文献。吴批《开宝本草》甘松香 *Nardostachys jatamansi*，即《中志》73（1）：25 描述的败酱科甘松属植物匙叶甘松 *Nardostachys jatamansi* (D. Don) DC.。本种为著名的香料植物，制品即"甘松香"，我国产于四川、云南、西藏，生于高山灌丛、草地，海拔 2 600～5 000 米。印度、尼泊尔、不丹也有分布。

但《图考》甘松香图为新绘图（图 1257），所绘为吴其濬记录的云南新类群。所图为草本；头状花序单生于莲座状叶丛中，似未完全开展。文字即滇南干松香文字，描述的是菊科风毛菊属植物革叶风毛菊 *Saussurea poochlamys* Hand.-Mazz.。该种分布于四川（康定、木里）、云南（丽江）。生于山坡灌丛，海拔 3 200～4 300 米。模式标本采自云南丽江。

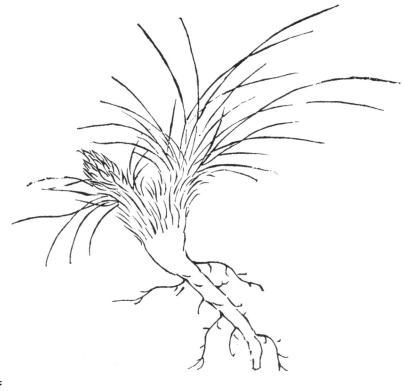

图 1257　甘松香

1185. 茅香花

茅香花，《嘉祐本草》始著录。宋《图经》：苗似大麦，五月开白花，亦有黄花，生剑南。《海药本草》云生广南山谷。

[新释]

《长编》卷十二收茅香花文献。《图考》茅香花图（图 1258）为仿绘旧本草图。

本条有抄自《图经》三图，《图经》淄州茅香图，虽无花果，吴批淄州茅香或是 *Hierochloe odorata*。该种马王堆汉墓出土遗存中有之，中国科学院植物研究所刘亮鉴定，原植物为禾本科茅香属植物茅香 *Hierochloe odorata* (L.) Beauv. ［今修订作 *Anthoxanthum nitens* (Weber) Y. Schouten et Veldkamp ］。

岢岚军茅香，吴批：图上有花，或是黄花 *Anthoxanthum*。细观叶形仍似禾本科植物，花序非黄花茅的似穗状，更似圆锥花序？所绘疑似山西岢岚军产的禾本科茅香属植物茅香 *Hierochloe odorata* (L.) Beauv.。

丹州茅香，所绘疑似菊科鼠曲草属植物，鼠曲草 *Gnaphalium affine* D. Don 及其近缘种。存以备考。

《海药本草》茅香花，生广南山谷，应是《中志》10（2）：197 描述的禾本科香茅属植物柠檬草 *Cymbopogon citratus* (DC.) Stapf。即

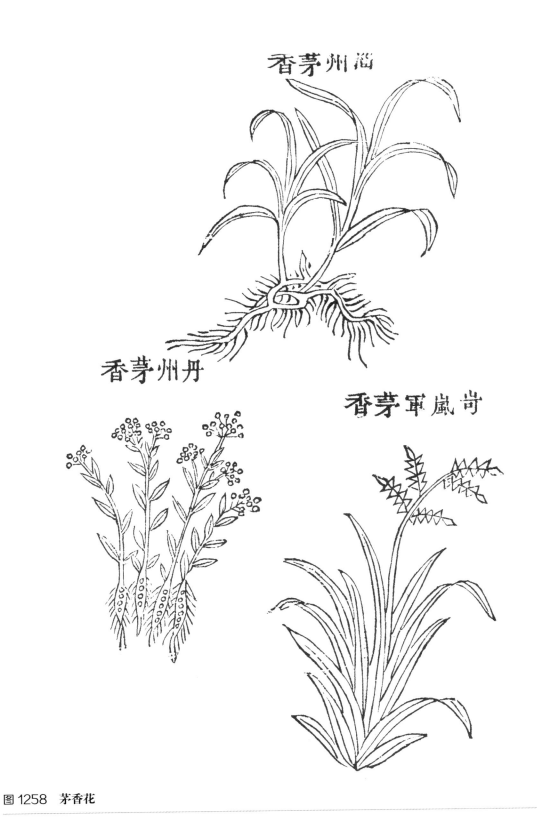

香茅州滘

香茅州丹

香茅军岚岢

图 1258　茅香花

《开宝本草》记载之"香茅"。今广东、海南、台湾有栽培，广泛种植于热带地区，西印度群岛与非洲东部也有栽培。茎叶提取柠檬香精油，供制香水、肥皂，并可食用，嫩茎叶为制咖喱调香料的原料；药用有通络祛风之效。

1186. 缩砂蔤

缩砂蔤，《嘉祐本草》始著录。《图经》：苗茎似高良姜。今阳江产者，形状殊异，俗呼草砂仁。

[新释]

《长编》卷十二收缩砂蔤文献。《图考》缩砂蔤图似新绘（图 1259），显然不是姜科植物。所图可能据"今阳江产者，形状殊异，俗呼草砂仁"。所据植物待考。

《嘉祐本草》缩砂蔤，根据《图经》本草的性状描述，所指应是姜科豆蔻属植物砂仁

Amomum villosum Lour.。我国产于福建、广东、广西和云南，栽培或野生于山地阴湿之处。果实供药用，以广东阳春的品质最佳，主治脾胃气滞，宿食不消，腹痛痞胀，噎膈呕吐，寒泻冷痢。

附记：《中志》16（2）：125 释《开宝本草》缩砂密为 *Amomum villosum* Lour. var. *xanthioides* (Wall. ex Bak.) T. L. Wu & Senjen。

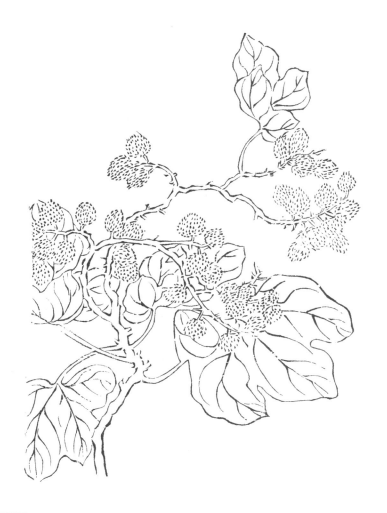

图 1259 缩砂蔤

1187. 福州香麻

宋《图经》：香麻生福州，四季常有苗叶而无花，不拘时月采之。彼土人以煎作浴汤，去风甚佳。

［新释］

本条绘图叶形似禾本科植物（图1260）。疑似《中志》10（2）：197描述的禾本科香茅属植物柠檬草 *Cymbopogon citratus* (DC.) Stap，也即宋《开宝本草》之香茅。该种本卷"茅香花"已记录，不赘述。吴其濬显然不识此草。

吴批：图引自《图经》，是禾本科的香茅，但无花。茅、麻一声之转。

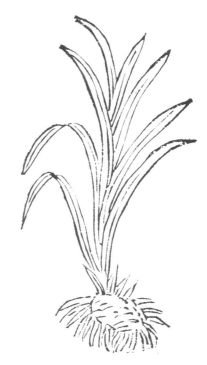

图 1260　福州香麻

1188. 排草

排草，生湖南永昌府。独茎，长叶长根，叶参差生，淡绿，与茎同色，偏反下垂，微似凤仙花叶，光泽无锯齿。夏时开细柄黄花，五瓣尖长，有淡黄蕊一簇，花罢结细角，长二寸许。枯时束以为把售之。妇女浸油刷发，根茎香味与元宝草相类。考《本草拾遗》：白茅香，生岭南，如茅根，道家用以作浴汤。李时珍以为今排香之类。此草干时，花叶脱尽，宛如茅根，殆即此欤？诸家皆未究其花实，故无确训。《广西志》：排草，屡载所出，亦无形状。《南越笔记》以为茎穿叶心，则似元宝草也。

［新释］

《长编》卷十二收排草香文献。吴其濬在"排草"条下记载多种植物。《图考》图（图1261）为吴其濬新描述的物种。《纲要》认为原图及描述花期者为灵香草 *Lysimachia foemun-graceum* Hance；《中志》59（1）：22 释为假排草 *Lysimachia sikokiana* Miq.。而《云志》15：338-339 将《图考》排草既释为 *Lysimachia sikokiana* Miq.，又释为 *Lysimachia foeman-graceum* Hance。

假排草 *Lysimachia sikokiana* Miq. 与灵香草 *Lysimachia foeman-graceum* Hance 同隶一个组（Section），虽《中志》将它们分别归于两个系 series，但这两个系的区别甚微。不可能由《图考》之原文、图中显示出来。一般来说 *Lysimachia foemun-graceum* Hance 花大一些，花萼裂片比花冠裂片稍短（前者为后者的 2/3～3/4）；假排草 *L. sikokiane* Miq. 花小一些，花萼裂片仅为花冠裂片的 1/3。由此看来，据图似应订为报春花科报春花属植物假排草 *Lysimachia sikokiana* Miq. (*FOC* 作 *Lysimachia ardisioides* Masamune)，而据其分布，宜订为其亚种阔叶假排草 subsp. *petelotii* (Merr.) C. M. Hu［*FOC* 作 *Lysimachia petelotii* Merrill］。

《本草拾遗》白茅香，应是《中志》10（2）：197 描述的禾本科香茅属植物香茅 *Cymbopogon citratus* (D. C.) Stapf 的较早记录。《南越笔记》排

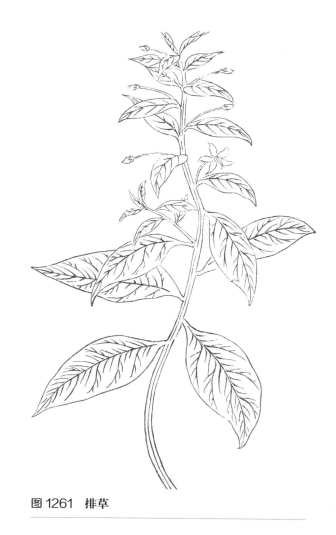

图 1261　排草

草：《南越笔记》以为茎穿叶心，则似元宝草也。"此为元宝草，为金丝桃科金丝桃属植物元宝草 *Hypericum sampsonii* Hance，详见下条"元宝草"。

松村和吴批：*Lysimachia foemum-graecum* Hance.。

1189. 元宝草

元宝草，江西、湖南山原、园圃皆有之。独茎细绿，长叶上翘，茎穿叶心，分杈复生小叶，春开小黄花五瓣，花罢结实。根香清馥。土医以叶异状，故有相思、灯台、双合合诸名。或云患乳痈，取悬置胸间，左乳悬右，右乳悬左，即愈。《简易草药》有茅草香子，治痧症极效。按其形状，亦即此。

[新释]

吴其濬新描述江西、湖南物种。据《图考》图（图1262）、文，本种为草本；叶对生，无柄，叶基部完全合生为一体，茎贯穿其中心，全缘；花序顶生，伞房状，总花梗长，花小，黄色，五基数。上述性状，与《中志》50（2）：60描述的金丝桃科金丝桃属植物元宝草 *Hypericum sampsonii* Hance 颇合。该种产于陕西至江南各省，生于路旁、山坡、草地、灌丛、沟边各生境。海拔 0～1 200 米。

《简易草药》茅草香，吴其濬并入元宝草，恐误。应是《中志》10（2）：208描述的禾本科香茅属植物芸香草 *Cymbopogon distans* (Nees) Wats.，云南以为诸葛行军草。

《中志》《纲要》《云志》和吴批：*Hypericum sampsonii* Hance。

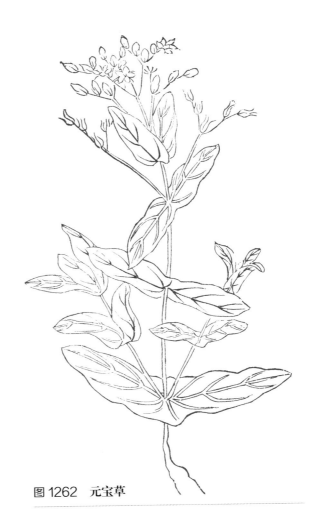

图 1262　元宝草

1190. 三柰

三柰，《本草纲目》始著录入芳草。按《救荒本草》：草三柰，叶似蘘草而狭长，开小淡红花，根香，味甘微辛，可煮食，叶亦可煤食。核其形状，与今广中所产无小异。盖香草多以岭南为地道，其实各处亦间有之，采求不及耳。

[新释]

《长编》卷十二山柰收三柰、山柰文献。《图考》三柰图似为新绘（图1263）。所图为一草本；根茎块状，数枚连接；叶多枚，长剑形；花葶细长，高过叶，鞘两枚？总花梗细长，苞片2枚，长披针形，其单花顶生，花被片

5，雄蕊多数，似有长花柱伸出花被片。该图根叶属实，花部特征可能臆想而成。如根据上述绘图，很难据分类性状判断为山柰 *Kaempferia galanga*，疑吴其濬并未同时见花叶。

《救荒本草》原图无花，也无膨大的根。只根据未开花的植物，似单子叶植物。暂时处理为鸢尾科射干属植物射干 *Belamcanda chinensis*

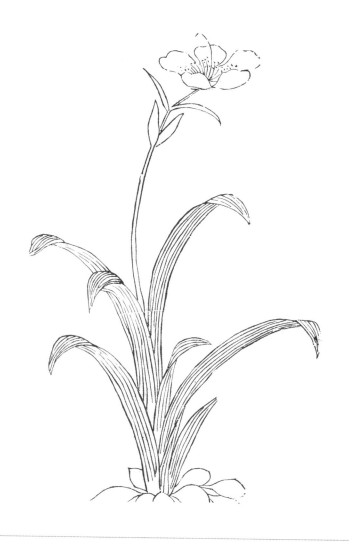

图 1263　三奈

(L.) Redouté。《中志》16（2）：41 释《本草纲目》"山柰"为姜科山柰属植物山柰 *Kaempferia galanga* L.。

吴批：所图似据《救荒本草》草三奈；实物据云南东南的山柰 *Kaempferia galanga*，四川榨取其香味。

1191. 辟汗草

　　辟汗草，处处有之。丛生，高尺余，一枝三叶，如小豆叶，夏开小黄花如水桂花，人多摘置发中辟汗气。

　　按《梦溪笔谈》：芸香，叶类豌豆，秋间叶上微白如粉污。《说文》：芸似苜蓿。或谓即此草。形状极肖，可备一说。

[新释]

吴其濬新描述的物种。从《图考》原文、图（图1264）可知本种为草本，高约40厘米，具分枝；叶具三小叶，有柄，顶生小叶和侧生小叶相似，椭圆形至狭椭圆形，先端尖，基部钝，近无柄；花小，黄色，蝶形，成顶生于小枝的总状花序，小枝上的叶甚小。据以上特征及原文描述"人多摘置发中辟汗气"等功用，和《中志》42（2）：300描述的豆科草木犀属植物草木犀 *Melilotus officinalis* (L.) Pall. 及《云志》10：77 草木犀 *Melilotus suaveolens* Ledeb. 在概貌上基本吻合。该种我国产于东北、华南、西南各地。其余各省常见栽培，生于山坡、河岸、路旁、砂质草地及林缘。欧洲地中海东岸、中东、中亚、东亚均有分布，是常见的牧草。我国古时用以夹于书中辟蠹，称芸香。

吴批：图说都是 *Melilotus suaveolens*。《纲要》：*Melilotus suaveolens* Ledeb.，该名《中志》42（2）：300 作为草木犀 *Melilotus officinalis* (L.) Pall. 异名。

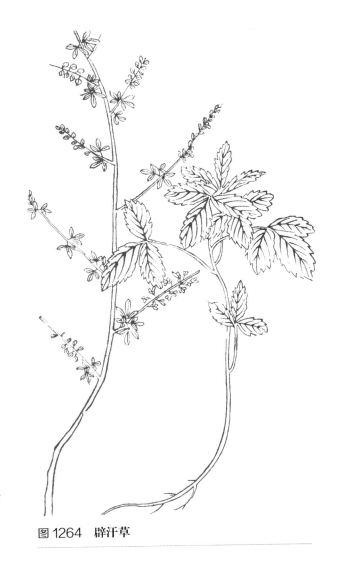

图 1264　辟汗草

1192. 小叶薄荷

小叶薄荷，生建昌。细茎小叶，叶如枸杞叶而圆，数叶攒生一处，梢开小黄花如粟。俚医用以散寒发表，胜于薄荷。

[新释]

吴其濬新描述的江西物种。据《图考》文、图（图1265）可知本种为具根状茎的小草本，无基生叶，茎生叶椭圆形，小，近无柄，似4～5枚簇生，全缘，先端尖，基部楔形，花小，黄色（应为紫红色至白色，《纲要》1：452，认为黄色系干品所致）似成圆柱状，生茎和小枝顶端。据上性状特征，与上述各志及《图鉴》3：680，图5314所描述的唇形科牛至属植物牛至 *Origanum vulgare* L. 在概貌上基本吻合。本属在我国仅一种，系欧、亚、北非的

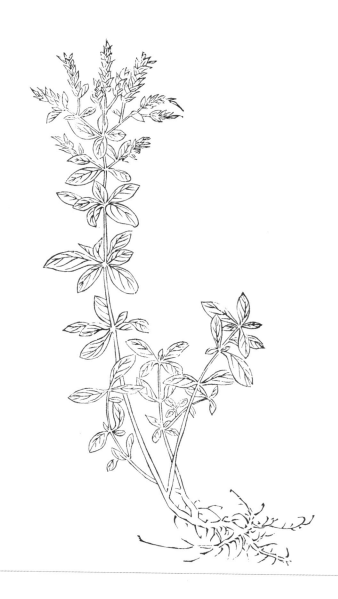

图 1265　小叶薄荷

广布种，变异甚大。

　　松村、《中志》66：247，《云志》1：702，《纲要》1：452：*Origanum vulgare* L.；吴批：图说均是 *Origanum vulgare*。附记：《滇南本草》整理本 2：368，"香薷"也考证为本种。

1193. 兰香草

　　兰香草，湖南、南赣皆有之。丛生，高四五尺，细茎对叶，叶长寸余，本宽末尖，深齿浓纹，梢叶小圆，逐节开花如丹参、紫菀而作小筒子，尖瓣外出，中吐细须，淡紫娇媚，秋深始开，茎叶俱有香气。南安呼为婆绒花，以其瓣尖柔细如翦绒，故云。或云以炒肉可治嗽。衡山俚医亦用之。

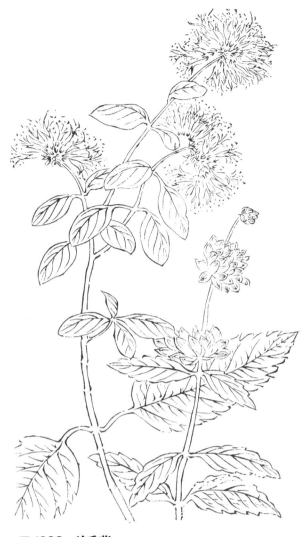

图 1266　兰香草

〔**新释**〕

吴其濬新描述的湖南、江西物种。据《图考》文、图（图 1266），本种为灌木，高约 2米；茎上不有分枝；茎叶均有香气；叶对生，下部的叶卵状长圆形，先端尖，基部钝，边具疏锯齿，具羽状脉，侧脉 5～6 对，横脉显著，具短柄，上部和分枝的叶小而无齿；头状聚伞花序生主茎前端各节或分枝顶端，花紫色，花冠形似小筒，先端分裂，其中一裂片细裂（"以其瓣尖柔细如翦绒"），花丝伸出花冠筒外（"中吐细须"）。据上述性状特征，与《中志》65（1）：198、《图鉴》3：605，图 5164 所描述的马鞭草科莸属植物兰香草 *Caryopteris incana* (Thunb.) Miq. 在概貌上基本吻合。该种我国产于江苏、安徽、浙江、江西、湖南、湖北、福建、广东、广西，多生于较干旱的山坡、路旁或林边。日本、朝鲜也有分布。全草药用，可疏风解表、祛痰止咳、散瘀止痛。又可外用治毒蛇咬伤、疮肿、湿疹等症。根入药，治崩漏、白带、月经不调。

松村：*Caryopteris mastachanthus* Schauer.；《纲要》1：405 和吴批：*Caryopteris incana* (Thunb.) Miq.。

1194. 芸

《尔雅》：权，黄华。《注》：今谓牛芸草为黄华。华黄叶似苜蓿。《疏》：权，一名黄华。郭云：今谓牛芸草为黄华，华黄叶似苜蓿。《说文》亦云：芸草也，似苜蓿。《淮南子》说，芸草可以死复生。《月令》注云：芸，香草也。《杂礼图》曰：芸，蒿也，叶似邪蒿，香美可食。然则牛芸者，亦芸类也。郭以时验而言之，故云今谓牛芸草为黄华也。

《尔雅翼》：仲冬之月，芸始生。芸，香草也。谓之芸蒿似邪蒿，而香可食；其茎干婀娜可爱，世人种之中庭。故成公绥[1]赋云：茎类秋竹，叶象春栲是也。沈括曰：芸类豌豆，作小丛生，其叶极芳香，秋后叶间微白如粉污，南人采置席下，能去蚤虱，今谓之七里香。《老子》曰：夫物芸芸，各归其根。芸当一阳初起，复卦之时，于是而生。又《淮南》说，芸可以死而复生。此则归根复命，取之于芸，虽卷施拔心不死，盖不足贵也。《洛阳宫殿簿》[2]曰：显阳、徽音、含章殿前，各芸香一二株而已。而《晋宫阁名》曰太极殿前芸香四畦，式干殿前芸香八畦。乃知《离骚》所谓兰九畹，蕙百亩，畦留夷与揭车，盖有之也。采茹为生菜甚香。古者秘阁载书，置芸以辟蠹，故号芸阁。《夏小正》曰：正月采芸，二月荣芸。

宋梅尧臣《书局一本诗》：有芸如苜蓿，生在蓬蘽中。草盛芸不长，馥烈随微风。我来偶见之，乃薙彼翳蒙。上当百雉城，南接文昌宫。借问此何地，删修多钜公。天喜书将成，不欲有蠹虫。是产兹弱本，蒨尔发荒丛。黄花三四穗，结实植无穷。岂料凤阁人，偏怜葵蕊红。

《洛阳宫殿簿》：显阳殿前芸香一株，徽音殿前芸香二株，含章殿前芸香二株。

《晋宫阙名》：太极殿前芸香四畦，式干殿前芸香八畦，徽音殿前芸香杂花十二畦，明光殿前芸香杂花八畦，显阳殿前芸香二畦。

《墨庄漫录》[3]：文潞公为相日，赴秘书省曝书宴，令堂吏视阁下芸草，乃公往守蜀日以此草寄植馆中也。因问蠹出何书，一座默然。苏子容对以鱼豢《典略》[4]，公喜甚，即借以归。

《王氏谈录》[5]：芸，香草也。旧说谓可食，今人皆不识。文丞相自秦亭得其种分遗，公岁种之。公家庭砌下，有草如苜蓿，摘之尤香。公曰：此乃牛芸。《尔雅》所谓权，黄华者。校之香烈于芸，食与否，皆未试也。

《梦溪笔谈》：古人藏书辟蠹用芸。芸，香草也，今人谓之七里香者是也。叶类豌豆，作小丛生，其叶极芳香，秋后叶间微白如粉污，辟蠹殊验。南人采置席下，能去蚤虱。予判昭文馆时，曾得数株于潞公家，移植秘阁后，今不复有存者。香草之类，大率多异名。所谓兰荪，荪，即今菖蒲是也；蕙，今零陵香是也；茝，今白芷是也。

《闻见后录》[6]：芸草，古人用以藏书，曰芸香是也。置书帙中即无蠹，置席下即去蚤虱，叶类豌豆，作小丛，遇秋则叶上微白如粉污，南人谓之七里香。大率香草，花过即无香，纵叶有香，亦须采掇嗅之方觉。此草远在数十步外已闻香，自春至冬不歇，绝可玩也。

《说文解字注》：芸，草也，似目宿。《夏小正》：正月采芸，为庙采也。二月荣芸。《月令》：仲冬芸始生。《注》：芸，香草。高注《淮南》《吕览》皆曰芸，芸蒿，菜名也。《吕览》曰：菜之美者，阳华之芸。《注》：芸，芳菜也。贾思勰引《仓颉解诂》[7]曰：芸蒿似斜蒿，可食。沈括曰：今谓之七里香者是也，叶类豌豆，其叶极芬香，古人用以藏书辟蠹，采置席下能去蚤虱。从草，云声，王分切，十三部。淮南王说，芸草可以死复生。淮南王，刘安也；可以死复生，谓可以使死者复生，盖出《万毕术》[8]《鸿宝》[9]等书，今失其传矣。

[新释]

此条是《图考》未完稿的痕迹之一，吴其濬不识"芸"，没有文字描述，也没有新绘图。更未得及将《尔雅翼》等"芸"的文献移送到《长编》中。

文中提及"叶类豌豆，作小丛生……秋后叶间微白如粉污"者，"有芸如苜蓿者"应该是《中志》42（2）：300描述的豆科草木犀属植物草木犀 Melilotus officinalis (L.) Pall.，宋梅尧臣《书局一本诗》："有芸如苜蓿……黄花三四穗，结实植无穷。"所述也为应为该种。《图考》绘图（图1267），吴批图说都是 Melilotus suaveolens，今为 Melilotus officinalis (L.) Pall. 的异名。不甚似。所绘花序顶生，似伞房聚伞花序。具花 5～6，雄蕊明显。更似拟芸香属北芸香 Haplophyllum dauricum (L.) G. Don。该种产于黑龙江、内蒙古、河北、新疆、宁夏、甘肃等省区，西南至陕西西北部，生于低海拔山坡草地或岩石旁。

关于文中提及的芸蒿，最早见于西晋张华的《博物志》，陶弘景引《博物志》之言曰："芸蒿，叶似邪蒿。"《名医别录》谓柴胡"叶名芸蒿"，宋《图经》论柴胡曰"叶似竹叶稍紧，亦有似斜蒿"。《本草纲目》《图考》谓邪蒿"叶纹皆邪，故名"，解释牵强。"邪蒿"和"芸蒿"名实，待考。

[注]

[1] 成公绥（231—274）：三国时魏人，字子安，东郡白马人。博涉经传，有俊才，辞赋甚丽。张华重之，荐之太常，征为博士，历迁中书郎。

[2]《洛阳宫殿簿》：《隋书经籍志》和新旧《唐书》皆有《洛阳宫殿簿》一卷。佚名。

[3]《墨庄漫录》：宋代张邦基著笔记类作品，内容多记杂事，兼及考证，尤留意诗文词的评论及记载。

[4]《典略》：三国时期魏国郎中鱼豢所著的一部中国古代野史著作。内容上起周秦，下至三国，纪事颇广，体裁驳杂，系作者抄录诸史典

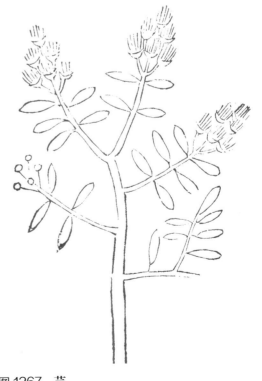

图 1267　芸

故而成，该书业已失传。清代名士纳兰容若辑有佚文。

5 《王氏谈录》：北宋王洙（997—1057）著笔记类作品。一说其子钦臣著。

6 《闻见后录》：即《邵氏闻见后录》，又称《闻见后录》。宋代邵博著小说类作品。

7 《仓颉解诂》：晋代郭璞著字书。

8 《万毕术》：即《淮南万毕术》的简称。

9 《鸿宝》：淮南王刘安组织人作《内书》22篇，《鸿宝》为其一，主要论道教修仙炼丹。

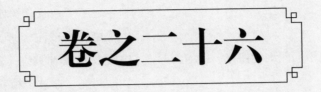

固始吴其濬　著　蒙自陆应谷　校刊

群芳[1]

1195. 紫薇

《曲洧旧闻》：红薇花，或曰便是不耐痒树也。其花夏开，秋犹不落，世呼百日红。

[**新释**]

《图考》文引《曲洧旧闻》红薇花，图为新绘（图 1268）。

本书记述紫薇属 *Lagerstroemia* 植物，大致有卷之二十六紫薇、卷之三十八拘那花（产于江西湖南山岗者及其附图。非《桂海虞衡志》者）、卷之三十八宝碗花（只有枝条图而无花）和卷之三十六象牙树四种。该属植物的花萼合生呈半球形或陀螺形，花瓣基部有细长的瓜，边缘波状或有皱纹，花聚成圆锥花序。据此，特征凸显，在被子植物中较容易识别。本属约55 种，分布于东亚、东南亚、南亚的热带和亚热带地区，大洋洲也有，我国有 16 种，常栽培作观赏植物。

紫薇，从松村、《中志》52（2）：94、《云

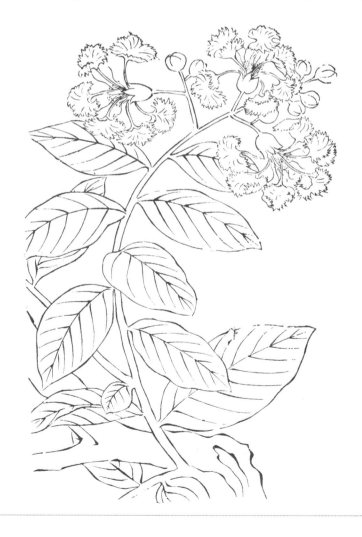

图 1268　紫薇

志》3：307，《纲要》3：187、《图鉴》2：972，图 3674 和吴批均释为千屈菜科紫薇属植物紫薇 *Lagerstroemia indica* L.。其花大，直径（2.5）3～4 厘米，花瓣 6 枚，《图考》的文、图与上述各书所描述紫薇基本吻合。该种我国广东、广西、湖南、福建、江西、浙江、江苏、湖北、河南、河北、山东、安徽、陕西、四川、云南、贵州及吉林均有生长或栽培，半阴生，喜生于肥沃湿润的土壤，也耐旱，不论钙质土或酸性土都生长良好。原产于亚洲，现广植于热带地区。

1196. 南天竹

《梦溪笔谈》：南烛，《草木记传》《本草》所说多端，今少有识者。为其作青精饭，色黑，乃误用乌臼为之，全非也。此木类也，又似草类，故谓之南[1]草木，今人谓之南天竹[2]者是也。南人多植于庭槛之间，茎如朔藋，有节，高三四尺，庐山有盈丈者。叶微似楝而小，至秋则实赤如丹，南方至多。按所述乃天竹，非南烛。

李衎《竹谱》：蓝田竹，在处有之，人家喜栽花圃中。木身上生小枝，叶叶相对，而颇类竹。春花穗生，色白微红，结子如豌豆，正碧色，至冬色渐变如红豆颗，圆正可爱，腊后始凋。世传以为子碧如玉，取蓝田种玉之义，故名。或云此本是南天竺国来，自为南天竺，人讹为蓝天竺。人取此木置鸟笼中作架，最宜禽鸟。

《瓮牖闲评》[3]：或云人家种南天竹，则妇人多妒，余闻之旧矣，未知其果然否？向在江阴时，有一曹检法者，其妻悍甚，盖非止妒也。曹曾建一新第，求所谓南天竺者，将植于堂之东偏。余是时偶到彼，姑以所闻告之。曹悚然应曰：其果然耶！余家今无是，尚不能安帖，况复植此感动之物乎？余曰：事未可知，聊为耳目之玩，亦自不恶也。曹曰：耳目未必得玩，而先溃我心腹矣，则不如其已。遽命撤去，坐客无不笑之。南天竹以其有节似竹，故亦谓之竹，而沈存中《笔谈》乃用此烛字，不知何谓。

梁程詧《天竹赋序》[4]曰：中大同二年秋，河东柳恽[5]为秘书监，詧以散骑为之贰。雠校之暇，情甚相狎。监署西庑，有异草数本，绿茎疏节，叶膏如剪，朱实离离，炳如渥丹。恽为詧言，《西真书》号此为东天竺，其说曰：轩辕帝铸鼎南湖，百神受职，东海少君以是为献，且白帝云女娲用以炼石补天，试以拂水，水为中断；试以御风，风为之息，金石水火，洞达无阂。帝异焉，合植于蓬壶之圃。此其遗状也，然不如向时之验矣。詧怪斯言诞而不经，因窃叹曰：物故有弱而刚、微而彰，当其时也，雷轰而骑翔；非其时也，穴蟠而泥藏，岂特斯草也！感而作赋。

[新释]

《图考》图为新绘（图1269），据图、文，本种为灌木；叶互生，2~3回羽状复叶，小叶椭圆状披针形，又或菱形，先端渐尖，全缘；圆锥花序顶生，花小，白色；果实圆形，豌豆大，绿色，至秋色红，果实顶端宿存花柱（绘图示黑点）。综合上述性状特征，与《中志》29：52描述的小檗科南天竹属植物南天竹 Nandina domestica Thunb. 颇为吻合。该属为单种属，分布于我国、日本。我国产于福建、浙江、山东、江苏、江西、安徽、湖南、湖北、广西、广东、四川、云南、贵州、陕西和河南，生于山地林下沟旁、路边或灌丛中，海拔1 200米以下。李衎《竹谱》的蓝田竹，应为本种。

南烛，与南天竹非同一种，乃至不同科。

该种即为本书卷之三十五南烛，乃《中志》57（1）：107杜鹃花科越橘属植物南烛 Vaccinium bracteatum Thunb.。南方侗台语民族作五色米饭时，用其染黑色。

松村、《纲要》和吴批：Nandina domestica Thunb.。

[注]

1 南：商务1957本后有"烛"字。

2 竹：商务1957本作"烛"。

3 《瓮牖闲评》：宋袁文（1119—1190）撰，8卷，久佚。清代修《四库全书》时从《永乐大典》中辑出。其书专以考订为主，大致一卷论经，二卷论史，三卷论天文、地理、人事等类，四卷专论小学，五卷论诗词、书画，六卷论衣食、器用，七卷论释道、方技、物产等类，而

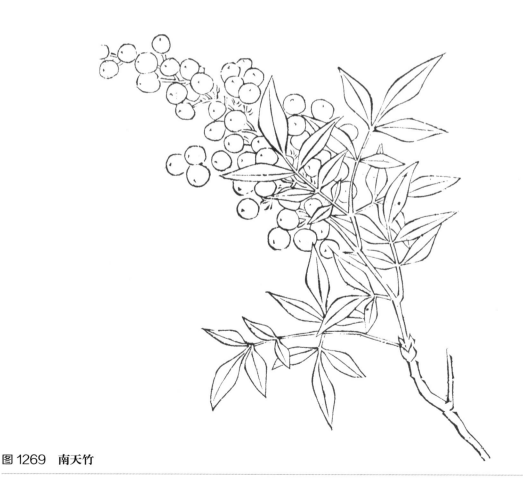

图1269　南天竹

以杂论因果怪异及自记之语终焉。其中所引资料多他书所无。作者袁文，字质甫，鄞州（今浙江鄞州区）人，有其子袁燮为作《行状》《墓表》传世。

4 程詧《天竹赋序》：实乃程詧所著《东天竺赋》。詧，南朝梁休宁人。程茂子。以秀才荐，选为司徒长史，累迁散骑侍郎。梁武帝大同中任秘书少监。与柳浑齐名。尝作《东天竺赋》以自况。

5 柳恽（465—517）：柳恽，字文畅，南朝梁诗人，通音律。南齐司空柳世隆之子。历任散骑常侍、左民尚书，持节、都督、仁武将军、平越中郎将、广州（今广东广州）刺史。又"征为秘书监、领左军将军"。曾两次出任吴兴（今属浙江湖州）太守，卒后赠侍中，中护军。

1197. 万寿子

万寿子，湖北园圃中种之。叶聚枝梢，子垂叶下，宛似天竹子，为冬月盆玩。

[新释]

吴其濬新描述的湖北物种。据《图考》文、图（图 1270）可知本种为半灌木，既可栽于园圃，也可盆栽；叶互生，有短柄，椭圆形至长圆状披针形，先端尖，基部楔形，全缘，具羽状脉，侧脉 3～4 对，聚于枝端（叶聚枝梢）；果小球形，熟时血色，果序圆锥状，垂于叶下。上述性状，较接近紫金牛科紫金牛属边有圆齿至波状的硃砂根 *Ardisia crenata* Sims。但绘图之叶全缘，存疑。

附记：可能不能完全严格按照现代植物分类学的综合性状，考证古代刻版的植物物种。关键性状的选取更为重要。

吴批：*Ardisia crenata*？待查。

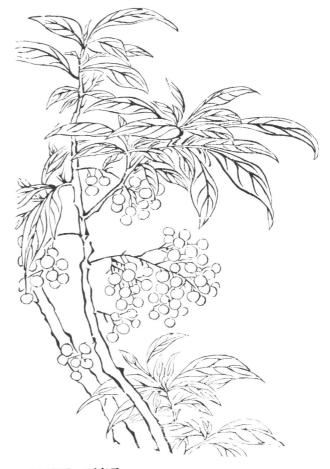

图 1270　万寿子

1198. 春桂

春桂，即山矾。本名㮋花，黄山谷以其叶可染，不假矾而成色，故更名山矾。或以为场花，殊误，宋人已辨之。

[新释]

《长编》卷二十二收"山矾"文献。《图考》图为新绘（图1271）。据文、图可知本种为木本；叶互生，卵状椭圆形，先端渐尖，基部钝，具短柄，边全缘，具羽状脉，侧脉3对；总状花序腋生，但顶生者可由数个总状花序组成圆锥花序（枝条的叶已见脱落），花具5花瓣。据上述特征，原本不足以考证为种。但若从《纲要》、吴批二种中选择，与其订为山矾科山矾属植物珠仔树 *Symplocos racemosa* Roxb.，其叶片先端圆或急尖［参见《中志》60（2）：43和《图鉴》3：313，图4580］，毋宁订为山矾科山矾属植物山矾 *Symplocos sumuntia* Bunch.-Ham. ex D. Don 其叶先端渐尖。该种我国产于江苏、浙江、福建、台湾、

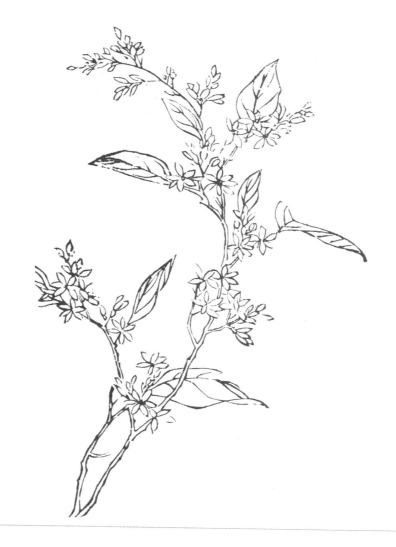

图1271 春桂

广东、海南、广西、江西、湖南、湖北、四川、贵州、云南，生于海拔 200～1 500 米的山林。场花，即玉蕊，出《韵语阳秋》卷十六，所指即本种。

吴批：*Symplocos racemosa*？（待查）。《纲要》：*Symplocos caudate* Wall.。现该名被《中志》60（2）：22 处理为山矾 *Symplocos sumuntia* Buch.-Ham. ex D. Don 的异名。

附记：《本草纲目》36 卷，山矾释名，芸香音云。椗花音定。柘花柘音郑。场花音畅。春桂俗七里香。看来，《纲要》的山矾，只限《纲要》中摘录的几句，其他恐非是。

1199. 兰花

兰花，即陶隐居所谓燕草，李时珍以为土续断，《遁斋闲览》[1]以为幽兰，其种亦多。山中春时，一茎一花，一茎数花者，所在皆有。闽产以素心为贵。俗以蜜渍其花入茶。其根有毒，食之闷绝。兹图不悉列。

雩娄农曰：《离骚草木疏》[2]谓兰可浴，不可食，闻蜀士云，屡见人醉渴，饮瓶中兰华水吐利而卒者。又峡中储毒以药人，兰华为第一。乃知甚美必有甚恶。兰为国香，人服媚之，又当爱而知其恶也。呜呼！兰为上药，岂毒草哉！不识真兰，徒为谤书，皆缘以叶似麦门冬者为兰，而终不自知其误，谁实倡此雟言耶？洪庆善云：兰草生水傍；泽兰水生泽中；山兰生山侧，似刘寄奴而叶无桠，不对生，花心微黄赤。格物洵微矣。在山则山，在泽则泽，易地皆然，岂殊臭味？无稽之说，舍旃，舍旃！

[新释]

本条文字中杂合了菊科泽兰属 *Eupatorium* 和兰科兰属 *Cymbidium* 两个类群。《图考》标题为兰花，"山中春时，一茎一花，一茎数花者，所在皆有。闽产以素心为贵"。所指为兰属多种植物 *Cymbidium* spp.。一茎一花，特指春兰 *Cymbidium goeringii* (Rchb. f.) Rchb. f.，该种馨香。《图考》图（图 1272）为兰科兰属 *Cymbidium* 植物之一种。兰花、兰草及兰之名称和实物混淆，可能在唐宋之际。

《离骚草木疏》谓兰可浴，不可食，所指乃指菊科泽兰属植物，如佩兰 *Eupatorium fortunei* Turcz.。也即"兰草生水傍；泽兰水生泽中，山兰生山侧，似刘寄奴而叶无桠，不对生，花心微黄赤"中之兰草。该种在我国产于山东、江苏、浙江、江西、湖北、湖南、云南、四川、贵州、广西、广东及陕西，野生或栽培，栽培者多，野生者生路边灌丛及山沟路旁。全株及花揉之有香味，似薰衣草。湖南长沙西汉初年马王堆古墓中曾发现有该种植物保存完好的瘦果及碎叶残片。全草药用，性平，味辛，利湿，健胃，清暑热。此草名称较多，北方和江苏通称佩兰，江西、湖北、湖南、贵州通称兰草，北方亦称香草，江苏有地区又称八月白、失力草，湖北有地区

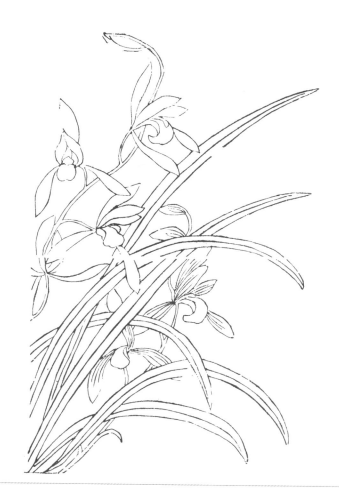

图 1272　兰花

称铁脚升麻或称杆升麻。兰草古代或许还包含林泽兰 *Eupatorium lindleyanum* DC. 等近缘类群，待进一步考证。

松村：*Cymbidium ensifolium* Sw.；《纲要》：*Cymbidium ensifolium* (L.) Sw.；吴批：*Eupatorium* 和 *Cymbidium* 的混合。*Cymbidium* spp.。

〔注〕

[1]《遁斋闲览》：宋代范正敏著小说类作品。

[2]《离骚草木疏》：南宋吴仁杰对王逸《楚辞章句》有关《离骚》所记草木、名物的内容给予的疏解。仁杰，字斗南，曾任南宋国子学录。

1200. 红兰

《邵阳县志》：红兰，生谷中。每经野烧，叶尽而花独发，俗称火烧兰。花微赭，瓣有红丝，心有红点，惟香淡而不能久。

按红兰，长沙山中皆有之。叶厚劲而阔，有光，与春兰异。开花亦小，都无香气。考《粤西偶记》[1]：全州有赤兰亭，亭左右前后，皆大松千章，独二松高大倍常。松上生赤兰如寄生，叶似建兰，花开赤色，香闻数里。闻有上树分其种者，雷震而死，其言近诞。虽不知其色香何似，然既有红兰一种，则亦非昙花可比。古木常为神据，粤俗尚鬼，似此良多。又《南越笔记》有朱兰，叶如百合，开只一朵，朵六出，别一种也。

[**新释**]

吴其濬新描述的湖南物种。《图考》图（图1273）所绘之兰，为兰科兰属植物之一种 *Cymbidium* sp.。疑似附生植物多花兰 *Cymbidium floribundum* Lindl.。

"寄生树上，花开赤色"者，疑似多花兰 *Cymbidium floribundum* Lindl.，产于浙江、江西、福建、台湾、湖北、湖南、广东、广西、四川（东部）、贵州、云南（西北部至东南部），生于林中或林缘树上，或溪谷旁透光的岩石上或岩壁上，海拔100～3 300米。

《邵阳县志》红兰，兰科兰属植物之一种 *Cymbidium* sp.。

《南越笔记》记录的朱兰，或是石蒜科朱顶红属 *Hippeastrum* 之一种。该属我国引种两种，一为原产巴西的朱顶红 *Hippeastrum rutilum* (Ker-Gawl.) Herb.，另一为原产秘鲁的花朱顶红 *Hippeastrum vittatum* (L'Her.) Herb.。

松村：*Cymbidium*；吴批：红兰（《邵阳县志》）*Cymbidium* sp.（待查）；赤兰（《粤西偶记》），寄生的 *Cymbidium*（待查）。

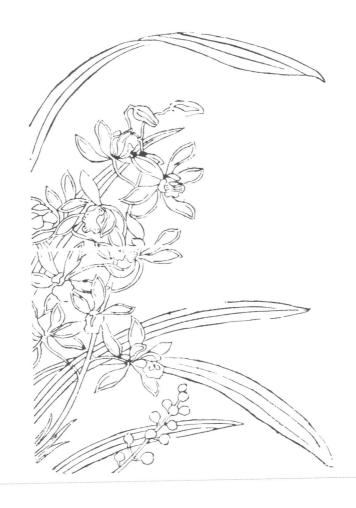

图 1273　红兰

〔注〕

1 《粤西偶记》：清代陆祚蕃著笔记资类作品。全书1卷。陆祚蕃，浙江平湖（今浙江平湖市）人。康熙十二年（1673）进士，前后任云南道御史、贵州贵东道等职。该书是其督学广西时，对所见所闻山川、气候、物产、民族风土和奇异事物等的记载。

1201. 丁香花

《山堂肆考》：江南人谓丁香为百结花。《草花谱》[1]：紫丁香，花如细小丁香而瓣柔，色紫，蓓蕾而生。

按丁香北地极多。树高丈余，叶如茉莉而色深绿，二月开小喇叭花，有紫、白两种，百十朵攒簇，白者香清，花罢结实如连翘。

〔新释〕

《图考》引《山堂肆考》和《草花谱》丁香属 Syringa 之物种，吴其濬增新的性状描述和绘图（图1274）。吴其濬按语中涉及紫、白两种丁香皆产北地。据《中志》61卷记录白色花冠的丁香在我国产一种一变种。即北京丁香 Syringa pekinensis Rupr. 和暴马丁香 Syringa retieulata (Blume) Hara var. amurensis (Rupr.) Priagle。前者北京丁香 Syringa pekinensis FOC 修订作 Syringa reticulata (Blume) H. Hara subsp. pekinensis (Rupr.) P. S. Green et M. C. Chang，花冠白色。产于内蒙古、河北、山西、河南、陕西、宁夏、甘肃、四川北部，生于山坡灌丛、疏林，密林沟边，山谷或沟边林下，海拔600～2400米。模式采自北京。花期为5—8月。后者暴马丁香 Syringa retieulata［FOC 修订作 Syringa reticulata (Blume) H. Hara subsp. amurensis (Rupr.) P. S. Green et M. C. Chang］，产于黑龙江、吉林、辽宁、内蒙古，该地之前称关东，吴其濬未出关，见到改变种的可能性不大。又有紫丁香的白丁香变种 Syringa oblata Lindl. var. alba Hort. ex Rehd.，长江流域以北普遍栽培。

文中提及紫色花又产北地者，北方常见紫丁香 Syringa oblata Lindl.、巧玲花 Syringa pubescens Turcz. 等。《草花谱》所记录南方产的紫丁香，估计为栽培的紫色花者。

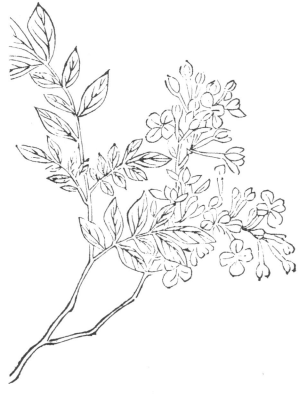

图1274 丁香花

《图考》图（图 1274）为一枝条，下部叶似奇数羽状复叶（也或羽状深裂），小叶或裂片 7～9，疑似对生，卵形或卵状椭圆形，全缘；圆锥花序，花冠管略呈漏斗状，花被片 4。据上述性状，疑似木犀科丁香属植物华丁香 Syringa protolaciniata P. S. Green & M. C. Chang。该种产于甘肃东部和南部、青海东部，生于海拔高 800～1 200 米的山坡林下，我国北方地区常栽培。模式采自甘肃。

吴批：紫花 Syringa（待查）：白花：Syringa。

〔注〕

1 《草花谱》：明代高濂（约 1527—约 1603）著作的记载园艺花草的专著。高濂，字深甫，号瑞南，钱塘（今杭州）人，明万历年间名士，喜欢戏曲、养生，好藏书。

1202. 棣棠

《花镜》：棣棠花，藤本，丛生，叶如荼蘼多尖而小，边如锯齿。三月开花金黄色，圆若小球，一叶一蕊，但繁而不香。其枝比蔷薇更弱，必延蔓屏树间，与蔷薇同架，可助一色。春分剪嫩枝，扦于肥地即活。其本妙在不生虫蝎。

按棣棠有花无实，不知其名何取。其茎中瓢白如通草，但细小不堪靮制。

〔新释〕

本条图为吴其濬新绘（图 1275），有吴其濬按语。绘图显示一草本植物细长小枝；单叶互生，具重锯齿；花重瓣。文字显示为灌木，非藤本，其花三月开，顶生，若小球，色金黄。上述性状特征，与《中志》37：3 描述的蔷薇科棣棠花重瓣变型重瓣棣棠花 Kerria japonica (L.) DC. f. pleniflora (Witte) Rehd. 颇合，该变型湖南、四川和云南有野生，我国南北各地普遍栽培，供观赏，茎髓作为通草代用品入药，有催乳利尿之效。《花镜》藤本棣棠花，非棣棠花属 Kerria，更似蔷薇属 Rosa 植物。

松村、《纲要》：Kerria japonica DC.；吴批：Kerria japonica var. plena。

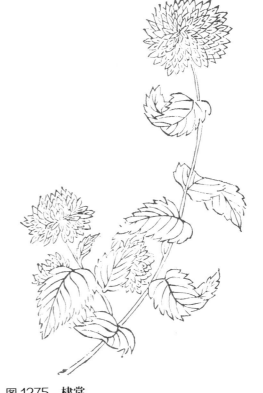

图 1275　棣棠

1203. 白棣棠

白棣棠，比黄棣棠花瓣宽肥，叶少锯齿，又别一种。

[新释]

吴其濬新描述的类群。《图考》文字"叶少锯齿"并非指全缘，但绘图（图1276）显示全缘；花单生。图中所绘植物，非蔷薇科棣棠属 *Kerria* 植物。疑似《中志》37：429 描述的蔷薇科蔷薇属植物野蔷薇变种之白玉堂 *Rosa multiflora* Thunb. var. *albo-plena* Yu et Ku。该变种花白，重瓣，北京常见栽培。

吴批：叶全缘，花小，似为 *Rosa* 一种。

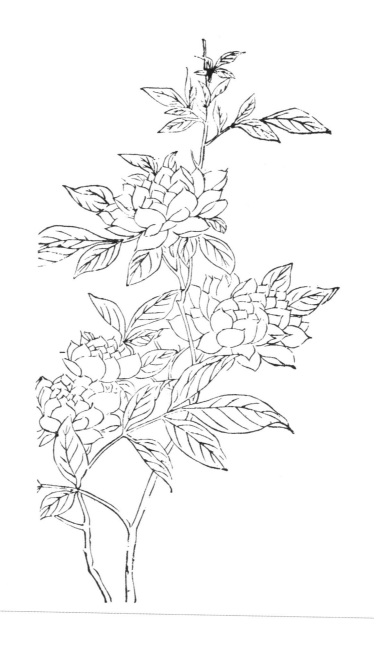

图 1276　白棣棠

1204. 绣球

《群芳谱》：绣球，木本。皴体叶青，微带黑，春开花五瓣，百花成一朵，团圞如球满树，有红、白二种。

《武林旧事》：禁中赏花非一，钟美堂花为极盛。堂前三面，皆以花石为台三层，台后分植玉绣球数百株，俨如镂玉屏。

[新释]

本条绘图为吴其濬新绘（图1277）。吴批《群芳谱》的白花者，即《图考》图，所图似忍冬科绣球属植物绣球荚蒾 *Viburnum macrocephalum* Fort. 或琼花 *Viburnum macrocephalum* Fort. f. *keteleeri* (Carr.) Rehd.。具体参见下两条八仙花条

和锦团团条。红者，待考。

松村：*Hydrangea hortensia* DC. var. *hortensia* Maxim.，误释。《纲要》《中志》35（1）：226和《云志》：*Hgdrangea macrophylla* (Thunb.) Ser.。吴批：有红白二种，红者？白花者：*Viburnum plicatum*。

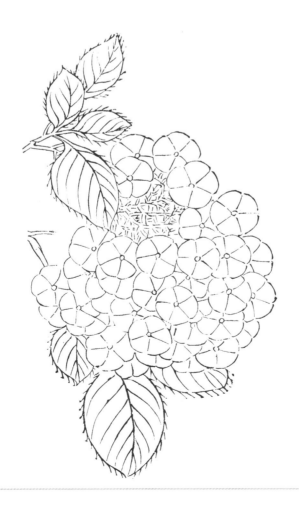

图1277 **绣球**

1205. 八仙花

《花镜》：八仙花，即绣球之类也。因其一蒂八蕊，簇成一朵，故名八仙。其花白，瓣薄而不香。蜀中紫绣球即八仙花。如欲过贴，将八仙移就粉团树畔，经年性定，离根七八寸许，如法贴缚水浇。至十月，候皮生截断，次年开花必盛。昔日琼花，至元时已朽，后人遂将八仙花补之，亦八仙之幸也。

〔**新释**〕

本条八仙花，可释为忍冬科绣球属植物绣球 *Viburnum macrocephalum* Fort. 或琼花 *Viburnum macrocephalum* Fort. f. *keteleeri* (Carr.) Rehd.，参见下条锦团团条。《图考》绘图（图 1278），即《中志》72：25 描述的琼花 *Viburnum macrocephalum* f. *keteleeri*。

松村：*Hydrangea hortensia* DC. var. *hortensia* Maxim.。《中志》35（1）：226 释《花镜》绣球，《图考》八仙花、紫绣球：*Hydrangea macrophylla* (Thunb.) Seringe。《中志》72：24 又订《秘传花镜》绣球，地方俗名八仙花、紫阳花（南京）为 *Viburnum macrocephalum* Fort.。

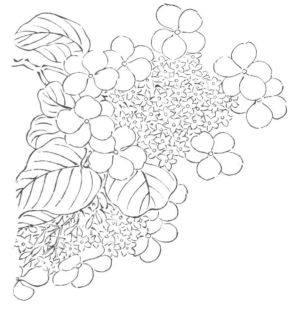

图 1278 八仙花

1206. 锦团团

锦团团，花如丁香，数百朵成簇如绣球。

按《广西通志》：绣球花，独梧郡色猩红如锦，团簇整齐，瓣落而绛趵如珠，尚可观。疑即此。

〔**新释**〕

吴其濬新描述的物种（图 1279）。绘图显示花序作团者，有四种可能：① 忍冬科的绣球

Viburnum macrocephalum Fort. 或琼花 *Viburnum macrocephalum* Fort. f. *keteleeri* (Carr.) Rehd.，《图考》在锦团团之前均分别独立立条（绣球和八仙花），它们不孕花的裂片均为 5 瓣。似本

种，但花色为白，淡红，似决无猩红者。② 虎耳草科绣球属植物绣球 *Hydrangea macrophylla* (Thunb.)Ser.。《图考》在本种之后，独立一条称粉团［或释 *Hydrangea macrophylla* f. *hostensia* (Maxim.) Rehd.，《中志》并入 *Hydrangea macrophylla*］它的不孕花的裂片为 4（《图考》图错画成 5），花色为白、粉红或淡蓝色，故裂片数目或颜色均不似本种。③ 茜草科蒋英木属植物蒋英木 *Ixora chinensis* Lam. 花冠裂片为红色，与原文所描述似，但裂片为 4 及叶有齿。④ 其叶具齿，羽状脉，花 5 基数，似荚蒾属 *Viburnum* 植物。

吴批：所图叶缘有齿，疑非 *Ixora chinensis*，但花似，或吴图系抄来。

《广西通志》的绣球花宜另作考证，疑其似茜草科龙船花属植物龙船花 *Ixora chinensis* Lam.。

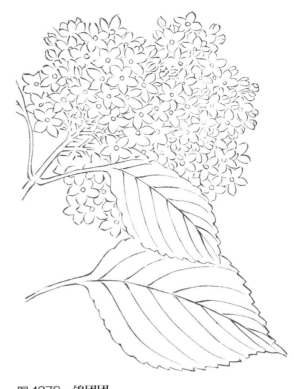

图 1279　锦团团

1207. 粉团

《花镜》：粉团，一名绣球。树皮体皱，叶青而微黑，有大小二种。麻叶小花，一蒂而众花攒簇，圆白如流苏，初青后白，俨然一球，其花边有紫晕者为最。俗以大者为粉团，小者为绣球。闽中有一种红绣球，但与粉团之名不相侔耳。麻球、海桐俱可接绣球。

按粉团出于闽，故俗呼洋绣球。其花初青，后粉红，又有变为碧蓝色者，末复变青。一花可经数月，见日即萎，遇麝即殒，置阴湿秽溷，则花大且久，登之盆盎，违其性矣。

［新释］

《图考》粉团即《中志》35(1)：226 虎耳草科绣球属植物绣球 *Hydrangea macrophylla* (Thunb.) Ser.，即文中记录的洋绣球。《图考》图（图 1280）将不孕花的裂片错画成 5，实际它的不孕花裂片为 4。

麻叶绣球（《图考》引《花镜》），吴按：即小者，*Spiraea thunbergii*。即《中志》36：60 描述的蔷薇科绣线菊属植物珍珠绣线菊 *Spiraea thunbergii* Bl.。在我国原产于华东，现山东、陕西、辽宁等地均有栽培，供观赏用。

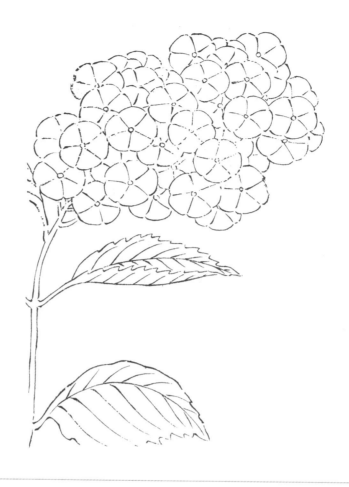

图 1280　粉团

《图考》引《花镜》的红绣球，疑其似茜草科龙船花属植物龙船花 Ixora chinensis Lam.，存以备考。

松村：Hydrangea hortensia DC. var. hortensia Maxim.，即今 Hydrangea macrophylla (Thunb.) Ser. 异名；《中志》72：62：Viburnum plicatum Thunb.。吴批：Viburnum plicatum var. tomentosum f. sterile。

1208. 锦带

《益部方物记》：苒苒其条，若不自持，绿叶丹英，蔓衍分垂。右锦带花，蜀山中处处有之。长蔓柔纤，花叶间侧如藻带然，因象作名。花开者形似飞鸟，里人亦号鬓边娇。

《渑水燕谈录》[1]：朐山有花类海棠而枝长，花尤密，惜其不香无子。既开繁丽，袅袅如曳锦带，故淮南人以锦带目之。王元之[2]以其名俚，命之曰海仙。

[新释]

本条图为吴其濬新绘（图1281）。该图为一花枝，其叶互生，叶矩圆形或椭圆形，顶端渐尖，基部楔形，具柄，全缘；花多枚，呈聚伞花序顶生和腋生，花萼筒长圆柱形，花冠4裂。据绘图提供性状，很难判断其为忍冬科锦带花属 *Weigela* 植物。因该属植物叶对生，叶缘应有锯齿，花单生或由2～6花组成聚伞花序生于侧生短枝上部叶腋或枝顶，花冠5裂。所绘植物花序及花似丁香属 *Syringa* 之一种，但叶又互生，存疑。

附记：《中志》认为"锦带"出《图考》，实出《益部方物记》；"海仙"出《图考》，实出《渑水燕谈录》。

松村：*Syringa*；《中志》72：132 释《秘传花镜》锦带花，《图考》锦带、海仙：*Weigela florida* (Bunge) A. DC.。吴批：*Weigela florida*。

[注]

1 《渑水燕谈录》：北宋王辟之著笔记类作品。所记皆为北宋开国至宋哲宗绍圣年间400多年的逸事。

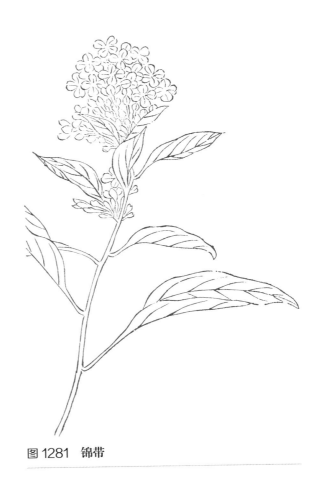

图1281 锦带

2 王元之：指北宋诗人、散文家王禹偁（954—1001），字元之，济州巨野（今山东省巨野县）人。宋初大臣，敢于直谏遭贬谪。

1209. 珍珠绣球

珍珠绣球，黑茎瘦硬，叶有歧，似鱼儿牡丹叶而小。开五瓣小白花，攒簇如球。

[新释]

吴其濬新描述的物种。据《图考》文、图（图1282）可知本种系灌木，茎黑色，细而硬；单叶，互生，有短柄，轮廓为宽或狭的倒卵形，中部以上三尖裂，基部钝至楔形，具三处基脉，

边全缘；花小，白色，5花瓣，集成圆球形。据上述性状特征，与《中志》36：37所描述的蔷薇科绣线菊属植物绣球绣线菊 *Spiraea blumei* G. Don 在概貌上相似。该种为观赏灌木，庭园中习见栽培，叶可代茶，根、果供药用。我国产于辽宁、内蒙古、河北、河南、山西、陕西、

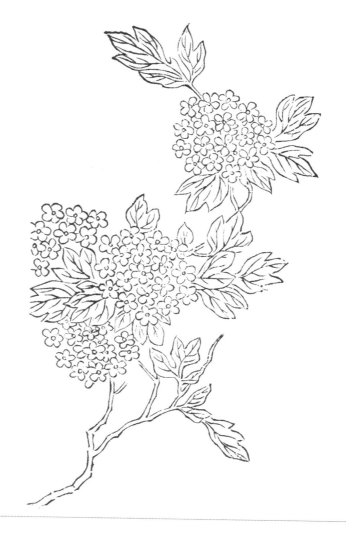

图 1282　珍珠绣球

甘肃、湖北、江西、山东、江苏、浙江、安徽、四川、广东、广西、福建，生于向阳山坡、杂木林内或路旁，海拔 500～2 000 米。

　　附记：陈嵘在《中国树木分类学》命名本种中文名即为"珍珠绣球"，不似偶然巧合。抑或陈嵘已考证本种名出《图考》，只未注明出处而已。

　　松村：*Spiraea*；吴批 *Spiraea blumei*。

1210. 野绣球

野绣球，如绣球花 [1]。叶小有毛，开五瓣小白花，攒簇极密而不圆。

[新释]

吴其濬新描述的物种。据《图考》文、图（图 1283），本种为木本植物；叶对生，椭圆形至卵状椭圆形，具短柄，先端尖，基部钝，边具细锯齿，上面近无毛，下面密生毛；聚伞

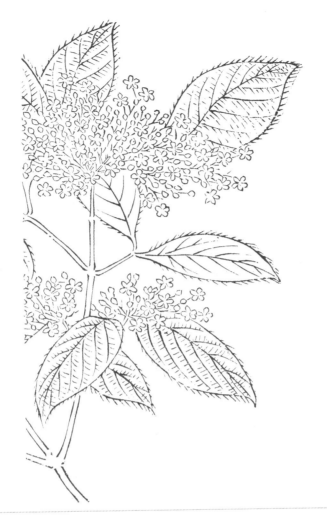

图 1283　**野绣球**

圆锥花序扁圆形而大，有总梗，生顶端和枝端，花白色，密而多，花冠裂片 5，花冠管甚短而在图上不明显。据上述特征，似和《中志》72：33，《云志》5：360 及《图鉴》4：312，图 6037 描述的忍冬科荚蒾属植物聚花荚蒾 Viburnum glomeratum Maxim. 在外貌上相合。该种在我国分布于甘肃（南部）、宁夏（南部）、河南（西部）、湖北（西部）、四川、云南（西

北），生于海拔 1 700～3 200 米山谷林中、灌丛或草坡阴湿处。

松村：Viburnum fragraus，该种先花后叶，不符。吴批：Viburnum 待考。

〔**注**〕

1　绣球花：《图鉴》26:658，《纲要》3：348 释其为绣球荚蒾 Viburnum macrocephalum Fort.。

1211. 美人蕉

《枫窗小牍》：广中美人蕉大都不能过霜节，惟郑皇后宅中鲜茂倍常，盆盎溢坐，不独过冬，更能作花。

《群芳谱》：美人蕉，产福建福州府者，其花四时皆开，深红照眼，经月不谢，中心一朵，晓生甘露。又有一种，叶与他蕉同，中出红叶一片者。一种叶瘦类芦箬，花正红如榴花，日坼一两叶，其端一点鲜绿可爱者，俱亦有美人蕉之名。

按闽、广红蕉，并非北地所生美人蕉，但同名耳，余在广东见之。北地生者，结黑子如豆极坚，种之即生。

［新释］

《图考》图为吴其濬新绘（图1284），所图显示的是一植株上部，椭圆形叶两枚，总状花序直立，疏花，超出叶片之上，花较小，单生，萼片3，长披针形，长于花冠，花冠未开放。上述性状，概貌颇合《中志》16（2）：157

描述的美人蕉科美人蕉属植物美人蕉 *Canna indica* L.。该种现作为园艺绿化物种，在我国南北各地常有栽培，原产印度。郑皇后宅（在汴梁）的美人蕉，可能即此。

《群芳谱》："又有一种，叶与他蕉同，中出红叶一片者。"疑似芭蕉科芭蕉属 *Musa* 植物。

《群芳谱》："一种叶瘦类芦箬，花正红如榴

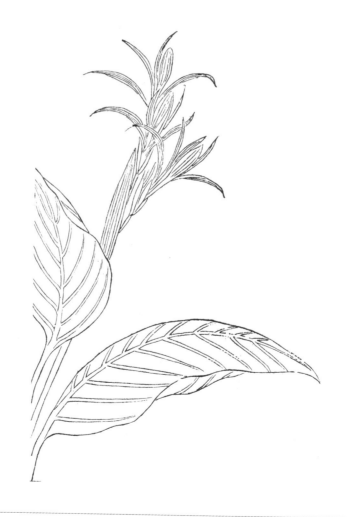

图1284　美人蕉

花，日坼一两叶，其端一点鲜绿可爱者，俱亦有美人蕉之名。"所指当为栽培的芭蕉科芭蕉属植物红蕉 *Musa coccinea* Andr.，该种植株细瘦，花苞殷红如炬，十分美丽，可作庭园布置用绿化材料。果实、花、嫩心及根头有毒，不能食用。现野生仅产于云南东南部（河口、金平一带），散生于海拔 600 米以下的沟谷及水分条件良好的山坡上，广东、广西常栽培，越南亦有分布。

松村：*Canna indica* L. var. *orientalis* Hk.f.；《纲要》：*Canna chinensis* Willd.，该名《中志》处理为美人蕉科美人蕉属植物美人蕉 *Canna indica* L. 的异名；《中志》释《枫窗小牍》美人蕉：*Canna indica* L.。吴批：*Canna indica*。

1212. 铁线海棠

铁线海棠，花叶细茎似虞美人。开花似秋海棠而大，黄蕊绿心，状极柔媚。

[新释]

吴其濬新描述的物种。《图考》图（图1285）仅为一花枝的上部，聚伞花序二回分枝，分枝具 2～3 花，分枝基部有三分裂的叶状苞片，苞片有柄或无柄，裂片边缘具锯齿；花具长柄，萼片 5 枚（原文"开花似秋海棠而大"，故推测萼片为红色），雄蕊多数，花药黄色，心皮绿色（"黄蕊绿心"）。据上性状描述，与《江西植物志》2：160 及《图鉴》1：728，图1455 所描述的 *Anemone japonica* Sieb. et Zucc. 在概貌上基本吻合，《中志》28：27 认为昔日有些从事中国植物研究者订为 *Anemone japonica* Sieb. et Zucc. 者，实是错误鉴定，应为毛茛科银莲花属植物打破碗花花 *Anemone hupehensis* Lem.。该种分布于四川、陕西南部、湖北西部、贵州、云南东部、广西北部、广东北部、江西、浙江（天台山）。生于海拔 400～1 800 米低山或丘陵的草坡或沟边。模式标本采自湖北。

吴批：*Papaver rhoeas*。该种一般均有糙毛，叶多为羽状深裂，花单生于茎和分枝顶端，花瓣 4，与《图考》图大相径庭，非是。

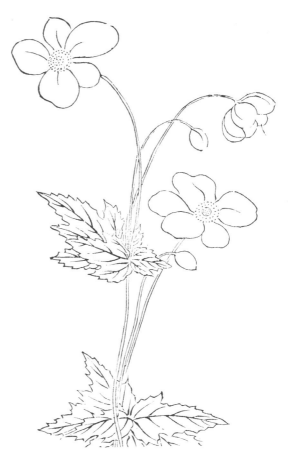

图 1285　铁线海棠

1213. 翠梅

翠梅，矮科柔蔓，开四瓣翠蓝花，而背粉红如红梅。

[**新释**]

吴其濬新描述的物种。该条文、图（图1286）不符，绘图只有一总状花序，花被片6，2轮具萼片；而文字描述作"开四瓣翠蓝花"。若按图，似为单子叶植物。若为该类，则似吊兰属 *Chlorophytum*，沿阶草属 *Ophiopogon* 等类群，但花序中均无苞片。待考。

附记：若按文字描述，矮科柔蔓，似为藤本。吴批疑似铁线莲属 *Clematis*。花序不似，且铁线莲是单被花。

吴批：花似 *Clematis patens* 一类；图上花实为六瓣，总状，疑系当时外国送来的 *Meconopsis cambrica*。非是。

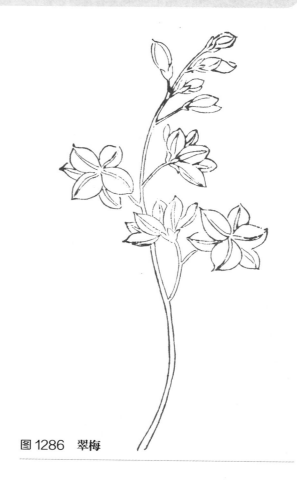

图 1286　翠梅

1214. 金灯

金灯，细茎袅娜，叶如万寿菊叶而细，开五小瓣黄花，圆扁，头有小缺，如三叶酸叶。

[**新释**]

吴其濬新描述的物种。《图考》绘图（图1287）草本，复叶、黄花，疑似蔷薇科委陵菜属 *Potentilla* 植物。

吴批：半日花科岩蔷薇属 *Cistus* 植物。但半日花为单叶，而图中植物具复叶，非是。

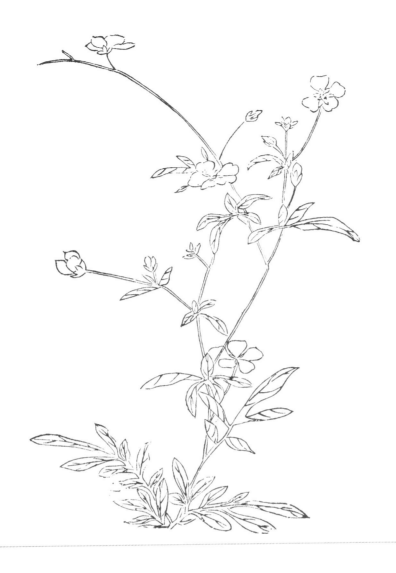

图 1287　金灯

1215. 狮子头

狮子头，即千叶石竹。花瓣极多，开放不尽，初开之瓣已披，后开之瓣方长，一花之上，仰垂各异，徒有缛丽，殊乏整齐。

［新释］

吴其濬新记录的外来物种。据《图考》文、图（图 1288），可得本种为栽培植物，其花重瓣，故名"千叶石竹"，且长期有花瓣，原文作"已开之瓣已披，后开之瓣方长"。"披"，作

劈开或分散讲。叶对生，条状披针形，先端尖，基部渐狭，近无柄；花单生枝端，直立或稍下垂，苞片 4～6，短于萼片，花萼（图上不清），花瓣多数，先端具不规则的齿。以上特征与《中志》26：420 所描述的石竹科石竹属植物香石竹 *Dianthus caryophyllus* L. 在概貌上

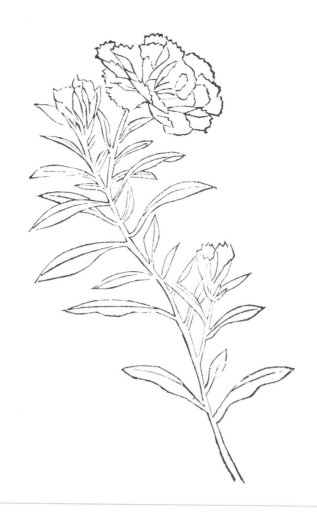

图 1288　狮子头

基本吻合。该种欧亚温带有分布，我国广泛栽培供观赏，有很多园艺品种，耐瓶插，常用作切花，温室培养可四季开花，用种子或压条繁殖。园艺名称为"康乃馨"。《图考》对该种的

两次绘图和文字描述，是该种引入中国的首次记录。

松村：*Dianthus*；《中志》26：420，《云志》6：244、吴批：*Dianthus caryophyllus* L.。

1216. 晚香玉

晚香玉，北地极多，南方间种之。叶梗俱似萱草，茎梢夏发菁葵[1]数十枚，旋开旋生长，开五瓣尖花，如石榴花蒂而长，晚时香浓。

[新释]

吴其濬新记录的外来花卉。从《图考》文、

图（图 1289）可知本种为草本植物，叶条形，细长，具平行纵脉；花晚间有浓香，每 2 朵生1 苞片腋内，花被管筒状，外倾并稍弯曲，花

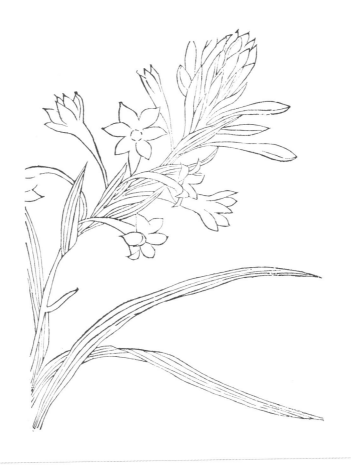

图 1289　晚香玉

被裂片 5（但吴其濬在文中描述作 5，实际应为 6）。据上述性状特征，与上述各书所描述的石蒜科晚香玉属植物晚香玉 *Polianthes tuberosa* L. 在概貌上基本吻合。该种原产于墨西哥，此处可能是我国引进栽培的首次记载。

松村：*Polianthes tuberosa* L.、《中志》16（1）：

33；《图鉴》5：553，图 7936；《纲要》《云志》和吴批：*Polianthes tuberosa* L.。

[注]

1　菁葵：花蕾、花骨朵儿。非现在植物学术语"菁葵果"。

1217. 小翠

小翠，柔茎长叶，如初生柳叶，开茄紫花如蚕豆花。

[新释]

吴其濬新描述的物种。据《图考》文、图

（图 1290）可知本种为草本，茎柔；单叶互生，披针状长圆形，先端尖，基部楔形渐狭成短柄，全缘，具羽状脉；花单朵，生小枝顶端，紫色，蝶形，旗瓣上翘，先端凹陷似 2 裂，裂片顶端钝圆。吴批似从外国引来的豆科金雀儿属 Cytisus、岩豆属 Anthyllis 一类。我们研究过 PE 这二属的大部分标本，金雀儿属 Cytisus 叶具三小叶，岩豆属 Anthyllis 的叶为偶数羽状复叶，不似。

《中志》42（2）：420 报道过引种栽培 Cytisus nigricans L. 和 Cytisus scoparius (L.) Link。观其附图和描述，后者的旗瓣卵形至圆形，先端微凹，与《图考》原图的花多少有些相似。《中志》有描述该种的叶下部者为三出复叶，上部常为单叶，花单生上部叶腋，于枝梢排成总状花序。猜测吴其濬在原文中未注明产地，或许他未必真正见到植物，仅绘一朵花在梢端，其他的花可能已经脱落或尚未发苞，所以似成一顶花。若这种猜测是正确的花，小翠宜订为《中志》42（2）：420 描述的豆科金雀儿属植物金雀儿 Cytisus scoparius (L.) Link.。原产于欧洲，我国引入作园艺栽培。该条为国内引种栽培首次记录。

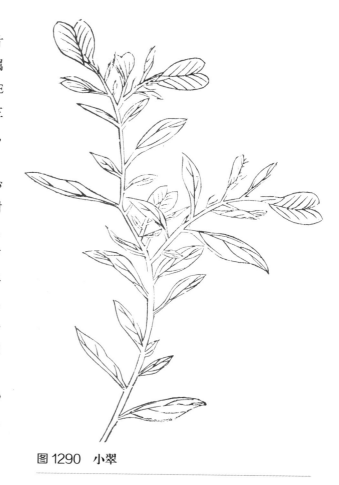

图 1290　小翠

1218. 长春花

长春花，柔茎，叶如指，颇光润。六月中开五瓣小紫花，背白。逐叶发小茎，开花极繁，结长角有细黑子。自秋至冬，开放不辍，不经霜雪不萎，故名。

[新释]

吴其濬新记录的外来花卉。据《图考》绘图（图 1291）、文可知本种似为草本；叶对生，倒卵状长圆形，有短尖头，基部楔形或渐狭成叶柄；花 2～3 多成聚伞花序，顶生；花冠裂片 5 裂，色紫，花期 6 月。蓇葖果，种子黑色，细而长（结长角细黑子），花果期近全年（自秋至冬，开放不辍，不经霜雪不萎）。综合上述性状，颇合《中志》63：83-84 描述的夹竹桃科长春花属植物长春花 Catharanthus roseus (L.) G. Don。该种原产于非洲东部。我国栽培于西南、中南及华东等省区。此条为我国引种栽培的首次记录。据《中志》，植株含长春花碱，可药用，有降低血压之效；国外有文献记载用来治白血病、淋巴肿瘤、肺癌、绒毛膜上皮癌和子宫癌等。

松村：Vinca rosea L.=Lochnera rosea Rchb.；《纲要》《中志》63：83：Catharanthus roseus (L.) G. Don。吴批：Cathranthus (Vinca) roseus。

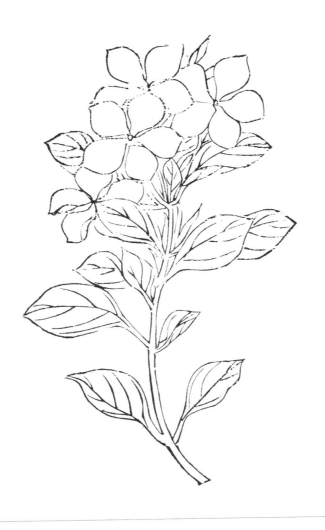

图 1291　长春花

1219. 罂子粟

　　《开宝本草》：罂子粟，味甘平无毒，主丹石发动不下食，和竹沥[1]煮作粥食之，极美。一名象谷，一名米囊，一名御米。花红白色，似髇箭头，中有米，亦名囊子。罂粟谷去穰蒂，醋炒，入痢药用。

　　《图经》：罂子粟，旧不著所出州土，今处处有之，人家园庭多莳以为饰。花有红、白二种，微腥气。其实作瓶子，似髇箭头，中有米极细，种之甚难。圃人来年粪地，九月布子，涉冬至春始生苗，极繁茂矣。不尔，种之多不出，出亦不茂。俟其瓶焦黄则采之，主行风气、驱逐邪热，治反胃、胸中痰滞及丹石发动亦可，合竹沥作粥大佳。然性寒，利大小肠，不宜多食，食过度则动膀胱气耳。《南唐食医方》疗反胃不下，饮食罂粟粥法：白罂粟米二合，人参末三大钱，生山芋五寸长，细切，研三物。以水一升二合，煮取六合，入生姜汁及盐花少许搅匀。分二服，不计早晚。食之亦不妨别服汤丸。

按罂粟花，唐以前不著录。《开宝本草》收入米谷下品。宋时尚罂粟汤，但其谷粟功用仅止涩敛，为泄痢之药。明时一粒金丹多服为害。近来阿芙蓉流毒天下，与断肠草无异。然其罪不在花也。列之群芳。

[新释]

《图考》图为吴其濬新绘，据图（图1292）、文，该植物全株具毛；叶羽状深裂，边缘生粗锯齿，花蕾卵球形，未开放时下垂。很似《图鉴》2：7，图1744、《中志》32：53 描述的罂粟科罂粟属植物虞美人 *Papaver rhoeas* L.。该种原产于欧洲，我国庭院常见栽培，作观赏植物。之前诸《本草》入药的罂子粟，却是指同属植物罂粟 *Papaver somniferum* L.。

松村：*Papaver somniferum* L.；吴批：*Papaver somniferum*。锚按，此种应是唐代由阿拉伯传入我国，宋以后食用其子，并以为饰，明末药用，至清来而流毒天下。

[注]

[1] 竹沥：禾本科刚竹属植物淡竹变种毛金竹 *Phyllostachys nigra* (Lodd. ex Lindl.) Munro var. *henonis* (Mitford) Stapf ex Rendle 新竹加热后露出的竹汁。

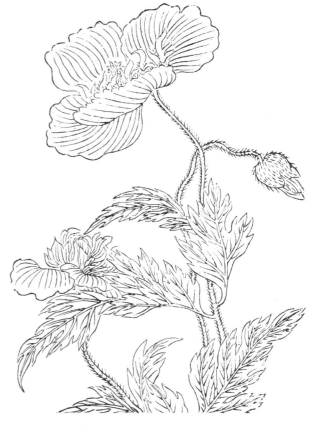

图 1292　罂子粟

1220. 野凤仙花

野凤仙花，生庐山寺庵砌石间。茎叶与凤仙花无异，而根甚紫。春时梢端发细茎，开花红紫，亦如凤仙花[1]，有细白蕊，经历数月，喜阴畏日，亦野花中之娇艳者。与滇南水金凤同，此生于山耳。

[新释]

吴其濬新描述的江西类群。据《图考》文、图（图 1293），本种为一年生草本；叶互生，具柄，椭圆形至长圆形，先端渐尖，茎部钝形，边具锯齿；花红紫，具总梗，单生叶腋，形如凤仙花；果圆柱形，在原图上已开裂，呈叉状。查《江西植物志》2：526，本种可能为《中志》47（2）：120 描述的凤仙花科凤仙花属植物鸭跖草状凤仙花 Impatiens commellinoides Hand.-Mazz.。该种分布于江西、湖南、广东、福建、浙江。可参考《图鉴》2：743，图 3215。

《中志》47（2）：78 在凤仙花科凤仙花属野凤仙花 Impatiens textori Miq. 称，"野凤仙花"其名来自《东北植物检索表》，且本种在我国只产于吉林、辽宁、山东。谅非《图考》产庐山的"野凤仙花"。

松村、《纲要》：Impatiens textori Miq.；吴批：Impatiens textori（待考）。

[注]

1 凤仙花：为凤仙花科凤仙花属植物凤仙花 Impatiens balsamina L.。

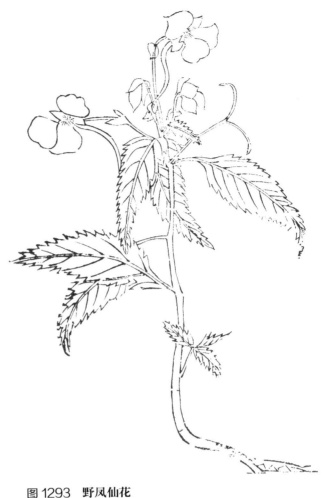

图 1293　野凤仙花

1221. 龙头木樨

龙头木樨，长沙园圃有之。独茎长叶，附茎攒生，似初生百合叶而柔。秋开黄花如豆花，有柄横翘。香如木樨，故名。

[新释]

吴其濬新描述的湖南物种。据《图考》文、图（图 1294），本种系草本植物，茎在上部有分枝；叶在主茎上为 4 叶轮生，分枝上的叶甚小，为对生或互生，主茎上的叶无柄，披针形，先端尖，基部狭，具 1 主脉；花黄色，形似豆花，有短柄和苞片，横翘集成顶生总状花序；生于长沙园圃；香如木樨。据上述性状特征，宜订为《中志》67（2）：206 描述的玄参科柳

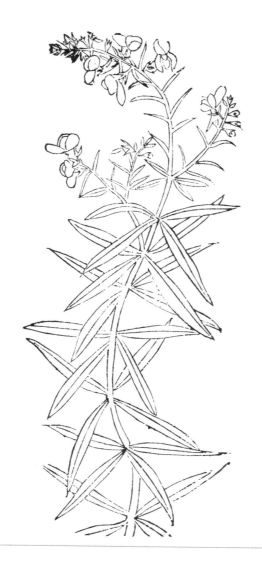

图 1294　龙头木樨

穿鱼属植物柳穿鱼 Linaria vulgaris Mill.。本种欧、亚广布，在我国长江以北各省区为自然分布，原文作"长沙园圃有之"，谅系移栽作观赏。该种花应有距，在《图考》图上不显，但在原文描述花"有柄横翘"，是表示花有距的。Linaria vulgaria Mill. 的《中志》通用名为"柳穿鱼"，未注出处。

吴批：Linaria 待查。

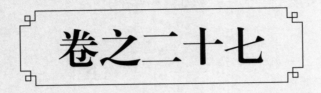

《植物名实图考》

卷之二十七

固始吴其濬　著　蒙自陆应谷　校刊

群　芳

1222. 蓝菊[1]

蓝菊，蒿茎菊叶，先菊开花，亦如千瓣菊。有红、白、蓝三色，种亦有粗细。以蓝色为秋菊所无，故独以蓝著。其早者，六月中开，故又呼六月菊。《花镜》：蓝菊，翠蓝黄心，似单叶菊，但叶尖长，边如锯齿，不与菊同。

[新释]

吴其濬新描述的物种。据《图考》文、图（图1295）可知本种如菊样植物，但花期较菊为早，最早者6月中旬开放；叶互生，下部大、上部小，有柄，宽卵状椭圆形，基部钝至楔形，先端尖，边缘具不规则浅裂状锯齿，具羽状脉，最上部的叶披针形，全缘；头状花序大，单生茎顶，总苞片2～3层，披针形，舌状花一层，红、白、蓝三色，以蓝色为菊花所无，以此得名，管状花黄色。综合上述性状，与《中志》74：109和《云志》13：50所描述的菊科翠菊属植物翠菊*Callistephus chinensis* (L.) Nees 在概貌上较似。本属仅1种，除日本、朝鲜半岛外，在我国吉林、辽宁、河北、山西、山东、云南、四川有分布，在后二省的分布为自然分布区或因长期栽培而野化还有待进一步考证，单种属分化为 Sino-Jap. 和 Sino-Himal.，属鲜见的。《花镜》蓝菊或即该种。

松村：*Callistephus hortensis* Cass.；吴批：*Callistephus chinensis*。

[注]

[1] 蓝菊：民国八年（1919）阎锡山序本，误将"去叶"植入，缺本条。

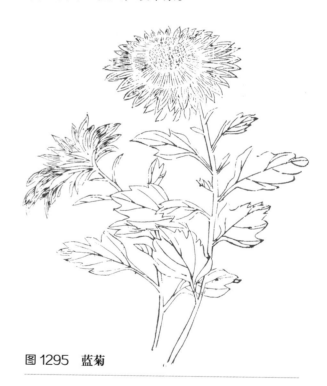

图 1295　蓝菊

1223. 玉桃

玉桃，叶如芭蕉，抽长茎，开花成串，花苞如小绿桃。花开露瓣，如黄蝴蝶花稍大。偶一有之，故人罕见。《花镜》有地涌金莲，差相仿佛。

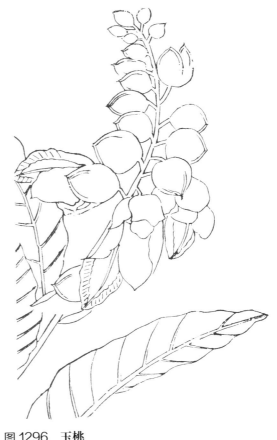

[新释]

吴其濬新描述的物种。从《图考》原文、图（图 1296）可知本种为草本植物，由叶鞘相互包裹而成长茎如芭蕉（"叶如芭蕉，抽长茎"）；叶片披针形（原图未显），先端尖，具羽状脉，边呈微波状；花序呈总状，花有短柄，具小苞片，后方一片的花冠裂片较大，看不到侧生退化雄蕊，唇片兜状宽卵形，大而黄色（"花开露瓣，如黄蝴蝶花稍大"）；每一植株的花开放时间甚短（"偶一有之，故人罕见"）。据上述特征，与《中志》16（2）：86，《云志》8：603，《图鉴》5：597，图 8023 所描述的姜科山姜属植物艳山姜 *Alpinia zerumbet* (Pers.) Burtt et Smith 在概貌上基本吻合。该种产于我国东南部至西南部各省区，热带亚洲广布。花极美丽，常栽培于园庭供观赏，根茎和果实健脾暖胃，燥湿散寒，治消化不良，呕吐腹泻。《云志》8：603，误将"月桃（《图考》）"作为本种的正名。

《花镜》的地涌金莲，即芭蕉科地涌金莲属植物地涌金莲 *Musella lasiocarpa* (Fr.) C. Y. Wu ex H. W. Li，产于云南中部至西部，多生于山间坡地或栽于庭园内，海拔 1 500～2 500 米。花可入药，有收敛止血作用，治白带、红崩及

图 1296　玉桃

大肠下血；茎汁用于解醉酒及草乌中毒。

松村：*Alpinia nutans* Rosc. (*Globba nutans* L.)；《云志》8：603、《纲要》1：541 释为 *Alpinia zerumbet* (Pers.) Burtt et Smith；吴批：*Alpinia zerumbet*。

1224. 蜜萱

蜜萱，萱之蜜色者，花叶俱细弱，不易植。

[新释]

吴其濬新描述的物种。据《图考》文、图（图 1297），本种为一小草本，茎细，茎生叶细条形，有二花作总状，开放的花似喇叭形，花被裂片 5（实际应为 6），内 3 片比外耳片较大，长于花被管，花为蜜色（谅系以黄色为主的淡黄至深黄），原文云"萱之蜜色者"，吴其濬已

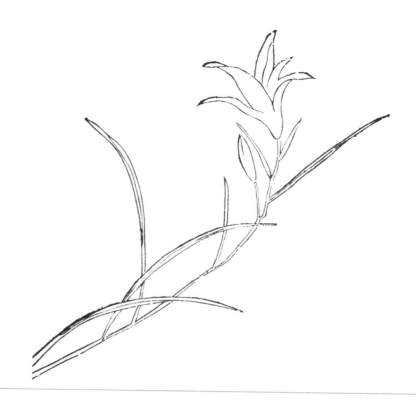

图 1297　蜜萱

知其为萱草之同类植物。据以上性状特征，与《中志》所描述的百合科萱草属植物小黄花菜 Hemerocallis minor Mill. 在概貌上基本吻合。本种我国产于黑龙江、吉林、辽宁、内蒙古（东部）、河北、山西、山东、陕西和甘肃（东部），生于海拔 2 300 米以下的草地、山坡或林下，也分布于朝鲜和苏联。

吴批：*Hemerocallis minor*。

1225. 满天星

满天星，野菊中之别种，密瓣无数，大于野菊。或谓黄菊不摘头，则瓣小花多。然菊中自有一种千瓣小菊，虽摘头亦如此。

[新释]

吴其濬新描述的品种。据《图考》图（图 1298），其头状花序小，似乎所有管状花蜕变成短小的舌状花，据《中志》76（1）菊花品种的分类，宜归入满天星区，（1）舌状花丝（4）管瓣小菊型。故满天星应为菊花 *Dendranthema morifolium* (Ramat.) Tzvel［*FOC* 作 *Chrysanthemum morifolium* Ramat.］的栽培品种。

千瓣小菊为吴其濬新记录的类群。吴批：*Dendranthema indica* var.，所指即《中志》76（1）：32 描述的菊科菊属植物野菊 *Dendranthema indicum* (L.) Des Moul.［*FOC* 作 *Chrysanthemum indicum* L.］× *Dendranthema morifolium* 的变种。

松村：*Chrysanthemum*。

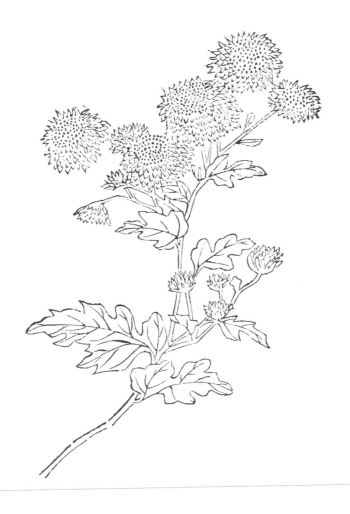

图 1298 满天星

1226. 净瓶

净瓶，细茎长叶如石竹，开五瓣粉紫花如洋长春，而花跗如小瓶甚长，故名。

[新释]

　　吴其濬新描述的物种。据《图考》文、图（图 1299），本种为草本植物；叶上部对生，下部互生（实误，均应为对生），披针叶，先端渐尖，无柄，中脉明显；花 2 朵，呈聚伞状，顶生于小枝，无苞片，萼筒长，具多条明显直脉（据《中志》记载要多至 30 条，是本种的主要特征之一，惜原文图不可能作如此精细描述和描绘）仅作"花跗如小瓶甚长，故名而已"，花瓣 5，上部露

出萼筒，倒卵形，粉紫红花，水平开展，先端边缘近全缘。据上述特征，与《中志》26：401 所描述的石竹科蝇子草属植物麦瓶草 Silene conoidea L. 性状基本吻合。本种广布于亚洲、非洲、欧洲，我国产于黄河流域和长江流域各省区，西至新疆、西藏，常生于麦田或荒地草坡。全草药用，治鼻衄、吐血、尿血、肺脓疡和月经不调等症。

　　《中志》26：401 和《云志》6：201：Silene conoidea L.。吴批：引进的 Silene 一种，或 Saponaria。

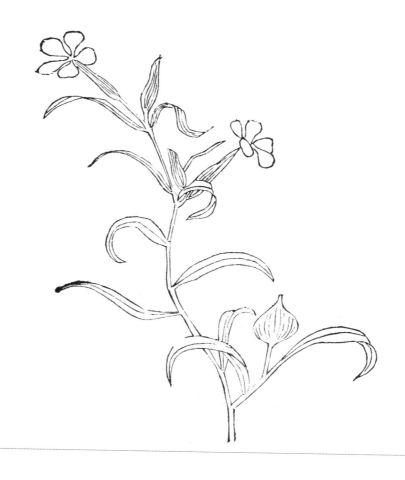

图 1299　净瓶

1227. 茑萝松

茑萝松，蔓生，细叶如松针。开小筒子花似丁香而瓣长，色殷红可爱。结实如牵牛子而小。

[新释]

吴其濬新描述的外来物种。据《图考》文、图（图 1300）可知本种为缠绕草本；叶互生，羽状细裂，裂片多条形（吴其濬误将裂片认作叶片，故描述为"细叶如松针"）；花单生叶腋（大多数误绘于裂片腋内，仅各别花处于叶腋），花冠深红色，花冠管筒状，檐部 5 裂；果如牵牛果实，但较小。据上述特征，与上述二志记载的旋花科茑萝属植物茑萝松 *Quamoclit pennata* (Desr.) Boj. 在概貌上基本吻合。本种原产于美洲热带地区，我国河北以南诸多省区多庭院栽培，做园艺观赏植物。

松村：*Ipomoea quamoclit* L.；《中志》64（1）：119，《云志》2：669 和《纲要》2：473：*Quamoclit pennata* (Desr.) Boj.。吴批：引入的 *Quamoclit pennata*。

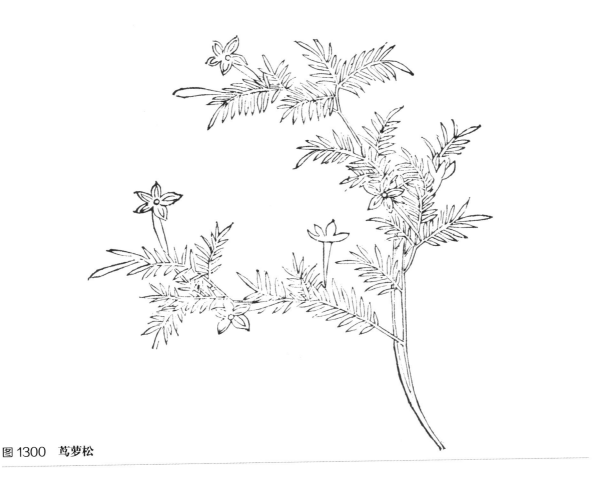

图 1300　茑萝松

1228. 如意草

如意草，铺地生，如车前。开四瓣翠蓝花，有柄横翘，如翠雀而小。

[新释]

吴其濬新描述的物种。据《图考》文、图（图 1301），本种为短小草本，基生叶铺地而生，具柄，卵状椭圆形，先端尖，基部钝至钝圆，边呈微波状，具羽状脉，侧脉约 3 对。从基生叶簇中发出三枝，枝端有一紫花，5 瓣（作四瓣实误，图上为五瓣），横翘而茎部有距。据上述特征，与其订为香堇菜 *Viola odorata* L.，毋宁订为《中志》51：59，《图鉴》2：905，图

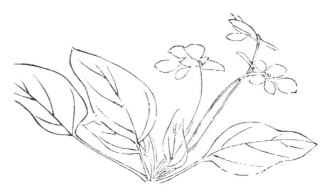

图 1301　如意草

3540 描述的堇菜科堇菜属植物早开堇菜 *Viola prionantha* Bunge.，虽然原图叶边缘的钝齿不明显。本种产于黑龙江、吉林、辽宁、内蒙古、河北、山西、陕西、宁夏、甘肃、山东、江苏、河南、湖北、云南，生于山坡草地、沟边、宅旁等向阳处。本种花型较大，色艳丽，早春 4 月上旬开始开花，中旬进入盛花期，是一种美丽的早春观赏植物。

松村：*Viola*；《纲要》：*Viola arcuata* Blume；吴新：引来的 *Viola odorata* 或别种 *Viola*。

《中志》释其为如意草 *Viola hamiltoniana* D. Don（*FOC* 修订作 *Viola arcuata* Blume）本种产于台湾、广东、云南，生于溪谷潮湿地、沼泽地、灌丛林缘。

吴批引进的 *Viola odorata*，据《中志》51：20，该种具横向细长的匍匐枝，其节处生根，发叶而新生植株。叶圆形或肾形至宽心形。这些性状与《图考》图相差甚远。吴征镒有此推测，盖本卷本种邻近的其他种，大都是引入种，如金篯、莴萝松等。

1229. 金篯

金篯，细茎，长叶如指甲。开五瓣小黄花，比金雀稍大。

[新释]

吴其濬新描述的物种。据《图考》图（图 1302）、文，花具长柄，五基数。多少似木犀科素馨属植物探春花 *Jasminum floridum* Bunge。但叶不完全似。存疑。

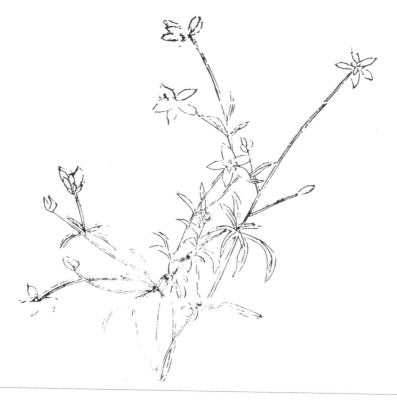

图 1302　金篯

吴批：图上花有长柄，叶似簇生的细长对生叶？

金雀，为本卷"金雀"，绘图似木犀科素馨属植物探春花 *Jasminum floridum* Bunge。

1230. 铁线莲

《花镜》：铁线莲，一名番莲，或云即威灵仙，以其本细似铁线也。苗出后即当用竹架扶持之，使盘旋其上。叶类木香，每枝三叶，对节生。一朵千瓣，先有包叶六瓣似莲，先开内花，以渐而舒，有似鹅毛菊。性喜燥，宜鹅鸭毛水浇。其瓣最紧而多，每开不能到心即谢，亦一闷事。春开压土移栽。

[新释]

《图考》引《花镜》铁线莲，绘图为吴其濬新绘（图1303）。据《图考》图、文，其叶为二回三出复叶，小叶片边缘全缘；花单生叶腋，花梗长，萼片6枚，倒卵圆形或匙形？雄蕊可能全部成花瓣状（一朵千瓣……其瓣最紧而多，每开不能到心即谢）。据上述性状，宜释为《中志》28：209，图版68描述的毛茛科铁线莲属植物重瓣铁线莲 *Clematis florida* var. *plena* G. Don（王文采2007修订为 *Clematis florida* var. *flore-pleno* G. Don）。该变种在我国云南、浙江有野生，其余各地园艺上有栽培。

松村：*Clematis florida* Th.；《纲要》：*Clematis florida* Thunb.。吴批：*Clematis florida* var. *plena*。

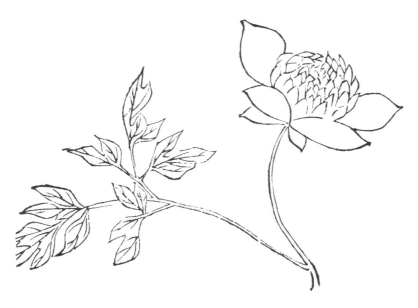

图1303　铁线莲

1231. 金丝桃

《花镜》：金丝桃，一名桃金娘，出桂林郡。花似桃而大，其色更赪。中茎纯紫，心吐黄须，铺散花外，俨若金丝。八九月实熟，青绀若牛乳状，其味甘，可入药用。如分种，当从根下劈开，仍以土覆之，至来年移植便活。

［新释］

《图考》引《花镜》金丝桃。绘图为吴其濬新绘图（图1304）。据图可知本种似为灌木状，枝条曲折，花在概貌上虽似金丝桃属 *Hypericum* 植物，但叶互生，有短柄，和金丝桃属 *Hypericum* 不合，尤其花萼片合生更使人怀疑是否为金丝桃属 *Hypericum* 植物。暂接受

释作金丝桃 *Hypericum monogynum* L.。但绘图有臆想成分。《花镜》文字所记，更似桃金娘 *Rhodomyrtus tomentosa* (Ait.) Hassk.。

松村：*Rhodomyrtus tomentosus* Wight.；吴旧时释《花镜》之金丝桃为桃金娘 *Rhodomyrtus tomentosa* (Ait.) Hassk.，见《纲要》1：216 和《云志》7：129。而近年吴批《图考》之图为金丝桃 *Hypericam monogynum* (*Hypericum chinense* L.)。

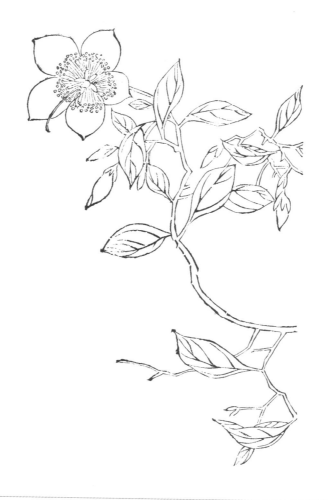

图 1304　金丝桃

1232. 水木樨

《花镜》：水木樨，一名指甲，枝软叶细。五六月开细黄花，颇类木樨，中多细须，香亦微似。其本丛生，仲春分种。

［新释］

《图考》图为吴其濬新绘。据《图考》图（图 1305）、文，草本，茎分枝；叶近无柄，椭圆状长圆形或披针形，边全缘；顶生总状花序，花瓣 5（应为 6），农历五六月开细黄花，雄蕊多枚（中多细发），芳香。综合上述性状，宜释为《中志》34（1）：2 描述的木犀草科木犀草属植物木犀草 Reseda odorata L.。该种在我国上海、台湾等地有引种栽培。原产于非洲，《花镜》为引入我国的最早记录，但未言番种。为园艺芳香植物。惜《中志》34（1）：2 未署中名出处。

吴批：*Reseda odorata*。

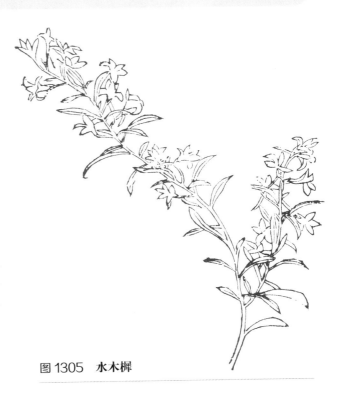

图 1305　水木樨

1233. 千日红

《花镜》：千日红，本高二三尺，茎淡紫色，枝叶婆娑，夏开深紫色花，千瓣细碎，圆整如球，生于枝杪，至冬，叶虽萎而花不蔫。妇女采簪于鬓，最能耐久。略用淡矾水浸过，晾干藏于盒，来年犹然鲜丽。子生瓣内，最细而黑，春间下种即生。喜肥。

［新释］

《图考》图（图 1306）为新绘。据《图考》图、文，该种植株高二三尺；茎淡紫色，有分枝；叶对生，长椭圆形，顶端急尖，基部渐狭，全缘波状，具短柄；顶生半球形头状花序，深紫色，叶虽萎而花不蔫，宜干藏。综合上述性状，颇合《中志》25（2）：238 描述的菊科千日红属植物千日红 Gomphrena globosa L.。该种原产于美洲，《花镜》为我

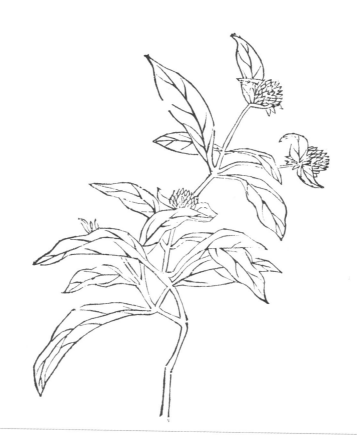

图 1306 千日红

国最早的栽培记录。除用作园艺盆景，干花花艺外，本种花序入药，有止咳定喘、平肝明目功效。

松村、《纲要》、吴批：*Gomphrena globosa* L.。

1234. 万寿菊

《花镜》：万寿菊，不从根发，春间下子。花开黄金色，繁而且久，性极喜肥。

按万寿菊有二种：小者色艳，日照有光如倭段；大者名臭芙蓉，皆有臭气。

[新释]

《图考》图为新绘（图1307）。所图为茎之上段，叶互生，奇数羽状复叶，有小叶4～5对，小叶长圆状披针形，先端尖，近全缘；花单生茎和枝端，总苞片合生成杯状，图上的花为重瓣，谅系为栽培品种，黄色。综合上述性状，与《中志》79：385、《云志》13：295描述的菊科万寿菊属植物万寿菊 *Tagetes erecta* L. 在概貌上基本相似。本属产于美洲中部和南部，我国各地均有栽培，在广东和云南南部、东南部已归化。《花镜》为该种在我国的最早引种栽培记录。

按万寿菊属有两种，小者……大者。《花镜》记录大者外，另一种小者，宜释为《中志》79：387描述的万寿菊属植物孔雀草 *Tagetes*

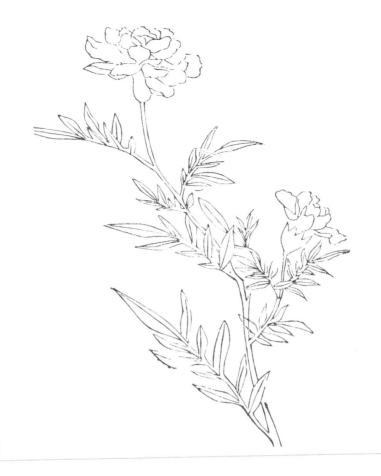

图 1307　万寿菊

patula L.。本种原产于墨西哥，我国各地庭园常有栽培，在云南中部及西北部、四川中部和西南部及贵州西部均已归化。此为该种在我国的最早栽培记录。

　　松村、《纲要》：*Tagetes erecta* L.；吴批：大者名臭芙蓉 *Tagetes erecta*。

1235. 虎掌花

　　虎掌花，襄阳山中有之。草本绿茎，叶如牡丹叶，紫花似千瓣萱花[1]而瓣稍短，中吐粗紫心一茎。他处鲜见。

[新释]

　　吴其濬新描述的湖北物种。据《图考》文、图（图 1308）可知本种为草本，叶不全；文字描述花紫色，单生，具长柄，柄中部有一对苞片。绘图显示仅 1 朵单生的花，苞片不规则三裂，萼片 6，中间有 2 条直脉形成一条带（这一性状为 Sect. *Viticella* DC. 的特征），雄蕊暗红色（"中吐粗紫心一茎"）。据上述性状特征，与《中志》28：203 描述的毛茛科铁线莲

属植物光柱铁线莲 *Clematis longistyla* Hand.-Mazz. 较为接近。该种产于河南南部、湖北和浙江，很稀见。所不同的是《图考》原文为"紫色"，但《中志》描述萼片白色，是否不同时期有变异？

松村：*Clematis*？吴批：*Clematis patens*。该种湖北不产，非是。

[注]

1 千瓣萱花：指百合科萱草属植物重瓣萱草变种（千瓣萱草）*Hemerocallis fulva* (L.) L. var. kwanso Regel。

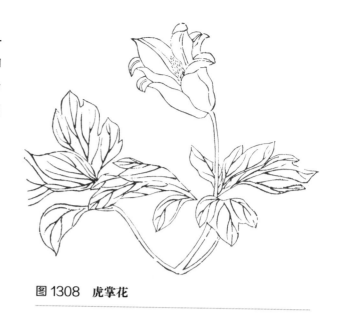

图 1308　虎掌花

1236. 野茉莉

野茉莉，处处有之，极易繁衍。高二三尺，枝叶纷披，肥者可荫五六尺。花如茉莉而长大，其色多种易变。子如豆，深黑有细纹。中有瓤，白色，可作粉，故又名粉豆花。曝干作蔬，与马兰头相类。根大者如拳，黑硬，俚医以治吐血。

[新释]

吴其濬新描述的外来物种。据《图考》图（图1309）、文可知本种为草本植物，高二三尺；花2～3朵簇生枝端，花的基部有小而深裂的总苞片，花被合生，先端5裂，花被管筒状而长，裂片宽卵形，先端尖，水平开展；果实瘦果如豆而黑色，其种子有丰富白色胚乳，可作粉，故又名粉豆花。据上述特征，与《中志》26：7所描述的紫茉莉科紫茉莉属植物紫茉莉 *Mirabilis jalapa* L. 在概貌上基本吻合。本种原产于南美洲，我国南北各地常有栽培作观赏花卉。根、叶可供药用，有清热解毒、活血调经和滋补的功效，种子白粉可去面部癍痣粉刺。

松村、《纲要》和《中志》：*Mirabilis jalapa*

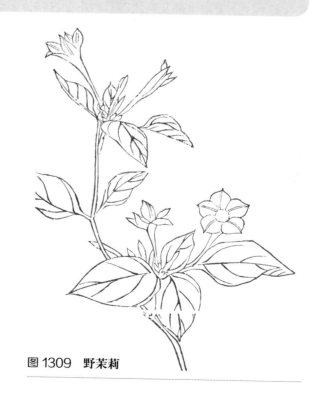

图 1309　野茉莉

L.；吴批：非 *Styrax*，是 *Mirabilis jalapa*。盖发现有将野茉莉（《救荒》）、粉豆花（《图考》）误为安息香科安息香属植物野茉莉 *Styrax japonicus* Sieb. et Zucc.，故而强调。

1237. 荷包牡丹

《花镜》：荷包牡丹，一名鱼儿牡丹，以其叶类牡丹，花似荷包，亦以二月开，因是得名。一干十余朵，累累相比，枝不能胜压，而下垂若俯首然，以次而开，色最娇艳。根可分栽，若肥多则花更茂而鲜。黄梅雨时，亦可扦活。按此花北地极繁，过江渐稀，或以为即当归，误。

[**新释**]

《图考》引《花镜》荷包牡丹。《图考》图为吴其濬新绘（图 1310）。有吴其濬按语。

罂粟科荷包牡丹属 *Dicentra* 我国产两种，北地产，花小，花型似荷包者，为荷包牡丹 *Dicentra spectabilis* (L.) Lem.；南方产者花大，为大花荷包牡丹 *Dicentra macrantha* Oliv.。前者花外花瓣紫红色至粉色，后者外花瓣黄绿色或绿白色。据此，较宜释本条为罂粟科荷包牡丹属植物大花荷包牡丹 *Dicentra macrantha* Oliv.。该种主产于我国北部（北至辽宁），据 Stern 记

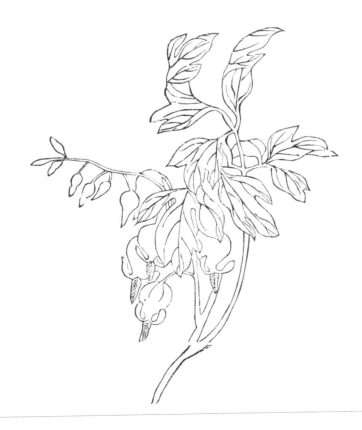

图 1310　荷包牡丹

载，河北、甘肃、四川、云南有分布，实则包括许多省区大多是栽培，生于海拔 780～2 800 米的湿润草地和山坡，模式标本采自建始。可供园艺观赏，药用镇痛。

松村、吴批：*Dicentra spectabilis* DC.；《中志》32：85、《纲要》：*Dicentra macrantha* Oliv.。

1238. 翠雀

翠雀，京师圃中多有之。丛生细绿茎，高三四尺，叶多花叉，如芹叶而细柔。梢端开长柄翠蓝花，横翘如雀登枝，故名。

[新释]

吴其濬新描述的北京物种。据《图考》文、图（图 1311），本种系栽种于北京园圃中栽培的草本植物，茎丛生，高达 1 米余；叶互生，5 全裂，裂片羽状半裂，末端小裂片先端尖至钝；花翠蓝色，有长柄，呈雀状，多花成顶生或腋生总状花序，上萼片具长距。据上述特征，与《中志》27:445，《图鉴》1:708，图 1416 所描述的毛茛科翠雀属植物翠雀 *Delphinium grandiflorum* L. 在概貌上（除原图的小裂片较宽外，谅系当时刻板水平不可能刻得过狭）基本相同。本种的原变种自四川西北、青海东部向东北经华北达东北至俄罗斯西伯利亚，是一个多类型的种，《中志》记载有 7 个变种。全草煎水含漱（有毒勿咽），可治风热牙痛；全草煎浓汁，可以灭虱。在北京一带栽培供观赏，已有数百年历史。

松村：*Delphinium*；《纲要》1：126、《中志》27：445 和吴批：*Delphinium grandiflorum* L.。

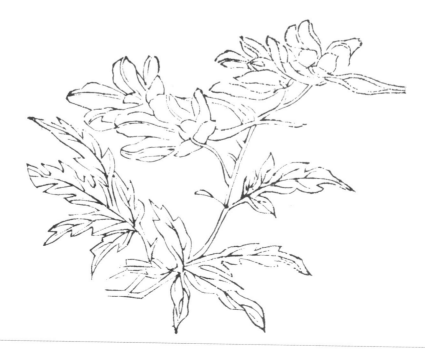

图 1311　翠雀

1239. 秋海棠

《群芳谱》：秋海棠，一名八月春。草本，花色粉红，甚娇艳，叶绿色。此花有二种：叶下红筋者为常品，绿筋者有雅趣。枝上有种落地，明年自生，夏便开。黔医云根治妇科血证。

[新释]

本条图为吴其濬新绘（图 1312），据图，草本；茎叶互生，叶具长柄，叶片两侧不对称，约为宽卵形，先端渐尖，基部心形，边缘具不等大三角形浅齿，掌状脉 5～8 条，叶下脉有红、绿色；聚伞花序顶生，花被片 4，粉红色，花期夏季；产贵州。以上性状，概貌与《中志》52（1）：163 描述的秋海棠科秋海棠属植物秋海棠 *Begonia grandis* Dry.（*Begonia evansiana* Andr. 为其异名）基本相似。该种在我国产于河北、河南、山东、陕西、四川、贵州、广西、湖南、湖北、安徽、江西、浙江、福建。昆明有栽培，生于山谷潮湿石壁上、山谷溪旁密林石上、山沟边岩石上和山谷灌丛中，海拔 100～1 100 米。模式标本采自日本。

松村、《纲要》：*Begonia evansiana* Andr.；《中志》和吴批：*Begonia grandis* Dry.。

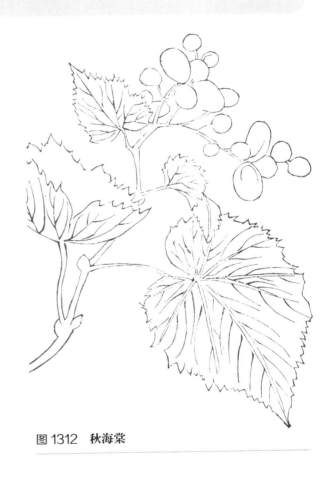

图 1312　秋海棠

1240. 金雀

《群芳谱》曰：丛生，茎褐色，高数尺，有柔刺，一簇数叶。花生叶旁，色黄形尖，旁开两瓣，势如飞雀，春初即开。

[新释]

本条文、图（图 1313）不符。《图考》图为吴其濬描述新物种，其叶互生，三出复叶，显然是素馨属 *Jasminum*。较宜释其为木犀科素馨属植物探春花 *Jasminum floridum* Bunge。

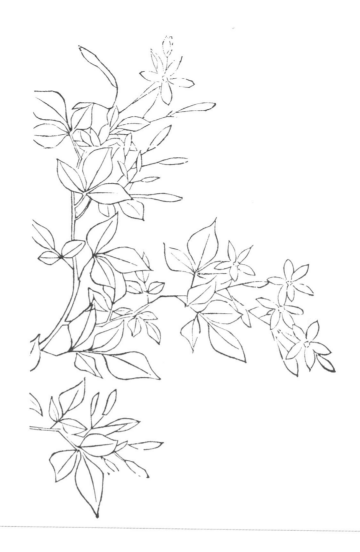

图 1313　金雀

但本条文字描写的却为灌木（丛生），茎褐色，具刺；羽状复叶；花黄色，旁开两旗瓣，伸展，如飞雀。花期春季。上述性状，颇合《中志》42（1）：18 描述的豆科锦鸡儿属植物锦鸡儿 *Caragana sinica* (Buc'hoz) Rehd.。该种产于河北、陕西、江苏、江西、浙江、福建、河南、湖北、湖南、广西（北部）、四川、贵州、云南。花期 4—5 月。

松村：*Jasminum*；吴批：*Caragana sinica*，但图却似 *Jasminum floridum*。

1241. 金钱花

《酉阳杂俎》：金钱花，本出外国，名曰毘尸沙，一名日中金钱，俗名翦金花。梁大同二年，进来中土。豫州掾属以双陆赌金钱，金钱尽，以金钱花相足。鱼洪谓得花胜得钱。

《群芳谱》：一名子午花，一名夜落金钱。又有一种银钱。

[**新释**]

《图考》引《酉阳杂俎》和《群芳谱》。绘图（图1314）为吴其濬新绘。所图为草本；叶条状披针形，有钝齿；花1~2生叶腋，萼片5，花瓣5，阔倒卵形，雄蕊伸出花被片，又午时开花，外来。上述性状，颇合《中志》49（2）：171-172、图版48：3-6描述的梧桐科午时花属植物午时花 *Pentapetes phoenicea* L.。该种原产于印度，据《酉阳杂俎》，传来我国时间是梁大同二年（547）。现在我国广东、广西、云南等地多有栽培，供观赏。本种花午间开放而次晨闭合，故有"午时花""子午花"之称，而常整朵花脱落，故称"夜落金钱"。

《群芳谱》记录的又有一种银钱，疑其似午时花 *Pentapetes phoenicea* 白花变种，《中志》未收，未见《群芳谱》原始性状描述，存以备考。

松村、《纲要》*Pentapetes phoenicea* L.。吴批：*Pentapetes phoenicea* 仅存一种，应从印度-马来西亚引入（梁大同二年）。

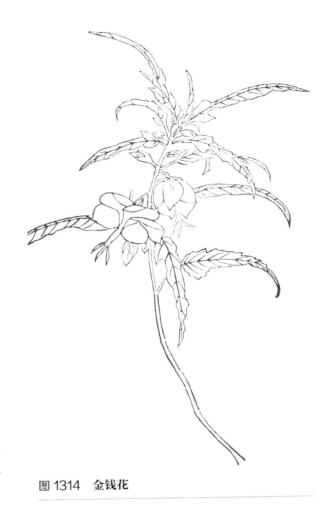

图1314　金钱花

1242. 玉蝶梅

玉蝶梅，产赣州。蔓生，紫藤，厚叶，面青有肋纹，背白光滑如纸。圃中多植之。《赣州志》作玉叠梅，云各邑皆花白色，藤本。

[**新释**]

吴其濬新描述的江西物种。据《图考》图（图1315）、文可知本种为藤本；叶对生，质厚，有柄，椭圆形至卵状椭圆形，先端尖，基部钝圆，边全缘，除上面中脉明显外，侧脉不显，下面白色光滑；花白色。据上特征，与上述各书所描述的萝藦科球兰属植物球兰 *Hoya carnosa* (L. f.) R. Br. 在概貌上基本吻合。本种为我国特产，分布于云南、广西、福建、广东、台湾，生于平原或山地，附生树上或石上。在庭院也常栽培。模式标本采自广东广州。为著名观赏植物，全株供药用，民间用作治关节肿痛、眼目赤肿、肺炎和睾丸炎等。

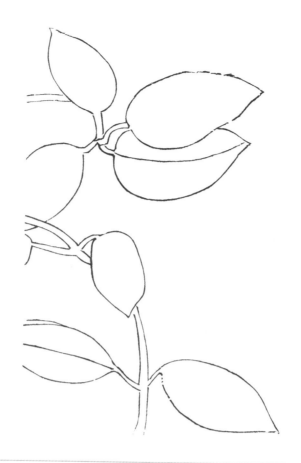

图 1315　玉蝶梅

《图鉴》3：506，图 4965、《中志》63：481、《云志》3：647、《纲要》3：268：*Hoya carnosa* (L.f.) R. Br.。吴批：*Hoya carnosa*？花白，（待查）。

1243. 吉祥草

《谈荟》[1]：吉祥草，苍翠如建兰而无花，不藉土而能活，涉冬不枯，遇大吉事则花开。

[新释]

《图考》引《谈荟》吉祥草。《图考》图为新绘（图 1316）。据《图考》图可知本种为矮生草本，须根有纺锤形小块根；叶条状披针形，比下一条松寿兰较狭，具一条明显的中脉（非松寿兰具多条平行直脉）；花葶从叶丛中抽出，上部具多花，花被片数目不清。吴批：文"应为 *Reineckia carnea*，但图上花似麦门冬一种。"不理解吴征镒依何据认为图上花似麦门冬一种。但据《图考》图，其叶形和须根具纺锤状块根都与下条"松寿兰"不同，似为《中志》15：163 描述的百合科沿阶草属植物麦冬 *Ophiopogon japonicus* (L. f.) Ker-Gawl.。本种我国产于广东、广西、福建、台湾、浙江、江苏、江西、湖南、湖北、四川、云南、贵州、安徽、河南、陕西（南部）和河北（北京以南），生于海拔2 000米以下的山坡阴湿处、林下或溪旁，浙江、四川、广西等地均有栽培。小块根入药即是中药麦冬，有生津解渴、润肺止咳之效。该种栽培广，栽培历史悠久（像杭麦冬、川麦冬均属本种）。据《纲要》2：540，麦门冬释作本种，始载于《本经》，宋《图经本草》、明《本草纲目》以及《图考》卷之十一也都有记述。

附记：现在一般性植物志书中，中文名属名 *Ophiopogon* 称沿阶草，*Reineckia* 称吉祥草，若《图考》所谓的吉祥草是沿阶草的一种，则 *Reineckia* 属宜称松寿兰属，当然我们还需要核实《谈荟》一书对本种植物的原始描述。

《纲要》和《云志》：*Reineckia carnea* (Andr.) Kunth。

［注］

❶《谈荟》：应为明代万历年间徐应秋著笔记

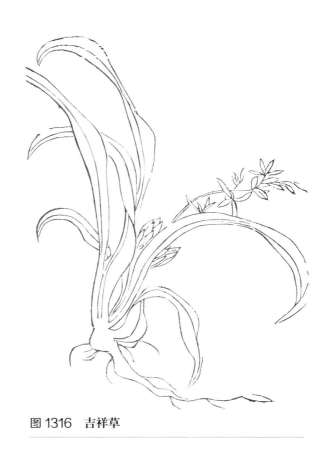

图 1316　吉祥草

类作品《玉芝堂谈荟》，全书36卷，以"订正名物，考证掌故"而卓然特立。

1244. 松寿兰

松寿兰，产赣州。形状极类吉祥草。叶微宽，花六出稍大，冬开，盆盎中植之。秋结实如天门冬实，色红紫有尖。滇南谓之结实兰。土医云味甘辛，治筋骨瘘，用根浸酒，加虎骨胶。治遗精，加骨碎补。

［新释］

吴其濬新描述的江西物种。据《图考》文、图（图1317）可知本种为矮草本，须根不具纺锤状小块根；基生叶多枚条状披针形（"形状极类吉祥草"），叶微宽，先端尖，具多条平行直脉；花葶从基生叶丛中生出，上部具多花，花被片6枚，果实红紫色，有尖。据上特征，与上条，《图考》卷之二十七所称的"吉祥草"宜订为 *Ophiopogon japonicus*(L. f.) Ker-Gawl. 为不同的种，应为《中志》15：4描述的广义百合科吉祥草属植物吉祥草 *Reinedkea carnea* (Andr.) Kunth.。该种产于江苏、浙江、安徽、江西、湖南、湖北、河南、

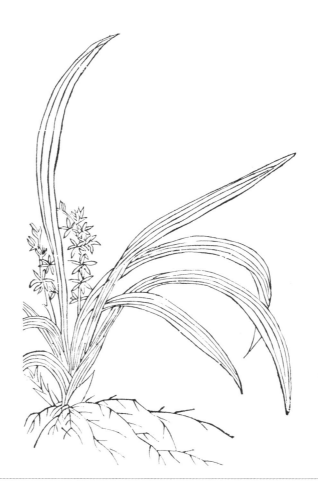

图 1317　松寿兰

陕西（秦岭以南）、四川、云南、贵州、广西和广东，生于阴湿山坡、山谷或密林下，海拔 170～3 200 米。全株有润肺止咳、清热利湿之效。并栽培供观赏。

松村：*Liriope spicata* Lour.；《云志》7：699，《纲要》2：551 均把松寿兰、吉祥草二名皆释作：*Reineckea carnea* (Andr.) Kunth。吴批：图说实即 *Reineckea carnea*。

1245. 贴梗海棠

> 贴梗海棠，丛生单叶。缀枝作花，磬口，深红无香。新正即开，田塍间最宜种之。《花镜》云：有四季花者，滇南结实与木瓜同，俗呼木瓜花，其瓜入药用。春间渍以糖或盐，以充果实，盖取其酸涩，以资收敛也。

[新释]

《图考》引《花镜》贴梗海棠，吴其濬增

加性状描述。《图考》绘图（图 1318）似灌木，具枝刺，花叶同时；文作丛生单叶，叶卵形，全缘（应有细的尖锐锯齿），先端圆钝，基部

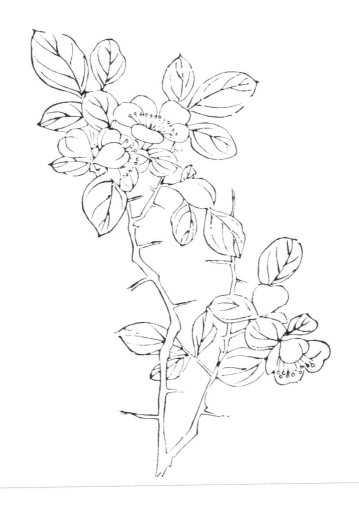

图 1318　贴梗海棠

楔形；花簇生小枝，花瓣 5，雄蕊多数，馨口，深红无香。据上述性状，及吴其濬文字，应释为蔷薇科木瓜属植物皱皮木瓜 *Chaenomeles speciosa* (Sweet) Nakai。

《中志》36：351 释《花镜》贴梗海棠也作皱皮木瓜 *Chaenomeles speciosa* (Sweet) Nakai。该种我国产于陕西、甘肃、四川、贵州、云南、广东，各地习见栽培，花色大红、粉红、乳白且有重瓣及半重瓣品种。枝密多刺可作绿篱，果实含苹果酸、酒石酸、枸橼酸及丙种维生素等，干制后入药，有祛风、舒筋、活络、镇痛、消肿、顺气之效。

松村、吴批：*Cydonia japonica* Pers.。

1246. 望江南

望江南，生分宜山麓、田塍。丛生，一茎一叶。叶如蓖麻[1] 而大，多花叉，深锯齿，糙绿有微毛。抽葶发叉，开黄花如长瓣细菊花；绿蒂长半寸许，如万寿菊。野花大朵，此为硕艳。

［新释］

吴其濬新描述的江西物种。据《图考》文、图（图1319），本种具一茎一叶，茎不分枝；叶大，二次掌状深裂，小裂片具大锯齿；花大4朵，有梗，作伞房状排列，生茎顶；总苞长约半寸（"绿蒂长半寸许"），舌状花一层，10～12枚，舌片宽条形，似菊花，黄色。综上所述与《中志》77（2）：14和《图鉴》4：583，图6579描述的菊科橐吾属植物大头橐吾 *Ligularia japonica* (Thunb.) Less. 在概貌上基本相似。《中志》在该种的中文别名中列有"望江南"（江西），与原文中"望江南，生分宜山麓"相符。本种在我国产于湖北、湖南、江西、浙江、安徽、广西、广东、福建、台湾，生于海拔900～2300米山坡草地、林下及水岸边。

松村：*Ligularia japonica* Less.；《纲要》：*Ligularia japonica* (Thunb.) Less.；吴批：*Senecio hookeri* 附近（待查）。

［注］

1 蓖麻：大戟科蓖麻属植物蓖麻 *Ricinus communis* L.，《长编》卷十四收蓖麻文献，《图考》未收蓖麻条。

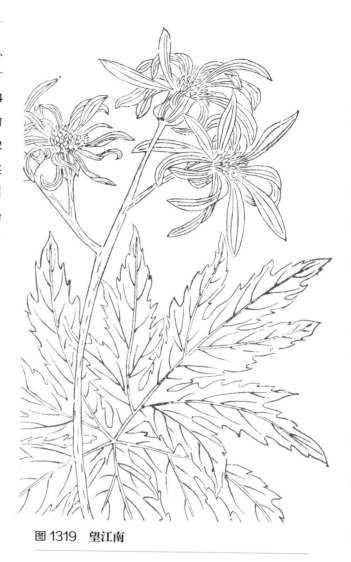

图1319　望江南

1247. 盘内珠

盘内珠，生庐山。褐茎丛生，对节发枝。叶似橘叶，梢端抽茎，结青菁葵，如茉莉而白，圆如珠，层层攒缀下垂，开五尖瓣花，黄心数点。土人以其白苞匀圆，故名。

［新释］

吴其濬新描述的江西物种。据《图考》文、图（图1320），本种系灌木，具对生的小枝（"对节发枝"）；叶对生，有毛，卵状椭圆形

至长圆形，先端尖，基部钝，具羽状脉，侧脉4～5对，边全缘，具短柄；花白色，成总状圆锥花序，顶生，花瓣5，雄蕊数枚，花药黄色。按《中志》作者35（1）：92-99意见，溲疏 *Deutzia scabra* Thunb. 是一个日本种，从前从

事中国植物研究的学者订学名为 *Deutzia scabra* Thunb. 者，均非 *Deutzia scabra* Thunb.，应是齿叶溲疏 *Deutzia crenata* Sieb. et Zucc. 或黄山溲疏 *Deutzia glauca* Cheng。但我们检查《中志》作者的观点，系依据苏联学者 Zaikonn. 的概念，Ser. Pulchrae Zaikonn. 在我国有 5 种（*Deutzia scabra* Thunb. 我国不产），除台湾产的美丽溲疏 *Deutzia pulchra* Vadal 外，其他 4 种均分布于长江下游流域以南各省区，在检索表中所依据的区分特征，均是数量的区别。虽然我们没有深入研究 *Deutzia* 植物，却深知苏联学者的系（Serias）内的种类大都为欧美学者的亚种或变种。《中志》作者还说"……*Deutzia scabra* Thunb，实则我国不产，亦未见有引种……"我们不知有何根据说我国亦未有引种？据以上各点及《图考》原文、图，我们暂订为虎耳草科溲疏属广义的溲疏 *Deutzia scabra* Thunb. s. l.（包括 *Deutzia crenata* Sieb. et Zucc. 和 *Deutzia glauca* Cheng）。至于该属的中文名"溲疏属"，建议另拟。古代文献中的溲疏，没有证据显示为虎耳草科 Saxifragaceae 植物。

附记：牧野富太郎的《日本植物图鉴》，不列 *Deutzia scabra* Thunb。该种既是日本原产，牧富岂有不列之理。谅经仔细研究，必定有其

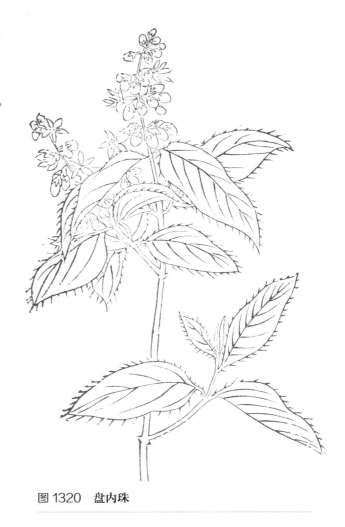

图 1320　盘内珠

他结论。提醒该属后来修订者。

吴批：*Deutzia scabra* Thunb.（待查）。

1248. 半边月

半边月，生庐山。小树枝，攒生梢头。叶似绣球花叶而窄，粗纹极类。春开五瓣短筒子花，外白内红，似杏花而尖，多蕊。

[**新释**]

吴其濬新描述的江西物种。据《图考》文、图（图 1321），可得知本种为小乔木（或灌木）；

叶对生，具短柄，先端尖，基部钝，边有锯齿，两面有毛；1～3 朵的聚伞花序生小枝顶端，花萼筒短，上有小裂齿，花冠漏斗状钟形，外白内红，裂片 5 而短，雄蕊和花柱伸出花冠外。据上

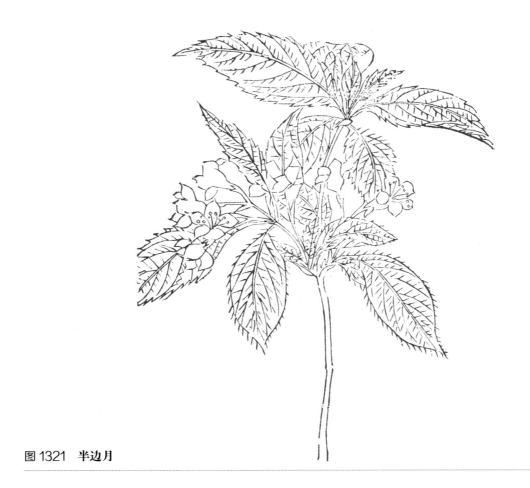

图 1321　半边月

述性状特征，与《中志》72：134 和《图鉴》4：283，图 5980 所描述忍冬科锦带花属植物半边月 *Weigela japonica* Thunb. var. *sinica* (Rehd.) Bailey 基本吻合。本变种产于安徽、浙江、江西、福建、湖北、湖南、广东、广西、四川、贵州，生于海拔 458～1 800 米山坡林下，灌丛和沟边等地。原变种 *Weigela japonica* var. *japonica* 产日本。

《中志》72：134：*Weigela japonica* Thunb. var. *sinica* (Rehd.) Bailey。吴批：图说似即锦带 *Weigela* 一种。

《植物名实图考》

卷之二十八

固始吴其濬　著　蒙自陆应谷　校刊

群　芳

1249-1. 风兰

风兰，生云南。作丛，望之如碧芦。叶微苞茎，润肥对排。花与净瓶无异。此种植之盆缶亦茂。

[新释]

吴其濬新描述的云南植物。较宜释作《中志》18：336 描述的兰科笋兰属植物笋兰 *Thunia alba* (Lindl.) Rchb. f.。该种我国产于四川西南部（盐边、木里、米易、冕宁）、云南西南部至南部（镇康、景东、景洪、勐腊、勐海）和西藏东部，生于林下岩石上或树杈凹处，也见于多石地上，海拔 1 200～2 300 米。模式标本采自印度。吴其濬对"风兰"的性状描述有些含糊，但本条绘图（图1322）则与本种酷肖。

《纲要》：*Thunia alba* (Lindl.) Reichb. f.；吴批 *Thunia*？

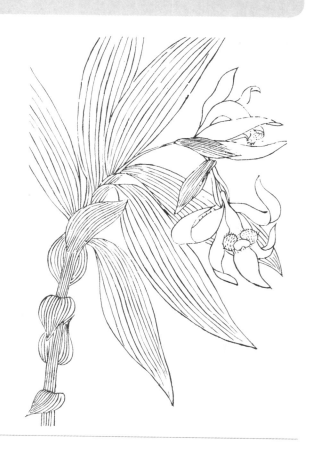

图 1322　风兰

1249-2. 风兰 一名净瓶

风兰，生云南临安。横根，根上先生绿实，大如甜瓜有棱，形似田家磚碌。实上生长柄二叶，叶阔寸许，光润无瑕，中抽茎开花，先有黄箨，箨坼落而花见，色皓洁如雪兰。中二瓣窄细，舌有黄粉，边茸茸如剪绒。茎花欹弱，翩反欲舞，悬之风中不萎。桂馥《札璞》：五月开曰净瓶，似瓜生石上。两叶，一大、一小，广寸许。花如雪兰而小。即此。

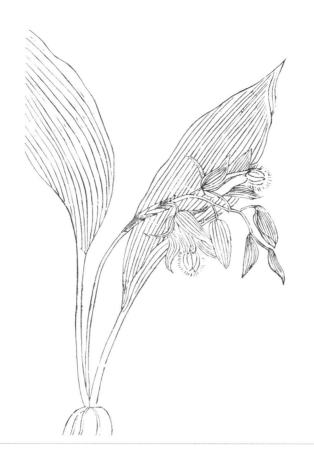

图 1323　风兰

[**新释**]

吴其濬新描述的云南植物（图 1323）。较宜释作《中志》18：355 描述的兰科贝母兰属植物髯毛贝母兰 Coelogyne barbata Griff.。该种我国产于四川西南部、云南西部至西北部、西藏东南部，生于林中树上或岩壁上，海拔 1 200～2 800 米，模式标本采自印度。

《纲要》：Coelogyne barbata Griff.；吴批：Coelogyne。

1250. 独占春

独占春，与虎头兰花同，而色白润洁无纤缕，心有稀疏褐点。开久近蒂处微赪。幽香虽乏，静趣弥长。一茎一花，叶细柔同素心兰。其两三花者为雪兰。

[**新释**]

吴其濬新描述的云南植物（图 1324）。文字描述为一茎一花，应为《中志》18：208 描述的兰科兰属植物独占春 Cymbidium eburneum Lindl.。该种通常总状花序 1 花，少 2～3 花。可能吴其濬意识到 2～3 花少见，因此文字描述提及，其两到三花者，为雪兰（本卷另立雪

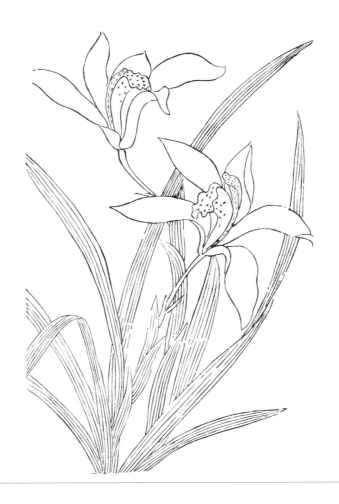

图 1324　独占春

兰条）。该种产于海南（崖州、昌江）、广西南部（十万大山）和云南西南部，生于溪谷旁岩石上，海拔不详。尼泊尔、印度、缅甸也有分布。模式标本采自印度东北部。

吴批：*Cymbidium*（单花）。

1251. 雪蕙

雪蕙，生云南。一枝数花，秋末开。

[新释]

吴其濬新描述的云南植物（图1325）。

《图考》所述性状较少，兰科兰属植物之一种 *Cymbidium* sp.。

吴批：*Cymbidium*。

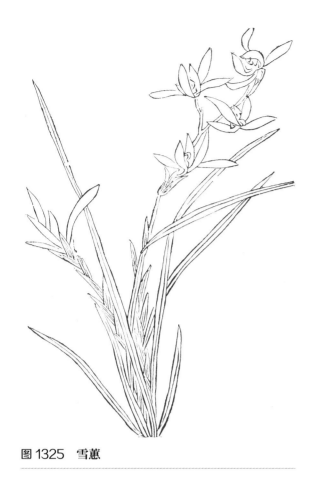

图 1325　雪蕙

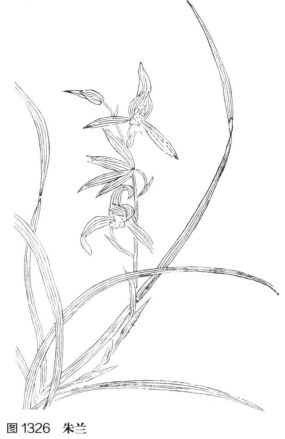

图 1326　朱兰

1252. 朱兰

朱兰，云南山中有之。叶光润，似铜紫兰而宽。冬间初红，渐淡有香。

[**新释**]

吴其濬新描述的云南植物（图 1326）。兰

科兰属植物之一种 Cymbidium sp.。

松村和吴批：Cymbidium。

1253. 春兰

春兰，叶如瓯兰[1]，直劲不欹。一枝数花，有淡红、淡绿者，皆有红缕，瓣薄而肥，异于他处，亦具香味。

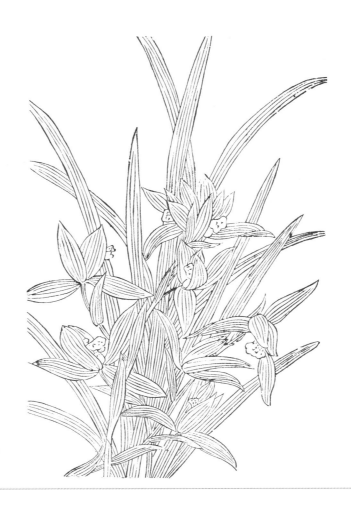

图 1327　春兰

[新释]

吴其濬新描述的物种（图 1327）。兰科兰属植物之一种 *Cymbidium* sp.。

松村和吴批：*Cymbidium*。

[注]

① 瓯兰：疑指兰科兰属植物建兰 *Cymbidium ensifolium* (L.) Sw.。

1254. 虎头兰

虎头兰，硕大多红丝，心尤斑斓。有色无香，能耐霜雪。又一种色绿无红缕者，名碧玉兰，将残始露赤脉。

[新释]

吴其濬新描述的两物种。《图鉴》和《中

志》18：203 有兰科兰属植物虎头兰 *Cymbidium hookerianum* Rchb. f.，未注明中名出《图考》。《图考》绘图（图 1328）之上图，一总状花序，

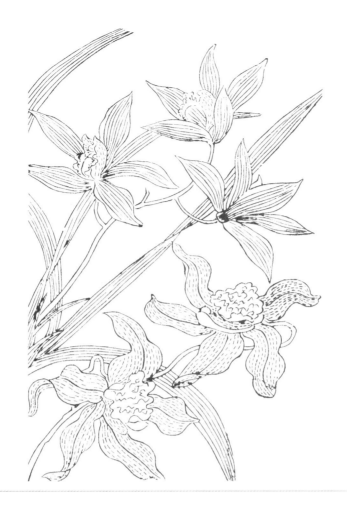

图 1328　虎头兰

具三花，花瓣有多条纵脉，与《中志》18：201 描述的西藏虎头兰 *Cymbidium tracyanum* L. 更为相似。该种产于贵州西南部（册亨）、云南西南部至东南部和西藏东南部，生于林中大树干上或树杈上，也见于溪谷旁岩石上，海拔 1 200～1 900 米。缅甸、泰国也有分布，模式标本系栽培植物，未注明产地。

吴批：*Cymbidium grandiflorum*，《中志》18：203 处理作为 *Cymbidium hookerianum* Rchb. f. 异名。

文中新描述的另一种碧玉兰，兰科兰属植物之一种 *Cymbidium* sp.。吴批：*Cymbidium eburneum*(?)，花色不符。

1255. 朵朵香

朵朵香，细叶柔韧，一箭一花。绿者团肥，宛如捻蜡；黄者瘦长，缕以朱丝，皆饶清馥。又有一箭两花者，名双飞燕。

[**新释**]

吴其濬新描述的物种。据本条绘图（图 1329），宜释本品为《中志》18：220 描述的兰科兰属植物春兰 *Cymbidium goeringii* (Reichb. f.) Reichb. f.。该种我国产于陕西（南部）、甘肃（南

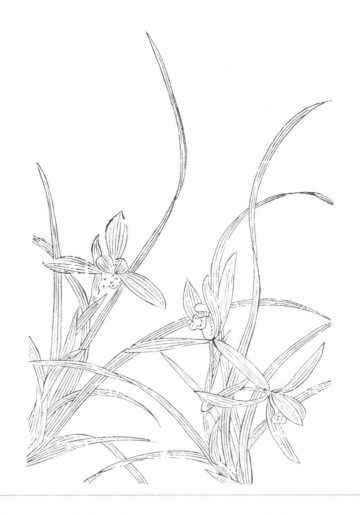

图 1329　朵朵香

部）、江苏、安徽、浙江、江西、福建、台湾、河南（南部）、湖北、湖南、广东、广西、四川、贵州、云南，生于多石山坡、林缘、林中透光处，海拔 300～2 200 米，在台湾可上升到 3 000 米。

模式标本采自日本。该种花序具花 1 朵，极罕 2 朵，两花者，即文中提及的"双飞燕"。

松村：*Cymbidium virescens* Lindl var. *sinense* Nakai.；吴批：*Cymbidium forrestii*。

1256-1. 雪兰

雪兰，大如虎头兰，色白微赪，心如渥丹。一枝或一花，或两花，无香。

[新释]

吴其濬新描述的物种。绘图（图 1330）显示两花序，一花序花一朵，另一总状花序具花两朵。兰科兰属植物之一种 *Cymbidium* sp.。宜

释为《中志》18：208 描述的兰科兰属植物独占春 *Cymbidium eburneum* Lindl.。参见本卷"独占春"条。

吴批：或即为前文所附雪兰。

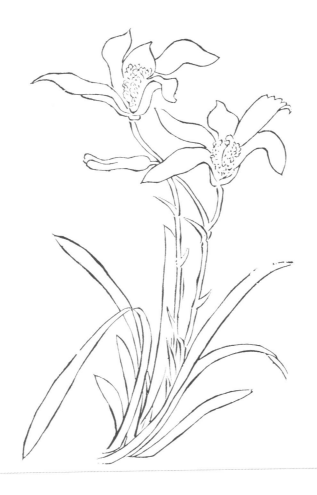

图 1330 雪兰

1256-2. 雪兰

雪兰,此又一种。细瓣缭绕,中心似筒,红黄渲染,亦乏香气。

[新释]

吴其濬新描述的物种。《图考》绘图(图 1331)为草本,叶 13 枚,二列,基部套叠,带形;总状花序具花 3 朵,花"红黄渲染"。《云志》释作兰科兰属植物莎草兰 Cymbidium elegans Lindl.,该种假鳞茎包藏于叶基之内;叶 6~13 枚,二列,带形;但其总状花序具花 20 余朵,《图考》图显示仅 3 花。非是。我们暂时处理作《中志》18:218 描述的兰科兰属植物莎叶

兰 Cymbidium cyperifolium Wall. ex Lindl.。该种叶 4~12 枚,带形,常整齐 2 列而多少呈扇形,基部二列套叠的鞘有宽达 2~3 毫米的膜质边缘。其总状花序具 3~7 花,花色也颇为相近。产于广东、海南、广西南部、贵州西南部、云南东南部(蒙自、砚山、麻栗坡、屏边),生于林下排水良好、多石之地或岩石缝中,海拔 900~1 600 米。尼泊尔、不丹、印度、缅甸、泰国、越南、柬埔寨、菲律宾也有分布。模式标本采自不丹。

吴批:Cymbidium。

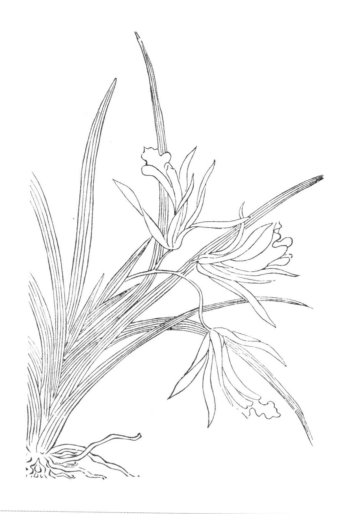

图 1331　雪兰

1257. 夏蕙 大理画

夏蕙，叶直如剑，迎风不动。一茎数花，鹅黄色，五六月开，幽香不减素兰。

[新释]

吴其濬参照大理画描述的新种，未见实物（图 1332）。宜释作兰科兰属植物之一种 *Cymbidium* sp.。

《纲要》疑其作蕙兰 *Cymbidium faberi* Rolfe。该种我国产于陕西（南部）、甘肃（南部）、安徽、浙江、江西、福建、台湾、河南（南部）、湖北、湖南、广东、广西、四川、贵州、云南和西藏（东部），生于湿润但排水良好的透光处，海拔 700～3 000 米。尼泊尔、印度北部也有分布。存以备核。

吴批：*Cymbidium*。

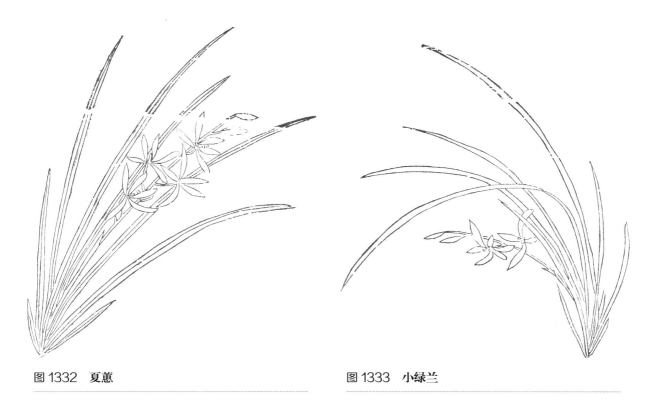

图 1332　夏蕙

图 1333　小绿兰

1258. 小绿兰

小绿兰，叶柔绿干，绿花白舌，一茎四五花，名春绿，又名云兰，出苍山石壁。香幽和，品最贵，常在云气中也。

[新释]

吴其濬新描述的云南物种（图 1333）。兰科兰属植物之一种 *Cymbidium* sp.。吴批疑其似为一未被现代植物分类学描述的新种。产于大理苍山石壁上，海拔较高，"常在云气中"。

1259. 大绿兰 大理画

大绿兰，一本十余叶，一干十余花，花绿舌红，高出叶外，名冬绿。

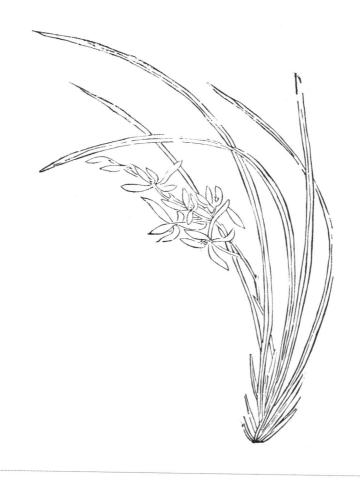

图 1334　大绿兰

〔新释〕────────

该种是吴其濬据大理的一幅画所描绘的一

云南新种（图 1334），未见实物。兰科兰属植物之一种 Cymbidium sp.。

吴批：Cymbidium。

1260. 莲瓣兰

莲瓣兰，有红、绿、白、黄各色，白者香尤烈。

〔新释〕────────

吴其濬新描述的物种（图 1335）。兰科兰

属之一种 Cymbidium sp.。

吴批：Cymbidium。

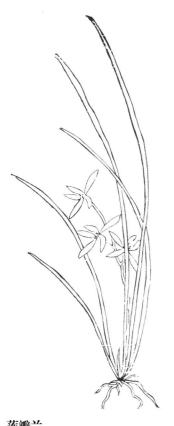

图 1335　莲瓣兰

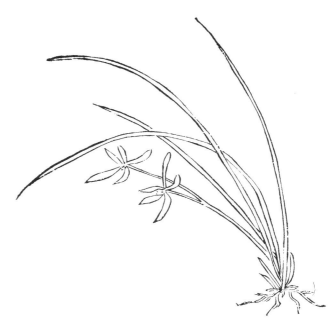

图 1336　元旦兰

1261. 元旦兰

元旦兰，即莲瓣之一种。叶瘦如韭，花白如玉，元旦开。

〔新释〕

吴其濬新描述的物种（图 1336）。兰科兰

属植物之一种 *Cymbidium* sp.。

吴批：*Cymbidium*。

1262. 火烧兰

火烧兰，滇山皆有之。叶粗黄花，背黑似火烧者，花碧香烈，春杪[1]盛开。

[新释]

　　吴其濬新描述的云南物种（图 1337）。疑似《中志》18：219 描述的兰科兰属植物蕙兰 *Cymbidium faberi* Rolfe。该种产于陕西（南部）、甘肃（南部）、安徽、浙江、江西、福建、台湾、河南（南部）、湖北、湖南、广东、广西、四川、贵州、云南和西藏（东部），生于湿润但排水良好的透光处，海拔 700～3 000 米。尼泊尔、印度北部也有分布，模式标本采自我国浙江。

　　吴批：*Cymbidium*。

[注]

1 杪：月尾或季尾。

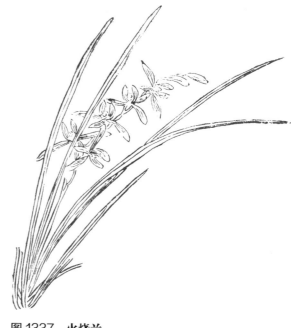

图 1337　火烧兰

1263. 风兰 大理

风兰，叶短干长，花碧，生石崖古木上，挂檐间即活。

[新释]

　　吴其濬新描述的物种（图 1338）。兰科兰属植物之一种 *Cymbidium* sp.。

　　《纲要》和吴批：*Cymbidium*。

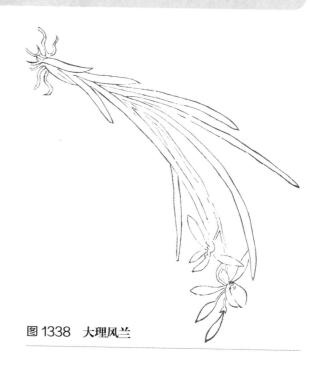

图 1338　大理风兰

1264. 五色兰 大理

五色兰，叶柔小，一枝十余花，红、黄、紫、绿互相间杂，滇南兰之最异者。士女珍佩之。

〔新释〕

吴其濬新描述的云南物种（图 1339）。兰科兰属植物之一种 *Cymbidium* sp.。

吴批：*Cymbidium*。

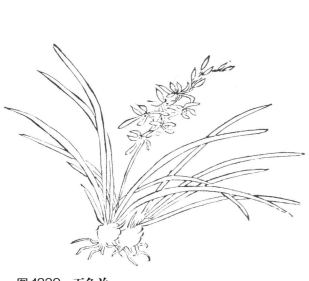

图 1339　五色兰

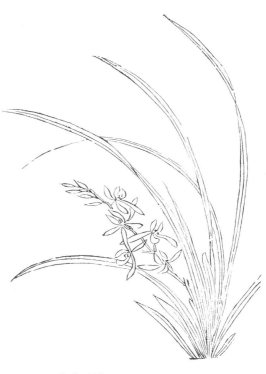

图 1340　大朱砂兰

1265. 大朱砂兰 大理

大朱砂兰，叶长阔，一茎数十花，朱色，秋开。

〔新释〕

吴其濬新描述的物种（图 1340）。兰科兰属植物之一种 *Cymbidium* sp.。

吴批：*Cymbidium*。

1266. 小朱砂兰 大理

小朱砂兰，叶短，一茎数花，尤韵。

[**新释**] ——————————————

吴其濬新描述的物种（图 1341）。兰科兰

属植物之一种 *Cymbidium* sp.。

吴批：*Cymbidium*。

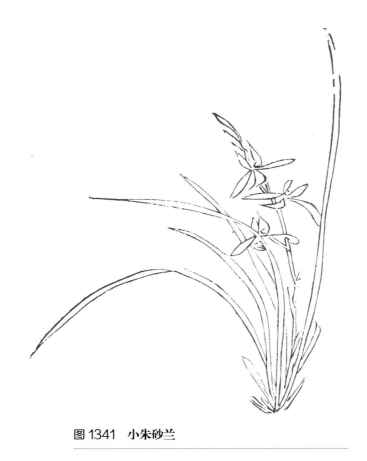

图 1341 小朱砂兰

1267. 佛手兰

佛手兰，生云南。根如蒜，大于蔓菁，环生，众根如九子芋；叶长二三尺，似萱草，宽寸余，光滑细腻，同文殊兰而根色深紫，突出土上。叶傍迸茎，扁阔挺立。发苞孕蕾，花在苞中，钩屈如佛手柑，故名。花形开放，逼似玉簪，紫艳照耀。内外六

瓣，瓣外紫、内白，中亦紫、稍淡，五六长须黑紫，端有横蕊深黄。一苞五六花，先后参差，可半月余。然老本亦仅一箭，新菷未易有花也。

〔新释〕

吴其濬新描述的云南物种（图1342）。因本种花裂片外紫内白，有别于本卷下一条的天蒜，宜订为《中志》16（1）：8描述的百合科文殊兰属植物西南文殊兰 *Crinum latifolium* L. 为妥。天蒜的花裂片为白色，即下条。本种在云南产于双江、勐腊、景洪、勐海、澜沧，常生于海拔400～1 800米的河床、沙地，也有人工栽培的。

吴批：*Crinum*。

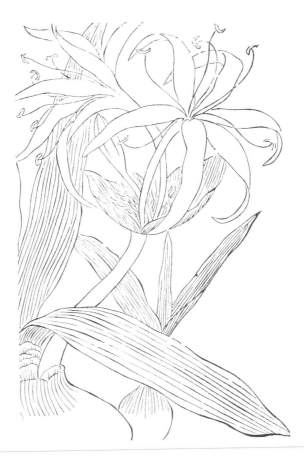

图1342 佛手兰

1268. 天蒜

天蒜，云南圃中植之。根叶与佛手兰无异，唯花色纯白，紫须缭绕，横缀黄蕊。按闽中金灯花，亦名天蒜，未知与此同异。

[新释]

吴其濬新描述的云南物种。据《图考》图（图1343）文描述，"花白纯白，紫须缭绕，横缀黄蕊"和《中志》16（1）：8文珠兰的特征"花……绿白色……雄蕊淡红色"相符外，所谓"横缀黄蕊"是指花药"丁"字形着生，开花时横向，成熟时花粉黄色，这是文殊兰属 Crinum 特征。由此，它与佛手兰的区别点在原文中除"花色纯白"，别无显示。按其原附图，可订为《中志》16（1）：10描述的石蒜科文殊兰属植物文殊兰 Crinum asiaticum L. var. sinicum (Roxb.) Baker。本变种在《云志》8：697记载产于云南绥江，生于海拔480米的山坡崖下，昆明、西双版纳、文山等地均有栽培。但在文殊兰的别名中没有引用"天蒜"一名，且引用"秦琼剑，牛黄伞，文兰树"三名（此三名另条再考）。《中志》16（1）：10释《越南笔记》为该种，疑为《南越笔记》之讹。

文中提及的金灯花，为吴其濬新记录植物。吴批：Lycoris。如为该属植物，花色黄，产于福建者，应为忽地笑 Lycoris aurea (L'Her.) Herb.。该种我国分布于福建、台湾、湖北、湖南、广东、广西、四川、云南，生于阴湿山坡，庭园也栽培。本种鳞茎为提取加兰他敏的良好原料，为治疗脊髓灰质炎后遗症的药物。

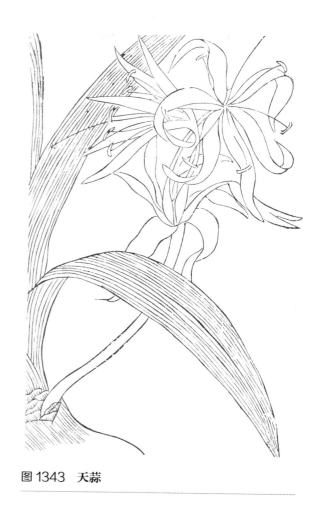

图 1343　天蒜

附记：本书吴其濬所谓的滇南，根据本书所记植物物种推测，非今云南南部西双版纳等热带地区，而指滇中，以昆明为中心的周边地区。

吴批：Crinum（纯白花）。

1269. 兰花双叶草

兰花双叶草，生滇南山中。双叶似初生玉簪叶，微有紫点。抽短茎，开花如兰，上一大瓣，下瓣微小，两瓣旁抱，中舌厚三四分如人舌，正圆，色黄白，中凹，嵌一小舌如人咽，色深紫，花瓣皆紫点极浓。土医云：此真兰花双叶草也。《滇本草》所载即此。

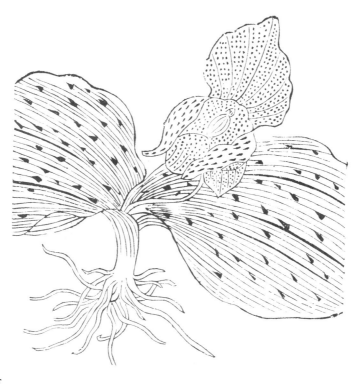

图 1344　兰花双叶草

［新释］

吴其濬新描述的云南物种（图 1344）。赞成松村、《纲要》《云志》的考证意见，释为《中志》17：48 描述的兰科杓兰属植物斑叶杓兰 *Cypripedium margaritaceum* Franch.。该种产于四川西南部和云南西北部，生于海拔 2 500～3 600 米的草坡上或疏林下。模式标本采自云南西北部。

1270. 红花小独蒜

红花小独蒜，根如小蒜，大如指，叶如初生茅草，高五六寸，傍发紫箭，开小紫红花，五瓣微尖，亦似兰花而极小，心尤娇艳。土人云：与黄花者一类，大小二种。

［新释］

吴其濬新描述的物种（图 1345）。绘图所绘植物，宜释作《中志》18：326 描述的兰科筒瓣兰属植物筒瓣兰 *Anthogonium gracile* Lindl.。该种我国产于广西西部（凌云）、贵州西南部（兴仁）、云南（文山、屏边、蒙自、景东、勐腊、勐海、思茅、普洱、顺宁、镇康、绿春、昆明、广南、嵩明、太姚、双柏、大理及怒江流域）和西藏东南部（墨脱、林芝、波密），生于海拔 1 180～2 300 米的山坡草丛中或灌丛下。模式标本采自尼泊尔。

文中提及"黄花者"，即下条"黄花独蒜"。

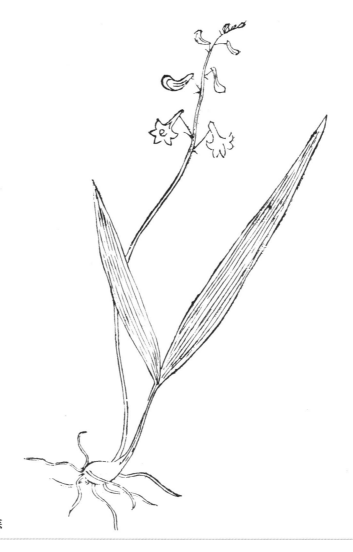

图 1345　红花小独蒜

1271. 黄花独蒜 —名老鸦蒜

黄花独蒜，生云南山中。根如小蒜，叶似初生棕叶而窄，又似虎头兰叶而短，有皱。傍发箭，开五瓣黄花，紫红心似兰花、白及辈，而瓣圆短。

[新释]

吴其濬新描述的云南物种（图 1346）。较宜释作《中志》18：252 描述的兰科苞舌兰属植物苞舌兰 Spathoglottis pubescens Lindl.，该种我国产于浙江、江西、福建、湖南、广东、香港、广西、四川、贵州和云南，生于海拔 380～1 700 米的山坡草丛中或疏林下。模式标本采自印度东北部。

《纲要》《云志》和吴批：Spathoglottis pubescens Lindl.。

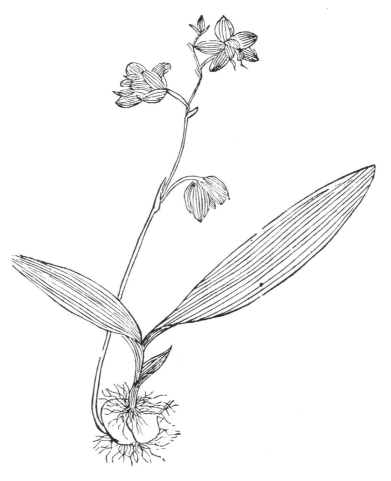

图 1346　黄花独蒜

1272. 羊耳蒜

羊耳蒜，生滇南山中。独根大如蒜，赭色。初生一叶如玉簪叶，即从叶中发葶，开褐色花，中一瓣大如小指甲，夹以二尖瓣，又有三尖须翘起。盖黄花小独蒜之种族。

[**新释**]

吴其濬新描述的云南物种（图 1347）。绘图叶一枚，总状花序，苞片披针形，花数朵。

兰科羊耳蒜属植物之一种 *Liparis* sp.。

松村：*Liparis lilifolia* Rich.；《纲要》：*Liparis nervosa* (Thunb.) Lindl.；吴批：*Liparis*。

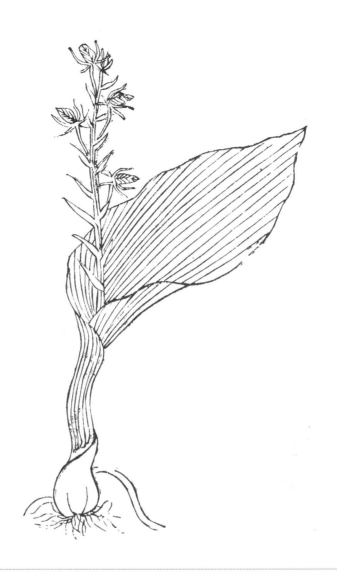

图 1347　羊耳蒜

1273. 鸭头兰花草

鸭头兰花草，生云南太华诸山。黑根细短，尖叶内翕，抱茎齐生似玉簪，抽葶叶而长又肥，内绿外淡，有直勒道。茎梢发叉，开白绿花，微似兰花，有柄长几及寸。三瓣品列，中瓣后复有一大瓣，色淡，花心有紫晕，微凸。心下近茎出双尾，白缕如翦，燕尾分翘，野卉中具纤巧之致。

［新释］

吴其濬新描述的云南物种（图 1348）。《图

考》绘图及文字性状描述"三瓣品列，中瓣后复有一大瓣，色淡，花心有紫晕，微凸，心下近茎出双尾，白缕如翦，燕尾分翘"，即兰科

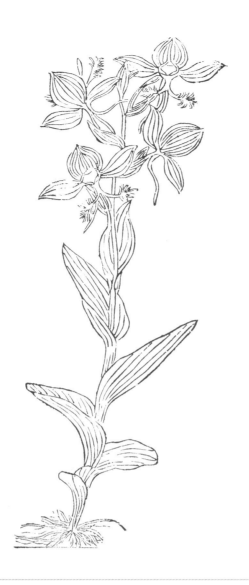

图1348　鸭头兰花草

玉凤花属 *Habenaria* 植物无疑。《纲要》《云志》和吴批皆释作剑叶玉凤花 *Habenaria pectinata* (J. E. Smith) D. Don。据《中志》17：455 只分布在云南（思茅、蒙自）。生于海拔约 1 800 米的山坡林下。本研究倾向其与《中志》17：453 描述的兰科玉凤花属植物宽药隔玉凤花

Habenaria limprichtii Schltr. 较为接近。该种产于我国湖北西部、四川、云南中部至北部，生于海拔 2 200～3 500 米的山坡林下、灌丛或草地。模式标本采自云南（大理）。但绘图的药隔狭窄，不完全符合。估计古代刻板，性状比例不会如今日之植物科技绘图一般严格。

1274. 鹭鸶兰

鹭鸶兰，云南圃中多有之。叶如萱草，翕而皱。夏抽葶，开花六瓣六蕊，瓣白蕊

黄，间以细须，志谓之鹭鸶毛，以其洁白纤细如执鹭羽。舒苞衬萼，沐露刷风，伫立阶墀，静态弥永。桂馥《札璞》谓为兰之别派。无香有韵，觉虎头硕大，神意皆痴。

［新释］

吴其濬新描述的云南物种。据《图考》文、图（图1349），多年生草本，根状茎短而不显，须根粗；叶基生，宽条形，先端尖，基部无鞘，平行脉，花葶一，从叶丛中伸生，花单生于小苞片内，花被片6，白色，花药黄色。对"间以细须"不解，或作花药脱落后当作细须？据上述性状，宜释为百合科鹭鸶草属植物鹭鸶草 *Diuranthera major* (C. H. Wright) Hemsl.。本种在我国分布于四川、贵州外，在云南产西北至东南：丽江、洱源、昆明、绿春、蒙自、西畴，生于海拔530～2 700米林下、灌丛或草坡，或干旱河谷灌丛。

附记：李恒经野外和植物园观察，将小鹭鸶草 *Diuranthera minor* (C. H. Wright) Hemsl. 归并是合理的。推理《中志》14：46 描述的南川鹭鸶草 *Diuranthera inarticulata* Wang et K. Y. Lang 似也不能存立。

《云志》7：661、《纲要》和吴批：*Diuranthera major*。

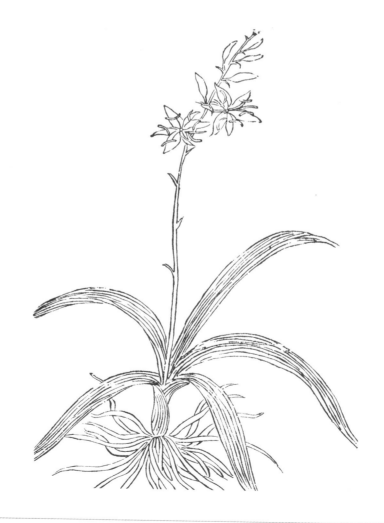

图 1349　鹭鸶兰

1275. 象牙参

象牙参，生滇南山中。初苗芽即作苞，开花如白及花而多窄瓣。一苞四五朵，陆续开放，花罢生叶，似吉祥草而阔，根如麦门冬。土医云：治半身不遂，痿痹弱证。

[新释]

吴其濬新描述的云南物种。据《图考》文、图（图 1350），可知本种为矮小草本，具几本种为矮小草本，具几枚纺锤状块根；先花后叶（"初苗芽即作苞……花罢生叶"），叶互生，条状椭圆形，具平行脉，无柄，先端锐尖；花葶从茎端生出，花序具 4～5 朵花（图上仅 1 花），花陆续开放，紫色（原文"如白及花"。兰科拟白及属白及 Bletia striata 开紫花，见《图考》卷之八），外轮花被片合生成管状（《云志》作花萼），先端有 2 齿；内轮花被片合生成管状（《云志》作花冠），长超过内轮者，三裂，中裂片如盔状，侧裂片狭椭圆形；唇瓣宽卵形，先端 2 浅裂。综合上述性状，与《云志》8：579 所描述的兰科象牙参属植物象牙参 Roscoea humeana Balf. f. et W. W. Smith 的概貌基本相似。值得注意的是，《云志》对本种的概念较大，还包括《中志》16（2）：53 的象牙参 Roscoea purpurea J. E. Smith 的错误鉴定和 16（2）：55 双唇象牙参 Roscoea chamaeleon Gagnep 的错误鉴定。本种为我国特有种，除分布于四川外，在云南产于香格里拉、丽江、宁蒗，生于海拔 3 000～3 700 米松林与针阔混交林下、稀在林缘草地上。

吴批：*Roscoea chamaeleon*。

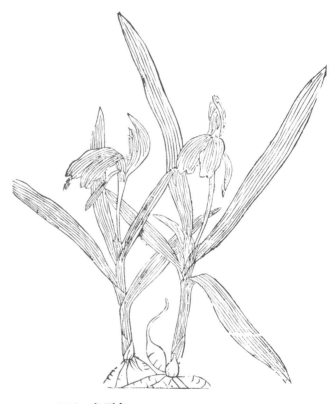

图 1350　象牙参

1276. 小紫含笑

小紫含笑，生云南山中。紫茎抱叶，梢垂紫苞，开口如笑，内露黄白瓣，掩映参差，难为形拟。一名青竹兰。

[新释]

吴其濬新描述的云南物种（图 1351）。同意《纲要》和吴批意见，释为《中志》17：90 描述的兰科火烧兰属植物大叶火烧兰 *Epipactis mairei* Schltr.。该种产于陕西、甘肃、湖北、湖南、四川（西部）、云南（西北部）、西藏，生于海拔 1 200～3 200 米的山坡灌丛中、草丛中、河滩阶地或冲积扇等地。模式标本采自云南。

松村：*Epipacti*。

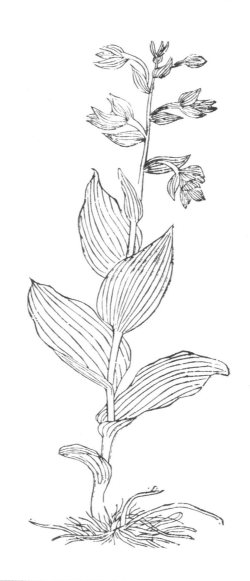

图 1351　小紫含笑

《植物名实图考》

卷之二十九

固始吴其濬　著　蒙自陆应谷　校刊

群　芳

1277. 佛桑

佛桑，一名花上花，云南有之。《岭南杂记》：佛桑与扶桑正相似，中心起楼，多一层花瓣。《南越笔记》：佛桑一名花上花，花上复花重台也，即扶桑，盖一类二种。又《杨慎外集》[1]：朱槿之红鲜重台者，永昌名之曰花上花。《徐霞客游记》[2]永昌花上花者，叶与枝似木槿，而花正红。闽中扶桑相类，但扶桑六七朵并攒为一花，此花一朵四瓣，从心中又抽出叠其上，殷红而开久，自春至秋犹开，虽插地辄活，如柳然。然植庭左则活，右则否，亦甚奇也。檀萃《虞衡志》[3]谓佛桑不应改为扶桑，殊欠考询。

[新释]

《图考》绘图为吴其濬新绘图（图1352）。据《图考》文、图，本植物为木本（"插地辄活，如柳然"），叶互生，卵状椭圆形，有短柄，边具锯齿，羽状脉，每边具3条侧脉，花单生上部叶腋或枝顶，小苞片5～7（从一侧观之，已有4～5片），条形，先端锐尖，萼筒钟形，裂片5（从一侧观之，已有3片），先端锐尖，花瓣4，正红至朱红，其中又抽出一花（实则可能由雄蕊演变成花瓣，这些花瓣与原来花瓣有间隔，也由此得名花上花，如原文："中心起楼，多一层花瓣。"花上重花重台），花期长（"自春至秋犹开"），花瓣不规则波状。据上述性状，其概貌与《中志》49（2）：69和《云志》2：225所描述的锦葵科木槿属植物重瓣朱槿 *Hibiscus rosa-sinensis* L. var. *rubro-plenus* Sweet 基本相似。本变种分布于四川、广东、广西、福建、台湾等省区，云南西双版纳、元江、德宏等地也有栽培，主要供观赏。

松村：*Hibiscus rosa-sinensis* L.；《纲要》、吴批：*Hibiscus rosa-sinensis* var. *plena*（待查）。

[注]

1 《杨慎外集》：又名《升庵外集》，为明杨慎

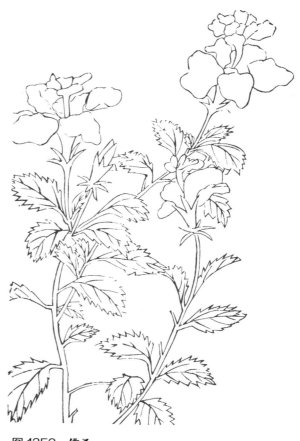

图1352　佛桑

撰的作品，明焦竑辑，全书 100 卷。

2《徐霞客游记》：明代地理学家徐霞客（1587—1641）创作的一部散文游记，主要按日

记述作者 1613—1639 年旅行中对地理、水文、地质、植物等现象的详细记录。

3《虞衡志》：即《滇海虞衡志》。

1278. 莲生桂子花

莲生桂子花，云南园圃有之。细根丛苗，青茎对叶，叶似桃叶微阔。夏初叶际抽枝，参差互发，一枝蓓蕾十数，长柄柔绿，圆苞摇丹，颇似垂丝海棠。初开五尖瓣红花，起台生小黄筒子，五枝簇如金粟。筒中复有黄须一缕，内嵌淡黄心微突。此花大仅如五铢钱，朱英下揭，黅蕊上擎，宛似别样莲花中撑出丹桂也。结角如婆婆针线包而上蠚，绒白子红，老即迸飞。

[**新释**]

吴其濬新描述的花卉（图 1353），为一外来物种。最早栽培在云南园圃中。

《图考》文描述其花十分细致："五尖瓣红花，起台生小黄筒子"，副花冠黄色，合生成筒子，与花丝合生成合蕊冠，筒中复有黄须一缕（指的是雄蕊），内有舌状片（"内嵌淡黄心微突"），此花大如五铢钱；结角如婆婆针线包，绒白子红，老即迸飞。综合上述性状，宜释为《中志》63：388、《云志》3：610 描述的萝藦科马利筋属植物马利筋 Asclepias curassavica L.。本种原产于美洲的西印度群岛，现广植世界热带及亚热带地区。我国广东、广西、云南、贵州、四川、湖南、江西、福建、台湾等省区均有栽培，也有逸为野生和驯化。全株有毒，尤以乳汁毒性较强，含强心苷，称白微苷，可作药用，可除虚热利小便，有调经活血、止痛、退热消炎散肿驱虫之效。

松村、《中志》63：388，《云志》3：610，《纲要》3：255 和吴批：Asclepias curassavica L.。

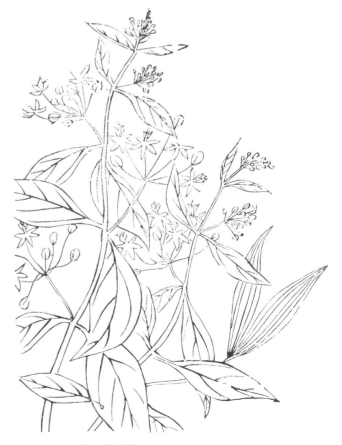

图 1353　莲生桂子花

1279. 金蝴蝶

金蝴蝶,生云南囿中。细茎如蔓,叶对生如石竹而长,色绿微劲。夏开五瓣红花似翦秋罗,初开每瓣有一缺,饶袅娜之致。

[新释]

吴其濬新描述的云南物种。据《图考》文、图(图1354),可知本种植物茎较细软,因此似蔓生;叶对生,披针状长圆形,无柄,基部钝,先端急尖,中脉明显;花红色,成顶生三花的聚伞花序,萼片合生,花瓣5,顶端凹隐。"生云南囿中",谅系也有栽培的。以上特征只能说明它为石竹科Caryophyllaceae植物,几乎无法鉴别至属。《中志》26:370和《云志》6:233释其为蝇子草属植物大花蝇子草 Silene grandiflora Franch.,该种二歧聚伞花序,暂唯以此意见是从。本种为云南特有种,产于鹤庆、丽江、永胜,生于海拔2 000～2 300米的灌丛、草坡或村边。

松村:Silene;吴批:Silene grandiflora。

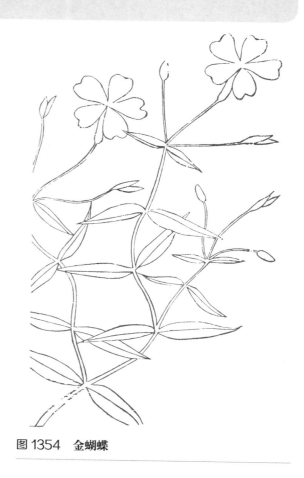

图 1354　金蝴蝶

1280. 黄连花

黄连花,独茎亭亭,对叶尖长,四月中梢开五瓣黄花如迎春花,繁密微馨。昆明乡人揠售于市,因其色黄,强为之名。

[新释]

吴其濬新描述的云南物种。据《图考》文、

图(图1355),可知本种为灌木,茎分不枝;叶对生,近无柄,长圆状披针形,基部钝,先端锐尖,边全缘,具羽状脉,侧脉5～6对;

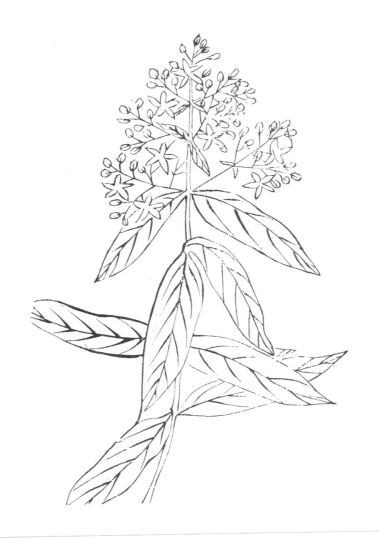

图 1355　黄连花

花黄色，有柄，集成顶生大型圆锥花序，其分枝对生，分枝下有一苞片，向上苞片逐渐缩小，花萼小，花瓣深裂为 5，水平开展。综合上述性状，与《中志》59（1）：50《云志》15：350 所释的报春花科珍珠菜属植物黄连花 *Lysimachia davurica* Ledeb. 在概貌上基本相似。本种在我国除分布于内蒙古、黑龙江、吉林、辽宁、山东、江苏、浙江、湖北、四川外，在云南产于丽江，生于海拔 2 180 米山谷河边。原昆明有产（原记载为 *Douclouxin bonati*），现已不见。

松村：*Lysimachia vulgaris* L.；《纲要》2：371：*Lysimachia valgaris* L. var. *dahurica* (Ledeb.) R. Kunth.；吴批：*Lysimachia thyrsiflora*。

1281. 野丁香

野丁香，生云南山坡。高尺许，赭茎甚劲。数叶攒簇，层层生发，花开叶间，宛似丁香，亦有紫、白二种。

[新释]

吴其濬新描述的云南物种。据《图考》图（图 1356）、文，可知本种为矮小灌木，高约 0.5 米，枝条赤色，对生；叶 2～4 枚，簇生于小枝，近无柄，卵状椭圆形，基部钝，先端钝至锐尖，全缘，具羽状脉，侧脉 2～3 对；花有紫、白二种，3 朵，常成聚伞花序生于小枝顶端，花冠管筒状，裂片 5。综合上述性状，宜释作《中志》71（2）：129 和《云志》15：268 描述的茜草科野丁香属植物野丁香 *Leptodermis potanini* Batalin。本种为我国特产，除分布于西藏、四川、贵州、湖北、陕西外，在云南几全省各区都有分布，生于海拔 1 800～3 400 米山谷林中或山坡灌丛。《中志》71（2）：129、《云志》15：268 和吴批：*Leptodermis potanini* Batalin。

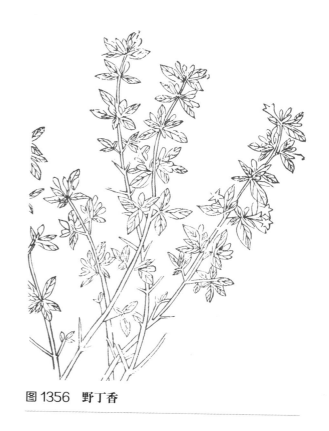

图 1356　野丁香

1282. 牛角花

牛角花，生云南平野。铺地丛生，绿茎纤弱。发叉处生二小叶，又附生短枝三叶。茎梢开花如小豆花，又似槐花，有黄、紫、白三种，春畴匝陇，灿如杂锦。土人以小苞上翘，结角尖弯，故名牛角。

[新释]

吴其濬新描述的云南物种。据《图考》文、图（图 1357）可知本种为草本，茎铺地生长，纤细柔弱；叶互生，具五小叶的奇数羽复叶，最下一对小叶托叶状，卵形，生茎分叉处，上面 3 小叶生叶轴顶端，似和最下一对有间距，卵状椭圆形；花 3 朵，黄色，簇生花序总梗顶端，花间有苞片；荚果条状短圆柱形，稍弯似牛角。据上性状，和《中志》42（2）：223 和《云志》10：757 所描述的豆科或蝶形花科（《云志》）百脉根属植物百脉根 *Lotus corniculatus* L. 在概貌上基本相似。本种在云南产于香格里拉、丽江、昆明及其以西以北地区，生于海拔 1 500～3 500 米草坡、田边、沟边和林缘等处。

原文中紫、白花者疑系豆科三叶草属 *Trifolium* 植物，或红车轴草 *Trifolium pratense* L.，原产于欧洲中部，引种到世界各国。我国南北各省区均有种植，并见逸生于林缘、路边、草地等湿润处。"白"作白车轴草 *Trifolium repens* L.，原产于欧洲和北非，世界各地均有栽培。我国常见于种植，并在湿润草地、河岸、

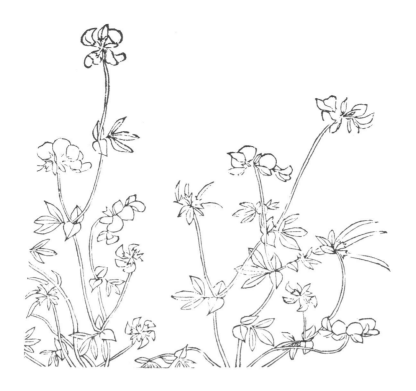

图 1357　牛角花

路边逸生。

松村、《纲要》《中志》42（2）：223：*Lotus* *corniculatus* L.；吴批：黄 *Lotus corniculatus*、紫 *Trifolium pratense*、白 *Trifolium repens*。

1283. 白刺花

白刺花，生云南田塍。长条横刺，刺上生刺，就刺发茎，如初生槐叶。春开花似金雀而小，色白，袅袅下垂，瓣皆上翘，园田以为樊。

[**新释**]

吴其濬新描述的云南物种。据《图考》文、图（图 1358），可得知本种为灌木（园田以为樊），枝条上有刺，刺可分叉，刺腋内生枝；奇数羽状复叶，侧生小叶 6～7 对，小叶卵形，先端尖；总状花序生枝端，有花 7～10 朵，花白色。综合上述性状，概貌与《中志》40：78 和《云志》10：369 所描述的

豆科槐属植物白刺花 *Sophora davidii* (Franch.) Skeels（现《中志》处理 *Sophora viciifolia* 为异名）基本相似。本种分布于华北、长江以南（除广东）广大省区。在云南除西双版纳外，全省皆有分布。

《纲要》：*Sophora viciifolia* Hance；《中志》40：77：*Sophora davidii* (Franch.) Skeels；吴批：图说均是黄槐？ *Keysserlingia* (*Sophora*) *viciifolia*。

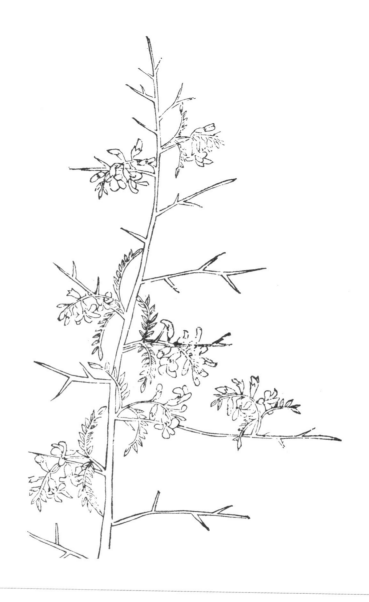

图 1358　白刺花

1284. 报春花

　　报春花，生云南。铺地生叶如小葵，一茎一叶。立春前抽细葶，发杈开小筒子五瓣粉红花。瓣圆中有小缺，无心。盆盎山石间，簇簇递开，小草中颇有绰约之致。按傅元[1]《紫华赋·序》：紫华，一名长乐，生于蜀。苏颋[2]亦有《长乐花赋》。《遵义府志》引《益部谈资》云：长乐花，枝叶皆如虎耳草，秋后丛生盆盎间，开紫色小花，冬末转盛，鲜丽可爱。居人献岁，以此为馈，名曰时花。核其形状，当即此花。今滇俗亦以岁晚盆景。

[新释]

吴其濬新描述的云南物种。《图考》图（图1359）绘植物两株，包含两个种。据原文、图（左株），可知本种为一小草本植物；基生叶铺地而生（原文"一茎一叶"有误，易讹为一叶旁抽出一葶，实则基生叶多数丛生），叶卵形至卵状椭圆形，具长柄，边具细齿，基部圆钝至心形，先端钝，具羽状脉，侧脉 5～7 对；花葶从基生叶丛中生出，伞形花序具花 3 朵，基部有小苞片有二层，一层尚未完全开展；花冠粉红色；上部 5 裂，裂片倒卵状椭圆形，先端有凹陷。综合上述性状，宜释作《中志》59（2）：9 和《云志》15：403 所描述的报春花科报春花属植物报春花 Primula malacoides Franch.。《纲要》2：372 也持此观点。本种在我国除分布于广西、贵州外，在云南产于文山、景洪、沧源、龙陵、腾冲、泸西、通海、昆明、景东、大理、丽江、宁蒗（永宁）、维西等地，生于海拔（750～）1 600～2 500 米林内、灌丛或箐沟边。模式标本采自大理。本种约于 19 世纪末引入欧洲，已广泛栽培于世界各地。

图 1359 右株的中脉虽尚清楚，但从其侧脉看分枝甚多，似成掌状脉。正无巧不成书，报春花科点地梅属植物点地梅中有一异名 Androsace saxifragaefolia Bunge，其加词意"虎耳草叶"，和原文"长乐花，枝叶皆如虎耳草"。我们有意释此作《图鉴》3：268，图 4489 和《中志》59（1）：157 描述的报春花科点地梅属植物点地梅 Androsace umbellata (Lour.) Merr.。该种我国产于东北、华北和秦岭以南各省区，生于林缘、草地和疏林下。民间用全草治扁桃体炎、咽喉炎、口腔炎和跌打损伤。

《遵义府志》引《益部谈资》的长乐花，又名时花，吴批作鄂报春 Primula obconica Hance.，该种产于云南、四川、贵州、湖北（西部）、湖南、广西、广东（北部）和江西（宜丰），生于林下、水沟边和湿润岩石上，海拔 500～2 200 米。模式标本采自湖北宜昌。本种现在世界各地广泛栽培，为常见的盆栽花卉。在栽培条件下，开花期很长，故又名四季报春。参见《中志》59（2）：21、《云志》15：417 及《图鉴》3：254，图 4462。Primula obconica 是一多型种，仅《云志》列有 4 个亚种，变异较大。

吴批：Primula malacoides；时花：Primula obconica。

[注]

1 傅元：即晋代傅玄（217—278），避讳改作"元"。字休奕。北地郡泥阳县（今陕西铜川耀州区东南）人。西晋时期名臣及文学家、思想家。谥号"刚"。后追封清泉侯。见《晋书列传第十七》。

2 苏颂（670—727）：字廷硕，京兆武功（今

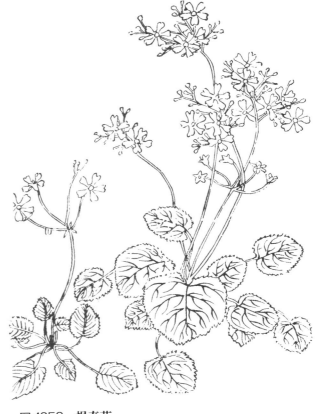

图 1359 报春花

陕西武功）人，初盛唐之交时著名文士，与燕
国公张说齐名，并称"燕许大手笔"。他任相4

年罢相，后出任益州长史。死后追赠尚书右丞
相，赐谥文宪。

1285. 小雀花

小雀花，生云南山坡。小树高数尺，瘦干细韧。春开小粉红花，附枝攒簇，形如
豆花而小，瓣皆双合，上覆下仰，色极娇韵。花罢生叶。

［新释］

吴其濬新描述的云南物种。据《图考》
文、图（图1360），可知本种为小树，高约2
米，枝干细韧；叶为3小叶的奇数羽状复叶，

叶和小叶均有短柄，小叶卵状椭圆形，基部钝
圆，先端钝至锐尖，花粉红色，蝶形花，具短
柄，成腋生的总状花序，常生花后叶而呈圆
锥花序。据上所述性状，宜释作《中志》41：
118和《云志》10：564描述的豆科杭子梢属

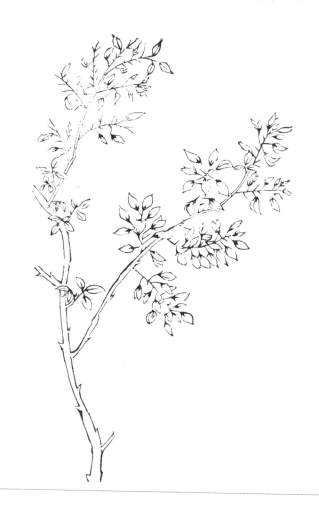

图1360　小雀花

植物小雀花 *Campylotropis polyantha* (Franch.) Schindl.。本种为多类型的种，有三变种，二变型，并与菸子梢 *Campylotropis macrocarpa* (Bunge) Rehd. 在四川和贵州有交错分布，在形态上存在许多过渡类型，看来有待进一步分类学研究。本种广布于西藏东部、四川、贵州、甘肃南部外，在云南产于中部及以北地区，生于海拔（400～）1 000～3 000 米的向阳灌丛、沟边、林边、山坡草地。

《中志》41：118、《纲要》：*Campylotropis polyantha* (Franch.) Schindl.。吴批：*Camplotropis polyantha*?

1286. 素兴花

素兴花，生云南。蔓生，藤叶俱如金银花，花亦相类。初生细柄如丝，长苞深紫，嫋嫋满架。渐开五瓣圆长白花，淡黄细蕊，一缕外吐，香浓近浊，亦有四季开者。《滇略》[1] 云：南诏段素兴[2] 好之，故名。《志》谓即素馨，殊与粤产不类。蒙化厅有红素兴，又有鸡爪花，相类而香逊。檀萃《滇海虞衡志》以为即与茉莉为俦，同出番禺之素馨，未免刻画无盐，唐突西施。

[新释]

本条文、图（图 1361）大约有四种植物，《图考》绘图，为吴其濬新记录的云南物种。从原图、文可知，本种为木质藤本；叶对生，具 5 小叶的奇数的羽复叶，两侧小叶卵形至广卵形，具短柄，顶生小叶比侧生者较大，卵状椭圆形，它们基部钝圆，先端尖至渐尖，边缘波状，均具基生三出脉；花集成顶生或腋生，聚伞圆锥花序，合瓣尖尖花冠筒细筒状，裂片 5，张开，白色，长椭圆形，先端尖，雄蕊具淡黄色花药，花柱伸出花冠外。其概貌和《云志》4：659 和《中志》61：196 所描述的木犀科素馨属植物多花素馨 *Jasminum polyanthum* Franch. 基本相似。本种产于四川、贵州、云南，生于山谷、灌丛、疏林，海拔 1 400～3 000 米。模式标本采自云南鹤庆大坪子。花可提取芳香油，亦常栽培供观赏。

《图考》引《云南志》素馨，即《中志》61：192，《云志》4：657 描述的木犀科素馨

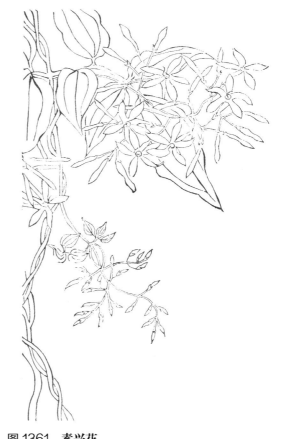

图 1361　素兴花

属植物素方花 *Jasminum officinale* L.。其显著特征为花集成伞状或近伞状的聚伞花序，有花 1～10 朵。可参考《南方草木状考补》第 74～第 80 页，认为其即耶悉茗。该种我国产于四川、贵州（西南部）、云南、西藏，生于山谷、沟地、灌丛中或林中，或高山草地，海拔 1 800～3 800 米。世界各地广泛栽培。

《图考》引《云南志》红素兴，吴批为木犀科素馨属植物红素馨 *Jasminum beesianum* Forreat et Diels。该种显著特征为花 2～3 朵集成的聚伞花序，顶生于当年的侧枝上，花冠红色或紫色，花冠筒近漏斗状，可参考《中志》61：188 和《云志》4：664。产于四川、贵州、云南，生于山坡、草地、灌丛或林中，海拔 1 000～3 600 米。模式标本采自云南鹤庆附近的松桂。该种为木质藤本，"花极芳香"可庭院栽培。

《图考》引《云南志》鸡爪花，与红素兴相类而香逊。吴批为 *Jasminum* sp.。因无其他性状可资考证，具体物种待考。有淡红素馨 *Jasminum* × *stephanense* Lemoine，为素方花 *Jasminum officinale* L. 和红素馨 *Jasminum beesianum* Forrest & Diels 的杂交种。花色颇似。产于四川、云南、西藏，生于灌丛、林中、山涧，海拔 2 200～3 100 米。仅存以备考。

［注］

1 《滇略》：明代谢肇淛（1567—1624）撰。此书乃其官云南时所作，分为十门。记述了云南的疆域、山川、物产、民风、名宦、乡贤、故实、艺文、苗种和琐闻。

2 段素兴：大理天明帝，1042—1044 年在位 3 年。

1287. 灯笼花

灯笼花，昆明僧寺中有之。藤老蔓杂，小叶密排，糙涩无纹，俱如络石。春开五棱红筒子花，长几径寸，五尖翻翘，色独新绿，黄须数茎，如铃下垂。僧云移自腾越，余以为山中石血[1]之别派耳。

［新释］

吴其濬新描述的云南物种。据《图考》文、图（图 1362），本种为蔓生老藤（可能附生于其他老树上或岩石上，因而貌似蔓生老藤）；具密生的叶，叶小，卵形至卵状椭圆形，中脉明显，全缘，先端尖锐，基部钝圆，近无柄；花单生（似有孪生？），有短柄，下垂，花托杯状，花冠长筒状，有五棱，红色，先端裂片短而多少有点外翘，带绿色，雄蕊数枚，内藏。上述性状，其概貌基本上与《中志》57（3）：

194、《云志》5：296 所考订的杜鹃花科树萝卜属植物灯笼花 *Agapetes lacei* Craib 相符。该种产于云南西部（高黎贡山）、西藏东南部，缅甸东北部也有。该地区正是本条正文所提及的腾越之地。

吴批：*Agapetes lacei*。《图鉴》3：193 之 4340 图称之为 *Agapetes lacei* Craib 是错误的。其叶形和花序呈伞形状，均和《图考》之原文、图不符。《图鉴》图应为《中志》描述的柳叶树萝卜 *Agapetes salicifolia* C. B. Clarke，产于我国西藏南部、东南部（米什米山地，德利河流域，

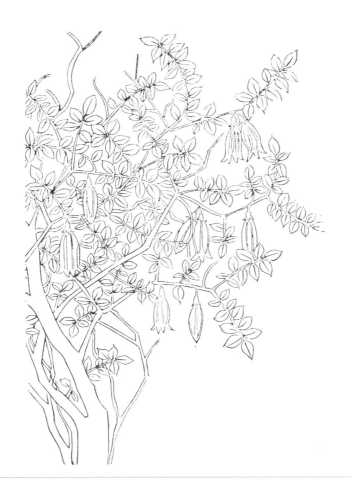

图 1362　灯笼花

模式标本产地），附生于海拔约 1 500 米的林中树上。

1288. 荷苞山桂花

荷苞山桂花，生云南山中。小木绿枝，叶如橘叶，翻反下垂。叶间出小枝，开花作穗，淡黄长瓣，类小豆花。花未开时，绿蒂扁苞，累累满树，宛如荷包形，故名。近之亦有微馨。

〔新释〕

吴其濬新描述的云南物种。据《图考》文、图（图 1363），本种为小树；叶互生，有短柄，长圆状披针形，基部钝，先端渐尖，边全缘而呈微波状，具羽状脉，具 5～6 对侧脉，下垂；花未开时，作绿色荷包形，开时似蝶形，中间长花瓣为黄色，花有短柄，作总

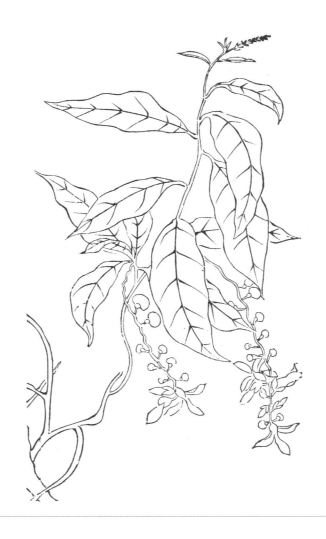

图1363　荷苞山桂花

状，下垂，有微香。果圆形；综合上述性状特征，与《中志》43（3）：150～151和《云志》所描述的远志科远志属植物荷包山桂花 *Polygala arillata* Buch.-Ham. ex D. Don 在概貌上基本相似。该种分布于陕西南部、安徽、江西、福建、湖北、广西、四川、贵州、云南和西藏东南部，生于山坡林下或林缘，海拔1 000～2 800 米。根皮入药，有清热解毒、祛风除湿、补虚消肿之功能。

《中志》43（3）：150、《图鉴》2：577、《纲要》和吴批：*Polygala arillata* Buch.-Ham. ex D. Don。

1289. 滇丁香

丁香，生云南圃中。大本如藤，叶如枇杷叶微尖而光。夏开长柄筒子花，如北地丁香成簇，而五瓣团团，大逾红梅，柔厚娇嫩，又似秋海棠。中有黄心两三点，有色鲜香，故不甚重。

[新释]

吴其濬新描述的云南物种。据《图考》文、图（图1364），本种大而如藤，栽于园圃中；叶对生，披针状椭圆形，基部楔形渐狭似短柄，先端渐尖，全缘，具羽状脉，侧脉6～8对；花3朵集成，聚伞花序，再组成伞房状，花序，大，生于枝端，并具短柄而每个聚伞花序具较长的总梗，花萼管筒状，先端裂成5个三角状尖裂片，花冠高脚碟状，裂片5，红色（"大逾红梅……又似秋海棠"），圆形，水平开展，近基部内面有2个片状附属物（原文"中有黄心两三点"，因本种雄蕊不伸出花外，黄心两三点岂非指附属耶），有色鲜香（但《云志》曰：花美丽、芳香）。据上述性状，和《云志》15：413和《中志》71（1）239所描述的茜草科滇丁香属植物滇丁香 *Luculia pinceana* Hook.（*Luculia intermedia* Hutchins. 为其异名）在概貌上基本相似。本种除分布于西藏、贵州、广西外，在云南几乎产各地区，生于海拔800～2 800米的山坡、山谷溪边林中或灌丛。《西藏植物志》：根、花、果入药，可治百日咳、慢性支气管炎、肺结核、月经不调、痛经、风湿疼痛、偏头疼、尿路感染、尿路结石、病后

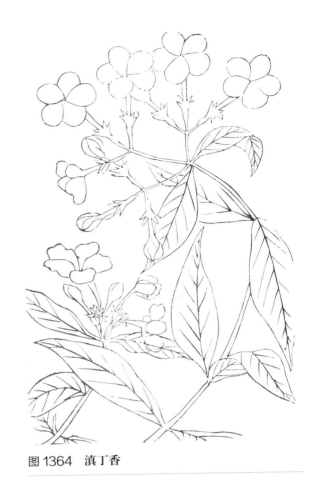

图1364　滇丁香

头昏、心慌；外用可治毒蛇咬伤。

松村：*Jasminum?*；《纲要》：*Luculia intermedia* Hutch.；《中志》71（1）：239、《云志》，吴批：*Luculia pinceana* Hook.。

1290. 藏丁香

藏丁香，或云种自西藏来，枝干同滇丁香，叶糙有毛。开花白色有香，故胜。

[新释]

吴其濬新记载的云南植物，云从西藏引种而来。据《图考》文、图（图1365），本种为木本，枝、茎同滇丁香；叶对生，托叶明显，卵状椭圆形至披针形，有毛，具羽状脉，侧脉多达8对；花大，白色，有香气，萼筒短，上有裂齿，花冠高脚碟状，冠筒长于花冠裂片6～7倍，花冠裂片5，边有缘毛（实则上花冠外面被被卷长柔毛）；来自西藏。据上述性状特征，与

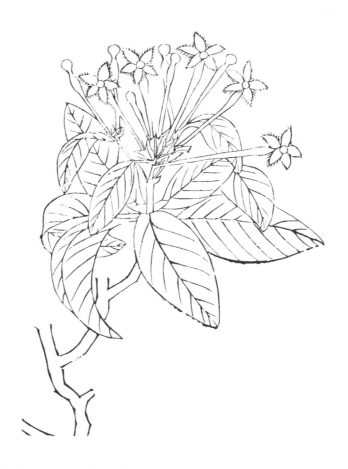

图 1365　藏丁香

二志及《图鉴》4：200，图 5813 (*Hymenopogon porasiticus* Wall. var. *longiflorus* How) 所描述的茜草科石丁香属植物石丁香 *Neohymenopogon parasiticus* (Wall.) S. S. R. Bennet 在概貌上基本吻合。该种在我国产于云南、西藏（聂拉木樟木），生于海拔 1 250～2 700 米的山谷林中或灌丛中，常附生在树上或岩石上。全草入药，治营养不良水肿、跌打损伤、湿疹、肾虚、腰痛。

《中志》71（1）：231、《云志》15：111 和吴批：*Neohymenopogon parasiticus* (Wall.) S. S. R. Bennet。

1291. 地涌金莲

地涌金莲，生云南山中。如芭蕉而叶短，中心突出一花，如莲色黄，日坼一二瓣，瓣中有蕤，与甘露同。新苞抽长，旧瓣相仍，层层堆积，宛如雕刻佛座。王世懋《花疏》[1] 有一种金莲宝相，不知所从来，叶尖小如美人蕉，三四岁或七八岁始一花，黄红色而瓣大于莲。按此即广中红蕉，但色黄为别。《滇本草》：味苦涩，性寒，治妇人白带、久崩、大肠下血，亦可固脱。

〔新释〕

吴其濬新描述的云南物种。据《图考》文、图（图 1366），本科为草本植物；叶如芭蕉叶而短，有长柄，叶鞘相互包裹成假茎，假茎短；在假茎顶上生一花，花如莲花，苞片黄色，每日开裂一二片，每一苞片内有二列花，中心轴抽长，旧苞仍不脱落，如此层层相叠，如同佛座。上述性状，其概貌与《中志》16（2）：3 和《云志》2：727 所描述的地涌金莲 *Musella lasiocarpa* (Fr.) C. Y. Wu ex H. W. Li 相吻合，中文名始见《滇南本草》卷二（地涌金莲）。本属为单种属，中国特产，产于云南中部和南部，多生于山间坡地或庭园栽培。本种在《图考》卷之二十七"玉桃"条下曾提及"《花镜》有地涌金莲，差相仿佛"。

《花疏》记载的金莲宝相，似《中志》16（2）：14 和《云志》描述的芭蕉科芭蕉属植物红蕉 *Musa coccinea* Andr.，其花序的苞片深红色，花被乳黄色，产于云南东南部（河口、金平一带），在广州常栽培，称红蕉。

《纲要》和吴批：*Musella lasiocarpa* (Franch.) C. Y. Wu ex H. W. Li。

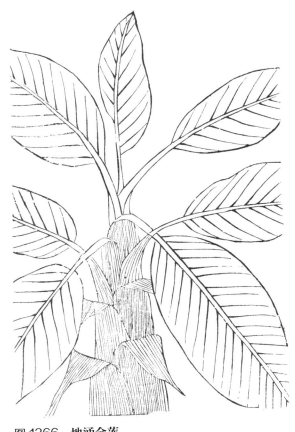

图 1366　地涌金莲

〔注〕

1 《花疏》：王世懋《学圃杂疏》之篇名。

1292. 丈菊

《群芳谱》：丈菊，一名迎阳花，茎长丈余，干坚粗如竹，叶类麻多直生，虽有旁枝，只生一花，大如盘盂。单瓣色黄，心皆作窠如蜂房状，至秋渐紫黑而坚。取其子种之，甚易生。花有毒。能堕胎云。

按此花向阳，俗间遂通呼向日葵，其子可炒食，微香，多食头晕。滇、黔与南瓜子、西瓜子同售于市。

〔新释〕

《图考》图为吴其濬新绘。据文、图（图1367），本种系高大草本，茎粗如竹，高达 3 米，有分枝；只在主茎顶生一花；叶互生，卵形至卵状椭圆形，边全缘或微波状，具长柄；

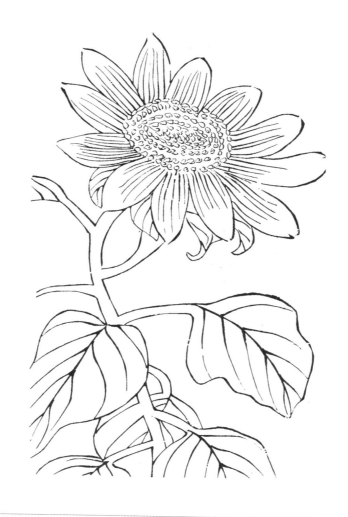

图 1367　丈菊

花大，总苞片在图上不显，舌状花 2 层，黄色，管状花极多数，作蜂房状，至秋渐变紫黑色；果实坚硬。综合上述性状，宜释其为菊科向日葵属植物向日葵 Helianthus annuus L.。该种原产于北美洲，今我国各地多有栽种。种子含油量很高，供食用；花穗、瘦果皮壳及茎秆可作饲料及工业原料，如制人造丝及纸浆等；花穗也供药用。

松村、《中志》75：357、《纲要》3：425、《云志》13：257 和吴批：Helianthus annus L.。

1293. 压竹花

压竹花，一名秋牡丹，云南园圃植之。初生一茎一叶，如牡丹叶，浓绿糙涩，抽葶高二尺许，附葶叶微似菊叶，尖长多叉。葶端分叉。又抽细葶打苞，宛如罂粟。秋开花如千层菊，深紫缛艳，大径寸余，绿心黄晕，蕊擎金粟，一本可开月余。

[**新释**]

吴其濬新描述的云南物种。据《图考》文、图（图 1368），本植物系园圃栽种者；为多年生草本。基生叶（原图不清楚）边缘具大锯齿；开花时，先抽出一花葶和一基生叶，后又可抽出花葶；花葶上的苞叶 3～5 中裂，边缘具大锯齿；花大，3 朵，重瓣，深紫色，集成聚伞花序，聚伞花序作 2 回分枝（"葶端分叉"）。综合上述性状，与《中志》28：28 和《云志》11：191 所描述的毛茛科银莲花属植物秋牡丹 *Anemone hupehensis* Lem. var. *japonica* (Thunb.) Bowles et Stearn 在概貌上基本相似。本变种在长江流域以南广泛栽培，在云南昆明、景东、邓川等地寺庙中有栽培或逸出呈野生状态，在维西、碧江、西畴等地，海拔 1 400～2 700 米草坡上有发现。

松村：*Anemone japonica* S. et Z.；《纲要》：*Anemone hupehensis* var. *japonica* (Thunb.) Bowles et Stearn；吴批：*Anemone japonica* var. *plena*。

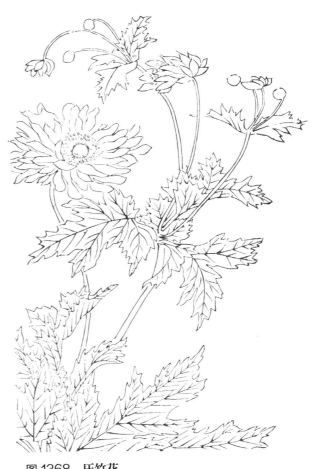

图 1368　压竹花

1294. 藏报春

藏报春，滇南圃中植之。叶如蜀葵，叶多尖叉，就根生叶，长柄肥柔。春初抽葶开花，如报春稍大。跗下作苞，花出苞上，一葶数层，一层四五苞，与报春同时，而不如报春繁缛耐久。滇近藏，凡花以藏名者，异之也。

[**新释**]

吴其濬新描述的云南物种。据《图考》文、图（图 1369），本种为一年生草本植物；叶均基生，有长柄，轮廓宽卵形至宽椭圆形，6～10 中裂，边具锯齿，具羽状脉，侧脉伸入裂片先端，花 4～5 朵成聚伞花序，后者成作数层生于花葶上；花萼合生成苞，短于花冠，顶上尖裂，苞成宽钟形，花冠下部合生成管，上部 5 裂，裂片倒卵形，先端凹陷。综合上述性状，与《中志》59（2）：50 所描述的报春花科报春花属植物藏报春 *Primula sinensis* Lindl. 在概貌上

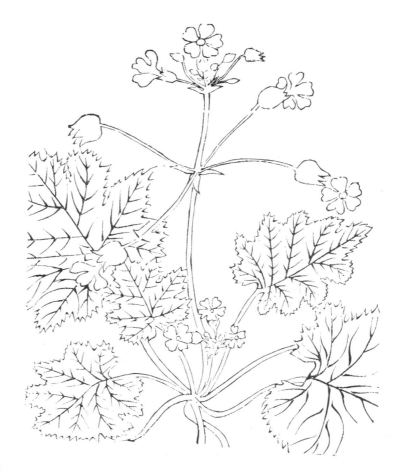

图1369　藏报春

相似，本种的萼筒成长后作宽钟形，为其显著识别特征。本种分布于陕西、甘肃、湖北、四川，各地常见栽培，但现在《云志》不载，想必清代吴其濬时期在云南园圃中尚有栽种。

松村、《中志》59（2）：50、《纲要》和吴批：*Primula sinensis*。

1295. 铁线牡丹

铁线牡丹，生云南圃中，大致类罂粟花。土医云：性温，能散暖筋骨，除风湿，治跌打损伤。捣细，入无灰酒煮热，包敷患处。

[新释]

吴其濬新描述的云南物种。据《图考》文、图（图1370），本种为草本，根部膨大似成球状（实则上主根为近圆锥状，可能画工强调绘成球状），全株无毛，不分枝，具一片基生叶，茎生叶互生，下部者有柄，三深裂，边缘具深锯齿，上部者柄短缩，顶生者无柄而不裂，但均具锯齿；花单生叶腋，花瓣5～6枚，形无定型。吴批为罂粟科罂粟属植物虞美人 *Papaver rhoeas* L.（《中志》32：53）。但仔细考虑，或许为同属植物罂粟 *Papaver somniferum* L.（《中志》32：52）。两者的区别，前者通常全株具刚毛，并分枝，下部叶羽状分裂；而后者茎不分枝而无毛，下部叶不为羽状分裂。两者的花瓣均为4瓣，而《图考》图上竟绘有5～6瓣，而无定型，宛如《本草纲目》卷二十三罂子粟条中说："［宗奭曰］其花亦有4叶者……江东人呼千叶者为丽春花。或谓是罂粟别种，盖亦不然。其花变态，本自不常。"《中志》将"丽春花"考证为虞美人 *Papaver rhoeas*，似欠妥。《滇南本草》只收录罂粟 *Papaver somniferum* 而不著虞美人，此亦一旁证，当时云南圃中所栽培者为罂粟而非虞美人。《滇南本草》卷三，铁线牡丹考证为毛茛科铁线莲属植物铁线莲 *Clematis florida* Thunb. var. *plena* D. Don 系一草质藤本植物，叶对生，二回三出复叶（《中志》28：209，图版68），非虞美人。

附记：据《滇南本草》罂粟条1：70附注，裴鉴《中国药用植物志》第三册，罂粟为欧洲及西亚古代栽种植物，约在唐代时由印度传入我国。又：《图考》卷之二十六铁线海棠，吴批 *Papaver rhoeas* 一品种？附图与铁线牡丹甚似，岂

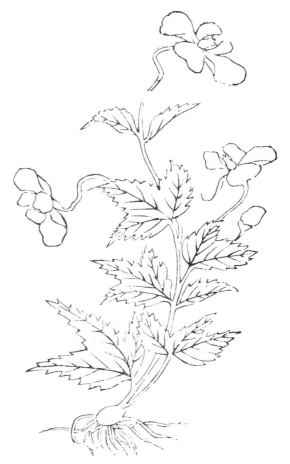

图1370　铁线牡丹

非吴其濬辦成2种？又《图考》卷之二十六罂子粟，吴批作 *Pavaer somniferum*，但全株具毛，叶羽状深裂，很似《图鉴》2：7，图1744虞美人。

1296. 七里香

七里香，生云南。开小白花，长穗如蓼，近之始香。

［**新释**］

吴其濬新描述的云南物种。据《图考》绘图（图1371），本种似木本植物；叶对生，披

针形或长披针形，顶端长渐尖，全缘，主脉明显，具短叶柄；具长的总状花序？生于枝顶或叶腋，或又似大的圆锥花序？花白色，具香味；产于云南，俗名七里香。综合上述性

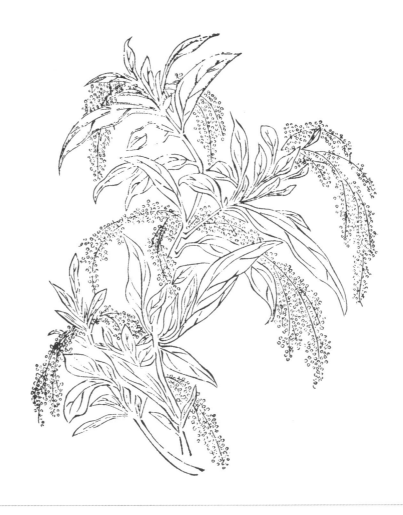

图 1371　七里香

状，概貌颇似《中志》61：274 描述的广布云南各地的马钱科醉鱼草属植物白背枫 *Buddleja asiatica* Lour.。该种我国产于陕西、江西、福建、台湾、湖北、湖南、广东、海南、广西、四川、贵州、云南和西藏等省区，生于海拔 200～3 000 米向阳山坡灌木丛中或疏林缘。根和叶供药用，有祛风化湿、行气活络之功效。花芳香，可提取芳香油。云南泸水俗名即为七里香。

吴批：？图上叶全缘，花穗颇多。

1297. 草葵

草葵，生云南。黄花五出，而三二瓣分开，形几近方。

[新释]

吴其濬新描述的云南物种。据《图考》文、　图（图 1372），本种为草本；叶互生，具柄，圆状掌状分裂，裂片 5，基部近平截至浅心形，掌状脉，裂片边缘具锯齿；花单生叶腋，具长柄；

小苞片至少8～10片（侧面观已显5片），条形，先端尖；花瓣5，边缘波状，开放后近方形。综合上述性状，在《中志》记述秋葵属*Abelmoschus*6种1变种中，最近似《中志》49（2）：58和《云志》2：218描述锦葵科秋葵属植物黄葵*Abelmoschus moschatus* (L.) Midicus。该种我国在台湾、广东、广西、江西、湖南和云南等省区栽培或野生，常生于平原、山谷、溪涧旁或山坡灌丛中。种子可入药。花大色艳，可供园林观赏。

吴旧批*Abelmoschus manihot* (L.) Medicus var. *purgens* (Roxb.) Hochr.，新批为*Abelmoschus cancellatus*（待查）。前者小苞片为4～5，卵状披针形，与原图不合；后者为长毛黄葵*Abelmoschus crinitus* Wall. 的异名，花3～9朵排成总状花序，也与原图不合。由于《图考》原图、文性状信息甚少，暂将本种置于秋葵属*Abelmoschus*，也是在吴征镒考订基础上，因花为黄色者，在锦葵科中有赛葵属*Malvastrum*（但其小苞片为3枚），黄花稔属*Sida*（无小苞片）。存以备核。

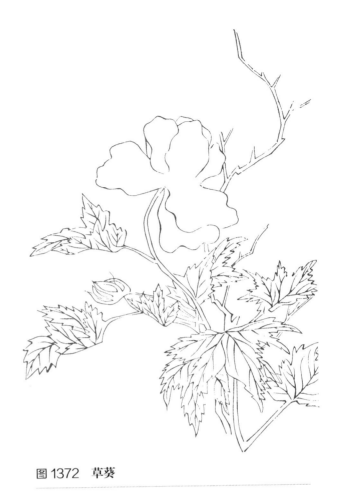

图1372 草葵

1298. 野栀子

野栀子，生云南。秋开花如栀子。

[**新释**]

吴其濬新描述的云南物种。据《图考》绘图（图1373），其叶互生，全缘；顶生聚伞花序，花3～4朵，花大，白色，重瓣，具萼筒？如栀子；野生，产于云南。如据花色、重瓣、大花，疑似《中志》71（1）：334描述的茜草科栀子属植物白蟾（变种）*Gardenia jasminoides* Ellis var. *fortuniana* (Lindl.) Hara，但文中又云"野栀子"，非栽培，存疑。

吴批：图上叶互生，不似栀子。

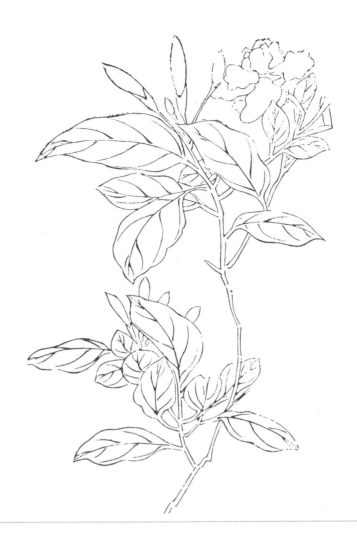

图 1373　野栀子

1299. 草玉梅

草玉梅，生云南。铺地生叶，抽葶开尖瓣白花，如积粉。

[新释]

吴其濬新描述的云南物种。据《图考》文、图（图 1374），本植物为多年生草本；基生叶铺地，其分裂情况在图中不甚清楚，仅能知其裂片边缘具大锯齿；花葶不分枝或二回分枝，花单生葶端或 2 朵作聚伞状（原图虽为 2 朵花，但一开花、一结果，表明其本质为聚伞花序），

萼片 5～7 枚，白色，椭圆形，先端尖，雄蕊多数，长及萼片之半；聚合果近球形，瘦果顶端弯曲。据上述性状，与《中志》28：23 和《云志》11：189 所描述的毛茛科银莲花属植物草玉梅 Anemone rivularis Buch.-Ham. ex DC. 在概貌上基本相似。本种在我国分布于藏南、青海东南、甘南、四川、湖北西南、贵州、广西西部，在云南产于东部、西部、西北部，生于海

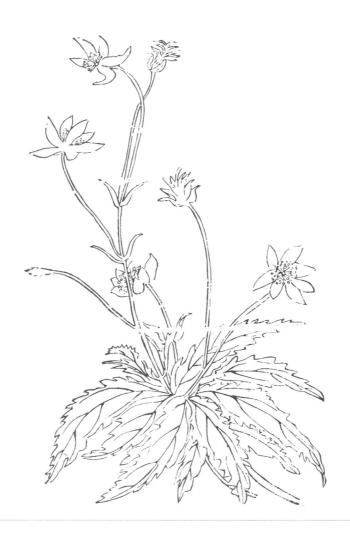

图 1374　草玉梅

拔 1 800～3 100 米的草坡、沟边或疏林中。根状茎和叶供药用，治喉炎、扁桃体炎、肝炎、痢疾、跌打损伤等症（《云南中草药》）。全草可作土农药（广西西部）。

松村：*Anemone rivularis* Ham.；《纲要》《中志》《云志》和吴批：*Anemone rivularis* Buch.-Ham. ex DC.。

1300. 白蔷薇

白蔷薇，滇南有之。五瓣黄蕊，茎紫，叶如荼蘼[1]，香达数里。

[新释]

吴其濬新描述的云南物种。据《图考》文、

图（图 1375），本种为有刺攀援灌木；奇数羽状复叶，叶互生，有柄，小叶 5～7 枚，有短柄，卵状椭圆形，基部近圆形至微心形，先端锐尖至渐尖，边有曲刻。花单生，花瓣 5，白色，香；雄蕊多数，黄色。据《中志》37：422，月季花 *Rosa chinensis*，香水月季 *Rosa odorata*，亮叶月季 *Rosa lucidissima* 组成一个 section，它们既有许多共同特征（因都为栽培种类，品种繁多），但在外形可区别如下：① 小叶 3～5 枚，花红色、粉红色、稀白色，通常 4～5 朵，微香或无香——月季花 *Rosa chinensis*。② 小叶 5～7 枚，花通常单生，粉色、黄色或白色，很香——香山月季 *Rosa odorata*。③ 小叶 3（～5），花单生，紫红色——亮叶月季 *Rosa lucidissima*。

如根据《图考》文、图所述，本种宜订为蔷薇科蔷薇属植物香水月季 *Rosa odorata* (Andr.) Sweet，又其花为单瓣、白色、香，当为其变种大花香水月季 *Rosa odorata* var. *gigantea* (Crép) Rehd. et Wilson。本变种产于维西、大理、丽江、昆明、镇康、思茅、蒙自（模式标本产地）、屏边，生于海拔 800～2 600 米山坡林缘或灌丛中。

《纲要》、吴批：*Rosa odorata* Sweet var. *gigantea* (Coll.et Hesml.) Rehd. et Wills.。

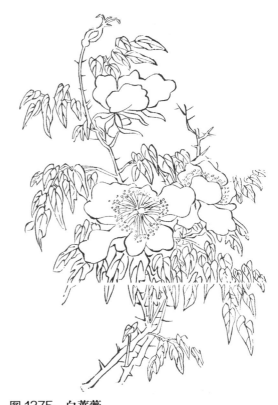

图 1375　白蔷薇

〔注〕

1 荼蘼：见本书卷之二十一酴醿，本名荼蘼（音同前），即 *Rosa* 一种。

1301. 黐花

黐花，生云南。黄花四出如桂，叶在顶上者，独白如雪，盖初生者根可黏物，故名。

〔新释〕

吴其濬新描述的云南物种。据《图考》文、图（图 1376），本种攀援灌木；叶具柄，广卵形，基部钝至楔形，先端尖，具羽状脉，侧脉常 3 对，全缘；聚伞花序集成顶生的伞房状花序，其下有 2 个似叶状总苞片；花萼因原图过小不显，花冠黄色，花冠筒管状，裂片 5 片，在花序上部有些花萼裂片特化成白色叶状（原图上不显，但原文作："叶在顶上者，独白如雪"）。根含胶液，可粘物。综合上述性状，概貌上基本与《云志》15：140 和《中志》71（1）：286 所考证的茜草科玉叶金花属植物黐花 *Mussaenda esquirolii* Lévl. 相似。本种为我国特

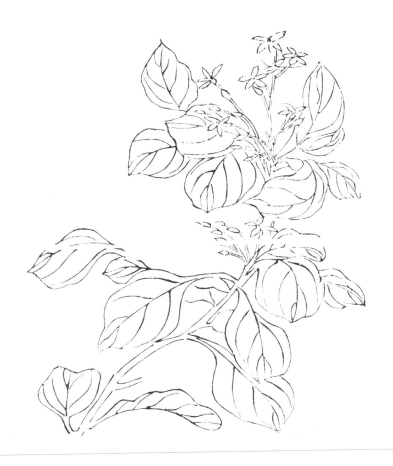

图 1376　藊花

有种，除分布于四川、贵州、广西、广东、湖南、湖北、江西、福建、浙江、安徽；在云南产于禄劝、砚山、马关、河口、思茅、勐海、临沧，生于海拔 1 080～1 400 米山谷溪边或灌丛。

附记：原文"黄花四出如桂叶在顶上者，独白如雪"。花黄色，像桂花，即所谓的"金花"，顶上的叶白如雪，实际上是一枚萼裂片特化而来，即所谓的"玉叶"。

吴批：*Mussenda*。

1302. 野萝卜花

野萝卜花，生云南。细茎长叶，秋开花五瓣，色如靛。

[新释]

吴其濬新描述的云南物种。据《图考》文、图（图 1377），本植物为蔓生草本；叶条状披针形，无柄，下部近对生，上部互生，叶缘有波状细齿至锯齿；花单生叶腋，花萼较花冠短，裂片 5，花冠青蓝色，5 裂几达中部，裂片辐射状开展。吴批：*Cyananthus*。但该类群花冠明显具长筒，即其裂片短于筒部，与原图显然不符。释为《中志》73（2）：66

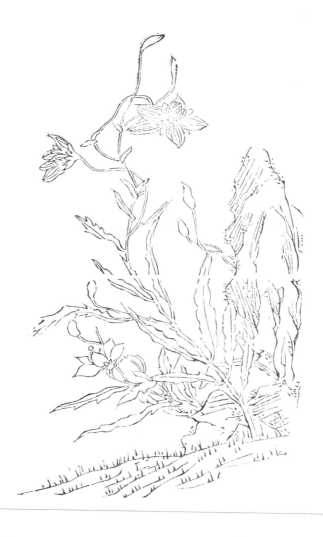

图 1377　野萝卜花

描述的桔梗科党参属植物鸡蛋参 *Codonopsis convolvulacea* Kurz. s. l. 的可能性较大，因其花与党参属 *Codonopsis* 十分相似。但该种变异性较大，据外形和叶形分为多个变种，仅云南就有六个之多。加之《图考》画工对叶形的夸张，使我们暂时无法确认接近哪一变种。

《纲要》: *Codonopsis convolvulacea* Kurz. var. *pinifolia* (Hand.-Mazz.) Hand.-Mazz. et Anthony。

1303. 珍珠梅

珍珠梅，白花数十朵为球，春开。

〔新释〕

吴其濬新描述的云南物种。据《图考》文、图（图1378），本种为灌木；单叶互生，有短柄，倒卵状椭圆形，边缘在中部以上具3～5疏钝齿，基部钝至近平截，具羽状脉，侧脉

3 对；花白色，数十朵集成球状。据此性状特征，与《中志》36：24、《云志》12：273 所描述的蔷薇科绣线菊属植物滇中绣线菊 *Spiraea schochiana* Rehd. 在概貌上基本吻合。本种我国仅产于云南中部，模式标本也采自嵩明。《云志》12：273 云：本种和翠蓝绣线菊 *Spiraea henryi* Hemsl. 相近，唯后者小枝圆柱状形，小枝和叶片各部分柔毛较少，花序大而疏散；花梗细长，可达 5 毫米，民间常采其花晒干泡茶饮，有治湿热下痢和解毒、润肺的功效。这些特征在《图考》中均不显示，后者广布于陕西、甘肃、河南、湖北、四川、贵州。从分类学观之，*Spiraea schochiana* 和 *Spiraea henryi* 是否值得分成二种，值得进一步研究。因吴其濬久住云南，故推测他看到 *Spiraea schochiana* 机会为多。《中志》36:9 和《纲要》将《图考》"珍珠梅"释为绣线菊 *Spiraea salicifolia* L.，可能忽视了本卷记载的尽为云南植物，该种产于黑龙江、吉林、辽宁、内蒙古和河北。

附记：《中志》36：9，《纲要》3：134，将《图考》26：699"珍珠梅"一名作为"绣线菊"（《群芳谱》）的异名。若《群芳谱》的"绣线菊"考证为 *Spiraea schochiana* Rehd. 是正确的话，则《图考》的珍珠梅作为其异名，实误，应改正。松村任三考证《群芳谱》的绣线菊为

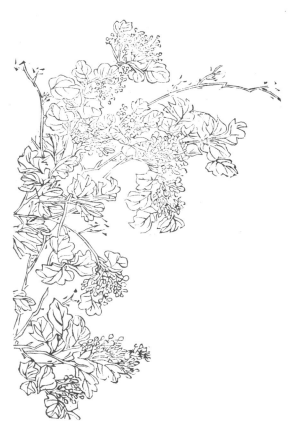

图 1378　珍珠梅

Spiraea japonica L. f.。尽管中日学者考证有所不同，但均隶属绣线菊属 *Spiraea*。但《中志》36：73 把 *Sorbaria* (Ser.) A. Br. ex Aschers. 命名为珍珠梅属，恐欠妥的，宜更改其中文属名。

松村：*Spiraea*；《中志》36：9 和《纲要》：*Spiraea salicifolia* L.；吴批 *Spiraea schochiana*。

1304. 缅栀子

缅栀子，临安有之。绿干如桐，叶如瑞香叶，凸脉劲峭，蠹生干上。叶脱处有痕斑，斑如薛纹。

[**新释**]

吴其濬新描述的云南植物，或从缅甸引种

而来。从《图考》文、图（图 1379），可得知本种为乔木（原文作"绿干如桐"）；叶互生，聚集于枝端，脱落后留有叶柄圆形痕迹，长圆

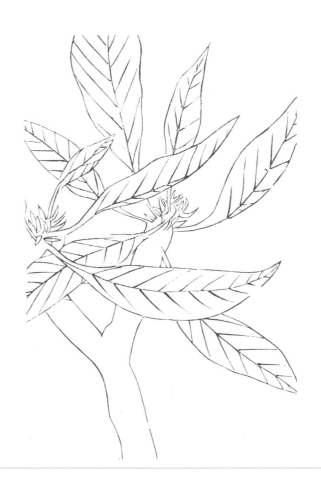

图 1379　缅栀子

状披针形至倒卵状披针形，先端尖，基部楔形而具短柄，全缘，具羽状脉。据上特征，与上述各书所考订的夹竹桃科鸡蛋花属植物鸡蛋花 *Plumeria rubra* L. 'Acutifolia' 在概貌上基本吻合。本种原产于美洲热带地区，在我国南方各省区庭园均有栽培，作观赏植物，通呼鸡蛋花。

广东、广西民间常采其花晒干泡茶饮，有治湿热下痢和解毒、润肺。云南西双版纳傣族有食用其花的习俗。

松村：*Plumeria acutifolia* Poir.；《纲要》2：418，《中志》63：78、《云志》3：484、《图鉴》3：429：*Plumeria rubra* L. cv. *Acutifolia*。

1305. 海仙花

海仙花，生云南海边。紫茎独挺，繁花层缀，五瓣缺唇，娇红夺目。土人夏日持售于市，曰三台花，以花作三层也。其叶如莴苣。

[新释]

吴其濬新描述的云南植物。据《图考》文、

图（图 1380），本种为草本植物；基生叶如莴苣（原图仅一花葶而无根、叶），花有短柄，花序三层，花萼小，萼筒短于花冠管，先端有 5 小尖裂片；花冠鲜红色，下部作管状，上部深裂成 5 瓣，裂片平展，先端 2 浅裂，或不规则波状。综合上述性状，与《中志》59（2）：119 和《云志》15：459 所描述的报春花科报春花属植物海仙花 *Primula poissonii* Franch. 在概貌上基本相似，两志书皆考订《图考》海仙花为该种。但《纲要》2：373 考订为 *Primula poissonii* Franch. subsp. *wilsonii* Dunn。后者被《中志》59（2）：118 和《云志》15：458 提升为种，即香海仙报春 *Primula wilsonii* Dunn，前者分布于云南西北部（昆明至中甸）和四川西南部（木里至康定），后者分布于云南（思茅、大理、昆明、嵩明、永仁和昭通）和四川（木里、稻城、冕宁、越西、石棉和康定），两者的区别仅在于 *Primula wilsonii* 植株在新鲜时有香气，而 *Primula poissonii* Franch. 无香气。《中志》59（2）：118 和《云志》15：458 还记载与 *Primula wilsonii* 近缘的另一种茴香灯台报春 *Primula anisodora* Balf. f. et Forr.。它产于云南（中甸）和四川（木里）一带，其植株在新鲜时也有香气。据《中志》和《云志》记载 *Primula poisonii* Franch、*Primula wilsonii* Dunn 和 *Primula anisodora* Balf. f. et Forr. 为三极近种，似好种，后两者在标本室中常难识别，可能为一个复合种。故我们认为这三个种是在同域（或有时互相重叠、交错）分化出来的种，因此建议将海仙花订成 *Primula poissonii* Franch. sp. agg. 集合种（包括 *Primula poissonii*，*Primula wilsonii* 和 *Primula anisodora*）为妥。

松村：*Primula*；吴批：*Primula poissonii*。

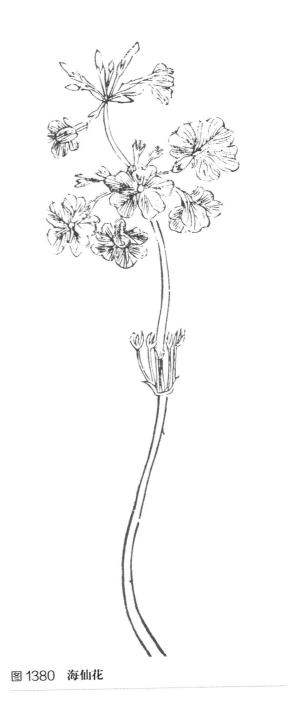

图 1380　海仙花

1306. 白蝶花

白蝶花，生云南山中。长叶抱茎，开大白花，三瓣品列，内复擎出白瓣，形如蜂蝶，双翅首尾，宛然具足。大瓣下又出一尾，长三寸许，质既皓洁，形复诡异，秋风披拂，栩栩欲活。

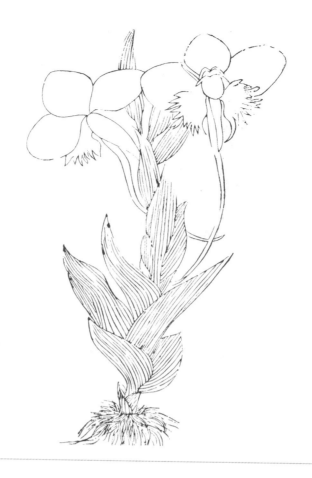

图 1381　白蝶花

[新释]

　　吴其濬新描述的云南植物（图 1381）。宜释作兰科白蝶兰属植物龙头兰 Pecteilis susannae (L.) Rafin.。该种我国产于江西、福建、广东、香港、海南、广西、贵州、四川西南部、云南西北部、中部至东南部，生于海拔 540～2 500 米的山坡林下、沟边或草坡。

　　《纲要》《云志》、吴批：Pectellis susannae。

1307. 绿叶绿花

　　绿叶绿花，生云南山中。绿叶对苗，如白及而短。抽矮茎，梢端开花，如群蛙据草，绿背白足，袅袅欲坠，亦可名绿蟾蜍花。

[新释]

　　吴其濬新描述的云南羊耳蒜属 Liparis 植物。《图考》无 "绿虾蟆花" 一名，只有 "绿叶绿花" 亦可名 "绿蟾蜍花"。

　　《云志》释作绿虾蟆花 Liparis forrestii Rolfe，据《中志》记载，本种曾有报道产于中缅交界处，但实际采集地点应在缅甸掸邦东北部，云

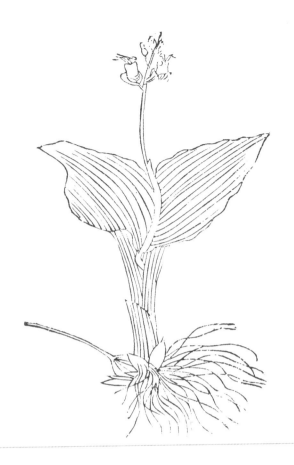

图 1382　绿叶绿花

南不见分布，故吴其濬记录该种的可能性不大。香花羊耳蒜 *Liparis odorata* 叶通常 3～6 枚，线形或线状披针形，与《图考》绘图（图 1382）不符。本种较宜订作《中志》18：62 兰科羊耳蒜属植物羊耳蒜 *Liparis japonica* (Miq.) Maxim.。该种在我国产于黑龙江、吉林、辽宁、内蒙古、河北、山西（南部）、陕西（南部）、甘肃、山东（崂山）、河南、四川、贵州、云南和西藏，生于林下、灌丛中或草地荫蔽处。海拔 1 100～2 750 米。模式标本采自日本。

松村和吴批：*Liparis* 植物。《纲要》：*Liparis odorata* (Wild.) Lindl.；《云志》：*Liparis forrestii* Rolfe。

《植物名实图考》

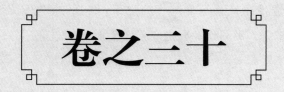

卷之三十

固始吴其濬　著　蒙自陆应谷　校刊

群　芳

1308. 赪桐

《南方草木状》：赪桐花，岭南处处有。自初夏生至秋，盖草也。叶如桐，其花连枝萼，皆深红之极者，俗呼贞桐花。贞，音讹也。

按赪桐，广东遍地生，移植北地，亦易繁衍。京师以其长须下垂，如垂丝海棠，呼为洋海棠。其茎中空，冬月密室藏之，春深生叶。插枝亦活。

[新释]

《中志》55（1）：186-188 和《南方草木状考补》第 153 页、《纲要》和《云志》皆释《南方草木状》之赪桐作马鞭草科大青属植物赪桐 *Clerodendrum japonicum* (Thunb.) Sweet。

《图考》图为吴其濬新绘（图 1383），所绘乃一花枝，叶片心形？全缘，顶生聚伞状圆锥花序，花具 5 深裂萼片，未显示细长的花冠管，只显示花冠管顶端 5 裂，也未显示细长的伸出花冠管 2 倍长的雄蕊，细节上也并没有描绘出吴其濬按语中"京师以其长须下垂，如垂丝海棠，呼为洋海棠"的特征。名赪（chēng）桐，赪，赤色。所属性状仍接近赪桐 *Clerodendrum japonicum* 的特征。该种我国产于江苏、浙江（南部）、江西（南部）、湖南、福建、台湾、广东、广西、四川、贵州、云南，通常生于平原、山谷、溪边或疏林中或栽培于庭园。全株药用，有祛风利湿、消肿散瘀的功效。

松村：*Clerodendron squamatum* Vahl.；吴批：*Clerodendron japonicum*。

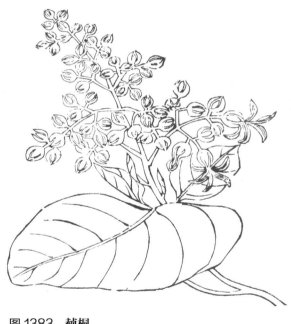

图 1383　赪桐

1309. 夹竹桃

李衍《竹谱》：夹竹桃，自南方来，名拘那夷，又名拘拏儿。花红类桃，其根叶似竹而不劲，足供盆槛之玩。《闽小记》[1]：曾师建《闽中记》[2]，南方花有北地所无者，阇提、茉莉、俱那异，皆出西域。盛传闽中枸那卫即枸那异，夹竹桃也。

[新释]

《中志》63：147 释《李卫竹谱》夹竹桃为 *Nerium indicum* Mill.。

《图考》图为新绘（图 1384），所图为一枝条，单叶、对生，少有轮生或互生；叶窄披针形，顶端急尖，基部楔形，叶缘反卷；聚伞花序顶生，总花梗长；花冠单瓣 5 裂，裂片倒卵形，顶端稍尖；具副花冠，但未显示其顶端撕裂伸出花冠喉部之外；未开之花骨朵，也未显示夹竹桃花冠细长如圆筒的形态。文字显示其"花红类桃"。上述性状，较接近《中志》63：147 描述的夹竹桃科夹竹桃属植物夹竹桃 *Nerium indicum* Mill.（*FOC* 修订作 *Nerium oleander* L. 欧洲夹竹桃）。本种全国广泛栽培，尤以南方为多，花大、艳丽、花期长，常在公园、风景区、道路旁或河旁、湖旁周围栽培；长江以北栽培者须在温室越冬。茎皮纤维为优良混纺原料；种子含油量高，可榨油供制润滑油。叶、树皮、根、花、种子均含有多种配醣体，毒性极强，人、畜误食能致死。叶、茎皮可提制强心剂，但有毒，用时需慎重。

松村和吴批：*Nerium odorum* Soland.；《纲要》：*Nerium indicum* Mill.。

附记：《中志》63：147《李卫竹谱》，为李

衍《竹谱》之误。

[注]

1 《闽小记》：明代周亮工（1612—1672）撰写的笔记类作品，文中记录了清初闽地文化和文学作品。

2 曾师建《闽中记》：曾师建，南宋人，生平不详。其著《闽中记》，今未见流传，或已佚。

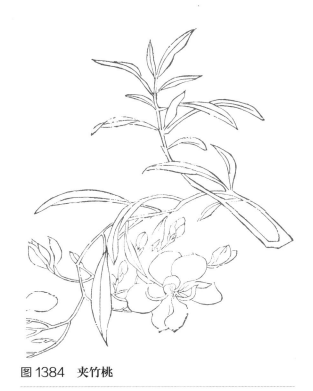

图 1384　夹竹桃

1310. 木棉

《本草纲目》李时珍曰：交广木棉，树大如抱，其枝似桐，其叶大如胡桃叶。入秋开花，红如山茶花，黄蕊，花片极厚，为房甚繁，短侧相比。结实大如拳实，中有白

棉，棉中有子，今人谓之斑枝花，讹为攀枝花。李延寿[1]《南史》所谓林邑诸国出古贝花，中有鹅毳，抽其绪，纺为布。张勃[2]《吴录》所谓交州永昌木棉树高过屋，有十余年不换者。实大如杯，花中棉软白，可为缊絮及毛布者。皆指似木之木棉也。

《岭南杂记》：木棉树大可合抱，高者数丈，叶如香樟，瓣极厚，一条五六叶。正二月开大红花如山茶，而蕊黄色，结子如酒杯。老则拆裂，有絮茸茸，与芦花相似。花开时无叶。花落后半月始有新绿叶。其絮土人取以作裀褥。海南蛮人识[3]以为巾，上出细字，花卉尤工，乃名曰吉贝，即古所谓白叠布。今询之粤人，亦无有织作者，或别是一种耳。广州阅武厅前与南海庙，各一株甚大，开时赤光照耀，坐其下如入朱明之洞也。按《广西通志》：木棉，岭西最易生，或取以作衣被，辄致不仁之疾。以为吉贝，误之甚矣。李时珍以木棉与棉花并入隰草，亦考之未审。

[新释]

《中志》49(2)：106、《纲要》释《本草纲目》木棉为锦葵科木棉属植物木棉 *Bombax malabaricum* DC.。

《图考》图为新绘（图1385），所绘为花期枝条，花单生枝顶，萼小，具毛，花瓣5，倒卵状长圆形，雄蕊多数，花丝丝状。据文字，其蕊黄，花被片极厚，结实大如拳实，中有白棉，棉中有子，产于交广。上述性状特征，概貌与《中志》49（2）：106 描述的锦葵科木棉属植物木棉 *Bombax malabaricum* DC.（*FOC* 修订作 *Bombax ceiba* L.）相似。该种在我国产于云南、四川、贵州、广西、江西、广东、福建和台湾等省区亚热带，生于海拔1 400（~1 700）米以下的干热河谷和稀树草原，也可生长在沟谷季雨林内。栽培作行道树。花供蔬食，可入药清热除湿，治疗肠炎、菌痢等；根皮、树皮也可不同用途入药。果内棉毛可作枕、褥填充材料。本种在干热地区，花先叶开放；但在季雨林或雨林气候条件下，则有花叶同时存在的记录。《岭南杂记》记录木棉树，"正二月开大红花如山茶"和"广州阅武厅前与南海庙，各一株甚大，开时赤光照耀，坐其下如入朱明之洞也"应为该种。

李延寿《南史》记录的吉贝，吴批：*Bombax ceiba*。但我们在南方热带地区调查发现，傣族、壮族等民族中，该种只用作垫子等内部填充物，正如文字提及的作"裀褥"，不作布料和织锦的原料。《中志》49（2）：109 也释

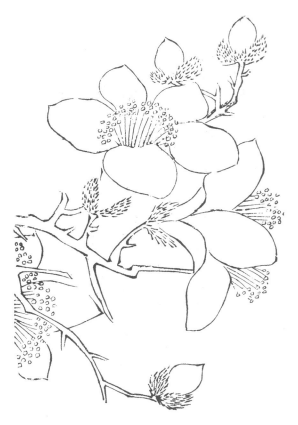

图1385　木棉

作木棉科吉贝属植物吉贝 *Ceiba pentandra* (L.) Gaertn.，该种果内绵毛是救生圈、救生衣、床垫、枕头等的优良填充物，又可作飞机上防冷、隔音的绝缘材料。种子供点灯、制皂用。木材可作木箱、火柴梗等。可能非能用于纺织棉、线织锦的吉贝。"海南蛮人识以为巾，上出细字，花卉尤工，乃名曰吉贝，即古所谓白叠布。今询之粤人，亦无有织作者，或别是一种耳"。故推测，海南织巾之吉贝，非木棉属 *Bombax* 植物，应是锦葵科棉属 *Gossypium* 植物。《广西通志》的木棉，当指锦葵科棉属 *Gossypium* 植物。

松村：*Bomba malabricum* DC.；吴批 *Bombax malabaricum*。

[**注**]

1 李延寿：生卒年不详，唐代史学家。字遐龄，相州（今河南安阳）人。参加过唐代几部重要官修史书《隋书》《五代史志》《晋书》及当朝国史的修撰，独立撰成《南史》《北史》和《太宗政典》。

2 张勃：生平不详，西晋时人。

3 识：为"织"之形误。

1311. 含笑

《扪虱新话》[1]：含笑有大小，小含笑香尤酷烈；又有紫含笑。予山居无事，每晚凉坐山亭中，忽闻香一阵，满室郁然，知是含笑开矣。《南越笔记》：含笑与夜合相类，大含笑则大半开，小含笑则小半开，半开多于晓。一名朝合。小含笑白色，开时蓓蕾微展，若菡萏[2]之未敷，香尤酷烈。古诗云：大笑何如小笑香，紫花那似白花妆[3]。又有紫含笑，初开亦香，是子瞻[4]所称涓涓泣露、暗麝着人者。罗浮夜合含笑，其大至合抱，开时一谷皆香，亦异事也。

《艺花谱》[5]：含笑花，产广东，花如兰，开时常不满，若含笑然，随即凋落。

[**新释**]

本条文字记录了木兰科多种植物，多隶含笑属 *Michelia*，除香味颜色外，各种无详细性状描述。《图考》图为吴其濬新绘（图1386）。

罗浮夜合含笑，恐即本卷下一种"夜合花"，宜释为《中志》30：13 木兰科木兰属植物夜香木兰 *Magnolia coco* (Lour.) DC.。《图考》绘图所示性状虽简单，疑即该种。在我国产于浙江、福建、台湾、广东、广西、云南，越南也有分布，生于海拔600～900米的湿润肥沃土壤林下。本种枝叶深绿婆娑，花朵纯白，入夜香气更浓郁，为华南栽培历史较久的庭园观赏树种。花可提取香精，亦有掺入茶叶内作熏香剂。根皮入药，能散瘀除湿，治风湿跌打，花治淋浊带下。

紫含笑，推测为《中志》30（1）：163 描述的紫花含笑 *Michelia crassipes* Law。产于广东（北部）、湖南（南部）、广西（东北部），生于海拔300～1 000米的山谷密林中。模式标本采自广东乐昌。

《艺花谱》含笑花，《中志》释为木兰科含笑属植物含笑花 *Michelia figo* (Lour.) Spreng.，本种花开时，含蕾不尽放，故称"含笑花"。与《艺花圃》描述"开时常不满"相似。该种原产华南各省区，现在广东鼎湖有野生，生于阴坡杂木林中，溪谷沿岸尤为茂盛。现广植于全国各地。模式标本采自广州。吴批认为小含笑即此。

松村：*Magnolia*；吴批：小 *Michelia figo*；大 *Michelia*；紫 *Michelia*（待查）。

［注］

1 《扪虱新话》：宋陈善撰，15 卷。其书考论经史诗文，兼及杂事，别类分门，颇为冗琐，持论尤多踳驳。大旨以佛氏为正道，以王安石为宗主。全书 15 卷，而无自跋。善字敬甫，号秋塘，罗源人。《学斋占毕》称福州，盖举其郡名也。

2 菡萏：古人名荷花未开放之花苞作"菡萏"。

3 大笑何如小笑香，紫花那似白花妆：出宋杨万里诗《含笑》。

4 子瞻：苏轼，字子瞻。

5 《艺花谱》：明代高濂（约 1527—约 1603）撰，疑即《草花谱》，1 卷。高濂，字深甫，号

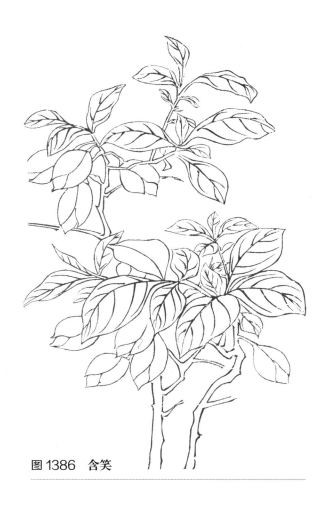

图 1386 含笑

瑞南，钱塘（今浙江杭州）人。明代名士，戏曲家、藏书家，重养生。

1312. 夜合花

夜合花，产广东。木本长叶，花青白色，晓开夜合。

［新释］

吴其濬新描述的广东物种。《图考》图（图1387）显示的性状较简单，据中文名及开花规律，释为木兰科木兰属植物夜香木兰 *Magnolia coco* (Lour.) DC.［*FOC* 修订作 *Lirianthe coco* (Loureiro) N. H. Xia et C. Y. Wu］。本种产于浙江、福建、台湾、广东、广西、云南，生于海拔 600～900 米的湿肥沃土壤林下。本种枝叶深绿婆娑，花朵纯白，入夜香气更浓郁，为华南久经栽培的著名庭园观赏树种。花可提取香精，亦有掺入茶叶内作熏香剂。根皮入药，能散瘀除湿，治风湿跌打、花治淋浊带下。

松村：*Magnolia pumila* Andr.；《中志》30（1）：113：*Magnolia coco* (Lour.) DC.。吴批：*Magnolia coco*。

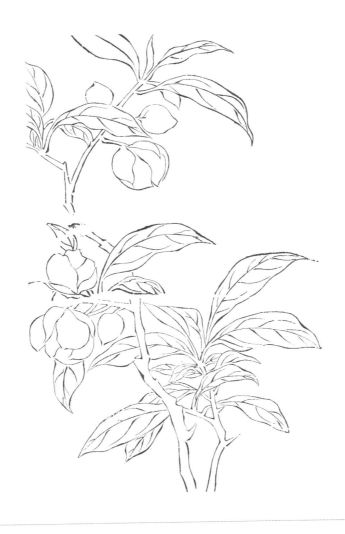

图 1387　夜合花

1313. 贺正梅

贺正梅，似梅而小，广东岁朝植之盆盎。

［新释］

　　吴其濬新描述的广东植物。据《图考》绘（图 1388），应隶李属 *Prunus* 植物。《中志》38 卷将李属 *Prunus* 细分。*Prunus mume* 应为梅 *Armeniaca mume* Sieb.。《图考》卷之三十二还独立一条。为和《中志》保持一致，此处将贺正梅归于杏属 *Armeniaca*。由于杏属 *Armeniaca*

为先花后叶植物，《图考》贺正梅图为花初期，只有少数花开放，多数仍为花苞，而叶尚未舒展，呈披针形，边无锯齿（成长的叶为卵形或椭圆形，边常具小锐锯齿）。梅 *Armeniaca mume* Sieb. 的栽培品种繁多（《中志》38：32），还可盆栽。宜释为梅 *Prunus mume* Sieb. et Zucc. 的某一变种。

　　吴批：*Prunus mume* var.。

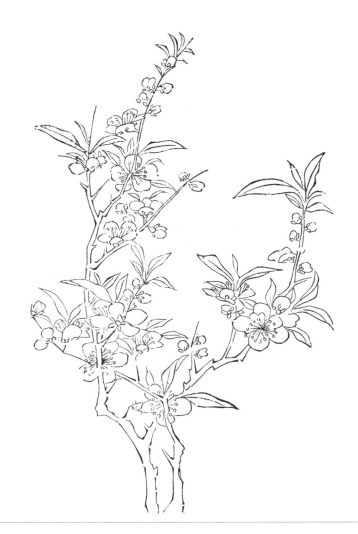

图 1388　贺正梅

1314. 凤皇花

凤皇花，树叶似槐，生于澳门之凤皇山。开黄花，经年不歇，与叶相埒。深冬换叶时，花少减，结角子如面豆。今园林多植之，或云洋种也。

按《岭南杂记》：金凤花，色如凤，心吐黄丝，叶类槐。余在七星岩见之，从僧乞归其子，种之不生。

[新释]

吴其濬新记录引入澳门的物种。据《图考》文、图（图 1389），本种为木本植物；叶互生，偶数羽状复叶，小叶 4 对，椭圆形，先端尖至钝，基部钝，无柄；花冠黄色，4 瓣（实则应为 5 瓣），经年开花；荚果扁平，条形，具 10～13 种子。外来种，园林多栽种。据上述特征，和《中志》39：136 所描述的豆科决明属植物粉叶决明 *Cassia glauca* Lam.［FOC 修订作 *Senna*

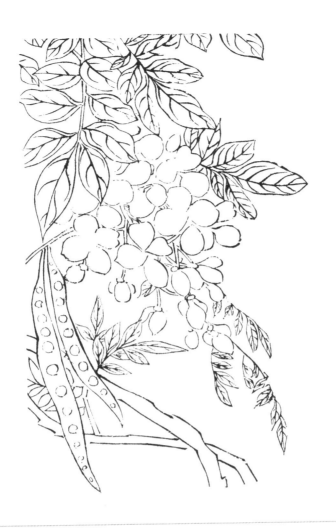

图 1389 凤皇花

surattensis (Burm. f.) H. S. Irwin et Barneby subsp. glauca (Lam.) X. Y. Zhu〕在概貌上基本吻合。本种原产于印度、中南半岛、马来半岛和大洋洲。我国栽培于福建、广东、云南、香港等省区，少见。新版《香港植物志》第58页将本种作为 Senna sulfurea (DC. ex Collad.) H. S. Irwin & Baneby 的异名，作者也说：花果经年不歇。与

《图考》原文"开黄花，经年不歇，与叶⋯⋯或云洋种也"相符。

《纲要》：Cassia surattensis Burm. f. ssp. glauca (Lam.) Larsen et al.；吴批：Cassia glauca。

附记：Cassia 与 Senna 在外形上的区别是：前者叶轴无腺体，后者有腺体。

1315. 末利

末利，见《南方草木状》。《本草纲目》列于芳草。此草花虽芬馥，而茎叶皆无气味。又其根磨汁，可以迷人，未可与芷、兰为伍。退入群芳，只供簪髻。

[新释]

《南方草木状考补》释茉莉为木犀科素馨属植物茉莉 Jasminum sambac (L.) Ait.。

《图考》图为吴其濬新绘图（图1390）。据《图考》图及文字，本种似直立灌木；单叶对生，叶卵状椭圆形，具短叶柄；聚伞花序顶生，具花2～4，花序梗细长，具小苞片，花梗细，花冠管不明显，有香味。上述性状，概貌与《中志》61：218描述的木犀科素馨属植物茉莉 Jasminum sambac (L.) Ait. 较似。本种原产于印度，现世界广泛栽培观赏。我国南方栽培极多，以其花制作茉莉花茶、提取香精，簪髻以及入药用等。

《纲要》及吴批：Jasminum sambac (L.) Ait.。

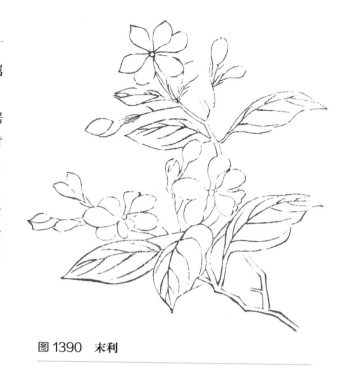

图1390　末利

1316. 素馨

《南方草木状》：耶悉茗花、末利花，皆胡人自西国移植于南海，南人爱其芳香，竞植之。陆贾《南越行纪》[1]曰：南越之境，五谷无味，百花不香。此二花特芳香者，缘自别国移至，不随水土而变，与夫橘北为枳异矣。彼之女子，以彩线穿花心，以为首饰。

《桂海虞衡志》：素馨花，比番禺所出为少，当有风土差宜故也。

《龟山志》：素馨，旧名耶悉茗，一名野悉密。昔刘王有侍女名素馨，其冢上生此花，因名。

《岭外代答》：素馨花，番禺甚多，广右绝少，土人尤贵重。开时旋掇花头，装于他枝，或以竹丝贯之，卖于市，一枝二文，人竞买戴。

《岭南杂记》：素馨，较茉莉更大，香最芬烈，广城河南花田多种之。每日货于城中，不下数百担，以穿花镫，缀红黄佛桑。其中妇女，以彩线穿花绕髻，而花田妇人则不簪一蕊也。

《南越笔记》：素馨，本名邪悉茗。珠江南岸有村曰庄头，周里许，悉种素馨，亦曰花田。妇女率以昧爽往摘，以天未明，见花而不见叶，其梢白者，则是其日当开者也。既摘，覆以湿布，毋使见日，其已开者则置之。花客涉江买以归，列于九门，一时穿灯者、作串与璎珞者数百人，城内外买者万家，富者以斗斛，贫者以升，其量花若量珠。然花宜夜，乘夜乃开，上人头髻乃开，见月而益光艳，得人气而益馥，竟夕氤氲，至晓犹有余香，怀之辟暑，吸之清肺气。花又宜作灯，雕玉镂冰，琭珑四照，游冶者以导车马，杨用修[2]称粤中素香灯为天下之绝艳，信然。儿女以花蒸油，取液为面脂、头泽，谓能长发、润肌。或取蓓蕾，杂佳茗贮之；或带露置于瓶中，经信宿以其水点茗；或作格悬系瓮口，离酒一指许，以纸封之，旬日而酒香彻。其为龙涎香饼、香串者，治以素馨，则韵味愈远。隆冬花少，曰雪花，摘经数日仍开。夏月多花，琼英狼藉，入夜满城如雪，触处皆香，信粤中之清丽物也。

[新释]

《中志》61：192 和《南方草木状考补》释《南方草木状》耶悉茗花为苏方花 *Jasminum officinale* L.；李惠林释作：*Jasminum grandiflorum* L.。《中志》61：194 释《桂海虞衡志》素馨花为素馨花 *Jasminum grandiflorum* L.。

素馨花 *Jasminum grandiflorum* L. 和素方花 *Jasminum officinale* L. 形态很相近，岭南广泛栽培，在民间分类中，两种通称为素馨。估计《南方草木状》时期也不会区分太细。《图考》图为吴其濬新绘，所绘似为灌木，叶对生（绘图有误），奇数羽状复叶，小叶 7 枚，顶生小叶大，披针状狭卵形，基部近楔形，先端渐尖；顶生聚伞花序？花多数，10？花被裂片 5。据《图考》绘图（图 1391）所显示的性状，按《中志》的处理，难以鉴定上述两种为何种。但如若以香气区分，文献中所记有香味者，似乎应为后者素方花 *Jasminum officinale* L.。

吴批：*Jasminum officinale*。

[注]

1 陆贾《南越行纪》：陆贾，汉初政论家、辞

赋家，曾两次使粤，对南方草木有记述，成《南越行记》，书已佚。

2 杨用修：即杨慎。

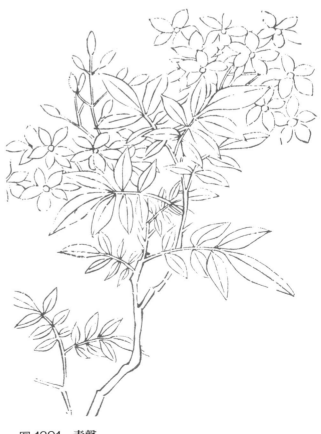

图 1391 素馨

1317. 夜来香

夜来香，产闽广。蔓生，叶如山药叶而宽，皆仰合，不平展。秋开碧玉五瓣花，夜深香发，清味如茶。北地亦植之，颇畏寒。广中以其多阴藏蛇，委之篱落。闽人云：断肠草经野烧三次，即变此花，犹有毒云。

[新释]

吴其濬新描述的闽、广物种。据《图考》文、图（图 1392），本种为木质藤本；叶对生，有柄，宽卵形至长圆状卵形，先端尖，基部深心形，边全缘，略呈波状；聚伞花序具多花，花有短柄，花冠碧玉色，裂片 5，水平开展，秋天开花，夜深有清香味。宜释作《中志》63：438 描绘的萝藦科夜来香属植物夜来香 *Telosma cordata* (Burm. f.) Merr.。本种原产于我国华南地区，生于山坡灌丛中，南方各省均有栽培，现已推广至亚洲亚热带、欧洲、美洲栽培。

断肠草：中国古代植物名"断肠草"者，隶多个科属的多种植物。此处疑指马钱科钩吻属植物钩吻 *Gelsemium elegans* (Gardn. & Champ.) Benth.，该种为藤本，福建有分布，全株有大毒，根、茎、枝、叶含有钩吻碱甲、乙、丙、丁、寅、卯、戊、辰等 8 种生物碱。供药用，有消肿止痛、拔毒杀虫之效。

松村：*Pergularia odoratissima* Sm.；《纲要》《中志》63：438、《云志》3：626 和《图鉴》3：497：*Telosma cordata* (Burm. f.) Merr. [*Pergularia odoratissima* Sm.]。吴批：*Pergularia*（待查），萝藦科。

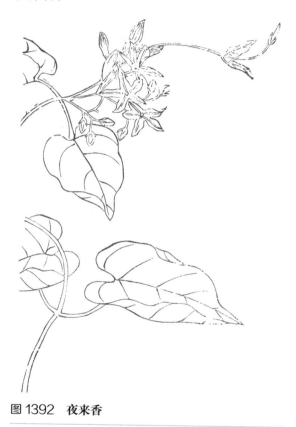

图 1392　夜来香

1318. 文兰树

文兰树，产广东。叶如萱草而阔长，白花似玉簪而小，园亭石畔多栽之。

按此草近从洋舶运至北地，亦以秋开。《南越笔记》：文殊兰，叶长四五尺，大二三寸而宽，花如玉簪、如百合而长大，色白甚香，夏间始开，是皆兰之属。江西、湖南间有之，多不花。土医以其汁治肿毒。因有秦琼剑诸俚名。

[新释]

文兰树为吴其濬新描绘的广东外来物种，"文兰树，产广东。叶如萱草而阔长，白花似玉簪而小，园亭石畔多载之""按此草近从洋舶运至北地，亦以秋开"。据《图考》吴其濬图（图1393），非文殊兰属 *Crinum* 植物，其花冠筒漏斗状而短（文殊兰属 *Crinum* 为高脚碟状，而长），花冠裂片短而几等长于花冠筒（文殊兰属 *Crinum* 均较长），其叶渐尖。疑似孤挺花属 *Amaryllis* L.，包括朱顶红属 *Hippeastrum*。

《南越笔记》的文殊兰，"文殊兰，叶长四五尺，大二三寸而宽，花如玉簪、如百合而长大，色白甚香，夏间始开，是皆兰之属。江西、湖南间有之，多不花。土医以其汁治肿毒。因有秦琼剑诸俚名"。此当为石蒜科文殊兰属植物文殊兰 *Crinum asiaticum* L. var. *sinicum* (Roxb. ex Herb.) Baker，分布于福建、台湾、广东、广西等省区，常生于海滨地区或河旁沙地，现栽培供观赏。模式标本可能采自香港。叶与鳞茎药用，有活血散瘀、消肿止痛之效，治跌打损伤、风热头痛、热毒疮肿等症。

《纲要》：*Crinum asiaticum* L. var. *sinicum* (Roxb. et Herb.) Baker；吴批：*Crinum*（待查）。《云志》8：697 在文殊兰 *Crinum asiaticum* L. var. *sinicum* (Roxb. ex Herb.) Baker 名下引用了"秦琼剑、牛黄伞、文兰树"诸名。

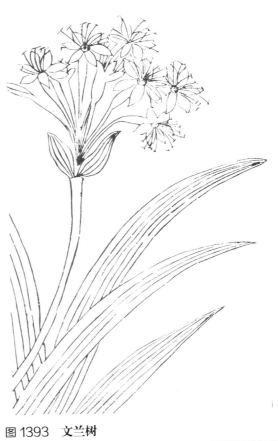

图 1393　文兰树

1319. 黄兰

黄兰，产广东，或云洋种，今遍有之。丛生硬茎，叶似茉莉。花如兰而黄，极芳烈。

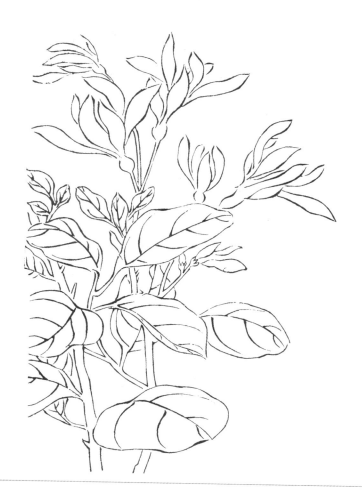

图 1394　黄兰

［新释］

吴其濬新记录外来入广东的物种。据《图考》文、图（图 1394），本种为灌木（"丛生硬茎"）；无托叶痕（此为非木兰科，排除百合科 Liliiaceae，五叶子科 Schisandraceae 证据），叶椭圆形，先端钝，基部钝，边呈波状，具羽状脉，侧脉 3 对；花序具 2 朵花，花黄色，花瓣披针形（原图的花萼不显，又其雄蕊和雌蕊群凸出似使花瓣成上位），极芳香。据上特征，与

《中志》30（2）：119、《云志》5：45 所描述的番荔枝科依兰属植物小依兰（变种）*Cananga odorata* (Lamk.) Hook. f. et Thoms. var. *fruticosa* (Craib) Sincl. 在概貌上基本吻合。该种在我国栽培于广东、云南，原产于泰国、印度尼西亚和马来西亚。因其花香浓郁，可提取高级香精油。

《中志》30（1）：157 和《云志》：木兰科含笑属植物黄兰 *Michelia champaca* L.；吴批：*Michelia champaca* 或 *Cananga odorata*。

1320. 彩蝶

彩蝶，产广东。茎叶如秋海棠，翠花长蕊，野生山间，种不常见。

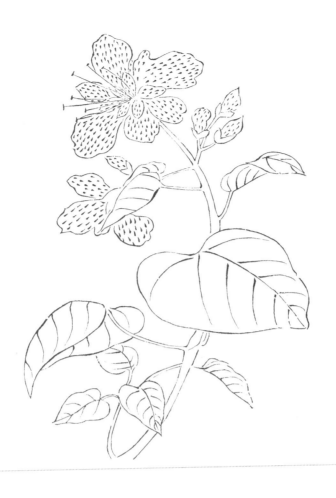

图 1395　彩蝶

[新释]

吴其濬新描述的广东物种。据《图考》图（图 1395），该种叶宽大，全缘互生，大小夹杂，有合萼，花瓣大小夹杂，两面均见均匀细纹点，待考。

吴批：待查。

1321. 马缨丹

《南越笔记》：马缨丹，一名山大丹，花大如盘，蕊时凡数十百朵，每朵攒集成球，与白绣球花相类。首夏时开，初黄色，蕊须如丹砂，将落复黄，黄红相间，光艳炫目，开最盛、最久，八月又开。有以大红绣球名之者。又以其瓣落而枝蠢起槎枒，甚与珊瑚柯[1]条相似，又名珊瑚球。言大红绣球者，以开时也；言珊瑚球者，以落时也。按马缨丹又名龙船花，以花盛开时值竞渡，故名。

[新释]

吴其濬新描述的种。据《图考》图（图

1396）、文，该种似为灌木；叶似 4 枚轮生，长圆状披针形，侧脉 4～6；花序顶生，多花；花冠细长，顶部 4 裂，裂片扩展。产于南越，

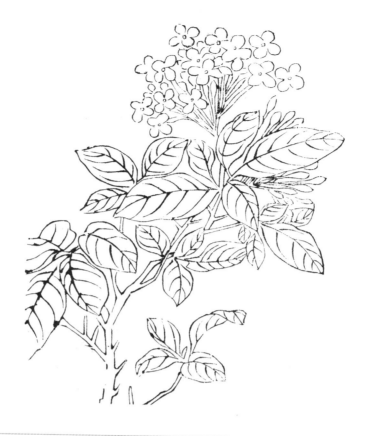

图 1396　马缨丹

俗名龙船花。综合上述性状，颇合《中志》71（2）：37 描述的茜草科龙船花属植物龙船花 *Ixora chinensis* Lam.。该种在我国产于福建、广东、香港、广西，生于海拔 200～800 米山地灌丛和疏林下，有时村落旁、山坡和路旁也生长。模式标本采自我国。

但《南越笔记》文字，"首夏时开，初黄色，蕊须如丹砂，将落复黄，黄红相间，光艳炫目，开最盛、最久"，描述的却又是马鞭草科马缨丹属植物马缨丹 *Lantana camara* L.。该书可能将两种植物混淆了。

松村、《云志》：*Lantana camara* L.；吴批：图说并是 *Ixora chinensis*。

〔注〕

1 珊瑚柯：本卷 1327 条作"珊瑚枝"。

1322. 鸭子花

鸭子花，产广东。似蓼而大，叶长数尺。以其花如小鸭，故名。

〔新释〕

吴其濬新描述的广东物种。据《图考》图（图 1397）、文，本种叶狭披针形，长达数尺，对生；花序呈总状（但其中部凸显其粗大，可能呈狭圆锥状），非顶生，原图只显花苞；产于广

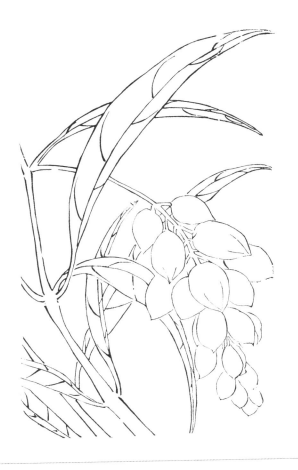

图 1397 鸭子花

东。本种文字描述叶数尺，与图上叶的长度比例不符。所图花序，其"似蓼而大"，推测其花色白而带有粉色。据花序，非《中志》70：277描述的爵床科鸭嘴花属植物鸭嘴花 Adhatoda vasica Nees 的特征。更似姜科山姜属植物 Alpinia，概貌与艳山姜 Alpinia zerumbet (Pers.) Burtt. & Smith 较为接近。本种产于我国东南部至西南部各省区。花极美丽，常栽培于园庭供观赏。根茎和果实健脾暖胃，燥湿散寒；治消化不良，呕吐腹泻。叶鞘作纤维原料。但所绘叶似对生，花序非顶生，而为腋生，又非山姜属 Alpinia 植物特征。其文描述叶长数尺，绘图可能有想象成分。

《纲要》《中志》70：277、《云志》：Adhatoda vasica Nees。吴批：或系引入，如上叶极细长，但全缘羽状，花仅仅见苞，穗状，不像姜科的月桃 Alpinia zarumbet。

1323. 鹤顶

鹤顶，产广东。又名吕宋玉簪。叶如射干叶，花六瓣，深红黄蕊，似山丹而瓣圆大。

〔新释〕

吴其濬新描述的外来物种，栽培在广东。据

《图考》文、图（图 1398），本种为草本植物；叶宽条形，具平行纵脉；花葶侧生（似不从叶丛中伸出），总苞片 2，卵状长圆形，先端尖，花

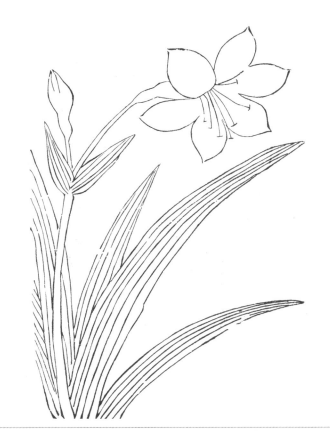

图 1398　鹤顶

2 朵有柄，花被管筒状，花被裂片 6，卵状椭圆形，先端尖，深红色，花药黄色（"深红黄蕊"）。据上述性状特征，与《中志》16（1）：15 所描述的石蒜科朱顶红属植物朱顶红 *Hippeastrum rutilum* (Ker-Gawl.) Herb. 在概貌上基本吻合，同意《云志》的考证意见。本种原产于巴西，我国长江以南多引种栽培，北方常见盆栽。

《云志》8：703：*Hippeastrum rutilum* (Ker-Gawl.) Herb.。吴批：或系引入，图中葶上有两苞叶，两花，引来的 *Amaryllis belladona*。

1324. 朱锦

朱锦，产广东。丛生，林麓极易繁衍。叶如月季花叶。花有红、黄二种，如小牡丹，苞如木芙蓉，妇女常簪之。

〔新释〕

吴其濬新描述的广东物种。《图考》图示其（图 1399）叶全缘，或系错误刻版所致？若按其原文"叶如月季花叶"。据吴其濬《图考》21：519 "月季"，其小叶明显有锯齿。原文字数不多，从其原图观之，叶卵状椭圆形，具柄，羽状脉；花有小苞片 6～7 枚，条形，萼片 5 枚，卵形，花瓣先端呈波状，有红、黄两种，与《中志》49（2）：70、《云志》2：225、

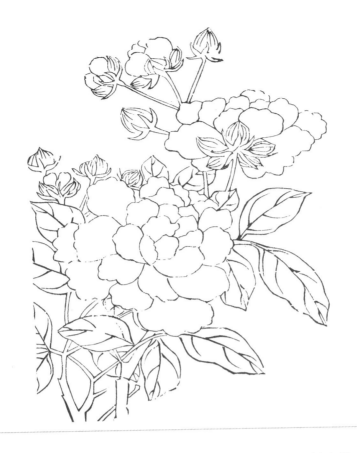

图 1399　朱锦

《图鉴》2：816，图 3362 描述的锦葵科木槿属植物朱槿 *Hibiscus rosa-sinensis* L. 基本吻合。原图的花为重瓣花，为栽培品种，《中志》49（2）：70，《云志》2：227 名为 var. *rubro-plenus* Sweet，并记载北京呼它为"朱槿牡丹"，与原文"花有红、黄二种，如小牡丹"相符。故本种依原图可订为重瓣朱槿 *Hibiscus rosa-sinensis* L. var. *rubro-plenus* Sweet。本变种栽培于广东、广西、云南、四川、北京等地，供园林观赏用。

松村：*Rosa*；吴批：疑系"朱瑾"之讹，但图上叶不似（全缘）*Hibiscus rosa-sinensis*。

1325. 西番莲 即转心莲

《南越笔记》：西番莲，其种来自西洋，蔓细如丝，朱色缭绕篱间。花初开如黄白莲，十余出。久之十余出者皆落，其蕊复变而为鞠。瓣为莲而蕊为鞠，以莲始而以鞠终，故又名西洋鞠。

〔新释〕

《图考》西番莲图为吴其濬新绘（图 1400）的外来植物，勾勒描绘了一枚花枝，叶掌状 5 深裂，似基部心形，全缘；单花，花大，花瓣及萼片近等长，据文字朱色，具副花冠，丝状；

雄蕊 5 枚，花丝分离。据上述性状，概貌与《中志》52（1）：113 描述的西番莲科西番莲属植物西番莲 *Passiflora coerulea* L.（*FOC* 修订作 *Passiflora caerulea* L.）颇似。该种栽培于广西、江西、四川、云南等地，有时逸生。原产于南美洲。热带、亚热带地区常见栽培。花大而奇特，可作庭园观赏植物。全草可入药，具有祛风消热、风热头昏等。

松村、《纲要》《中志》52（1）：113 及吴批：*Passiflora coerulea* L.。

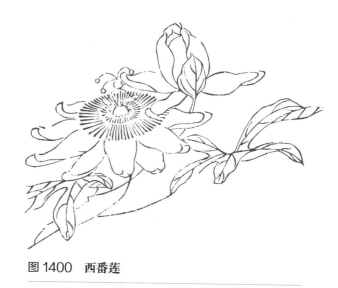

图 1400　西番莲

1326. 百子莲

百子莲，产广东，或云洋种，廿年前不知其异也。色极娇丽，一花经数日不蔫，妇女竞簪之，价始高。近日种植较多矣。

[**新释**]

吴其濬新描述的引入物种，栽培于广东。《图考》图（图 1401）、文显示，草本；叶基生，长而狭；花多朵排成一顶生的伞形花序，具苞片 2，佛焰苞状，花被合瓣，漏斗状，5裂，裂片长椭圆形。该条文字无性状描述，所绘花瓣竟然为 5 基数，可能绘图者计数有误。除此，宜释为石蒜科百子莲属植物百子莲 *Agapanthus africanus* Hoffmgg.。该种原产于非洲，现在我国南部地区作花卉栽培。此条可为我国引种栽培的最早记录。

松村：*Agapanthus umbellatus* L'Her. (Liliaceae)；吴批：*Agapanthus africanus*。

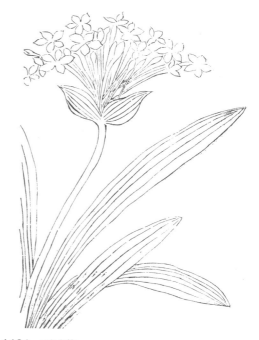

图 1401　百子莲

1327. 珊瑚枝

珊瑚枝，产广东。或云番种，不知其名，花圃以形似名之。

按《南越笔记》谓为马缨丹花落而生槎枒，人呼为珊瑚球。或误以为一种。

[新释]

吴其濬新描述广东物种。据《图考》图（图1402），难确定灌木还是草本。叶互生或近对生，倒卵形或倒卵状椭圆形，具柄或柄极小，顶端极尖，全缘；圆锥花序顶生或腋生，具圆小的果实（或花苞）。文字记载其俗名及产地，俗名显示其花（或果实）似红色。花圃中栽培。外来种。上述特征，与《中志》26：42记载的马齿苋科土人参属植物土人参 *Talinum paniculatum* (Jacq.) Gaertn. 有些相似，但灌木状有疑问。该种原产于美洲热带地区。我国中部和南部均有栽培，有的逸为野生，生于阴湿地。根为滋补强壮药，叶消肿解毒。

《南越笔记》珊瑚球、马缨丹，为马鞭草科马缨丹属植物马缨丹 *Lantana camara* L.，参见本卷"马缨丹"条。

吴批：图似 *Talinum patens*；珊瑚球 *Ixora chinensis*。据《中志》26：42，*Talinum patens* 现为土人参 *Talinum paniculatum* (Jacq.) Gaertn. 的异名。

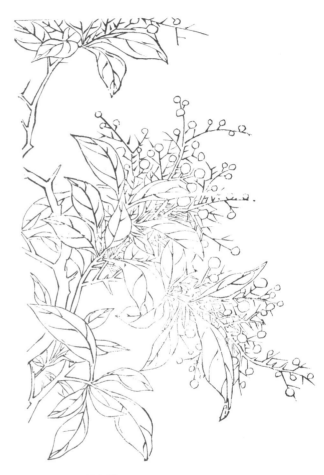

图 1402　珊瑚枝

1328. 樱冠花

樱冠花，如鸡冠之尖樱者，高六七尺，每叶发杈开花，秋时百穗俱垂，宛如缨珞。移植湖湘，亦易繁衍。惟旁茎大脆，经风辄折，必作架护持之，稍寒即瘁，不如鸡冠耐久也。

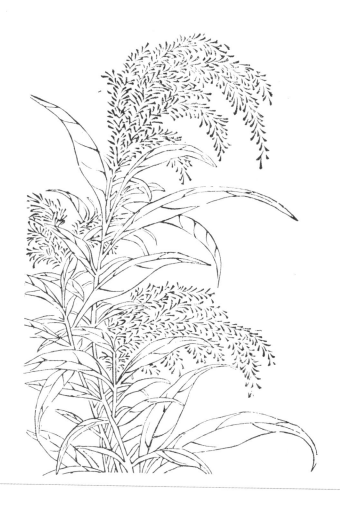

图 1403　穟冠花

[新释]

　　吴其濬新描述的类群。据《图考》文、图（图 1403），可知本种为一栽培草本植物；叶互生，披针形；像多分枝的穗状花序，下垂。宜释作《中志》25（2）：201 描述的苋科青葙属植物鸡冠花 Celosia cristata L.，绘图当为该种的栽培类型"凤尾鸡冠花"。

　　《纲要》：Amaranthus caudatus L.；《云志》11：413：鸡冠花 Celosia cristata L. 的栽培变异。吴批：Celosia cristata var.。

1329. 换锦花

　　《南越笔记》：脱红换锦，脱绿换锦，此换锦之所以名也。叶似水仙，冬生，至夏而落。独抽一茎二尺许，作十余花，花比鹿葱而大，或红，或绿。叶落而花，故曰脱红、脱绿；花落而叶，故曰换锦，花与叶两不相见也。按此即石蒜一类。惟花肥多、茎粗稍异。

[新释]

《图考》图为吴其濬新绘（图 1404）。高茎，总苞片 2 枚，伞形花序具花 4～6 朵，花被裂片倒披针形，具花被筒，雄蕊与花被近等长。据上述性状，宜释为石蒜科换锦花属植物换锦花 Lycoris sprengeri Comes ex Baker。该种产于安徽、江苏、浙江和湖北。此为新描述类群。本种鳞茎可提取加兰他敏。

但《南越笔记》的换锦花，据《南越笔记》文，该种抽茎二尺许，作十余花，花比鹿葱大，分红绿两色。Lycoris sprengeri 南越不分布，恐非《南越笔记》记录的换锦花。待考。

附记：《中国高等植物》讹作"换棉花"。

松村：Lycoris；《纲要》《中志》16（1）：25 释作石蒜科换锦花属植物换锦花 Lycoris sprengeri Comes ex Baker。吴批：Lycoris（杂交种）。

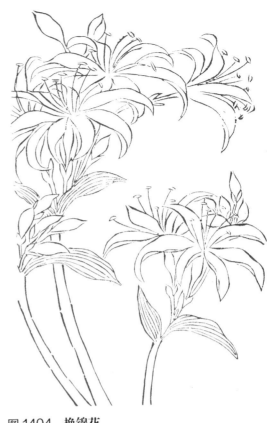

图 1404　换锦花

1330. 铃儿花

铃儿花，一名吊钟花，生广东山泽间。岁暮叶脱始蕾，樵人折以入市，插置胆瓶。春初花开，状如小铃，花落叶发，不宜栽莳。

[新释]

吴其濬新描述的广东物种。据《图考》文、图（图 1405），本种为木本植物，先花后叶（"花落叶发"）。原图为一插瓶的植株，去年叶已经脱净，时值早春，仅少数花开放，其他均为花苞，而今年新叶尚未发出。从开放的花观之，花 5～6 朵集成一伞房花序，开时下垂，花萼未显示；花瓣合生成钟状，先端 5 裂。据上述性状特征，宜释作《中志》57（3）：12、《图鉴》3：171，图 4295 所描述的杜鹃花科吊钟花属植物吊钟花 Enkianthus quinqueflorus Lour.。该种分布于江西、福建、湖南、湖北、广东、广西、四川、贵州和云南。该种为观赏花卉，现在广州花市享有盛誉。

《中志》57（3）：12、吴批：Enkianthus quinequeflorus Lour.。

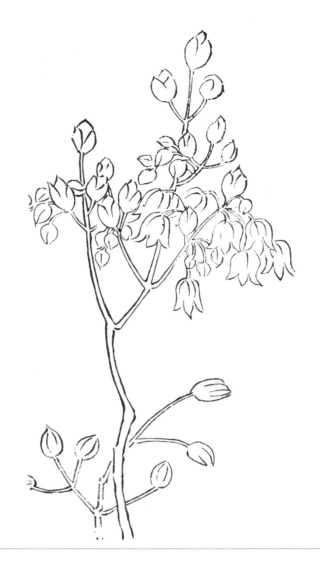

图 1405　铃儿花

1331. 华盖花

华盖花，产广东，或云番舶携种种生者。叶如秋葵[1]，花似木芙蓉[2]，未晓而开，清晨即落，良夜秉烛，始见其花，皆戏呼为昙花。植者亦罕。

[新释] ————————————

吴其濬新描述的广东物种。据《图考》文、图（图 1406），该种叶作 3～6 掌状分裂（"叶如秋葵"），小苞片披针形，比 *Hibiscus syriacus* 条形小苞片要宽些。与其订本种为 *Hibiscus syriacus* L.，不如订为《中志》49（2）：79 描述的锦葵科木槿属植物华木槿 *Hibiscus sinosyriacus* Bailey 更为近似，或者 *Hibiscus acerifolius* Salisb. 应独立成种。

《图考》原文作"华盖花，产广东，或云番舶携种种生者"。经查《广东植物志》2 卷 1991

锦葵科，并未记载 *Hibiscus acerifolius* Salisb.，也查过胡秀英，*Flora of China Fam.* 153 Malvaceae。《中志》的概念和她的基本相同，将 *Hibiscus acerifolius* Salisb. 作为 *Hibiscus syriaceus* L. 的异名。但如她书中的 *Hibiscus sinosyriacus* Bailey 有一照片（Pl. XIX-3），显然其叶要比 *Hibiscus syricus* 分裂较多，先为 3 半裂，侧裂片再可浅裂。由于暂无 *Hibiscus acerifolius* Salisb. 的原始文献，故暂订华木槿 *Hibiscus sinosyriacus* Bailey 或 *Hibiscus acerifolius* Salisb.。

吴批：*Hibiscus acerifolius*。该名《中志》49：（2）：76 作为锦葵科木槿属植物木槿 *Hibiscus syriacus* L. 的异名。

〔注〕

① 秋葵：锦葵科秋葵属植物黄蜀葵 *Abelmoschus manihot* (L.) Medicus。附记：该属中文名作"秋葵"，然属下竟无一种中文名作秋葵。

② 木芙蓉：锦葵科木槿属植物木芙蓉 *Hibiscus mutabilis* L.，参见本书卷之三十五"木芙蓉"条。

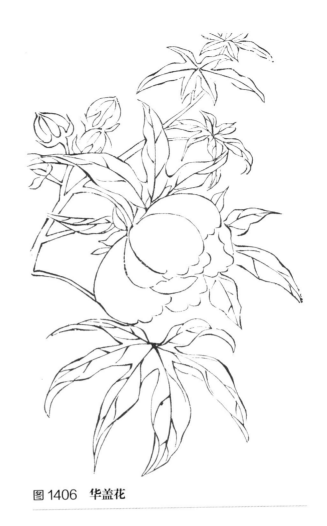

图 1406 华盖花

1332. 玲甲花

玲甲花，番种也。花如杜鹃，叶作两歧，树高丈余，浓阴茂密，经冬不凋。夷人喜植之。

〔新释〕

吴其濬新描述的外来物种。据《图考》文、图（图 1407），本种为常绿乔木，高达约 4 米；叶互生，有短柄，轮廓为广卵形，先端二裂，裂深大 1/5～1/3，边缘浅波状，有主脉 2 条，自叶基部各自深入每一裂片中；花有短柄，数朵，成短的总状花序，花萼二裂，一片大而成佛焰苞状，花瓣 5，开展，雄蕊 3，雌蕊 1，均外露。据上述性状，按《中志》检索表宜订为豆科羊蹄甲属植物羊蹄甲 *Bauhinia purpurea* L.，因其能育雄蕊为 3 枚。该种我国产于南部。但原文有"玲甲花，番种也……夷人喜植之"之语，这里所谓"番种""夷人"当指外国。文字所指可能是 *Bauhinia × blackeana* Dunn.。吴其濬卒于 1846 年，当时九龙、香港尚未租

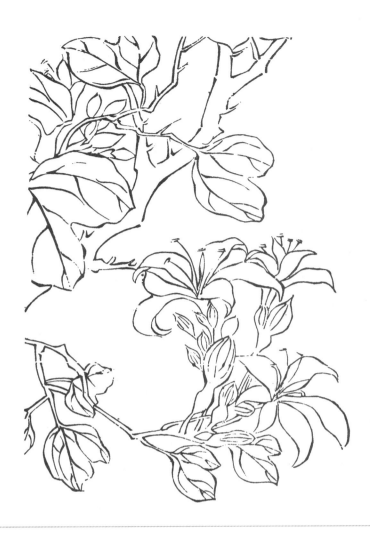

图 1407　玲甲花

借。据最近出版的《香港植物志》2（2008）第 47-第 48 页，现作为香港特别行政区花的 *Bauhinia × blackeana* Dunn. 要晚至 1905 年为 Mission Etrangeres 牧师在 PokeFu Lam 采集移栽于香港植物园。由此推断，该种传入时间要早得多。

《中志》39：156：*Bauhinia purpurea* L.。吴批：*Bauhinia purpurea* 或 *B. blakeana*。

1333. 水蜡烛

《南越笔记》：水蜡烛，草本，生野塘间。秋杪结实，宛与蜡烛相似。

[新释]

吴其濬新描述的物种。据《图考》文、图（图 1408），本种生水塘边的草本植物；叶对生（应为 3～4 枚轮生）条长披针形；花密集成圆柱状，中间膨大，两端收缩，生茎和枝端，原图以

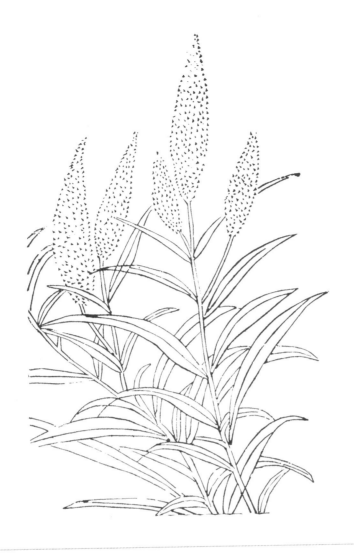

图 1408　水蜡烛

细点表示花序，谅想本属的花丝极长，并具毛，伸出花冠之外，是属的特征之一。据以上性状特征，与《中志》66：386 所描述的唇形科水蜡烛属植物水蜡烛 *Dysophylla yatabeana* Makino 在概貌上较合。该种产于浙江、安徽、湖南、贵州，生于水池、水稻田或湿润的空旷地。

《中志》66：386、《纲要》：*Dysophylla yatabeana* Makino；吴批：*Dysophylla*（待查）。

1334. 油葱 即罗帏草

《岭南杂记》：油葱形如水仙叶，叶厚一指，而边有刺。不开花结子，从根发生，长者尺余。破其叶，中有膏，妇人涂掌中以泽发代油，贫家妇多种之屋头。问之则怒，以为笑其贫也。按油葱，粤西人以其膏治汤火灼伤有效。又名罗帏花，如山丹，以为妇女所植，故名。

[新释]

本书卷之十七象鼻草（《图考》引《云南府志》）、卷之三十油葱（《图考》引《岭南杂记》）、卷之三十五卢会（《本草拾遗》）一起讨论。

从前二种原文、图（图1409），本种植物为多年生常绿肉质草本，茎短高尺余；基部叶对生，上部叶互生，叶肥厚多汁，汁干后成膏或饴边微向内卷，边上有刺；花黄色，成总状花序，花被片下部合生，裂片前端尖。上述概貌和《中志》14：63和《云志》7：696所描述的 *Aloe vera* var. *chinensis* 基本相似，以上三种实则即一种百合科芦荟属植物芦荟 *Aloe vera* var. *chinensis* (Haw.) Berger.。该变种南方各省区和温室常见栽培，也有由栽培变为野生的。我国有否真正野生的，尚难以肯定。第三种《图考》所附图非本种。

松村：*Aloe*；《纲要》和吴批：*Aloe vera* L. var. *chinensis* (Haw.) Berger。

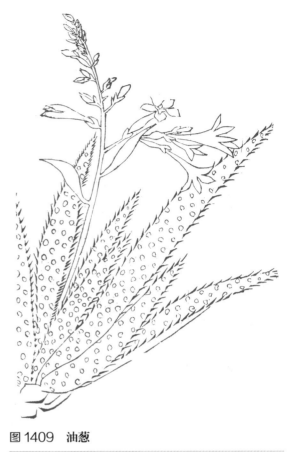

图 1409　油葱

1335. 铁树

《岭南杂记》：铁树，高数尺，叶紫如老少年，开花如桂而不香。《南越笔记》：朱蕉，叶芭蕉而干棕竹，亦名朱竹。以枝柔不甚直挺，故以为蕉。叶绀色生于干上，干有节，自根至杪，一寸三四节，或六七节甚密，然多一干独出，无傍枝者。通体铁色微朱，以其难长，故又名铁树。

按铁树治痢证有神效，广西土医用之。

[新释]

《图考》图为新绘。据《图考》图（图1410）、文，该种为灌木状，不分枝，茎上有环状叶痕，通体色微朱；叶矩圆形或矩圆状披针形，具叶柄；产岭南；广西土医用之入药。综合上述性状，较符合《中志》14：273描述的百合科朱蕉属植物朱蕉 *Cordyline fruticosa* (L.) A. Cheval. 的特征。该种分布于广东、广西、福建和台湾等省区，常见栽培，供观赏。广西民间曾用来治疗咯血、尿血、菌痢等症。

松村：*Cordyline terminalis* Kth.。《中志》14：273、《云志》：*Cordyline fruticosa* (L.) A. Cheval.，惜《中志》未注明"朱蕉"出自《南越笔记》。

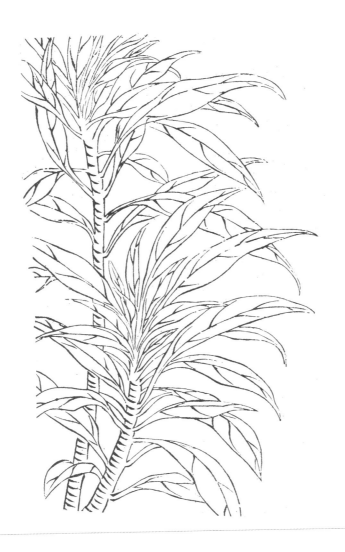

图 1410 铁树

1336. 喝呼草

《广西通志》：喝呼草，干小而直上，高可四五寸，顶上生梢，横列如伞盖，叶细生梢，两旁有花盘上。每逢人大声喝之，则旁叶下翕，故曰喝呼草。然随翕随开，或以指点之亦翕，前翕后开，草木中之灵异者也。俗名惧内草。

《南越笔记》：知羞草，叶似豆瓣相向，人以口吹之，其叶自合，名知羞草。

按此草生于两粤，今好事者携至中原，种之皆生。秋开花茸茸成团，大如牵牛子，粉红娇嫩，宛似小儿帽上所饰绒球。结小角成簇，大约与夜合花性形俱肖，但草本细小，高不数尺。手拂气嘘，似皆知觉；大声喝喝，实时俯伏。草木无知，观此莫测。唐阶指佞，应非诳言。蜀州舞草，或与同汇。彼占闰倾阳，转为数见。

[**新释**]

本条记录两种植物。分述之。

据《图考》文、图（图1411），可得知本种茎短，有小刺，高达60厘米；叶二回偶数羽状复叶，有长柄，羽片2对生叶柄顶端，小叶6～10对，椭圆形至长圆形，先端尖，基部钝，无柄，触之或大声喝之即闭合（"大声喝之，则旁叶下……"）花粉红色，秋开，作头状花序，由于花丝长伸出或绒球状，单个腋生；荚果小而成簇。据上特征，与上述二志及《图鉴》2：327、图2383所描述的豆科含羞草属植物含羞草 Mimosa pudica L. 在概貌上基本吻合。该种产于台湾、福建、广东、广西、云南等地，生于旷野荒地、灌木丛中，长江流域常有栽培供观赏。原产于热带美洲，现广布于世界热带地区。全草供药用，有安神镇静的功能，鲜叶捣烂外敷治带状疱疹。

蜀州舞草，《图考》未引出处，《中志》41：59认为舞草属 Codoriocalyx 仅二种，分布于东南亚和热带澳大利亚，我国均产。舞草 Codoriocalyx motorius (Houtt.) Ohashi 在我国产于福建、江西、广东、广西、四川、贵州、云南和台湾。本种每叶的两侧生线形小叶，在气温不低于22℃时，特别在阳光下，会按椭圆形轨道急促舞动；另一种圆叶舞草 Codoriocalyx gyroides (Roxb. ex Link.) Hassk.，在我国产于广东、海南、

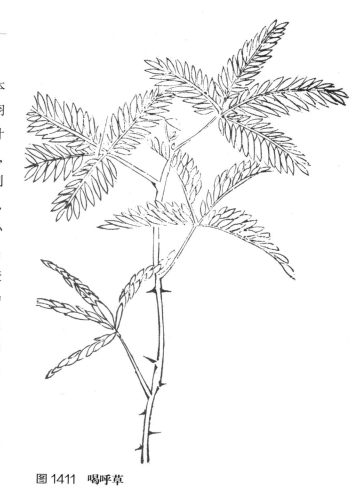

图1411　喝呼草

广西、云南。根据蜀州舞草记录的地区为近四川崇州、新津和都江堰部分地区，故宜释为舞草 Codariocalyx motorius (Houtt.) Ohashi 较合适。

喝呼草，松村、《中志》39：16，《云志》10：292、《纲要》和吴批皆作 Mimosa pudica L.。

《植物名实图考》

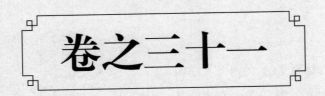

固始吴其濬　著　蒙自陆应谷　校刊

果　类

1337. 林檎

林檎,《开宝本草》始著录,即沙果。李时珍以为文林郎果即此。

[新释]

《长编》卷十七收林檎文献。《图考》绘图（图 1412）为吴其濬新绘,所图为一乔木,具枝刺（或断枝痕）；叶片卵圆形至椭圆形,全缘（实应有锯齿）伞房花序具花 4 朵,花柄细长；花瓣卵圆形；果实扁圆形,基部微凹。上述性状描述结合俗名,推测即《中志》36：383 描述的蔷薇科苹果属植物林檎 *Malus asiatica* Nakai。俞德浚将林檎、沙果、文林郎果皆订为该种（《中国果树分类学》第 100 页）。因栽培历史悠久,该种被选育出的品种很多,果实形状、颜色、香味、成熟期都相差很大。河北的沙果（包括冷沙果、热沙果、花脸沙果、净面沙果）、花红、槟子、槟楸、果楸、奈子,山东的冬果、秋果、夏果、半夏、槟子,陕西的白果子、花红、松子、蜜果,山西的夏果、槟果均属于本种。本种产于内蒙古、辽宁、河北、河南、山东、山西、陕西、甘肃、湖北、四川、贵州、云南、新疆,适宜生于山坡阳处、平原砂地,海拔 50～2 800 米。

吴批：*Malus asiatica*。

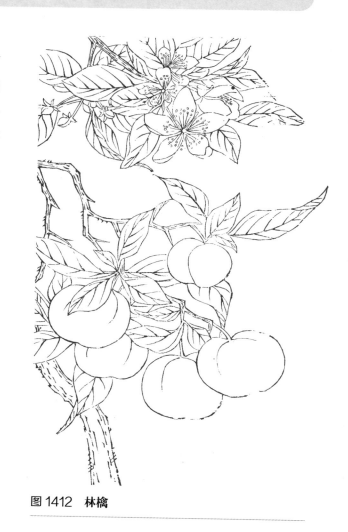

图 1412　林檎

1338. 榲桲

榲桲,《开宝本草》始著录,今惟产陕西。形似木瓜,又似梨,多以钉盘。有携至京师者,取其香气置盘笥中,以熏鼻烟,不复供食。

〔新释〕

《长编》卷十七收榅桲文献。《图考》图（图 1413）为吴其濬新绘，所图显示为一乔木，单叶互生；叶卵圆形，基部楔形，全缘，具叶柄；果实单生叶腋，椭圆形，表面光滑，基部凹，宿萼，反折，具香味（据文字描述）。前人释其为《中志》36：345 描述的蔷薇科榅桲属植物榅桲 *Cydonia oblonga* Mill.（*Cydonia vulgaris* Pers. 为其异名）。然据上述性状，更似《中志》36：350 描述的木瓜属 *Chaenomeles* 植物，似木瓜 *Chaenomeles sinensis* (Thonin) Koehne。《开宝本草》榅桲，待考。

松村：*Cydonia vulgaris* Pers.；吴批：*Cydonia oblonga*。

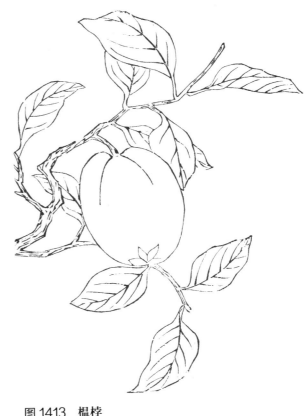

图 1413　榅桲

1339. 胡桃

胡桃，《开宝本草》始著录，北方多有之，唯永平府所产皮薄，谓之露穰核桃。木坚，作器物良。

〔新释〕

《长编》卷十七收胡桃文献。所记乃《中志》21：31 描述的胡桃科胡桃属植物胡桃 *Juglans regia* L.。

文字中的露穰核桃（图 1414），为吴其濬新记录类群。据《中志》21：31，我国胡桃栽培时间很久，品种很多，Dode 所命名的某些名称，仅是栽培品种而已。又清代永平府，即明洪武四年（1371）改平滦府置，治卢龙县（今

属河北），直隶京师，辖境相当于今河北省长城以南的徒河以东地，1913 年废。谅吴其濬所指即上述地区。故推测永平府所产的露穰核桃，应为普通胡桃中之一栽培品种。

松村：*Juglans effuses* L.；吴批：露穰核桃 *Juglans sigillata*，即泡核桃 *Juglans sigillata* Dode，该种只分布于云南、贵州、四川西部、西藏雅鲁藏布江中下游，生于海拔 1 300～3 300 米山坡或山谷林中。云南已长期栽培，有数品种。种子含油率高，食用。

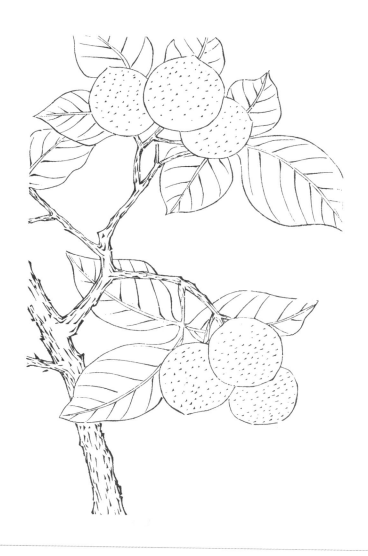

图 1414　胡桃

1340. 榛

　　榛，《开宝本草》始著录。《礼记》女贽榛栗，《说文》作亲。《诗义疏》谓有二种，辽东、上党皆饶。郑注《礼》云：关中鄜坊甚多。今直隶东北所产极多，贩市天下。《山西志》：出长治、壶关、潞城，而大同属之。广灵与宣化界产尤美。太原山阜间丛生，树高丈余，俱如李时珍所述。其实周匝有圆叶，似画家作云托日状。壳甚坚，多不实，十榛九空，非虚语也。《尔雅翼》以鄜坊多产，遂谓其字从秦以此，不知《说文》本作亲，假借作榛；而燕、晋皆饶，何独秦也。北人谓有鼠如韶，聚榛为粮，贮之穴中，山氓多掘取之，其即鼠果之类欤？

[**新释**]

《长编》卷十七收榛历代主要文献。《图考》图为新绘图（图 1415）。

据《中志》，桦木科榛属 *Corylus* 在我国分布 7 种 3 变种，根据本条文字，分布于东北和山西、河北、陕西等地有两种：一为《中志》21：50 描述的榛 *Corylus heterophylla* Fisch. ex Trautv.，分布于黑龙江、吉林、辽宁、河北、山西和陕西，生于 200～1 000 米的山地阴坡灌丛中。该种为灌木或乔木，叶矩圆形或宽倒卵形，顶端凹缺货截形，中部以上具浅裂，果单生或 2～6 枚簇生成头状；果苞钟状，较果长；坚果近球形。另一为《中志》21：54 描述的毛榛 *Corylus mandshurica* Maxim. et Rupr.，该种果苞管状，在坚果上部缢缩，较果长 2～3 倍，分布于黑龙江、吉林、辽宁、河北、山西、山东、陕西、甘肃东部、四川东部和北部，生于海拔 400～1 500 米的山坡灌丛或林下。据果苞形状，绘图更似前种。

吴批：二种，*Corylus heterophyllus*（辽东上党皆饶）。另一种 *Corylus*？（待查）。

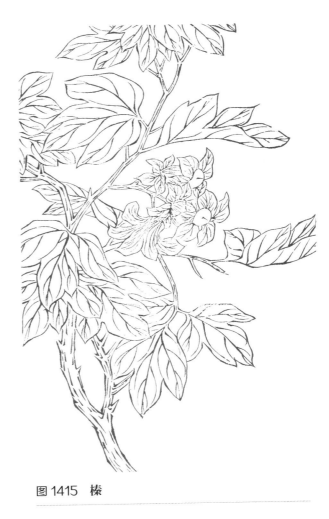

图 1415　榛

1341. 莓罗果

莓罗果，《开宝本草》始著录，盖即今之沙果梨，色黄如梨，味如频果而酥，为果中佳品，亦不能久留，殆以沙果与梨树相接而成。

雩娄农曰：莓罗果昔人皆谓产西洛，而李时珍独引梵语为证。夫西方当天地之遒敛，少雨多风，故果硕而味隽。汉都长安距玉门近，多致异域种。今则北达幽蓟，南抵宛洛，数千里移植几遍，盖江淮以北，地脉同也。橘不逾淮，著于《考工记》；《禹贡》独以橘柚为荆州厥包，一果实之微，前后圣人皆致意焉，此岂以奉口腹哉。盖熟观于天时地利，明著其土物之不宜，而杜后世侈心之萌也。夫麻麦荏菽，奏庶艰食，瓜瓞之属，园圃所亟。惟橘柚有不可迁之性能致远，《书》曰厥包，明乎非黍、稷、蓏、枣可以徙移种艺；而江南佳实，橘柚外殆皆未可包致矣。汉之上林，晋之华林，务求奇诡。道君艮岳，乃儗南海荔枝而花实之，蔡絛夸载于《丛谈》，盖深谓前人拙耳。呜呼！一箪食，一千乘，虽愚者亦知其轻重，独奈何置安盂于不顾，珍朵颐而菅民力，致使高台广陛，芜没荆棘，岂不大可喟哉！昔人有射猿麋而投弓者，谓违物性必有大咎。草木无知，亦禀自然，彼陈唐之桧，一碎于雷，一沂于海，岂有感于盛衰之机，甘为枯槎泛梗，而不愿与艮岳之石相随北去耶？噫，其违物性也亦甚矣！

[**新释**]

《长编》卷十七收菴罗果两条文献。《图考》图为新绘（图 1416）。绘图显示小枝具刺（或折断枝痕）；叶片近椭圆形，先端渐尖，全缘，具短叶柄；果实近圆形，基部皆微凹，无斑点，未见宿存花萼，具粗短果柄。上述果实性状，与《中志》36：358 描述的蔷薇科梨属秋子梨 *Pyrus ussuriensis* Maxim. 较接近。该种果实近球形，果实黄色，直径 2～6 厘米，萼片宿存，基部微下限，具短果梗，长 1～2 厘米。此图为该种首次描绘。

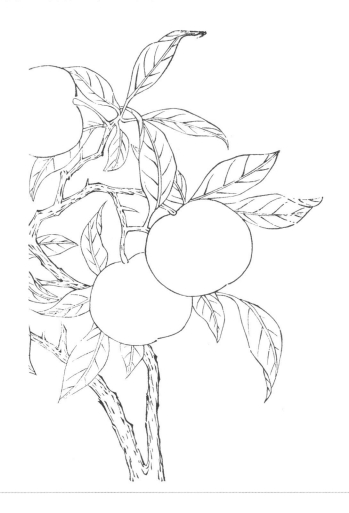

图 1416　菴罗果

松村：*Pyrus*；吴批：*Pyrus communis*，镒按：沙果梨可能是另一种。据俞德浚，1979

《中国果树分类学》第 130 页洋梨 *Pyrus communis* L.，是近年自欧美输入。

1342. 柑

柑，《开宝本草》始著录，南方种类极多。其狮头柑则唯皮可啖，皮、核、叶皆入药。

[新释]

《长编》卷十七收"乳柑子"文献。《图考》图为新绘（图 1417）。即《中志》43（2）：201 描述的芸香科柑橘属植物柑橘 *Citrus reticulata* Blanco。该种在我国栽培历史较久，品种繁多。狮头柑应是其中一栽培品种，因其果大，皮皱，纹如同"狮头"而得名。该品种以前主要产于我国陕西安康段汉江沿岸的平利、旬阳、紫阳等地，现商品种植推广范围较广。其果实具有清热解毒、降火明目、生津止渴之保健功效。

松村：*Citrus*；吴批：*Citrus nobilis* 一品种，《中志》43（2）：201 已将该名处理作柑橘 *Citrus reticulata* Blanco 的异名。

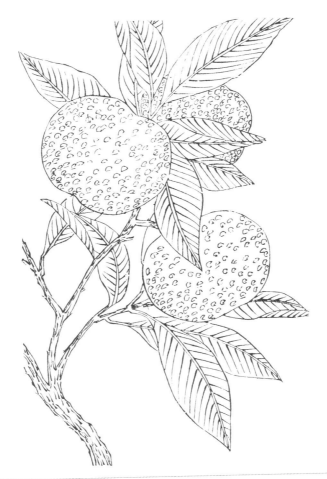

图 1417　柑

1343. 橙

橙，《开宝本草》始著录，今以产广东新会者为天下冠。湖南有数种，味甘酸不同。

[新释]

《长编》收橙历代主要文献。《图考》图为新绘（图 1418）。所记应为《中志》43（2）：198 描述的芸香科柑橘属植物橙 Citrus sinensis (L.) Osbeck。在《图考》橙图中，翼叶明显，而在下条新会橙的附图中，叶无翼叶，这种差异是存在的，正如《中志》在描述 Citrus sinensis 时"翼叶狭长，明显或仅具痕迹"。

松村：Citrus；吴批：Citrus sinensis。

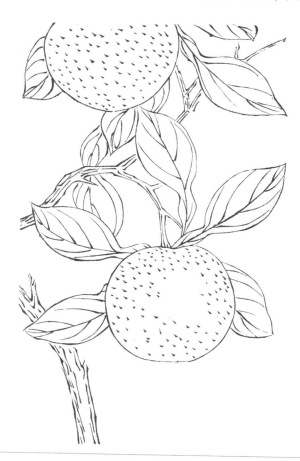

图 1418　橙

1344. 新会橙

广东新会县橙，为岭南佳品，皮薄紧，味甜如蜜，走数千里不变形状，与他亦稍异。食橙而不及此，盖不知橙味。

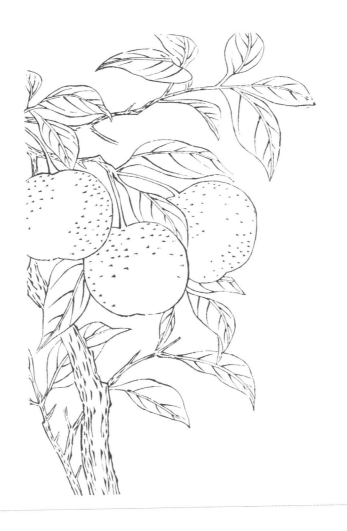

图 1419　新会橙

[新释]

　　吴其濬新描述的广东栽培橙子品种（图 1419）。即《中志》43（2）：198 描述的橙子 *Citrus sinensis* (L.) Osbeck 的一个栽培品种新会橙 *Citrus sinensis* (L.) Osbeck 'Xinhui Cheng'。产于广东新会，果皮薄，难剥离，果肉浓甜。与原文"广东新会县橙，为岭南佳品，皮薄紧，味甜如蜜"相符。

　　《纲要》2：245：*Citrus sinensis* (L.) Osbeck。吴批：*Citrus sinensis*。

1345. 荔支

　　荔支，《开宝本草》始著录，以闽产者佳。江西赣州所属定南等处，与粤接界，亦有之。其核入药。

　　零娄农曰：吾至滇，阅《元江志》有荔支。过粤中门生权牧其地，访之，则曰邑旧产此果，以诛求为吏民累，并其树刈之，今无矣。余谓之曰：粤人闻人言荔支，辄津津作大嚼状。今元江物土既宜，足下何不致南海嘉种，令民以法种之，俟其实而尝焉。其日曝火烘者，走黔、湘以博利，浸假而为安邑枣、武陵橘，非劝民树艺之一端乎？则应曰：元江地热瘴甚，牧以三年代，率不及期而请病。其仆傔以热往，以衬归者相继也。亦何暇作十年计乎？且滇亦大矣，他郡皆无，此郡独有，园成而赋什一，民即不病，而筐筥之费，驮负之费，供亿馈间无虚日，不厉民将焉取之！余恍然曰：一骑红尘，诗人刺焉，为民上者，乃以一味之甘，致令草木不得遂其生乎。噫！

[**新释**]

《长编》卷十七收荔枝历代主要文献多条。所记为《中志》47（1）：32描述的无患子科荔枝属植物荔枝 Litchi chinensis Sonn.。《图考》图为新绘（图1420），所图也为该种。

荔枝是我国南部栽培历史悠久的水果之一，一般认为其原产地在我国南部热带、亚热带地区。我国海南和云南有野生荔枝分布。中国历代记录荔枝的文献很多，最早为汉代《上林赋》的"离枝"、《三辅黄图》的"荔枝"等，并有专谱《荔枝谱》等，记录了荔枝的各个的品种。拉丁名 Litchi，为中国地方名拉丁化。

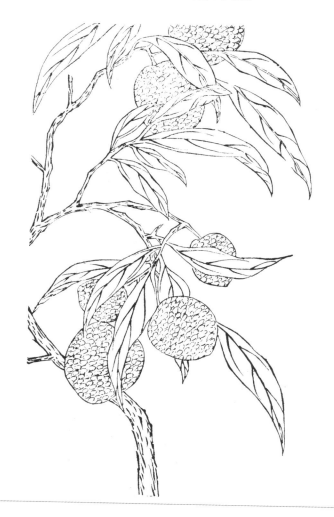

图1420　荔支

1346. 海松子

海松子,《开宝本草》始著录,生关东及永平等府。树碧实大,凌冬不凋。

[新释]

《长编》卷十六收海松子文献。产于关东（旧指黑龙江、吉林、辽宁为关东三省）的海松子。即指《中志》7：214松科松属植物红松 Pinus koraiensis Sieb. et Zucc. 的种子。

"永平府"，疑为云南永平，此处分布有《中志》10：219描述的松科松属植物华山松 Pinus armandii Franch.，其幼树皮灰绿色或淡灰色，老则呈灰色，裂成方形或长方形厚块片，固着于树干上，《图考》图为新绘（图1421），所图树干与之相接近，故我们考虑《图考》绘图即指该种。文字"树碧实大，凌冬不凋"即此。

吴批：关东种 Pinus koraiensis；永平等府 Pinus armandii。

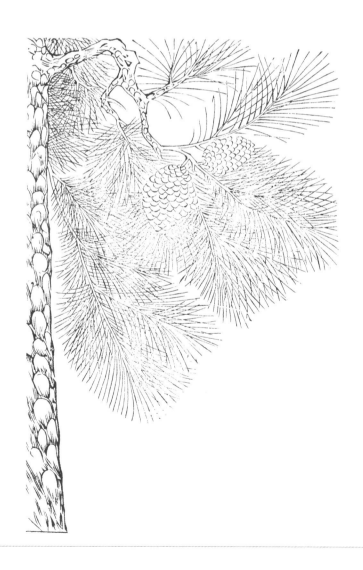

图 1421　海松子

1347. 水松 附

水松，产粤东下关。种植水边，株多排种，水浸易长，叶碧花小，如柏叶状。树高数丈，叶清甜可食，子甚香美。按《南方草木状》，水松叶如桧而细长，出南海。土产众香，而此木不大香，故彼人无佩服者。岭北人极爱之，然其香殊胜在南方时。植物无情者也，不香于彼而香于此者，岂屈于不知己而伸于知己者欤？物理之难穷如此。盖即此松。又《南越笔记》：水松者，樱也，喜生水旁。其干也，得杉十之六，其枝叶得松十之四，故一名水杉。言其枝叶，则曰水松也。东粤之松，以山松为牡，水松为牝。水松性宜水，盖松喜干，故生于山；桧喜湿，故生于水。水松，桧之属也，故宜水。广中凡平堤曲岸，皆列植以为观美。岁久苍皮玉骨，礧砢而多瘿节，高者坒骈，低者盖漫。其根渍水，辄生须鬣，袅娜下垂。叶清甜可食，子甚香。

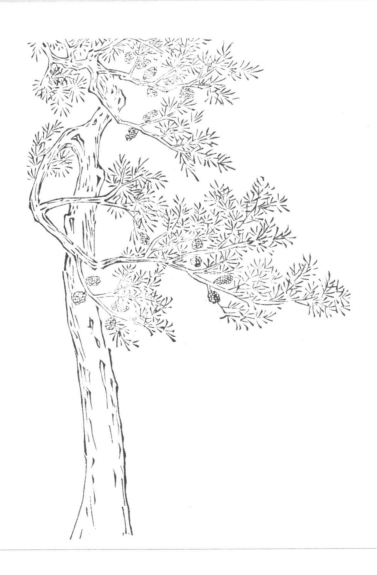

图 1422　水松

〔新释〕

本条文末文字，基本描述出该种特点，图为新绘（图1422），只图上并未绘出其树干基部膨大成柱槽状，也未有伸出土面或水面的吸收根。宜释作《中志》7：300描述的杉科水松属植物水松 *Glyptostrobus pensilis* (Staunt.) Koch。水松属 *Glyptostrobus* 为我国特产的单种属，现在其分布区内已无天然林，多系人工栽培林。

《纲要》《南方草木状考补》及吴批：*Glyptostrobus pensilis* (Staunt.) K. Koch.。

1348. 杨梅

杨梅，《开宝本草》始著录，吴中产者佳。可为粽，即酱也。广信以酿酒。《汀州志》：盐藏可治伤破。

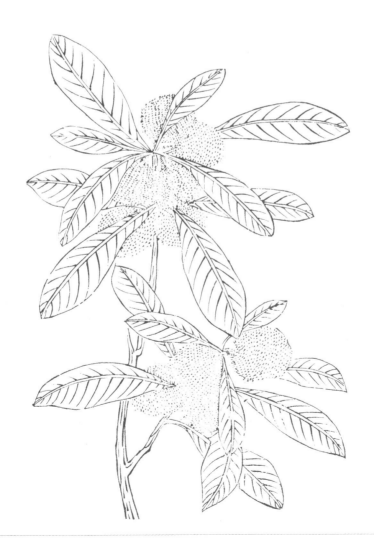

图 1423　杨梅

[新释]

《长编》卷十六收杨梅文献。《图考》图为新绘（图1423）。图描绘一果枝，叶长椭圆状倒卵形，顶端钝或具短尖，基部楔形，全缘；果实单生叶腋，球状，上具黑色小点。所示性状，即《中志》21：4描述的杨梅科杨梅属植物杨梅 Myrica rubra (Lour.) Sieb. et Zucc.。杨梅为我国南方驯化的著名水果，产于江苏、浙江、台湾、福建、江西、湖南、贵州、四川、云南、广西和广东，生于海拔125～1 500米的山坡或山谷林中，喜酸性土壤。

松村、《纲要》和吴批：Myrica rubra (Lour.) Sieb. et Zucc.。

1349. 橄榄

橄榄，《开宝本草》始著录。湖南及江西建昌府亦间有之，有尖、圆各种。

[新释]

《长编》卷十六收橄榄文献。橄榄，多指橄榄科橄榄属橄榄 Canarium album (Lour.) Rauesch.。《图考》图（图1424）为吴其濬新绘。图示为一大乔木及其旁的两小枝，枝条似具毛被；单叶密集轮生于小枝上端部分，非奇数羽状复叶，叶倒卵圆形，具锯齿，具短叶柄；果单生，椭圆形，果柄细长（非出叶腋），为果实长度的1.5～2倍。如据绘图所示性状，很难与《中志》43（3）：25描绘的橄榄科橄榄属 Canarium 植物联系起来。疑吴其濬只见果实，未见植株，绘图有想象成分。

文中提及有尖、圆各种，看来果实性状变异较大。《长编》收《海槎余录》中提及橄榄，不仅包含橄榄 Canarium album (Lour.) Rauesch.，产于我国福建、台湾、广东、广西、云南，越南北部至中部，野生于海拔1 300米以下的沟谷和山坡杂木林中，或栽培于庭园、村旁。湖南及江西建昌府（清辖今江西南城、资溪、南丰、黎川、广昌等县地，民国后废）亦间有之，当偶为栽培者；还包括乌榄 Canarium pimela Leenh.，产于广东、广西、海南、云南，生于海拔1 280米以下的杂木林内等种。

吴批：Canarium album。

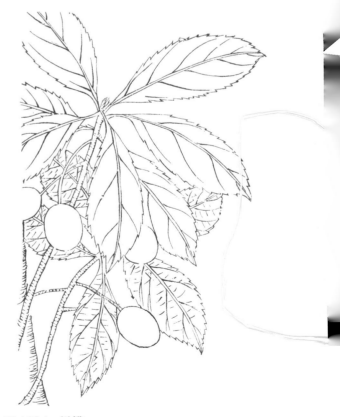

图1424 橄榄

1350. 乌榄

乌榄，岭南种之。其核中仁长寸许，味如松子，亦多油，过岭以盐糖炒食甚香。《岭南杂记》以为即木威子，从之。《广东志》：粤中多种乌榄，其利多；白榄种者少，号曰青子。番禺妇女，多以斫乌榄核为务，核以炊，仁以油，及为礼果。

[新释]

《长编》卷十六收木威子文献。《图考》图为新绘（图 1425）。显示为乔木；单叶似簇生于小枝顶端，叶椭圆形，基部楔形，顶端渐尖，全缘。果实狭卵圆形，长约为宽的两倍。绘图未显示果序类型。推测吴其濬可能只见过果实，未见植株，绘图有想象成分。如仅据图，很难与乌榄 *Canarium pimela* Leenh. 联系起来。但据文字"乌榄，岭南种之。其核中仁长寸许，味如松子，亦多油，过岭以盐糖炒食甚香"及《广东志》文字，应是《中志》43（3）：27 描述的橄榄科橄榄属植物乌榄 *Canarium pimela* Leenh.。该种我国产于广东、广西、海南、云南，生于海拔 1 280 米以下的杂木林内。各地常栽培。

《中志》43（3）：27、《云志》和吴批：*Canarium pimela* Leenh.。

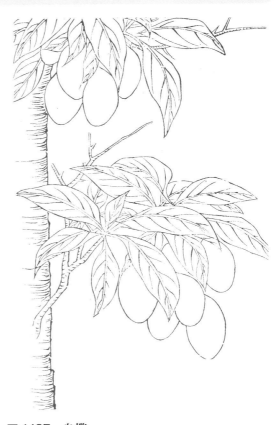

图 1425 乌榄

1351. 椰子

椰子，《开宝本草》始著录，琼州有之。羊城夏饮其汁，云能解暑，度岭则汁渐干，味变矣。

[新释]

《长编》卷十六收椰子文献。《图考》图为新绘（图 1426）。显示为一直立乔木，茎具明显的环状叶痕；叶羽状全裂，簇生于枝顶，羽片多数；花序生于叶丛中，似蝎尾状聚伞花序（似

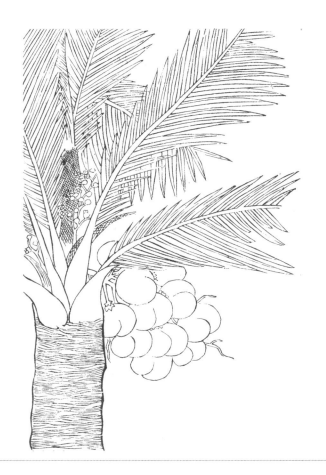

图 1426　椰子

非圆锥花序）；果序下垂，具果十余枚，果实近球状，顶端具棱，具果柄。上述性状，较符合《中志》13（1）：144 描述的棕榈科椰子属椰子 *Cocos nucifera* L.。本种主产于我国广东南部诸岛及雷州半岛、海南、台湾及云南南部热带地区。该种具有极高的经济价值，全株各部分都有用途。未熟胚乳可作为热带水果食用；椰子水是一种可口的清凉饮料；成熟的椰肉含脂肪达 70%，可榨油，还可加工各种糖果、糕点；椰壳可制成各种器皿和工艺品，也可制活性炭；椰纤维可制毛刷、地毯、缆绳等；树干可作建筑材料；叶子可盖屋顶或编织；根可入药；椰子水除饮用外，因含有生长物质，是组织培养的良好促进剂。

松村、吴批：*Cocos nucifera* L.。

1352. 桄榔子

桄榔子，《开宝本草》始著录。一名面木，广中有之。木为车辕不易折；以为箭镞，中人则血沸。

[新释]

《长编》卷十六收桄榔子文献。中国古代文献中，泛称"桄榔"的，可能包含能产桄榔粉的桄榔属 *Arenga* 和鱼尾葵属 *Caryota* 多种植物的统称。桄榔子，传统用药采用的是棕榈科植

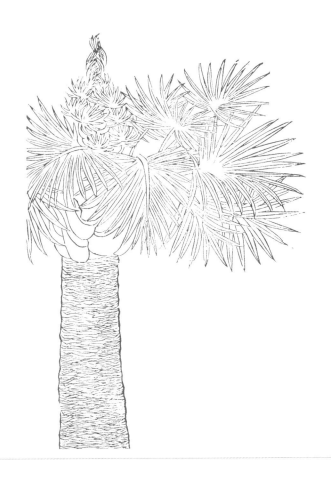

图 1427 桃榔子

物桄榔 *Arenga pinnata* (Wurmb.) Merr.（*FOC* 作 *Arenga westerhoutii* Griff.）的果实。该种分布于台湾、广东、海南、广西及云南等地。《图考》绘图为新绘图（图 1427）。但《图考》绘图，

其叶簇生于枝顶，"作束状如棕榈"，其果实巨大，似也簇生在枝顶叶下，未见长达 1 米多的雌花序。该图可能据臆想而绘，难以考证物种。

吴批：*Arenga pinnata*，吴其濬未见实物。

1353. 椑柿

椑柿，《开宝本草》始著录。色青，以作漆。

〔新释〕

《长编》卷十六收椑柿文献。《图考》图为新绘（图 1428）。图中显示果实侧面，似扁圆形，具棱，果顶微尖，具宿存萼，具细柄。又根据其俗名，椑柿，即椑柿。果青，可作漆。上述性状，较符合《中志》60（1）：145-146 描述的柿树科柿属植物油柿 *Diospyros oleifera*

Cheng 的特征。该种今俗名漆柿、椑柿、青椑、乌椑（江苏、浙江），产于浙江中部以南、安徽南部、尖细、福建、湖南、广东北部和广西，常栽培在村中、果园、路边和河畔等处。江苏、浙江等地多栽培取柿漆。

松村：*Diospyros kaki* L. f.；吴批：*Diospyros oleifera*。

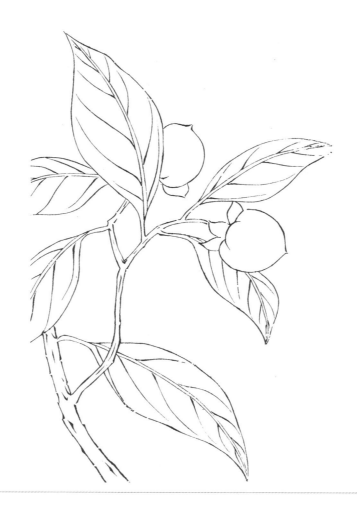

图 1428 椑柿

1354. 猕猴桃

猕猴桃，《开宝本草》始著录，《本草衍义》述形尤详，今江西、湖广、河南山中皆有之，乡人或持入城市以售。《安徽志》：猕猴桃，黟县出，一名阳桃，九、十月间熟。李时珍解羊桃云：叶大如掌，上绿下白，有毛，似苎麻而团。此正是猕猴桃，非羊桃也。枝条有液，亦极黏。

[**新释**]

《长编》卷十收猕猴桃主要文献。《图考》图为新绘（图 1429）。据《图考》图，吴其濬似并未展示猕猴桃藤本的特征，仍采用绘制木本植物的方法，左绘一段树干，右绘一枝条。枝条具短枝；叶阔卵形，基部凹，顶部短尖，全缘，未显示毛被情况；单果近圆形，基部微凹，表面具点或圆圈，似显示果皮不平，具斑点，果柄细长，未见宿存萼片。该图少见的是，树干后隐有一枚果实横切面图，显示其为猕猴桃属 Actinidia 植物无疑。上述性状，较符合《中志》49（2）：260-

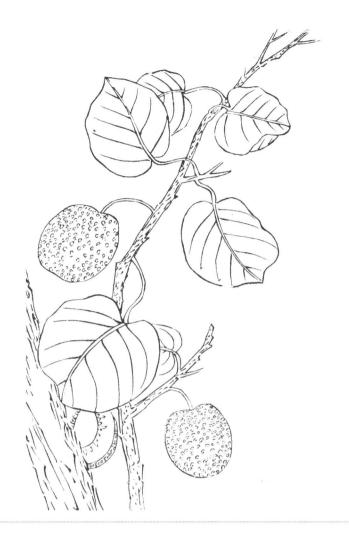

图 1429　猕猴桃

263 描述的猕猴桃科猕猴桃属植物中华猕猴桃 Actinidia chinensis Planch. 的特征，该种分布于江西、湖广、河南、安徽，俗名阳桃，九、十月间熟，叶大，具毛，枝条有黏液。

松村、《云志》1：72、《中志》49（2）：260《纲要》及吴批注：Actinidia chinensis Planch.。但《中志》作为别名，并未注出名出《开宝本草》。松村又将《本草纲目》卷之三十三猕猴桃，宋《开宝》考订为软枣猕猴桃 Actinidia arguta Pl.［《中志》49（2）：205 作 Actinidia arguta (Sieb. et Zucc.) Planch. ex Miq.。《牧野日本植物图鉴增订版》，昭和三十三年（1958）发行，第 330 页，图 990］：“汉名猕猴桃误用于 Actinidia arguta Planch.。”

1355. 甜瓜

甜瓜，《嘉祐本草》始著录。北方多种，暑月食之。瓜蒂，《本经》上品。《图经》云：瓜蒂即甜瓜蒂，能吐人。瓜子仁，《别录》为肠、胃、脾内壅要药。

雩娄农曰：余观《闻见前录》[1]，谓吕文穆公[2]行伊水上，见卖瓜者，意欲得之，无钱可买。其人偶遗一枚于地，怅然食之。后临水起亭，以馈瓜为名，不忘贫贱之意。喟然叹曰：无主之李，志士不食，文穆虽贫，何至为东郭之乞余哉？吾尝过瓜畴矣，河南北善种瓜，瓜将熟，结庐以守。中田有庐，疆场有瓜[3]，犹古制也。瓜成，集妇子而并手摘之。其晚实者，瓜小味劣，俗名拉秧瓜，弃而不顾，行者居者，断其蔓而得之，无过问者。或旅人道喝，不能度阡越陌，有就而馈之者。若种西瓜而取其子，则陈于康衢，以待食者，而留子焉。有茶社或并设瓜饮。必伯夷之粟而后食，贤者无取乎其矫。文穆贫时不能得美瓜；馈训伤热湿，亦通噎，或得病瓜及瓜之噎人者欤？否则字当作馌，野人之馈，抑哀王孙而进食者欤？吾虑后人以文穆不避瓜田纳履[4]之嫌者，故辨之。

[新释]

《长编》卷十六收甜瓜文献。《图考》图为吴其濬新绘（图1430）。显示为一攀援草本，卷须单一；叶片近圆形，表面粗糙，似具毛，边缘分裂，裂片有锯齿，具掌状脉；雌花单生，子房长椭圆形，具毛，具细长花梗；果实长椭圆形，具纵沟或斑纹。上述性状，较接近《中志》73（1）：202描述的葫芦科黄瓜属植物甜瓜 *Cucumis melo* L. 的概貌。该种现我国各地广泛栽培。

松村和吴批：*Cucumis melo* L.。

[注]

1 《闻见前录》：指《邵氏闻见录》，宋邵伯温著，主要记录了宋开国以来的故事、杂事。吴其濬称"前录"，可能是为别于邵伯温之子撰《邵氏闻见后录》。

2 吕文穆公：指吕蒙正，字圣功。宋太宗时宰相，谥号"文穆"。

3 中田有庐，疆场有瓜：见《诗经·小雅·信南山》。

4 瓜田纳履：出三国曹植《君子行》"君子防未然，不处嫌疑间；瓜田不纳履，李下不正冠"。后比喻容易引起无端猜疑。

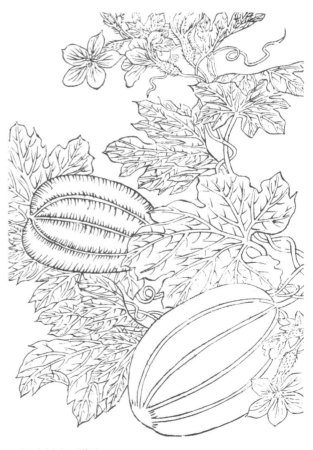

图1430　甜瓜

1356. 枸橼

枸橼，详《草木状》，宋《图经》始著录，即佛手。

[新释]

《长编》卷十六收"枸橼子"主要文献。《图考》图为吴其濬新绘（图1431）。《中志》43（2）：184 释《南方草木状》"枸橼子"作芸香科柑橘属植物香橼 *Citrus medica* L.。香橼的栽培历史在中国超过2 000年，东汉杨孚《异物志》（前1世纪后期）称之为枸橼。该种产于南方高温多湿地区，云南西双版纳的阔叶林中有半野生状态的香橼。香橼亦是中药名，其果干片有清香气，性温，主理气宽中，消胀化痰。香橼作砧木，只可嫁接佛手。

《中志》释"佛手"为香橼的变种佛手 *Citrus medica* L. var. *sarcodactylis* (Noot.) Swingle。佛手各形态与香橼区别小，只子房在花柱脱落后即行分裂，在果的发育过程中成为手指状肉条，果皮甚厚。香气比香橼浓，久置更香。如手指挺直或斜展的称开佛手，闭合如拳的成闭佛手或合拳（《广东新语》）或拳佛手、假佛手。该变种长江以南各地有栽种。药用佛手因产地不同而命名不同，常以产地冠以某某佛手。《图考》图显示特征为佛手。

松村：*Citrus medica* L. var. *sarcodactylis*
Swingle.；吴批：*Citrus medica*，吴其濬以为即佛手柑。

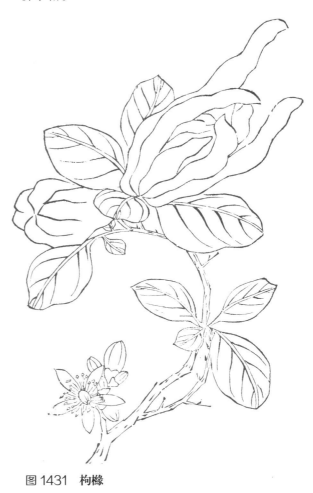

图1431 枸橼

1357. 金橘

金橘，《归田录》[1]云：产于江西。今江南亦多有之，唯宁都产者瓤甜如柑。冬时色黄，经春复青。或即以为卢橘。又一种小者为金豆，味烈，赣南糖煎之。《本草纲目》收入果部。《辰溪志》：橘小而长者为牛奶橘，四季可花，随花随实，皮甘可食。即此。

〔新释〕

《长编》卷十六收金橘文献。《图考》图为吴其濬新绘（图1432）。本条记录的不止一种植物。据《图考》文、图，可得本种为木本植物，枝有刺；叶长圆形至椭圆形，先端尖，基部钝，边全缘，中脉明显，具短柄，3～4枚簇生枝端；花腋生，花瓣5片；果椭圆形，四季开花，随花随实，皮甘可食。上述性状，与《中志》及《图鉴》2：556，图2841所描述的芸香科金橘属植物金橘 *Fortunella margarita*

(Lour.) Swingle 在概貌上基本吻合，该种未见有野生，南方各地栽种，以台湾、福建、广东、广西栽种的较多，其耐寒性远不如金柑，故五岭以北较少见。《中志》云金橘之名最早见于《列仙传》。

《图考》文中提及"卢橘"，为《中志》36：262描述的蔷薇科枇杷属植物枇杷 *Eriobotrya japonica* (Thunb.) Lindl.，今广东土名仍作"卢桔"，但李时珍认为误矣（《本草纲目》卷三十）。

文中提及的金豆，原文"又一种小者为金豆，味烈，赣南糖煎之"。《纲要》2：250 和吴

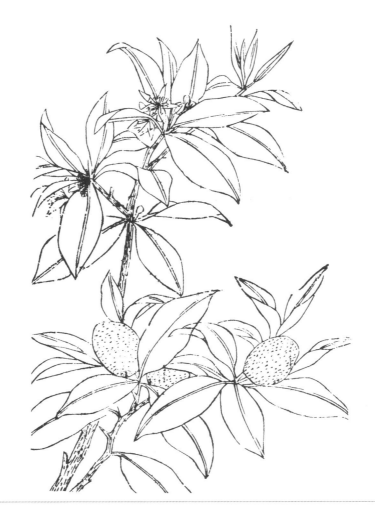

图 1432 金橘

批为《中志》43（2）：172 描述的芸香科金橘属植物山橘 *Fortunella hindsii* (Champ. ex Benth.) Swingle。《本草纲目》卷三十中也已提及"又有山金柑，一名山金橘，俗名金豆"，但说"木高尺许，实如樱桃，内止一核"。无论《中志》和《图鉴》2：556，图 2842，对 *Fortunella hindsii* 的果皮描述，皆为橙黄色或朱红色。据此，较宜释为该种。该种产于安徽（南部）、江西、福建、湖南、广东、广西，见于低海拔疏林中。

松村：*Citrus japonica* Th.；吴批：*Fortunella margarita*。

［注］

1 《归田录》：北宋欧阳修所撰笔记类作品。多记朝廷旧事和士大夫间琐事。多系亲身经历、见闻。

1358. 公孙桔

公孙桔，产粤东，树高丈余，枝叶繁茂，花果层次骈缀，自下熟上，由红至青。尖顶尚花，下已红熟，香甜适口，味带微酸，皮可化痰，经冬不凋。辰州诸属，橘类有公引孙，即此。附金橘后，以备一种。

［新释］

《长编》卷十六收公孙桔文献。即吴其濬新描述的广东类群。据《图考》文、图（图1433）显示为一木本植物，树高 3 米余，具刺；叶互生，具短柄，椭圆形至长圆形，先端尖至渐尖，基部钝至楔形，边全缘，具羽状脉，侧脉 4～5 对，无翼叶；果扁圆形，具腺点。又原文有"辰州诸属，橘类有公引孙，即此"之语，推测可能为《中志》43（2）：201 描述的芸香科柑橘属植物柑橘 *Citrus reticulata* Blanco，在广东（东部）、辰州（今湖南洪江）等地的一个栽培品种名。

吴批：*Citrus*（待查）。

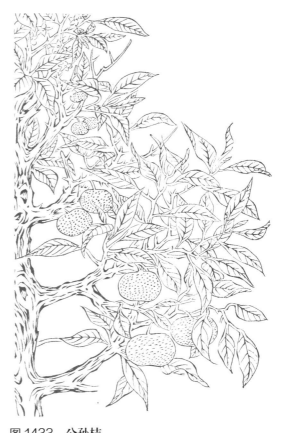

图 1433　公孙桔

1359. 银杏

银杏,《日用本草》始著录,即白果,一名鸭脚子。或云即平仲。木理坚重,制器不裂,匠人重之。

[新释]————————————

《长编》卷十六收银杏主要文献。《图考》图为新绘（图1434）。左侧绘有一大乔木树干,右侧一枝条,长枝上叶螺旋状散生扇形,具长柄;种子卵形,具细长柄。上述性状特征,较符合《中志》7:18描述的银杏科银杏树属植物银杏 Ginkgo biloba L.。该种为单种属,在浙江天目山有野生植株。今在我国广泛栽培,其种子供食用（多食易中毒）及药用。叶可入药和制杀虫剂。银杏树形优美,目前是我国重要的园林绿化物种。

松村、《中志》7:18 和吴批:Ginkgo biloba L.。

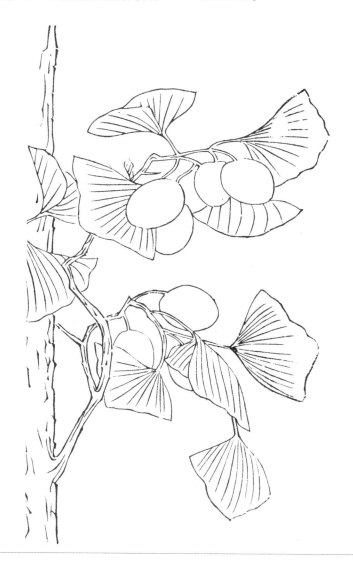

图 1434 银杏

1360. 西瓜

西瓜，《日用本草》始著录。谓契丹破回纥，始得此种，疑即今之哈蜜瓜之类，入中国而形味变成此瓜。《夏小正》：五月乃瓜。乃者急辞。八月剥瓜、畜瓜之时，瓜兼果蔬，故授时重之。近世供果，惟甜瓜、西瓜二种。《本草》[1] 瓜蒂，陶隐居以为甜瓜蒂。瓜以供食，不入药。王世懋以邵平五色子母瓜当即甜瓜。考《广志》狸头、蜜筒、女臂诸名，惟甜瓜种多色异，足以当之。而所谓瓜州瓜大如斛，青，登瓜大如三斗魁，则非西瓜无此巨观，但无西瓜名耳。昔贤诗多云甘瓜，字为雅驯，而张载[2]《瓜赋》：元表丹里，呈素含红。甜瓜鲜丹红瓤者，故以为仙品。刘桢[3]《瓜赋》：厥初作苦，终然无甘。甜瓜未甚熟及近蒂时有苦者，西瓜无是也。杨诚斋诗：风露盈篮至，甘香隔壁闻，绿团罂一捏，白裂玉中分。花蕊夫人[4]《宫词》：玉人手里剖银瓜。五代宋时，西瓜已入中国，所咏乃以白色为上，则仍是甜瓜也。西瓜虽有白瓤而味佳者，其种后出，亦稀有。《墨庄漫录》：襄邑出一种瓜，大者如拳，破之色如黛，甘如蜜，余瓜莫及。此甜瓜之美者。吾乡名曰酥瓜，握之辄碎。一种黄者，大而易种，甘而不脆，俗曰噎瓜，言其快餐则噎也。又古之言瓜者，皆云削瓜，乃食其肤。周王絜性俭率，有客食瓜，侵肤稍厚，絜及瓜皮落地，引手就地，取而食之。食西瓜者反此。《昌平州志》：物产香瓜，皮青子细，瓤甘肉脆，气香味美，绝胜甜瓜。甜瓜类最繁，有圆有长，有尖有扁，大或径尺，小或一捻。其棱或有，或无，其色或青，或绿，或黄斑、糁斑，或白路、黄路。其瓤或白，或红。其子或黄，或赤，或白，或黑，要之味不出乎甘香而已。瓜种盖尽于此。余尝取种，种于湘中，味变为越瓜。《南方志》有谓甜瓜皮质坚老，入酱为菹者，毋亦类是。《山西通志》：西瓜今出榆次中郝、东郝、西郝三村。一种黑皮、黄瓤、绛子；一种绿皮、红瓤、黑子，子有文，名刺麻瓜；一种绿皮、红瓤、红子，名蜜瓜，味殊甘美，今以入贡。市廛售者，有一种三白瓜，皮、瓤、子白，味绝美，但未熟则淡，既熟易瓤，俗谓瓜渐腐曰瓤，言如丝络之缕也。种者亦不繁。圃人云，每一科得市[5]瓜，即称稔岁也。江以南业瓜者盖鲜。余所至如湖广之襄阳、长沙，皆有瓜畴。江西赣州，瓜美而子赤，丰城濒江亦种之。滇南武定州瓜，以正月熟，上元馈瓜，镂皮为灯。物既非时，味亦迥别，亦可觇物候之不齐矣。

[新释]

《长编》卷十六收西瓜主要文献。松村、吴批皆释作《中志》37（1）：200描述的葫芦科西瓜属植物西瓜 *Citrullus lanatus* (Thunb.) Matsum. et Nakai。根据最新的分类学研究进展，这可能是一个尚未被描述的新类群（图1435）。

越瓜，附西瓜条下。《纲要》2：316、《中志》73（1）：203和《图鉴》4：362，图6137皆释越瓜为葫芦科黄瓜属植物甜瓜的菜瓜（变种）

Cucumis melo L. var. *conomon* (Thunb.) Makino,《云志》学名为 *Cucumis melo* L. var. *utillissimus* (Roxb.) Duthie et Fuller，把 *Cucumis melo* var. *conomon* (Thunb.) Makino 作为其异名。

"越瓜"一词虽附于"西瓜"条下，实则上是吴其濬误把"甜瓜"当作"西瓜"。"甜瓜"释为《中志》73（1）：202 描述的葫芦科甜瓜属植物甜瓜 *Cucumis melo* L.，《中志》在原变种 *Cucumis melo* var. *melo* 下作附记如下：因本种栽培悠久，品种繁多，果实形状、色泽、大小和味道也因品种而异，园艺上分为数十个品系，例如普通香瓜、哈密瓜、白兰瓜等均属于不同品系。除原变种外，还列有二变种，其一，即 var. *conomon* (Thunb.) Makino，通称"菜瓜"，别名"越瓜"（《本草经集注》《食疗本草》）。

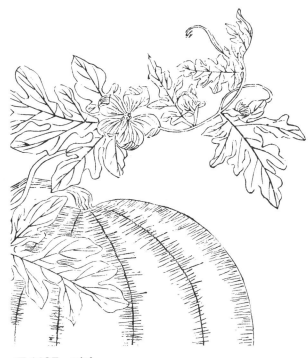

图 1435 西瓜

［注］

1 《本草》：指《本经》。

2 张载（1020—1077）：北宋哲学家，字子厚。

3 刘桢（？—217）：东汉文学家，"建安七子

之一"。字公幹，宁阳人（今山东宁阳北）。

4 花蕊夫人：前蜀主王建淑妃徐氏（约883—926），成都人，宫中号为花蕊夫人。

5 市：1957 商务本改作"两"。

1361. 人面子

人面子，见《南方草木状》，纪载亦多及之。叶浓，果出枝头，形如李大，凸凹不正，生青熟黄，味酸，一瓜五六枚、七八枚不等。核如人面，故名。内有仁三粒，必经盐醋浸过，其仁方甘可食。又其核生则白，熟则色微黑，点茶如梅花片，光泽可爱。此树最宜沙土，数岁即婆娑偃地。

［新释］

《长编》卷十六收人面子主要文献。《图考》绘图为新绘图（图 1436）。据《中志》45（1）：83，中国产漆树科人面子属 *Dracontomelon*

植物有两种，一种人面子 *Dracontomelon duperreanum* Pierre. [*Dracontomelon dao* auct. non (Blanco) Merr. et Rolfe]，另一种为大果人面子 *Dracontomelon macrocarpum* H. L. Li.《中志》将《南方草木状》的"人面子"释人面

子 *Dracontomelon duperreanum*，该种产于云南（东南部）、广西、广东；生于海拔（93～）120～350米的林中，与《南方草木状》涉及植物的范围"交广""岭南"符合。该种果肉可食或盐渍作菜或制其他食品，入药能醒酒解毒，又可治风毒痒痛、喉痛等。木材致密而有光泽，耐腐力强，适供建筑和家具用材。种子油可制皂或作润滑油。后者产于云南南部，生于海拔1 200米的混交林内。模式标本采自云南勐腊，非《南方草木状》记录地区。

《图考》图所示为一木本植物，奇数羽状复叶，小叶3对，长圆形，基部多少偏斜，全缘；果实凸凹不正，右侧单绘有果核呈人脸的形态（该种果核压扁，上面盾状凹入，5室，通常1～2室不育，形状正如人脸）。上述性状，正符合漆树科人面子属植物人面子 *Dracontomelon duperreanum* 的特征。

松村：*Spondias dulcis* Willd.；吴批：*Dracontomelon dao*。

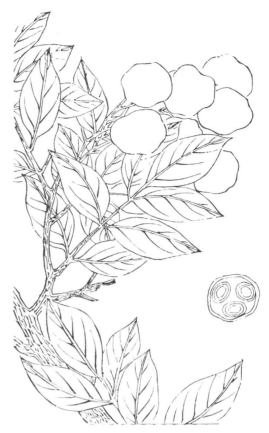

图1436　人面子

1362. 苹婆

苹婆，详《岭外代答》。如皂荚子，皮黑肉白，味如栗，俗呼凤眼果。

[新释]

《长编》卷十六收"频婆"文献。《图考》图为吴其濬新绘（图1437）。显示该种为乔木，叶矩圆形或椭圆形顶端急尖，具叶柄，蓇葖果距圆状卵形，果内有种子2～3颗，小，圆形。上述性状，概貌《中志》49（2）：121描述的梧桐科苹婆属植物苹婆 *Sterculia nobilis* Smith（接收名作 *Sterculia monosperma* Ventenat）颇合。该种产于广东、广西南部、福建东南部、云南南部和台湾，广州附近和珠江三角洲多有栽培。今广州俗名正谓"凤眼果"。苹婆的种子可食，煮熟后味如栗子。广州人喜取其叶以裹棕。

松村、《纲要》和吴批：*Sterculia nobilis* Smith。

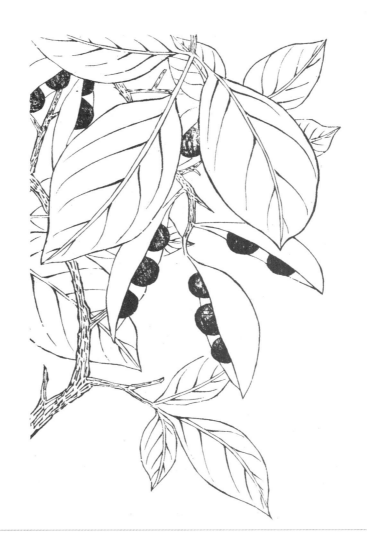

图 1437　苹婆

1363. 黄皮果

黄皮果，详《岭外代答》。能消食，桂林以为酱，其浆酸甘似葡萄。食荔枝餍饫，以此解之。谚曰：饥食荔枝，饱食黄皮。又有白蜡与相似，谚曰：黄皮白蜡，酸甘相杂。

[新释]

《长编》卷十六收黄皮子文献。《图考》图为新绘（图1438）。图示为一枝条，复叶具小叶5枚，小叶卵形或卵状椭圆形，全缘（边缘应为波浪状或具浅的圆裂齿），具短柄，果序圆锥状，顶生，果小，近圆形，具细短果柄。综合上述性状，较合《中志》43（2）：132描述的芸香科黄皮属植物黄皮 Clausena lansium (Lour.) Skeels。该种产于我国南部。台湾、福

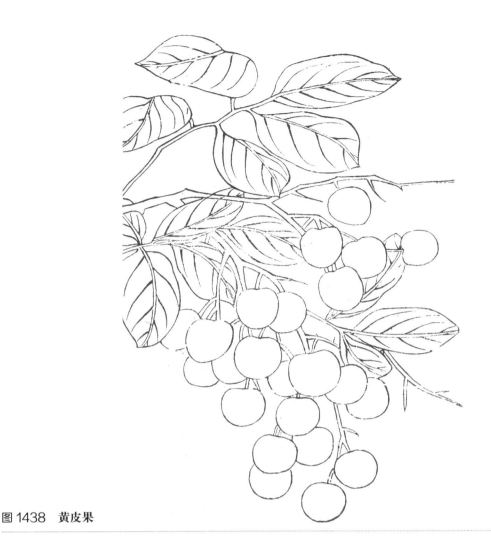

图 1438　黄皮果

建、广东、海南、广西、贵州（南部）、云南及四川（金沙江河谷）均有栽培。栽培历史悠久，形成了多个栽培品种。果实除可食用鲜果外，还可盐渍成凉果药用。根、叶及果核（种子）均可药用。《中志》认为《桂海虞衡志》的黄皮和《岭南杂记》的黄弹，皆是该种。

白蜡，为吴其濬新描述的种。该种即《中志》43（2）：1 页下记载，约 1930 年前后，引自越南，种于广州的芸香科植物柑果子 *Naringi crenulata* (Roxb.) Nicolson〔=*Hesperethusa crenulata* (Roxb.) Roem.〕。从《图考》记载看来，在 19 世纪中叶之前，该种在岭南已有引种记录。清代岭南，是包含越南北部。

松村：*Clausena punctata* Rehd. et Wils.；《纲要》及吴批：*Clausena lansium* (Lour.) Skeels。

1364. 羊矢果

羊矢果，生广东山野间，味微酸，人鲜食之，唯以饲羊，故名。按《桂海虞衡志》：羊矢子，色状全似羊矢，味亦不佳。形不甚肖，或干时黑如羊矢耶？又《南越笔记》：羊齿子，一曰羊矢，如石莲[1]而小，色青味甘，当即此。

[新释]

《长编》收羊矢子文献。《图考》图为新绘（图 1439）。所图为一乔木，奇数羽状复叶，小叶 5，具叶柄，小叶对生，柄短。果序顶生，果椭圆形。上述性状，与《中志》43（2）：132 描述的芸香科黄皮属植物黄皮 Clausena lansium (Lour.) Skeels 较接近，存以备核。该种原产于我国南部。台湾、福建、广东、海南、广西、贵州南部、云南及四川金沙江河谷均有栽培。世界热带及亚热带地区间有引种，有多个品种，味有酸、甜之分，有消食、顺气、除暑热功效。

有学者订羊矢果为乌墨 Syzygium cumini (L.) Skeels var. cumini。其树不高大，其叶为对生，叶形也与《图考》图不同。

吴批：Elaeocarpus 待查。

[注]

1 石莲：景天科石莲属 Sinocrassula sp. 植物。

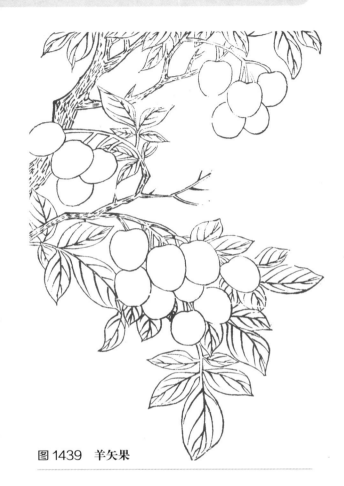

图 1439　羊矢果

1365. 秋风子

《桂海虞衡志》：秋风子，色状俱似楝子，今广东多有之。其叶本青，经霜则红。果似梨而小，先青后黄，味酸涩，熟乃可食。

[新释]

《长编》卷十六收秋风子文献。《中志》44（1）：185、《纲要》释《桂海虞衡志》秋风子

为大戟科秋枫属植物秋枫 Bischofia javanica Blume，其江苏俗名即为"秋风子"。该种产于陕西、江苏、安徽、浙江、江西、福建、台湾、河南、湖北、湖南、广东、海南、广西、四川、

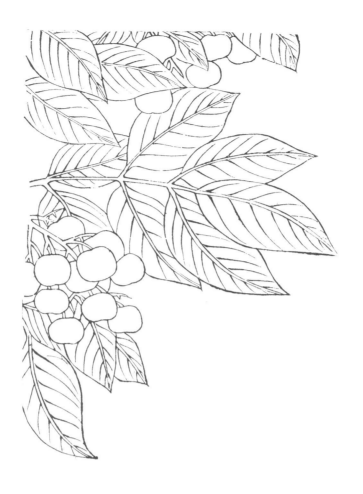

图 1440　秋风子

贵州、云南等省。树皮可提取红色染料，果实可酿酒。

　　《图考》图为一新绘（图 1440）。所图显示的植株为奇数羽状复叶，小叶 7 枚，无锯齿，叶脉凸显。不似 *Bischofia javanica* 为三出复叶，稀 5 小叶，边缘为浅锯齿。反而疑似芸香科黄皮属植物黄皮 *Clausena lansium* (Lour.) Skeels。

　　吴批：图说不甚似 *Bischofia javanica*。

1366. 蜜罗 即蜜筒

　　蜜罗，生闽、广，南安、施南亦有之。与佛手柑同类，无指爪。广东又有杻果，形差类。

　　雩娄农曰：吾少时侍先大夫于楚北，学使署中有幕客自施南回，携一果见啖，如橘柚而形不正圆，肉白柔厚如佛手柑，以为即佛手柑不具指爪者。越廿余年，傔直南斋，岁腊赐果一筒，题曰蜜罗，盖闽中疆吏所进。时大寒，瓤作坚冰，以温水渍之，剖置茶瓯，一室尽香，亦内臣所授也。寻使湖北，按试施州，筵之核，盘之供，皆是物也。窃以形味都非珍品，而厥包作贡，因为赋诗，有方朔老丑，待诏金门之诮。后使豫章，至赣南，于市中粥一果，形正同而瓤如橘，味殊酢，又以为朱栾之异种。及莅滇，则园中植之树与花皆佛手柑也，土人名曰香橼。始知有指爪者为钩[1]橼，无指爪者为香橼。又或一枝之上，两者俱擎。古人有以香橼为佛手柑者，洵非耳食。按《黔书》蜜筒柑，或曰即南海之紫罗橘，蓄之树以浃岁，荐之盘以弥月。滇曰蜜筒，黔曰香橼，诚一物矣。而《兴义府志》：紫罗橘，出安南，俗名蜜筒，香色似蜜罗而小，皮薄有穰。《思南府志》：香橼，即蜜罗柑，气芬肉厚，点茶酿酒俱宜。然则蜜罗、蜜筒为二物。而余在赣南所啖者乃蜜筒也。《黔书》述之未晰。《贵州志》有谓作藤生者，亦误矣。夫一物不知，以为深耻。余非仰叨恩泽，屡使南中，亦仅尝远方之殊味，考传纪之异名，乌能睹其根叶，熏其花实，而一一辨别之哉？

[新释]

《长编》卷十六收蜜筒柑文献。《图考》图为吴其濬新绘（图 1441）。据《图考》图、文，本种系乔木；叶单叶，无翼叶，互生，有短柄，长圆形，先端尖，基部钝，边全缘，具羽状脉，侧脉约 10 对；果椭圆形，先端渐狭，皮具油点。据上述性状，与《云志》6：11，图 223：3-5 描绘的芸香科柑橘属植物云南香橼 *Citrus medica* L. var. *yunnanensis* ex Huang 较接近。其果先端尖。

佛手柑心皮部分离生，当发育成熟时，心皮离生呈指状或拳状。订为《中志》43（2）：186，《云志》6：788 描述的芸香科柑橘属植物佛手 *Citrus medica* L. var. *sarcodactylis* (Nooten) Swingle。《图考》卷之三十一"枸橼"所附之图，即佛手柑。文字提及"无指爪者为香橼"，即《中志》43（2）：186 描述的芸香科柑橘属植物香橼 *Citrus medica* L. 的原变种 *Citrus medica* var. *medica*。文字提及的杬果，见下条。

松村：*Citrus*；吴批：*Citrus medica*。

[注]

1 钩：据商务 1957，当作"枸"之讹。

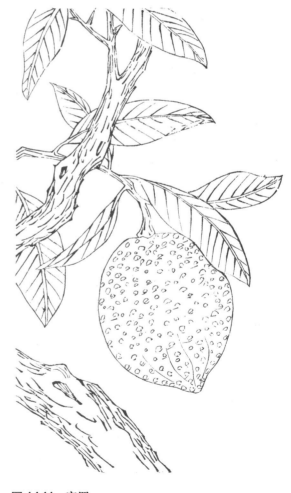

图 1441　蜜罗

1367. 杧果

杧果，生广东。与蜜罗同而皮有黑斑，不光润。此果花多实少，《方言》谓诳为杧，言少实也，犹北地谓瓜花之不结实者曰谎花耳。核最大，五月熟，色黄，味亦甜。

［新释］

《长编》卷十六收杧果文献，为吴其濬新描述物种。据《图考》文、图（图1442），本种为乔木；叶互生，有柄，长圆状披针形，先端渐尖，基部楔形，边全缘；果卵状椭圆形，与蜜罗同，核很大，色黄，五月熟，味甜。据上述性状，较宜释作《中志》54（1）：74、《云志》2：367和《图鉴》2：640，图3010描绘的漆树科杧果属植物杧果 *Mangifera indica* L.。本种为热带著名水果，国内外广为栽培，培育出百余个品种，仅我国云南、广西、广东、福建、台湾，目前栽培的已达40余个品种之多。果皮入药，为利尿峻下剂，"凡渡海者食之不呕浪"；果核疏风止咳。叶和树皮可作黄色染料。

松村、《中志》54（1）：74、《云志》2：367和吴批皆释作 *Mangifera indica* L.。

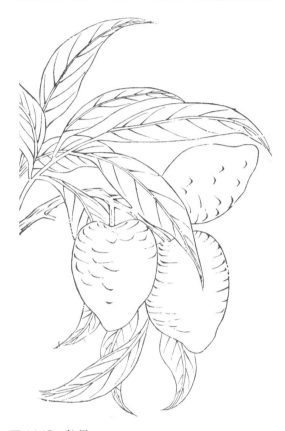

图1442 杧果

1368. 莪脐

莪脐，《尔雅》：芍，凫茨。即此。诸家多误以为乌芋。宋《图经》所述形状，正是今莪脐。

［新释］

《长编》收凫茨即莪脐文献。《图考》图为新绘

（图1443）。绘图显示一草本植物，根似葱根披散，下生块茎，块茎似扁圆形，上有环痕；秆多数，丛生，直立。上述性状，正如《中志》11：49描

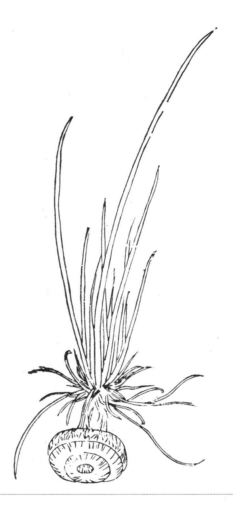

图 1443　荸脐

述的莎草科荸荠属植物荸荠 *Heleocharis dulcis* (Burm. f.) Trin. ex Henschel。该种全国各地有栽培，其球茎富含淀粉，供食用或提取淀粉及药用，开胃解毒，消宿食，健肠胃。

吴其濬认识到多家误以为乌芋，此乌芋，为泽泻科慈姑属植物慈姑 *Sagittaria trifolia* L. var. *sinensis* (Sims) Makino，可参见本书卷之三十二乌芋条。

松村：*Eleocharis tuberosus* Roxb.；吴批：*Eleocharis dulcis*。

1369. 棠梨

棠梨，《尔雅》杜，赤棠，白者棠。《本草纲目》始收入果部。《救荒本草》：叶、花皆可食。

[新释]

《长编》卷十六收棠梨历代主要文献。《图考》图为吴其濬新绘（图 1444），分花期、果期两枝描绘。绘图显示该种为乔木，叶片长圆卵形，先端渐尖，全缘（应具锯齿），叶柄细

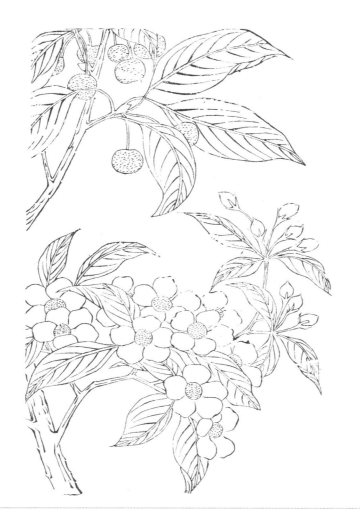

图 1444　棠梨

长；伞形总状花序？果实小，近球形，具斑点，无萼片，果梗细长；花梗细长，苞片三角形，先端急尖。花部形态相比其他绘图如"海红"，描绘简单。综合上述性状，与《中志》36：366 描述的华北常见的蔷薇科梨属植物杜梨 *Pyrus betulifolia* Bunge 较接近。《救荒本草译注》也释作该种。该种产于辽宁、河北、河南、山东、山西、陕西、甘肃、湖北、江苏、安徽、江西，生于平原或山坡阳处，海拔 50～1 800 米。抗干旱，耐寒凉，通常作各种栽培梨的砧木，结果期早，寿命很长。木材致密可作各种器物。树皮含鞣质，可提制栲胶并入药。

松村：*Pyrus koehnei* Schn.；《中志》36：366 和吴批：杜梨 *Pyrus betulifolia* Bunge。

1370. 天茄子

天茄子，《救荒本草》谓之丁香茄。茄作蜜煎，叶可作蔬，其形状绝类牵牛子，或即以为牵牛花，殊误。

[新释]

《长编》收天茄子，与《图考》文同。《救荒本草译注》释"丁香茄儿（天茄子）"为旋花科番薯属植物丁香茄 *Ipomoea turbinata* Lag.。

《图考》图为新绘（图1445）。据《图考》文、图，可得知本种为缠绕草本；叶互生，具长柄宽卵形，先端尖，基部心形，边全缘；花2朵腋生，具柄，成一少花而具总梗的花序，花萼5枚（但原图误绘成花萼合生成筒），其中3枚先端长渐尖，果实球状卵形。据上述特征，与《中志》《云志》所描述的旋花科月光花属植物丁香茄 *Calonyction muricatum* (L.) G. Don（*FOC* 修订作 *Ipomoea turbinata* Lag.）。在概貌上基本吻合。据《中志》，本种分布于墨西哥至南美洲哥伦比亚及巴西、非洲热带地区及附近岛屿。在我国河南、湖南、湖北等省有栽培，但据《云志》，云南南部（云县、耿马、孟定、临沧、元江）有野生。

松村：*Ipomaea muticata* Jacq.；《纲要》2：466、《中志》64（1）：107《云志》2：667 和吴批：*Calonyctium muricatum* (L.) G. Don。

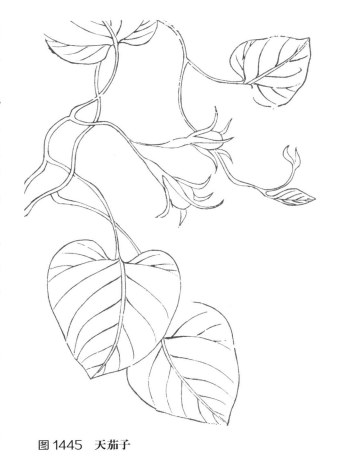

图 1445　天茄子

1371. 无花果

无花果，《救荒本草》录之，《本草纲目》引据颇晰。

[新释]

《长编》收无花果文献及吴其濬按语。《图考》图似新绘（图1446）。只描绘了一小段枝条，但无顶芽。其叶互生，广卵圆形，5裂，小叶片具锐锯齿；基生脉3，叶柄粗长；果实单生，非出叶腋，圆形，具长果柄。如单据绘图提供的果实性状，很难与无花果 *Ficus carica* L. 形态相对应。《救荒本草》《纲目》之无花果，可释为《中志》23（1）：124描述的桑科榕属植物无花果 *Ficus carica* L.。原产地中海沿岸，分布于土耳其至阿富汗。我国唐代即从波斯传入，现南北均有栽培，新疆南部尤多。榕果味甜可食或作蜜饯，又可作药用；也供庭园观赏。其新鲜幼果及鲜叶治痔疗效良好。

《救荒本草译注》、吴批：*Ficus carica* L.。

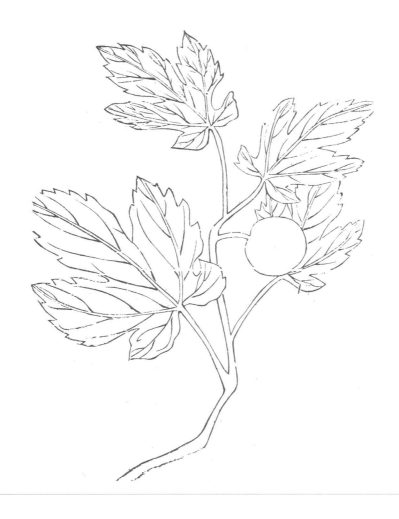

图 1446　无花果

1372. 海红

海红，即海棠花实。《本草纲目》始收入果部。京师以糖裹食之。

[新释]

《长编》卷十六收海红文献。"海红"一名，是对苹果属 *Malus* 楸子 *Malus prunifolia* (Will.) Borkh.、海棠花 *Malus spectabilis* (Ait.) Borkh.、西府海棠 *Malus × micromalus* Makino 等多种植物果实的通称。《图考》绘图为吴其濬新绘制（图 1447）。图中所绘植物果实当为红色，叶片形状较狭长，基部楔形，似更接近于西府海棠 *Malus ×*

micromalus Makino。据 A. Rehder 推断，西府海棠可能由山荆子和海棠花杂交而成 (*Malus baccata × Malus spectabilis*)。这群植物之间存在杂交，形态变异大，不易区分。在我国果品名称中，海棠的品种极为复杂，至今尚未研究清楚。此处暂定为西府海棠。

松村：*Malus spectabilis* Bork.；《中志》36：386 释《本草纲目》"海红"作西府海棠 *Malus micromalus*；吴批：*Malus spectabilis*。

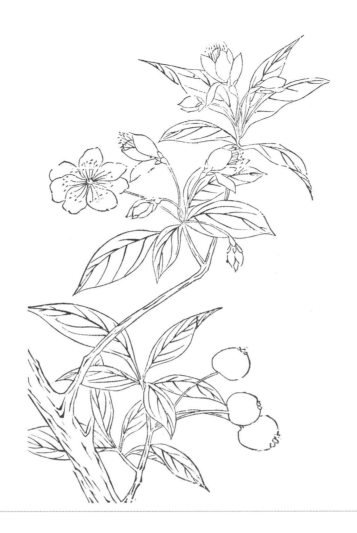

图 1447　海红

1373. 波罗蜜

波罗蜜，详《桂海虞衡志》。《本草纲目》始收入果部。不花而实，两广皆有之。核中仁如栗，亦可炒食。滇南元江州产之，三五日即腐，昆明仅得食其仁，其余多同名异物。《粤志》谓无花结果，或生一花，花甚难得，即优钵昙花。可备一说。

[新释]

《长编》卷十六收波罗蜜文献。《图考》绘图为新绘图（图 1448）。

本条记载两种植物。据《图考》文、图（《粤志》陈述的优钵昙花除外），本植物为高大树木；叶椭圆形，有柄，边全缘，基部钝，先端锐尖，具羽状脉，每边 6 条（只见一全叶）；聚合果硕大，有长柄并直接生于树干上，球状圆柱形，表面有粗糙突起（果中图案似据想象绘制而成），容易腐烂，小核果的种子如栗，可炒食。其概貌和《中志》23（1）：44、《云志》6：587 所描述的桑科榕属植物波罗蜜 *Artocarpus heterophyllus* Lam. 基本吻合。该种

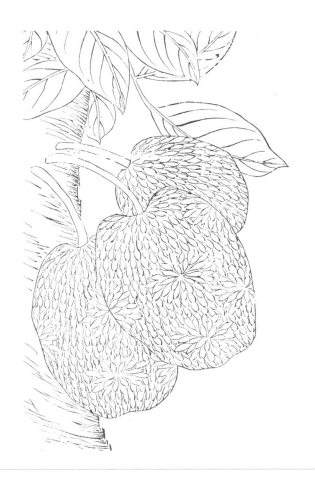

图 1448　波罗蜜

原产印度西高止山，我国在云南德宏、西双版纳、蒙自、曼耗、红河、元阳、金平、麻栗坡等地通常有栽培。果形大，味甜，芳香；核果可煮食，富含淀粉；木材黄，可提取桑色素。

《粤志》"或生一花，花甚难得，即优钵昙花"。此钵昙花，吴批：Ficus spp.。据松村任三，优钵昙花出于 Henry, A. Alphabetical list of Chinese names of plants.，订为 Ficus glomerata Roxb.。《中志》23（1）：121 和《云志》6：625 均把 Ficus glomerata Roxb. 视作聚果榕 Ficus racemosa L. 的异名。本种成熟榕果甜味可食。因本条对优钵昙花没有提供其他性状信息可咨考证，姑录之以备考。

松村：Artocarpus integrifolia。

1374. 五敛子

五敛子，即杨桃，详《草木状》[1]。《本草纲目》始收入果部。能消猪肉毒，其味酸淡，或谓以糯米浇之则甜；又可以蜜渍之。苏长公诗：恣倾白蜜收五棱[2]是也。广人以为蔬，能辟岚瘴，其汁能吐蛊毒。

[新释]

《长编》卷十六收五敛子即羊桃文献。《图考》图为吴其濬新绘（图1449）。显示为一乔木；奇数羽状复叶，小叶5，全缘，卵形或椭圆形；果实下垂，五棱。上述性状，较符合《中志》43（1）：4描述的酢浆草科阳桃属植物阳桃 Averrhoa carambola L. 的特征。该种在广东、广西、福建、台湾、云南有栽培，生于路旁或庭园中。果生津止渴，亦入药。根、皮、叶止痛止血。

松村、吴批：*Averrhoa carambola*。

[注]

1　《草木状》：即《南方草木状》。

2　恣倾白蜜收五棱：出苏轼诗《次韵正辅同游白山水》。

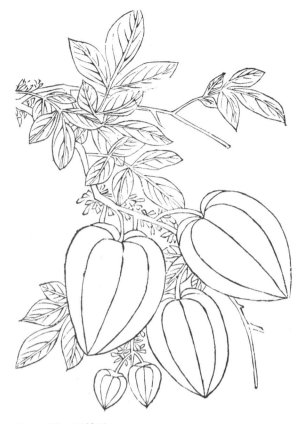

图1449　五敛子

1375. 天师栗

天师栗，《益部方物记》载之。李时珍以为武当山所产娑罗子即此，《通志》从之。湖北园圃有种植者，亦呼娑罗果。

[新释]

《长编》收《益部方物记》天师栗文字。《中志》46：280 释天师栗《益部方物记》、娑罗子、娑罗果《本草纲目》为七叶树科七叶树属天师栗 *Aesculus wilsonii* Rehd.［*FOC* 修订作 *Aesculus chinensis* var. *wilsonii* (Rehd.) Turland et N. H. Xia］。该种蒴果卵圆形或近于梨形，顶端有短尖头，具斑点，壳薄，拨开可见近球形种子一枚，稀2枚，似板栗，栗褐色，食用先苦后甜。产于河南（西南部）、湖北（西部）、湖南、江西（西部）、广东（北部）、四川、贵州和云南（东北部），生于1000～1800米的阔叶林中。也被用作行道树或庭院用树。蒴果入药，可治疗胃痛及心脏疾病。有学者释娑罗子作七叶树 *Aesculus chinensis* Bunge。湖北、四川恐不产。

《图考》图为新绘图（图1450）。大树，单叶对生（应为掌状复叶），叶缘有锯齿。果实对生，近梨形？上具斑点。不似 *Aesculus wilsonii*，待考。

吴批：*Aesculus wilsonii*。

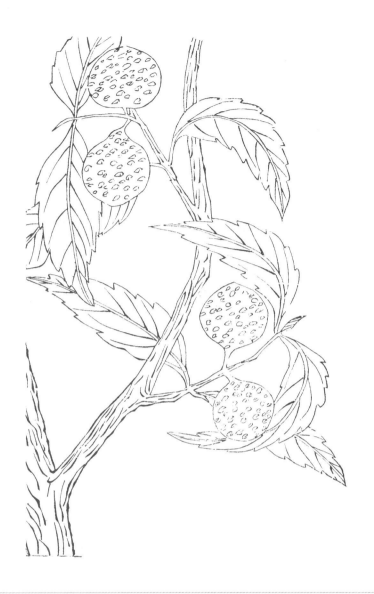

图 1450　天师栗

1376. 露兜子

露兜子，产广东，一名波罗，生山野间。实如萝卜，上生叶一簇，尖长深齿，味、色、香俱佳。性热。

按《岭南杂记》：番荔枝，大如桃，色青，皮似荔枝壳而非壳也。头上有叶一宗，擘开白穰黑子，味似波罗蜜。即此也。又名番娄子。形如兰，叶密长大，抽茎结子，其叶去皮存筋，即波罗麻布也。果熟金黄色，皮坚如鱼鳞状，去皮食肉，香甜无渣。六月熟。

[新释]

《长编》卷十六收露兜子文献。本条记载非一种植物。

本条为吴其濬新描述的广东物种。据《图考》文、图（图1451），可得知本种茎短，聚合果短柱状，顶端冠以边具刺的退化叶，皮坚如鱼鳞状，成熟时金黄色，去皮食肉，香甜。绘图未显示植株下部的性状，可能吴其濬未见到栽培的全株。据上述特征，与《中志》13（3）：65所描述的凤梨科凤梨属植物凤梨 *Ananas comosus* (L.) Merr. 在概貌上基本吻合。本种原产于热带美洲，在福建、广东、海南、广西、云南，均有栽培。

《图考》引《岭南杂记》"番荔枝……又名番娄子"。乃番荔枝科番荔枝属番荔枝 *Annona squamosa* L.，《图考》本卷独立成条，不赘述。

松村：*Ananas sativus* L.；《纲要》《中志》和吴批：*Ananas comosus* (L.) Merr.。

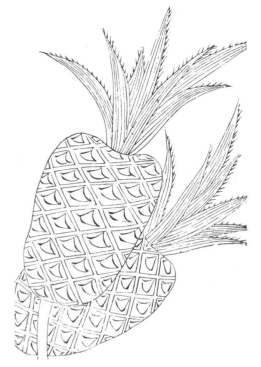

图1451 露兜子

1377. 樣子

樣子，产广州，亦柑桔之类。陈皮本以柑皮制者为最，市间亦有以樣皮为之者，质稍薄，而味亦逊。

[新释]

吴其濬新描述的广东物种。《长编》卷十六收樣子文献，与《图考》文同。据图（图1452）、文，可得知本种为木本植物，枝具尖刺；叶互生，有柄，为三小叶，中间小叶较大至稍大，侧生小叶有短柄至无柄，卵状椭圆形至长圆形，先端尖，基部钝，边全缘，无翼叶；果实扁圆形，无腺点。由于绘图具三小叶，可能不隶于柑橘属 *Citrus*，而应为枳属 *Poncirus*

植物。若非广州产者，似与《中志》43（2）：164，《云志》6：779描述的富民枳 *Poncirus polyandra* S. Q. Ding et al. 较为接近。待核。

本种原文"产广州，亦柑桔之类，陈皮本以柑皮制者为最，市间亦有以樣皮为之者，质稍薄，而味亦逊"。《中志》谓陈皮以柑橘 *Citrus reticulata* Blanco 的新会柑 'Chachiensis' 为正品，主产广东。

吴批：*Citrus*（待查）。

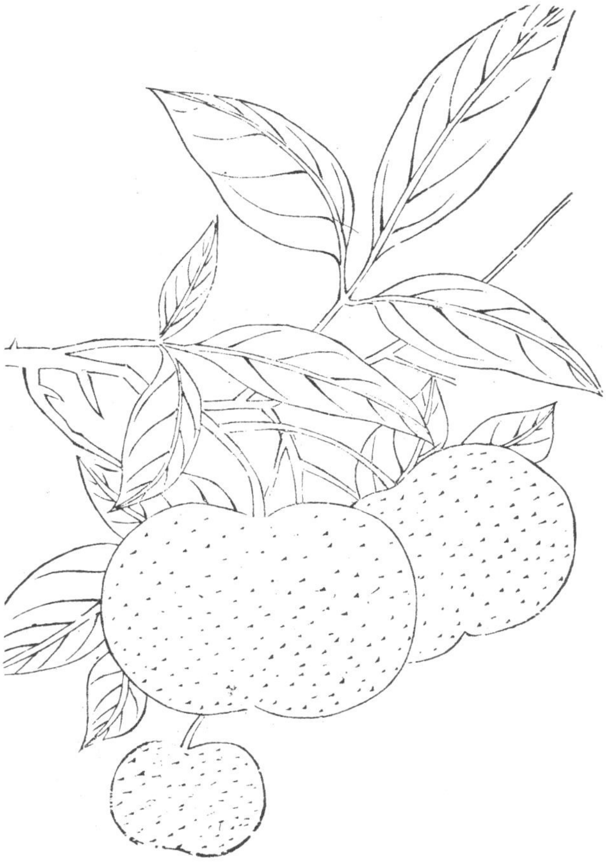

图 1452　梿子

1378. 鸡矢果

鸡矢果，产广东，叶似女贞叶而有锯齿，果如小石榴，一名番石榴。味香甜，极贱，故以鸡矢名之。

按《南越笔记》：番石榴，又名秋果。《岭外代答》：黄肚子，如小石榴，皮干硬如没石子，枯茎如棘，其上点缀布生，不甚啖食。当即此。树小花黄白，果如梨大，生青熟黄，连皮食香甜，六月熟。

【新释】

《长编》卷十六收鸡矢果文献。为吴其濬新描述的广东物种。据《图考》文、图（图 1453），可得知本种为木本植物，茎具刺；叶互生，有短柄，椭圆形，先端尖，基部楔形，边具疏的尖锐锯齿，羽状脉，侧脉明显；果球状，单个或 2 个生于一总梗上，顶具宿萼，萼 5。上述性状，为《中志》53（1）：123、《云志》7：131 和《图鉴》2：990，图 3710 所描述的桃金娘科番石榴属植物番石榴 *Psidium guajava* L. 的特征。而吴其濬在《植物名实图考》中引《岭外代答》的黄肚子。我们认为，该种更似梨属 *Pyrus* 植物，与秋子梨 *Pyrus ussuriensis* Maxim. 较接近，其"果成熟黄色，如梨大"，或为陈嵘《树木分类学》记载的岭南梨 *Pyrus lindleyi* Rehd.。存以备考。

番石榴 *Psidium guajara* L.。原产于南美洲，华南和云南南部均有栽培，间有逸生，在金沙江安宁河河谷可成群落。果供食用；叶含挥发油及鞣质等，供药用，有止痢、止血、健胃等功效；叶经煮沸去掉鞣质，晒干作茶叶用，味甘，有清热作用。但宋代未必会传入我国岭南。

番石榴，《纲要》2：335 和吴批：*Psidium guajava* L.。黄肚子，松村：*Pyrus yunnanensis* Fr.；吴批：黄肚子 *Rosa* 一种。

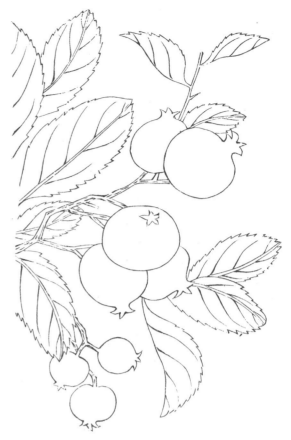

图 1453　鸡矢果

1379. 落花生

落花生，详《本草从新》，处处沙地种之。《南城县志》：俗呼番豆，又曰及地果。《赣州志》：落花生，一名长生果，花落时根下结实如豆。性与王瓜相反，不可同食。

[新释]

《长编》卷十四收落花生文献。《图考》图为新绘（图 1454）。绘图显示一草本植物，茎似匍匐，偶数羽状复叶具 4 小叶，具托叶；荚果具 1～3 节。从绘图提供的性状看，赞成《中志》，《中志》41：361 释作豆科落花

生属植物落花生 *Arachis hypogaea* L. 的处理意见。该种传入中国时间，据《中志》记载为《常熟县志》（约 1503），随后有 1504 年的《上海县志》和 1506 年《姑苏县志》也记载。能记录在地方志中的作物，想必已经栽培一段时间了。

松村：*Arachis hypogaea*。

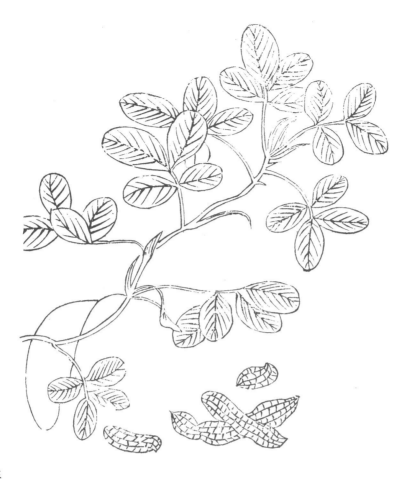

图 1454　落花生

1380. 糖刺果

糖刺果，生江西篱落间，蔓叶如蔷薇，白花有深缺，黄蕊。土人以其果熬糖，故名。

[新释]

《长编》卷十六收糖刺果文献。与《图考》文同。为吴其濬新描述的江西物种。据图（图1455），可得知本种蔓生干木，茎有皮刺；叶互生，有柄，奇数羽状复叶，小叶 3～13 枚，椭圆形，先端锐尖，基部钝，近于无柄，具羽状脉，侧脉多对，边具锯齿，顶生小叶较侧生者稍大，但形相似；花白色，单生于枝端，花柄上有毛，花萼筒无毛，花萼裂片披针形，花瓣 5 枚，宽倒卵形，先端又凹刻，雄蕊多数，花药黄色；果实可熬糖。据上述特征，与蔷薇科蔷薇属植物缫丝花 *Rosa roxburghii* Tratt. 较接近。但花色、绘图显示的小叶数目不甚合，存疑。

松村：*Rosa*；吴批：*Rosa* 待查。

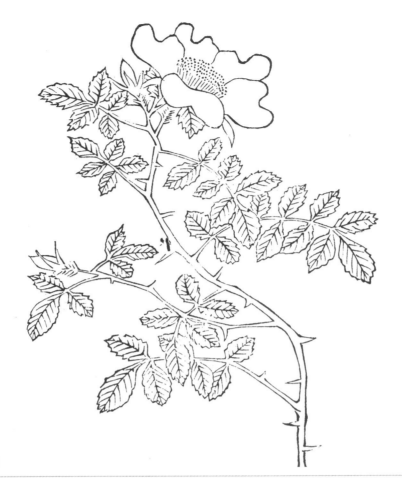

图 1455　糖剌果

1381. 番荔枝

　　番荔枝，产粤东。树高丈余，叶碧，果如梨式，色绿，外肤礧砢如佛髻。一果内有数十包，每包有一小子如黑豆大，味甘美。花微白。按麻姑山亦有番荔枝，据寺僧所述，亦甚相类，惟未见其结实；而僧言实不可食。故附绘备考。

　　零娄农曰：余使粤时，尚未闻有番荔枝。顷有粤人官湘中者为余画荔枝图，而并及之。夫似荔者有山韶子，一曰毛荔枝。又有龙荔，介乎二果之间，其形与味，皆有微类者。若此果，则但以礧砢目之耳。麻姑山之树，未见其实，而绿心突起，已具全角。及至滇，乃知其为鸡嗦子。《滇志》以入果品，而人不甚食，其肤亦肖荔也。昔人作同名录，大抵皆慕古人之人，而以其名为名；有名其名而类其人者，有绝不类其人者。志同名者，盖深求其同、不同，而恐人之误于同也。若斯果及鸡嗦子之微相肖者，虽欲附端明诸公之谱，以幸存其名，乌可得耶？

[**新释**] ————

《长编》卷十六收番荔枝文献，与本条文字描述同。该种为吴其濬新记录的传入广东的外来物种，"顷有粤人官湘中者为余画荔枝图，而并及之"。

从《图考》原文、图（图1456），可得知本种为乔木；叶对生（实误，应为互生，谅系吴其濬请人绘制，图不准确），椭圆形，先端尖，基部钝，边全缘，有短柄；聚合果球形至心状球形，外磕碜如佛髻（即外形如石累积呈佛的发髻状），每一心皮所成之果内有一种子，如黑豆大（"一果内有数十包，每包有一小子如黑豆大"），味甘美。据上特征，与上述各书所描述的番荔枝科番荔枝属植物番荔枝 *Annona squamosa* L. 在概貌上基本吻合。本种原产于美洲热带地区，我国在浙江、福建、台湾、广东、广西、云南等地区均有栽培。吴其濬对果实的描述十分形象，在我国某些石刻佛像头顶刻成圆形馒头状突起（这大概就是佛髻罢），正如番荔枝的外皮突起。其心皮多数，通常杂生，果为肉质聚合浆果，每个心皮含1种子，故被描述为"果内有数十包，每包有一小子如黑豆大"。果肉味甘美，可食用。根可药用，治急性赤痢、精神抑郁、脊髓骨病；果实可治恶疮肿痛，补脾。紫胶虫寄主树。

雰娄农曰中的山韶子，别名毛荔子者，即《图考》卷之三十二另立"韶子"条所记物种，释为无患子科韶子属植物韶子 *Nephelium chryseum* BL.。非番荔枝 *Annona squamosa*。

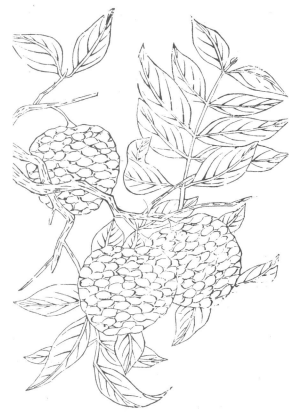

图1456　番荔枝

《桂海虞衡志》记载的龙荔，《中志》47（1）：30释作无患子科龙眼属植物龙荔 *Dimocarpus confinis* (How et Ho) H. S. Lo.。该种产于云南（南部）、贵州（南部）、广西、广东（西部），湖南（西南）；越南北部也有。该种假种皮有甜味，种子含淀粉，但有毒，未经处理，不可食用，过食致死。20世纪90年代，桂圆市场讹传的"毒桂圆"事件，涉事植物即该种。后经中国科学院植物研究所付德志等分类学鉴定，认为非以该种冒桂圆出售，谣传遂平息。

1382. 番瓜

番瓜，产粤东，海南家园种植。树直高二三丈，枝直上，叶柄旁出，花黄。果生如木瓜大，生青熟黄，中空有子，黑如椒粒，经冬不凋，无毒，香甜可食。按《益部方物记》：修干泽叶，结实如缀，肤解核零。可用治瘅。其形状亦颇类。但谓叶甚似桑，而不云子可食，姑附识备考。又《罗江县志》：石瓜，一名冬瓜树，可治心痛云。

〔新释〕

《长编》收番瓜文献，与《图考》文同。吴其濬新描述的外来种（图1457），栽培于广东、海南。据绘图，可知本种为小乔木，不分枝，高达6米；叶大，旋生茎顶，具长柄，7～9中裂，裂片有锯齿（实则上应为7～9深裂，裂片再羽状分裂）；花序不清楚；结椭圆形瓜，如木瓜大，生青熟黄，中空，有子如黑色椒粒，香甜可食。据上述特征，与《云志》5：112所描述的番木瓜科番木瓜属植物番木瓜 *Carica papaya* L. 在概貌上基本吻合。该种原产于美洲热带地区，我国福建（南部）、台湾、广东、广西、云南已广泛引种栽培。

《益部方物记》所记的修干泽叶治瘅者，非指 *Carica papaya*；与《罗江县志》所记石瓜（异名冬瓜树），皆疑指木瓜属 *Chaenomeles* 植物。卷之三十五有石瓜可参考。

松村、《纲要》《云志》5：112、《中志》52（1）：122 和吴批：*Carica papaya* L.。

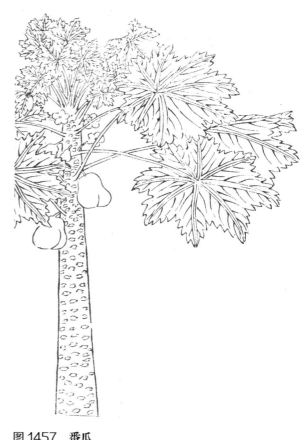

图 1457 番瓜

1383. 佛桃

佛桃，湖南圃中间有之。木叶俱如佛手柑，实如橙而长，色尤鲜润。瓤如橙，极酢，不可入口，而香气胜于佛手柑。

〔新释〕

吴其濬新描述的栽培类型。《长编》卷十六佛桃文献与《图考》文同。据《图考》（图

1458），可得知为木本植物；叶互生，有短柄，无翼叶，叶片椭圆形，先端钝，基部钝至楔形，边缘具细锯齿，具羽状脉，侧脉3～4对；果倒卵形，有腺点。从绘图观之，确系《中志》

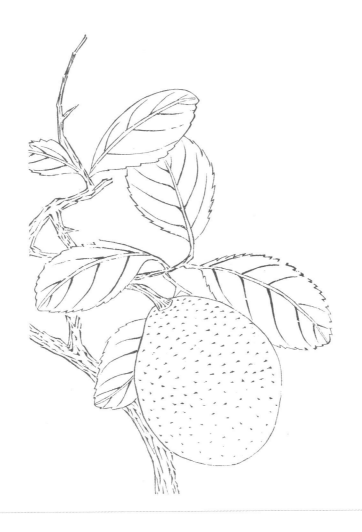

图 1458　佛桃

43（2）：184 描述的芸香科柑橘属之香橼 *Citrus medica* L.。佛桃很可能是该种下某品种名称。该种产于台湾、福建、广东、广西、云南等省区南部较多栽培，清时，"湖南圃中间有之"，说明湖南并未普遍栽培。

吴批：*Citrus medica* 品种。

1384. 冈拈子

冈拈子，生广东山野间。形如葡萄，内多核，味酸微甜。牧竖采食，不登于肆。

[新释]

《长编》卷十六收冈拈子文献与《图考》文字同。为吴其濬新描述的广东物种。但本条图、文不符。《图考》（图 1459）显示似灌木，茎、枝偶有刺；叶互生，有柄，轮廓为卵形至宽卵形，3～5 中裂，裂片边缘有时呈微波状，先端尖；果序聚伞状，具宿萼，果有短柄。为茄

科茄属植物 *Solanum* 的特征，与野茄 *Solanum insanum* L. 有些接近。我们在海南、广东野外调查时，发现野茄一序具 4 果、3 果和 2 果的类型，但多具单果。

但文字描述，是形如葡萄，内多核，味酸微甜，则为另一物种。广东俗称"冈拈子"的植物，为《中志》53（1）：121 描述的桃金娘科桃金娘属植物桃金娘 *Rhodomyrtus tomentosa* (Ait.) Hassk.。俗名岗稔、山稔子、山菍、多莲、豆稔干、稔果、多奶、山多奶、苏园子、石榴子、白碾子、水刀莲、乌肚子、当梨子、哆唪仔、稔子和豆稔等，其浆果卵状壶形，长1.5～2 厘米，宽 1～1.5 厘米，熟时紫黑色（"形如葡萄"），味酸甜。产于台湾、福建、广东、广西、云南、贵州以及湖南最南部。根含酚类、鞣质等，有治疗慢性痢疾、风湿、肝炎及降血脂等功效。本条文字所记，应是该种。

吴批：*Solanum*？图上叶有歧，果有宿萼。

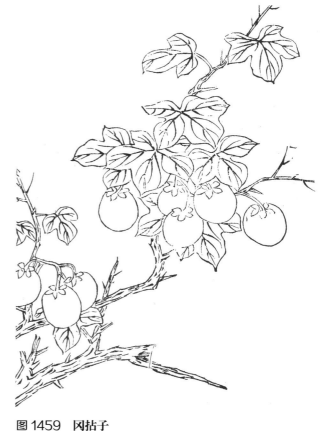

图 1459　冈拈子

1385. 山橙

山橙，生广东山野间。实坚如铁，不可食。土医治膈证，煎其皮作饮服之，良效。贩药者多蓄之。

〔新释〕

《长编》卷十六文字与《图考》文字同，山橙为吴其濬新描述的广东物种。

据《图考》文、图（图 1460），本种为木质藤本（由图绘枝条弯曲而推测之），枝上有刺（？）。叶对生，椭圆形至长圆形，先端尖，基部钝至近圆形，具短柄，边全缘呈波状，具羽状脉。果球形，坚实如铁。据上述性状特征，与

上述各书所描述的夹竹桃科山橙属植物山橙 *Melodinus suaveolens* Champ. ex Benth. 在概貌上基本相合。本种为我国特产，分布于海南、广东、广西。生于丘陵、山谷，攀援树木或石壁上。果实可药用，有治疝气、腹痛、小儿疳积，消化不良、睾丸炎等。藤皮纤维可编制麻绳、麻袋。

《纲要》2：416、《中志》63：22 和《图鉴》3：417，图 4788：*Melodinus suaveolens* Champ. ex Benth.。吴批：*Melodinus*（待考）。

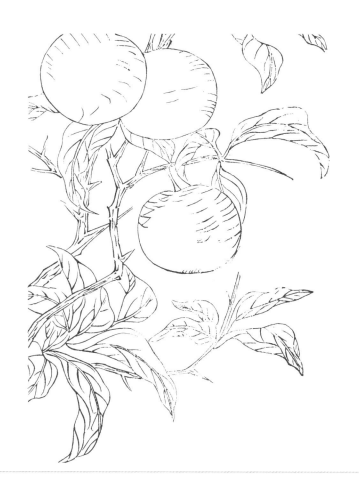

图 1460　山橙

1386. 黎檬子

黎檬子，详《岭外代答》。一名宜母子。味酸，妇子怀妊食之良，故名。又名宜濛子。广州下茅香檬，盖元时栽种者，尤香馥云。

［新释］

《长编》卷十六收黎檬子文献。《图考》图为新绘（图 1461）。绘图显示木本，枝具刺；单叶（应为单身复叶，翼叶线状或仅有痕迹，夏梢上的叶有较明显的翼叶），阔椭圆形或卵状椭圆形，顶端渐尖（应圆或钝），全缘（应具钝锯齿）；果序具果 1～2 枚，果实卵状，具柄。上述性状，概貌符合《中志》43（2）：200 描述的芸香科柑橘属植物黎檬 Citrus limonia Osb.。我国古代文献对这种植物记载较多，《东坡志林》"黎檬"、《桂海虞衡志》"黎朦子"、《事物绀珠》"宜母子"和"里木子"、《广东新语》"宜母"和"药果"。该种在我国产于台湾、福建、广东、广西及湖南和贵州（西南部）、云南（南部），野生及半野生，多见较干燥坡地或河谷两岸坡地。黎檬子味酸，有下气和胃功效。妇女怀孕初期胃闷作呕吐时，食用可解，故有"宜母子"之称。

松村：Citrus；《纲要》：Citrus limonia Osbeck；吴批：Citrus limonia（待查）。

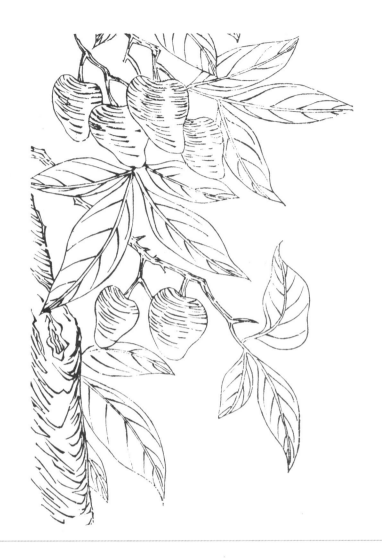

图 1461　黎檬子

1387. 瓦瓜

瓦瓜，产广东，类南瓜。叶小，采置盘中，经岁不坏，日久肉干，外壳如瓦缶。

〔新释〕

吴其濬新记录的引入广东的栽培作物。《长编》卷十六瓦瓜文字与《图考》文字同。据《图考》文、图（图1462），可得知本种为草质藤本，卷须分叉，叶互生，掌状浅裂，瓜为瓦缶形（倒卵形，近基部稍缢缩），具纵纹。采置盘中，经

岁不坏，日久内干，外壳如瓦缶。从果形判断，本种与《中志》73（1）：277–278 描述的葫芦科佛手瓜属植物佛手瓜 Sechium edule (Jacq.) Swartz 颇合。该种原产于南美洲，最初在我国云南及广东、广西有栽培，现各地有栽培。嫩茎叶、卷须及果实皆可菜用。此为该种在我国最早的栽培记录。

吴批：Cucurbita maxima var.。

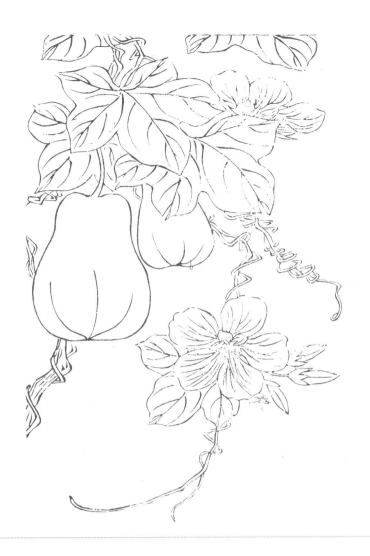

图 1462 　瓦瓜

1388. 哈蜜瓜

　　哈蜜瓜，《西域闻见录》有十数种，绿皮绿瓤而清脆如梨，甘芳似醴者为最上，圆扁如阿浑帽形。白瓤者次之，绿者为上。皮淡白多绿斑点，瓤红黄色者为下，然可致远久藏。回人谓之冬瓜，可收至次年二月，余皆旋摘旋食，不能久留云。余偶直禁，近岁蒙赏果，出苴滇南，仍邀驿赐。盖瓜之贡者，瓤皆红黄色，取其致远，不责以美尚。边圉赏赉，则有瓜干；即明王世懋所谓干以为条，味极甘，而误以为甜瓜者也。陕甘人云种之中土，皆红瓤小犀，一年即变。非我国家恩威西被，此瓜亦乌能与天马、葡萄同来阙下，便番锡赉，所以示文德武功加于无外也。洪忠宣[1]万里羁留，卒能携种南还。臣子幸际大一统之盛，得尝前贤所未尝。若以黄瓤少师[2]，适从何来，何以读忠宣书？

[新释]

《长编》卷十六收哈蜜瓜文献。《图考》绘图（图1463）所绘哈密瓜三枚，形状有椭圆和扁圆两类，外皮有网纹和光皮两类，正是葫芦科黄瓜属植物甜瓜 *Cucumis melo* L. 栽培变种哈密瓜 *Cucumis melo* var. *saccharinus* 的特征。哈密瓜主产于新疆，由于其栽培历史悠久，分化出诸多品种。

吴批：*Cucumis melo* var. *centelope*，据果作图，吴其濬盖未见全株。

[注]

1 洪忠宣（1088—1155）：即洪皓，字光弼，宋高宗时以徽猷阁待制假（代理）礼部尚书使金被留，绍兴十三年（1143）始归。卒谥忠宣。有《松漠纪闻》2卷行世。

2 黄瓤少师：北魏宣武帝时，尚书右仆射郭祚曾给幼小的太子一根黄瓤（pián 瓜名，具体

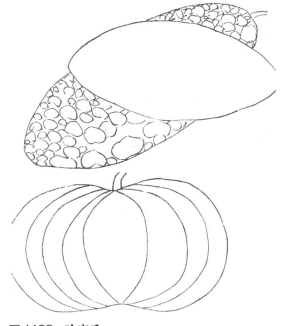

图1463　哈蜜瓜

物种待考），后封他为太子的老师。时人谤诽者，号为桃弓仆射、黄瓤少师。后遂用为佞臣向太子献媚之典。

1389. 野木瓜

《救荒本草》：野木瓜，一名八月楂，又名杵瓜，出新郑县山野中。蔓延而生，妥附草木上。叶似黑豆，叶微小光泽，四五叶攒生一处。结瓜如肥皂大，味甜。采嫩瓜换水煮食，树熟者亦可摘食。

[新释]

《长编》卷十六收野木瓜《救荒本草》全

文。《图考》图（图1464）仿绘《救荒》图，但原图具叶11枚，现减至6枚；叶形改变；叶脉也变为双线；小叶数量有减少；叶柄消

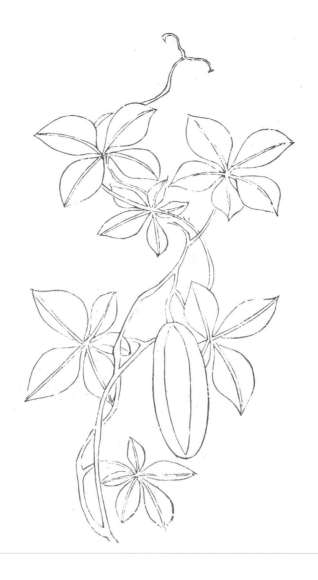

图 1464　野木瓜

失。《救荒本草译注》释野木瓜为木通科木通属植物木通 Akebia quinata (Houtt.) Decne.。本条虽绘图有改变，仍可释作木通 Akebia quinata (Houtt.) Decne.。该种果实可以食用，味甜，分布于长江流域各省区，生于海拔 300～1 500 米的山地灌木丛、林缘和沟谷中。该种今河南北部几不见。

松村：Akebia quinata Decne.；吴批：Holboelia coriacea，即《中志》29：13～14 八月瓜属植物鹰爪枫 Holboelia coriacea Diels，该种掌状复叶具小叶三片。分布于四川、陕西、湖北、贵州、湖南、江西、安徽、江苏和浙江，河南不产。

1390. 水茶臼

《救荒本草》：水茶臼，生密县山谷中。科条高四五尺，茎上有小刺，叶似大叶胡枝子叶而有尖，又似黑豆叶而光厚亦尖。开黄白花，结果如杏大，状似甜瓜瓣而色红，味甜酸。果熟红时，摘取食之。

[新释]

《长编》卷十六收水茶臼《救荒本草》全文。《图考》图（图1465）仿绘《救荒》图，但改变植物性状较多，植株仍为两枝，但《救荒》原图无花，叶腋具长柄小果。《救荒本草译注》曾疑其绘图似蔷薇科 Rosaceae 植物。《图考》图绘制了顶生花序，枝顶单生近圆形大果，具棱（或据文字"状似甜瓜瓣"），基部和顶部微凹。该图为臆想图，据此难以考证。

吴批：Gymnosporia（卫矛科）或 Piltosporum？

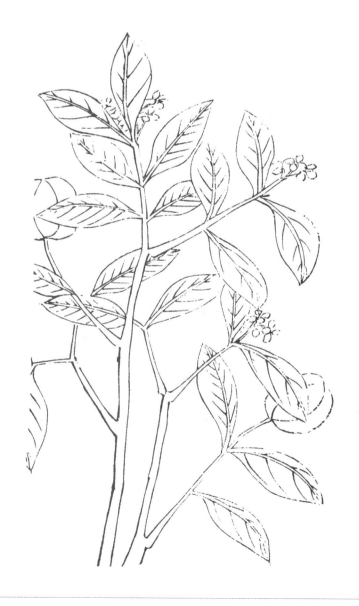

图 1465　水茶臼

1391. 木桃儿树

《救荒本草》：木桃儿树，生中牟土山间。树高五尺余，枝条上气脉积聚为疙瘩状，类小桃儿，极坚实，故名木桃。其叶似楮叶而狭小，无花叉，却有细锯齿，又似青檀叶。梢间另又开淡紫花，结子似梧桐子而大，熟则淡银褐色，味甜可食，采取其子熟者食之。

〔新释〕

《长编》收《救荒》木桃儿树全文。《救荒本草译注》释木桃儿树为榆科朴属黑弹树 *Celtis bungeana* Bl.。该种果实成熟后大多可食，味道甜美。朴属植物的枝干上长有昆虫寄生导致的树瘿，古人不解，认为"气脉积聚"。

《图考》图似新绘（图 1466）。除虫瘿外，其叶似描绘成奇数羽状复叶，小叶对生？具锯齿。如仅据此图，很难判断其为朴属 *Celtis* 还是青檀树 *Pteroceltis* 植物。现仍释为榆科朴属植物黑弹树 *Celtis bungeana* Blume 较妥。

青檀 *Pteroceltis tatarinowii* Maxim.（《中志》22：380）叶互生，有锯齿，基部三出脉，侧脉先端在未达叶缘前弧曲，不伸入锯齿。坚果具长梗，近球形，围绕以宽的翅。

吴批：所谓木桃似为虫瘿或树瘿，叶似青檀 *Pteroceltis tatarinowii*。

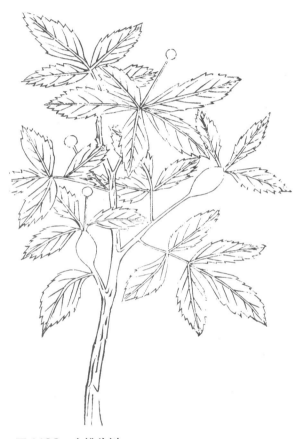

图 1466　木桃儿树

1392. 文冠果

《救荒本草》：文冠果，生郑州南荒野间，陕西人呼为崖木瓜。树高丈许，叶似榆树叶而狭小，又似山茱萸叶亦细短。开花仿佛以藤花而色白，穗长四五寸，结实状似枳谷而三瓣，中有子二十余颗，如肥皂角子。子中瓤如栗子，味微淡，又似米面，味甘可食。其花味甜，其叶味苦。采花煤熟，油盐调食。或采叶煤熟，水浸淘去苦味，亦用油盐调食。及摘实取子，煮熟食。

[新释]

《图考》图（图 1467）似在《救荒》图基础上改绘，增加一枚下垂的总状花序。绘图显示为木本，奇数羽状复叶，小叶 3～6 对，全缘（应有锐利锯齿）；花、叶、果同时（该种花果不同时），总状花序顶生，下垂，花似蝶形花；果实大，三开裂。该图显然未参照实物，似根据《救荒》图，及文字描述"开花仿佛以藤花而色白"绘制。虽绘图较《救荒》原图有改变，但所描绘性状，仍可释作《中志》47（1）：72 描述的无患子科文冠果属植物文冠果 *Xanthoceras sorbifolium* Bunge。该种河南俗名文官果、文冠树、木瓜，我国产于北部和东部，西至宁夏、甘肃、东北至辽宁，北至内蒙古，河南为其自然分布的南界，野生于丘陵山坡。种子可食，是我国北方有发展前途的木本油料植物，近年已经大量栽培。

《中志》47（1）：72、《纲要》和吴批皆释作 *Xanthoceras sorbifolium* Bunge。

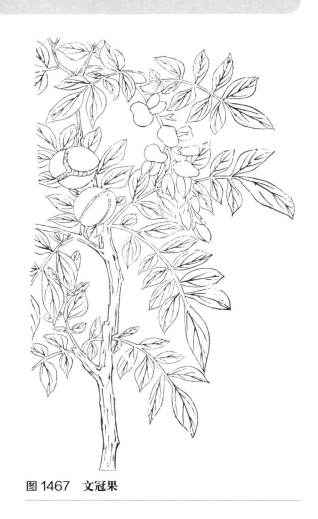

图 1467　文冠果

1393. 栌子树

《救荒本草》：栌子树，旧不著所出州土，今巩县赵峰山野中多有之。树高丈许，叶似冬青树叶稍阔厚，背色微黄。叶形又类棠梨叶，但厚。结果似木瓜稍团，味酸甜、微涩，性平，果熟时采摘食之。多食损齿及筋。

[**新释**]————————

《救荒本草译注》释栌子树作蔷薇科榅桲属植物榅桲 *Cydonia oblonga* Mill.。

《图考》图（图 1468）截取并放大了《救荒》图的左下部分，叶改绘成对生（原图为互生），叶脉变双线，叶柄改短，果实单枚顶生，梨形，绘有两纵线（果实具棱），果顶萼片宿存，似反折。据图，应是《中志》36：345 描述的蔷薇科榅桲属榅桲 *Cydonia oblonga* Mill.。该种原产于中亚细亚，我国新疆、陕西、江西、福建等地有栽培。因此文字描述又"旧不著所出州土"。该种果实芳香，味酸可供生食或煮食，又供药用，治水泻、肠虚、烦热及散酒气。种子中含有黏液和脂肪，纺织中可使棉纱增加光泽，与水混合可代替阿拉伯胶糊。

松村：*Malus spectabilis* Bork.；吴批：*Malus spectabilis*。

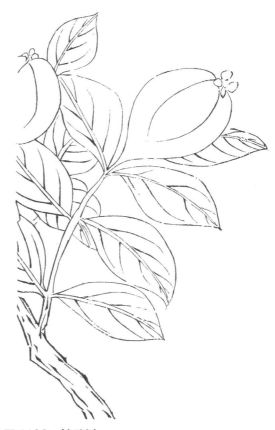

图 1468　栌子树

《植物名实图考》

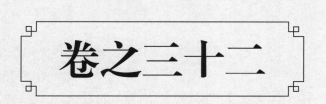

卷之三十二

固始吴其濬　著　蒙自陆应谷　校刊

果　类

1394. 枣

枣,《本经》上品。《尔雅》详列数种。干者为大枣,入药。核中仁、木心、叶、根、树皮皆有主治。

[新释]

《长编》卷十五收枣历代主要文献。枣在我国栽培历史悠久,《诗经·豳风·七月》中已经记载"八月剥枣",显示枣已经栽培。《战国策》中,记录了枣用作规模化生产,商业获利。《史记·货殖列传》记载汉代经营枣商业生产者,富比千户侯。《尔雅》(约秦汉)已经记录了枣的品种分化,记有十几个品种。上述栽培的枣,皆为《中志》48(1):133 描述的鼠李科枣属植物枣 Ziziphus jujuba Mill.。

《图考》图为新绘(图 1469),所图为一老

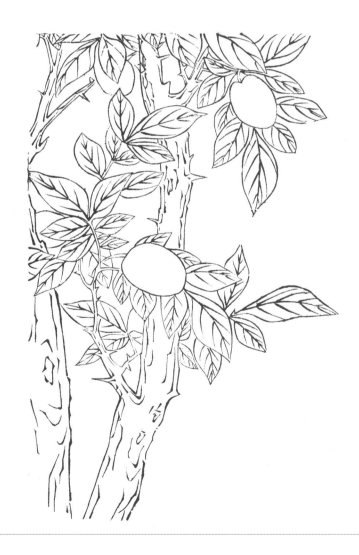

图 1469　枣

树，具明显枝刺（不似托叶刺），"之"字形特征不明显；叶全缘，未绘出叶的基生三出脉特征；果柄细长。可能非参照枣树植株绘图。

松村、吴批：*Zizyphus sativa* Gaertn.。

1395. 葡萄

葡萄，《本经》上品。有圆、长二种，西北极多，江南亦间有之。实多圆而色紫，味亦逊。

[新释]

《长编》卷十五收葡萄历代主要文献。葡萄科葡萄属植物葡萄 *Vitis vinifera* L. 原产于亚洲西部。之前有学者认为汉通西域后（见《汉书》），葡萄从西域经丝绸之路传入中国。近年植物考古在西北吐鲁番地区出土了残存的葡萄枝条，推测在汉代之前，我国西北新疆等地已栽培葡萄。《图考》图（图 1470）果实有圆、椭圆两种形状，应是描绘了葡萄 *Vitis vinifera* 的两个品种，小而圆为琐琐葡萄，长者为马乳葡萄。

松村、吴批：*Vitis vinifera* L.。

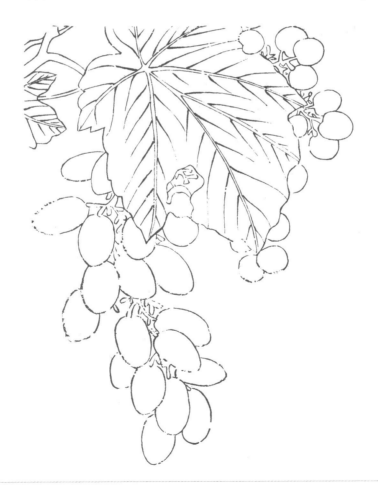

图 1470　葡萄

1396. 蘡薁 附

蘡薁，即野葡萄。李时珍收入果部，以为《诗》六月食薁即此。旧附葡萄下，从之。

零娄农曰：江南少蒲[1]萄，而蘡薁极贱。但不食西域马乳，亦乌知蒲萄野生外，尚有异种乎？陶隐居以蒲萄即当是蘡薁，正缘未见西园佳实，解渴消馋也。今北种渐从于南，或飞骑致之，不比荔枝色香易变，富贵者望西风而大嚼。彼大如豆而色紫黑者，牧竖与乌雀口就而啗啄之矣。云南所出大如枣，不能干而货于远。地接西藏，故应佳。又有一种石蒲萄，生于石壁，以发痘疮，疑即野蒲萄，而回回所谓琐琐者欤。

[新释]

《长编》卷十五收蘡薁历代主要文献。在中国古代民间分类系统中，蘡薁可能指某一地区葡萄属 Vitis 属多种植物的通称。吴其濬以为葡萄、蘡薁是一种。推测他的"种"的概念，大致类似现代"属"级概念。

《图考》蘡薁图为新绘（图 1471），据图可知本种为一藤本植物；卷须基本上作二叉分枝，与叶对生；叶具柄，深 5 裂，中裂片卵形至椭圆形，全缘或又 3 浅裂，侧裂片以卵形为主，全缘；果实圆形，集成长圆锥状。《云志》11：525 将蘡薁学名订作 *Vitis bryoniifolia* Bunge，似可信。该种变异甚大，故列有许多异名，如下：*Vitis adstricta* Hance, *Vitis flexuosa* Thunb. var. *mairei* Lévl., *Vitis novisinensis* Vass., *Vitis bryoniifolia* Bunge var. *multilobata* S. Y. Wang et Y. Hu, *Vitis vinifera* auct. non. L. (1753): Hemsley., *Vitis thunbergii* auct. non. Sieb. et Zucc. (1845): Franch.。图可参考《图鉴》2：771 图 3271（作 *Vitis adstricta* Hance）。

野葡萄一名附在蘡薁下。据《纲要》3：174,《图考》蘡薁图，颇似葡萄科 Vitaceae 的植物 *Vitis thunbergii* Sieb. et Zucc.，该名《中志》已作为山葡萄 *Vitis amurensis* Rupr. 的异名。

附记：查《滇南本草》原文"石葡萄，味甘，无毒。形似家葡萄，亦非野间所有，乃生于石上。高尺余，软枝倒挂，子和小鸟饭果。采食，乌须黑发之全药也。治小儿痘疮，乌头

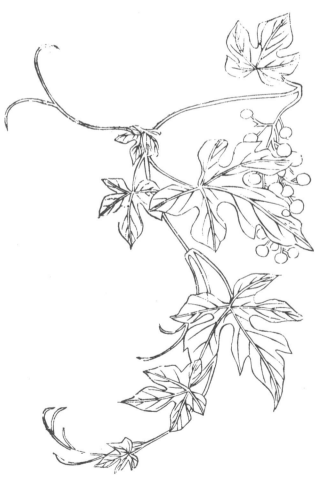

图 1471　蘡薁

顶陷，或烂痘蛊痘，服之立效"。《滇南本草》整理者谓：务本虽有石葡萄图，但所说形态过简，在民间遍访未获，故无法考证究何种药物，学名、植物形态及图暂缺。只说是葡萄科Vitaceae植物之一种。吴批：或即 *Tetrastigma triphyllum*，即《云志》10：504葡萄科崖爬藤属菱叶崖爬藤 *Tetrastigma triphyllum* (Gagnep.) W. T. Wang。从《滇南本草》只得有两个信息，一为生于石上，二为子如小鸟饭果。仅据这两个信息要考订隶于何属均不可能，妄论其种。但《纲要》3：172又订为云南崖爬藤 *Tetrastigma yunnanense* Gagnep.，记之以备考。

［注］

1 蒲：同"葡"。在植物上，外来植物的音译词，所用字不固定。此为一例。

1397. 橘

橘柚，《本经》上品。《别录》诸说，皆合橘、柚为一类。《本草衍义》以为柚字误衍。考橘皮用甚广，《本经》又云一名橘皮，寇说为的。今以橘入《本经》，而以柚别为一条附后。

［新释］

《长编》卷十五收橘主要文献。《图考》图为新绘（图1472）。《图考》本条无新性状描述，据图，枝条具刺，叶单叶，全缘；果实扁圆，表皮黑点似显示果皮粗糙，果顶、果蒂部皆微凹，果顶有多条放射线。据上述性状，似柑橘属 *Cirtus*。具体何种，仅据图很难判读。暂订为《中志》43（2）：205描述的芸香科柑橘属柑橘 *Citrus reticulata* Blanco。

松村：*Citrus nobilis* Lour.；吴批：*Citrus tangerine*。此两名今皆为 *Citrus reticulata* 异名。

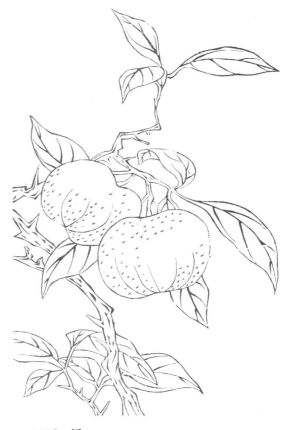

图1472 橘

1398. 柚 附

柚，《尔雅》櫾条，《日华子》始著其功用主治。消食、解酒毒，治饮酒人口气，去肠胃中恶气，疗妊妇不思食、口淡。南方极多，以红囊者为佳。李时珍以朱栾、蜜筒并为一种，殊未的。又《尔雅》櫠，椵，《注》：柚属，大如盂。《正义》谓范成大所谓广南臭柚，大如瓜，其皮甚厚者。按此即闽中所谓泡子，味极酢，亦有可食者，多以为盘供，与红囊柚一类二种。

[新释]

《长编》卷十五收柚主要文献。《图考》图为新绘（图1473）。本条文字描述提供的性状有大小"大如盂""大如瓜"、红囊、功用、品种及俗名。《图考》图显示该种叶全缘，基部1/4处似缢缩；果大，皮粗，果顶、果蒂部皆微凹，果顶绘有多条放射线，蒂宿存。综合上述性状，颇合《中志》43（2）：187-192描述的芸香科柑橘属植物柚 Citrus maxima (Burm.) Merr.。该种长江以南各地，最北限见于河南省信阳及南阳一带，全为栽培。东南亚各国有栽种。品种繁多。文中的红囊柚、广南臭柚，即其中栽培品种或变种。据《中志》柚以果肉风味分为酸柚与甜柚两大类，或以果肉的颜色分为白肉柚与红肉柚两大类，也有以果形分为球形或梨形两大类。但不论酸柚与甜柚都包括有白肉与红肉、球形与梨形柚类，甚至还有乳黄色果肉的。至于红肉柚的果肉有淡红至紫红色。如下条的橘红。

松村：*Citrus aurantium* L. var. *decumana* Bonav.；吴批：*Citrus maxima* var.，广南臭柚：*Citrus maxima*。

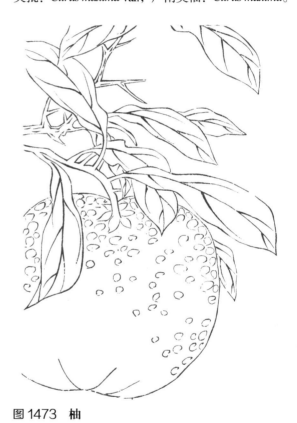

图1473 柚

1399. 橘红

橘红，产广东化州，大如柚，肉甜，刮制其皮为橘红。以城内产者为佳，然真者极难得。俗谓化州出滑石，树生石间，故化痰有殊功。赝者皆以柚皮就化州作之。昔人谓陈皮必须橘皮，橙尚可用，柚则性味皆异，而化州所产则形状殊非橘也。

附《挈经室化州橘记》：按志，橘红出化州者佳。化州四乡多橘，以城内者为佳。城内多橘矣，以及闻州衙谯鼓者为致佳。及闻鼓之橘多矣，以衙内苏泽堂前者为致佳。苏泽堂，堂只两树矣，尤推赖氏园中老树一株为致佳。老树久枯，其根下生新树，今数十年，高丈许，故复称老树。赖氏守此世为业，买者就树摘之，以示其真。花多实少之年，一枚享千钱，虽官不能攫之。园中近老树者数十株，亦佳，然惟老树皮红，有白毛戟手，香烈而味辛，识者入手能辨之。夫苏泽堂橘，官物也。征之者多则州牧不暇给。长官若买之，则官不受价，否则攫而已。予于庚辰十一月过州，知赖园之橘可买也，命仆人入园访老树。赖叟曰：老橘卖已尽，惟零丁数枚矣，即以数千钱摘之。赖叟其古橘中人欤？或云化城多蒙石，苏泽堂当石上；而赖园老树根下，蒙石之力或更巨，物性所秉，或亦然欤？

〔新释〕

《图考》图为吴其濬新绘（图1474）。据《中志》43（2）：187-192，《岭南随笔》的"化州橘红"、《岭南杂志》的"化州仙橘"，皆指芸香科柑橘属植物柚的栽培品种橘红 *Citrus maxima* (Burm.) Merr. 'Tomentosa'，《挈经室化州橘记》记录的橘红，即为该品种。橘红主产于广东（化州、茂名），广西（博白、陆川等），湖南（黔阳）也有，据称该品种始种于梁代，至今栽培有1 500多年的历史，其果皮是传统中药，以化州产著称，化州橘红因而得名。

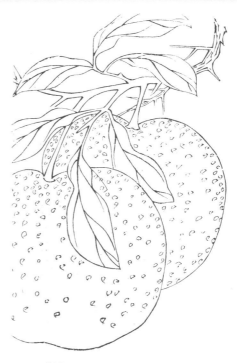

图1474 橘红

1400. 莲藕

莲藕，《本经》上品。实、薏、蕊、须、花房、叶、鼻皆入药。

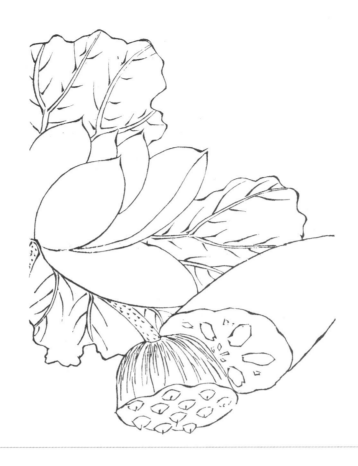

图 1475　莲藕

[新释]

《长编》卷十五收藕历代主要文献。《图考》图为新绘（图 1475）。图中展示的是莲叶、花、莲蓬及一段莲藕，形象逼真。性状符合《中志》27：3 描述的睡莲科莲属植物莲 *Nelumbo nucifera* Gaertn. 的特征。莲属 2 种，我国产 1 种。该种我国南北各省分布，自生或栽培于池塘或水田内。全株各部分可食用或入药：其根状茎，即莲藕，作蔬菜或提取淀粉（藕粉）用；种子（莲子）供食用；叶及叶柄（荷梗）煎茶可清暑热；藕节、荷叶、荷梗、莲房、雄蕊及莲子可入药，收敛止血。

松村、吴批：*Nelumbo nucifera* Gaertn.。

1401. 芡

芡，《本经》上品，即鸡头子。嫩茎可为蔬。莜也，蔿也，鸡雍也，雁头也，乌头也，雁啄也，一物而数名也。茎之嫩者曰蔿蕛。叶蹙衄如沸而大，曰芡盘。棣苞吐葩有喙，曰芡嘴。唐人诗：紫罗小囊光紧蹙，一掬珍珠藏猬腹[1]。言其实也。粥之、粉之、咀嚼之；根味如芋，煮食之，竟体芬芳，无剩物矣。欧阳文忠公诗[2]：争先园客采新苞，剖蚌得珠从海底。都城百物贵新鲜，厥价难酬与珠比。又云：却思年少在江湖，野艇高歌菱荇里。香新味全手自摘，玉洁沙磨软还美。身近魏阙，心游江湖，长安居不易，古与今如一丘之貉。其诗末云：何时遂买颍东田。今新郑有文忠墓道，然则文忠并未复泛章江。志云衣冠葬者，未可信也。儿童不识字，耕稼郑公庄[3]。数百年来，颇能副文忠之属。山谷云：建州绝无茨，颇思之。滇南百果盈衢，闻亦少此。徐勉《戒子书》[4]，中年聊于东田开营小园，渎中并饶荷荇，湖里殊富芰莲。虽云人外，城阙密迩，如此佳致，消受良难。

[新释]

《长编》卷十五收鸡头实文献。《图考》图为新绘图（图1476），其叶似盾状，全缘，具锐刺；叶柄及花梗长，皆有刺；果实球形，外生硬刺。上述性状特征，概貌符合《中志》27：6-7描述的睡莲科芡实属植物芡实 *Euryale ferox* Salisb. 的特征。该属为单种属，在我国产于南北各省，生于池沼、湖泊中。种子含淀粉，供食用、酿酒等，也入药，补脾益肾、涩精。

松村、吴批：*Euryale ferox* Salisb.。

[注]

1 紫罗小囊光紧蹙，一掬珍珠藏猬腹：出《全唐诗》中无名氏之《鸡头》诗。

2 欧阳文忠公诗：指欧阳修诗《初食鸡头有感》。

3 儿童不识字，耕稼郑公庄：出宋代张舜民诗《过魏文贞公旧庄》。

4 徐勉《戒子书》：徐勉（466—535），字修

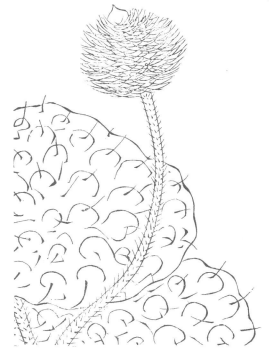

图1476 芡

仁。东海郡郯县（今山东省郯城县）人。南北朝时期南梁名臣、文学家。其《戒子书》，具体内容不详。

1402. 梅

梅，《本经》中品。乌梅以突烟熏造，白梅以盐汁渍晒，皆入药，核仁、根、叶，亦皆主治。

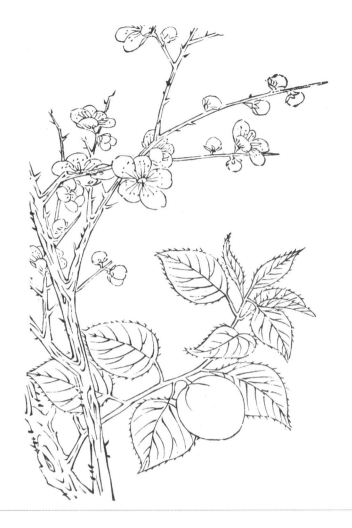

图 1477　梅

[**新释**]

《长编》卷十五收梅实文献。《图考》绘图（图 1477）显示乔木一株，一分枝花期无叶，一分枝果期带叶（通常梅先于叶开放，叶、果、花同时，少见）；叶片卵形或椭圆形，先端尾尖，基部圆形，叶边缘具睫毛（梅应为小锐锯齿，此性状不似，倒有些似杏李 *Prunus simonii* Carr.），叶柄细短；花单生，花梗极短，花瓣 5，倒卵形，具萼片，雄蕊短于花瓣；果实近球形，基部绘有放射线，腹面和背棱上没有明显的纵沟。综合上述性状，该种记录的是《中志》38：31 描述的蔷薇科杏属植物梅 *Armeniaca mume* Sieb. 无疑。但绘图有出入。

松村和吴批：*Prunus mume* S. et Z.。

1403. 桃

桃，《本经》下品。桃花、桃叶、茎皮、核仁、桃毛皆入药。实在树经冬不落者为桃枭，一曰桃奴。汁流出为桃胶。以木为橛、为符，皆辟鬼气。

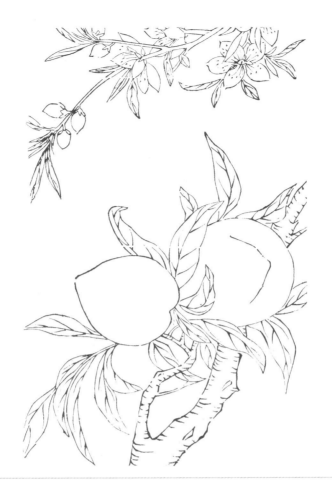

图 1478 桃

[新释]

《长编》卷十五收桃历代主要文献。《图考》图为新绘（图 1478），分花枝和果枝两枝。叶披针形，全缘，先端渐尖；花枝花单生，绘图似花末期，芽已经萌发（花应先于叶开放），花梗极短，有萼片，花瓣椭圆形至倒卵形，雄蕊多数；果实心形，顶端渐尖。综合上述性状，概貌颇似《中志》38：17 描述的蔷薇科桃属植物桃 *Amygdalus persica* L.。该种原产于我国，现各省区广泛栽培，是我国最普遍栽培的重要的果树之一。道家为该种附上了许多神异传说，不足信。

松村：*Prunus persica* S. et Z. var. *vulgaris* Maxim.；吴批：*Prunus persica* (*Amygdalus persica*)。

1404. 杏

杏，《本经》下品。核仁入药。回部、关东出者，仁大充果实，即巴旦杏仁也。

[新释]

《长编》卷十五收杏主要文献。《图考》本条绘图（图 1479）显示乔木一株，一分枝花期（已萌发幼叶），一分枝果期（通常杏花先于叶开放，此图叶、果、花同时，可能吴其濬想在一株上表示各个时期的性状）；花单生；成熟叶宽卵形，先端急尖，全缘（应具锯齿），具叶柄；果实倒卵形，具纵线。上述性状较似《中志》38：25描述的蔷薇科杏属植物杏 *Armeniaca vulgaris* Lam.。

文中记录"回部、关东出者，仁大充果实，即巴旦杏仁也"。巴旦杏，非杏，该名称是维吾尔语音译词，指的是《中志》38：11描述的蔷薇科桃属植物扁桃 *Amygdalus communis* L.。其桃仁，即新疆俗称的"巴旦杏仁"。该种原产于亚洲西部，生于低至中海拔山区。我国在新疆、陕西、甘肃等地区有少量栽培。清代关东也许栽培过？吴其濬未出关，可能未见活植物。近年市场上有商品"美国大杏仁"，经中国科学院植物研究所鉴定，实为扁桃仁。

松村和《纲要》：*Prunus armeniaca* L；吴批：*Prunus armeniaca* (*Amygdalus armeniaca*)；巴旦杏 *Prunus* (*Amygdalus*) *communis*。

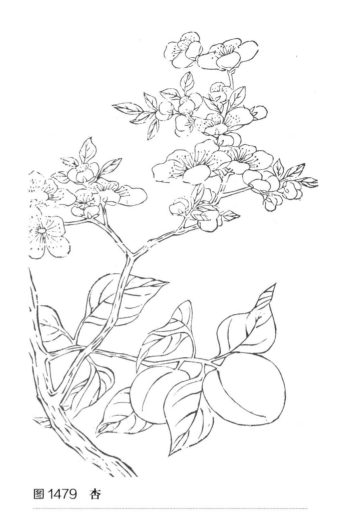

图1479 杏

1405. 栗

栗，《别录》上品。一球三颗，中扁者为栗楔，栗内薄皮为栗荴。花为栗线。树皮、根、壳、球汇皆入药。

[新释]

《长编》收栗主要文献。《图考》图为新绘图（图1480），据图、文，本种为乔木；叶椭圆形，顶部渐尖，基部狭楔尖，近两侧对称，具叶柄；成熟壳斗圆球形，大，具长锐刺，遮蔽整个壳斗，壳斗内有坚果3枚（一球三颗）。上述性状，较符合《中志》22：9描述的壳斗科栗属植物栗 *Castanea mollissima* Bl.。

本种仅见栽培，在我国除青海、宁夏、新疆、海南等省区外，广布于南部各地。广东止于广州近郊，广西止于平果，云南东南则越过河口南延至越南沙坝地区，生于平地至海拔2 800米山地。栗在我国是重要的果树，栽培历史悠久，最早文字记录见于《诗经》，汉代已规模化商业生产，种植者富比千户侯（《史记·货殖列传》）。

吴批：*Castanea mollissima*。

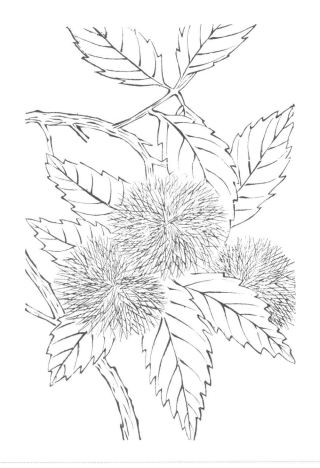

图1480 栗

1406. 茅栗

茅栗，野生山中。《尔雅》栵栭，《注》：树似槲櫟[1]而卑小，子如细栗可食，今
江东亦呼为栭栗。《诗》其灌其栵。陆《玑疏》：木理坚韧而赤，可为车辕。即此。

[新释]

《长编》收茅栗主要文献。《图考》图为
新绘图（图1481）。据文、图可知本种系小乔
木；叶互生，长圆形，先端锐尖，基部钝，具
短柄，边缘有锯齿，齿端尖，具羽状脉，侧脉
显示多达11对，直达齿端。壳斗有刺，连刺
近球形，坚果小而可食。据以上特征，与各书
所描述的壳斗科栗属植物茅栗 Castanea seguinii
Dode 在概貌上较为吻合。本种为我国特有，广

布于大别山以南，五岭南坡以北各地，生于海
拔400～2 000米丘陵山地，较常见于山坡灌丛
中，与阔叶常绿或落叶树混生。

松村：Castanea vulgaris Lam.;《纲要》3：
6,《中志》22：10,《云志》2：246,《图鉴》1：
410，图820 和吴批：Castanea seguinii Dode。

[注]

1 槲櫟：壳斗科栎属 Quercus 植物。

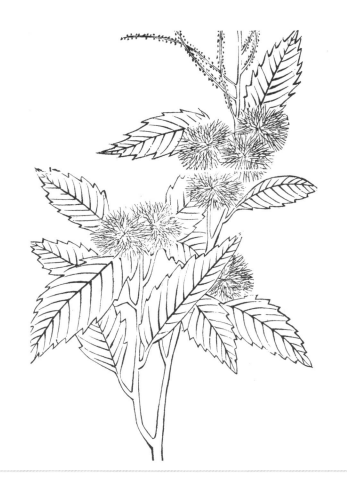

图 1481　茅栗

1407. 樱桃

櫻桃，《别录》上品。《尔雅》谓之楔，即含桃也。有红、白数种。颍州以为脯。

[新释]

《长编》卷十五收樱桃主要文献。《中志》38：61 将《名医别录》樱桃释作蔷薇科樱属植物樱桃 *Cerasus pseudocerasus* (Lind.) G. Don。又有别名莺桃（《本草纲目》）、荆桃（《尔雅》）、楔桃（《广雅》）、英桃、牛桃（《博物志》）。

《图考》图为新绘（图 1482），绘图显示为乔木；叶片卵形，先端渐尖，基部近圆形，全缘具睫毛（或许尖锐重锯齿之误刻）；花序伞形，花多朵（应先叶开放，此处描绘花果同时），梗细长，萼筒钟状，萼筒先端急尖，花瓣卵圆形，先端微凹，雄蕊多枚；果实近球形，先端尖，有纵棱。综合上述性状，概貌颇合《中志》38:61 蔷薇科樱属植物樱桃 *Cerasus pseudocerasus* (Lind.) G. Don。樱桃在我国栽培历史悠久，是我国重要的果树，主产于辽宁、河北、陕西、甘肃、山东、河南、江苏、浙江、江西、四川，生于山坡阳处或沟边，常栽培，海拔 300～600 米。

松村、吴批：*Prunus pseudo-cerasus*。

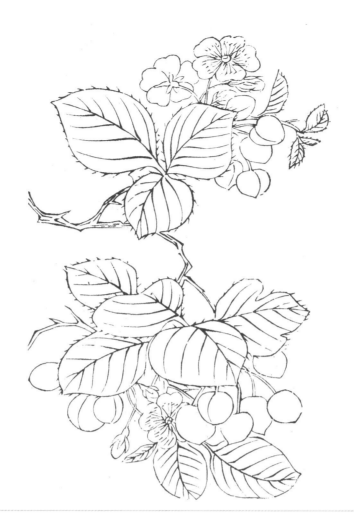

图 1482　樱桃

1408. 山樱桃

山樱桃，《别录》上品。野生，子小不堪食。

[新释]

《长编》收山樱桃文献。《中志》38：86 释《名医别录》山樱桃作蔷薇科樱属毛樱桃 *Cerasus tomentosa* (Thunb.) Wall.。

《图考》图为新绘（图 1483）。描绘的是一段枝条，其叶互生，狭卵形，具单锯齿，侧脉 6 至多对，基部似楔形，最宽处在中下部；花叶同开，花似 3 朵簇生叶腋及多朵呈伞房或伞形总状于枝顶，具短花梗。据上述性状，确定非毛樱桃 *Cerasus tomentosa*，毛樱桃花单生或 2 朵簇生。吴征镒疑其为欧李 *Cerasus humilis* (Bunge) Sok.，但欧李叶片中部以上最宽，花单生或 2～3 簇生，不符（《中志》38：83）。山樱桃图，待考。

《纲要》：*Prunus tomentosa* Thunb.；吴批：*Prunus* spp.，绘图似欧李 *Prunus* (*Cerasus*) *humilis*。

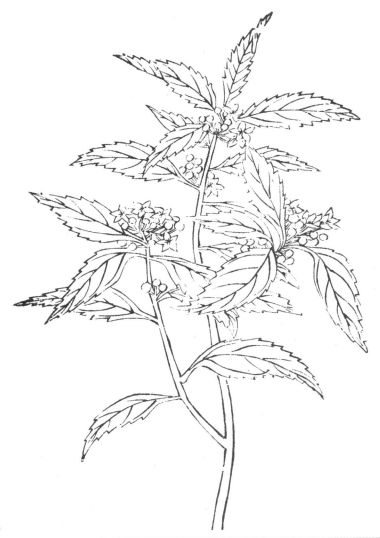

图 1483　山樱桃

1409. 芰

芰，《别录》上品，三角、四角为芰，两角为菱。《尔雅》：菱，蕨攗。又邂蒩。《注》：或曰薢也。郭氏两存其说，遂启后人疑误。楚人谓菱为芰。《国语》[1]曰：屈到嗜芰，将死，属其宗老曰：祭我必以芰。及祥，宗老将荐芰，屈建[2]命去之。孙子荆、柳子厚[3]皆以屈建忘亲违命为非。苏长公以屈到乱命不可为训，建能据典抑情为知礼。议者以为辨，余窃以为尚有未尽者焉。屈到之死及祥，有日月矣。宗老以遂命为忠，何必及祥而始荐？子木数典而忘，何待及祥而后止？宗老之荐，子木之止，殷祭也，非时荐也。古者大夫士宗庙之祭，有田则祭，无田则荐。释者云，祭有常礼，有常时。荐非正祭，但遇时物即荐。夫国之大事，在祀与戎。大夫三庙，祭有常经，其敢干大典以取庆？考士祭三鼎，大夫祭五鼎；上大夫八豆，下大夫六豆。少牢、馈食、笾豆、鼎俎，有其数矣，有其实矣，多一芰则非其数，易一芰则非其实，非数非实，谓之乱常。孔子簿正祭器，不以四方之食供簿正，不可多也，不可易也，礼在则然。至于春韭、夏麦、秋黍、冬稻，四时荐新，庶人之礼，可通大夫。然荐其时食，礼文不具，非阙文也，盖无常品也。后世祭法不古若，然大夫之祭，则以羔豚，虽有僭窃，无敢以太牢祭者。而岁时伏腊，各循其俗之所尚。卢氏之法，则有环饼、牢丸；曾氏之法，则有节羹、剔粥，言礼者未或非之。子木守祀典以奉殷祭，而思所嗜以荐时食，其谁曰不宜？若常祭而责以荐其所嗜，然则其父有嗜牛炙者，其子将遂用牛享乎？时荐而必备以韭、麦、黍、稻，则貉之国，五谷不生，唯黍生之，将一荐黍而已乎？江以南不艺黍，将无所荐而遂已乎？《礼》又曰：所以交于神明者，非食味之道也。魂气归天，形魄归地，尚声尚臭，求诸阴阳，岂以一物之荐而神来格，一物不荐而神其吐之乎？且谓人子之于亲，可同于鬼魅之求食乎？灶神之索黄羊，蚕神之求膏粥，故鬼之乞瓯牺，神岂能食或凭焉。赫赫楚国，而到相之，生之日无伟烈可铭，死之日乃以口腹之细，而纵欲以败礼度，使子木徇其属而不违，则是死其父以为鬼物，而不以毁誉为心，抑亦忍矣！《楚茨》之诗曰：神嗜饮食，乃一曰黍稷，再曰牛羊，三曰燔炙。梁武帝祀宗庙用菜果，去牺牲，识者以为是不血食。故礼莫重于祭，祭草大于用牲。苹、蘩、蕰、藻，季女尸之[4]，礼之微者。《尔雅翼》以为菱芰加笾之实，非屈到所得荐，其持论亦过拘。夫事死如事生，天子飨太牢，故诸侯大夫而祭以牛则僭；天子笾有菱芰，将遂禁人之食菱芰乎？是不然矣。罗氏又曰：吴越俗采菱时，士女皆集，故有采菱曲，为游荡之极。夫采菱艳曲，自为乐府遗音，后人倚之，同于郑卫耳。余尝过邗沟，达茗雪，陂塘水满，菱科漾溢，宝镜花摇，纛韬红绚，牵芎带而通舟，裹荷叶而作饭，乌睹所谓白足女郎踏桨倚柁，曼声烟波间乎？

[新释]

《长编》收芰实主要文献。菱属 Trapa 在中国古代民间分类系统中，是以角的多寡分两种："三角、四角为芰，两角为菱。"据 FOC，我国菱科菱属 Trapa 现也分两种，细角野菱 Trapa incisa Sieb. & Zucc. 和欧菱 Trapa natans L.，现在民间统称菱角，分布区两者有重合。但前者叶小，果实具四角；后者叶大，果实具 0（2）～4 角，变异较大。显然，古代分类中两角的菱应是欧菱 Trapa natans L.；芰为三角、四角，则有可能包括细角野菱 Trapa incisa Sieb. & Zucc. 和欧菱 Trapa natans L. 两种。《图考》图为新绘（图 1484），显示叶大，两角，为后者欧菱 Trapa natans L.。

松村：Trapa bispinosa Roxb.；吴批：芰 Trapa nutans，菱 Trapa bispinosa & Trapa bicornis。

[注]

1 《国语》：又名《春秋外传》或《左氏外传》，是中国最早的一部国别体史书。相传为春秋末鲁国的左丘明所撰，但也有学者认为是战国或汉后的学者托名。全书21卷（篇），起自西周中期，下迄春秋战国之交。分周、鲁、齐、晋、郑、楚、吴、越八国记事，记录了各国贵族间朝聘、宴飨、讽谏、辩说、应对之辞以及部分历史事件与传说。

2 屈建（？—前545）：字子木。屈到之子。春秋时楚令尹。

3 孙子荆、柳子厚：孙子荆，即孙楚，字子荆，三国魏人。史称其"才藻卓绝，爽迈不群"。柳子厚，即柳宗元（773—819），字子厚。

4 季女尸之：出自《诗经·国风·采蘋》。古时贵族女子出嫁前，要到宗庙受教为妇之道，教成之日，即在宗庙里主持祭祖之礼。季，少。尸，执掌、主持。

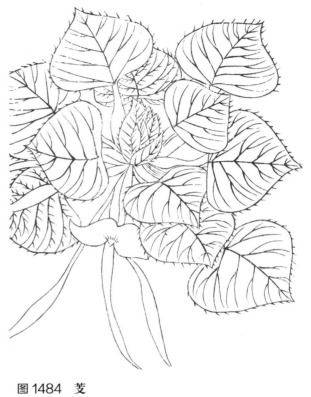

图1484 苤

1410. 柿

柿，《别录》中品，有烘柿[1]、醂柿[2]、白柿、柿霜[3]、柿糕，皆以法制成。

[新释]

《长编》卷十五收柿主要文献。《图考》图为吴其濬新绘（图1485）。绘图显示枝条不具刺；叶大，叶片长卵圆形，具叶柄；果实单生，具果柄，果实大，扁圆而略呈方形，中央有缢，缢痕深而形成二重形；宿存萼花后增大增厚，四裂，近方形，平扁。综合上述性状，颇合《中志》60（1）：141描述的柿树科柿属植物柿 *Diospyros kaki* Thunb.，果实形态疑似北方常见品种"磨盘柿"。

该种是我国驯化的古老果树之一，原产于长江流域，现在在辽宁西部、长城一线经甘肃南部，折入四川、云南，东至台湾，各省区多有栽培。由于栽培历史悠久，形成了许多地方品种和食用方法。《名医别录》时期已记载入药。

松村和吴批：*Diospyros kaki* Thunb.。

[注]

1 烘柿：李时珍《本草纲目·果二·柿》：烘柿，非谓火烘也。即青绿之柿，收置器中，自

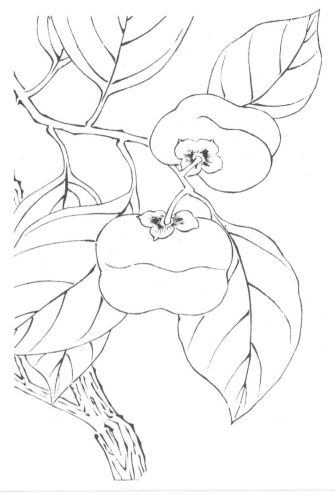

图 1485　柿

然红熟如烘成，涩味尽去，其甘如蜜。

② 酥柿：《农政全书》卷二九，酥柿，水一瓮，置柿其中，数日即熟，但性冷。又有盐藏者，有毒。

③ 柿霜：即为其果实制成"柿饼"时外表所生的白色粉霜。

1411. 木瓜

木瓜，《别录》中品。《尔雅》谓之楙。味不木者为木瓜；圆小味涩为木桃，一曰和圆子；大于木桃，为木李，一曰榠楂。今皆蜜煎方可食，花入糖为酱尤美。归德以上供。

〔新释〕

《长编》十五收木瓜主要文献。《图考》图为吴其濬新绘（图1486）。文、图描述了两种植物：据《图考》绘图，乔木，不具刺；花单生枝顶（应用腋生）端；叶全缘，基部楔

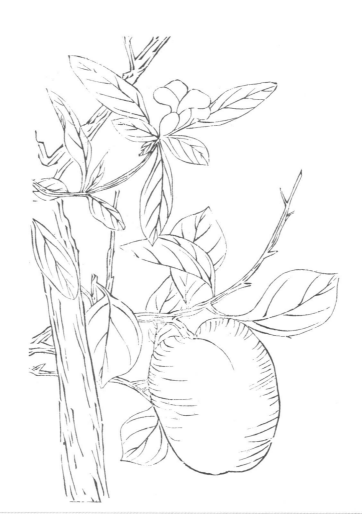

图 1486　木瓜

形；果实生叶腋，长椭圆形，大，果柄短。上述性状，除了叶缘不具芒状锯齿外。花符合榲桲属 *Cydonia* 着生的特征。果实还是符合《中志》35：350 描述的蔷薇科木瓜属植物木瓜 *Chaenomeles sinensis* (Thouin) Koehne 的性状。

俞德浚在《中国果树分类学》第 165 页将木瓜、木李、楙楂皆订学名为木瓜 *Chaenomeles sinensis* (Thouin) Koehne。松村：*Cydonia sinensis* Thouin.；吴批：*Pseudocydonia sinensis*。

俞德浚在《中国果树分类学》第 167 页将"木桃""和圆子"作为毛叶木瓜 *Chaenomeles cathayensis* (Hemsl.) Schneid. 的中文别名，其果实卵球形或近圆柱形。该种栽培或野生，产于陕西、甘肃、江西、湖北、湖南、四川、云南、贵州和广西，生于山坡、林边、道旁，海拔 900～2 500 米。除了"圆小味涩为木桃"外，无更多性状描述，暂遵俞德浚意见。

1412. 枇杷

枇杷，《别录》中品。叶为嗽药。浙江产者，实大核少。

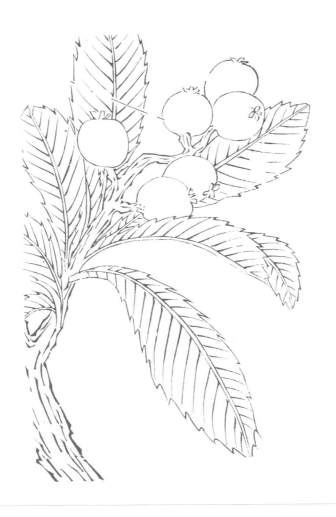

图 1487　枇杷

［新释］

《长编》卷十五收枇杷主要文献。《图考》图为吴其濬新绘（图 1487）。显示为一乔木；叶互生，叶片倒卵形或椭圆长圆形，叶边缘有疏锯齿，近基部全缘；果序顶生，果实近球形；产浙江。综合上述性状，颇合《中志》

36：262-264 描述的蔷薇科枇杷属植物枇杷 *Eriobotrya japonica* (Thunb.) Lindl.。该种在我国甘肃、陕西、河南、江苏、安徽、浙江、江西、湖北、湖南、四川、云南、贵州、广西、广东、福建和台湾各地广泛栽培。四川和湖北有野生者。

松村：*Eriobotrya japonica* Lindl.；吴批：*Eriobotrya japonica*。

1413. 龙眼

龙眼，《本经》中品。归脾汤用之，今以为补心脾。

〔新释〕

《长编》卷十五收龙眼文献。《图考》图为吴其濬新绘（图1488）。描绘了一段果枝，奇数羽状复叶，小叶对生或近对生，长圆状椭圆形，两侧不对称，全缘，顶端短尖；果序多分枝，近顶生，果实球形，果皮粗糙。综合上述性状，释作《中志》7（1）：28 描述的无患子科龙眼属植物龙眼 *Dimocarpus longan* Lour.。该种在我国栽培历史悠久，西南部至东南部栽培很广，《南方草木状》对其有详细性状描述。经济用途以作果品为主，其假种皮富含维生素和磷质，有益脾、健脑的作用，故亦入药；种子含淀粉，经适当处理后，可酿酒。云南、广东、广西南部亦见野生或半野生于疏林中。

松村：*Nephelium longgana* Camb.。

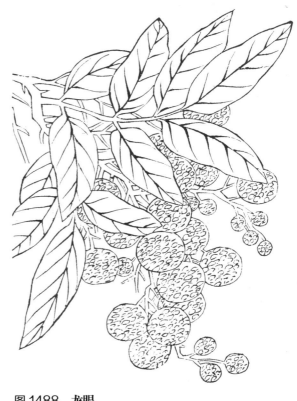

图 1488 龙眼

1414. 槟榔

槟榔，《别录》中品，大腹子。《开宝本草》始著录，皆一类而大腹，皮入药。又山槟榔一名蒳子，琼州有之。叶可绩为布，亦可为席。

〔新释〕

《长编》卷十五收槟榔文献。《图考》本条文、图（图1489）记载了槟榔和山槟榔两种植物。中国槟榔利用历史悠久，所指即棕榈科槟榔属植物槟榔 *Areca catechu* L.，《中志》指出《名医别录》《本草纲目》的槟榔子，《开宝本草》之大腹子，皆该种。我国产于云南、海南及台湾等热带地区。本种是重要的中药，在我

国南方一些地区，有咀嚼其果实的习俗。

《图考》槟榔图为吴其濬新绘，茎为单生，乔木状，叶似二回羽状全裂，羽片楔形，先端偏斜，有不规则齿缺，与槟榔属 *Areca* 植物的叶片特征大相径庭。所图植物，待考。

山槟榔，原文"山槟榔一名蒳子，琼州有之。叶可绩为布，亦可为席"。吴批 *Pinanga baviensis*，该名据《中志》13（1）：136 现为山槟榔属兰屿山槟榔 *Pinanga tashiroi* Hayata 的

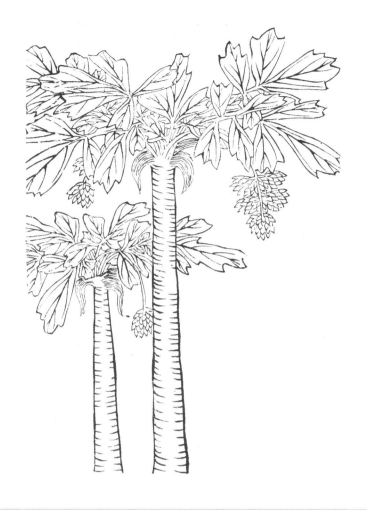

图 1489　槟榔

异名，该种只产台湾兰屿岛，海南无分布。因
《图考》文中无山槟榔形态描述，无法利用形态
性状考证，只据地理分布推测，似《中志》13
（1）：137 收载的变色山槟榔 *Pinanga discolor*
Burret（引《海南植物志》4：164，名为山槟
榔）。图可参考《图鉴》5：355，图 7539。本
种产于广东南部、海南、广西南部及云南南部
等省区。

1415. 甘蔗

甘蔗，《别录》中品。《糖霜谱》[1] 博核，录以资考。

零娄农曰：甘蔗，南产也。闽、粤河畔，沙砾不谷，种之弥望，行者拔以疗渴，
不较也。章贡间，闽人侨居者业之，就其地置灶与磨以煎糖，必主人先芟刈，而后里
邻得取其遗，秉滞穗焉，否则罚；利重故稍吝之矣，而邑人亦以擅其邑利为嫉。余尝

以讯其邑子，皆以不善植为词，颇诧之。顷过汝南郾许，时见薄冰，而原野有青葱林立如丛篁密箓，满畦被陇者，就视之，乃蔗也。衣稍赤，味甘而多汁，不似橘枳，画淮为限也。魏太武[2]至鼓城，遣人求蔗于武陵王[3]。唐代宗赐郭汾阳王[4]甘蔗二十条。昔时异物见重，今则与柤梨枣栗，同为河洛华实之毛，岂地气渐移，抑趋利多致其种与法，而人力独至耶？但闽、粤植于弃地，中原植于良田。红蓝遍畦，昔贤所唏；弃本逐末，开其源尤当节其流也。

[新释]

《长编》卷十五收甘蔗、石蜜文献。《图考》图为吴其濬新绘（图 1490）。绘图显示其秆高大粗壮，具多数节；叶片线形宽大，具粗壮中脉；下部节间较短，上部较长。无花果。仅据上述性状，难以区分为《中志》10（2）：41 描述的禾本科甘蔗属植物甘蔗 *Saccharum officinarum* L. 还 是《中志》10（2）：42 描述的竹蔗 *Saccharum sinense* Roxb.。甘蔗在我国台湾、福建、广东、海南、广西、四川、云南等热带地区广泛栽培，是我国热带主要的经济作物，用于制糖，茎秆可直接生食，又叫果蔗。文中提及闽粤产者，当为此种。竹蔗 *Saccharum sinense* Roxb. 主要用于制糖。我国江西、湖南、福建、广东、广西、四川、云南有种植，过去云南栽培比较普遍，在纬度偏北、海拔较高的地方生长。汝南郾许栽培者，推测为后者竹蔗。

松村：*Saccharum officinarum* L.；吴批：竹蔗，制糖者 *Saccharum sinense*；果蔗，生吃者 *Saccharum officinarum*。

[注]

1 《糖霜谱》：宋代王灼著，全书 1 卷，7 篇。主要介绍了甘蔗种植到收获、制糖的历史、方法、工具和工艺等。

2 魏太武：指北魏太武帝拓跋焘（408—452）。

3 武陵王：南朝梁皇帝萧纪（508—553）。

4 郭汾阳王：指郭子仪（697—781）。

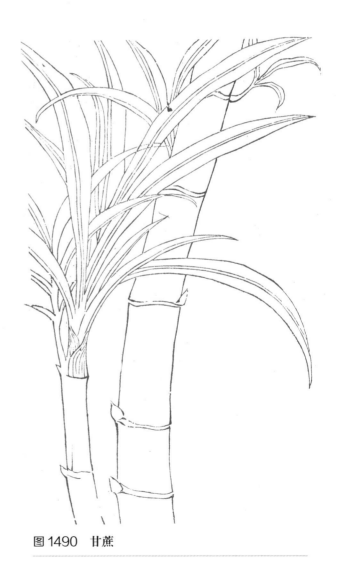

图 1490 甘蔗

1416. 乌芋

乌芋，《别录》中品，即慈姑。

[新释]

《长编》卷十五收乌芋主要文献。《图考》图为吴其濬新绘（图 1491），所示种具总状花序，小型，无分枝，第一轮花后着果三枚，果实圆形，似具毛；地下茎膨大成卵球形。绘图虽无高大圆锥花序，但球茎膨大。故宜订为《中志》8：133 描述的泽泻科慈姑属植物慈姑 *Sagittaria trifolia* L. var. *sinensis* (Sims) Makino。该变种在我国长江以南各省区广泛栽培，球茎可作蔬菜食用。

松村：*Sagittaria sagittifolia* L.；《纲要》：*Sagittaria trifolia* L. var. *sinensis* (Sims) Makino；吴批：即慈姑 *Sagittaria trifolia* var. *sinensis*。

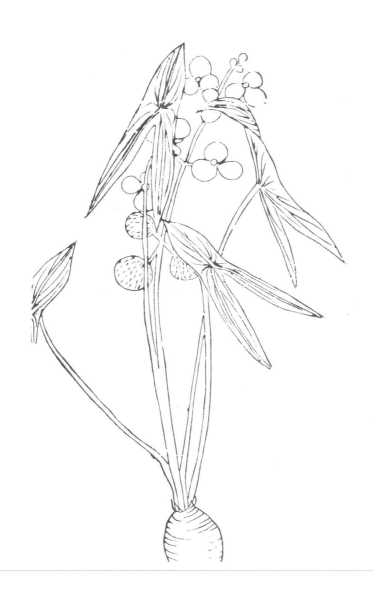

图 1491　乌芋

1417. 慈姑 又一种

慈姑，广东产者叶圆肥，开花蓝白色。考《花镜》雨久花苗生水中，叶似此菰；夏开花如牵牛而色深蓝，或即此类。

〔**新释**〕

吴其濬混淆了慈姑和雨久花两个种。现分述之。

《图考》图为新绘（图1492），所绘为广东的新类群。为泽泻科慈姑属 Sagittaria 植物无疑。其叶广卵形（叶圆肥），基部深裂，呈深心形，叶末端稍尖，叶脉5向前伸展，3～5向后伸展；花序总状，具花多轮，每轮似3花，"开花蓝白色"。上述性状，较合《中志》8：129–130 描述的泽泻科慈姑属植物冠果草 Sagittaria guyanensis H. B. K. subsp. lappula (D. Don) Bojin 的概貌。该亚种我国产于安徽、浙江、江西、福建、台湾、湖南、广东、海南、广西、贵州、云南。生于水塘、湖泊浅水区及沼泽、水田、沟渠等水域。《纲要》和吴批：Sagittaria guyanensis H. B. K.。

《花镜》记载的雨久花，同意《中志》13（3）：135 释为雨久花科雨久花属植物雨久花 Monochoria korsakowii Regel et Maack。该种产于东北、华北、华中、华东和华南。生于池塘、湖沼靠岸的浅水处和稻田中。吴批 Monochoria hastate。此为箭叶雨久花 Monochoria hastata

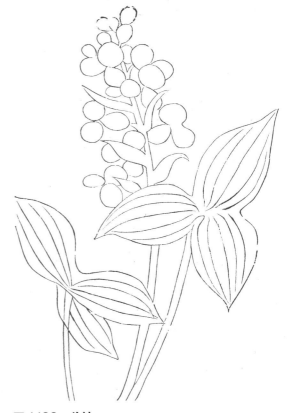

图 1492 慈姑

(L.) Solms，参见《中志》13（3）：136。分布中国广东、海南、贵州和云南，可能非《秘传花镜》作者陈淏子在西湖附近日常所见植物。

1418. 梨

梨，《别录》下品。《北梦琐言》者其治风疾之功。今亦以为膏治咳，北地宜之。

[新释]

《长编》卷十五收梨主要文献。梨在我国古
代，为梨属 Pyrus spp. 多个种的通称。《图考》
图为吴其濬新绘（图1493），但花、叶、果同
时不合实际情况，乔木，叶近似阔披针形，先
端渐尖，基部近楔形，边缘具尖锐锯齿，叶
柄长；伞形总状花序，具花6～7朵，花梗细
长；果实近卵形，与叶大小相当，无宿萼，果
柄细长，果皮具细密果点；其叶较狭，产于北
地。颇似《中志》36：364-365 描述的蔷薇科
梨属植物白梨 Pyrus bretschneideri Rehd.。该种
产于河北、河南、山东、山西、陕西、甘肃、
青海，生于干旱寒冷的地区或山坡阳处，海拔
100～2 000 米。我国北部常见栽培，如河北的
鸭梨、蜜梨、雪花梨、象牙梨和秋白梨；山东
的茌梨、窝梨、鹅梨、坠子梨和长把梨等；山
西的黄梨、油梨、夏梨和红梨等均属于本种的
重要栽培品种。

松村：Pyrus communis L.，洋梨，该种多有
宿萼，20 世纪才自欧美输入中国。吴批：Pyrus
bretschneideri。

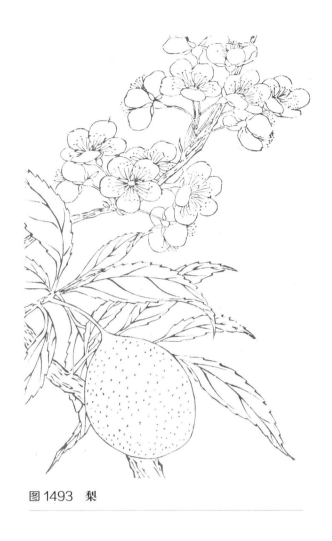

图 1493　梨

1419. 淡水梨

淡水梨，产广东淡水乡，色青黑，与奉天所产香水梨相类。南方梨绝少佳品，土
人云此梨可匹北产。姑绘以备考。

[新释]

《长编》卷十五收淡水梨文献，为吴其濬新
描述的广东物种。为我国长江流域和珠江流域
各地栽培的类型，蔷薇科梨属植物沙梨 Pyrus
pyrifolia (Burm. f.) Nakai，参见《中志》36：

366。淡水梨，乃以广东淡水乡产者命名。《图
考》图（图1494）的梨形为扁圆球形，有麻
点，很似该种。但叶无锯齿，实误，谅系刻版
未能详刻出这一形态。

松村：Pyrus sinensis Lindl.；吴批：Pyrus
pyrifolia。

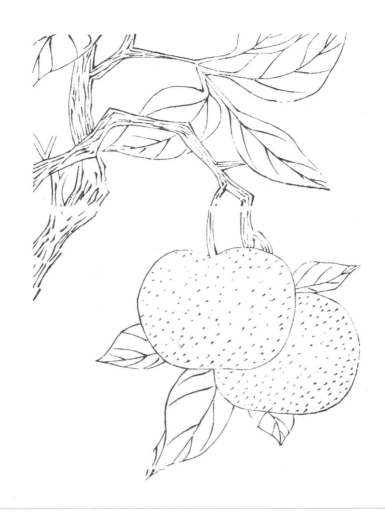

图 1494　淡水梨

1420. 李

李，《别录》下品。种类极多，《别录》有名未用。有徐李，李时珍以为即无核李云。

[新释]

《长编》卷十五收李主要文献。《图考》图为吴其濬新绘（图1495）。绘图分花、果两枝，花枝显示其花 3 及 3 以上簇生，非单生；果枝显示其果实大，顶端似有凸起。上述性状，大致符合《中志》38：39 描述的蔷薇科李属植物李 Prunus salicina Lindl.。该种产于陕西、甘

肃、四川、云南、贵州、湖南、湖北、江苏、浙江、江西、福建、广东、广西和台湾，生于山坡灌丛中、山谷疏林中或水边、沟底、路旁等处，海拔 400～2 600 米。我国各省及世界各地均有栽培，为重要温带果树之一。因栽培历史较久，品种较多。

吴批：Prunus salicina。

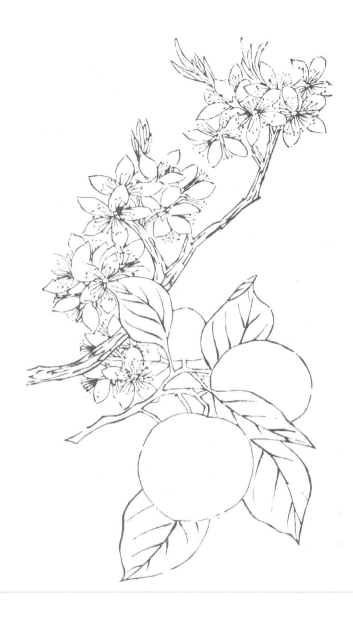

图 1495　李

1421. 南华李

南华李，产广东南华寺。古有绿李，今北地所产多紫黄色。此李色青绿，绘以备一种。

[**新释**]

吴其濬新记录的植物。《图考》图为新绘（图 1496）。如仅遵照绘图性状，本种宜隶于

苹果属 Malus，因其果实顶部凹陷。《图考》在"南华李"之后，仅接"奈"条，即苹果，学名 Malus pumila Mill.，它们果实十分相似，但叶均绘成全缘，可能为吴其濬臆绘之，因原文

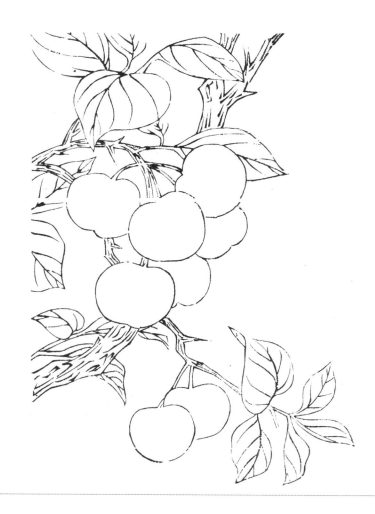

图 1496　南华李

缺少形态性状描述，只能据绘图订为 *Malus* sp.。李 *Prunus salicina* Lind. 的果实有沟，而《图考》图果实无沟。但吴其濬理应能区分李 *Prunus salicina* Lindl. 及其周围近缘种。因其文字有"北地所产多紫黄色"，所指即蔷薇科李属植物杏李 *Prunus simonii* Carr.，其核果顶端扁球形，红色，果肉淡黄色，质地紧密，有浓香味，产于我国华北地区，广泛栽培为果树。常见品种有香扁、荷包李、雁过红、腰子红等，抗寒力强，但抗病力不及普通李 *Prunus salicina* Lindl.。

吴批：*Prunus salicina*，紫黄色：应是 *Prunus simonii*？

1422. 柰

柰，《别录》下品，即频果。

[**新释**] ————————————

《长编》卷十五收柰主要文献。《图考》图为新绘（图 1497）。本条无性状描述。绘图显示其果实顶部凹陷，较似我国就地起源的绵苹果，《中志》36：381 学名采用苹果 *Malus pumila* Mill.，为野生种新疆野苹果 *Malus sieversii* (Ledeb.) Roem. 驯化后，向东传播到我国内地，选育的类型。

新疆野苹果 *Malus sieversii* (Ledeb.) Roem. 驯化后，一路向西传播，沿途与欧洲苹果属其他物种杂交，传到欧美形成现代栽培苹果 *Malus domestica* Borkh.（但《中志》采用的学名还是 *Malus pumila* Mill.）。欧美苹果在 19 世纪末，20 世纪初，经美国、日本等国传入我国。

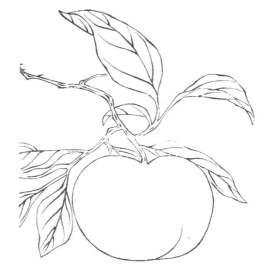

图 1497　柰

松村：*Malus pyrus* ×；《纲要》：*Malus pumila* Mill.；吴批：即频果 *Malus pumila*。

1423. 安石榴

安石榴，《别录》下品。实有甘、酸、红、白、玛瑙数种。

[**新释**] ————————————

《长编》卷十五收安石榴主要文献。《中志》52（2）：120–121 认为《名医别录》的安石榴即石榴科石榴属植物石榴 *Punica granatum* L.。《图考》图为吴其濬新绘（图 1498），绘图显示的也是 *Punica granatum* L.。该种现在我国多地栽培作水果。吴其濬用简短文字记载了石榴品种的多样化。

松村和吴批：*Punica granatum* L.。

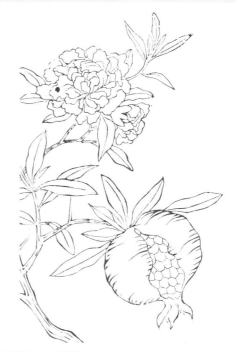

图 1498　安石榴

1424. 榧实

榧实,《别录》下品。树似杉,实青时如橄榄,老则黑。玉山与浙江交界处多种之。

[新释]

《长编》卷十五收榧实主要文献。《图考》图为吴其濬新绘(图1499)。所图为乔木,叶条形,成两列,先端凸尖,种子椭圆形;模糊绘有雄花序。上述性状,大概符合《中志》7:458描述的红豆杉科榧树属植物榧树 *Torreya grandis* Fort. ex Lindl.。该种为我国特有树种,

产于江西南部、浙江、福建北部、江西北部、安徽南部,西至湖南西南部及贵州松桃等地。在浙江诸暨及东阳等地栽培历史悠久,选择出了多个栽培品种,用于生产干果——香榧。

松村: *Torreya nucifera* S. et Z.,该种我国山东青岛、江西庐山、江苏南京、上海、浙江杭州等地20世纪才引种庭院栽培。非是。吴批: *Torreya grandis*。

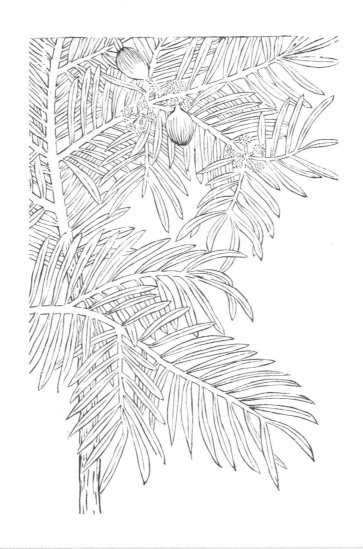

图1499 榧实

1425. 枳椇

枳椇，《唐本草》始著录，即枸也，详《诗疏》。能败酒。俗呼鸡距，亦名拐枣，山中皆有之。《本草拾遗》木蜜即此。

[新释]

《长编》卷十七收枳椇文献。《图考》图为吴其濬新绘（图1500）。所图植物为木本；叶互生，卵圆形，边缘有锯齿；具膨大的花序轴。上述性状，颇合《中志》48（1）89-91 描述的鼠李科枳椇属植物北枳椇 *Hovenia dulcis* Thunb. 和枳椇 *Hovenia acerba* Lindl.。但这两个种，《中志》分类所采用的性状有些牵强，若按形态地理方法来处理，这两个种恐难以分开。在修订之前，暂时订本种为北枳椇 *Hovenia dulcis* Thunb.。该种分布于河北、山东、山西、河南、陕西、甘肃、四川（北部）、湖北（西部）、安徽、江苏、江西（庐山），生于海拔 200～1 400 米次生林中，或庭院栽培。

松村和吴批：*Hovenia dulcis* Th.。

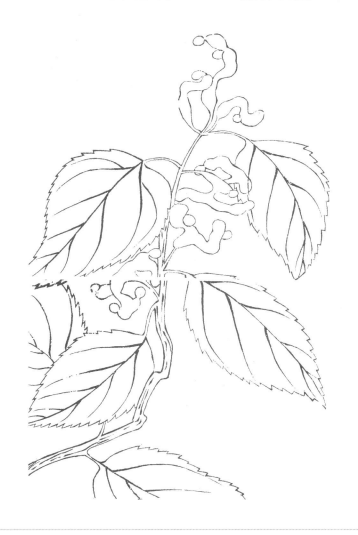

图 1500　枳椇

1426. 山楂

山楂，《唐本草》始著录，即赤瓜子。李时珍以为《尔雅》杭，繋梅。即此。北地大者味佳，制为糕；小者唯入药用。《齐民要术》引《广志》云：杭木易种，多种之为薪。又以肥田。郭注《山海经》亦云：杭可烧粪田。盖此木与榭栩同生山菜，落实取材，薪橚是赖。郭注《尔雅》，但云可食，尚未标以为果，而入药则盛于近世也。

[新释]

《长编》卷十七收赤瓜实文献。《图考》图为吴其濬新绘（图 1501），绘图显示本种茎和枝具细长的刺，叶片宽卵状倒楔形，先端有疏锯齿，基部楔形渐成短柄；果实扁圆球形，顶上有反折五枚萼裂片，果序成伞房状。据上述性状，宜订为《中志》36：194 描述的南山楂 *Crataegus cuneata* Sieb. et Zucc.，即文字"小者唯入药用"。本种我国产于河南、湖北、江西、湖南、安徽、江苏、浙江、云南、贵州、广东、广西、福建，生于山谷、多石湿地或山地灌木丛中，海拔 250～2 000 米。也分布于日本。果实多肉，可供生食，酿酒或制果酱，入药有健胃、消积化滞之效；嫩叶可以代茶，茎叶煮汁可洗漆疮。

本条文中，又有"北地大者味佳，制为糕"，所记系北方产的蔷薇科山楂属植物山楂 *Crataegus pinnatifida* Bunge（《中志》36：190）。该种产于黑龙江、吉林、辽宁、内蒙古、河北、河南、山东、山西、陕西、江苏，生于山坡林边或灌木丛中，海拔 100～1 500 米。模式标本采自北京郊区。朝鲜和俄罗斯西伯利亚也有分布。

松村：*Crataegus pinnatifida* Bge. 吴批：北山楂 *Crataegus pinnatifida*；南山楂 *Crataegus cuneata*。

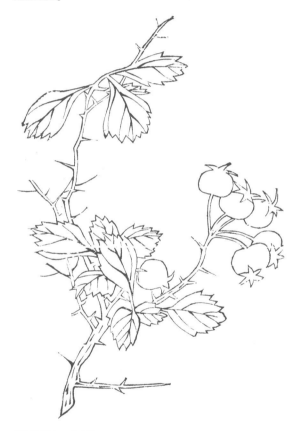

图 1501　山楂

1427. 槲实

槲实，《唐本草》始著录。似橡栗而圆斗亦小，其叶为槲若。

[新释] ————————

《长编》卷十七收"槲箬"文献。《图考》图为吴其濬新绘（图1502）。绘图显示为乔木，叶倒卵形至长倒卵形，顶端短钝尖，叶缘波状裂片或粗锯齿，具短叶柄；雄花序生于新枝叶腋，长，花数朵生于花序轴上；壳斗杯形，包着坚果约1/2，"似橡栗而圆斗亦小"。综合上述性状，接近《中志》22：222-223描述的壳斗科栎属植物槲树 *Quercus dentata* Thunb.。该种产于黑龙江、吉林、辽宁、河北、山西、陕西、甘肃、山东、江苏、安徽、浙江、台湾、河南、湖北、湖南、四川、贵州、云南等省。

松村：*Quercus*；吴批：*Quercus dentate*。

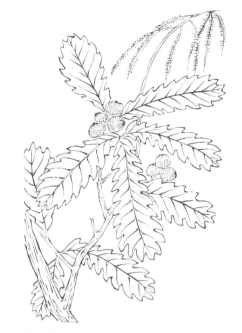

图1502　槲实

1428. 橡实

橡实，《唐本草》始著录，即橡栗也。曰柞，曰栎，曰芋，曰栩，皆异名同物。其实曰皂斗，以染皂。《说文》：栩，柔也。其实皂，一曰样。又样，栩实。《系传》云：今俗书作橡。狙公赋之，鸧雏集之，山人饥岁，拾以为粮。或云叶之柔，可代茗饮。然则染之、食之、饮之、薪之，橡之为用大矣。

[新释] ————————

《长编》卷十七收"橡栗"文献。中国古代本草中所提及的橡，疑为壳斗科栎属 *Quercus* 多种植物的通称。具体某一本草，某一绘图，所指可能有所不同。橡实，乃其果实。

《图考》图为吴其濬新绘图（图1503）。乔木，叶螺旋状互生，壳斗包坚果一部分，壳斗内具1枚坚果。壳斗科栎属 *Quercus* 植物无疑。其叶不大，近椭圆形，基部楔形，主脉两侧似不对称，叶缘具粗大锯齿，叶柄短或近无；壳斗杯状，包被坚果约1/2处；小苞片不清楚。上述性状，与《中志》22：233描述的壳斗科栎属植物锐齿槲栎（变种）*Quercus aliena* var. acutiserrata Maxim. ex Weuz. 有些近似。该种产于辽宁（东南部）、河北、山西、陕西、甘肃、山东、江苏、安徽、浙江、江西、台湾、河南、湖北、湖南、广东、广西、四川、贵州、云南等省区，生于100～2 700米的山地杂木林中，或形成小片纯林。种子富含淀粉。

栎，也是壳斗科栎属 *Quercus* 下一类植物的通称，如槲栎 *Quercus aliena* 及其近缘种。可参考本卷"苦槠子"条。

松村：*Quercus*；吴批：柞 *Quercus variabilis* 或 *Quercus serrata*。

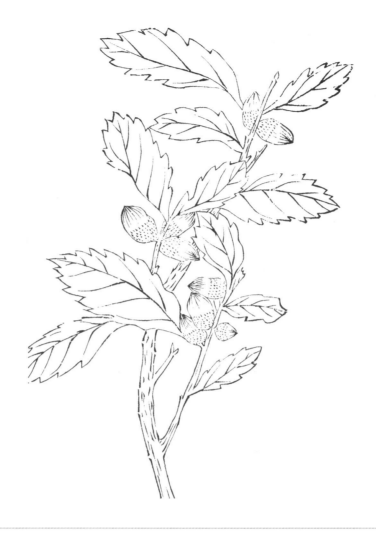

图 1503　橡实

1429. 菴摩勒

菴摩勒，《唐本附》即余甘子。生闽、粤及四川。

[新释]

《长编》卷十七收菴摩勒文献。《图考》图似吴其濬新绘（图 1504），乔木；叶似奇数羽状复叶，小叶 5～13 对，线状长圆形，中脉明显；果实扁圆球形，2～3 枚聚生，具细柄，果具棱。吴其濬显然没见实物。据上述性状，概貌接近《中志》44（1）：87 记载的大戟科叶下珠属植物余甘子 *Phyllanthus emblica* L.，"菴摩勒" 疑为古代侗台语的记音名，名见《南方草木状》。该种我国产于江西、福建、台湾、广东、海南、广西、四川、贵州和云南等省区，生于海拔 200～2 300 米山地疏林、灌丛、荒地或山沟向阳处。

松村和吴批：*Phyllanthus emblica*。

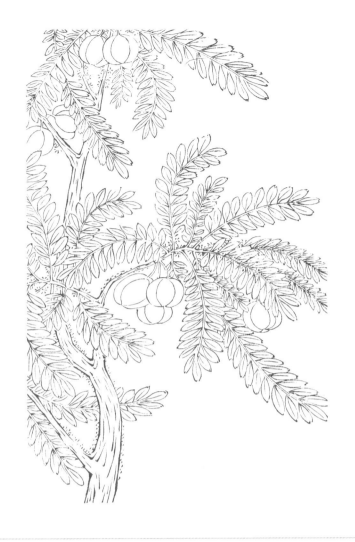

图 1504　菴摩勒

1430. 锥栗

锥栗,长沙山冈多有之。大树,叶细而厚,面绿有光,背黄白而涩。结实作梂,数十梂攒聚一枝,一梂一实,似栗而圆大如芡实,内仁两瓣,味淡微涩。

按《本草拾遗》,钩栗生江南山谷,大木数围,冬月不凋。其子似栗而圆小;又有雀子相似而圆黑,久食不饥,盖即此种。与栗相类,非楮类也。叶捣汁可成胶,油雨伞者用之。又一种栗,大如橡栗,味甘,炒食尤美,盖即钩栗。其小如芡实者,当即雀子。湖南通呼锥栗,一类有大小耳。

[新释]

吴其濬新描述的湖南物种。据《图考》文、图(图 1505)可知本种为大乔木,叶互生,背面黄棕色或淡棕黄色("叶……背黄白而涩"),长圆状披针形,先端尖,基部钝,有短柄,边全缘，具羽状脉，侧脉 7 条；果序穗状，壳斗圆球形，有刺，内有果实一枚，果实似粟，头尖；产于长沙。据上述性状特征，与《中志》22：55、《云志》2：261 所描述壳斗科锥属植物栲 *Castanopsis fargesii* Franch. 在概貌上基本吻合。至于本种的叶形尤其是边缘变异较大，似以全缘为主，在中部以上有稀疏不等的浅钝齿。可参考《中志》22：图版 15：1-5。

松村：*Castanopsis chinensis* Hce.。该种和 *Castanopsis fargesii* Franch 似近缘，据《中志》*Castanopsis* 的分种检索表，前种的成长叶为二面同为绿色，而后者已于上述，二年生的叶下面带灰白色。又 *Castanopsis*？；吴批：*Castanopsis fargesii*；钩栗 *Castanopsis* 一种（待查）。

《长编》收《本草拾遗》钩栗文献，描述的是两种，性状描述简单，只能暂释为锥属植物 *Castanopsis* sp.。

《图考》文中记载的"又一种栗，大如橡栗，味甘，炒食尤美，盖即钩栗"，似《中志》22：33 描述的钩锥 *Castanopsis tibetana* Hance。该种坚果扁圆锥形，较大。存以备考。

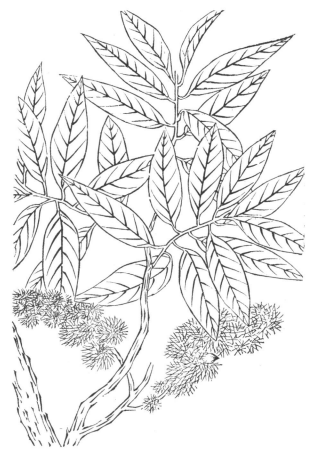

图 1505　锥栗

1431. 苦槠子

苦槠子，《本草拾遗》始著录。苦者实圆、叶宽。

零娄农曰：槠之名见《山海经》。余过章、贡间，與与人之诵曰：苦槠豆腐配盐幽菽。豆豉也。皆俗所嗜尚者。得其腐而烹之，至舌而涩，至咽而餍，津津焉有味回于齿颊。盖不肉食之氓，得苦甘者而咀吮之，不似淡食同嚼蜡矣。《郭注》谓槠似柞。夫柞一物而数名：栩也，杼也，栎也，枥也，橡也，样也。其实曰栲，曰斗。槠之叶丑栗，实丑橡，固橡属也。与橡实同而长者，别名槲，又曰朴樕。其不结实而中茧丝者为青枫，青枫亦有数种，饲蚕者能辨之。《陆疏》：徐州谓栎为杼，秦人谓柞栎为栎。《说文》以样为栩实。小学家辗转训诂，但指其类耳。《上林赋》[1]沙棠栎槠[2]，沙棠为一物，栎槠亦应为一物。槠、杼声音轻重，鹨羽所集，其此实耶？长沙秋时，倾筐入市，浸浸以腐供宾筵，北地不闻此制也。汝南有一种黄栗树[3]，与栎颇类，而中栋梁，非不材之木。槠木为柱不腐，亦有红、白二种：白者理疏，红者理密，中什器，诚非橡槲伍，其亦如樗、檫之别乎？

［新释］

《长编》卷十七收《本草拾遗》"槠"文字，《图考》本条文字涉及栎属 *Quercus* 多种植物。图为吴其濬新绘（图 1506），显示为一乔木；叶二列，叶片卵状椭圆形，顶部皱狭极尖，短尾状，基部宽楔形，一侧偏斜，略短，叶缘中部以上有锐锯齿，具长叶柄；花序长，顶生；果序长，果实 9 枚，壳斗几包着大部分，圆球形。上述性状与《中志》22：25 描述的壳斗科锥属植物苦槠 *Castanopsis sclerophylla* (Lind.) Schott. 较接近。该种产于长江以南，五岭以北各地；西南仅见川东和贵州东北，生于海拔 200～1 000 米丘陵和山坡林中。种仁（子叶）是制粉条和豆腐的原料，制成的豆腐即称苦槠豆腐。

柞，郭注谓：槠似柞……饲蚕者能辨之。秦人谓柞栎为栎。所述应为栎属 *Quercus* 内一类植物的通称，应以麻栎 *Quercus acutissima* 为主。但也有以枹栎 *Quercus serrata*，白栎 *Quercus fabri* 饲蚕者。栓皮栎 *Quercus variabilis*，北京呼为"白柞（音造）子"。

槲，"与橡实同而长者，别名槲，又曰朴樕"。应为以槲 *Quercus dentata* Thunb. 为主的近缘多种植物。但《诗经》中的朴樕，是否该属植物，有待商榷。

栎，"徐州谓栎为杼，秦人谓柞栎为栎。《说文》以样为栩实。小学家辗转训诂，但指其类耳"。橡实或是栎属 *Quercus* 下多种植物的混合名，详见本卷"橡实"条。

松村：*Quercus*；吴批：*Castanopsis sclerophylla*（图是）。

［注］

❶《上林赋》：司马相如的代表作。该赋通过描述上林苑物种多样性及汉天子游猎的盛达规模，以此来赞美汉朝的强盛。

❷《上林赋》沙棠：吴其濬以为沙棠为一物，具体物种待考。栎槠亦应为一物，见本条新释。

❸ 黄栗树：*Quercus*？待考。

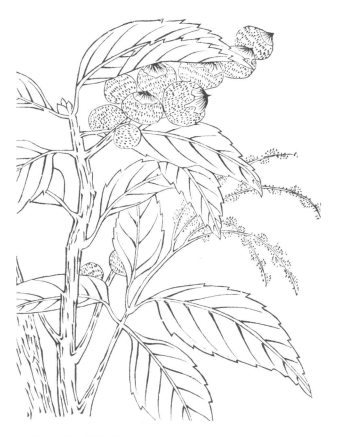

图 1506　苦槠子

1432. 面槠

面槠，与苦槠[1]同，叶长而狭，实尖。

[新释]

《长编》卷十七收面槠文献，与《图考》文字同，是吴其濬新描述的文字。该条为吴其濬新描述的种。绘图（图1507）所示仅为一条无果实的枝条，叶披针形至长圆状披针形，先端渐尖，基部钝至圆钝，边全缘，叶脉5～7对。查《中志》《图鉴》的山毛榉科，均无"面槠"中名，但《图鉴》1：436，图871 *Lithocarpus henryi* (Seem.) Rehd. & E. H. Wils；但其名为"绵柯"，"面"与"绵"是否可音转？《中志》22：198−200 灰柯 *Lithocarpus henryi* (Seem.) Rehd. et Wils. 有俗名"棉槠石栎"，该种叶狭长椭圆形，顶部短渐尖，基部有时宽楔形，全缘，侧脉每边11～15对；壳斗浅碗斗，包着坚果很少到一半；果实顶圆，有时顶略凹陷，有时顶端尖，长有单薄的白粉。如据白粉特征，似与名字相呼应。该种产于陕西南部（秦岭南坡）、湖北西部（三峡地区）、湖南西部（永顺、桑植等地）、贵州东北部（梵净山）、重庆东部（巫山、奉节等地），生于海拔1 400～2 100米的山地杂木林中，常为高山栎林的主要物种。存以备考。

又据文字"面槠与苦槠同"，即与上条苦槠 *Castanopsis sclerophylla* 为近缘种。该属叶全缘者，似米槠 *Castanopsis carlesii* (Hemsl.) Hayata 或甜槠 *Castanopsis eyrei* (Champ.) Tutch. 一类。米槠叶披针形，或卵形，顶部渐尖或渐狭长尖，侧脉每边8～11对；壳斗近圆球形或阔卵形，外壁有疣状体，或甚短的钻尖状，有时位于顶部的为长1～2毫米的断刺；坚果近圆球形或阔圆锥形，顶端短狭尖。该种产于长江以南各地，见于海拔1 500米以下山地或丘陵常绿或落叶阔叶混交林中，常为主要树种。暂定该种。

松村：*Quercus*；吴批：图是 *Lithocarpus henryi*（当据长沙实物）。附记：《牧野日本植物图鉴》655：*Quercus myrsinaefolia* Blume（？面槠），但该种叶缘中上部有锯齿。

[注]

1 苦槠：即上条"苦槠子"之树名"苦槠"，商务1957本讹作"槠苦"。

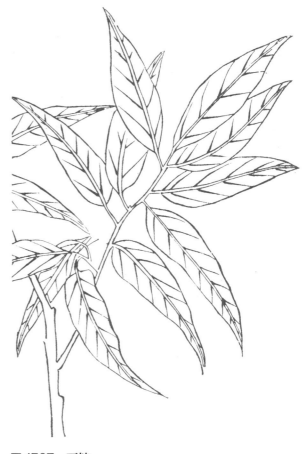

图1507　面槠

1433. 韶子

韶子,《本草拾遗》始著录,《虞衡志》谓之山韶子。俗呼毛荔枝,谓荔枝子变种,味酸。

[新释]

《长编》卷十七收韶子文献。《图考》图为新绘（图1508）。

核《本草拾遗》文字：味甘、温、无毒。主暴痢,心腹冷。生岭南,子如栗,皮肉核如荔枝。《广志》云：韶叶似栗,有刺,斫皮内白脂如猪肪。味甘酸,亦云核如荔枝也。《中志》47（1）：38-39 释其作无患子科韶子属植物韶子 *Nephelium chryseum* Blume。《纲要》3：140 释韶子为红毛丹 *Nephelium lappaceum* L. var. *topengii* (Merr.) How et Ho。《云志》1：274 有本种分类界限的说明,典型的 *Nephelium lappaceum* L. 不产于我国,该种最北仅分布到越南南部及菲律宾（八打雁）。我国只广东、海南、云南有少量引种栽培。原订为 *Nephelium lappaceum* L. var. *topengii* 的云南和广西标本应隶于 *Nephelium chryseum* Blume 范围,而广东标本应为 *Nephelium chryseum* Blume var. *topengii* (Merr.) C. Y. Wu。如此岭南韶子,可释作 *Nephelium chryseum* Bl. var. *topengii* (Merr.) C. Y. Wu。本种的叶应为全缘,但《图考》绘图画成具有齿刻的叶,勉强可释为此。

吴批：*Nephelium topengii*,即《中志》记录的海南韶子 *Nephelium topengii* L.,我国仅海南分布。

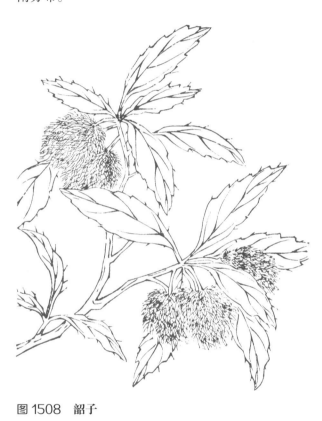

图1508 韶子

1434. 都角子

都角子,《本草拾遗》始著录。似木瓜,味酢。

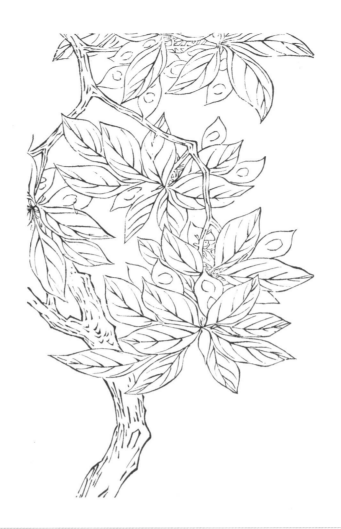

图 1509　都角子

[新释]

《长编》卷十七收都角子文献。《图考》图为新绘（图 1509），图作乔木，有荚果可供分类鉴定参考。推测似豆科酸豆属植物酸豆 *Tamarindus indica* L.。俗称酸角。

核实《本草拾遗》都角子文献，其描述的都角子性状和功用都疑似《中志》39：217 描述的酸豆 *Tamarindus indica* L.。该种荚果圆柱状长圆形，果肉味酸甜，在我国台湾、福建、广东、广西、云南南部和北部（金沙江河谷）常见，栽培或逸为野生。果实入药，为清凉缓下剂，有祛风和抗坏血病之功。

吴批：图似抄来，不可辨，或是 *Tamarindus*。

1435. 石都念子

石都念子，《本草拾遗》始著录，即倒捻子。东坡名为海漆，亦名胭脂子。

[新释]

《长编》卷十七收石都念子文献。《图考》图似新绘（图1510）。图上几乎无可参考的分类学性状，不可辨。

《本草拾遗》文字描述：味酸，小温，无毒。主痰嗽，哕气。生岭南，树高丈余，叶如白杨，子如小枣，蜜渍为粉，甘美益人。隋朝植于西苑也。据其形态"花如蜀葵，正赤""子如小枣"及"生岭南"，似非藤黄科藤黄属植物莽吉柿 Garcinia mangostana L.，疑其似《中志》53（1）：121描述的桃金娘科桃金娘属植物桃金娘 Rhodomyrtus tomentosa (Ait.) Hassk.。该种另有俗名岗稔、山稔子、山菍、多莲、豆稔子、稔果、多奶、山多奶、苏园子、石榴子、白碾子、水刀莲、乌肚子、当梨子、哆咤仔、稔子和豆稔等。

其浆果卵状壶形，长 1.5～2 厘米，宽 1～1.5 厘米，熟时紫黑色，可食用，产于台湾、福建、广东、广西、云南、贵州以及湖南最南部。

《岭表录异》记载的倒捻子，最早见唐刘询的《岭表录异》，原文作："倒捻子，窠丛不大，叶如苦李。花似蜀葵，小而深紫，南中妇女多用染色。子如软柿，外紫内赤，无核，头上有四叶如柿蒂，食之必捻其蒂，故谓之倒捻子，讹为都念子。味甘甚软。暖腹脏，益肌肉。"如据上述"子如软柿，外紫内赤，无核，头上有四叶如柿蒂"，有些接近《中志》50（2）：98描述的藤黄科藤黄属植物莽吉柿 Garcinia mangostana L.。该种原产于马鲁古，我国台湾、福建、广东和云南也有引种或栽培。南中、岭表，都指现岭南到越南北部一带。但文中"花似蜀葵，小而深紫"，非该种特征。可能还是桃

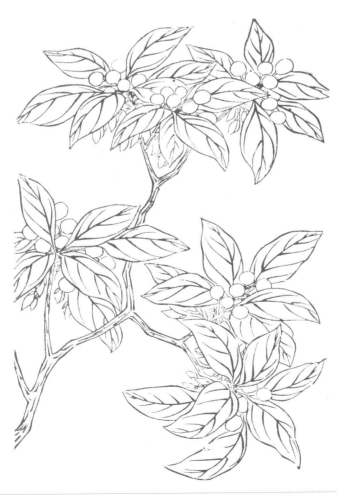

图 1510　石都念子

金娘 Rhodomyrtus tomentosa 的性状。

《图考》记载的胭脂子，据《中志》23（1）：55，引《海南植物志》，胭脂、胭脂树为桑科波罗蜜属植物胭脂 Artocarpus tonkinensis A. Chev. ex Gagnep. 的海南土名，该种果实味甜可食。苏东坡曾遭贬海南，他命名该果实种子（实则上为小核果）为胭脂子是有可能的，但更可能仅

是美好的附会。吴其濬把该种置于《图考》卷之三十二果类，也算是一个佐证。在无其他证据下，姑妄订为此。

《纲要》认为即倒捻子；吴批：倒捻子或是 Garcinia 一种。胭脂子今为 Artocarpus，图似抄来，两者都不似。

1436. 软枣

软枣，即牛奶柿，《救荒本草》以为即羊矢枣。段玉裁《说文解》[1]从之。《名苑》[2]云即君迁子，《本草纲目》从之，引《本草拾遗》云生海南。今岭南有羊矢枣，《南越笔记》述之甚详，盖同名异物也。《礼记·内则》芝栭菱椇，《疏》引贺氏说，以栭为软枣。《尔雅注》以栭为栭栗。释经者多以郭说为长。郭《注》：遵，羊枣，云实小而圆，紫黑色，俗呼羊矢枣，状与软枣符。

[新释]

《长编》卷十七收君迁子、软枣两条文献。

《救荒本草译注》释软枣作柿科柿属植物君迁子 Diospyros lotus L.，参见《中志》60（1）：105。其别名有黑枣、牛奶柿（河北、河南、山东）。该种成熟果实近球形至椭圆形，直径只1~2厘米，初熟淡黄色，后紫黑色。可食用。产于山东、辽宁、河南、河北、山西、陕西、甘肃、江苏、浙江、安徽、江西、湖南、湖北、贵州、四川、云南、西藏等省区。此即《尔雅》遵，羊枣，《注》羊矢枣，皆为该种。

《图考》图为新绘（图1511），所图显示本种具粗长的枝刺，果柄细长，无宿存的4枚果萼，非君迁子 Diospyros lotus，所图物种待考。

《本草拾遗》所记，根据地理分布，似也非 Diospyros lotus L.，其与《南越笔记》记录的羊矢枣，疑即本书卷之三十一"羊矢果"，其图文

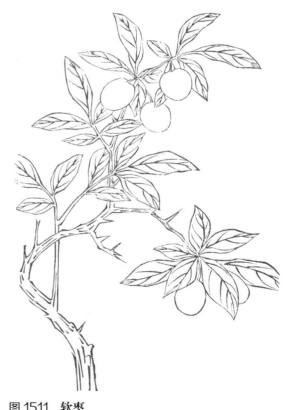

图1511　软枣

描述疑似杜英科杜英属 *Elaeocarpus* 植物。

吴批：*Diospyros lotus*（图是）。

1437. 楼子

楼子，《本草拾遗》始著录。《瓮牖闲评》以为梨类。

［新释］

《长编》卷十七收《本草拾遗》和《吴都赋》楼子两条文献。《图考》楼子图为新绘图（图 1512），与软枣图、石都念子图如出一辙，似非吴其濬据实物绘制。所绘植物不可考。

吴批：待查《本草拾遗》。核《长编》文献，《本草拾遗》提供的性状也有限，暂只能推测为蔷薇科梨属之一种 *Pyrus* sp.。

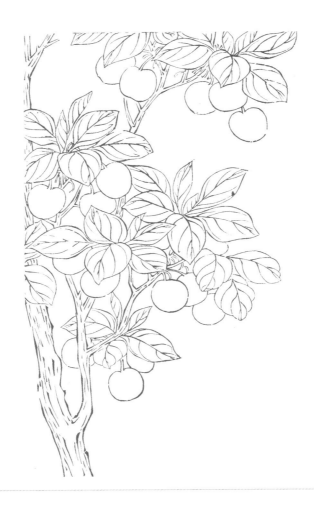

图 1512　楼子

1438. 无漏子

无漏子，《本草拾遗》始著录，即海枣也。广中有之。

〔新释〕

《长编》卷十七收无漏子文献，包含《南方草木状》海枣等。《中志》13（1）：8 释《南方草木状》海枣、《本草拾遗》无漏子、波斯枣、《岭表录异》番枣、海棕皆为棕榈科刺葵属植物海枣 *Phoenix dactylifera* L.。该种原产于西亚和北非。福建、广东、广西和云南等省区有引种栽培，我国仅少数地区能结实。除果实供食用外，其花序汁液可制糖。海枣叶长达 6 米，叶柄长而纤细，多扁平；羽片线状披针形，长18～40 厘米，顶端短渐尖，具明显的龙骨突起，2 或 3 片聚生，下部的羽片变成长而硬的针刺。

图为吴其濬新绘（图 1513），所图叶掌状，与海枣明显不同。该图也许只是臆想图，不可考。

吴批：*Phoenix dactylifera*，吴其濬盖未见。

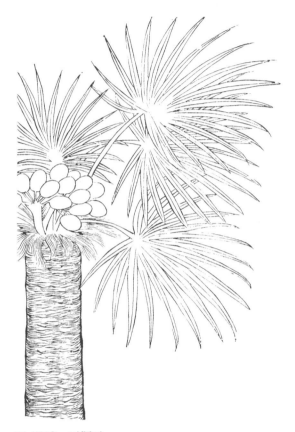

图 1513　无漏子

《植物名实图考》

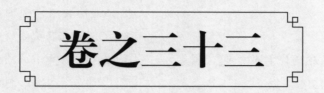

卷之三十三

固始吴其濬　著　蒙自陆应谷　校刊

木　类

1439. 柏

柏,《本经》上品。叶、脂、实俱入药用。有圆柏、侧柏,圆柏即栝。有赤心者,俗名血柏。

[新释]

《长编》卷十九收柏历代主要文献。《图考》图为吴其濬新绘(图 1514)。据《图考》图、文,本种的树干纵裂成条片,鳞叶鳞形,甚小;球果圆球形,开裂,上部一对种鳞顶端向上有尖头。综合上述性状,与《中志》7:322 和《云志》4:76 描述的柏科侧柏属植物侧柏 *Platycladus orientalis* (L.) Franco 概貌基本相似。该种我国产于内蒙古(南部)、吉林、辽宁、河北、山西、山东、江苏、浙江、福建、安徽、江西、河南、陕西、甘肃、四川、云南、贵州、湖北、湖南、广东(北部)及广西(北部)等省区,河北(兴隆)、山西(太行山区)、陕西(秦岭以北渭河流域)及云南(澜沧江流域)山谷中有天然森林,淮河以北、华北地区石灰岩山地、阳坡及平原多选用造林。

原文"圆柏即栝。有赤心者,俗名血柏"。吴批为柏科柏木属植物柏木 *Cupressus funebris* Endl.,参见《中志》7:335。其通用名为柏木(《纲要》1:15),它的心材黄褐色,边材淡褐黄色或淡黄色,似与原文"圆柏有赤心者,俗名血柏"的描述不符。若按原文"有赤心者",当为《中志》7:363 所描述的圆柏 *Sabina chinensis* (L.) Ant.。其心材淡褐红色,北京土名称"红心柏"。关于这一点,《图考》后一项"桧"条,原文作"桧"即栝,《书疏》:栝、柏叶松身,与《尔雅》桧同。《尔雅翼》:今人谓之圆柏,以别于侧柏。看来古人对"圆柏"的认识有矛盾。故暂订本条圆柏"有赤心者"为

柏科圆柏属植物圆柏 *Sabina chinensis* (L.) Ant.(*FOC* 处理作 *Juniperus chinensis* L.)。该种我国产于内蒙古(乌拉山)、河北、山西、山东、江苏、浙江、福建、安徽、江西、河南、陕西(南部)、甘肃(南部)、四川、湖北(西部)、湖南、贵州、广东、广西(北部)及云南等地,生于中性土、钙质土及微酸性土上,各地亦多栽培。

吴批:圆柏 *Cupressus funebris*;侧柏 *Platycladus orientalis* (*Thja orientalis*) 即图上所示。

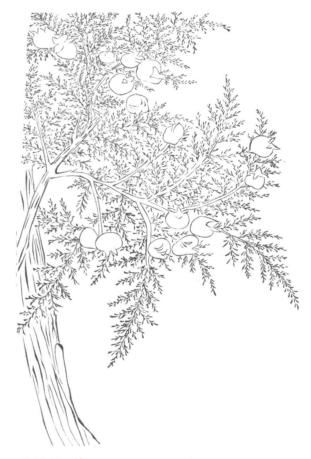

图 1514 柏

1440. 桧

桧，即栝。《书疏》：栝，柏叶松身，与《尔雅》桧同。《尔雅翼》：今人谓之圆柏，以别于侧柏。其一种刺柏，木理亦相类。《老学庵笔记》谓有海桧、土桧二种；海桧难致，不知其叶有别否。桧、柏一枝之间或桧或柏，庭院多植之为玩。又有三友柏，一株而叶有圆、侧、刺三种。

[新释]

《长编》卷十九收桧历代主要文献。《图考》桧图为吴其濬新绘（图 1515），老干树皮纵裂成条片，枝具鳞叶，并具椭圆形的雄球花。按桧即栝，今人谓之圆柏，以别于侧柏（与前条文字矛盾，古人对该种定义不一致）。《图考》桧图较接近《中志》7：363 所描述的柏科圆柏属植物圆柏 *Sabina chinensis* (L.)Ant.（*FOC* 作 *Juniperus chinensis* L.）的雄株。陈嵘《中国树木分类学》第 65 页，将栝（《禹贡》）、桧（《诗经》）、刺柏（《本草汇言》），均释作圆柏 *Juniperus chinensis* L.（=*Sabina chinensis* Ant.）。

文中提及的刺柏，即本卷下一条"刺柏"，原文"圃人……刺松"，吴批：*Juniperus chinensis* L. var.，《中志》7：362 把这一学名作为 *Sabina chinensis* (L.) Ant. var. *chinensis* 的异名，其中名为侧柏，但别名为桧（《诗经》）。按原文"圃人多翦其叶、揉其干为盆玩"当指本种的栽培变种，《中志》列有栽培变种有 6 个之多。《老学庵笔记》记载的海桧和土桧，即该种。《老学庵笔记》三友柏："一株而有圆、侧、刺三种。"或为柏嫁接上其他柏树所致。

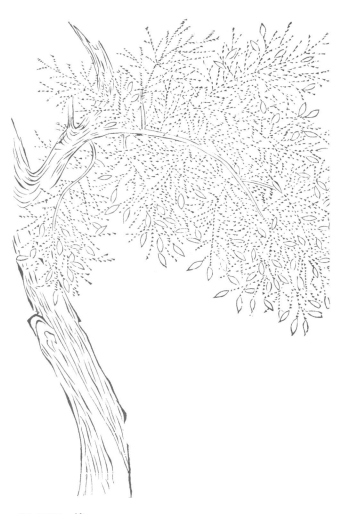

图 1515　桧

1441. 刺柏

刺柏，叶如针刺人。圃人多翦其叶、揉其干为盆玩，或亦曰刺松。《说文》：樱，细理木也。《段氏注》：樱，见《西山经》《南都赋》。郭曰：樱似松有刺，细理。刘渊林注《蜀都赋》：楔似松，有刺；楔，盖樱之讹。按此木理极坚致，但叶如刺耳。五台有落叶松，有刺能毒人肉，今志中失载。

〔新释〕

吴其濬新描述的物种。据《图考》图（图 1516），叶全部为刺叶，当隶柏科刺柏属 *Juniperus* 植物。《中志》7：376 记述我国有四种，其中西伯利亚刺柏 *Juniperus sibirica* Burgsd. 为匍匐灌木，产于东北高山上部、新疆（1 400 米）、西藏（3 500～4 200 米）地带，生于石砾山地；另一为欧洲刺柏 *Juniperus communis* L. 为我国一些大城市引种栽培作观赏树，这两种当可除外。在我国南方及西南地区（包括青海、陕西、四川一部分地区）为刺柏 *Juniperus formosana* Hayata；在我国东北、西北（陕西、甘肃、宁夏地区）为杜松 *Juniperus rigida* Sieb. et Zucc.，这两种主要区别除叶片的气孔带不同外，前者叶上面仅稍凹，而后者凹下成深槽，可惜这两个特征都不可能从绘图或原文中得到，但从吴其濬常处之地，应为刺柏 *Juniperus formosana* Hayata。原文中出现于《西山经》《南都赋》和《蜀都赋》者，陈嵘《中国树木分类学》称为山刺柏。

文中记录的落叶松："五台有落叶松，有刺能毒人肉；今志中失载。"《中志》7：168 记载于我国（除引种者除外）有 10 种，它们的分布区都较局限，即狭域分布种。从辽宁西部、河北北部、山西分布的为松科落叶松属植物华北落叶松 *Larix principis-rupprechtii* Mayr，换言之，原文所说"五台有落叶松"应是本种，并且其模式标本也就采自山西五台山。但原文所说"有刺能毒人肉；今志中失载"，不解，是否指它的木材刺入皮肤，会导致皮肤发炎腐烂？待核。

松村：*Juniperus* ？吴批：*Juniperus formosana* 或 *Juniperus rigida*。

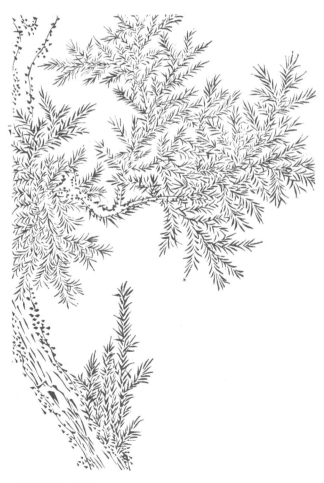

图 1516　刺柏

1442. 松

松脂，《本经》上品。花为松黄，树皮绿衣为艾蒳，烧汁为松湝，松节、松心皆入药。关东松枝干凌冬翠碧，结实香美，子为珍果，永平亦有之。凡北地松难长，多节质坚，材任栋梁，通呼油松。盛夏节间汁即溢出。南方松仅供樵薪，易生白蚁。惟水中桩，年久不腐。

零娄农曰：《尔雅》，枞，松叶柏身。《注》：今大庙梁材。《尸子》[1]所谓松柏之鼠，不知堂密之有美枞。枞盖松类而异质耳。今匠氏攻木者，有灰松、黄松二种。灰松易生，质轻速腐，为藉为薪，皆是物也。黄松亦曰油松，多脂，木理坚，多生山石间。北地巨室，非此不能胜任。余常至卢龙试院，观所谓古松者，皆数百年物，竦身蠹干，碧润多节，与老松龙鳞，渺不相属。而长风谡谡，巨浪撼空，审其钗股，则皆七鬣，意谓即美枞也。湘中方言，谓松为丛，简牍中或作枞，则松、枞果一类欤。结实之松，叶同而木驳，凸凹如刻画，惟燕、辽及滇有之。《演繁露》[2]以枞为丝杉。松、杉叶迥异，《尔雅》两载，恐非类也。园庭古寺有麈尾松、栝子松即刷牙松、金钱松、鹅毛松，皆盆几之玩，非栋梁之用，五大夫之庶孽耳。塞外、五台有落叶松，蒙古取其皮以代茶。高寒落木，异乎后凋，又其木坚有刺毒，能腐人肉。寄生白脂厚五六寸，光洁似玉，微软而坚，或有用为靴底。又有白松，直干盘枝，上短下长，望如浮图，质体独轻，非木公之别族，则因地而异其形性矣。

[新释]

《长编》卷十九收松历代主要文献。古代松似为松属 *Pinus*、金钱松属 *Pseudolarix*、落叶松属 *Larix* 和云杉属 *Picea* 等多属多种植物的通称。通常多指松属植物《图考》松之图（图1517）是吴其濬以意为之，他对松属分类以二针、三针、五针性状的重要性尚未有足够的认识，因此将松针生长情况绘成鸟之羽毛样。现分别释松条提及的各名称。

关东松，原文："关东松枝干凌冬翠碧，结实香美，子为珍果。"真正产关东的，可释为《中志》7：211 描述的松科松属植物红松 *Pinus koraiensis* Sieb. et Zucc.，在我国分布于东北长白山地区，其种子大，可食。但本条描述据永平松，原文"永平亦有"。永平有四处，一在贵州（东部），一在云南（西部），在陕西（永平镇），一在江西（永平镇）。以吴其濬所处之地，指云南西部永平的可能性最大。此松可释为《中志》7：217 描述的松科松属植物华山松 *Pinus armandii* Franch.。文字"枝干凌冬翠碧"实指永平产的松 *Pinus armandii* Franch.，而关东松 *Pinus koraiensis* 的树皮灰褐色或灰色，裂成长方形鳞片状块片，脱落后露出红褐色内皮……一年生枝密，披黄褐色或红褐色柔毛。本书卷之三十一图 1421 海松子，即本种，除陕西、江西外，贵州、云南均有分布。其种子可食用，亦有榨油供食用。吴其濬将本种混入前种红松

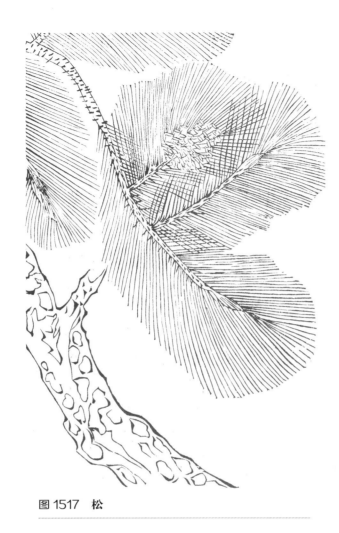

图 1517 松

Pinus koraiensis Sieb. et Zucc. 了。

油松，原文："凡北地松难长，多节质坚，材任栋梁，通呼油松。"《纲要》1：11 释其作《中志》7：251 描述的松科松属植物油松 *Pinus tabulaeformis* Carr.（*FOC* 修订作 *Pinus tabuliformis* Carv.），产于吉林（南部）、辽宁、河北、河南、山东、山西、内蒙古、陕西、甘肃、宁夏、青海、四川。

南方松（马尾松），原文："仅供樵薪，易生白蚁，惟水中桩，年久不腐。"与前北地松（油松）相对。此宜释为《中志》7：263 描述的松科松属植物马尾松 *Pinus massoniana* Lamb.。本条所图即似此种。产于江苏（六合、仪征）、安徽（淮河流域、大别山以南）、河南西部峡口、陕西汉水流域以南、长江中下

游各省区，南达福建、广东、台湾北部低山及西海岸，西至四川中部大相岭东坡，西南至贵州贵阳、毕节及云南富宁。在长江下游其垂直分布于海拔 700 米以下，长江中游海拔 1 100～1 200 米以下，在西部分布于海拔 1 500 米以下。树干可割取松脂，为医药、化工原料。麈尾松，应为松针较长的类群，推测为该种。

美枞，原文："余常至卢龙试院，观所谓古松者……审其钗股，则皆七鬣，意即美枞也。"七鬣，吴批："松针（鬣）只有二针、三针、五针三种，如此则是错误观察，或是 *Pinus densiflora* 耸身蠹干，碧润多节。"此可释为《中志》7：218 描述的松科松属植物华山松 *Pinus armandii* Franch。其"针叶 5 针一束，稀 6～7 针一束"，但不知卢龙试院在云南否？据《中志》，华山松 *Pinus armandii* 有稀 6～7 针一束者。*Pinus densiflora* 只 2 针一束。七鬣当为吴其濬观察到了华山松七针一束的类型。

栝子松（即剔牙松），吴批：*Pinus bungeana*。《纲要》1：8，故名栝，今山西仍作樗树。同意释作松科松属植物白皮松 *Pinus bungeana* Zucc. ex Endl.。本种为我国特有树种，产于山西（吕梁山、中条山、太行山）、河南西部、陕西秦岭、甘肃南部及天水麦积山、四川北部江油观雾山及湖北西部等地，生于海拔 500～1 800 米地带。

金钱松，宜释为《中志》7：197 描述的松科金钱松属植物金钱松 *Pseudolarix amabilis* (Nelson) Rehd.。此为我国特有属，仅 1 种，产于长江中下游各省温暖地带，用材及庭院树种。树皮入药（俗称土槿皮）可治顽癣和食积等症；根皮亦可入药。

落叶松，"塞外、五台有落叶松，蒙古取其皮以代茶。高寒落木，异乎后凋，又其木坚有刺毒，能腐人肉"。除了五台的华北落叶松 *Larix principis-rupprechtii* Mayr.，这里说的塞外的落叶松，有生长于阿尔泰山的新疆落叶松 *Larix sibirica* Ledeb. 或大、小兴安岭的落叶松

Larix gmelinii (Rupr.) Rupr.，这些地区在清时都有蒙古族人聚居。

泰山的五大夫松，应为松科松属植物油松 *Pinus tabuliformis* Carr.。

白松，疑为松科云杉属植物之一种 *Picea* sp.。文中还有未尽详细考证之种，期待日后该类群专家考证解决。

[注]

1 《尸子》：先秦的杂家作品，作者尸子。尸子，名佼，晋国人（一说鲁国），相传是商鞅的老师，融合了儒、墨、道、法各家思想。

2 《演繁露》：南宋程大昌撰笔记类作品，全书 16 卷，记载了三代到宋的杂事 488 项。

1443. 茯苓

茯苓，《本经》上品，附松根而生，今以滇产为上。岁贡仅二枚，重二十余斤，皮润细，作水波纹，极坚实。他处皆以松截断，埋于山中，经三载，木腐而茯成，皮糙黑而质松，用之无力。然山木皆以此翦薙，尤能竭地力，故种茯苓之山，多变童阜，而沙崩石陨，阻遏溪流，其害在远。闻新安人禁之。

[新释]

《长编》卷十九收茯苓文献。茯苓，基原为多孔菌科茯苓属茯苓 *Poria cocos* (Schw.)Wolf 的干燥菌核。本种主要分布于河北、河南、山东、安徽、浙江、福建、广东、广西、湖南、湖北、四川、贵州、云南、山西等地，多寄生在松树根上。《图考》图似非新绘（图 1518）。但如仅据此图，很难判断为茯苓 *Poria cocos*。

吴批：*Pachyma coco*。

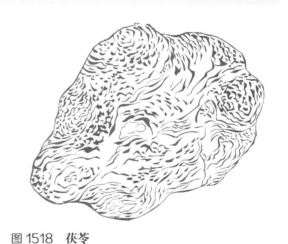

图 1518　茯苓

1444. 桂

菌桂，《本经》上品。牡桂，《本经》上品。《别录》又出桂一条。牡桂即肉桂，菌桂即筒桂，因字形而误。今以交趾产为上，湖南瑶峒亦多，不堪服食。桂子如莲实，生青老黑。

[新释]

《长编》卷十九收桂、菌桂、牡桂、天竺桂文献。桂字在我国古代可能是指樟科樟属 Cinnamomom 多种植物的通称。吴其濬未见实物,《图考》绘图显系抄来(图1519),具体出处待查,所图物种待考。

牡桂,"即肉桂……今以交趾产为上",即《中志》31:223 描述的樟科樟属植物肉桂 Cinnamomum cassia Presl.。本种为一栽培种,原产我国,现在广东、广西、福建、台湾、云南等地广为栽培。入药根据不同部位,药材名也不同,入药作用亦不同:树皮称肉桂,枝条横切称桂枝,嫩枝称桂尖,叶柄称桂芋,果托称桂盅,果实称桂子,幼果称桂花或桂芽。本草传统看重越南北部栽培生产的"清化桂",清代亦如此,即吴其濬所谓"今以交趾产为上"。

文中提及"湖南瑶峒亦多",无具体性状描述,似樟科樟属植物之一种 Cinnamomom sp.。

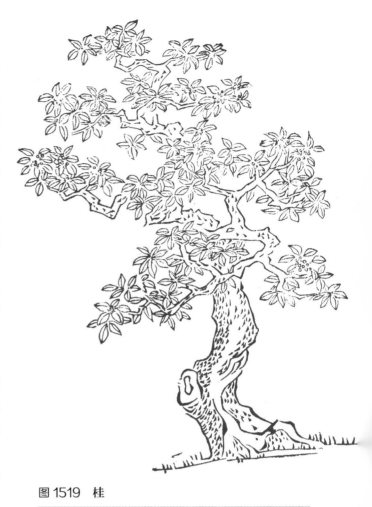

图 1519 桂

1445. 蒙自桂树

桂之产曰安边、曰清化,皆交趾境。其产中华者,独蒙自桂耳;亦产逢春里土司地。余求得一本,高六七尺,枝干与木樨全不相类。皮肌润泽,对发枝条,绿叶光劲,仅三直勒道,面凹背凸,无细纹,尖方如圭。始知古人桂以圭名之说,的实有据;而后来辨别者,皆就论其皮肉之腊,而并未目睹桂为何树也。其未成肉桂时,微有辛气。沉檀之香,岁久而结;桂老逾辣,亦俟其时,故桂林数千里,而肉桂之成如麟角焉。江南山中如此树者,殆未必乏,惜无识其为桂者。爨下樗柮,馨气满坳,安知非留人余丛,同泣其豆间耶?玉兰著而木莲微,木犀咏而山桂歇,古之赏者其性,后之赏者其华,草木名实之淆,亦世变风移之一端也。虽然人不至滇,亦乌知桂之为桂哉!

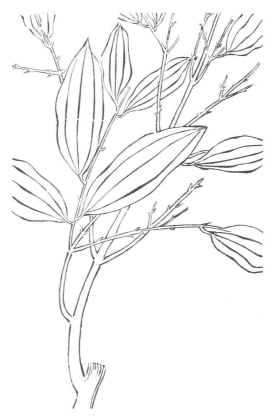

图 1520　蒙自桂树

［新释］

吴其濬新描述的云南植物。据《图考》文、图（图 1520），本植物为中等树木，树皮润泽，枝条常对生；叶光亮绿色，具三条基生脉，脉在上面凹下，下面凸起，在先端会合或接近，其他细脉不明显，椭圆形，全缘，先端锐尖，基部钝圆，具短柄。吴旧批 *Cinnamomum tamala* (Buch.-Ham) Th. G. Fr. Nees；新批 *Cinnamomum bejolghota* (Buch.-Ham) Sweet。经查《中志》和《云志》，樟属作者似为李锡文（因多有其新种），均无蒙自桂树的引证。据《云志》6：119，前种产南部，似有可能，但其近缘种 *Cinnamomum pingbienense* H. W. Li（1976，新种）料想其模式产自屏边，蒙自离屏边不远，似这三种也有可能是近缘种，无论《中志》31：204–210 和《云志》，它们都被排放在一起。尤其《中志》31：208，在 *Cinnamomum pingbianense* 有一附记，指出它与 *Cinnamomum tamala* 的区别。由于《图考》原文、图过于简单，无法依据具体特征进行鉴别。以上叙述仅从分布方面考虑而已，暂订为钝叶桂 *Cinnamomum bejolghota* (Buch.-Ham) Sweet 和屏边桂 *Cinnamomum pingbienenoe* H. W. Li。待以后该类群研究者将该属的蒙自标本作一番鉴定，或可找到更为准确答案。

1446. 岩桂

岩桂，即木犀。《墨庄漫录》谓古人殊无题咏，不知旧何名。李时珍谓即菌桂之类而稍异，皮薄不辣，不堪入药。

［新释］

《长编》卷十九收木樨文献。《图考》图为新绘（图 1521）。据《图考》图、文，本种为木本植物，似非大树；单叶对生，长椭圆形，先端渐尖，全缘，中脉明显，具侧脉，叶柄短；聚伞花序生于叶腋，花多朵，裂片四。综观以上性状，颇合《中志》61：107–108 描述的木犀 *Osmanthus fragrans* (Thunb.) Lour.。该种原产于我国西南，现广泛栽培，栽培品种多有金桂、银桂、丹桂、四季桂等。

松村和吴批：*Osmanthus fragrans* Lour.。

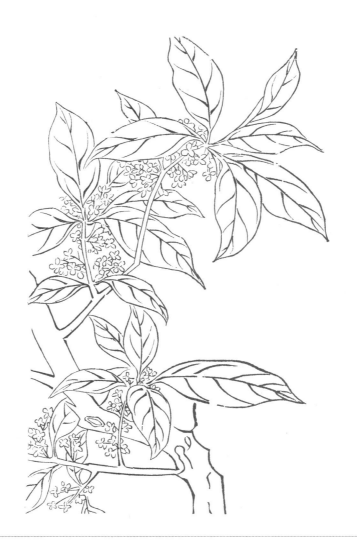

图 1521　岩桂

1447. 桂寄生

桂寄生，一名骨牌草，生杭州三百年老桂上。大致如车前草，而叶厚如桂。三十二色骨牌，无一不具，奇偶相对，巧非意想所及。点子黄圆，生于叶背，皆一一突出似金星草，盖其子也。余至杭，曾取玩之。或云治吐血有殊功。

雩娄农曰：古者乌曹作博[1]。《说文》博局戏六箸十二棊[2]；《方言》：博或谓之棊；所以投博谓之枰，或谓之广平；所以行棊谓之局，或谓之曲道。《颜氏家训》：古为大博则六箸，小博则二茕，今无晓者。鲍宏《博经》[3]博局之戏，各投六箸，行六棊，故曰六博用十二棊。六白六黑所掷骰谓之琼。琼有五采刻：一画者曰塞刻，二画者曰白刻，三画者曰黑，一边不刻在五塞之间，谓之五塞。博戏之法，今皆不传。曰棊、曰枰，则与奕类。《广韵》博揽，一曰投子。则琼也，凳也，骰也，投也，一物也；盖今骰子所自昉也。然其采有枭卢雉犊为胜负，其法用骰子五枚，分上为黑，下为白。黑者刻二为犊，白者刻二为雉。全黑为卢，采十六；二雉三黑为雉，采十四；二犊三白为犊，采十；全白为白，采八；尚黑而下白，非今采也。潘氏《纪闻》[4]始有重四赐绯之说。南唐刘信，一掷六骰皆赤。宋王昭远一掷六齿皆赤。其制与今骰子微相类。然古骰子唯刻木，故名五木。后世用石，用玉，渐用象、用骨，故骰字从骨。骨牌者，盖自骰子出；而三十二具之采色，究不知始于何时。《归田录》载叶子戏，或谓即今以纸为牌所由昉。然游戏之具，与世推移，执今证古，多不相师。彼桂树之寄生，必不始生于近世，岂此三十二具之奇偶，乃造物机械，偶露于小草，而为人所窥寻耶？抑人世既有此戏，而草木乃赋形而维肖耶？夫寄生多种，保独异于桂？岭南北之桂寄生，与他木同，何独异于余杭之桂？岂小说家所谓浙江为月路所经，故月桂之子，独落于灵隐、天竺，其所产之桂，特钟神奇耶？夫草木之异，非祥则妖。合朔连理，以符圣世；而戈甲人物之象，为兵祸先兆。彼牧猪奴之戏，何关休咎，而乃刻画点染，琐琐焉而不惮烦耶？抑又闻之，人心所属，物即应之。郑氏书带之草[5]，应著述之劳也；田氏复生之荆[6]，应友于之义也；湘妃之竹[7]有泪，哀之极也；男子树兰不芳[8]，情之异也。《易》道阐幽，而蓍草独盛于太皞之墟；象教盛行，而木理始有菩萨之像。金石之坚，能昭诚格，卉木无知，尤征蕃变。然则寄生之有骨牌也，非以示搢蒱投琼之易其术，即人事游戏，沉溺忘返，而小草乃为之效尤而极巧也。滇之夷，重女而贱男。永昌之裔，有低头草焉，见妇人则低其头。妇以馈夫，即制其夫。人之所忌，其气焰足以取之。妖由人兴，不从其所好，即伺其所畏，理固然也。彼竹叶之符，艾叶之人，徒以意造想象者，又非此类矣。

又按《图经》：橻叶脱处有痕，如橻蒲子，又似眼目。则古骰子亦不似今之骰子，形方而点正圆也。

[新释]

《图考》新描述的杭州物种。据《图考》图（图1522）、文，本种为草本，附生树干上；叶椭圆形，全缘，叶片厚，革质（叶厚如桂），形态大致如车前草叶，主脉两面隆起，叶背面具黄圆的孢子囊，在主脉两侧各成一行，靠近主脉。根据其叶背面具黄圆的孢子囊，可判断这是水龙骨科 Polypodiaceae 的典型特征，又据"骨牌草"的俗名，较宜释为《中志》6（2）：94 描述的水龙骨科骨牌蕨属植物

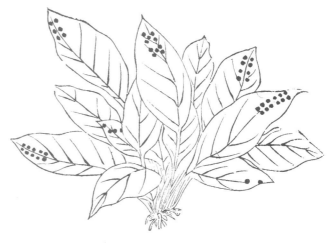

图 1522 桂寄生

骨牌蕨 *Lepidogrammitis rostrata* (Bedd.) Ching。*Lepidogrammitis* 为秦仁昌 20 世纪 40 年代发表的新属，其中文文命名估计参照地方俗名或《图考》"骨牌草"。吴其濬绘图有出入，该属植物根状茎细长，横走，此处绘为丛生；叶片不至于"车前草"大，估计是指叶的形状如车前草。该种分布于浙江、广东、海南、广西、贵州和云南，附生广林下树干上或岩石上，海拔 240～1 700 米。

《纲要》：骨牌蕨 *Lepidogrammitis rostrata* (Bedd.) Ching；吴批：*Drymoglossum piloselloides*。即抱树蕨 *Drymoglossum piloselloides* (L.) Presl，除叶形不似外，孢子囊群线形，贴近叶缘成带状分布，该种不产于华东，只分布于海南（儋州、陵水、琼中和定安）、云南（金平，河口）。

〔注〕

1 乌曹作博：见《世本》卷上，"古者乌曹作博，以五木为子，有枭、卢、雉、犊。为胜负之采"。

2 棊：通"棋"。

3 鲍宏《博经》：鲍宏，字润身，东海郯郡（今山东郯城）人也，隋代政治家。《博经》，不详，疑其为介绍一种游戏及游戏规则的书。

4 潘氏《纪闻》：疑为五代蜀人潘远著的轶事小说《纪闻谭》，原书佚。

5 郑氏书带之草：书带草出淄川郑玄（康成）读书处，此书带草应为百合科沿阶草属植物麦冬 *Ophiopogon japonicus* (L. f.) Ker-Gawl.。

6 田氏复生之荆：《太平预览》卷四百二十一引《续齐谐记》，陕西临潼有田真兄弟三人分家。财产均分后，约定次日将屋前一株紫荆分斫为三，各得其一。但次日发现树已枯萎。田真曰："树本同株，闻将分斫，所以憔悴，是人不如木也。"说罢悲不自胜。兄弟相感，遂不再分，紫荆重又繁茂。此紫荆，当为豆科紫荆属植物紫荆 *Cercis chinensis* Bunge。

7 湘妃之竹：传说湘妃为舜妃，舜征战而逝，两妃泪洒斑竹。此竹，当为禾本科刚竹属植物桂竹的斑竹变型 *Phyllostachys bambusoides* Sieb. et Zucc.〔FOC 作 *Phyllostachys reticulata* (Rupr.) K. Koch〕f. *lacrima-deae* Keng f. et Wen，本种竹竿有紫褐色或淡褐色斑点。

8 男子树兰不芳：《淮南子·缪称》："男子树兰，美而不芳。"此兰，疑为菊科泽兰属植物佩兰 *Eupatorium fortunei* Turcz.。

1448. 木兰

木兰，《本经》上品。李时珍以为即白香山所谓木莲生巴峡山谷间，俗呼黄心树者。《疏证》甚核。余寻药至庐山，一寺门有大树合抱，叶似玉兰而大于掌。僧云：此厚朴树也。掐其皮，香而辛。考陶隐居木兰注谓：皮厚，状如厚朴，而气味为胜。宋《图经》谓：韶州取外皮为木兰，肉为桂心。李华赋[1]序亦云似桂而香。则庐山僧以为厚朴，与韶州以为桂，皆以臭味形似名之，而转失其嘉名。张山人石樵侨居于黔，语余曰：彼处多木兰树，极大，开花如玉兰而小，土人断之以接玉兰则易茂。木质似柏而微疏，俗呼泡柏木。川中柏木船，皆此木耳。因为作图，余绎其说，始信庐山所见者即木兰，而李时珍之解亦未的，辄忆天随子诗[2]曰：几度木兰船上望，不知原是此花身。盖实录，非绮词也。然是木也，功列桐君之书，形载骚人之词，刳舟送远，假名泛彼；而撷华者又复以李代桃，用其身而易其谥，遂使注书者泛引而失真，求材者炫名而遗实。宜乎！李华有感而赋，谓自昔：沦芳于朝市，坠实于林邱；徒郁咽而无声，可胜言计筹也。

木莲花，见《黄海山花图》[3]，全似莲花[4]，不类辛夷。

[新释]

《长编》卷十九收木兰文献。《图考》图（图1523）应据贵州产木兰科木莲属植物木莲 *Manglietia fordiana* Oliv. 绘制，本种分布于福建、广东、广西、贵州、云南，生于海拔1 200米的花岗岩、沙质岩山地丘陵。

图1524，非吴其濬据实物绘制，此图无叶，仅有花，花瓣具尖突，推测仿"黄海山花图"，木兰科木兰属植物 *Magnolia* sp.，具体物种待考。

厚朴树，"余寻药至庐山，一寺门有大树合抱，叶似玉兰而大于掌。僧云：此厚朴树也。揞其皮，香而辛"。即《中志》31（1）：119–121描述的木兰科木兰属植物凹叶厚朴 *Magnolia officinalis* Rehd. subsp. *biloba* (Rehd. et Wils.) Law [*FOC* 修订作 *Houpoëa officinalis*

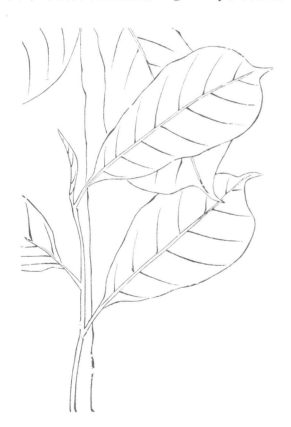

图 1523　木兰（1）

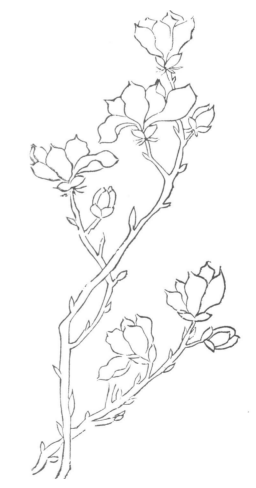

图 1524　木兰（2）

(Rehder & E. H. Wilson) N. H. Xia & C. Y. Wu]。本种分布于安徽、浙江（西部）、江西（庐山）、福建、湖南（南部）、广东（北部）、广西（北部和东北部），生于海拔 300～1 400 米的林中，多栽培于山麓和村舍附近。模式标本即采自庐山。此应为吴其濬新描述的江西物种。

《纲要》释木兰（图 1523）：*Magnolia amoena* Cheng；吴批：*Manglietia fordiana*（图 1523）。*Magnolia*（图 1524）一种。

[注]

[1] 李华赋：李华著作的《木兰赋》，李华，唐

代散文家，字遐叔，河北赞皇人。

[2] 天随子诗：晚唐诗人陆龟蒙，号天随子。其诗为《木兰堂》。

[3] 《黄海山花图》：画册名，作者雪庄，名道悟，号雪庄，又号通源，有黄山野人、沧溪道者、青溪后学、铁鞋道人等号，楚州（现江苏淮安）人。1689 年到黄山，居后山之草篷，直至终老，历 33 年。"间辑山中所产异花，得一百六种，命之以名且系之以诗，一一傅染其色态"，此即《黄海山花图》册之由来。

[4] 莲花：指睡莲科睡莲属植物莲 *Nelumbo nucifera* Gaertn.。

1449. 辛夷

辛夷，《本经》上品，即木笔花。又有玉兰花，可食，分紫瓣、白瓣二种。

雩娄农曰：王世懋《花疏》，据《苕溪渔隐》[1] 谓玉兰为宋之迎春花，今广中尚仍此名。又云玉兰花古不经见。余谓木兰、玉兰，一类二种。唐宋以前，但赏木兰。自[2] 玉兰以花色香胜，而骚客词人竞以玉雪霓裳摸[3] 写姑射，而缄舌不与木兰一字矣。余由豫章溯湘，经黔、抵滇，所见茶花[4] 多矣。谱滇茶花者，几及百种。庭庑间位置，争以深红软枝、分心卷瓣为上品。旧时图画册子，浓须阔瓣，濡染绮丽者，已弃掷山阿，付与樵竖；而白花黑果，填溢于湘、黔、章贡山谷中，落实而楚膏者，滇中固无此利，即江湘间士大夫，相燕赏于玉茗宝珠间者，亦不尽知其为族类也[5]。玉兰雅洁，芳榭名园，非是不称，正如芝兰玉树，欲生阶前。彼山鬼朝搴，子规夜上，托根乱石间者，非泽畔羁人，涧阿孤寺，乌能见而怜之。《离骚》而降，迁客淹留，云埋水隔，愁落恨生，只是故矣。宋景文赞曰：木莲生峨眉山中，不为园圃所莳，日涉者尚不得一逢，况不窥园者耶？虽然，日食五谷，不辨黍稷亦多矣，又何论深山古木？

[新释]

《长编》卷十九收辛夷文献。《中志》认为辛夷正品为《中志》31（1）：136 描述的木兰科

木兰属植物望春玉兰 *Magnolia biondii* Pampan.。从地理分布上推测，《本经》中的辛夷，理应为此种。但《图考》辛夷图，非该种。

《图考》图为吴其濬新绘（图 1525），所绘

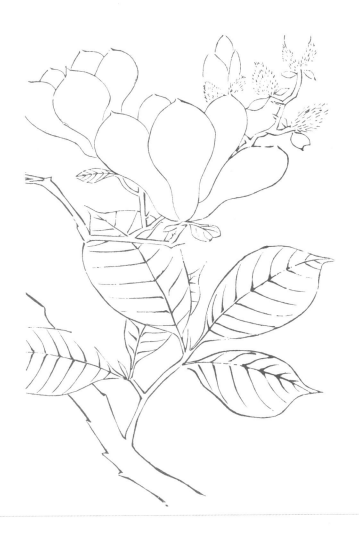

图 1525　辛夷

乃《中志》30（1）：140 描述的木兰科木兰属植物紫玉兰 *Magnolia liliflora* Desr. [*Yulania liliiflora* (Desr.) D. C. Fu]，"木笔"一名，盖出自《花镜》。本种产于福建、湖北、四川、云南（西北部），生于海拔 300～1 600 米的山坡林缘。模式标本采自华中。本种与玉兰同为我国 2 000 多年的传统花卉，我国各大城市都有栽培，并已引种至欧美各国。树皮、叶、花蕾均可入药；花蕾晒干后也称"辛夷"，主治鼻炎、头痛，作镇痛消炎剂，为我国传统中药，亦作玉兰、白兰等木兰科植物的嫁接砧木。《本草衍义》中辛夷据研究为本种，但现在已不见于辛夷商品中。

在中国古代分类等级概念中，多采取广义的种（大概相当于现代分类中的属的概念）、类（大概相当于现代植物分类中种的概念），此条茶花（属）是一例，辛夷和木笔不细分，或许是另一例。

王世懋《花疏》记载的玉兰，乃《中志》30（1）：131 描述的木兰科木兰属植物玉兰 *Yulania denudata* (Desr.) D. L. Fu。该种产于江西（庐山）、浙江（天目山）、湖南（衡山）、贵州等地，生于海拔 500～1 000 米的林中。现全国各大城市园林广泛栽培。早春白花满树，艳丽芳香，为重要的庭园观赏树种。

松村：*Magnolia obovata* Th.；吴批：辛夷正品为 *Magnolia biondii*，吴其濬虽是河南东部人，却不知南召一带所产辛夷，以为即木笔花 *Magnolia quinguepeta* (*M. liliiflora*)。

[注]

1 《苕溪渔隐》：即《苕溪渔隐丛话》，南宋胡仔撰，为北宋诗话总集。

2 自：应为"白"字讹误。

3 摸：据商务1957本，为"描"的形误，赞同。

4 茶花：山茶科山茶属植物滇山茶 *Camellia reticulata* Lindl.。

5 余由豫章溯湘……亦不尽知其为族类也：此文叙述的是山茶属 *Camellia*，疑误入该条。

1450. 杜仲

杜仲，《本经》上品。一名木棉，树皮中有白丝如胶芽，叶可食，花实苦涩，亦入药。《湘阴志》：杜仲皮，粗如川产，而肌理极细腻，有黄白斑文。

[新释]

《长编》卷十九收杜仲文献。《图考》杜仲图（图1526）沿用旧图。据此图，很难鉴定科属，何况种。据其文字"树皮中有白丝如胶芽"，符合《中志》35（2）：116描述的杜仲

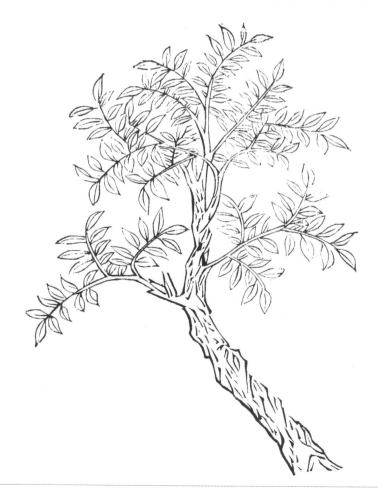

图 1526　杜仲

Eucommia ulmoides Oliv. 的特征。该种树皮内含胶质，折断拉开有多数细丝。该种分布于陕西、甘肃、河南、湖北、四川、云南、贵州、湖南及浙江等省区，生于海拔 300～500 米低山、谷地或低坡疏林中。因其树皮药用作强壮剂及降压药，能医治腰膝痛等作用，现广泛栽培。

《云志》35（2）115、吴批：*Eucommia ulmoides* Oliv.。

1451. 槐

槐，《本经》上品。《救荒本草》：芽可煤食，花炒熟亦可食。

[新释]

《长编》卷十九收槐主要文献。《中志》40：92 释《本经》槐为豆科槐属植物槐 *Sophora japonica* L.。

《图考》图（图 1527）为吴其濬新绘。所绘为一乔木；奇数羽状复叶，小叶对生，卵状长圆形，先端渐尖，基部近圆形，稍偏斜，全缘；圆锥花序（应为顶生，吴其濬可能观察有误），花无细部形态。据上所述性状，较符合《中志》40：92 豆科描述的豆科槐属植物槐 *Sophora japonica* L.。《救荒本草译注》释"槐树芽"也作该种。原产于我国，为我国重要行道树、蜜源植物和染料植物，现我国南北各省区多栽培，华北和黄土高原尤其多见。其干燥花蕾入药，即"槐米"。该种自《本经》至《图考》，基原物种没有异议。

松村：*Sophora japonica* L.；吴批：*Styphnolobium japonicum*，已被《中志》处理为 *Sophora japonica* L. 异名。

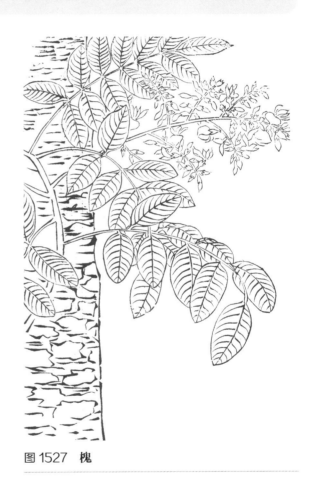

图 1527　槐

1452. 檗木

檗木，《本经》上品，即黄檗。根名檀桓。湖南辰沅山中所产极多，染肆用之。

[新释]

《长编》卷十九收黄蘗文献。《本经》蘖木正品，应是《中志》43（2）：100 描述的北方所产的芸香科黄蘗属植物黄蘖 *Phellodendron amurense* Rupr.，该种分布于东北和华北各省，河南、安徽北部，及宁夏、内蒙古有少量栽种。其树皮内层经炮制后入药，称为黄蘗。味苦、性寒，清热解毒，泻火燥湿。

《图考》图（图 1528）为吴其濬新绘，无花果，所据应为湖南辰沅山中所产蘖木，染肆用之。据地理分布，应为《中志》43（2）：101 描述的芸香科黄蘗属植物川黄蘗之秃叶黄蘗变种 *Phellodendron chinense* Schneid. var. *glabriusculum* Schneid.。该种主要分布于湖北、湖南和四川东部，生于海拔 900 米以上的杂木林中；陕南、甘南、江苏、浙江、台湾、广东、广西、贵州、云南，多生于海拔 800～1 500 米的山地疏林或密林中，也有生于 2 000～3 000 米高山地区。今南方两广等地药用黄蘗多用该种。

松村：*Phellodendron amurense* Rupr.。吴批：图是 *Ph. Chinense*。

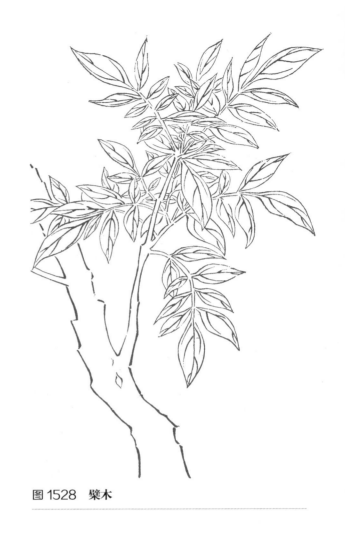

图 1528　蘖木

1453. 榆

榆，《本经》上品。种甚多。今以有荚者为姑榆，无荚者为郎榆。南方榆秋深始结荚，不可食，即《拾遗》之榔榆也。其有刺者为刺榆，质坚；其皮白者为枌榆，北方食之。又《别录》中品有芜荑。说者谓即榆荚仁酝为酱者。李时珍又云：有大芜荑，别有种，不知何物。

[新释]

《长编》卷十九收榆和芜荑历代主要文献。吴其濬"榆"的概念，符合中国古代民间植物分类的特点，单字"榆"可能为地区属级概念，刺榆也包含在其内 *Ulmus* spp. Incl. *Hemiptelea*。

《图考》图（图 1529）为吴其濬新绘，该图分左右两图，左图为一大树干上着生一幼枝条，不具刺；枝上叶互生，椭圆状卵形，先端长渐尖，基部偏斜，一侧楔形至圆，一侧圆形至心脏形，边缘具锯齿，叶柄短。据上述特征，应为《中志》22：356–358 描述的北方常见物种，榆科榆属植物榆树 *Ulmus pumila* L.。《本草拾遗》粉榆，即白榆"其皮白者"，应即此。

绘图右侧为一直立枝条，具粗长棘刺，叶着生刺上（按理叶不应着生刺上，吴其濬观察有误）；叶椭圆形，边缘具粗锯齿，侧脉多数，不见花果。根据上述性状，与左图非一种，该种即文字描述的"有刺者"，即《中志》22：378 描述的榆科刺榆属植物刺榆 *Hemiptelea davidii* (Hance) Planch.。该种产于吉林、辽宁、内蒙古、河北、山西、陕西、甘肃、山东、江苏、安徽、浙江、江西、河南、湖北、湖南和广西北部，常生于海拔 2 000 米以下的坡地次生林中，正如诗云："山有枢，隰有榆。"

《本草拾遗》椰榆：无荚者，即榆属之椰榆 *Ulmus parvifolia* Jacq.。

《中志》22：345 释《本经》芜荑为榆科榆属植物大果榆 *Ulmus macrocarpa* Hance。《名医别录》中品芜荑："生晋川山谷。三月采实，阴干。"《本草纲目》所谓的大芜荑，皆为本种。该种我国分布于黑龙江、吉林、辽宁、内蒙古、河北、山东、江苏（北部）、安徽（北部）、河

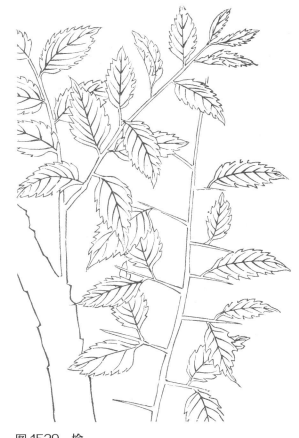

图 1529　榆

南、山西、陕西、甘肃及青海东部，生于海拔 700～1 800 米地带之山坡、谷地、台地、黄土丘陵、固定沙丘及岩缝中。阳性树种，耐干旱，能适应碱性、中性及微酸性土壤。

吴注：所图是 *Ulmus pumila*。

1454. 漆

漆，《本经》上品。山中多种之，斧其木以蛤盛之，经夜则汁出。

[新释]

《中志》45（1）：111 释《本经》漆作漆树科漆属植物漆树 *Toxicodendron vernicifluum*

(Stokes) F. A. Barkl.；吴批同此意见。

《长编》卷十九收漆历代主要文献。《图考》图为新绘（图 1530）。所绘为一嫩枝条，奇数羽状复叶互生，小叶 1～3 对，小叶卵形，先

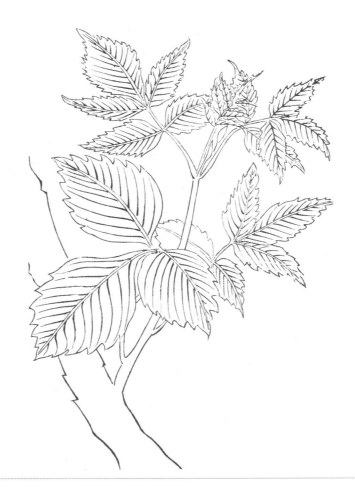

图 1530　漆

端渐尖至急尖，具锯齿；无花果。如仅据此图，很难确定是漆树科漆属植物漆树 *Toxicodendron vernicifluum* (Stokes) F. A. Barkl.。虽如此，但该种在我国除了黑龙江、吉林、内蒙古、新疆外，多省区均产，中国有超过 5 000 年的漆艺工艺。

漆树历来名称稳定。"山中多种之"，所指应为本种。其树干韧皮部割取生漆，是一种优良的防腐、防锈涂料，且污染少；干漆入药可通经、驱虫、镇咳。

1455. 女贞

　　女贞，《本经》上品，今俗通呼冬青。李时珍以实紫黑者为女贞，实红者为冬青，极确。湖南通谓之蜡树，放蜡之利甚溥。又有小蜡树，枝叶花实皆同，而高不过四五尺。《救荒本草》冻青芽，叶可食，即此。

[新释]

《长编》卷二十二冬青条、卷十九女贞条收

多种文献。《图考》图（图 1531）为吴其濬新绘。文、图所指，为多种植物。现分述之。

据《图考》图，分为花枝和果枝，两枝非

一种植物。本条绘图，与卷三十五之冬青图，两图的花果枝，相混淆了。本图下图果枝，叶对生，长卵形，基部渐狭，叶缘平坦；果序圆锥状，果实肾形。较符合《中志》61：153-154描述的木犀科女贞属植物女贞 *Ligustrum lucidum* Ait.。该种产于长江以南至华南、西南各省区，向西只分布于陕西、甘肃，生于海拔2 900米以下林中。枝叶上放养白蜡虫，能生产白蜡。果入药称女贞子，为强壮剂。《中志》认为《本经》女贞原植物即该种。《图考》图上所绘花枝，即上图，顶生聚伞花序，总梗细长，花瓣5；叶轮生？互生？本种性状更接近《中志》45（2）：30描述的冬青科冬青属植物冬青 *Ilex chinensis* Sims。本种为我国常见的庭园观赏树种；木材坚韧，供细工原料，用于制玩具、雕刻品、工具柄、刷背和木梳等；树皮及种子供药用，为强壮剂，且有较强的抑菌和杀菌作用；叶有清热利湿、消肿镇痛之功效，用于肺炎、急性咽喉炎症、痢疾、胆道感染，外治烧伤、下肢溃疡、皮炎、湿疹、脚手皮裂等。根亦可入药，味苦，性凉，有抗菌、清热解毒消炎的功能，用于上呼吸道感染、慢性支气管炎、痢疾，外治烧伤烫伤、冻疮、乳腺炎。树皮含鞣质，可提制栲胶。

文中又有小蜡树，《中志》61：158认为《图考》小蜡即木犀科女贞属植物小蜡 *Ligustrum sinense* Lour.。

《救荒本草》的冻青芽，《救荒本草译注》疑其似木犀科女贞属植物女贞 *Ligustrum*

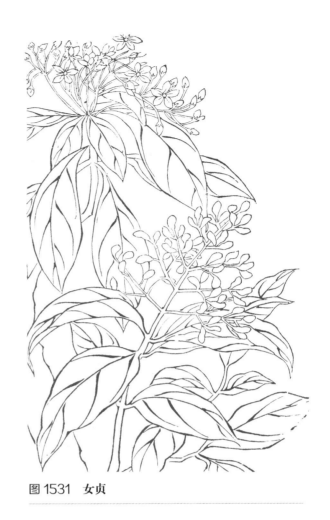

图1531　女贞

lucidum Ait. 或小叶女贞 *Ligustrum quihoui* Carr.。吴批："小蜡树 *Ligustrum sinense*，《救荒》冻青即此。"《救荒本草》冻青树生密县山谷，*Ligustrum sinense* 在今河南无分布记录。

《本草纲目》的冬青，实红者，乃《中志》45（2）：30描述的冬青 *Ilex chinensis* Sims。

松村和吴批：木犀科女贞属女贞 *Ligustrum lucidum* Ait.。

1456. 五加皮

五加皮，《本经》上品。《仙经》[1]谓之金盐。江西种以为篱，其叶作蔬，俗呼五加蕺。京师烧酒，亦有五加之名，殆染色为之。

[新释]

《长编》卷十九收五加皮主要文献。《纲要》释《图考》五加皮为五加科五加属植物五加 *Acanthopanax gracilistylus* W. W. Smith，该种被本草上确定为中药"五加皮"的基原。传统烧酒染色的即该种，分布较北。《本经》释作该种的可能性较大。但该种伞形花序单个稀 2 个腋生，或顶生在短枝上，与《图考》绘图不同。

《图考》绘图为吴其濬据江西植物新绘（图 1532）。据《图考》图、文，本种为灌木（种以为篱），枝上疏生扁刺，扁刺基部膨大，先端微钩曲。五小叶复叶，在长枝上互生，柄细长；小叶卵形至倒卵形，边缘有钝齿，小叶柄短；伞形花序集成顶生复伞花序，具花多数，总梗细长，花梗较总梗细、短。据上述形态特征，结合江西分布，与《中志》54: 113 描述的五加科五加属植物白簕 *Acanthopanax trifoliatus* (L.) Merr. 较为接近。本种为民间常用草药，根有祛风除湿、舒筋活血、消肿解毒之效，治感冒、咳嗽、风湿、坐骨神经痛等症。

《纲要》: *Acanthopanax gracilistylus* W. W. Smith；吴批: *Acanthopanax gracilistylus*，图是 *Acanthopanax* 一种。

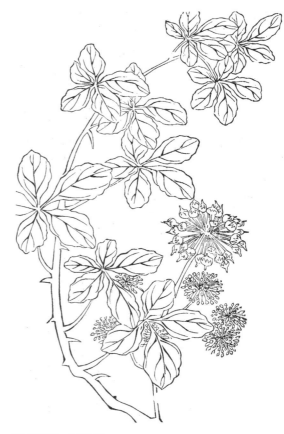

图 1532　五加皮

[注]

1　《仙经》：葛洪或葛洪之前的道教经典著作，葛洪《抱朴子》、陶弘景《本草经集注》中有提及。

1457. 枸杞

枸杞，《本经》上品，根名地骨皮。陆玑《诗疏》：苟杞，一名地骨是也。嫩叶作蔬，根实入服食家用，故有仙人杖之名。又溲疏，《本经》下品，代无识者。《唐本草》注：子似枸杞。

[新释]

《长编》卷十九收枸杞历代主要文献。

《图考》图为吴其濬新绘（图 1533）。所图为一小灌木；枝条俯垂；单叶互生或 2～4 枚簇生，卵形，基部楔形，具短叶柄；花在长

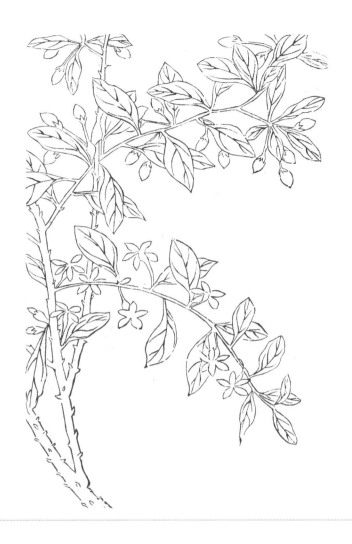

图 1533 枸杞

枝上单生或生于叶腋，在短枝上与叶簇生；花梗细长，花冠漏斗状，5 深裂；果实小。综合上述性状特征，基本符合《中志》67（1）：15 茄科枸杞属植物枸杞 Lycium chinense L. 的特征。该种分布于我国东北、河北、山西、陕西、甘肃南部以及西南、华中、华南和华东各省，常生于山坡、荒地、丘陵地、盐碱地、路旁及村宅旁。现在在我国各地广泛栽培作蔬菜、药用栽培。

松村、吴批：Lycium chinense L.。

"又溲疏，《本经》下品，代无识者。《唐本草》注：子似枸杞。"参见下条。

1458. 溲疏 附

溲疏，前人无确解。苏恭云：子八九月熟，色似枸杞，必两两相对。今江西山野中亦有之，叶似枸杞，有微齿。图以备考。

[新释]

《长编》卷十九收溲疏三则文献。陶弘景"子冬月熟，色赤，味甘苦，末代乃无识者"。《图经》："子八九月熟，色似枸杞，必两两相对。"确实与绣球花科溲疏属 *Deutzia* 植物果实为蒴果，不符合。又《唐本草》注：子似枸杞。如据《长编》所收文献提供的一些性状，疑似忍冬科忍冬属 *Lonicera* 植物或椴树科扁担杆属 *Grewia* 植物，待今后详考。

大概松村等人释此作 *Deutzia crenata* Sieb. et Zucc.，《牧野日本植物图鉴》："*Deutzia crenata* Sieb.et Zucc.……汉名溲疏（误用）。"《中志》35（1）：96 作虎耳草科溲疏属植物齿叶溲疏 *Deutzia crenata* Sieb. et Zucc.。原产于日本。我国安徽（黄山、九华山）、湖北（通山）、江苏（南京）、山东（青岛）、浙江（天目山）、江西（庐山）、福建（厦门）、云南（昆明）等地曾栽培，近见有逸为野生的。该种分布较南。《中志》遵日人意见，将 *Deutzia* 中文名对应作"溲疏属"，属下有某某溲疏之名，实欠妥。

《图考》绘图（图1534），却又非上述两类群。即文字"今江西山野中亦有之，叶似枸杞，有微齿。图以备考"所描绘之植物，其叶似对生、左侧有三叶轮生，右侧又有互生，菱状卵

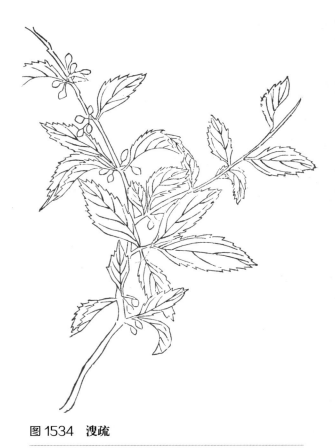

图1534　溲疏

形或卵状椭圆形，基部楔形，不对称，具锯齿；聚伞花序，有果2～5；产于江西山野。上述性状，又与苏恭"色似枸杞，必两两相对"不符。该图疑似唇形科紫珠属 *Callicarpa* 植物。此应为吴其濬新描述的江西物种。

吴批：日人释为 *Deutzia scabra*。

1459. 蔓荆

蔓荆，《本经》上品。又牡荆，《别录》上品，即黄荆也。子大者为蔓荆，有青、赤二种：青者为荆，赤者为楛。北方以制筥筐篱笆，用之甚广，沙地亦种之。江南器多用竹，故荆条丛生，无复采织。

[新释]

《长编》卷十九收蔓荆、牡荆历代主要文献。《图考》图为新绘（图1535）。蔓荆、牡荆和黄荆三名在古代《本草》中常混淆，现摘《纲要》1：416-418 之说，澄清如下。

（1）黄荆，始见于《图经本草》的牡荆条下，为其俗名。当时对这两种植物尚区分不清楚，故列为一种。现考证，黄荆释为《中志》65（1）：141描述的唇形科牡荆属植物黄荆 *Vitex negundo* L. var. *negundo*。

（2）牡荆，始载于《名医别录》，历代本草中均有记载。李时珍在其《本草纲目》中已将牡荆和蔓荆区别开来，分别列条，现将前者释为《中志》65（2）：143描述的唇形科牡荆属植物牡荆 *Vitex negundo* L. var. *cannabifolia* (Sieb. et Zucc.) Hand.-Mazz.。《图考》的附图（注明为蔓荆者）实为该变种，可参见《图鉴》3：595，5144。

（3）蔓荆，最早载《本经》，《唐本草》对其形态有描述，但宋《图经本草》误将牡荆作为蔓荆。《本草纲目》曾纠正指出"其枝小弱如蔓，故曰蔓生"。但吴其濬在《植物名实图考》仍误将牡荆作蔓荆。现据以往考证，将蔓荆释为《中志》65（1）：140描述的唇形科牡荆属植物蔓荆 *Vitex trifolia* L. var. *simplicifolia* Champ.。

（4）在本条下，附有"荆条"一名者，可释为《中志》65（1）：145描述的唇形科牡荆属植物荆条 *Vitex negundo* L. var. *heterophylla* (Franch.) Rehd.。现作为《图考》之新出名者，

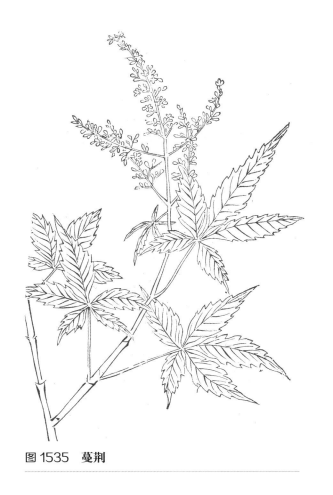

图1535　蔓荆

似只有荆条一名。

松村：*Vitex negunda* L.；吴批：正品是 *Vitex trifolia* var. *ovata*。

1460. 酸枣

酸枣，《本经》上品。《尔雅》：樲，酸枣。《注》以为即樲棘。又白棘，《本经》中品。李当之云：白棘是酸枣树针。又《别录》有刺棘花，亦即棘花也。

[**新释**]

《长编》卷十九收酸枣、白棘、刺棘花三名下的历代主要文献，《图考》合为一条，图为吴其濬新绘（图1536），显示的是木本；枝条呈"之"字形曲折，具长而直的托叶刺；叶卵形，似全缘（应该具圆齿状锯齿），脉非基生三出脉，叶柄短；果实椭圆形至卵形；右侧枝条凸显的是其呈"之"字形曲折的多年生旧枝条及其上的凶猛托叶刺。据枝条和托叶刺形态，较宜释作《中志》48（1）：133-135描述的鼠李科枣属植物酸枣 *Ziziphus jujuba* var.

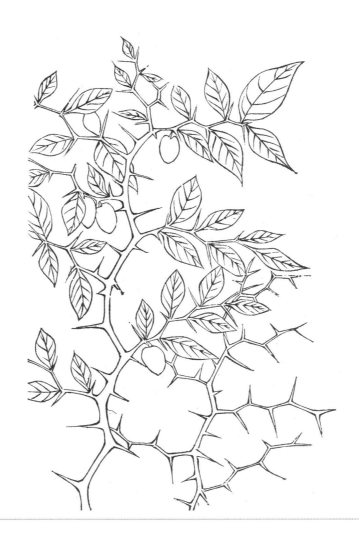

图 1536　酸枣

spinosa (Bunge) Hu ex H. F. Chow，但绘图中叶的形态似非据实物绘制。酸枣的叶基生三出脉，也非全缘，有疑问。本品分布于辽宁、内蒙古、山东、山西、河南、陕西、甘肃、宁夏、新疆、江苏、安徽等省区。常生于向阳干燥的山坡、丘陵、岗地或平原。该种是华北地区重要的蜜源植物，枝条具锐刺，常用作绿篱。其种子即"酸枣仁"可入药，有镇定安神之功效，主治神经衰弱、失眠等症。

吴批：*Zizyphus spinosa*。

1461. 蕤核

蕤核，《本经》上品。《传信方》：治眼风泪痒，用之得效。《救荒本草》：俗名蕤李子，果可食。《本草纲目》以为郭注《尔雅》：棫，白桵即此，亦可备一说。

[新释]

《长编》卷十九收蕤核文献。《图考》本条

绘图（图 1537）仿绘《救荒》图，但略有改变。《救荒本草译注》释蕤核为蔷薇科扁核木属植物蕤核 *Prinsepia uniflora* Batal.，《图考》蕤核也

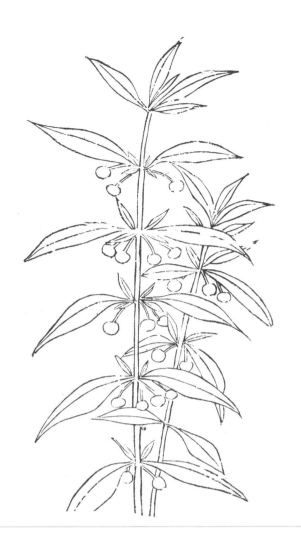

图 1537　蕤核

宜释为该种。《中志》38：6 认为该种即《本经》之蕤核。本书卷之三十七蕤核条重出。

吴批：*Sinoplagiospermum uniflorum* (Rosaceae=Prinsepia)。

1462. 厚朴

厚朴，《本经》中品。《唐书》龙州土贡厚朴。《本草纲目》谓叶如槲叶，开细花，结实如冬青子，生青熟赤，有核，味甘美。滇南生者叶如楮叶，乱纹深齿，实大如豌豆，谓之云朴，亦以冒川产。川中人云：凡得朴树，辄掘窖以火煨逼，名曰出汗，必以黄葛树同纳窖中。及出汗后，则二物味糅杂，不能辨矣。《说文》：朴，木皮也。段氏注《洞箫赋》[1]：秋蜩不食，抱朴以长吟。颜注《急就篇·上林赋》厚朴曰：朴，木皮也。此树以皮厚得名。《广雅》：重皮，厚朴也。今朴皮重卷如筒，厚者难致。滇南呼朴为婆。《桂馥札璞》以为驳树，殊欠考询。

[**新释**] ————————————

《长编》卷十九收厚朴主要文献。《图考》图为新绘（图1538）。本条涉及多种植物，吴其濬误将朴和厚朴混淆，朴应为榆科朴属多种 *Celtis* spp.。现试分述之。

《中志》30（1）：119释《本经》厚朴为木兰科木兰属植物厚朴 *Magnolia officinalis* Rehd.。该种产于陕西南部、甘肃东南部、河南东南部（商城、新县）、湖北西部、湖南西南部、四川（中部、东部）、贵州东北部，生于海拔300～1 500米的山地林间。广西北部、江西庐山及浙江有栽培。其树皮、根皮、花、种子及芽皆可入药，以树皮为主，有化湿导滞、行气平喘、化食消痰、祛风镇痛之效。

《图考》绘图为乔木，单叶互生，叶急尖，全缘；无花果。不敢贸然订种。《图考》川朴："川产"，文中提到以云朴冒川产，则川产，或即厚朴正品木兰科木兰属植物厚朴 *Magnolia officinalis* Rehd.。

《本草纲目》之厚朴，"叶如槲叶，开细花，结实如冬青子，生青熟赤，有核，味甘美"。待考。

云朴，为吴其濬新描述的云南物种，"滇南生者叶如楮叶，乱纹深齿，实大如豌豆，谓之云朴"。吴批：*Ehretia corylifolia*。即《中志》64（2）：14描述的紫草科厚壳树属植物西南粗糠树 *Ehretia corylifolia* C. H Wright，但《中志》滇厚朴讹作出《图考》。

黄葛树，"川中人云：凡得朴树，辄掘窖以火煨逼，名曰出汗，必以黄葛树同纳窖中。及

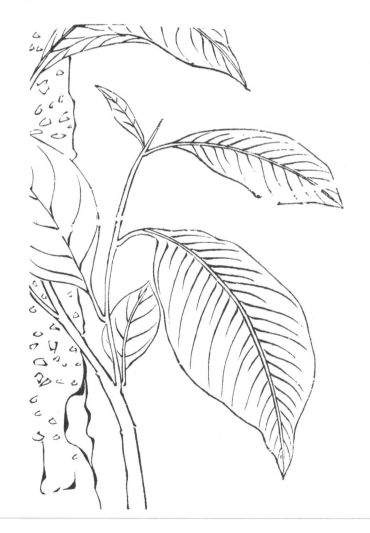

图1538　厚朴

出汗后，则二物气味糅杂，不能辨矣"。吴批：*Ficus virens* Ait.。除上述述文字外，黄葛树无其他性状资以考证，暂从《中志》23（1）：95、《云志》6：604 和吴批意见，释四川土名称黄葛树者为桑科榕属植物黄葛树 *Ficus virens* Ait. var. *sublanceolata* (Miq.) Corner。

《桂馥札璞》驳树：待考。

吴批：正品应是 *Magnalia officinalis*。

［注］

1 《洞箫赋》：西汉王褒著的一篇以音乐为题材的赋作。

1463. 秦皮

秦皮，《本经》中品。树似檀，取皮渍水便碧色，书纸看之皆青。湖南呼为秤星树，以其皮有白点如秤星，故名。

［新释］

《长编》卷十九收秦皮历代主要文献。秦皮正品，吴批：应是 *Fraxinus bungeana*。即《中志》61：26 木犀科梣属之小叶梣 *Fraxinus bungeana* DC.，树皮用作中药"秦皮"，有消炎解热、收敛止泻的功能。

《图考》图（图1539）为一新描述的湖南物种秤星树，吴其濬未识《本经》秦皮，误以秤星树当之。据《图考》文、图，本种为木本植物，茎和枝条上多淡色皮孔（原文"以其皮有白点如秤星"）；叶互生，有短柄，卵状椭圆形，羽状脉，侧脉4～5对，先端尖，基部钝，边有锯齿；产于湖南。据以上特征，与《中志》45（2）：258、《图鉴》2：642，图3013称作为"秤星树"者的冬青科冬青属植物秤星树 *Ilex asprella* (Hook. et Arn.) Champ. ex Benth. 较接近，尤以茎、枝上多皮孔合。该种我国产于浙江、江西、福建、台湾、湖南、广东、广西、香港等地，生于海拔400～1000米的山地疏林中或路旁灌丛中。根、叶入药，有清热解毒、生津止渴、消肿散瘀之功效。叶含熊果酸，对冠心

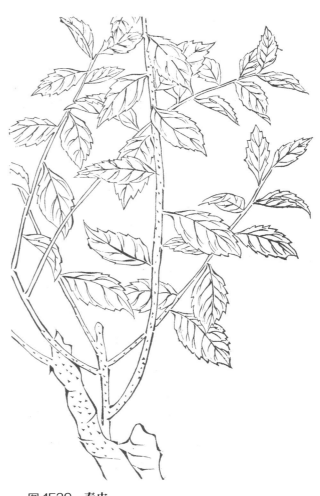

图 1539　秦皮

病、心绞痛有一定疗效；根加水在锈铁上磨汁内服，能解砒霜和毒菌中毒。惜《中志》未注出"秤星树"出《图考》。

附记：吴其濬以秤星树附秦皮（《本经》中品）下，说明清代中期以后，湖南有以秤星树作为中药秦皮，中药学上宜关注。

1464. 合欢

合欢，《本经》中品，即马缨花。京师呼为绒树，以其花似绒线，故名。《救荒本草》：夜合树嫩叶味甘，可煠食。

[新释]

《长编》卷十九收合欢历代主要文献。《图考》图为新绘（图1540）。据图、文，该种为一乔木；二回羽状复叶，小叶15～20对；头状花序于枝顶排成圆锥花序，花丝长；荚果带状，内有种子6～7枚，京师俗名"绒树"。综合上述性状，较符合《中志》39：65描述的豆科合欢属植物合欢 *Albizia julibrissin* Dur. 概貌。《中志》认为《本经》之合欢即该种。《畿辅通志》记其名为"马缨花"。本种产于我国东北至华南及西南部各省区，生于山坡或栽培。

《救荒本草译注》释其合欢条的文字描述，包含豆科合欢属两种植物合欢 *Albizia julibrissin* Durazz. 和山槐 *Albizia kalkora* Prain. 两个种，《救荒》绘图所示小叶形态似后者。

松村：*Albizzia julibrissin* Dur.（*Acacia julibrissin* Willd.）。

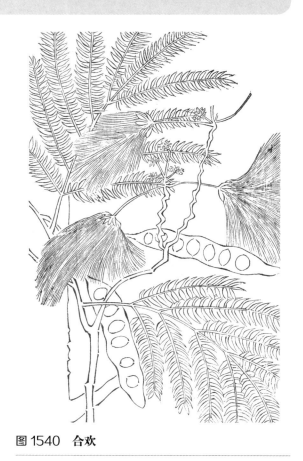

图1540　合欢

1465. 皂荚

皂荚，《本经》中品[1]。有肥皂荚、猪牙皂荚。刺为痈疽要药。《救荒本草》：嫩芽可爍食。子去皮，糖渍之，亦可食。滇南皂角树至多，角长尺余。秋时悬垂树末，如结组纶。每塑庙像将成，必焚皂角以除秽，岁首亦或爇于门外。考《五国故事》[2]：蜀王衍好烧沉檀、兰麝之类，芬馥氤氲，昼夜不息，既而厌之，乃取皂角烧之。则以皂角为香者，盖始于蜀，而滇亦染其俗耳。又《湖南志》谓无论诸恶疮，但以皂角末醋调敷即愈云。

[新释]

《长编》卷十九收皂荚、肥皂角两条的历代主要文献。《图考》图为吴其濬新绘（图1541）。本条含有下列各种，原文中均无描述，唯以吴批和各书考订是从。

（1）《本经》皂荚，《中志》39：86 订为豆科皂荚属植物皂荚 Gleditsia sinensis Lam.。《救荒》：嫩芽可爍食。吴批：Gleditsia heterophylla。《救荒本草译注》释作皂荚 Gleditsia sinensis Lam.。

（2）《本草纲目》肥皂荚，《纲要》2：147云：肥皂荚载《本草纲目》，《云志》8：469和《救荒本草译注》释作豆科肥皂荚属肥皂荚 Gymnocladus chinensis Baill.。本属在我国仅产1种。《图考》原文无描述，在此也简而附之。

（3）猪牙皂荚，《中志》39：86 认为即豆科皂荚属植物皂荚 Gleditsia sinensis Lam. 的一类不正常的果实。通常在 Gleditsia sinensis 树干上打一钉子，即结出不正常果实。参见《植物分类学报》13（3）：47-50。

（4）滇南皂角树，乃《图考》新描述的物种，即《图考》所图（图1541）。《中志》39：90、《云志》8：472 释作豆科皂荚属植物滇皂荚 Gleditsia japonica Miq. var. delavayi (Franch.) L. C. Li。据图，2～3 枚羽状复叶簇生在一起，似滇皂角。但羽状复叶由 5 枚小叶组成的奇数羽状复叶则又不符合。奇数羽状复叶在苏木科中甚为少见，吴其濬在本书中，屡屡出错矣！据《中志》皂荚 Gleditsia sinensis 的荚果长 17～37

厘米，而滇皂角 Gleditsia japonica var. delavayi 的荚果长 30～54 厘米。由于《图考》原文描述"角长尺余"，谅指滇皂角可能性大些。该种产于云南、贵州。生于山坡林中或路边村旁，海拔 1 200～2 500 米。偶有栽培。模式标本采自云南洱源县大龙潭。

吴批：Gleditsia horrid；滇南皂荚树 Gleditsia delavayi（图是该种）。

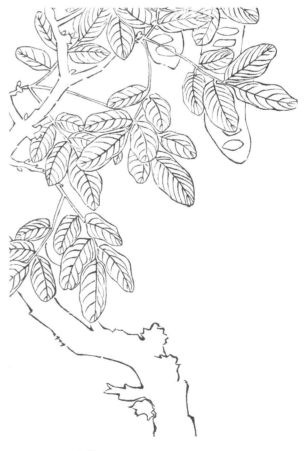

图 1541 皂荚

〔注〕

1 《本经》中品：据商务 1957 本，实为下品。

2 《五国故事》：宋代著作，记录了吴杨氏、南汉刘氏、闽王氏及闽朱文进等六国割据事。作者未知。

1466. 桑

桑，《本经》中品。《尔雅》女桑、桋桑。《注》：今俗呼桑树小而条长者为女桑树。檿桑、山桑，《注》：似桑，材中作弓及车辕。今吴中桑矮而叶肥，盖即女桑。江北桑皆自生，材中什器，盖即檿桑。蚕丝劲黄，所谓檿丝矣。桑枝、根白皮、皮中汁、霜后叶及葚耳、薜花、柴灰、蠹虫皆入药。

〔新释〕

《长编》卷十九收桑的历代主要文献。我国古代民间植物分类中，桑可能是指某一地区内桑科桑属 Morus 多种植物的统称。文中所提各种桑，简要分述如下。

《本经》中品之桑，《中志》23（1）：7 释为桑科桑属植物桑 Morus alba L.。

《尔雅》之女桑、桋桑，《中志》23（1）：9 认为《尔雅》及《图考》女桑即指鲁桑 Morus alba L.var. multicaulls (Perrott.) Loud.，华东另有别名白桑。本变种与原变种区别在于叶大而厚，叶长可达 30 厘米，聚花果成熟时白绿色或紫黑色，江苏、浙江、四川及陕西等地栽培，为家蚕的良好饲料。但《尔雅注》："今俗呼桑树小而条长者为女桑树。"与分类学上区别的性状不同。后文"今吴中桑矮而叶肥，盖即女桑"与此合。"今呼鲁桑或湖桑"，实为鲁桑移至江苏栽培者。

《尔雅》之檿桑、山桑，《尔雅注》：似桑，材中作弓及车辕。《中志》23（1）：20 释为鸡桑 Morus australis Poir.，河南俗称小叶桑。《图考》图为吴其濬新绘（图 1542）。所图为一乔木，叶卵形，先端急尖或尾尖，基部楔形或心形，边缘具粗锯齿，不分裂或 3 裂，叶柄细长，果实短椭圆形。性状与《中志》描述的鸡桑原变种 Morus australis Poir. var. australis 较接近。该变种

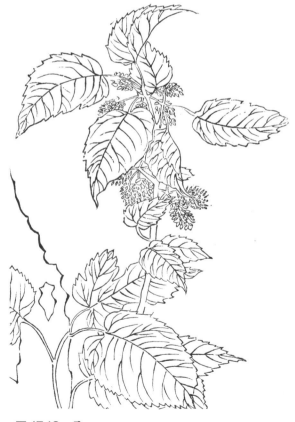

图 1542　桑

分布于辽宁、河北、陕西、甘肃、山东、安徽、浙江、江西、福建、台湾、河南、湖北、湖南、广东、广西、四川、贵州、云南和西藏等省区，常生于海拔500～1 000米石灰岩山地或林缘及荒地。

吴批：*Morus alba* 及 *Morus australis*。

1467. 桑上寄生

桑上寄生，《本经》中品[1]。叶圆微尖，厚而柔，面青光泽，背淡紫有茸，子黄色如小枣，汁甚黏，核如小豆，诸书悉同。惟《图经》云：三四月花，黄白色。余所见冬开花，色黄红，残则浅黄耳。后人执茑女萝之说，强为纠纷。若如《陆疏》所云，乃是蔓生，何能并合？南方毛姜、石斛、风兰寄生，亦非一种。《本草衍义》谓有服他木寄生而死者，用寄生者，乌可不慎？广西所产，多榕寄生；或云桑寄生于榕；又谓有桑寄桑者，尤谬。吾未见有服此药而效者，缘少真者耳。

雩娄农曰：茑与女萝，《传》曰：茑，寄生也。《陆疏》以为子如覆盆子，赤黑，甜美。今寄生子既不可食，形亦不类；或云鸟衔树子遗树上而生。余以十月后莅赣南，群木多陨，有郁葱者如花、如果，遣人折枝视之，皆寄生也。所托树非一，而叶厚毛背，红花黄子，无异形，信乎感气而生，别是一物也。桑寄生以去风保产，见重于世。桂椒生者，土人云性与桂椒同。桃柳所生，俗方亦取用之。盖皆盗本木之精华，而夺其雨露之施，假而不归，如借丛者，久而丛枯而亡矣。读《郁离子》伐桑寄生赋序[2]云，如疮痍脱身，大奸去国，有会余心者焉。其赋有曰：农植嘉谷，恶草是芟，物犹如此，人何以堪。独不闻三桓竞爽，鲁君如寄[3]；田氏厚施，姜陈易位[4]。大贾入秦，伯翳以亡[5]；园谋既售，芈化为黄[6]。蠹凭木以槁木，奸凭国以盗国，鬼居肓而人陨，枭寄巢而母食。故曰非其种者，锄而去之，信斯言之可则。

[新释]

《长编》卷十九收桑上寄生文献。《图考》桑上寄生，为吴其濬新描述的赣南物种，与《本草纲目》的桑上寄生不同。以往我国学者多释作日本产的 *Taxillus yadoriki* (Sieb. et Zucc) Panser，是松村据日本实物考证的结果，我国实则不产。

吴其濬在原文中描述"余所见冬开花，色黄红，残则浅黄"，似较符合《中志》描述的桑寄生科钝果寄生属植物毛叶钝果寄生 *Taxillus nigrans* (Hance) Danser，花冠黄红，而广寄生 *Taxillus chinensis* (DC.) Danser 花冠褐色。如《图鉴》1：538，图 1076 *Loranthus paraeiticus* (L.) Merr. 即 *Taxillus chinensis*，描述花为紫红色。另据文字，一种赣南、一种广西产，赣南产者，较符合《中志》24：131–133 描述的毛叶钝果寄生 *Taxillus nigrans*。广西所产多榕寄生，则应为

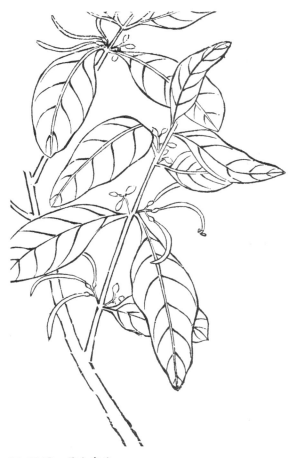

图 1543　桑上寄生

广寄生 Taxillus chinensis。毛叶钝果寄生 Taxillus nigrans 产于陕西、四川、云南、贵州、广西、湖北、湖南、江西、福建、台湾，生于海拔 300～1 300 米山地、丘陵或河谷盆地阔叶林中，寄生于樟树、桑树、油茶或栎属、柳属植物上。广寄生 Taxillus chinensis 产于广西、广东、福建南部，生于海拔 20～400 米平原或低山常绿阔叶林中，寄生于桑树、桃树、李树、龙眼、荔枝、杨桃、油茶、油桐、橡胶树、榕树、木棉或马尾松、水松等多种植物上。Taxillus nigrans 是中药"桑寄生"品种之一，民间草药以寄生于桑树上的疗效较佳。Taxillus chinensis 药材名"广寄生"，民间草药以寄生于桑树、桃树和马尾松上的疗效较佳。此为吴其濬新记录的两个种。

《图考》图（图 1543）为吴其濬新绘，当参照赣南实物绘图。《中志》24：134，图版 30：

1-5 Taxillus nigrans 和《中志》24：131，图版 29：1-6 Taxillus chinensis 二种很近似。主要区别为花梗长度和花冠长度。从《图考》附图观之，该图具较长的花序梗和较长的花冠，宜订为广寄生 Taxillus chinensis (DC.) Danser。吴批：Taxillus nigrans，日本用其近缘种 Taxillus yadoriki。

宋《图经》桑寄生、广寄生："三四月花，黄白色……"应为桑寄生科桑寄生属植物北桑寄生 Loranthus tanakae Franch. et Sav.。

本条又有榕寄生，吴批：Taxillus chinensis。存以备核。

《诗经》茑，非今旋花科茑萝属 Quamoclit 植物。茑萝属约 10 种，产于热带美洲，我国引种栽培有 3 种。传入的具体时间尚待考，但不至于在前 6 世纪已经传入。吴批：茑与女萝……Rubus 一种。存以备考。

［注］

[1] 中品：据商务 1957 本，应作上品。

[2] 《郁离子》伐桑寄生赋序：《郁离子》，明代刘基（字伯温）著。反映了刘基治国安民的政治主张和他的人才观、哲学思想、经济思想、文学成就、道德为人及渊源学识。"伐桑寄生赋序"应为"伐寄生赋并序"。

[3] 三桓竞爽，鲁君如寄：指春秋鲁桓公时，仲孙、叔孙、季孙三氏争胜，鲁君大权旁落，如同寄居他人篱下。

[4] 田氏厚施，姜陈易位：齐国原为姜姓之国，公元前 672 年，陈国内乱，陈厉公子陈完（田敬仲）逃往齐国，得到了齐桓公的重用。后来，陈氏势力渐大，到田和之时夺取了齐国政权。

[5] 大贾入秦，伯翳以亡：商人吕不韦入秦以后，嬴姓的秦国就灭亡了。《史记·吕不韦列传》称秦始皇为吕不韦与邯郸姬之子。秦庄襄王早年入质赵国，吕不韦认为奇货可居，帮助秦庄襄王谋取君位，并把已有身孕的邯郸姬献给秦庄襄王。伯翳，虞舜时人，本称"大费"，

也称"伯益"，是嬴姓的祖先。《史记·秦本纪》称，虞舜赐姓伯翳为嬴氏。

6 园谋既售，芈化为黄：楚国李园之妹侍春申君黄歇，既孕，李元献之以楚王，生子，后为楚幽王。于是黄姓就取代了芈姓的楚国天下。事见《史记·春申君列传》。

1468. 吴茱萸

吴茱萸，《本经》中品。《尔雅》椒樧、丑菜。《礼记》作藙。又食茱萸，《唐本草》始著录。宋《图经》或云即茱萸。粒大堪啖者，蜀人呼为艾子。《益部方物记》藙、艾同字，云又名榄子。

[新释]

《长编》卷二十收吴茱萸、卷二十一收食茱萸历代主要文献。《图考》图为新绘（图1544），木本，单叶，有对生，有互生。从花序看，非吴茱萸 Evodia rutaecarpa (Juss.) Benth.。吴其濬概未见实物。

《图考》文字描述的是两种植物。《本经》吴茱萸，即《中志》43（2）：65 描述的芸香科吴茱萸属植物吴茱萸 Evodia rutaecarpa (Juss.) Benth.［今修订作 Tetradium ruticarpum (A. Juss.) Hartley］。产于秦岭以南各地，海南未见自然分布，生于平地至海拔 1 500 米山地疏林或灌木林中。各地或多或少有栽培。

粒大堪啖者，蜀人呼为艾子……云又名榄子。芸香科吴茱萸属植物牛科吴萸 Evodia trichotoma (Lour.) Pierre.（FOC 作 Tetradium trichotomum Lour.）为本属中种子最大者，鲜叶无腥臭气，无麻辣感，根及果作草药，据载治多类痛证。或为艾子？该种分布于广东（西南部）、海南、广西（南部及西南部），贵州（南部）。四川产者，有其变种毛牛科吴萸 Evodia trichotoma (Lour.) Pierre. var. pubescens Huang，分布于广西（西部）、四川及贵州（西南部）、

云南（南部），生于海拔 1 000～1 300 米山地密林中。存以备考。

又食茱萸，恐非该属植物。《台湾植物志》将椿叶花椒 Zanthoxylum ailanthoides Sieb. et. Zucc. 对应作此中文名。

吴批：Tetradium rutaecarpa (Evodia rutaecarpa)。

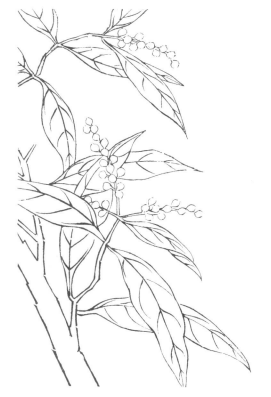

图 1544　吴茱萸

1469. 山茱萸

山茱萸，《本经》中品。陶隐居云：子如胡颓子，可啖。合核为用。《救荒本草》谓之实枣儿。

[新释]

《长编》卷二十收山茱萸文献。《图考》图1545为吴其濬新绘，显示为一草本，花叶同生；叶对生，或三枚轮生，比花稍大，具锯齿。圆锥花序生枝顶，花五基数，雄蕊多数。与山茱萸 *Cornus officinalis* 大相径庭。疑似虎耳科溲疏属 *Deutzia* 植物。

图1546仿绘《救荒》"实枣儿树"图，但性状改变较多，如：少绘制了下部多枚小枝，叶缘改绘成具锯齿；另叶脉、果序、果实等皆有改变。《救荒本草译注》释"实枣儿树"为山茱萸科山茱萸属山茱萸 *Cornus officinalis* Sieb. et Zucc.。据《中志》56：85，本种即《本经》之山茱萸。果实称"萸肉"，俗名枣皮，供药用，味酸涩，性微温，为收敛性强壮药，有补肝肾止汗的功效。

松村：*Cornus officinalis* S. et Z.；吴批：图一 *Macrocarpium* (*Cornus*) *officinalis*，即正品。吴其濬似未见实物，图似《救荒》。图1546，叶似复叶（掌状），小叶有锯齿，不知何物，何所据。吴批可能把两图顺序记混了。

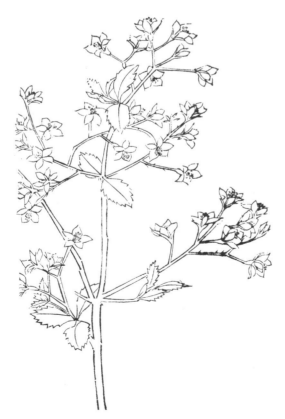

图 1545　山茱萸（1）

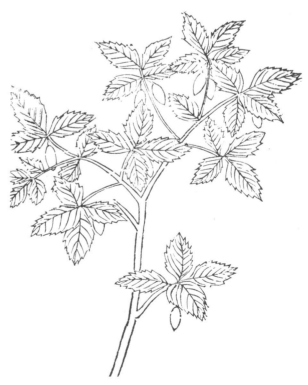

图 1546　山茱萸（2）

1470. 秦椒 蜀椒

秦椒，《本经》中品[1]。《尔雅》：檓，大椒。又蜀椒，《本经》中品。今处处有之，以蜀产赤色者佳。川中用丝结为念珠等物是也。

[新释]

《长编》卷十二分别收秦椒、蜀椒文献。吴其濬误合秦椒、蜀椒为一种。

《中志》43（2）：44 将（《尔雅》）檓、大椒；《本经》秦椒、蜀椒皆释作为花椒 *Zanthoxylum bungeanum* Maxim.，显然是同意吴其濬的观点，欠妥。《本经》将秦椒置于下品，将蜀椒置于中品，产地有别，显然是二物种。秦椒正品是芸香科花椒属植物花椒 *Zanthoxylum bungeanum* Maxim.。该种在我国北起东北南部，南至五岭北坡，东南至江苏、浙江沿海地带，西南至西藏东南部；台湾、海南及广东不产，见于平原至海拔较高的山地，各地多栽种。在青海栽种见于海拔 2 500 米的坡地。花椒用作中药，有温中行气、逐寒、止痛、杀虫等功效，治胃腹冷痛、呕吐、泄泻、血吸虫、蛔虫等症。又作表皮麻醉剂。李时珍《本草纲目》中提及的"椒目"即是花椒的种子，"黄壳"指花椒的内果皮，"椒红"或"红"是指花椒的外果皮。花椒一名，最早有文字记载是在《诗经》里。古代人认为花椒的香气可辟邪，有些朝代的宫廷，用花椒掺入涂料以糊墙壁，这种房子称为"椒房"，是给宫女住的。后来就以椒房比喻宫女后妃。《曹操文集》"假为献策收伏后"篇及《红楼梦》第十六回中有"每月逢二、六日期，准椒房眷层入宫请候"之句足以佐证。花椒树，结果多，《诗经》有"椒蓼之实，繁衍盈升"之句。花椒又是一种芳香防腐剂，据发掘的汉墓中常有以花椒的果填垫内棺的，很可能是利用它的高效防虫防腐作用，同时，也带有"繁衍盈升"，多子多孙的封建迷信思想，西汉中山王刘胜墓出土遗存中，有保存良好的花椒。

《图考》图为吴其濬新绘（图 1547），显示为木本，具刺，复叶，叶轴有翅，有 3～5 小叶，椭圆形，顶端一枚最长大。显然符合芸香科花椒属植物竹叶花椒 *Zanthoxylum armatum* DC. 的性状特征。该种产于山东以南，南至海南，东至台湾，西南至西藏东南部，见于低丘坡地至海拔 2 200 米的山地的多类型生境，石灰岩山地也常见。产于江苏、山东等地的，小

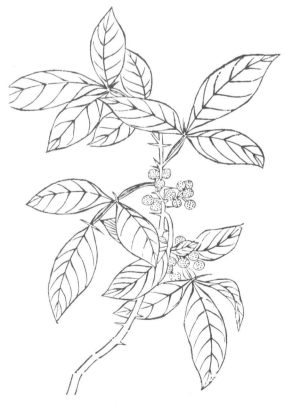

图 1547 秦椒 蜀椒

叶通常 5～7 片，有时 3 片。《中志》43（2）：43 又将《图考》的秦椒、蜀椒和崖椒都释作竹叶花椒 Zanthoxylum armatum DC.，欠妥。

松村：Zanthoxylum alatum Roxb. var. *planispinum* Rehd. et Wils.；《纲要》：Zanthoxylum bungeanum

Maxim. var. *pubescens* Huang；吴批：正品是 Zanthoxylum bungeanum。

〔注〕

1 中品：据商务 1957 本应作"下品"。

1471. 崖椒

崖椒，宋《图经》收之。李时珍以为即椒之野生者。

〔新释〕

《长编》卷二十收崖椒文献。《图考》图为吴其濬新绘（图 1548），显示的植物为木本，具刺，复叶有 3～5 小叶，叶轴有翅，披针形，顶端一枚最长大。上述性状描绘的显然是竹叶花椒 Zanthoxylum armatum DC.。《中志》43（2）：43 将《图考》的秦椒、蜀椒和崖椒都释

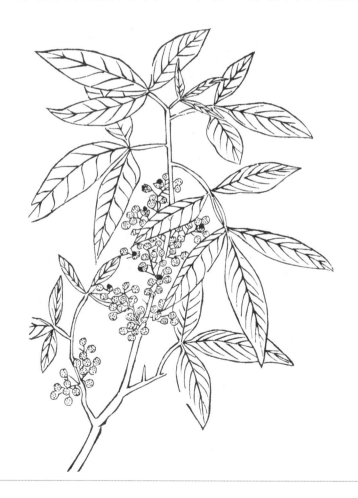

图 1548　崖椒

作竹叶花椒 *Zanthoxylum armatum* DC.，欠妥。该种产山东以南，南至海南，东南至台湾，西南至西藏东南部，见于低丘陵坡地至海拔 2 200 米山地的多类生境，石灰岩山地亦常见。

李时珍所说的椒之野生者，应是同属野花椒 *Zanthoxylum simulans* Hance。

松村：*Zanthoxylum alatum* Roxb. var. *planispinum* Rehd.et Wils.；吴批：*Zanthoxylum armatum*。

1472. 卫矛

卫矛，《本经》中品，即鬼箭羽。湖南俚医谓之六月凌，用治肿毒。按《图经》：曲节草有六月凌、绿豆青诸名。此木春时，枝叶极嫩，结实如冬青而色绿，性味苦寒，殆即一物。

[新释]

《长编》卷二十收卫矛文献。《图考》图为吴其濬新绘（图 1549）。绘图显示本种为木本，枝具 2 列拴翅；单叶对生，叶窄长椭圆形，全缘，叶柄短；果 5 枚，圆形，果柄细长；本草名鬼箭羽。综合上述性状，颇合《中志》45（3）：63-65 描述的卫矛科卫矛属植物卫矛 *Euonymus alatus* (Thunb.) Sieb. 的特征。该种除东北、新疆、青海、西藏、广东及海南外，全国各省区均产，生于山坡、沟底边缘。其带拴翅的枝条入中药，药名鬼箭羽。

《图经》曲节草、六月凌、绿豆青。吴批：Ilex（落叶种）。核《图经》文及图："曲节草，生筠州，味甘，平，无毒。治发背疮，小痈肿，拔毒。四月生苗，茎方，色青，有节。七月、八月着花似薄荷。结子无用。叶似刘寄奴而青软，一名蛇蓝，一名绿豆青，一名六月冷，五月、六月采茎、叶、阴干。与甘草作末，米汁调服。"其绘图"筠州曲节草"，似草本，有节，叶似长椭圆形，对生。从上述性状描述，可知本种为草本，茎方形，有节，曲折；花似薄荷。其两俗名有"蓝"和"青"字，

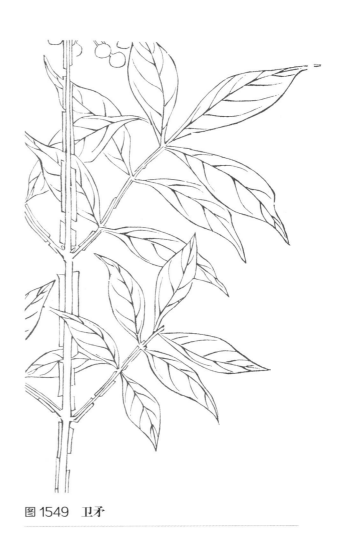

图 1549　卫矛

似与其染色有关。产于筎州（现四川宜宾市筎连县）。作用治发背疮，小痈肿，拔毒。综合上述性状特征，疑似《中志》70：113 爵床科板蓝属植物板蓝 Baphicacanthus cusia (Nees) Bremek.［FOC 作 Strobilanthes cusia (Nees) Kuntze］。

附记："六月凌"，前人文献皆为"六月冷"，自李时珍《本草纲目》改为"六月凌"。

松村：Euonymus alata K. Koch. (E. thunbergiana Bl.)；吴批：有二图，图一是 Euonymus alatus。图二，叶似对生（或小叶对生）……如冬青？吴先生可能记忆有误，本条绘图仅一幅。

1473. 栀子

栀子，《本经》中品，即山栀子。以染黄者，以七棱至九棱者为佳。

[新释]

《长编》卷二十二收栀子文献。《图考》图为新绘（图 1550）。据《图考》图、文，本种为木本；叶对生（似有三枚轮生小叶），长圆状披针形、倒卵状长圆形至倒卵形，顶端渐尖、骤尖，侧脉 5～9 对，叶柄较短；花单生于枝顶，具短花梗；具萼管，倒圆锥形，顶部开裂，裂片狭长似披针形；花被片 6～7 裂，倒卵形，花丝伸出，有山栀子，染黄者，果实有七棱、九棱。综合上述性状，基本符合《中志》71（1）：332-334 描述的茜草科栀子属植物栀子 Gardenia jasminoides Ellis（Gardenia florida L. 现为其异名）的特征。本种分布广，生境多样，性状变异大。根据其叶形及大小、果型及大小，分多个类型，《中志》介绍主要分为有两种，前者即药用果小，卵形至近球形的"山栀子"；后者为染料用，果大，圆形或长圆形，俗称"水栀子""水横枝"等。推测即本条记载文字，包含此两类。

松村、《中志》71（1）：332、吴批：Gardenia florida L.。

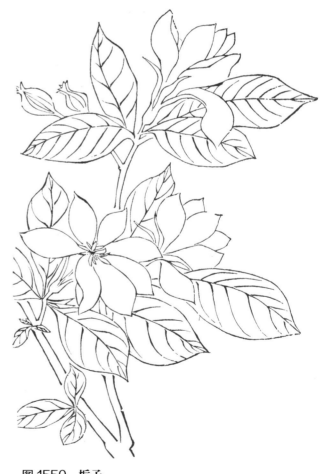

图 1550 栀子

1474. 枳实

枳实，《本经》中品。橘逾淮而北[1]为枳，或云江南亦别有枳，盖即橘之酸酢者，以别枸橘耳。《补笔谈》辨别枳实、枳壳极晰。

[新释]

《长编》卷二十收枳实、枳壳两条的历代主要文献，基原实为一种植物——枳 *Poncirus trifoliata* (L.) Raf.。

《图考》枳实图为吴其濬新绘（图1551）。其叶非指状三出叶，显然非枳 *Poncirus trifoliata* (L.) Raf. 的性状特征，应为芸香科柑橘属 *Citrus* 植物。"或云江南亦别有枳，盖即橘之酸酢者，以别枸橘耳。"吴批："南方枸橘或是酸橙冒充者，*Citrus aurantium*，或是 *Citrus junos*"。据《中志》43（2）194-196 "中药枳实及枳壳，有用酸橙 *Citrus × aurantium* L. 的黄皮酸橙的果制成，以湖南的最为大宗，次为湖北和江西，其他省区也有少量"。另据《中志》43（2）：194-196 香橙 *Citrus junos* Sieb. ex Tanaka 为近代枳实或枳壳的代品。

《本经》枳实，基原应为芸香科枳属植物枳 *Poncirus trifoliata* (L.) Raf.，该种为小乔木，枝绿色，有纵棱，具长刺，叶柄有狭长的翼叶，通常指状三出叶。即"橘逾淮而化为枳"的枳。该种分布于山东（日照、青岛等）、河南（伏牛山南坡及河南南部山区）、山西（晋城、阳城等）、陕西（西乡、南郑、商县、蓝田等县）、甘肃（文县至成县一带）、安徽（蒙城等县）、江苏（泗阳、东海等县）、浙江、湖北（西北部山区及西南部）、湖南（西部山区）、江西、广东（北部栽培）、广西（北部）、贵州、云南等省区。《中志》43（2）：165 有一附记：枳实和枳壳，本是同一植物。最初只有枳之名（《本经》），稍后始有枳实之名。

自《开宝本草》之后又多了枳壳一名，据沈括《梦溪笔谈》附篇"补笔谈"卷三，"药效"一节。此后，元、明、清各代本草都说枳实用嫩果制成，果皮较厚，内存种子（也有另说是除核的），药效是"性酷而速"（寇宗奭《本草衍义》）；枳壳是大果或半成熟的果制成，常将种子挖去，故中空而皮薄，它的药效是"性和而缓"。枳的种子富含黄烷酮苷类化合物，这些成分与药性有关。枳性温，味苦，辛，无毒。疏肝止痛，破气散结，消食化滞，除痰镇咳。中医用以治肝、胃气、疝气等多种痛证，枳实

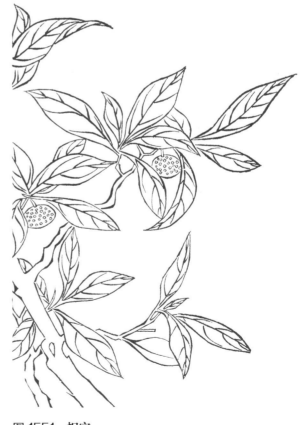

图1551　枳实

与其他中药配伍，对治疗子宫脱垂和脱肛，有显著效果。枳壳对感染性中毒、过敏性及药物中毒引致的休克有一定疗效。

〔注〕

1 北：当为"化"之形误。

1475. 楝

楝，《本经》下品，处处有之。四月开花，红紫可爱，故花信有楝花风。《湘阴志》：苦楝掘沟埋之。可成楝城。植当风处，可辟白蚁。

〔新释〕

《长编》卷二十收楝历代主要文献。《中志》（3）：100 释《本经》作楝 *Melia azedarach* L.。

《图考》图为吴其濬新绘（图 1552）。据《图考》图、文，本种为一乔木；二回奇数羽状复叶，小叶对生，椭圆形至披针形，顶生一片稍大，先端渐尖，边缘有钝锯齿，侧脉多数；圆锥花序，花紫红色，花萼 6 深裂（应为 5），花瓣倒卵状匙形，花期农历四月开花；果实球形，可辟白蚁。综合上述性状，与《中志》43（3）：100 所描述的楝科楝属植物楝 *Melia azedarach* L. 较接近。该种产于我国黄河以南各省区，较常见生于低海拔旷野、路旁或疏林中，目前已广泛引为栽培。其边材黄白色，心材黄色至红褐色，纹理粗而美，质轻软，有光泽，施工易，是家具、建筑、农具、舟车、乐器等良好用材；用鲜叶可灭钉螺和作农药，用根皮可驱蛔虫和钩虫，但有毒，用时要严遵医嘱，根皮粉调醋可治疥癣，用苦楝子做成油膏可治头癣；果核仁油可供制油漆、润滑油和肥皂。

《纲要》和吴批：*Melia azedarach* L.。

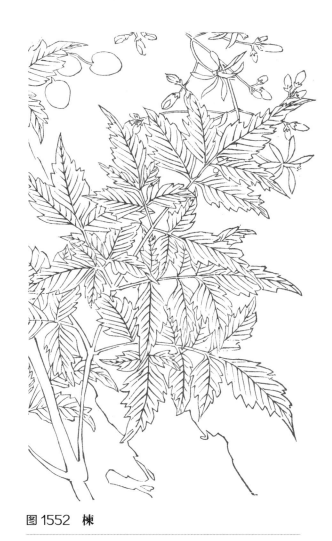

图 1552 楝

1476. 桐

桐，《本经》下品，即俗呼泡桐。开花如牵牛花，色白，结实如皂荚子，轻如榆钱，其木轻虚，作器不裂，作琴瑟者即此。其花紫者为冈桐。

[新释]

《长编》卷二十收桐历代主要文献。泡桐，民间分类指的是泡桐科泡桐属 *Paulownia* 在某一地区范围内多个种的通称。《中志》37（2）：28 列 *Pawlownia* 7 种，均产于我国，除白花泡桐 *Paulownia fortunei* (Seem.) Hemsl. 外，其他各种的花大都以紫色为主，所以仅以花紫色这一特征是无法考证至具体哪一种。桐一般释为 *Paulownia fortunei*，参见《中志》67（2）：39。但严格地讲，*Paulownia fortunei* 的花虽为白色，但背面也稍带紫色或浅紫色。如据分布，古代崇尚桐柏山谷之桐，或此种。该种主要分布于安徽、浙江、福建、台湾、江西、湖北、湖南、四川、云南、贵州、广东和广西，据《中志》山东、河北、河南和陕西等地 20 世纪有引种。《图考》绘图（图 1553）未见花，叶片卵状心形，蒴果长圆状椭圆形，具喙。大概据此种绘图。

"其花紫者为冈桐"，《名医别录》"冈桐无子"。洪德元 1976 年发表的新种楸树叶泡桐 *Paulownia catalpifolia* Gong Tong，花冠浅紫色，主要分布于山东、河北、山西、河南、陕西，通常栽培，太行山区有野生，有些地方很少结子。《尔雅》中认为材中琴瑟，有华而无实者为

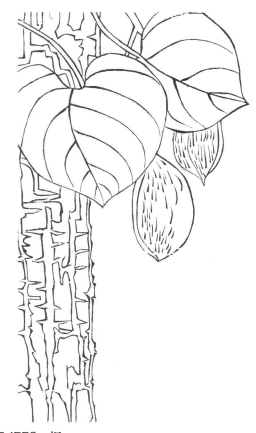

图 1553 桐

桐。疑其即冈桐，太行山区有野生者，自古为琴瑟良材。冈：山脊。

《本经》桐，吴批：*Paulownia fortunei*；冈桐（《图考》）：*Paulownia*（待查）。

1477. 梓

梓，《本经》下品。有角长尺余，如箸而黏，余皆如楸。

[**新释**]

《长编》收梓历代主要文献。古代梓（含楸），为属级概念，含紫葳称梓属 *Catalpa* 植物多种。

《图考》图为吴其濬新绘（图1554）。据图、文，本种为乔木，主干通直；成熟叶似阔卵，具毛，长宽略等，先端渐尖，边缘略浅波状，基部掌状脉5，叶柄细长；顶生圆锥花序，具多数花，花冠钟形，内具条纹2～3及斑点，果实长尺余（30厘米左右），黏。上述性状，较接近紫葳科梓属植物梓 *Catalpa ovata* G. Don.。该种产于长江流域及以北地区，多栽培于村庄附近及公路两旁，野生者已不可见，海拔（500）1 900～2 500 米，制琴良材，所谓"桐天梓地"者是也。文中楸，指楸树 *Catalpa bungei* C. A. Mey.。

松村：*Catalpa bungei* C. A. Mey.；《中志》69：13 和吴批：*Catalpa ovata* G. Don。

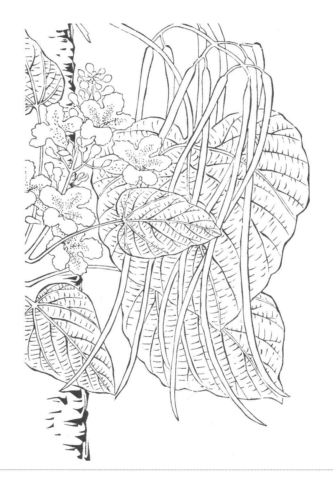

图 1554　梓

1478. 柳

柳，《本经》下品。华如黄蕊，子为飞絮，前人以絮为花，殊误。陈藏器已辨之。

但絮有飞扬者，亦有就枝团簇者，俗以为雌雄。又种生与插枝生者，茎干亦不同云。

[新释]

《长编》卷二十收柳历代主要文献。此柳，为一属级概念，可能包含柳属多种 *Salix* spp.。

《图考》绘图（图 1555）显示的是一段树干，干后有早春具花序的柳枝一条，还有下垂柳枝一枚。吴批：图似 *Salix matsudana*。观察树干后的柳枝，似其雄花序枝条，特征与《中志》20（2）：132 描述的旱柳属植物旱柳 *Salix matsudana* Koidz. 概貌接近。该种我国产于东北、华北平原、西北黄土高原，西至甘肃、青海，南至淮河流域以及浙江、江苏，为平原地区常见树种，耐干旱、水湿、寒冷。模式标本采自甘肃兰州。朝鲜、日本、俄罗斯远东地区也有分布。

但观其右侧下垂柳枝，叶条状披针形，疑似《中志》20（2）：138 描述的垂柳 *Salix babylonica* L.。

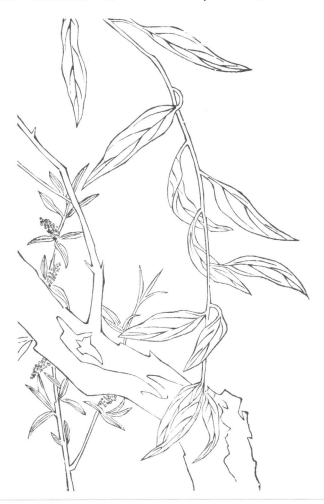

图 1555　柳

1479. 栾华

栾华，《本经》下品，子可为念珠。《救荒本草》：木栾叶味淡甜，可煤食。

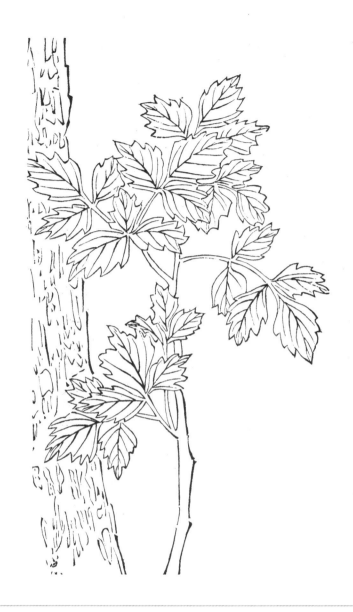

图 1556　栾华

[新释]

《长编》卷二十收栾华文献。本条同卷之三十七栾华，但图不同。本条图为吴其濬新绘（图 1556）。绘图所示为一大乔木，右侧枝条显示其叶为一回、不完全二回奇数羽状复叶，小叶边缘有不规则的钝裂齿；无花果。如仅据绘图所绘形态，难以准确鉴定为无患子科栾树属植物栾树 *Koelreuteria paniculata* Laxm.。只据《救荒》功用，早春嫩芽即"木兰芽"，可食用，推测即为栾树。产于我国大部分省区，东北自辽宁起经中部至西南部的云南。常栽培作庭园观赏树；木材可制家具；叶可作蓝色染料；花供药用，亦可作黄色染料；"子"可为念珠，可能为"数珠"之讹？

松村、《中志》和吴批：*Koelreuteria paniculata* Laxm.。吴批：图似抄自《救荒》。《救荒本草译注》释"木栾树"作栾树 *Koelreuteria paniculata* Laxm.。

1480. 石南

石南，《本经》下品。详《本草衍义》。毛文锡《茶谱》[1]，湘人四月采石南芽为茶，去风，暑月尤宜。桂阳呼为风药，充茗、浸酒，能愈头风。

[新释]

《长编》卷十八收石南文献。《图考》图为吴其濬新绘（图1557）。据《图考》图、文，本种为木本植物，叶长椭圆形，先端渐尖，近全缘，中脉明显，侧脉多数，叶柄短，粗壮；果序顶生，总梗不显示；果实3至多枚，果梗细长，果实球形；叶可为茶，治头风；湖南产。综合上述性状，与《中志》36：220描述的蔷薇科石楠属植物石楠 *Photinia serrulata* Lindl. [*FOC* 作 *Photinia serratifolia* (Desf.) Kalkman] 较接近。该种产于陕西、甘肃、河南、江苏、安徽、浙江、江西、湖南、湖北、福建、台湾、广东、广西、四川、云南和贵州，海拔1 000～2 500米。其木材坚密，可制车轮及器具柄；叶和根供药用为强壮剂、利尿剂，有镇静解热等作用；又可作土农药防治蚜虫，并对马铃薯病菌孢子发芽有抑制作用；种子榨油供制油漆、肥皂或润滑油用；可作枇杷的砧木，用石楠嫁接的枇杷寿命长。

附记：《中志》中名采用"石楠"。

吴批：*Photinia serrulata*。

[注]

[1] 毛文锡《茶谱》：毛文锡，字平珪，高阳（今属河北）人，一作南阳（今属河南）人，五代前蜀后蜀时期大臣、词人。作《茶谱》1卷，已佚。

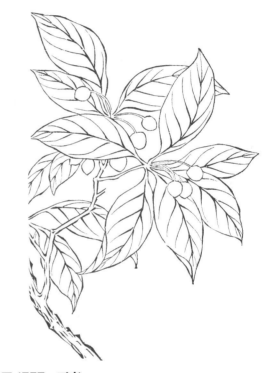

图1557　石南

1481. 郁李

郁李，《本经》下品，即唐棣。实如樱桃而赤，吴中谓之爵梅，固始谓之秧李。有单瓣、千叶二种：单瓣者多实，生于田塍；千叶者花浓，而中心一缕连于蒂，俗呼为穿心梅。花落心蒂犹悬枝间，故程子[1]以为棣。萼甚牢。《图经》合常[2]棣为一，未可据。

[新释]

《长编》卷十八收郁李文献。《图考》图为吴其濬新绘（图1558），小灌木，叶片卵状披针形，先端渐尖，锯齿较特殊，似缺刻状尖锐重锯齿；花叶同开，花为重瓣类型，花梗较长，"花色浓，中心一缕连于蒂"，果实深红色（古代文字中所谓"果赤"者），即文字描述的千叶者，穿心梅。宜释为蔷薇科樱属植物郁李 *Cerasus japonica* (Thunb.) Lois.（*Prunus japonica* 为其异名）。该种产于黑龙江、吉林、辽宁、河北、山东、浙江，生于山坡林下、灌丛中或栽培，海拔100～200米。

文中记录其"单瓣者多实，生于田塍"，应为欧李 *Cerasus humilis* (Bge.) Sok.。产于黑龙江、吉林、辽宁、内蒙古、河北、山东、河南，生于阳坡砂地、山地灌丛中，或庭园栽培，海拔100～1 800米。种仁入药，作郁李仁，有利尿、缓下作用，主治大便燥结、小便不利。果味酸可食。

《长编》文献所收郁李，可能不仅仅郁李 *Cerasus japonica*、欧李 *Cerasus humilis* (Bunge) Sok. 两种。如陆机《疏》"如郁李而小，五月始熟。自关西天水陇西多有之"应为包含毛叶麦李 *Cerasus dictyoneura* (Diels) Yu 在内的樱属 *Cerasus* spp. 多种，为一属级概念。

松村：*Prunus japonica* Th.；《纲要》：*Pyrus pashia* Buch-Ham. ex D. Don；《中志》38：85

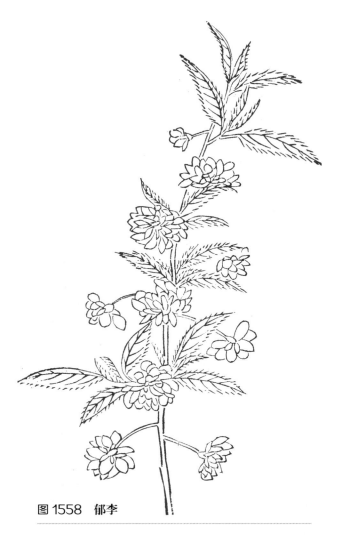

图1558　郁李

Cerasus japonica (Thunb.) Lois.；吴批：*Prunus humilis*；*Prunus japonica*（待查）。

[注]

1 程子：指北宋理学家程颐（1033—1107），字正叔，洛阳伊川人，世称伊川先生。

2 常：似为"棠"之形误。

1482. 鼠李

鼠李，《本经》下品。宋《图经》：即乌巢子。《本草衍义》以为即牛李子，叙述綦详。李时珍云取汁刷染绿色。此即江西俗呼冻绿柴，一名羊史子。《救荒本草》：女儿茶一名牛李子，一名牛筋子。叶味淡，微苦，可食，亦可作茶饮，即此。唯江西别有牛金子，子黑色，与此异。

[新释]

《长编》卷二十收鼠李文献。中国古代民间分类中，鼠李为一属级概念，某一地区 *Rhamnus* 多种植物的通称。明清不同文献中，具体所指物种不相同。

《图考》图为吴其濬新绘（图1559）。据《图考》文、图，可得知本种系木本植物，茎上具刺，叶互生，有短柄，长圆状披针形，先端尖，基部钝至楔形，边缘略呈波状，具羽状脉，侧脉三对；果小，球形，少数集为聚伞状，腋生。综合上述特征，与《中志》48（1）：68；《云志》12：710和《图鉴》1：758，图3246所描述的鼠李科鼠李属植物冻绿 *Rhamnus utilis* Decne. 在概貌上（叶缘无细齿，在卷之十"黎辣根"条已作解说）基本吻合，并浙江土名为"冬绿"。该种产于山西（吕梁）、河北、河南、陕西、甘肃、湖北（均县、房县）、四川、贵州和广西，生于山坡灌丛或林下。模式标本采自陕西。此为吴其濬新描述的江西物种。

松村：*Rhamnus davuricus* Pall.；吴批：图叶大，应是 *Rhamnus utilis*。

《救荒》女儿茶（牛李子、牛筋子），吴批：*Rhamnus davuricus*，*Rhamnus globosa* 和 *Rhamnus parvifolia* 的混称。《救荒本草译注》释其作鼠李 *Rhamnus davurica* Pall.。

江西产的牛金子，即卷之九描述的牛金子，子黑紫，应为桃金娘科蒲桃属植物赤楠 *Syzygium buxifolium* Hook. et Arn.。我国产于安徽、浙江、台湾、福建、江西、湖南、广东、广西、贵州等省区。生于低山疏林或灌丛。分布于越南及琉球群岛。此为吴其濬新记录的物种。

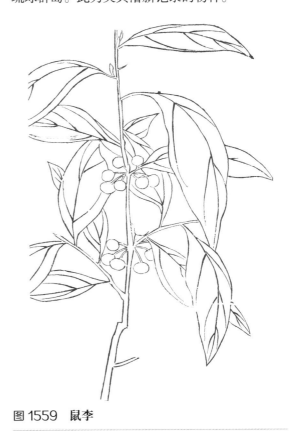

图1559　鼠李

1483. 蔓椒

蔓椒，《本经》下品。枝软如蔓，叶上有刺，林麓中多有之。

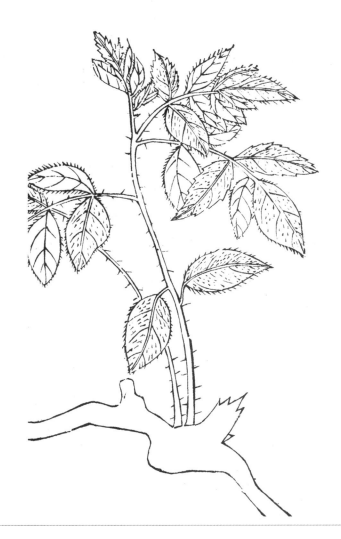

图 1560　蔓椒

［新释］

《长编》卷十八收蔓椒文献。《图考》图为新绘（图 1560）。据《图考》图、文，本种为木本，枝条柔软（软枝如蔓），嫩枝及小叶被锐刺，奇数羽状复叶，有小叶 5 或 7 枚，小叶对生，具短柄，卵形，有短毛，无花果，产林麓。综上所述，其性状较接近《中志》42（2）：52

描述的芸香科花椒属植物野花椒 *Zanthoxylum simulans* Hance。该种产于青海、甘肃、山东、河南、安徽、江苏、浙江、湖北、江西、台湾、福建及贵州东北部，习见于平地、低丘陵或略高的山地疏林或密林下。

《纲要》: *Zanthoxylum simulans* Hance；吴批: *Zanthoxylum*（待查）。

1484. 巴豆

巴豆，《本经》下品。生四川。

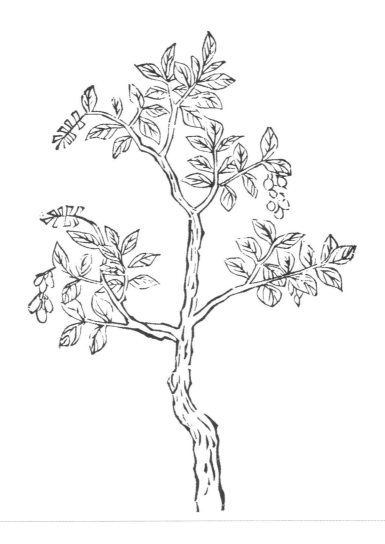

图 1561 巴豆

[新释]

《长编》卷十九收巴豆主要文献。《图考》绘图（图 1561）仿绘旧图。本条也无吴其濬新描述或按语。巴豆基原植物为大戟科巴豆属植物巴豆 *Croton tiglium* L.，据《中志》42（2）：133-134，该种分布于亚洲南部和东南部各国、菲律宾和日本南部。我国产于浙江南部、福建、江西、湖南、广东、海南、广西、贵州、四川和云南等省，生于村旁或山地疏林中，或仅见栽培。其种子主要用作峻泻药。外用于恶疮、疥癣；根叶入药，治风湿骨痛等。民间用枝叶作杀虫药或毒。

吴批：*Croton tiglium*，吴其濬盖未识实物，图系抄来。

1485. 猪苓

猪苓，《本经》中品。旧说是枫树苓，今则不必枫根下乃有。《庄子》谓之豕橐，功专利水。

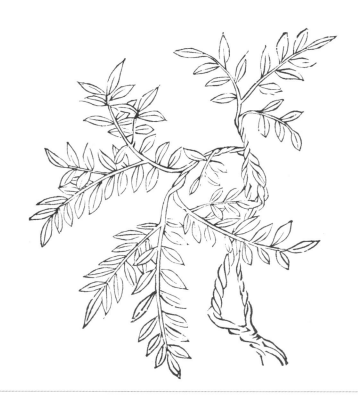

图 1562　猪苓

[新释]

中药猪苓原药材为多孔菌科真菌猪苓 *Polyporus umbellatus* (Per.) Fries 的干燥菌核，《药典》收载。该种多生于海拔 1 000～2 000 米的向阳山地、林下富含腐殖质的土壤中。植被多为阔叶次生林，常见树种为柞、槭、橡、榆、杨、柳、竹等。

《图考》图（图 1562）不知仿绘何图，为乔木，奇数羽状复叶，树干扭曲缠绕，不可辨别。

吴批：真菌 *Poria* 待查。

1486. 詹糖香

詹糖香，《别录》上品。《唐本草》云：出晋安。叶似橘，煎枝为香，似沙糖而黑。今宁都州香树形状正同，俗亦采枝叶为香料。开花如桂，结红实如天竹子而长圆，图以备考。湖南有一种野樟，叶极香，甚相类。夏时结子稍异。

[新释]

《长编》卷十八收詹糖香文献。唐方较多，明代基本不知基原为何种。历代本草及不同朝代利用的詹糖香，具体所指或有出入。该品有待从形态性状、地理分布、药方、性味、音韵等综合角度，深入探讨。

据《图考》图（图 1563）、文，该种乔木，叶互生，倒卵形，先端渐尖，羽状脉；开花如桂（伞形花序？），果序具短总梗，果梗不长，果球形，小，成熟红色（如山竹子而长圆）；产于宁都州（今江西境内）。综上所述性状，释作樟科山胡椒属植物红果山胡椒 *Lindera erythrocarpa* Makino。本种产于陕西、河南、山东、江苏、安徽、浙江、江西、湖北、湖南、福建、台湾、广东、广西、四川等地，生于海拔 1 000 米以下山坡、山谷、溪边、林下等生境。浙江俗名有"詹糖香"。

附记：1900—1930 年的《日本植物图鉴》采用 *Lindera thunbergii* (Sieb. et Zucc.) Makino. 这一异名。但该种只是吴其濬推测的詹糖香，抑或是陶弘景所用詹糖香。但是否为唐代或之前方中所用，尚待细究。如《唐本草》注"詹糖树似橘，剪枝叶为香，似砂糖二黑，出交、广"显然非 *Lindera erythrocarpa*，它不产交、广。

文中新描述了一种野樟："湖南有一种野樟，叶极香，甚相类；夏时结子稍异。"《中志》31：390 释作山橿 *Lindera reflexa* Hemsl.。

松村：*Lindera thunbergii* Makino.；《中志》：*Lindera erythrocarpa* Makino；吴批：图据江西宁都州 *Lauraceae*（待查）。

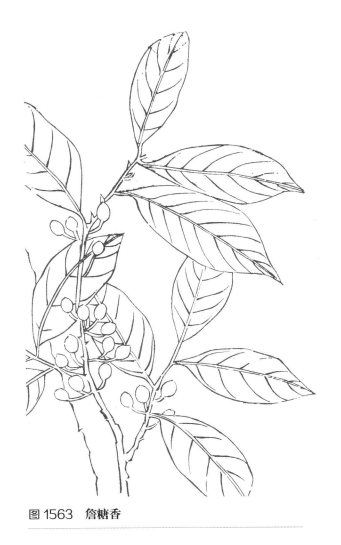

图 1563　詹糖香

1487. 楮

楮实，《别录》上品。《诗疏》：幽州谓之谷桑，荆扬交广谓之谷。《酉阳杂俎》：叶有瓣曰楮，无曰构。按谷、构一声之转，楚人谓乳谷亦读如构也。皮为纸，亦可为布；叶实可食。皮中白汁以代胶。《救荒本草》谓之楮桃。

[新释]

《长编》卷十八收楮文献。《图考》图为新绘（图 1564），所示为乔木，叶广卵形，先端

渐尖，主脉两侧不对称，边缘具粗锯齿，不分裂至 3 裂，叶表面似绘有毛；聚花果球形。综上所述性状，较宜释作《中志》23（1）：24 描述的桑科构属植物构树 *Broussonetia papyrifera*

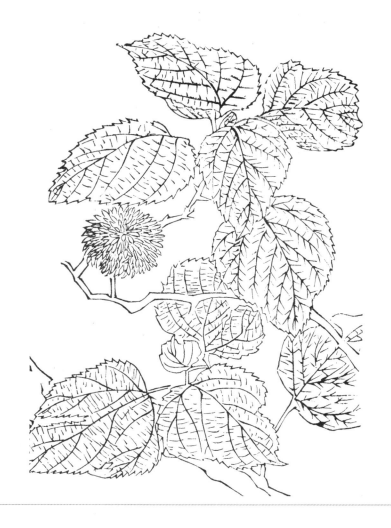

图 1564 楮

(L.) L' Hert. ex Vent.。该种产于我国南北各地，野生或栽培。其韧皮纤维可作造纸材料，果实及根、皮供药用。《救荒本草译注》释楮桃也为该种。

1488. 杉

杉，《别录》中品。《尔雅》：柀，粘。《疏》：俗作杉。结实如枫松球而小，色绿有油，杉可入药。胡杉性辛，不宜作樣。又沙木亦其类。有赤心者，《本草拾遗》谓之丹桎木。

零娄农曰：吾行南赣山阿中，岖嵚蒙密，如茅、如簪而丁丁者，众峰皆答，盖不及合抱而纵寻斧矣。按志皆曰杉，而土语则曰沙，疑俚音之转也。阅《岭外代答》，知杉与沙为一类而异物。《南城县志》谓杉有数种，有自麻姑山来者，持山僧所折杉枝，似桤似松，叶细润而披拂。余始识杉与沙果有异，然江湘率皆沙也。及莅滇，夹道巨木，森森竦擢，丝叶如翼，苔肤无鳞，盖荫暍而中樿傍题凑者，皆百余年物。视彼瘦干短蘖，乱叶攫挐，如寻人而刺者，真有鸡冠佩剑未游圣门时气象。夫物有类，而一类中又有巨细精粗。孔翠鹍鹚，五采焕矣，见凤皇而阒然无文也。骐骊骕骦异，四蹄轻矣，遇騠駃则瞠乎其后也。史之传儒林、文学、隐逸、循吏者，一传十数，其品诣独无异乎？服虔闻崔烈讲春秋，知其不逾己[1]。李谧师孔璠，而璠后复就谧请业[2]。同游培塿，乌睹松柏？荀淑有重名，遇黄宪孺子而以为师表[3]。文中子年十五，而王孝逸白首北面[4]。豫章生七日，而有干霄之势，天姿之异，有独钟焉。韩昌黎云：世无孔子，不当在弟子之列[5]。然则昔之结庐教授，开门成市者，设遇圣贤大儒，不犹去社丛而入邓林[6]，含枬木而仰拒格哉！

[新释]

《长编》卷十八收杉主要文献。《中志》7：265 和《云志》4：63，考证杉的学名为杉科杉木属植物杉木 *Cunninghamia lanceolata* (Lamb.) Hook.。

《图考》杉图（图 1565）乃据江西麻姑山实物新绘。无果，叶条形，在枝上排成二列。从概貌观之，其叶直而不作镰状，和 *Cunninghamia lanceolata* 似有不同，又"持山僧所折杉枝，似榧似松，叶细润而披拂"，其更似红豆杉科植物，疑似榧树 *Torreya grandis* Fort. ex Lindl.，该种为江西有名野杉。本种分布甚广，长江流域、秦岭以南地区广泛。定有许多栽培品种，如上述二志只记录两个品种，cv. Glauca 和 cv. Mollifolia，后一品种记载"叶质地质薄而柔软，先端不尖；枝条垂"颇似《图考》图所绘。

文中 提及"油杉可入药"者，为云南油杉 *Keteleeria evelyniana* Mast.。吴其濬在云南所见或即此，此为古代对该种的最早记录。文中另提及"胡杉性辛，不宜作樉"，吴批："*Cryptomeria fortunei* Hooibrenk ex Otto et Dietr.。"因既无形态描述和相应的附图，录备考。但据《中志》7：293 柳杉属 *Cryptomeria* 二种，一产我国，另一产日本。这里的"胡杉"是否有外来之意？日本产的为日本柳杉 *Cryptomeria japonica* (L. f.) D. Don，我国有引种栽培（《中志》7：295）。

文中提及枫，《图考》卷之三十五有记载，即枫香 *Liquidambar formosana* Hance.。

松村、吴批：*Cunninghamia lanceolata* Hook.。

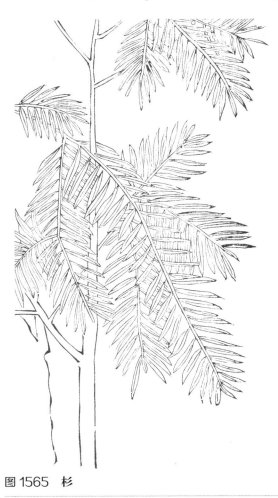

图 1565　杉

[注]

1 服虔闻崔烈讲春秋，知其不逾己：《世说新语》载，服虔精通《春秋》，欲为它作注，想参考别家的意见。听说崔烈聚集门生讲《春秋》，匿名偷听，了解到崔烈不可能超越自己后，才与崔烈的门生们探讨得失。崔烈发现后，与服虔成为好朋友。

2 李谧师孔璠，而璠后复就谧请业：《北史》记载，南北朝时，李谧拜师孔。不久他的学问超过了孔璠，孔璠很高兴，有疑问还向他请教。李谧很不好意思。孔璠却诚恳地说："凡在某一方面有学问的人，都可以做我的老师，何况是你呢！"

3 荀淑有重名，遇黄宪孺子而以为师表：《世说新语》载，荀淑游历慎阳时，在驿站遇到14岁的黄宪，经过交谈，对黄宪的才学和胸襟非常佩服，遂把他作为师表。

4 文中子年十五，而王孝逸白首北面：《文中子·立命》载，夫子十五为人师焉，陈留王孝逸先达之傲者也，然白首北面岂以年乎？

5 世无孔子，不当在弟子之列：出韩愈《答吕医山人书》。

6 邓林：《山海经·海外北经》云，夸父与日逐走……道渴而死。弃其杖，化为邓林。邓林，传说为桃树林。

1489. 沙木

沙木，《岭外代答》谓与杉同类，尤高大成丛，穗小与杉异。今湖南辰沅猺峒，亦多种之。大约牌筏商贩皆沙木，其木理稍异者则杉木耳。

[新释]

据《中志》7：265 和《云志》4：63，考沙木（西南各省区土名），即为杉科杉木属植物杉木 *Cunninghamia lanceolata* (Lamb.) Hook.。《图考》的沙木附图（图 1566），是吴其濬据湖南种的杉木 *Cunninghamia lanceolata* 绘图，与《中志》的"杉木"附图甚似。该种为我国长江流域、秦岭以南地区栽培最广、经济价值高、生长快的用材树种。

《岭外代答》沙木，松村、吴批：*Cunninghamia lanceolata* Hook.。

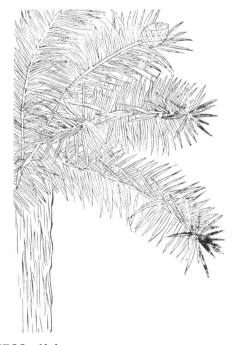

图 1566　沙木

1490. 樟 附樟寄生

钓樟，《别录》下品。《本草拾遗》有樟材。江西极多，豫章以木得名，南过吉安则不植。李时珍以豫为钓樟，即樟之小者。又有赤白二种，作器不蠹。滇南樟尤香，而木质坚致。

零娄农曰：豫章以木名郡，今江西寺观、丛祠及衙署婆婆垂荫者，皆豫章也。《明兴杂记》[1]谓神木厂有樟扁头者，围二丈，长卧四丈余。骑而过其下，高可以隐，虽不易觌，而合抱参天，万牛回首，则村墟道涂间皆遇之，不足异也。顾南至章贡，北抵彭蠡[2]，汤沐之邑方千里，逾境则淮与济、汶矣。其质有赤白，不知何者为豫，何者为樟。师古[3]谓豫即枕木，今亦无是名也。为器、为舟、为鼓颡、为几面；煎汁为脑，熬子为油，江右赖之。祠其巨者为神，无敢烹彭侯者，见《搜神记》[4]。樟公之寿，几阅大椿。见《花木考》[5]。社而稷之，洵其宜也。其寄生曰占斯，别入药。顾桑、柳、诸荛，皆叶瘁而独荣。豫章之木，冬不改柯，郁郁葱葱。惟见骨碎补一物，长叶褚荄，浸淫其上，不及寻其皮如厚朴、而色似桂者，良足惜已。

[新释]

《长编》卷十八收钓樟文献。《图考》图为吴其濬新绘（图1567、图1568），绘图无花果。仅据上述寥寥数字性状描述，我们无法作出判断。暂唯以《中志》《云志》和吴批是从。释图1567为樟科樟属植物樟 *Cinnamomum camphora* (L.) Pers.。料想樟树种类繁多，吴其濬未能辨识，他仅以吉安为界，以此为钓樟，至云南即为滇南樟。

《图考》新描述之滇南樟，吴批：*Cinnamomum glanduliferum*。经查《中志》31：188、《云志》3：111，该名为云南樟 *Cinnamomum glanduliferum* (Wall.) Nees，并无引证《图考》名滇南樟，其名出自《中国树木分类学》，未知陈嵘先生为何释该种。

钓樟，疑指山姜属红果山胡椒 *Lindera erythrocarpa* Makino。

《图考》新描述之樟寄生，一名占斯。吴其濬未见实物，亦未作图，樟上寄生有桑寄生科离瓣寄生属植物离瓣寄生 *Helixanthera parasitica* Lour.；景洪离瓣寄生 *Helixanthera coccinea* (Jack) Danser；梨果寄生属 *Scurrula* sp.；木兰寄生 *Taxillus limprichtii* (Gruning) H. S. Kiu 等，不知吴其濬所指具体为何种。

吴批：*Cinnamomum camphora*，滇南樟（《图考》）：*C. glanduliferum*。钓樟：李时珍以豫为钓樟，即樟之小者，日人释作 *Lindera*。

[注]

[1] 《明兴杂记》：又作《明廷杂记》，2卷。明代赣南陈敬则撰。

[2] 彭蠡：古代大泽，在今鄱阳湖一带。

[3] 师古：即颜师古。

[4] 无敢烹彭侯者，见《搜神记》：《搜神记》为东晋干宝著的志怪小说集。其中记载：吴建安太守派人砍大樟树，没砍几斧，突然有血冒出。树断，有一人面狗身的东西跳出。太守说

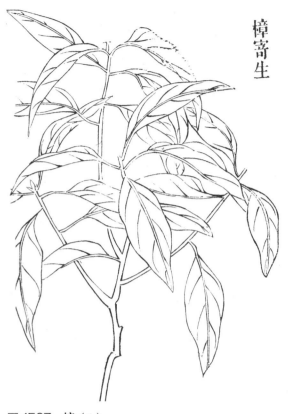

图 1567　樟（1）

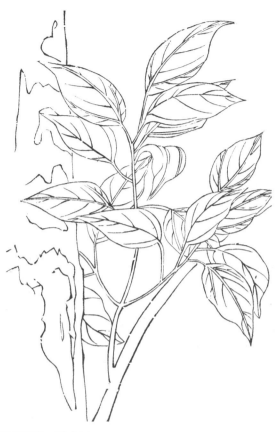

樟寄生

图 1568　樟（2）

此为彭侯，杀了烹食，味道像狗肉。

⑤《花木考》：即《华夷花木鸟兽珍玩考》，明代慎懋官撰。是书凡花木考 6 卷，鸟兽考 1 卷，珍玩考 1 卷，续考 2 卷。或剽取旧说，或参以己语，或标出典，或不标出典，真伪杂糅，佁饤无绪。

1491. 檀香

檀香，《别录》下品。《广西通志》考据明晰。岭南有之。

［新释］

檀香出《名医别录》，历代文献皆有记录，《本草纲目》作真檀。《中志》24：57 释为檀香科檀香属植物檀香 *Santalum album* L.。该种原产太平洋岛屿，现在以印度栽培最多，我国广东、台湾有栽培。其心材黄褐色，有强烈香气，是贵重的药材和香料，可为雕刻良材。历史上我国利用的檀香依赖进口，吴其濬记录岭南有之，可能清代岭南已经引种栽培。

《图考》檀香图似吴其濬绘图（图 1569），但据此图，很难鉴定具体物种。

吴批：图不可辨，为 *Santalum*，系抄来。

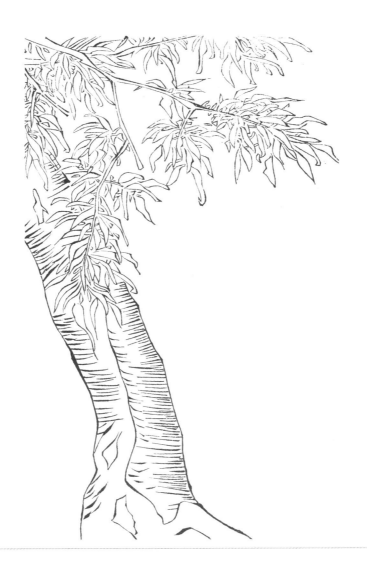

图 1569 檀香

1492. 榉

榉，《别录》下品。材红紫，堪作什品，固始呼胖柳。

[新释]

《长编》卷十八收榉树文献。《图考》图为吴其濬据固始实物新绘（图 1570）。据《图考》图，可得知本种为木本，叶互生，奇数羽状复叶，有柄，叶轴有狭翅，小叶 7～9，椭圆形至长圆形，无柄，先端尖至钝，基部钝，边具锯齿，具羽状脉，侧脉 5～7 对。据上述性状特征和具体分布观之，无疑为《中志》21：24 描述的胡桃科枫杨属植物枫杨 Pterocarya stenoptera C. DC.，但按《中志》该种的叶多为偶数羽状复叶，奇数羽状复叶罕见。该种产于我国陕西、河南、山东、安徽、江苏、浙江、江西、福建、台湾、广东、广西、湖南、湖北、四川、贵州、

云南，华北和东北仅有栽培。生于海拔 1 500 米
以下的沿溪涧河滩、阴湿山坡地的林中。模式
标本采自广东。此即文字中固始呼胖柳者。

　　榉，列《名医别录》下品，苏恭、寇宗奭
和《本草纲目》多有记录。《中志》22：383
认为《名医别录》榉树为榉树 *Zelkova serrata*
(Thunb.) Makino，山东民间也称 *Zelkova serrata*
作榉树。《纲要》3：14 释作榆科榉属植物大叶
榉树 *Zelkova schneideriana* Hand.-Mazz.，是采
用《本草纲目》说。文中"材红紫，堪作什品"
吴批即该种，该种比 *Zelkova serrata* 分布稍南。
在河南固始有分布。因其材质红紫，故民间故
有"血榉"之称。推测古代"榉"，是一属级
概念。

　　松　村：*Pterocarya stenoptera* DC.；　吴　批：
Zelkova schneideriana，吴其濬盖未见，亦不
识，而以榉柳误以为榉。

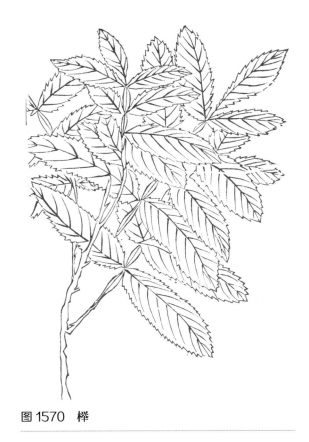

图 1570　榉

《植物名实图考》

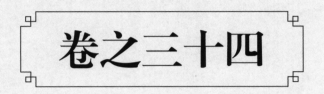

卷之三十四

固始吴其濬　著　蒙自陆应谷　校刊

木　类

1493. 云叶

《救荒本草》：云叶[1]，生密县山野中。其树枝叶皆类桑，但其叶如云头花叉；又似木栾树叶微阔。开细青黄花，其叶味微苦。采嫩叶煤熟，换水浸淘，去苦味，油盐调食。或蒸晒作茶，尤佳。

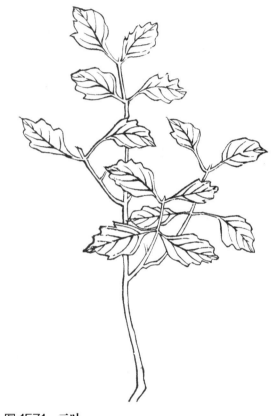

图 1571 云叶

〔新释〕

本条沿用《救荒》文字。《救荒本草》名作"云桑"，《救荒本草译注》释云桑作槭树科槭属茶条槭 *Acer tataricum* subsp. *ginnala* (Maxim.) Wesmael。

《图考》绘（图 1571）仿绘《救荒》图，但有改变，枝条删改，叶形改变。原图叶柄长、细瘦，叶基近圆形，叶片近长圆卵形，具裂片，中央裂片锐尖，侧裂片不明显，钝尖，叶缘具不整齐的尖锯齿。虽性状有改变，但仍可释作槭树科槭属植物茶条槭 *Acer tataricum* subsp. *ginnala* (Maxim.) Wesmael。

〔注〕

1 叶：《救荒》嘉靖四年本作"桑"，突出的是该种叶形近桑叶。

1494. 黄楝树

《救荒本草》：黄楝树，生郑州南山野中，叶似初生椿树叶而极小；又似楝叶，色微带黄，开花紫赤色，结子如豌豆大，生青，熟亦紫赤色。叶味苦，采嫩芽叶煤熟，换水浸去苦味，油盐调食。蒸芽曝干，亦可作茶煮饮。

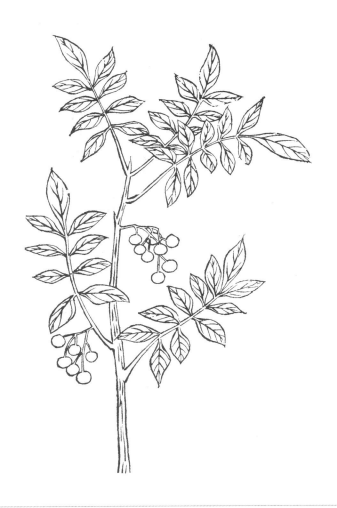

图 1572　黄楝树

[新释]

本条沿用《救荒》文字。《救荒本草译注》释黄楝树作漆树科黄连木属黄连木 Pistacia chinensis Bunge。

《图考》图仿绘《救荒》图（图 1572），但有改变：《救荒》图绘有 8 枚复叶，《图考》删作 5；原图叶为披针形，现图改变；原图果序圆锥状，总柄较长，果柄细长，果实小。现图改变。《图考》图虽性状改动较大，但仍可释作黄连木 Pistacia chinensis Bunge。

松村：Pistacia chinensis Bunge；吴批：Pistacia chinensis（待考）。

1495. 稭芽树

《救荒本草》：稭芽树，生辉县山野中。科条似槐条，叶似冬青叶微长。开白花，结青白子。其叶味甜，采嫩叶煤熟，水淘净，油盐调食。

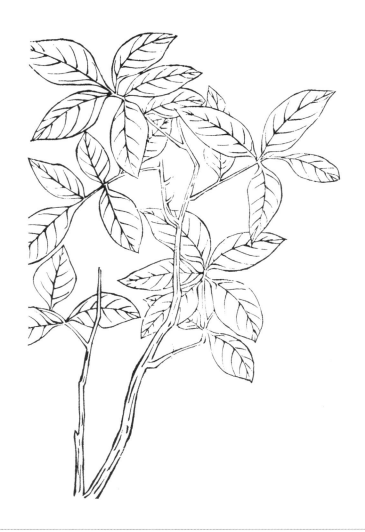

图 1573　秸芽树

[新释] ————————

本条沿用《救荒》文字。《救荒本草译注》疑其似木犀科雪柳属植物雪柳 *Fontanesia phillyreoides* Labill. subsp. *fortunei* (Carrière) Yalt.。

《图考》图乃新绘（图 1573）。所图显示该植物为木本，奇数羽状复叶或小叶簇生，叶全缘。《图考》所绘植物似为新类群，具体物种待考。

吴批：Acanthopanax 或 Araliaceae。

1496. 月芽树

《救荒本草》：月芽树，又名芴芽，生田野中。茎似槐条，叶似歪头菜叶，微短稍硬；又似秸芽，叶颇长艄，其叶两两对生，味甘微苦。采嫩叶煠熟，水浸淘净，油盐调食。

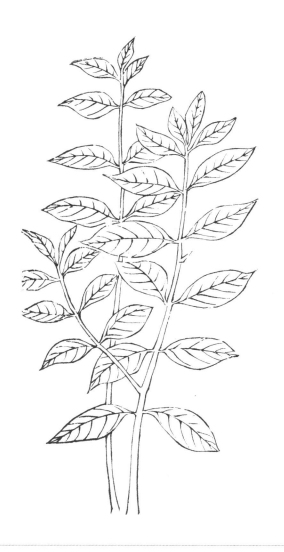

图 1574　月芽树

〔新释〕

本条沿用《救荒》文字。《救荒本草译注》推测其与稆芽树为同种，疑似木犀科雪柳属雪柳 Fontanesia phillyreoides Labill. subsp. fortunei (Carrière) Yalt.。

《图考》稆芽树图（图 1574）改自《救荒》图。《救荒》原文"其叶两两对生"，图却绘为叶互生。《图考》图纠正其错误，改为对生。右株少绘了最上面一分枝。原图右株叶无侧脉，现增加。据此图，吴批：Ligustrum。存以备考。

1497. 回回醋

《救荒本草》：回回醋，一名淋朴楸，生密县韶华山山野中。树高丈余，叶似兜栌树叶而厚大，边有大锯齿；又似厚椿叶而亦大，或三叶，或五叶排生一茎。开白花，结子大如豌豆，熟则红紫色，味酸。叶味微酸，采叶煤熟，水浸去酸味，淘净，油盐调食。其子调和，汤味如醋。

[新释]

本条沿用《救荒》文字。《救荒本草译注》释回回醋作漆树科盐肤木属植物盐肤木 *Rhus chinensis* Mill.。

《图考》图（图1575）仿绘《救荒》，但有改动：绘图左侧多绘一粗大树干，右侧枝条中间少一枚复叶；枝条左侧最上一枚复叶原图为五小叶，现图只三小叶；叶缘和叶脉也均有改变。考虑该条沿用《救荒》图、文，性状虽有改变，但仍可释作漆树科盐肤木属植物盐肤木 *Rhus chinensis* Mill.。盐肤木是五倍子蚜虫寄主植物，其根叶花亦可供药用。

吴批：图不可辨。

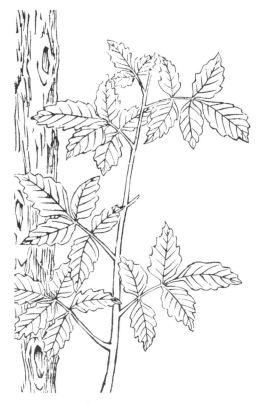

图 1575 回回醋

1498. 白槿树

《救荒本草》：白槿树，生密县梁家冲山谷中。树高五七尺，叶似茶叶，而其[1]阔大光润；又似初生青冈叶而无花叉；又似山格剌树叶亦大。开白花。其叶味苦，采叶煤熟，水浸淘净，油盐调食。

[新释]

本条沿用《救荒》文字。《救荒本草译注》释白槿树作木犀科梣树属植物白蜡树 *Fraxinus chinensis* Roxb. 幼苗。

《图考》图（图1576）仿绘《救荒》白槿树图，略改变：《救荒》图显示的是初生幼苗，《图考》图增添了左侧的大树干；另，叶的大小比例、叶尖形状、叶脉稀疏情况、叶缘均与《救荒》图有出入。虽如此，《图考》绘

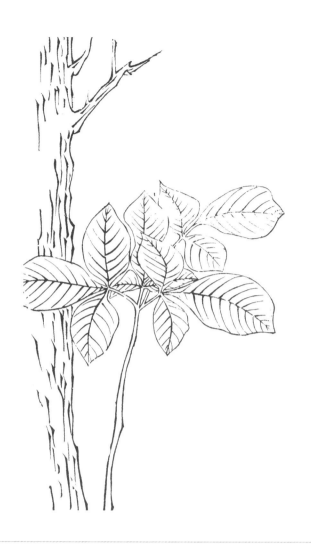

图 1576　白檀树

图，仍可释为白蜡树 *Fraxinus chinensis*。该种
我国产于南北各省区，多栽培，也见于海拔
800～1 600 米山地杂木林中。本种在我国栽培
历史悠久，分布甚广，主要经济用途为放养白
蜡虫生产白蜡，尤以西南各省栽培最盛。

吴批：图无特点，无法辨认，或是 *Hibiscus*。

〔注〕

1　其：《救荒本草》嘉靖四年本作"甚"。

1499. 槭树芽

《救荒本草》：槭树芽，生钧州风谷顶山谷间。木高一二丈，其叶状类野萝卜[1]
叶，五花尖叉；亦似棉花叶而薄小；又似丝瓜叶，却甚小而淡黄绿色。开白花。叶味
甜，采叶煠熟，以水浸，作成黄色，换水淘净，油盐调食。

按《说文》：槭木可作大车轐。盖即此树。许叔重[2]，汝南人，固应识其土所宜木也。

[新释]

本条沿用《救荒》文字。有吴其濬按语。《救荒本草译注》释槭树芽为槭树科槭属 *Acer* 植物，似色木槭 *Acer pictum* Thunb.、茶条槭 *Acer tataricum* subsp. *ginnala* (Maxim.) Wesmael 一类。

《图考》图（图 1577）仿绘《救荒》，但有改变：左侧添一粗树干；减少树叶数枚；《救荒》图叶为单叶五出掌状深裂，《图考》图疑似五出掌状复叶和掌状深裂单叶两类叶。依据《图考》绘图，有学者鉴定为七叶树科七叶树属植物七叶树 *Aesculus chinensis* Bunge. 或欧洲七叶树 *Aesculus hippocastanum* L.，皆欠妥。可释为槭属一种 *Acer* sp.。

松村：*Acer*；吴批：应是 *Acer truncatum*。

[注]

1 野萝卜：《救荒》嘉靖四年本作"野葡萄"。
2 许叔重：即许慎，《说文解字》的作者。

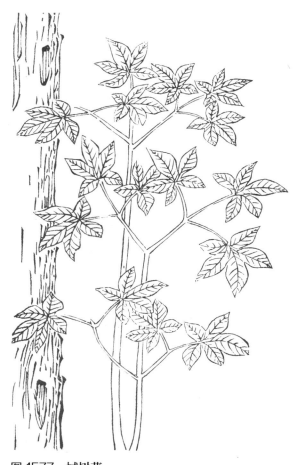

图 1577　槭树芽

1500. 老叶儿树

《救荒本草》：老叶儿树，生密县山野中。树高六七尺，叶似茶叶而窄瘦尖艄；又似李子叶而长。其叶味甘微涩，采叶煤熟，水浸去涩味，淘洗[1]，油盐调食。

[新释]

本条沿用《救荒》文字。《救荒本草译注》释老叶儿树为壳斗科栎属 *Quercus* 植物，似栓皮栎 *Quercus variabilis* Bl.、麻栎 *Quercus acutissima* Carr. 一类。

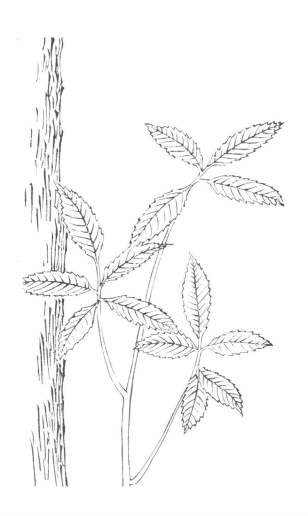

图 1578　老叶儿树

《图考》图（图 1578）仿绘《救荒》图，但改变较大：左侧多一树干，少绘两小枝，叶缘由睫毛状改绘成锯齿状。似栓皮栎 *Quercus variabilis* Blume。吴批：图无特点，不可辨认。

〔注〕

① 淘洗：《救荒》嘉靖四年本后有"净"字。

1501. 龙柏芽

《救荒本草》：龙柏芽，出南阳府马鞍山中。此木久则亦大。叶似初生橡栎小叶而短，味微苦。采芽叶煠熟，换水浸淘净，油盐调食。

〔新释〕

本条沿用《救荒》文字。《救荒本草译注》释龙柏芽为蔷薇科白鹃梅属植物红柄白鹃梅 *Exochorda giraldii* Hesse. 或白鹃梅 *Exochorda racemosa* (Lindl.) Rehd。两种河南南部西南部都有

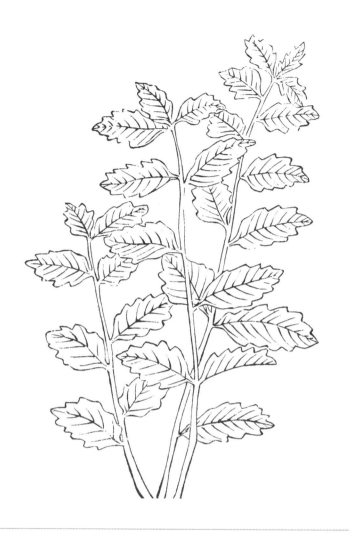

图 1579 龙柏芽

分布，据图难具体鉴定到种，常见的为后者。

《图考》图（图 1579）仿绘《救荒》图，但在叶的排列方式和叶缘上都有改变。据该图，确实如吴批，难以辨认。

吴批：图无特点，无法辨认，或即系 *Quercus fabri*。

1502. 兜栌树 即檴

《救荒本草》：兜栌树，生密县梁家冲山谷中。树甚高大，其木枯朽极透，可作香焚，俗名檴香。叶似回回醋树叶而薄窄；又似花楸树叶却少花叉。叶皆对生，味苦。采嫩芽、叶煠熟，水浸去苦味，淘洗净，油盐调食。

按《本草纲目》：檴香，江淮湖岭山中有之。木大者近丈许，小者多被樵采。叶青而长，有锯齿，状如小苏叶而香。对节生。其根状如枸杞根而大，煨之甚香。《楞严经》[1]云：坛前安一小垆，以兜娄婆香煎水沐浴。即此香也。根气味苦涩，平无毒，主治头疖肿毒，碾末麻脂调涂，七日腐落。

[新释]

本条沿用《救荒》文字，有吴其濬按语。

《救荒本草译注》释兜栌树作胡桃科化香树属植物化香树 *Platycarya strobilacea* Sieb. et Zucc.。该种与本书卷之三十五"櫰香"同种，后者以别名重出；《图考》图（图1580）仿绘《救荒》化香树图。仿绘图增添了左侧树干，叶缘改为全缘，小叶数量有减。可释作胡桃科化香树属植物化香树 *Platycarya strobilacea* Sieb.et Zucc.。

吴批：*Cladrastis sinensis*（待核）。此即《中志》描述的小花香槐 *Cladrastis sinensis* Hemsl. [*FOC*修订作 *Cladrastis delavayi* (Franch.) Prain 鸡足香槐]，不产河南。

兜娄婆香：印度的香名，其原材料与化香树 *Platycarya strobilacea*. 并无关系。

[注]

1 《楞严经》：即《大佛顶如来密因修正了义诸菩萨万行首楞严经》，佛教经典之一。

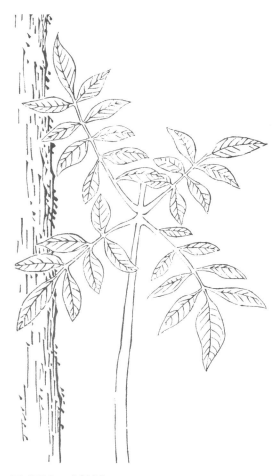

图1580　兜栌树

1503. 山茶科

《救荒本草》：山茶科，生中牟土山、田野中。科条高四五尺，枝梗灰白色。叶似皂荚叶而团；又似槐叶亦团。四五叶攒[1]一处，叶甚稠密，味苦。采嫩叶煠熟，水淘洗净，油盐调食[2]。

[新释]

本条文组沿用《救荒》文。《救荒本草译注》释山茶科作鼠李科鼠李属植物卵叶鼠李 *Rhamnus bungeana* J. Vass.。该种在河南北部开封、郑州一带常见。吴其濬在本书卷之三十五"山茶"条中，将该种和"山茶"混淆。

《图考》图为新绘（图1581），所图叶似簇生，小叶中脉明显，全缘。待考。

松村：*Clethra barbinervis* S. et Z.，《植物学大辞典》沿用，但该种河南不产；吴批：日人释作 *Clethra*，似非。

[注]

1 攒：《救荒》嘉靖四年本后有一"生"字。

2 油盐调食：《救荒》嘉靖四年本后有"亦可蒸晒干，做茶煮饮"。

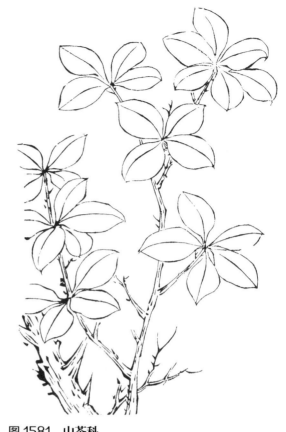

图1581　山茶科

1504. 木葛

《救荒本草》：木葛，生新郑县山野中。树高丈余，枝似杏枝。叶似杏叶而团，又似葛根叶而小，味微甜。采叶煠熟，水净淘净，油盐调食。

[新释]

本条沿用《救荒》文字。疑木葛为《中志》36：350描述的蔷薇科木瓜属植物木瓜 *Chaenomeles sinensis* (Touin) Koehne。该种产于安徽、福建、广东、广西、贵州、河北、湖北、江苏、江西、陕西、山东、浙江等省区。

《图考》图（图1582）仿绘《救荒》木葛图，原图为小树，现似绘成一枝条，并增加左侧大树干，枝条中间主枝少绘叶一枚。如仅据此图，难以鉴定物种。

吴批：图上叶全缘，侧脉显著，不可辨认。

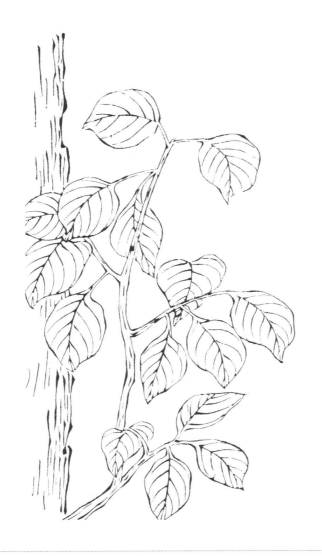

图 1582　木葛

1505. 花楸树

《救荒本草》：花楸树，生密县山野中。其树高大，叶似回回醋叶微薄；又似兜栌树叶，边有锯齿叉。其叶味苦，采嫩芽叶煠熟，换水浸去苦味，淘洗净，油盐调食。

[新释]

本条沿用《救荒》文字。《救荒本草译注》释花楸树为蔷薇科花楸属植物北京花楸 Sorbus discolor (Maxim.) Maxim.。

《图考》图（图 1583）仿绘《救荒》，但左侧增添大树干，中间一枚复叶更突出，顶生复叶的小叶减少一对，小叶叶缘原图为波缘，现绘似锯齿。据此，应隶蔷薇科花楸属 Sorbus 植物。《纲要》释作花楸 Sorbus pohuashanensis (Hance) Hedl.，河南无分布。仍可释作《中志》36：322 描述的蔷薇科花楸属植物北京花楸

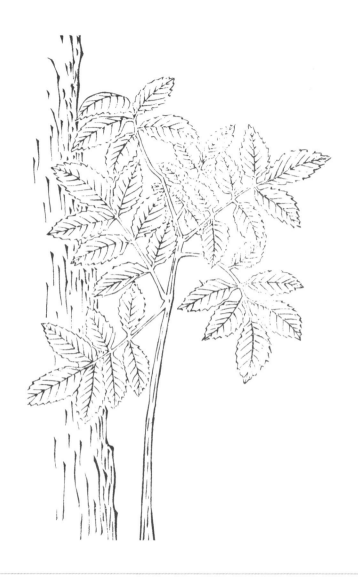

图 1583　花楸树

Sorbus discolor (Maxim.) Maxim.。该种产于河北、河南、山西、山东、甘肃、内蒙古，普遍生于山地阳坡阔叶混交林中，海拔 1 500～2 500 米。模式标本采自北京郊区。

吴批：*Sorbus discolor*。

1506. 白辛树

《救荒本草》：白辛树，生荥阳塔儿山冈野间。树高丈许。叶似青檀树叶，颇长而薄，色微淡绿；又似月芽树叶而大，色亦差淡。其叶味甘，微涩。采叶煠熟，水浸，淘去涩味，油盐调食。

[新释]

本条沿用《救荒》文字。《救荒本草译注》疑白辛树为榆科榆属 Celtis 植物，非《中志》60（2）：141 考证的安息香科白辛树属植物白辛树 Pterostyrax psilophyllus Diels ex Perk.。

《图考》图（图 1584）仿绘《救荒》，但改变较大，增加了左侧大树干；枝条有删除，并重新布局；叶边缘原有齿，现为全缘。《图考》所绘性状有想象成分。所图植物待证。

日本学者：Pterostyrax corymbosus；《中志》60（2）：141：Pterostyrax psilophyllus Diels ex Perk.；有学者释为银钟花属 Halesia。根据《河南植物志》和 FOC，两个属在河南均未有分布。图也不似 Pterostyrax。

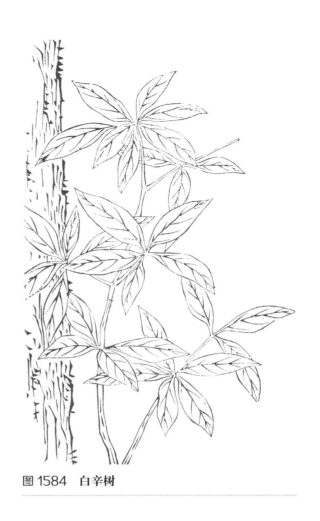

图 1584　白辛树

1507. 乌棱树

《救荒本草》：乌棱树，生密县梁家冲山谷中。树高丈余，叶似省沽油树叶而背白；又似老婆布毡叶微小而艄，开白花。结子如梧桐子大，生青，熟则乌黑。其叶味苦，采叶煤熟，换水浸去苦味，作过淘洗净，油盐调食。

[新释]

本条沿用《救荒》文字。《救荒本草译注》暂时处理为樟科山胡椒属山胡椒 Lindera glauca (Sieb. et Zucc.) Blume。

《图考》图（图 1585）仿绘《救荒》，但左侧增加了一大树干，枝条布局也略有改变。少一果序，果实原图有黑白之分，黑色似表示 "熟则乌黑" 这一特征，现无。右下枝少绘枝叶。全株删除多枚叶，叶柄缺失，叶形有改变。现图上叶全缘互生，果扁圆，有长柄，单生或三枚，腋生。本研究认为仍可暂时处理为樟科山胡椒属植物山胡椒 Lindera glauca (Sieb. et Zucc.) Blume。

吴批：Ilex 一种？

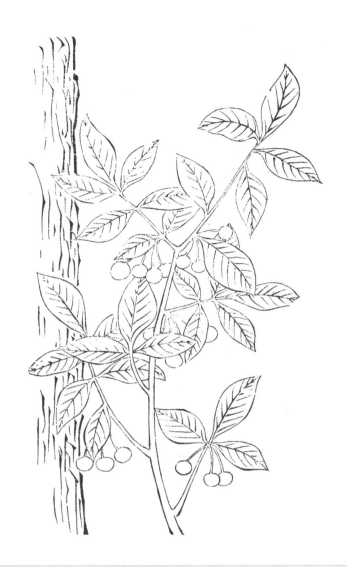

图 1585　乌桉树

1508. 剌楸树

《救荒本草》：剌楸树，生密县山谷中。其树高大，色皮[1]苍白，上有黄白斑文，枝梗间多有大剌。叶似楸叶而薄，味甘。采嫩芽叶煠熟，水浸淘洗净，油盐调食。

〔新释〕

本条沿用《救荒》文字。《救荒本草译注》释剌楸树作五加科剌楸属植物剌楸 Kalopanax septemlobus (Thunb.) Koidz.。

《图考》图（图 1586）仿绘《救荒》图，但

左侧增大树干，少绘下部两枚叶。叶布局也略有出入，右侧一枚叶柄被遮挡。据此图较宜采用《救荒本草译注》和《云志》的考证意见，释为五加科剌楸属植物剌楸 Kalopanax septemlobus (Thunb.) Koidz.（ Acanthopanax ricinifolium 和 Kalopanax pictum 为其异名）。该种在我国分布

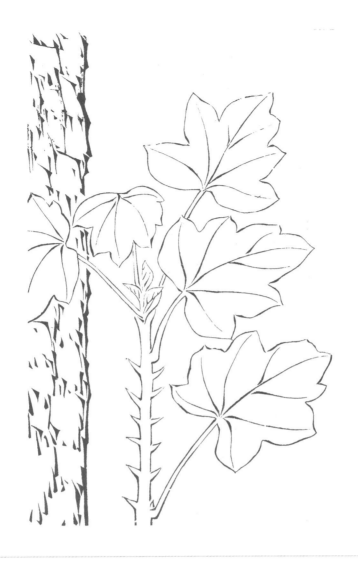

图 1586　刺楸树

广，北自东北起，南至广东、广西、云南，西自四川西部，东至海滨的广大区域内均有分布，多生于阳性森林、灌木林中和林缘，水气丰富、腐殖质较多的密林，向阳山坡，甚至岩质山地也能生长。除野生外，也有栽培。垂直分布海拔自数十米起至千余米，在云南可达 2 500 米，通常数

百米的低丘陵较多。

松村：*Acanthopanax ricinifolium* Seem.；吴批：*Kalopanax pictum*。

〔注〕

1　色皮：《救荒本草》嘉靖四年本作"皮色"。

1509. 黄丝藤

《救荒本草》：黄丝藤，生辉县太行山山谷中。条类葛条，叶似山格刺[1]叶而小；又似婆婆枕头叶颇硬，背微白，边有细锯齿，味甜。采叶煤熟，水浸淘洗，油盐调食。

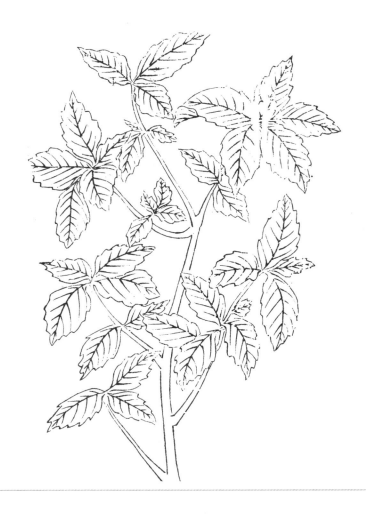

图 1587　黄丝藤

[新释]

本条沿用《救荒》文字。《救荒本草译注》疑其和"山格刺"皆为卫矛科南蛇藤属 *Celastrus* 植物。

《图考》图（图 1587）仿绘《救荒》，但原图中显示藤本植物顶端伸出的"藤"被删除；另少绘两小枝，小枝上叶的布局有改变。今图具体物种仍待考。

吴批：*Rhamnus arguta*。但鼠李属 *Rhamnus* 在河南显然没有藤本分布，故非是。

[注]

1 刺：应为"刺"。

1510. 山格刺[1]树

《救荒本草》：山格刺树，生密县韶华山山野中，作科条生。叶似白槿树叶，颇短而尖艄；又似茶树叶而阔大，及[2]似老婆布鞊叶亦大，味甘，采叶煠熟，水浸作成黄色，淘洗净，油盐调食。

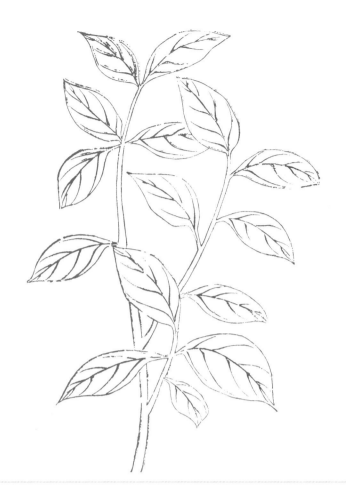

图 1588　山格剌树

[新释]

本条沿用《救荒》文字。《救荒本草译注》释山格剌树为卫矛科南蛇藤属 *Celastrus* 植物。河南辉县方言称南蛇藤属植物为"哥兰叶"，其叶初春作野菜食用，味道鲜美。密县分布的可能是南蛇藤 *Celastrus orbiculatus* Thunb.。

《图考》图（图 1588）仿绘《救荒》，但叶缘改为全缘，叶脉也有变化。绘图难以鉴定。

吴批：图难以辨认。

[注]

1 山格剌：河南方言发音为"山格兰"，如此应作"剌"，正文中该字同。

2 及：《救荒》嘉靖四年本作"又"。

1511. 筑树

《救荒本草》：筑树，生辉县太行山山谷中。其树高丈余。叶似槐叶而大，却颇软薄；又似檀树叶而薄小。开淡红色花，结子如绿豆大，熟则黄茶褐色。其叶味甜，采叶煠熟，水浸淘净，油盐调食。

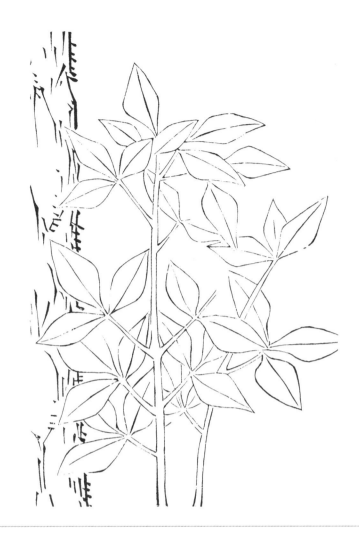

图 1589 筅树

[新释]

本条沿用《救荒》文字。《救荒本草译注》释为卫矛科卫矛属植物疣点卫矛 *Euonymus verrucosoides* Loes.。该种产于河南、陕西、甘肃、四川及湖北，为我国特有种。

《图考》图（图 1589）仿绘《救荒》，与原图比，左侧增一大树干，省略小枝（叶）多数，叶形也改绘为菱形。虽如此，仍可释为疣点卫矛。

吴批：*Campylotropis macrocarpa*。但杭子梢 *Campylotropis macrocarpa* (Bunge) Rehd. 小叶椭圆形或宽椭圆新，有时过渡为长圆形，先端圆形、钝或微凹，具小凸尖，基部圆形，稀近楔形，与《图考》绘图的菱形叶不符合。

1512. 报马树

《救荒本草》：报马树，生辉县太行山山谷间。枝条似桑条色。叶似青檀叶而大，边有花叉；又似白卒[1]叶，颇大而长硬。叶味甜，采嫩叶煠熟，水淘净，油盐调食。硬叶煠熟，水浸作成黄色，淘去涎沫，油盐调食。

[**新释**]

本条沿用《救荒》文字。《救荒本草译注》释报马树作榆科朴树属大叶朴 *Celtis koraiensis* Nakai。该种我国产于辽宁（沈阳以南）、河北、山东、安徽北部、山西南部、河南西部、陕西南部和甘肃东部，多生于山坡、沟谷林中，海拔 100～1 500 米。朝鲜也有分布。

《图考》绘图似新绘图（图 1590）。仍可释作大叶朴 *Celtis koraiensis* Nakai。

吴批：*Celtis koraiensis*，今作暴马子。

[**注**]

1 白卒：《救荒》作白辛，即本卷"白辛树"。

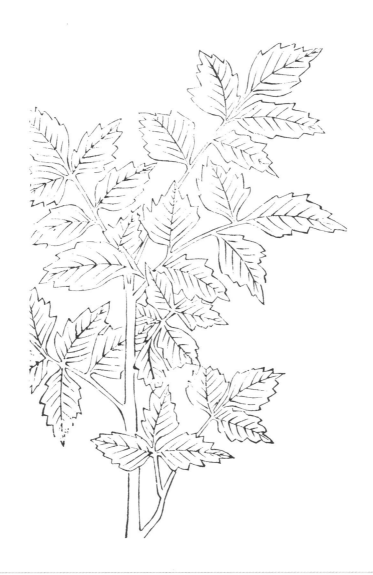

图 1590　报马树

1513. 椴[1]树

《救荒本草》：椴树，生辉县太行山山谷间。树甚高大，其木细腻，可为卓器。枝叉对生。叶似木槿叶而长大微薄，色颇淡绿，皆作五花桠叉，边有锯齿。开黄花。结子如豆粒大，色青白。叶味苦，采嫩叶煤熟，水浸去苦味，淘洗净，油盐调食。《尔雅正义》：椴，柂。《注》：白椴也。树似白杨。《正义》：椴，一名柂。《檀弓》云：杝棺一。《郑注》云：所谓椑棺也。凡棺因能湿之物。又云椑，谓杝棺椑坚著之言也。郑君所见《尔雅》本柂作杝。《注》：白椴，至白杨。《正义》《玉篇》云椴木似白杨。《释文》引《字林》云：木似白杨，一名柂。今白杨木高大，叶圆似梨，面青而背白。肌细性坚，用为梁栱，久而不挠；椴木与白杨相似也。

按椴木质白而少文，微似杨木，风雨燥湿，不易其性，北方以作门扇板壁。其树枝叶不似白杨。

《说文解字》注：椴，椴木，可作床几。床，锴本作伏，疑误。《释木》曰：櫬，椴。《本草》陶隐居说人参曰：高丽人作人参赞曰，三丫五叶，背阳向阴，欲来求我，椴树相寻。椴树叶似桐甚大，阴广。《图经》亦言人参春生苗，多于深山背阴，近椴漆下润湿处。是则椴为大木，故材可床几。郭云子大如盂者，未知是不也？从木，段声，读若贾。古雅切，五部。

[新释]

本条沿用《救荒》文字。《救荒本草译注》推测椴树作科椴树属 *Tilia* 植物，疑似太行山东南部常见的蒙椴 *Tilia mongolica* Maxim. 一类。

《图考》图为吴其濬新绘（图 1591），但左侧为一大乔木的树干，右侧绘有一枝条，奇数羽状复叶，小叶 1～3 对。小叶形状不规则，有全缘、浅裂或锯齿。疑似无患子科无患子属植物栾树 *Koelreuteria paniculata* Laxm.。

吴批：椴树 *Tilia tuan* Szyszyl.。该种分布于广西、贵州、湖北、湖南、江苏、江西、四川、云南和浙江，现河南不分布。

[注]

1 椴：《救荒》嘉靖四年本文字作"椵"，绘图标注为"椴"。

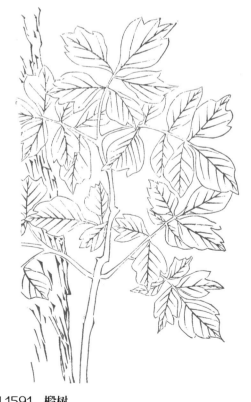

图 1591　椴树

1514. 臭荨

《救荒本草》：臭荨，生密县杨家冲山谷中。科条高四五尺。叶似柞瓜叶而尖艄；又似金银花叶亦尖艄，五叶攒生如一叶。开花白色。其叶味甜，采叶煠熟，水浸淘净，油盐调食。

[新释]

本条沿用《救荒》文字。《救荒本草译注》释臭荨为五加科五加属 *Eleutherococcus* 植物，疑似细柱五加 *Eleutherococcus nodiflorus* (Dunn) S. Y. Hu。

《图考》图（图 1592）仿绘《救荒》，但左右各省略一枚叶。虽如此，认为仍可采用《救荒本草译注》的考证意见。

吴批：*Acanthopanax*。有学者认为是马鞭草科牡荆属植物黄荆 *Vitex negundo* L.，但叶形及花色不合。

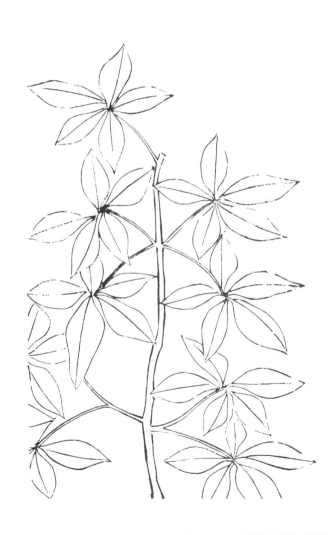

图 1592　臭荨

1515. 坚荚树

《救荒本草》：坚荚树，生辉县太行山山谷中。其树枝干坚劲，可以作棒。皮色乌黑，对分枝叉。叶亦对生。叶似拐枣叶而大、微薄，其色淡绿；又似土栾树叶，极大而光润。开黄花，结小红子。其叶味苦，采嫩叶煠熟，水浸去苦味，淘净，油盐调食。

[新释]

本条沿用《救荒》文字。《救荒本草译注》释坚荚树忍冬科荚蒾属 *Viburnum* 植物，疑其似陕西荚蒾 *Viburnum schensianum* Maxim. 一类。

《图考》图（图1593）非简单仿绘《救荒》图，与《救荒》图比，改变较多：增加了左侧大树干，省略多个枝条。现图叶似对生，椭圆形至矩圆形，全缘；圆锥果序顶生或生于侧生短枝上，总果梗长，果实圆形。如据此图，为陕西荚蒾 *Viburnum schensianum* Maxim.。具体物种待考。

吴批：*Viburnum odoratissinum*。即《中志》72：56描述的忍冬科荚蒾属植物珊瑚树 *Viburnum odoratissimum* Ker-Gawl.，性状较符合《图考》图的性状，但该种据《河南植物志》，为河南各城市栽培绿化种，河南没有野生记录。

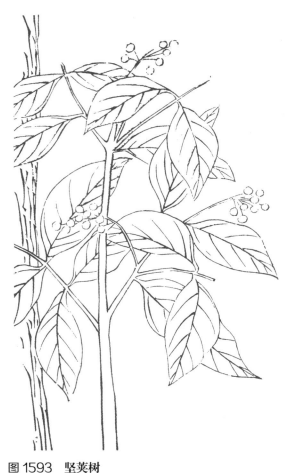

图1593 坚荚树

1516. 臭竹树

《救荒本草》：臭竹树，生辉县太行山山野中。树甚高大，叶似楸叶而厚，颇艄，却少花叉；又似拐枣叶亦大。其叶面青背白，味甜。采叶煠熟，水浸去邪臭气味，油盐调食。

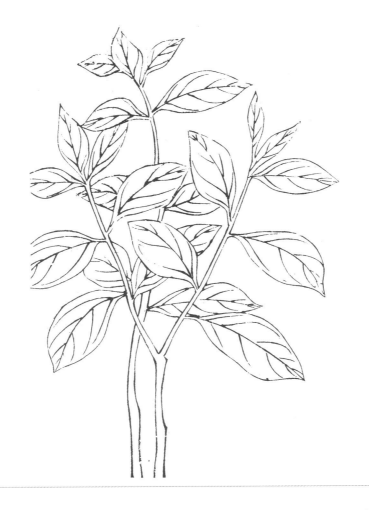

图 1594　臭竹树

［新释］ ————————

本条沿用《救荒》文字。《救荒本草译注》释该种疑似马鞭草科赪桐属植物海州常山 *Clerodendrum trichotomum* Thunb.。

《图考》图（图 1594）仿绘《救荒》，但枝条和叶省略较多，叶形和叶脉均有出入。如仅据《图考》图，实难确定何种。

吴批：图上叶全缘，无花果。

1517. 马鱼儿条

《救荒本草》：马鱼儿条，俗名山皂角，生荒野中。叶似初生刺蘼花[1]叶而小，枝梗色红，有刺似棘针微小。叶味甘微酸。采叶煠熟，水浸淘净，油盐调食。

［新释］ ————————

本条沿用《救荒》文字。《救荒本草译注》

释马鱼儿条作豆科皂荚属植物野皂荚 *Gleditsia microphylla* Gordon ex Y. T. Lee，河南俗名为山皂角、马角刺。

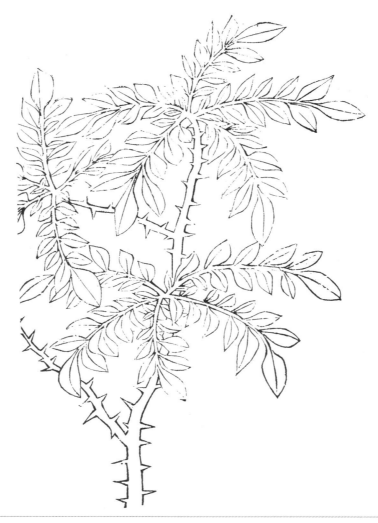

图 1595　马鱼儿条

《图考》图为吴其濬新绘（图 1595），所绘植物为灌木，一回或二回奇数羽状复叶，茎上针刺基部甚粗壮宽大。吴其濬参照绘图的植物疑似皂荚属分布于河南的皂角 *Gleditsia sinensis* Lam. 或山皂角 *Gleditsia japonica* Miq.。这两个种的刺都比棘针，即酸枣 *Zizyphus spinosa* var.

spinosa (Bunge) Hu ex H. F. Chow 的刺针粗壮。

吴批：马鱼儿条 *Rosa*。

〔注〕

1　刺蘼花：《救荒》第 154 蔷薇科蔷薇属植物蔷蘼 *Rosa multiflora* Thunb. 的别名。

1518. 老婆布鞋

《救荒本草》：老婆布鞋，生钧州风谷顶山野间。科条淡苍黄色。叶似匙头样，色嫩绿而光俊；又似山格刺[1]叶却小，味甘性平。采叶煤熟，水浸作过，淘净，油盐调食。

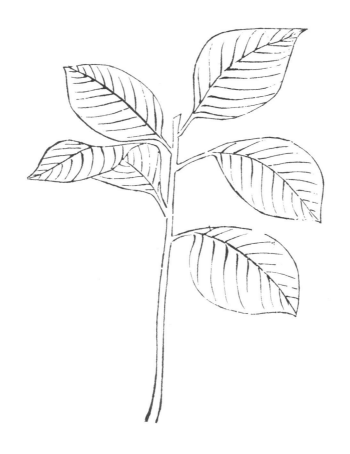

图 1596　老婆布鞋

〔新释〕

本条沿用《救荒》文字。《救荒本草译注》疑老婆布鞋似卫矛科南蛇藤属 *Celastrus* 植物。

《图考》图（图 1596）仿绘《救荒》，但左右叶数颠倒，左侧叶下折，叶脉增多，原图为幼苗，现图似为截断的一段枝条。据此图，很难鉴定。

吴批：图上叶全缘，互生，无花果，不可辨认。

〔注〕

1 刺：应作"刺"。

1519. 青舍子条

《救荒本草》：青舍子条，生密县山谷间。科条微带柿黄色。叶似胡枝子叶而光俊微尖。枝条梢间开淡粉紫花。结子似枸杞子微小，生则青，而后变红，熟则紫黑色，味甜。采摘其子紫熟者食之。

[新释]

本条沿用《救荒》文字。《救荒本草译注》释青舍子条作鼠李科勾儿茶属植物多花勾儿茶 *Berchemia floribunda* (Wall.) Brongn.。

《图考》图（图 1597）仿绘《救荒》，但改变较多。叶变大，拉长，数目减少；果序有出入，果实原有黑色，似代表成熟的果实颜色，现无，果实数量减少，形状变长。虽性状有改变，仍可释为鼠李科勾儿茶属多花勾儿茶 *Berchemia floribunda* (Wall.) Brongn.。该种我国产于山西、陕西、甘肃、河南、安徽、江苏、浙江、江西、福建、广东、广西、湖南、湖北、四川、贵州、云南、西藏，生于海拔 2 600 米以下的山坡、沟谷、林缘、林下或灌丛中。根入药，有祛风除湿、散瘀消肿、止痛之功效。嫩叶可代茶。

吴批：*Ligustrum*？

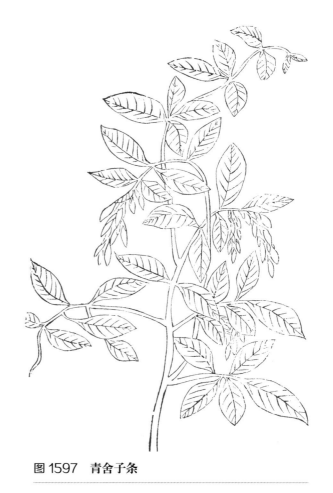

图 1597　青舍子条

1520. 驴驼布袋

《救荒本草》：驴驼布袋，生郑州沙冈间。科条高四五尺。枝梗微带赤黄色。叶似郁李子叶，颇大而光；又似省沽油叶而尖颇齐，其叶对生，开花色白。结子如绿豆大，两两并生，熟则色红，味甜。采红熟子食之。

[新释]

本条沿用《救荒》文。《救荒本草译注》释驴驼布袋作忍冬科忍冬属植物郁香忍冬 *Lonicera fragrantissima* Lindl. et Paxt. 或其近缘植物。该种今调查得俗名"驴驼驼"。

《图考》图（图 1598）仿绘《救荒》，但左枝变短，少绘 5 对叶，右枝叶布局稍变，叶脉数目增加。仍可采用《救荒本草译注》的处理意见。

吴批：*Lonicera maackii*？该种即金银忍冬 *Lonicera maackii* (Rupr.) Maxim.，但其果实非两两并生，野外调查中没确认到该种有"驴驼布袋"的俗名。非是。

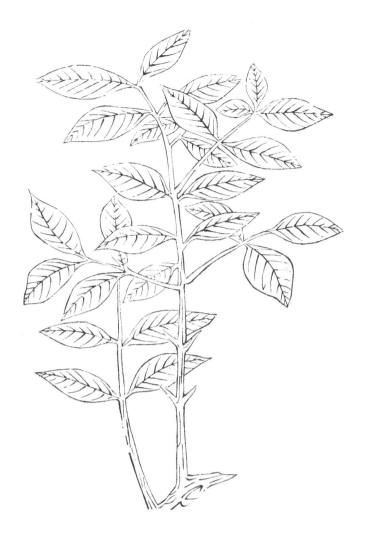

图 1598　驴驼布袋

1521. 婆婆枕头

《救荒本草》：婆婆枕头，生钧州密县山坡中。科条高三四尺。叶似樱桃叶而长艄，开黄花。结子如绿豆大，生则青，熟红色，味甜。采熟红子食之。

[新释]

本条沿用《救荒》文。《救荒本草译注》认为婆婆枕头疑似椴树科扁担杆属植物扁担杆 Grewia biloba G. Don。

《图考》图（图 1599）仿绘《救荒》，但性状有改变：原图植物孱弱，表现出灌木的形态，《图考》图绘成笔直小乔木状；叶边缘由锯齿变为全缘；叶脉也有改变。据《图考》图，难以鉴定。

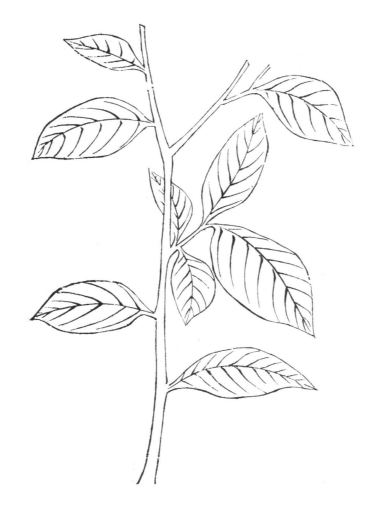

图 1599　婆婆枕头

1522. 青檀树

《救荒本草》：青檀树，生中牟南沙岗间。其树枝条纹细薄，叶形类枣[1]，微尖艄，背白而涩；又似白辛树叶微小。开白花，结青子如梧桐子大。叶味酸涩，实味甘酸。采叶煤熟，水浸淘去酸味，油盐调食。其实成熟，亦可摘食。

[新释]

本条沿用《救荒本草》文字。《救荒本草译注》疑其似青檀树似榆科朴属黑弹树 Celtis bungeana Bl.。

现在看来，值得再商榷。

《图考》图（图1600）似仿绘《救荒》，但有改动：枝干减少，枝条减少；叶数量减少；原图叶形为卵圆，似浅波缘或具齿，现为全缘；

相对叶片，果实变长圆，柄变长；原图果柄出叶腋。待考。

吴批：非 *Pteroceltis*，也非 *Tetradium danielii*，或是 Rosaceae。

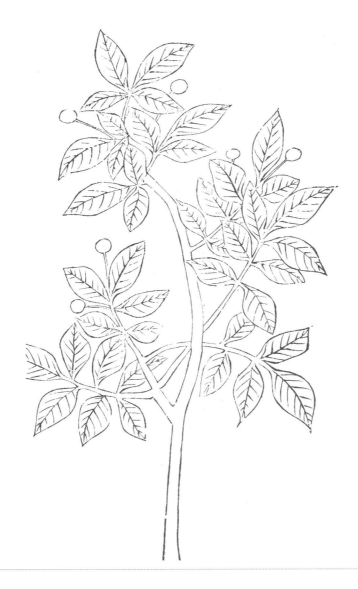

图 1600 **青檀树**

《植物名实图考》

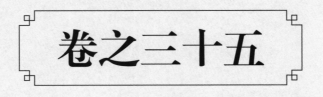

卷之三十五

固始吴其濬　著　蒙自陆应谷　校刊

木　类

1523. 枫

枫，《尔雅》：枫，欇欇。枫、香脂。《唐本草》始著录。枫子如球。《南方草木状》谓枫实有神，乃难得之物，恐涉附会。江南凡树叶有叉歧者，多呼为枫，不尽同类。

〔新释〕

《长编》卷二十一收枫香文献。《中志》35（2）：55 释《南方草木状》枫香树作金缕梅科枫香树属植物枫香 *Liquidambar formosana* Hance。

《图考》图为吴其濬新绘（图1601）。据图、文，该植物为乔木；叶 2～8 枚生小枝顶端，叶掌状三裂，中央裂片略长，先端尾状渐尖，两侧裂片平展，基部心形，叶柄长；果期，果实圆球形。绘图所示之植物形态，宜释作《中志》35（2）：55 描述的金缕梅科枫香树属植物枫香树 *Liquidambar formosana* Hance。该种产于我国秦岭即淮河以南各省区，北起河南、山东，东至台湾，西至四川、云南及西藏，南至广东，多生于林地及村庄附近及低山的次生林，其树脂、根、叶、果分别入药。

吴批：*Liquidambar formosa*。

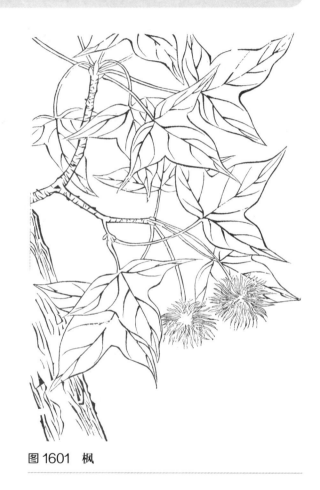

图 1601 枫

1524. 椿

椿，《唐本草》始著录，即香椿。叶甘可茹，木理红实，俗名红椿。

[**新释**]

《长编》卷二十一收椿、樗文献为一。吴其濬分作两种。《中志》43（3）：37谓《唐本草》记载的椿是楝科香椿属植物香椿的原变种 *Toona sinensis* var. *sinensis*。

《图考》图为吴其濬新绘（图1602）。所绘左图为一大树枝干，下图为幼枝。叶为偶数羽状复叶，小叶对生，无花果（花果对本属分种很重要）。又"叶甘可茹"，确与香椿 *Toona sinensis* (A. Juss.) Roem. 较接近。该种据具毛情况分变种。但《图考》绘图并未能显示这一性状。香椿为传统栽培植物，早春嫩枝叶作蔬菜利用（右下图），栽培范围较广。

中国南方传统材用的红椿，主要是同属植物红椿 *Toona ciliata* Roem.，其材"木理红实"，为中国珍贵用材树种之一，有我国"桃花心木"之称，目前为国家二级重点保护野生植物。广东、海南、四川和云南有分布，海拔400～2 800米。

松村：*Cedrela sinensis* A. Juss. (*Toona sinensis* Roem.)；《纲要》：*Toona sinensis* (A. Juss.) Roem.；吴批：*Toona* 包括 *T. sinensis* 和 *T. sureni*。

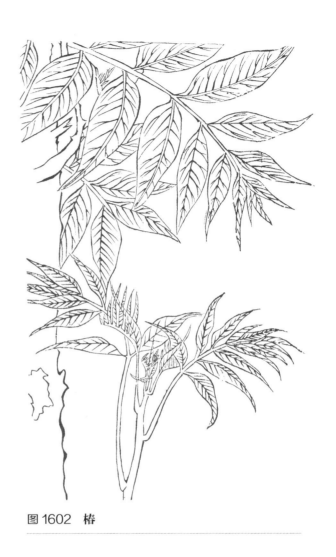

图1602 椿

1525. 樗

樗，《唐本草》始著录，即椿之气臭者，根荚皆入药。木理虚白，生山中者名栲。《尔雅》：栲，山樗。陆玑《诗疏》：山栲下田樗无异。其木稍坚，可作器。

[**新释**]

《长编》卷二十一收椿、樗文献为一条。《图考》吴其濬分作两条。本条涉及两种植物，

分述之：

一为樗，据《图考》吴其濬新绘图（图1603）及文字，本品为乔木，奇数羽状复叶，小叶对生，卵状披针形，基部稍偏斜，两侧各

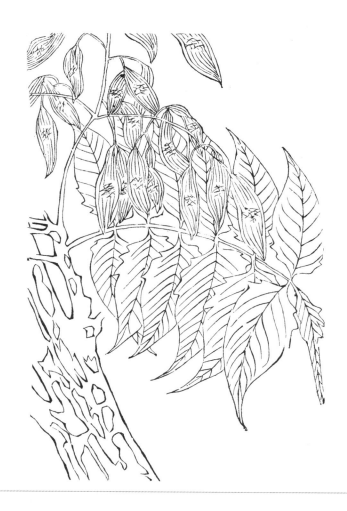

图 1603 樗

具 2～3 个粗锯齿；有臭味；翅果长椭圆形，种子位于果实中间。性状基本符合《中志》43（3）：4 描述的苦木科臭椿属植物臭椿 *Ailanthus altissima* (Mill.) Swingle 特征。本种我国除黑龙江、吉林、新疆、青海、宁夏、甘肃和海南外，各地均有分布。树皮、根皮和果实均可入药。

一为樗、山樗，根据陆玑《诗疏》"山樗下田樗无异。其木稍坚，可作器"判断，应该为臭椿属形态相似的其他种，生境与生下田的臭椿 *Ailanthus altissima* 不同。《唐本草》谓生山中者，木材比樗稍稍坚硬，可做器具。*Ailanthus* 即为《中志》43（3）：3 描述的苦木科臭椿属植物刺臭椿 *Ailanthus vilmoriniana* Dode。该种分布于湖北、四川和云南等地，生于山坡或山谷阳面疏林，云南产的海拔达 2 800 米。

吴批：*Ailanthus altissima*，*Ailanthus vilmoriniana*。

1526. 白杨

白杨，《唐本草》始著录。北地极多，以为梁栋，俗呼大叶杨。《救荒本草》：嫩叶可煠食。又《本草拾遗》有棫杨，即此。

[新释]

《长编》卷二十一收白杨、扶栘木两条文献。《图考》图为新绘（图1604），但如仅据绘图，性状简单，难以鉴定具体物种。

据《本草拾遗》："扶栘木生江南山谷，树大十数围，无风叶动，花反而后合。《诗》云'棠棣之华，偏其反而'是也。郑注云：棠棣，栘也，亦名栘杨。崔豹云：栘杨圆叶弱蒂，微风大摇。"根据上述描述，很难判断其即为"*Amelanchier*"，因此《牧野》第468页指出 *Amelanchier asiatica* Endl. 为"扶栘（误用）"。

沈括《补笔谈》卷三：扶栘，即白杨也。《本草》有白杨，有扶栘。"扶栘"一条，本出陈藏器《本草》，盖藏器不知扶栘便是白杨，乃重出之。扶栘亦谓之蒲栘，《诗疏》曰："白杨，蒲栘是也。"至今越中人谓白杨只谓之蒲栘。藏器又引《诗》云："棠棣之华，偏其反而。"又引郑注云："棠棣，栘也。亦名栘杨。"此又误也。《论语》乃引逸《诗》："唐棣之华，偏其反而。"此自是白栘，小木，比郁李稍大，此非蒲栘也。蒲栘乃乔木耳。木只有棠棣，有唐棣，无棠。又时珍曰："栘杨与白杨是同类二种，今南人通呼为白杨，故俚人有白杨叶有风掣之语。其入药之功大抵相近。"吴其濬认为即白杨。吴批为毛白杨 *Populus tomentosa* Carr.，该种河南称作"大叶杨"，为华北常见物种，黄河中下游为其主要分布区，喜生海拔1 500米以下的平原地区。据生境，毛白杨可能只是吴其濬记载的"北地极多，以为梁栋，俗呼大叶杨"的大叶杨，非扶栘。

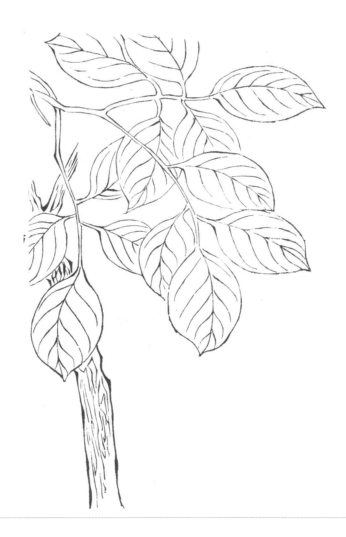

图 1604　白杨

《本草拾遗》谓"枨栘木生江南山谷",据产地生境,疑其似山杨 *Populus davidiana* Dode。山杨我国北自黑龙江、内蒙古、吉林、华北、华中及西南高山地区均有分布,垂直分布自东北低山海拔 1 200 米以下,到青海 2 600 米以下,湖北西部、四川中部,云南在海拔 2 000～3 800 米之间。多生于山坡、山脊和沟谷地带,常成小面积纯林或与其他树种形成混交林。

吴批:白杨(《唐本草》)*Populus tomentosa*;枨栘(《本草拾遗》),日人释为 *Amelanchier*。

1527. 青杨

青杨,《救荒本草》:叶似白杨叶而狭小,色青,皮亦青,故名青杨。叶可煤食,味苦。今北地呼小叶杨。

[新释]

《长编》卷二十一收青杨文献。《中志》20(2):31 和《救荒本草译注》释《救荒》的青杨作杨柳科杨属植物青杨 *Populus cathayana* Rehd.,为我国北方常见树种。

《图考》文中的小叶杨,即《图考》新绘图(图 1605),叶不见杨柳科杨属 *Populus* 明显

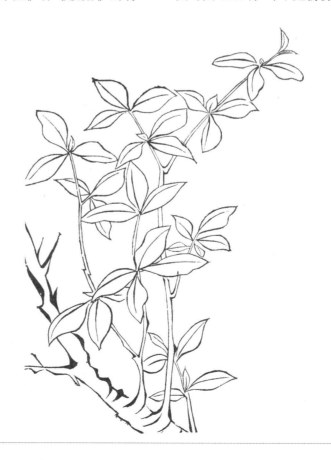

图 1605　青杨

的长叶柄，近菱状椭圆形，边缘平整，无锯齿。与 *Populus simonii* Carr. 的性状有些接近。该种分布广，东北、华北、华中、西北及西南各省区均产，一般多生于 2 000 米以下，沿溪沟多见。灾荒年可食用其嫩叶。

吴批：*Populus simonii*。

1528. 荚蒾

荚蒾，《唐本草》始著录。陈藏器云：皮可为索。《救荒本草》谓之孩儿拳头，子红熟可食。又煮枝汁，少加米为粥，甚美。

[新释]

《长编》卷二十一收荚蒾文献。查《唐本草》原文："荚蒾，叶似木槿及似榆，作小树。其子如溲疏，两两为并，四四相对，而色赤，味甘。檀、榆之类也。"据"两两为并，四四相对，而色赤，味甘"这一性状，非中药学上认为的五福花科荚蒾属植物荚蒾 *Viburnum dilatatum* Thunb.，反而似椴树科扁担杆属孩儿拳头 *Grewia biloba* G. Don 的特征。

《救荒本草译注》认为"孩儿拳头"绘图疑似椴树科扁担杆属植物小花扁担杆 *Grewia*

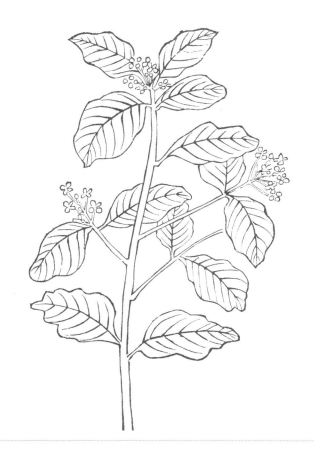

图 1606　荚蒾

biloba G. Don var. *parviflora* (Bunge) Hand.-Mazz.，而《救荒》文字采自古代本草，可能早已混淆了荚蒾 *Viburnum dilatatum* Thunb. 和孩儿拳头这两种植物。

《图考》图似为新绘（图 1606），为直立木本，叶非基出三脉，具波缘，而非细齿，花似四基数。荚蒾 *Viburnum* 无疑。暂订为北方常见的 *Viburnum dilatatum* Thunb.。该种果可食，亦可酿酒。

吴批：*Viburnum* 待查。

1529. 水杨

水杨，《唐本草》始著录。与柳同而叶圆阔，枝条短硬。

[**新释**]

《长编》卷二十一收水杨文献。《图考》图为新绘图（图 1607），显示植物为木本，小枝上的叶多对生，阔披针形，全缘。似杨柳科柳属 *Salix* 植物。或可释作《中志》20（2）：362

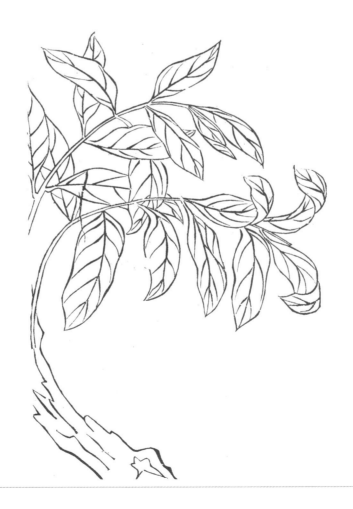

图 1607　水杨

描述的红皮柳 *Salix sinopurpurea* C. Wang et C. Y. Yang。该种分布于甘肃、陕西、山西、河北、河南、湖北等省，生于海拔 1 000～1 600

米的山地灌木丛中，或沿河生长。或为《唐本草》记载的水杨。

吴批：*Salix*（待查）。

1530. 胡桐泪

胡桐泪，见《汉书·西域传》。《唐本草》始著录，为口齿要药。今阿克苏之西，地名树窝子，行数日程，尚在林内，皆胡桐也。叶微似桐，树本流膏如胶。

[新释]

《长编》卷二十一收胡桐泪文献。吴其濬未到西北，未能见原植物。《图考》图（图 1608）虽为新绘，却只见树干和一枝条，未绘花果，单叶具长柄，叶全缘或不规则的疏波状齿。如仅据图，很难鉴定具体物种。

阿克苏树窝子所产胡桐泪的胡桐，为杨柳科杨属植物胡杨 *Populus euphratica* Oliv.，其产树胶即称胡桐泪。胡杨为乔木，枝条内富含盐，有咸味。其叶形变化多样，从卵圆形、卵圆状披针形、三角状卵圆形或肾形。我国主要分布在新疆、内蒙古西部、甘肃和青海。新疆为主要分布区，多在北纬 37°～47° 的广大地区。多生于盆地、河谷和平原，准噶尔盆地为 250～600 米，伊犁河谷为 600～750 米，天山南坡上限为 1 800 米，在塔什库尔干和昆仑山上限为 2 300～2 400 米，塔里木河岸最常见。

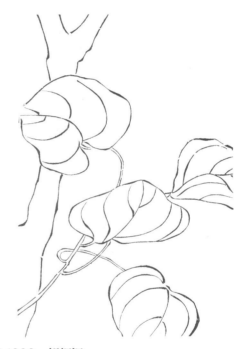

图 1608　胡桐泪

吴注：*Populus diversifolia*。该名为杨 *Populus euphratica* Oliv. 异名。

1531. 苏方木

苏方木，《唐本草》始著录。广西亦有之，染绛用极广，亦为行血要药。

雩娄农曰：苏方木，元江州有之。《南方草木状》谓叶如槐，出九真。则昔时所用，皆滇产矣。顾滇山路岖水险不可舟，致远费赍。近时率皆来自海舶，逾岭而顺流达江南、北。滇产不出境，培莳者亦少。其叶极细，枝亦柔，微类槐耳。谚云：能行十日舟，不行一日陆。明时由滇至川，航金沙江中，后塞，屡议疏凿，无成功。其有一二程可通舟檝者，伏秋江涨，亦绝行旅。故滇产与滇所资，其价皆十倍。民皆窳偷生，无商贾之利，山木入市，跬步皆艰，况其他哉。

[新释]

《图考》图为新绘（图 1609）。《南方草木状》原文："苏枋，树类槐，黄花，黑子。出九真，南人染黄绛，渍以大庾之水则色愈深。"根据该文提供的性状，地理分布及功用，所记植物即《中志》39：105 描述豆科云实属植物苏木 Caesalpinia sappan L.。本种在我国西南、广东、广西、福建、台湾等省区有栽培。在云南蒙自等南部地区，海拔 120～1 100 米也常见栽培。

《图考》文形态信息少，所绘之图，无论羽片和小羽片数目都与豆科云实属 Caesalpinia 不符。《云志》记载"羽片 10～13（16）对，小叶 10～17 对"，但原图为羽片 3～4 对，小叶 7～11 对。如无《南方草木状》提供信息，仅根据《图考》文及绘图，万万考证不到该种。

《中志》39：105、《云志》8：482、《纲要》1：103 和吴批 Caesalpinia sappan L.。

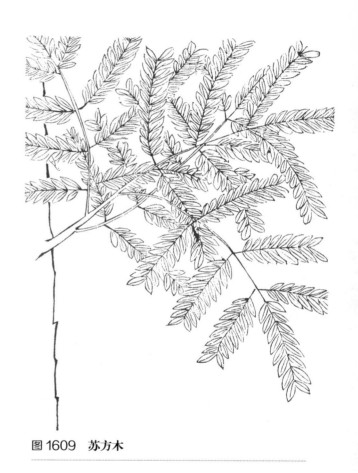

图 1609　苏方木

1532. 乌臼木

乌臼木，《唐本草》始著录。俗呼木子树，子榨油，利甚溥。根解水莽毒，效。

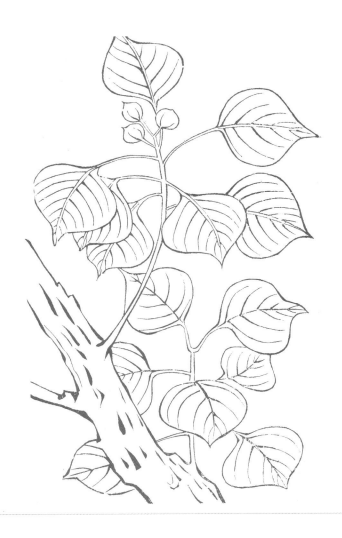

图 1610　乌臼木

〔新释〕

《长编》卷二十一收乌臼木文献。《图考》图为吴其濬新绘（图 1610），为一乔木，叶互生，叶片近菱状卵形，顶端骤尖，全缘，中脉明显，侧脉 5～7 对。上述性状，隶大戟科乌桕属 Sapium 无疑。又俗名木子树，子榨油，较符合《中志》44（3）：14 描述的大戟科乌桕属

植物乌桕 *Sapium sebiferum* (L.) Roxb. 的特征。本种主要分布于黄河以南各省区，北达陕西、甘肃。生于旷野、塘边或疏林中。今湖北兴山、江西武宁俗名仍用"木子树"一名。据《中志》，其根皮入药治疗毒蛇咬伤。假种皮溶解后可制作肥皂、蜡烛；种子油可涂油纸、油伞。

松村、《中志》44（3）：14、《纲要》和吴批：*Sapium sebiferum* (L.) Roxb.。

1533. 栾荆

栾荆，《唐本草》始著录。诸家皆无的解。《救荒本草》有土栾树，姑图之以备考。

［新释］

《长编》卷二十一收栾荆文献。《图考》图（图1611）仿绘《救荒本草》土栾树图。

《救荒本草译注》释"土栾树"为《中志》72：25描述的忍冬科荚蒾属植物陕西荚蒾 Viburnum schensianum Maxim. 或其近缘种。该种分布于河北（内丘）、山西、陕西南部、甘肃东南部至南部、山东（济南）、江苏南部、河南、湖北和四川北部（松潘），生于山谷混交林和松林下或山坡灌丛，海拔700～2200米。

吴批：Viburnum burejaeticum。为《中志》72：27记载的五福花科荚蒾属植物修枝荚蒾 Viburnum burejaeticum Regel et Herd.，该种产于黑龙江、吉林、辽宁，生于针、阔叶混交林中，海拔600～1350米，今东北俗呼"暖木条子"。恐非是《救荒本草》的栾荆，也非《唐本草》注认为雍州产者。

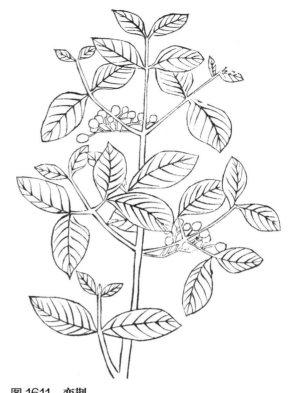

图 1611　栾荆

1534. 茶

茶，《唐本草》始著录。《尔雅》：槚，苦荼。《注》：早采为茶，晚为茗。陆羽[1]《茶经》源委朗晰。故备载之。

［新释］

《长编》卷二十一收茗历代主要文献。《图考》图为吴其濬新绘（图1612），所图形态符合《中志》49（3）：130描述的山茶科山茶属植物茶 Camellia sinensis (L.) O. Ktze. 的性状特征。茶可能起源于我国，但驯化时间地点和次数等具体驯化事件，还有待深入探讨。

吴批：Camellia sinensis。

［注］

[1] 陆羽：字鸿渐，号东冈子。唐代复州竟陵（今在湖北潜江市西北）人，著《茶经》3卷。该书是中国现存最早全面介绍茶叶生产的历史、源流、现状、生产技术以及饮茶技艺、茶道原理的综合性论著。

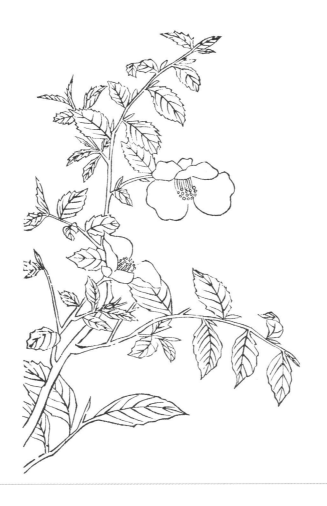

图 1612　茶

1535. 椋子木

椋子木,《尔雅》:椋,即来。《注》:材中车辋。《唐本草》始著录。《救荒本草》:椋子木树有大者,木则坚重,叶似柿叶而薄小。结子如牛李子,大如豌豆,生青熟黑,味甘咸。叶味苦,亦可食。此即江西俗呼冬青果也。李时珍并入松杨木[1];《新化县志》非之。然所谓椋子木,皮涩有刺,不知系枯枝,非刺也。又云子如羊矢枣[2]而小,则亦未识软枣本形耳。

[新释]

《长编》卷二十一收椋子木文献。《图考》图为吴其濬新绘(图 1613)。绘图显示为一木本,有枝刺,皮孔显著;叶对生,有齿;果略扁圆,有短柄,1~2枚着生枝上。隶山茱萸科山茱萸属植物无疑,江西有俗名"冬青果"者,即《中志》56:75描述的山茱萸科山茱萸属植物梾木 Swida macrophylla (Wall.) Sojak(FOC 作 Cornus macrophylla Wallich)。该种在

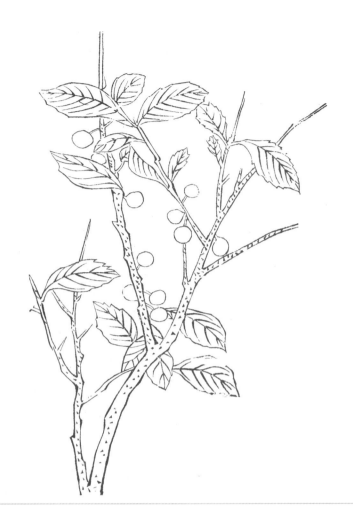

图 1613　椋子木

我国产于山西、陕西、甘肃南部、山东南部、台湾、西藏以及长江以南各省区，生于海拔 72～3 000 米的山谷森林中。

《救荒》所描述之"椋子树"，《救荒本草译注》释作山茱萸科山茱萸属植物梾木 Cornus macrophylla Wall.［《中志》作 Swida macrophylla (Wall.) Soják］ 或 毛 梾 Cornus walteri Wanger.［《中志》作 Swida walteri (Wanger.) Sojak］。

吴批：Swida (Cornus)。

［注］

1 松杨木：李时珍并入松杨木。吴批疑为紫草科厚壳树属 Ehretia 植物，存以备考。

2 羊矢枣：即软枣，柿树科柿树属植物君迁子 Diospyros lotus L. 的成熟果实。

1536. 接骨木

接骨木，《唐本草》始著录。花叶都类蒴藋，但作树高一二丈，木体轻虚，无心，斫枝扦之便生云。

[新释]

《长编》卷二十一收《唐本草》《图经》接骨木文字。绘图（图1614）仿绘旧本草图。如仅据绘图木本性状，很难鉴定具体物种。蒴藋，今《中志》72：6释作接骨木科接骨木属植物接骨草 *Sambucus chinensis* Lindl.，本书有收录。如接骨木花叶都类蒴藋，但作树高一二丈，可见是木本。宜释接骨木作《中志》72：8描述的忍冬科接骨木属植物接骨木 *Sambucus williamsii* Hance。本种产于黑龙江、吉林、辽宁、河北、山西、陕西、甘肃、山东、江苏、安徽、浙江、福建、河南、湖北、湖南、广东、广西、四川、贵州及云南等省区，生于海拔540～1 600米的山坡、灌丛、沟边、路旁、宅边等地。

吴批：吴其濬盖未见，图抄自原书，日人释以 *S. racemosa*。

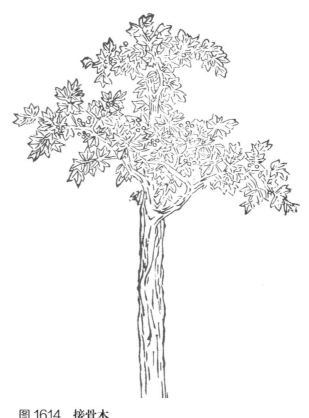

图 1614　接骨木

1537. 卖子木

卖子木，《唐本草》始著录。生岭南邛州。其叶如柿。宋川西渠州岁贡。四五月开碎花百十枝，团攒作大朵，焦红色。子如椒目，在花瓣中，黑而光洁，主折伤血内溜，续绝、补骨髓、止痛、安胎。

按湘中土医，惯用鸦椿子[1]，形状颇肖，而主治异，别图之。

[新释]

《长编》卷二十一收卖子木文献。《图考》仿绘旧本草图（图1615）。据图，实难鉴定具体物种。若据《唐本草》原始描述："生岭南邛州。其叶如柿。宋川西渠州岁贡。四五月开碎花百十枝，团攒作大朵，焦红色。子如椒目，在花瓣中，黑而光洁。"与《中志》71（2）：37描述并考证作茜草科龙船花属植物龙船花 *Ixora chinensis* Lam. 性状较接近。该种在我国产于福建、广东、香港、广西，生于海拔200～800米山地灌丛中和疏林下，有时村落附近的山坡和旷野路旁亦有生长。模式标本采自我国。

吴批：似 *Clerodendrum*？图系抄自原书。

[注]

1 鸦椿子：即本书卷之三十八"野鸦椿"的种子。

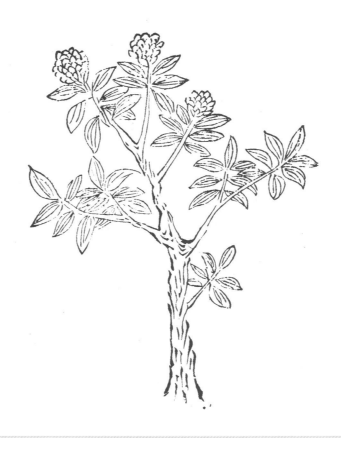

图 1615　卖子木

1538. 毗黎勒

毗黎勒，《唐本草》始著录。生岭南南交、爱诸州。核似诃黎勒而圆短无棱，苦寒，主治风虚热气，功用同庵摩勒。李时珍以为余甘之类。按滇南有松橄榄，与余甘同而圆无棱，以治喉痛，与《唐本》[1]合。《海药》云：同诃黎勒，性温。疑又一种。

[新释]

《长编》卷二十一收毗黎勒文献。《图考》图（图 1616）仿绘旧本草图，该图可能也只是据想象绘制。所图植物不可考。

毗黎勒，为《中志》53（1）：11 描述的使君子科诃子属植物毗黎勒 *Terminalia bellirica* (Gaertn.) Roxb. 的侗台语音译词。该种我国产于云南南部，生于海拔 540～1 350 米的山坡阳处及疏林中。国外分布于越南、老挝、泰国、柬埔寨、缅甸、印度（西部除外）和马来西亚至印度尼西亚。因此古代本草记载其"生岭南南交、爱诸州"。据《中志》53（1）：11，其果皮富含单宁，用于鞣革，供制黑色染料，也供药用，未成熟果实用以通便，成熟果实为收敛剂。核仁可食，但多食有麻醉作用。

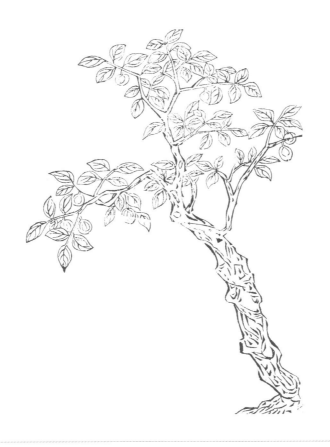

图 1616　毗黎勒

吴批：*Terminalia bellirica*。

庵摩勒，出《南方草木状》，即《唐本草》余甘，为侗台语音译名。即大戟科叶下珠属植物余甘子 *Phyllanthus emblica* L.。松橄榄，据功

效，疑即诃黎勒，物种见下条释。

〔注〕

1 《唐本》：即《唐本草》。

1539. 诃黎勒

诃黎勒，《唐本草》始著录。生岭南，以六路者[1]佳。

〔新释〕

《长编》卷二十收"诃梨勒"文献。该种《唐本草》记作"诃子"，《本草纲目》才记载其侗台语音译名"诃黎勒"，即《中志》53（1）：13 描述的使君子科诃子属植物诃子 *Terminalia*

chebula Retz.。我国产于云南西部和西南部，生于海拔 800～1 800 米的疏林中，常成片分布。越南（南部）、老挝、柬埔寨、泰国、缅甸、马来西亚、尼泊尔和印度也有分布，因此文中云"生岭南"。据《中志》53（1）：13，其果实供药用，幼果干燥后通称"藏青果"，治疗慢性咽

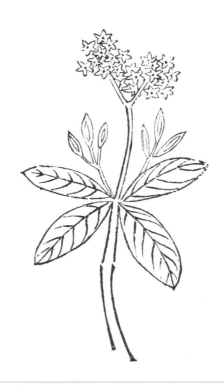

图 1617 诃黎勒

喉炎、咽喉干燥等。《图考》图（图 1617）仿绘旧本草图，如仅据所图性状，不可考。

吴批：*Terminalia chebula*。吴其濬盖未见，图系抄来。

[注]

1 六路者：疑其干燥果实上有纵棱，以六棱者佳。

1540. 麒麟竭

麒麟竭，《唐本草》始著录。生南越、广州。主治血痛，为和血圣药。《南越志》以为紫铆树脂[1]。《唐本》以为与紫铆[2]大同小异。旧《云南志》：树高数丈，叶类樱桃，脂流树中，凝红如血，为木血竭；又有白竭，今俱无。余访求之，得如磨姑者数枚，色白质轻，盖未必真。

[新释]

《长编》卷二十一收麒麟竭文献。绘图仿绘旧本草图（图 1618）。

据杨兆起、封秀娥主编《中药鉴别手册》

3：142 和胡世林主编《中国道地药材原色图说》第 336 页，18.40，血竭是棕榈科黄藤属麒麟竭 *Daemonorops draco* Bl. 自果实鳞片间泌出红色树脂（称为进口原装血竭），该种为常绿高大藤本，羽状复叶在枝梢互生，小叶条形至窄披针形，花单生异株，黄色，果实核果状，猩红色。麒麟竭为自印度尼西亚等地进口，推算约 16 世纪传入我国。

吴征镒在《纲要》1：534 对血竭《图经本草》和麒麟竭《唐本草》作了详细的解释："血竭以麒麟竭之名始载于《唐本草》，据载'麒麟竭树名渴留，紫铆树名渴禀，二物大同小异'。《图经本草》载'今南诸国及广州皆出之，木高数丈'。《本草纲目》34：1613［麒麟竭（血竭）］载'麒麟竭是树脂，紫铆是虫造。按《一统志》云，血竭树略如没药树，其肌赤色。采法亦于树下掘坎，斧代其树，脂流于坎，旬日取之，多出大食诸国'。据上所述，古时称之为血竭或麒麟竭，是出自阿拉伯地区各国的木本植物树干的树脂。而非现在中药材所用本种的藤本植物果实的树脂。可见今用之血竭并非为本草上所述的血竭。"

如按吴批：*Daemonorops margaritae* 或 *Dracaena (Pleomele) cambodiana*。据《中志》13（1）：39，棕榈科黄藤属 *Daemonorops* 约 115 种，分布于亚洲热带地区至巴布亚新几内亚。据报道我国有 1 种 *Daemonorops margaritae* (Hance) Becc.，但据《中志》作者多年调查，未发现其有自然分布，仅见于西双版纳植物园引种栽培，过去文献记载实有误。

《本草纲目》卷三十四"麒麟竭"条，李时珍曰："麒麟竭是树脂，紫铆是虫造。按《一统志》云，血竭树略如没药树，其肌赤色。采法亦于树下掘坎，斧伐其树，脂流于坎，旬日取之。多出大食诸国。今人试之，以透指甲者为真。独弧滔《丹房镜源》云：此物出于西胡，禀荧惑之气而结。以火烧之，有赤汁涌出，久而灰不变本色者，为真也。"其附图系树木，生三角形叶，叶端三叉形，叶基部多为楔形，与《图考》之附图，绝非同类。

又据《中药鉴别手册》3：142，天门冬科龙血树属植物剑叶龙血树 *Dracaena cochinchinensis*

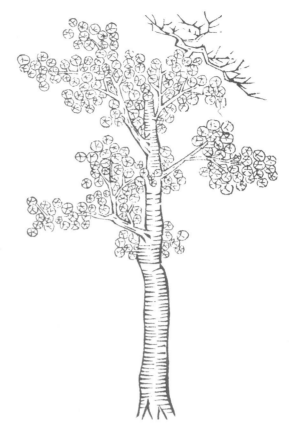

图 1618　麒麟竭

(Loar.) S. C. Chen（产于云南南部和广西南部）其树脂已被卫生部 1991 年批准为"广西血竭"使用。海南龙血树 *Dracaena cambodiana* Pierre ex Gagnep.（产于海南）。其树脂已于 1991 年被海南省批准以也作龙血竭生产。该属植物用作血竭入药，是根据蔡希陶 20 世纪 80 年代初期的考证结果，发表在《云南热带植物研究》上。据《中志》14：276 和《云志》13：824，*Dracaena cochinchinensis* (Lour.) S. C. Chen 在叶基部和茎、枝受伤处常溢出少量红色液汁，因此其茎和枝可提取中药"血竭"，又名"麒麟血"。但根据叶形，似也与古籍诸记录的形态性状有别，本品只是唐宋血竭的替代品之一。

本条文中提及"生南越、广州"，推测只是药物中转地，非原产地。吴征镒所释物种，或是。但需今后该类群植物分类学专家继续追踪药物原产地，实地核实。

附记：在 K. Kubitzki (ed.) *The Families and genera of Vasculas Plants* Ⅲ. *Dracaena* 与 *Pleomele* 合并，独立成 Dracaenaceae 科。

[注]

1 紫铆树脂（《南越志》《唐本草》）：胶蚧科

紫胶虫 *Laccifer lacca* 生活在寄主植物中国无忧花 *Saraca dives* Pierre 上，吸取植物汁液，雌虫通过腺体分泌出一种纯天然的树脂——紫胶。

2 紫铆：豆科无忧花属植物中国无忧花 *Saraca dives* Pierre，热带观赏植物，可放养紫胶虫。

1541. 阿魏

阿魏，《唐本草》始著录。《酉阳杂俎》作阿虞，波斯树汁凝成。《觚剩》[1]云，滇中蜂形甚巨，结窝多在绝壁，垂如雨盖。人于其下，掘一深坎，置肥羊于内。令善射者飞骑发矢，落其窝，急覆其坎，二物合化，是名阿魏。按岩峰在九龙外，蛮人至毙，则此物亦非内地所产。

[新释]

《长编》卷二十一收阿魏文献。阿魏基原为伞形科阿魏属植物阿魏 *Ferula assa-foetida* L.，根状茎和根部产生的胶液凝固后形成的固体。该种是一年生或两年生草本植物，高 1～1.5 米，原产于伊朗沙漠及阿富汗山区，及主要在阿富汗接近印度的地区栽培。唐代以来，阿魏产品经中亚输入我国。但历代本草药图多是辗转据口述或想象绘制。《图考》仿绘他书绘图，显然是一种木本的大树。所绘植物（图 1619），不可考。

吴批：吴其濬未识，图系抄来。*Ferula asa-foetida*。

[注]

1 《觚剩》：清代纽琇所作笔记体小说，共 12 卷。分为正、续二编。内容涉及官场、科场、青楼、市井、战乱、灾荒、文字狱等。清廷曾以"文多违悖"将其查禁，又曾以《说铃》之

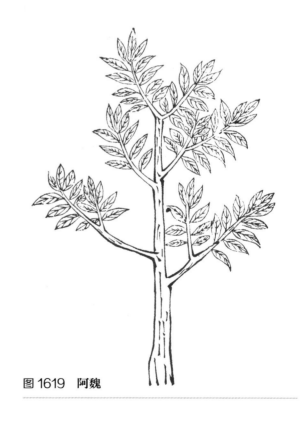

图 1619 阿魏

名刊行。纽琇，字玉樵，江苏吴江（今属江苏苏州）人。

1542. 无食子

无食子，《唐本草》始著录。生西戎沙碛地。树似柽[1]。主治赤白痢、汤滑、生肌肉。一作没石子。

[新释]

《长编》卷二十一收无食子文献。无食子，亦称没食子、没石子，中药名。为没食子蜂科没食子蜂的幼虫寄生于壳斗科栎属植物没食子树 *Quercus infectoria* Olivier 幼枝上所产生的虫瘿。它是植物体受到昆虫的刺激而生成的不正常构造。没食子树 *Quercus infectoria* Olivier 分布于地中海沿岸希腊、土耳其、叙利亚、伊朗及印度等地，我国无分布。《图考》绘图仿绘旧本草图（图1620），性状简单，很难鉴定物种。

吴批：原物应是 *Tamarix* 上的虫瘿，今用盐肤木 *Rhus javanica* 上虫瘿 Gall，吴其濬盖未识，图抄自原书。吴批寄生在漆树科盐肤木属植物盐肤木 *Rhus chinensis* Mill. 等植物上的为五倍子蚜虫，在幼枝和叶上形成虫瘿，即五倍子，可供鞣革、医药、塑料和墨水等工业上用。与没食子不同。

[注]

1 柽：柽柳科柽柳属 *Tamarix* 植物的通称。

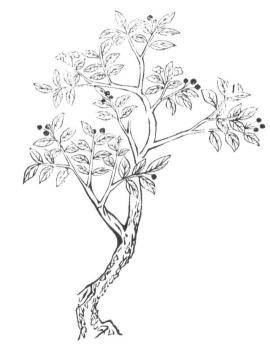

图 1620　无食子

1543. 大空

大空，《唐本草》始著录。生襄州，所在山谷亦有之。小树，大叶似桐而不尖，主杀虫虱。

[新释]

《长编》卷二十一收大空文献。绘图沿用旧本草图（图1621）。待考。

吴批：图抄原图，不可辨认。

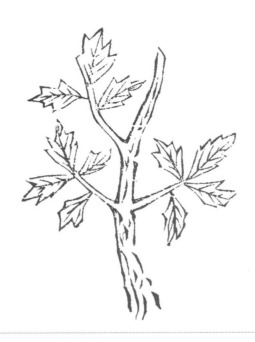

图 1621　大空

1544. 木天蓼

木天蓼，《唐本草》始著录。生信阳。花似柘花，子作球形，似茼麻子，可藏作果食。又可为烛，酿酒，治风。

〔新释〕

《长编》卷二十一收木天蓼文献。《图考》图仿绘旧本草图（图 1622）。所图似木本乔木，性状简单，很难鉴定。

据《唐本草》：木天蓼，生山谷中。作藤蔓，叶似柘，花白，子如枣许，无定形，中瓤似茄子。味辛，啖之以当姜、蓼。其苗藤切，以酒浸服，或以酿酒去风冷癥癖。所在皆有，今出安州、申州。上述性状，可释为《中志》19（2）：216 和《纲要》的考证的猕猴桃科猕猴桃属植物葛枣猕猴桃 Actinidia polygama (Sieb. et Zucc.) Miq.，本种产于黑龙江、吉林、辽宁、甘肃、山西、河北、河南、山东、湖北、湖南、四川、云南、贵州等省区，生于海拔 500 米（东北）~1 900 米（四川）的山林中。但又不排除其分布区内的近缘类群，如狗枣猕猴桃 Actinidia

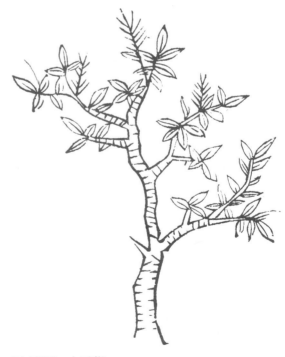

图 1622　木天蓼

kolomikta (Maxim. & Rupr.) Maxim.（我国分布于黑龙江、吉林、辽宁、河北、四川、云南等省。其中以东北三省最盛，四川其次。生于山地混交林或杂木林中的开旷地）。和软枣猕猴桃 Actinidia arguta (Sieb. et Zucc.) Planch. ex Miq.（我国从最北的黑龙江岸至南方广西的五岭山地都有分布）

等。吴其濬记录生信阳者，葛枣猕猴桃 Actinidia polygama (Sieb. et Zucc.) Miq. 的可能性较大。

吴批：日人释作 Actinidia kolomikta？吴征镒可能记混淆物种，《牧野日本植物图鉴》第 330 页：葛枣猕猴桃 Actinidia polygama Miq.，汉名"木天蓼（误用）"。

1545. 檀

檀，《本草拾遗》始著录。皮和榆皮为粉食，可断谷。《救荒本草》：叶味苦，芽可煠食。

〔新释〕

《长编》卷二十一收檀文献。《图考》图（图 1623）显然是吴其濬新绘制。据图，可知本种为乔木；奇数羽状复叶，小叶互生，小叶 3 对，椭圆形，先端钝或稍凹，细脉明显；圆锥花序腋生，总花梗长，花部形态不明显。又根据其树皮功用，与《中志》40：119 描述的豆科黄檀属植物黄檀 Dalbergia hupeana Hance 较相似。本种产于山东、江苏、安徽、浙江、江西、福建、湖北、湖南、广东、广西、四川、贵州和云南等地，生于海拔 600～1 200 米的山地林中或灌丛中，山沟溪旁及有小树林的坡地常见。

松村、《纲要》及吴批：Dalbergia hupehana Hance；吴批：图大概抄自《救荒本草》。

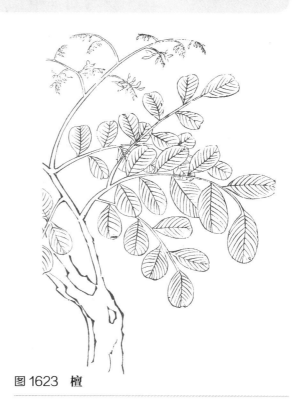

图 1623　檀

1546. 梓榆

梓榆即驳马，又名六驳。皮色青白，多癣驳，详《诗疏》。

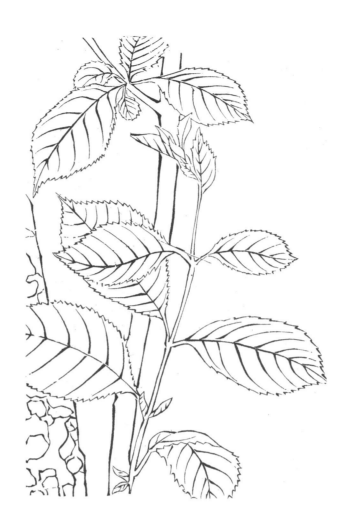

图 1624　梓榆

[新释]

《长编》卷二十一收梓榆文献。《图考》图为吴其濬新绘（图 1624）。绘图显示该植物为大木，树皮斑驳，似脱皮后遗留的痕迹；幼枝叶对生，有短柄，叶缘具细锯齿，显脉，先端渐尖，似有两枚托叶；小枝叶似 3 枚簇生，有托叶。所绘物种似《中志》22：348 描述的榆科榆属植物脱皮榆 *Ulmus lamellosa* Wang et S. L. Chang ex L. K. Fu。该种分布于河北（东陵、涞水、涿鹿）、河南（济源、辉县）、山西（沁水）等地。

吴批：旧以樟科黄肉楠属 *Actinodaphne* 释之，不合，未知。

1547. 罂子桐

罂子桐，《本草拾遗》始著录。即油桐，一名荏桐。湖南、江西山中种之取油，其利甚饶。俗呼木油。

[新释]

《长编》卷二十一收罂子桐文献。《图考》图为吴其濬新绘（图1625）。据图、文，本种为栽培植物，乔木；叶全缘，基部心形，掌状脉，具细长叶柄；似圆锥花序，花五基数；果具长柄，近球形，果皮光滑，其中仅一枚突出两脉。据上述性状，宜释作油桐 *Vernicia fordii* (Hemsl.) Airy Shaw。该种产于陕西、河南、江苏、安徽、浙江、江西、福建、湖南、湖北、广东、海南、广西、四川、贵州、云南等地区，通常栽培于海拔1 000米以下的丘陵山地，是我国重要的工业油料作物，可入药。《本草衍义》云："荏桐，早春先开淡红花，状如鼓子，花成筒子，子成作桐油。"《中志》44（2）：143释作 *Vernicia fordii*。如据早春开花，可能正是该种。

《纲要》、吴批：*Vernicia fordii* (Hemsl.) Airy-Shaw。

《本草拾遗》记载"罂子桐子……一名瓠子，桐似梧桐，生山中"。《中志》44（2）：143释作油桐 *Vernicia fordii*。但"桐似梧桐"，梧桐 *Firmiana platanifolia* (L. f.) Marsili 叶掌状三五裂，

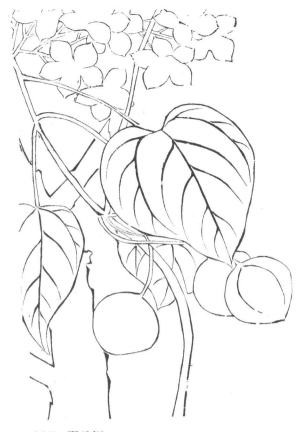

图 1625　罂子桐

疑为大戟科油桐属中另一种，木油桐 *Vernicia montana* Lour.，其叶缘2～5裂。存以备核。

1548. 奴柘

奴柘，《本草拾遗》始著录。似柘有刺，高数尺，江西有之。《湘阴志》：灰桑树，叶大，有刺三角，亦桑类。即此。

[新释]

《长编》卷二十一收奴柘。《图考》图为吴其濬新绘（图1626）。《中志》23（1）：63认为柘、《本草拾遗》的奴柘，皆是桑科柘属植物柘树 *Cudrania tricuspidata* (Carr.) Bur. ex Lavallee。《图考》绘图，仍是《中志》23（1）：63描述的

柘树 *Cudrania tricuspidata* (Carr.) Bur. ex Lavallee（*FOC* 修订作 *Maclura tricuspidata* Carrière）树干上发出的抽条。该种我国产于华北、华东、中南、西南各省区（北达陕西、河北）。《湘阴志》的灰桑树，也为该种。参见本卷"柘"条。

松村：*Cudrania triloba* Hce.；吴批：*Cudrania tricuspida*，非日人所释的 C. *cochinchinensis*。

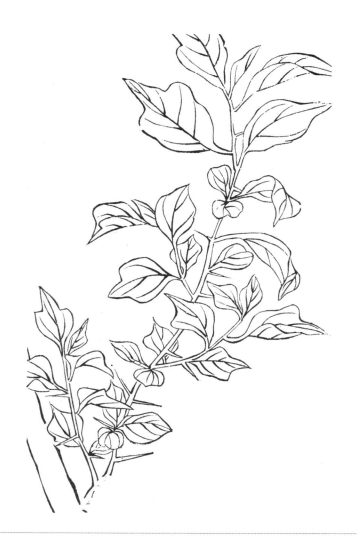

图 1626　奴柘

1549. 桐木

桐木,《本草拾遗》始著录。俗呼花梨木。《南城县志》:东西乡间有之,不宜为枕,令人头痛。

[新释]

《长编》卷二十一收桐木文献。《图考》仿绘古本草图（图 1627），据此图，很难判断其为何种。但据俗名及分布，疑似《中志》40:36 记载的豆科红豆属植物花榈木 *Ormosia henryi* Prain。该种产于安徽、浙江、江西、湖南、湖北、广东、四川、贵州、云南（东南），生于海拔 100~1 300 米山坡、溪谷两旁杂木林内。木材致密质重，纹理漂亮，可做细木家具和轴承。但枝条折断时有臭气，所以文中提到"不宜为枕，令人头痛"。根枝叶入药，能祛风散结，解毒去瘀。

吴批：图系抄来，不知何据，吴盖未识。

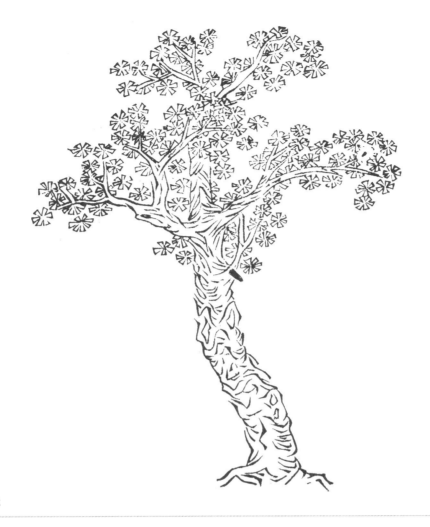

图 1627　椆木

1550. 莎木

莎木，《本草拾遗》始著录。木皮内出黄色面，生岭南，具详《海药》。字本作莎，李时珍据《唐韵》作莎，以为即㮕木。又以《交州记》都句树出屑如桄榔面，可用饼饵，恐即此。㮕木，今琼州谓之南榔。

[新释]

《长编》卷十六收莎木面文献，卷二十一收莎木文献。《图考》仿绘旧本草图（图 1628）。据《图考》图，物种不可考。该条文字涉及不同书中多种植物，各书所记物种不一。

《中志》13（1）：110 释《本草拾遗》沙木作棕榈科桄榔属植物桄榔 *Arenga pinnata* (Wurmb.) Merr.，该种树干髓心含淀粉，可供食用。该种产于海南、广西及云南西部至东南部。中南半岛及东南亚一带亦产。

《交州记》都句树出屑如桄榔面，说明非

桄榔 *Arenga pinnata*。按其文字，"木皮内出黄色面，生岭南"，《中志》13（1）：116 描述的棕榈科鱼尾葵属植物董棕 *Caryota urens* L.（今 *Caryota obtusa* Griff.）有此性状。产于广东和云南，生于海拔 370～1 500（～2 450）米的石灰岩山地区或沟谷林中。存以备考。

《海药本草》记录的莎木，今本草释作棕榈科西谷椰属植物西谷椰子 *Metroxylon sagu* Rottb.，其木髓部可提炼出淀粉，分布于马来西亚、印度尼西亚等国南洋群岛一带。非《本草拾遗》记载产岭南的莎木。也非《交州记》都句树。

欀木，今琼州谓之南椰。待考。

吴批：图不知何据，查出处原书？ *Dracaena* 状。

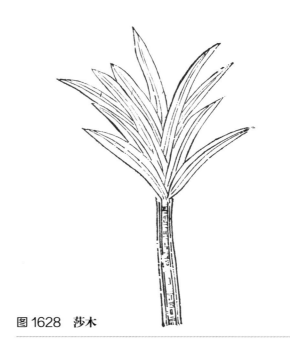

图 1628　莎木

1551. 石刺木

石刺木，一名勒树。叶圆如杏而大，有光泽，枝茎多刺。《本草拾遗》：生南方林筤间。江西呼为勒刺，亦种为篱院。树似棘而大，枝上有逆钩，即此。然谓木上寄生，则未之见。

[新释]

吴其濬新描述的江西物种。从《图考》图（图 1629）可知，似为幼枝，叶椭圆形、卵状椭圆形，基部近圆，先端短或钝，基出三脉，两侧脉明显，叶柄不长，基部有两枚直立针刺，无花果。根据上述特征，释作鼠李科马甲子属 *Paliurus* 植物无疑。从叶形、分布、功用、俗名皆与《中志》48（1）：128 描述的鼠李科马甲子属植物马甲子 *Paliurus ramosissimus* (Lour.) Poir. 较为符合。该种我国产于江苏、浙江、安徽、江西、湖南、湖北、福建、台湾、广东、广西、云南、贵州、四川，生于海拔 2 000 以下的山地和平原，野生或栽培。木材坚硬，可作农具柄；分枝密且具针刺，常栽培作绿篱。

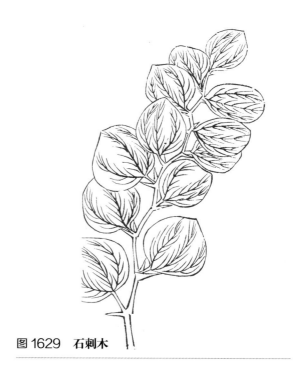

图 1629　石刺木

附记：如据《中志》44（1），短柄铜钱树 *Paliurus orientalis* (Franch.) Hemsl. 只产于云南和四川西南部，生于海拔 900～2 200 米的山林中，江西不分布。1931 年 Rehder 从原短柄铜钱树 *Paliurus orientalis* (Franch.) Hemsl. 中分出铜钱树 *Paliurus hemsleyanus* Rehd.。两个种根据数量性状区分，有待深入研究。

吴批：*Paliurus orientalis*。

1552. 卢会

卢会，《本草拾遗》始著录。木脂似黑饧，主治杀虫、拭癣。旧《云南志》：芦荟出普洱。

[新释]

《长编》卷二十二收卢会主要文献。《图考》图仿绘旧本草图（图 1630）。所绘乃木本植物，物种不可考。

本书卷之十七、卷之三十和卷之三十五记录了象鼻草、油葱和本种卢会文字，实则即一种，为百合科芦荟属植物芦荟 *Aloe vera* var. *chinensis* (Haw.) Berger.。详见本书卷之十七"象鼻草"新释。

吴批：盖吴其濬未知其即为油葱。

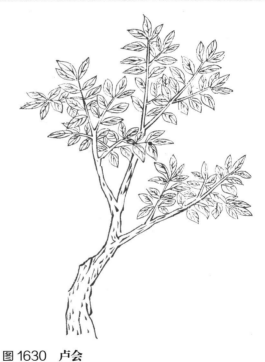

图 1630　卢会

1553. 放杖木

放杖木，《本草拾遗》始著录。生温、括、睦、婺诸州。主治风血，理腰脚、轻身，故名。浸酒服之。

[**新释**]

《长编》卷二十一收《本草拾遗》诸木，中有放杖木。文中无特殊性状描述，只功用和产地，《图考》图仿绘旧图（图1631），吴其濬盖未识。待考。

查《本草拾遗》："味甘、温、无毒。主一切风血，理腰脚，轻身、变白不老，浸酒服之。生温、括、睦、婺诸州山中。树如木天蓼。老人服之，一月放杖，故以为名。"据上文提及的温、括、睦、婺诸州，皆在浙江省。木天蓼为猕猴桃属 *Actinidia* 植物，故疑放杖木为浙江产猕猴桃属 *Actinidia* sp. 之一种。

吴批：图大约抄自原书，不可辨。

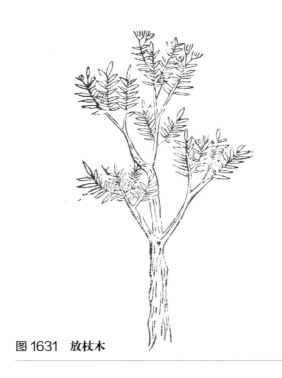

图 1631　放杖木

1554. 楤木

楤木，《本草拾遗》始著录。生江南山谷。直上无枝，茎上有刺，山人折取头食之，谓之吻头。主治水阴、虫牙。

[**新释**]

本条绘图抄自他书，茎上刺的特征较为突出。吴其濬未释。文字"直上无枝，茎上有刺，山人折取头食之"，较符合五加科楤木属植物楤木 *Aralia chinensis* L.，该种在我国分布广，北自甘肃南部、陕西南部、山西南部、河北中部起，南至云南西北部、中部，广西西北部、东北部，广东北部和福建西南部、东部，西起云南西北部，东至海滨的广大区域，均有分布，生于森林、灌丛或林缘路边，垂直分布从海滨至海拔2 700米。只《图考》所引之图（图1632），叶不似楤木属 *Aralia*。

吴批：*Aralia chinensis*。

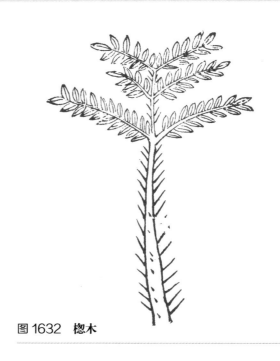

图 1632　楤木

1555. 木槿

木槿，《尔雅》：椴、木槿。《日华子》始著录。今惟用皮治癣。江西、湖南种之，以白花者为蔬，滑美。

[**新释**]

《长编》卷二十二收木槿文献。《图考》图为吴其濬新绘（图 1633），所绘即《中志》49（2）：75 描述的锦葵科木槿属植物木槿 *Hibiscus syriacus* L.。该种产于台湾、福建、广东、广西、云南、贵州、四川、湖南、湖北、安徽、江西、浙江、江苏、山东、河北、河南、陕西等省区，均有栽培，系我国中部各省原产。变种和变型较多。其白花变型 *Hibiscus syriacus* L. f. *albus-plenus*，花可食用。另有白花单叶木槿 *Hibiscus syriacus* L. f. *totus-albus* T. Moore，或许是图中所绘类型。

松村、吴批：木槿 *Hibiscus syriacus* L.。

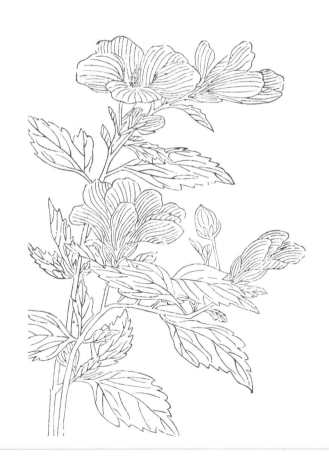

图 1633 木槿

1556. 无患子

无患子，《开宝本草》始著录。南安多有之。《本草拾遗》《酉阳杂俎》所述详明。

[新释]

《长编》卷二十二收无患子文献。《图考》图为吴其濬新绘（图1634）。绘图显示为一大乔木；奇数羽状复叶，叶大；小叶互生，近对生，数量不确定，但不多，长椭圆状披针形，短渐尖，基部楔形，稍不对称，具短的小叶柄，具毛性状未显示；未见花，果近球形，直径为叶宽的一半；南安多有之。据上述性状释为《中志》47（1）：14描述的无患子科无患子属植物无患子 Sapindus mukorossi Gaertn.（FOC修订作 Sapindus saponaria L.）。该种我国产于东部、南部至西南部，各地寺庙、庭园和村边常见栽培。根和果入药，味苦微甘，有小毒，清热解毒，化痰止咳；果皮含有皂素，可代肥皂。

松村：Sapindus mukorossi Gaertn.。

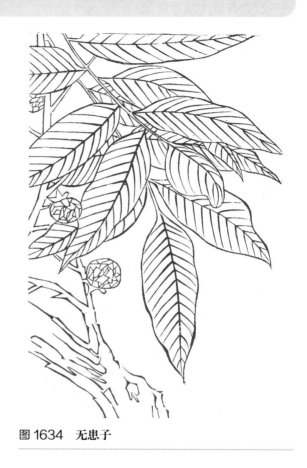

图 1634　无患子

1557. 桦木

桦木，《开宝本草》始著录。施南山中极多，以木皮为屋。关东亦饶。皮烧灰入药。

[新释]

《图考》图为新绘（图1635），所绘为一大乔木，树皮层剥特征明显，应为桦木科桦木属 Betula 植物，该属我国产29种6变种。据绘图难以确定具体物种。

文中提及有湖北施南产者和关东产者不同。关东分布的桦木属植物较多，常见有岳桦 Betula ermanii Cham.、硕桦 Betula costata Trautv.、白桦 Betula platyphylla Suk. 等。施南（今湖北恩施）

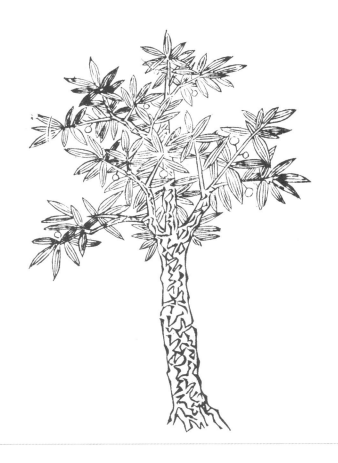

图 1635　桦木

分布不多，常见的有亮叶桦 *Betula luminifera* H. Winkl.、香桦 *Betula insignia* Franch.、红桦 *Betula albosinensis* Burk. 等少数几个种。

吴批：图系抄来，吴其濬盖未见，*Betula* spp.。

1558. 柽柳

柽柳，《开宝本草》始著录。俗呼观音柳，亦云三春柳。

[新释]

《长编》卷二十二收柽柳历代主要文献。《图考》图为吴其濬新绘（图 1636）。所图是一段老枝及侧生在其上的一总状花序，无叶，据其花序形态，即《中志》50（2）：157 描述的柽柳科柽柳属植物柽柳 *Tamarix chinensis* Lour.。该种《陕西通志》作三春柳，现广州、南京等地俗名仍作三春柳。本种在我国分布于辽宁、河北、河南、山东、江苏（北部）、安徽（北部）等省，我国东部至西南各省区栽培，喜生于河流冲积平原、海滨、滩头、盐碱地和沙荒地。一年开花 3 次，故有三春柳名。枝叶入药，功效解表发汗，主治麻疹。

松村和吴批：*Tamarix chinensis* Lour.。

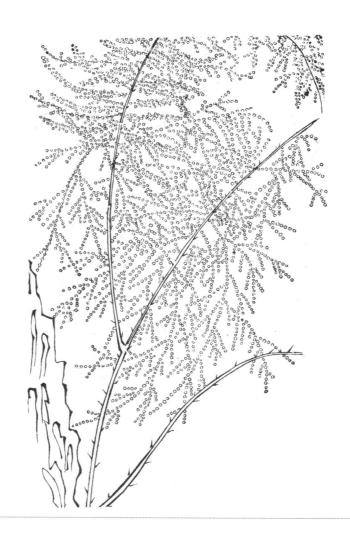

图 1636　柽柳

1559. 盐麸子

盐麸子，《开宝本草》始著录。江西、湖南山坡多有之，俗呼枯盐萁。俚方习用其虫，谓之五倍子。

[新释]

《长编》卷二十二收"盐麸子"主要本草文献。《图考》图为吴其濬新绘（图 1637）。乔木；奇数羽状复叶，小叶 4 对，叶轴具宽的叶状翅，小叶具粗锯齿；顶生圆锥花序，多分枝；俚方习用其虫，谓之五倍子。据上述性状

特征，即《中志》45（1）：100 描述的漆树科盐肤木属植物盐肤木 Rhus chinensis Mill.。本种除东北、内蒙古和新疆外，各省区均有分布，生于海拔 170～2 700 米的向阳山坡、沟谷、溪流边的疏林或灌丛中。本种为五倍子 Gall 蚜虫寄主植物，在幼枝和叶上形成虫瘿，即盐麸子（五倍子），可供鞣革、医药、塑料

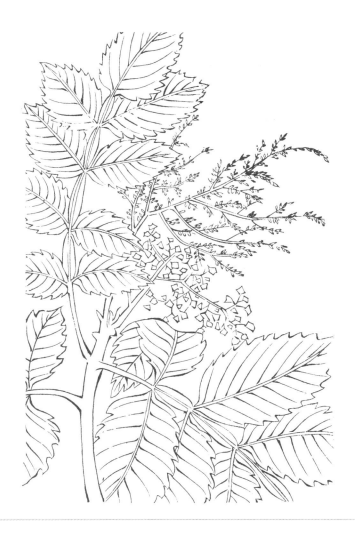

图 1637　盐麸子

和墨水等工业商用。

松村：*Rhus javanica* L.；《中志》45（1）：100、《云志》：*Rhus chinensis* Mill.；吴批：五倍子 Gall on *Rhus chinensis*。

1560. 密蒙花

密蒙花，《开宝本草》始著录。详《本草衍义》。湖南山中多有，人皆识之。开花黄白色，茸茸如须。

[新释]

《长编》卷二十二收密蒙花主要文献。《中志》61：277 释《开宝本草》密蒙花为马前科醉鱼草属植物密蒙花 *Buddleja officinalis* Maxim.，可食用染料植物。广西五色米饭，即用该植物染黄色。该种为一灌木，叶对生，花多而密集，组成顶生聚伞圆锥花序。上述性状，

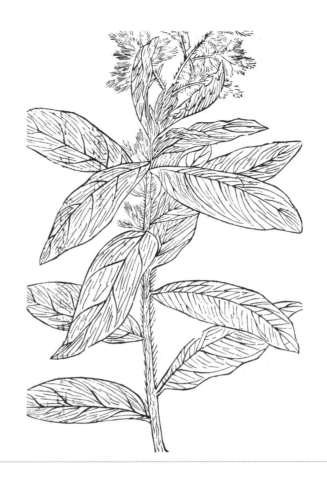

图 1638　密蒙花

显然非《图考》绘图描绘植物的特征。

　　《图考》图为吴其濬据湖南实物新绘（图1638），为吴其濬新描述的种。所图显示为一植株枝条，全株具毛，其叶互生，较宽大，长圆形，波缘；花序腋生、顶生；开花黄白色，似头状花序"茸茸如须"，产于湖南。上述性状，应隶菊科旋覆花属 *Inula* 植物，较似《中志》75：271 描述的羊耳菊 *Inula cappa* (Buch.-Ham.) DC.［*FOC* 修订作 *Duhaldea cappa* (Buchanan-Hamilton ex D. Don) Pruski & Anderberg］。

　　吴批：*Buddleja officinalis*。

1561. 紫荆

紫荆，《开宝本草》始著录。处处有之。又《本草拾遗》有紫荆子，圆紫如珠，别是一种，湖南亦呼为紫荆。《梦溪笔谈》未能博考；李时珍并为一条，亦踵误。

[**新释**]

　　《长编》卷二十二收紫荆文献。《图考》图为吴其濬新绘（图 1639）。所图显示为一木本植物；叶近心形，据长叶柄，基部浅心形；花 10 余朵成束，簇生于主干上，旗瓣有斑点，为豆

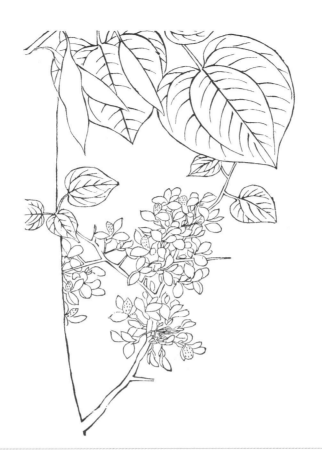

图 1639　紫荆

科植物花的特征；荚果扁狭长形（按说花期不应有果和叶）。综合上述形态性状，可释为《中志》39：144 描述的豆科紫荆属植物紫荆 *Cercis chinensis* Bunge。该种产于我国东南部，北至河北，南至广东、广西，西至云南、四川，西北至陕西，东至浙江、江苏和山东等省区，多栽培于庭园、屋旁、寺街边，少数生于密林或石灰岩地区。该种树皮可入药，有清热解毒、活血行气、消肿止痛之功效，可治产后血气痛，疗疮肿毒、喉痹；花可治风湿筋骨痛。此为吴其濬新描述的种。

《中志》39：144 将《本草拾遗》紫荆子释为紫荆 *Cercis chinensis* Bunge，欠妥。文字"又《本草拾遗》有紫荆子，圆紫如珠，别是一种，湖南亦呼为紫荆"，应为马鞭草科紫珠属 *Callicarpa* 植物，具体物种待考。

松村、《纲要》和吴批：*Cercis chinensis* Bunge。

1562. 南烛

南烛，《开宝本草》始著录。道家以叶染米为青饲饭。陶隐居《登真隐诀》[1] 已载之。开花如米粒，历历下垂，湖南谓之饱饭花。四月八日，俚俗寺庙，染饭馈问，其风犹古。《梦溪笔谈》误以为南天竹，且谓人少识者，殊欠访询。

[新释]

《长编》卷二十二收南烛主要文献。《中志》《纲要》及吴批皆作杜鹃花科越橘属植物南烛 *Vaccinium bracteatum* Thunb.。

《中志》57（1）：107 南烛 *Vaccinium bracteatum* Thunb. 有一附记，解释了南烛和南天竹的关系，抄录如下："南烛"一名最早记载于《开宝本草》，以后在《图经本草》《本草纲目》《图考》等本草著作中均有记载。但长期以来，"南烛"用于称呼不同的植物。自日本人把 *Lyonia ovalifolia* (Wall.) Drude 误称南烛之后，我国一些书籍也沿袭误用。另一方面，宋朝沈括所著《梦溪笔谈》一书将小檗科南天竹属南天竹 *Nandina domestica* Thunb. 和南烛混为同物，宋代《图经本草》，清代《本草纲目拾遗》的记载或附图也把南天竹视作南烛。而《图经本草》一书中更把两物作为一物来记载。上述附记大略说明了南烛和南天竹的关系。本文不再赘述。

《图考》图为吴其濬据湖南实物新绘（图1640），所图即为南烛 *Vaccinium bracteatum* Thunb.。果实成熟后酸甜，可食；采摘枝、叶渍汁浸米，煮成"乌饭"，江南一带民间在寒食节（农历四月）有煮食乌饭的习惯；果实入药，名"南烛子"，有强筋益气、固精之效；江西民间草医用叶捣烂治刀斧砍伤。

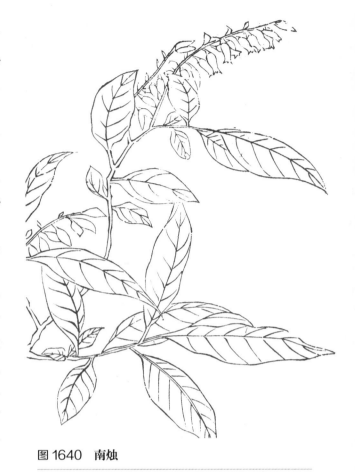

图 1640　南烛

[注]

1 《登真隐诀》：梁陶弘景撰，采摭前代道书中的诸真传诀及各家养生术而成的关于修真法诀的综合道书，共3卷。收入《正统道藏》洞玄部玉诀类。

1563. 伏牛花

伏牛花，《开宝本草》始著录。李时珍并入虎刺。今虎刺生山中林木下，叶似黄杨，层层如盘。开小白花，结红实，凌冬不凋。俚医亦用治风肿，未知即此木否？图以备考。

[新释]

《长编》卷二十二收伏牛花文献。《图考》图为吴其濬新绘（图 1641）。所图为一具刺灌木的分枝，分枝密集多回二叉分枝，节上托叶腋生 1 细长的针状刺，长度比叶长长；叶对生，大小叶对，叶心形，顶端锐尖，边全缘，中脉明显；未见花果。综合上述性状，较宜释作《中志》71（2）：169 描述的茜草科虎刺属植物虎刺 Damnacanthus indicus Gaertn. f.。该种我国产于西藏、云南、贵州、四川、广西、广东、湖南、湖北、江苏、安徽、浙江、江西、福建、台湾等省区，生于山地和丘陵的疏、密林下和石岩灌丛中。本种随不同环境其体态有较大差异，生于阴湿处的植株其叶较大而薄，刺较长，生于旱阳处植株的叶小而厚，刺较短。其根入药，有祛风利湿、活血止痛之功效。

松村、《中志》71（2）：169、《纲要》《云志》和吴批：虎刺 Damnacanthus indicus Gaertn. f.。

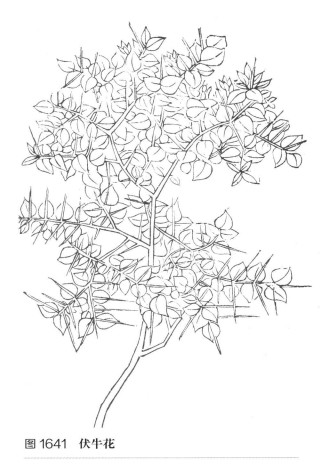

图 1641　伏牛花

1564. 乌药

乌药，《嘉祐本草》始著录。山中极多，俗以根形如连珠、有车毂纹者为佳，开花如桂。

[新释]

《长编》卷二十二收乌药文献。《中志》31：434 释《开宝本草》乌药作樟科山胡椒属植物乌药 Lindera aggregata (Sims) Kosterm.。

《图考》图为新绘（图 1642），所图为一木本植物，似灌木或小乔木，叶互生，"根形如连珠"，叶互生，卵形，椭圆形，先端长渐尖或尾尖，基部圆形，三出脉，中脉及第一对侧脉上面有横线，或表示有凹陷或凸起？具短叶柄；开花如桂。综合上述性状，与《中志》31：434 描述的樟科山胡椒属的植物乌药 Lindera aggregata 较接近。本种我国产于浙江、江西、福建、安徽、湖南、广东、广西、台湾等省区，生于海拔 200～1 000 米向阳坡地、山谷或疏林灌丛中。越南、菲律宾也有分布。根药用，为散寒理气健胃药。

《纲要》：Lindera aggregata (Sims) Kosterm.；吴批：Lindera strychnifolia。

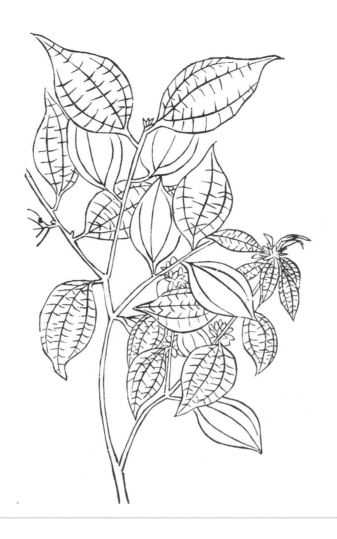

图 1642　乌药

1565. 黄栌

黄栌，《嘉祐本草》始著录。陈藏器云：叶圆，木黄，可染黄色。《救荒本草》：叶味苦，嫩芽可煤食。

〔新释〕

《长编》卷二十二收黄栌文献。《救荒本草译注》释黄栌作漆树科黄栌属植物黄栌 Cotinus coggygria Scop.。

《图考》图（图 1643）仿绘《救荒》，左株少绘右下一片叶子，叶基部有改变。可释作黄栌 Cotinus coggygria Scop.。

松村：Rhus cotinus L.；《云志》和吴批：Cotinus coggygria Scop.。

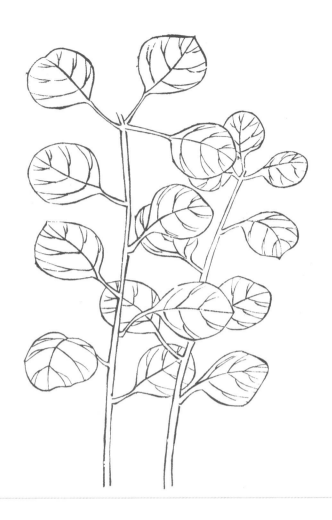

图 1643　黄栌

1566. 棕榈

棕榈,《嘉祐本草》始著录。江西、湖南极多,用亦极广。花苞为棕鱼可食。子落地即生。烧棕灰为止血要药。

〔新释〕

《长编》卷二十一收棕榈文献。《中志》13
(1):12 释《嘉祐本草》棕榈作棕榈科棕榈属植
物棕榈 Trachycarpus fortunei (Hook.) H. Wendl.。

《图考》图为吴其濬新绘图(图 1644)。所
绘为一乔木状植物上部,树干圆柱形,被密集

的网状纤维;叶片呈 3/4 圆形,深裂成具皱褶的
线状剑形,裂片先端下垂(未显示短 2 裂或 2
齿);叶柄细长;花序粗壮,从叶腋抽出,即为
花苞,名棕鱼。产于江西、湖南。所绘应还是棕
榈 Trachycarpus fortunei。本种我国分布于长江以南
各省区,通常仅见栽培于村寨四旁,罕见野生于
疏林中,海拔上限 2 000 米左右。本种用途甚广,

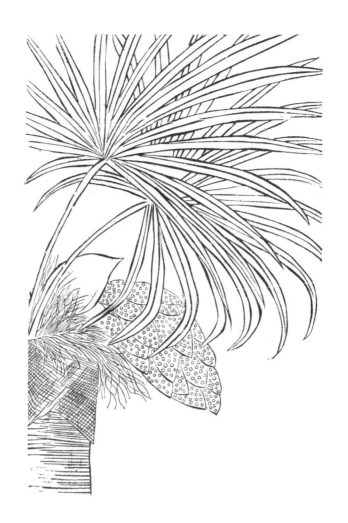

图 1644　棕榈

南方各地广泛栽培，主要剥取其棕皮纤维（叶鞘纤维）；嫩叶经漂白可制扇和草帽；未开放的花苞又称"棕鱼"，为雄花序可食用；棕皮及叶柄（棕板）煅炭入药有止血作用，果实、叶、花、根等亦入药；此外，棕榈树形优美，也是庭园绿化的优良树种。

松村：*Chamaerops fortunei* Lindl.；吴批：*Trachycarpus fortunei*。

1567. 柘

柘，《嘉祐本草》始著录。叶可饲蚕，木染黄。《救荒本草》：叶实可食，野生小树为奴柘。《本草拾遗》载之。

[新释]

民间植物名柘，现仍称作"柘"，古今一致，无异意。《救荒本草》记载的奴柘，即野生柘，现植物分类学处理作柘 *Cudrania tricuspidata* (Carr.) Bur. ex Lavallee（*FOC* 修

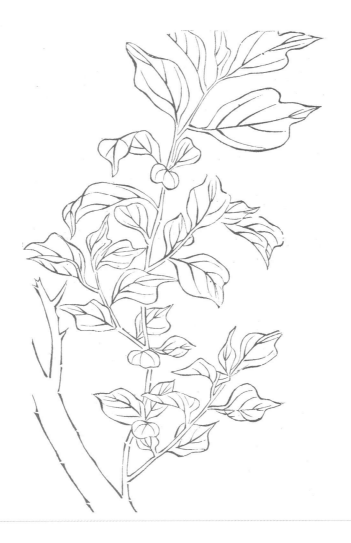

图 1645 柘

订作 *Maclura tricuspidata* Carrière），详见本卷"奴柘"条。

《图考》柘图为吴其濬新绘（图 1645），与本卷柘 1548 奴条所图相比较，除少绘了枝刺外，枝条左右侧的小枝条和叶子，互换位置而已，所绘仍是 *Cudrania tricuspidata*。我国产于华北、华东、中南、西南各省区（北达陕西、河北），生于海拔 500～1 500（～2 200）米，阳光充足的山地或林缘。其茎皮纤维可以造纸；根皮药用；嫩叶可以养幼蚕（四川农村均以嫩叶养幼蚕，据说，老蚕食用拓树老叶，吐丝光泽不美观）；果可生食或酿酒；木材心部黄色，质坚硬细致，可以作家具用或作黄色染料；也为良好的绿篱树种。

松村、《中志》《纲要》和吴批：*Cudrania tricuspidata* (Carr.) Bur. ex Lavallee。

1568-1. 柞木

柞木，《嘉祐本草》始著录。江西、湖南皆有之。又有一种相类，而结黑实。

［新释］

《长编》卷二十二收柞木文献。《中志》52（1）：37 释《嘉祐本草》柞木作大风子科柞木属植物柞木 Xylosma racemosum (Sieb. et Zucc.) Miq.。

《图考》图为吴其濬新绘（图 1646）。绘图显示为一乔木，树干据短枝刺，新萌发枝具长的枝刺，结果株无刺；叶椭圆形至卵状椭圆形，先端渐尖，边缘有锯齿，叶柄短；总状花序腋生，花小，花梗短。上述性状，与《中志》52（1）：37 描述的大风子科柞木属植物柞木 Xylosma racemosum (Sieb. et Zucc.) Miq. 甚合。本种我国产于秦岭以南和长江以南各省区，生于海拔 800 米以下的林边、丘陵和平原或村边附近灌丛中。其材质坚实，纹理细密，材色棕红，供家具农具等用；叶、刺供药用；种子含油；树形优美，供庭院美化和观赏等用；又为蜜源植物。

又有一种相类，而结黑实。即下条。

松村和吴批：Xythoceras racemosa。文中提及"又有一种相类，而结黑实"，所述为下条。

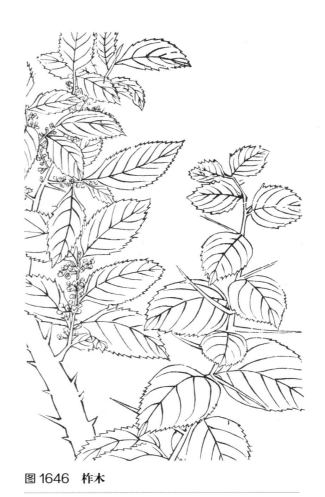

图 1646　柞木

1568-2. 柞树 又一种

柞树，江西山坡有之。黑茎长刺，叶长而圆，秋结紫黑实，圆如大豆，俗呼为柞，以为藩篱。

［新释］

吴其濬新描述的江西物种，《长编》卷二十二收吴其濬详细描述。据《图考》图（图1647）和《长编》原文可知本种为木本植物，高七八尺；茎具尖刺；叶倒卵状椭圆形至椭圆形，先端钝至尖，基部楔形，具短柄，边全缘，具羽状脉，侧脉 4～6 对（叶如石刺木

Paliurus）；果小球形，大小如大豆，紫黑色，果序具 2 果（一茎两三粒），有长梗。可作藩篱。与大风子科刺篱木属植物刺篱木 Flacourtia indica (Barm. f.) Merr. 较接近。但据今《江西植物志》，该种叶上部有细锯齿，果实成熟后有横络并有 5～6 条纵槽，且江西无分布，看来考订为它也无把握。咨询路安民，也说无把握，暂时只能存疑。但名柞树，想来是杨柳科柞木属

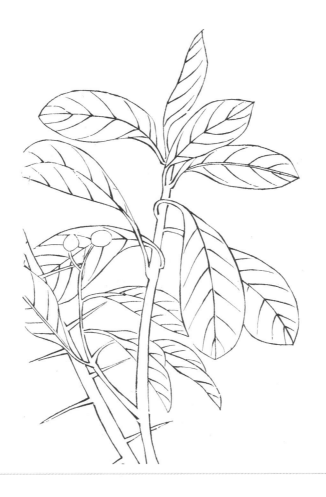

图 1647　**柞树**

Xylosma 近缘类群。待日后江西野外调查。

　　吴批：*Xylosma longifolium* Clos？据《中志》52（1）：40，长叶柞木 *Xylosma longifolium* Clos 的叶为长圆状披针形或披针形……先端渐尖……边缘有锯齿，据《图考》原图，其叶倒卵状椭圆形至椭圆形，先端钝至尖，边缘为全缘，相差甚远，且该种分布于福建、广东、广西、贵州、云南，生于海拔 1 000～1 600 米的山地林中。存备野外核实。

1569. 金樱子 并入《图经》棠球子

　　金樱子，《嘉祐本草》始著录。一名刺梨，生黔中者可充果实。饶州呼为棠球子。字或作糖，即《图经》滁州棠球子也。

〔**新释**〕

　　《长编》卷二十二收金樱子文献。有吴其濬按语。《中志》37：448 释《嘉祐本草》金樱子，《开宝本草》刺梨子作蔷薇科蔷薇属植物金樱子 *Rosa laevigata* Michx.。

《图考》图为吴其濬新绘（图 1648）。绘图显示一灌木（茎曲折），散生扁弯皮刺；奇数羽状复叶，小叶 3，小叶片椭圆状卵形，先端渐尖，边缘有锯齿；花 1～2 朵生枝顶，或非生叶腋，花梗细长；萼片长披针形，全缘；花单瓣，先端微凹；果倒卵形外面密被刺毛，果梗细长约 3 厘米，萼片宿存。上述性状宜释为《中志》37：448 描述的金樱子 *Rosa laevigata* Michx.。产于陕西、安徽、江西、江苏、浙江、湖北、湖南、广东、广西、台湾、福建、四川、云南、贵州等省区，喜生于向阳的山野、田边、溪畔灌木丛中，海拔 200～1 600 米。根皮含鞣质可制栲胶，果实可熬糖及酿酒。根、叶、果均入药，根有活血散瘀、祛风除湿、解毒收敛及杀虫等功效；叶外用治疮疖、烧烫伤；果能止腹泻并对流感病毒有抑制作用。

《纲要》和吴批：*Rosa laevigata* Michx.。

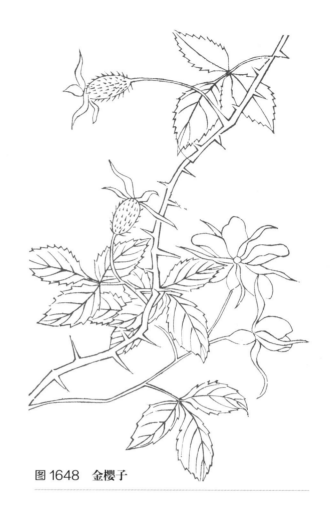

图 1648　金樱子

1570. 枸骨

枸骨，宋《图经》女贞下载之。《本草纲目》始别出，即俗呼猫儿刺。

[新释]

《长编》卷二十二收枸骨文献。《中志》45（2）：85 释《本草纲目》枸骨、猫儿刺作冬青科冬青属植物枸骨 *Ilex cornuta* Lindl. et Paxt.。

《图考》枸骨图为吴其濬新绘（图 1649），绘图显示一灌木；叶片四角状长圆形，先端具 3 枚尖硬刺齿，中央刺齿短，据 2～4 对。主脉突出，似表现凹下或凸起，侧脉多对，叶柄

短；花序簇生，绘图未显示清楚着生位置，花部形态不清晰，果球形，小，未绘出细部特征。宜释为冬青科冬青属植物枸骨 *Ilex cornuta* Lindl. et Paxt.。本种我国产于江苏、上海、安徽、浙江、江西、湖北、湖南等地，生于海拔 150～1 900 米的山坡、丘陵等的灌丛中、疏林中以及路边、溪旁和村舍附近。现多有地区作栽培观赏。其根、枝叶和果入药，根有滋补强壮、活络、清风热、祛风湿之功效；枝叶用于

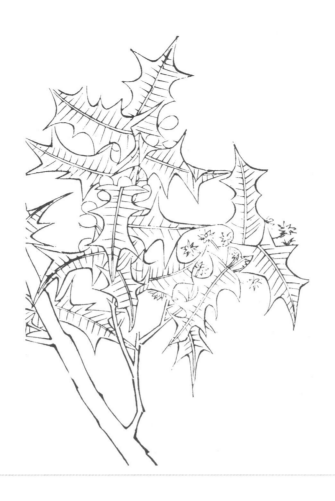

图 1649　枸骨

肺痨咳嗽、劳伤失血、腰膝痿弱、风湿痹痛；
果实用于阴虚身热、淋浊、崩带、筋骨疼痛

等症。

松村、《纲要》：*Ilex cornuta* Lindl.。

1571. 冬青

冬青，宋《图经》女贞下载之。《本草纲目》始别出。叶微团，子红色，俗以接木
樨花者。亦可放蜡。

〔新释〕

《长编》卷二十二收冬青文献。《图考》文、图（图1650）所收可能非一种。

《图考》图显示为一花枝，一果枝，为吴其濬新绘图。花枝的叶椭圆形，全缘，圆锥

花序着生枝顶，似木犀科女贞属 *Ligustrum* 植物的特征，疑即《中志》61：153 描述的女贞 *Ligustrum lucidum* Ait.。我国产于长江以南至华南、西南各省区，向西北分布至陕西、甘肃，生于海拔 2 900 米以下疏、密林中。种子油可制肥皂；花可提取芳香油；果含淀粉，可供酿

酒或制酱油；枝、叶上放养白蜡虫，能生产白蜡，蜡可供工业及医药用；果入药称女贞子，为强壮剂；叶药用，具有解热镇痛的功效；植株并可作丁香、桂花的砧木或行道树。文中记载用来放蜡，嫁接木樨花者，为女贞 *Ligustrum lucidum*。

绘图果枝的叶椭圆形或宽披针形，稀卵形，先端渐尖，基部楔形，边缘具圆齿；果序腋生，总状，具果 1～3 枚，果椭圆形。该特征为冬青科冬青属 *Ilex* 植物的特征。与《中志》45（2）：30 描述的冬青 *Ilex chinensis* Sims 颇为相似。本种产于江苏、安徽、浙江、江西、福建、台湾、河南、湖北、湖南、广东、广西和云南（腾冲）等省区，生于海拔 500～1 000 米的山坡常绿阔叶林中和林缘。为我国常见的庭园观赏树种。树皮及种子供药用，为强壮剂，且有较强的抑菌和杀菌作用；叶有清热利湿、消肿镇痛之功效，用于肺炎、急性咽喉炎症、痢疾、胆道感染，外治烧伤、下肢溃疡、皮炎、湿疹、脚手皮裂等。根亦可入药，味苦，性凉，有抗菌、清热解毒消炎的功能，用于上呼吸道感染、慢性支气管炎、痢疾，外治烧伤烫伤、冻疮、乳腺炎。树皮含鞣质，可提制栲胶。

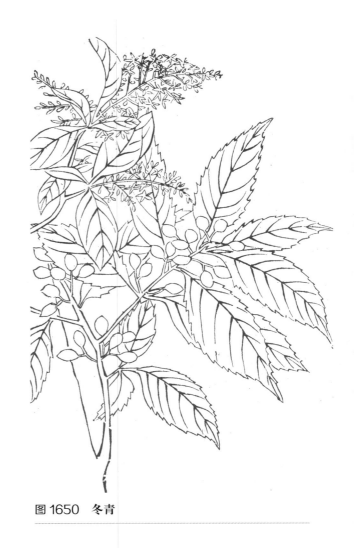

图 1650　冬青

松村：*Ilex Oldhami* Miq.；《纲要》：*Ilex purpurea* Hassk；吴批：*Ilex chinensis*。

1572. 醋林子

醋林子，宋《图经》收之。《广西志》：似樱桃而细。

[新释]

《长编》卷二十二收醋林子文献。《图考》图仿绘旧本草图（图 1651）。绘图所示为一木本植物，叶互生，全缘，顶生花序，"果实似樱桃而细"，或色红。所述应隶蔷薇科石楠属植物石楠 *Photinia serrulata* Lindl.［已修订作 *Photinia serratifolia* (Desf.) Kalkman］较为接近。备野外核实。

吴批：图抄自《图经》，无法辨认，待考。

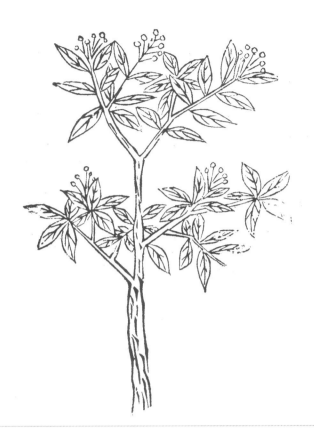

图 1651　醋林子

1573. 海红豆

海红豆，详《益部方物记略》及《海药本草》，为面药。

[新释]

《长编》卷二十二收海红豆文献。《图考》绘图非吴其濬绘（图 1652），描绘简略。文字中也无详细性状描述，吴其濬可能不识。绘图疑似海红豆 Adenanthera pavonina L. var. microsperma (Teijsm. et Binnend.) Nielsen。

《中志》39：5 释《益部方物记略》豆科海红豆属植物海红豆为 Adenanthera pavonina L. var. microsperma (Teijsm. et Binnend.) Nielsen。核实《长编》所收《益部方物记略》文字，其描述性状"叶如冬青二圆泽。春开花白色，结

荚枝间，其子累累如缀珠，若大红豆而扁，皮红肉白，以似得名"，非海红豆 Adenanthera pavonina 的特征，更似豆科红豆属 Ormosia 植物的特征。红豆树 Ormosia hosiei Hemsl. et Wils. 在四川有分布，为该属分布最北的物种。《海药本草》引徐表《南州记》"生南海，人家园圃中大树而生，叶圆有荚，近时蜀中种之亦成"。生南海者可释作海红豆 Adenanthera pavonina L. var. microsperma。该种心材暗褐色，质坚而耐腐，可为支柱、船舶、建筑用材和箱板；种子鲜红色而光亮，甚为美丽，可作装饰品。

吴批：Adenanthera pavonina。

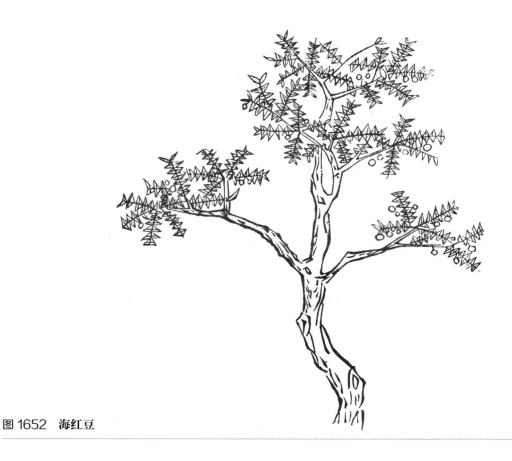

图 1652　海红豆

1574. 大风子

大风子，《本草补遗》[1]始著录。治大风病，性热，伤血、攻毒、杀虫，外涂良。海南有之。状如椰子而圆，其中有核十数枚，仁色白，久则黄而油。

[新释]

《长编》卷二十二收大风子文献。《图考》图仿绘旧本草图（图1653），吴其濬盖未见。

《图考》绘图叶有粗齿，果实"状如椰子而圆，其中有核十数枚，仁色白，久则黄而油"，应是大风子科大风子属 *Hydnocarpus* 植物。泰国大风子 *Hydnocarpus anthelminthica* Pierr. ex Gagnep. 原产于印度、泰国、越南。其种子含油，药用，应为《本草衍义补遗》引用周达《观真腊记》所载大风子正品，《本草品汇精要》

作大枫子。为古代治麻风病要药，我国久已引入利用。也或许明代之前在海南已经有引种栽培？

文中所记海南有之，疑同属植物海南大风子 *Hydnocarpus hainanensis* (Merr.) Sleum.，我国产于海南、广西，生于常绿阔叶林中。越南也有分布。

吴批：*Hydnocarpus anthelminthica*。

[注]

1　《本草补遗》：疑为《本草衍义补遗》。

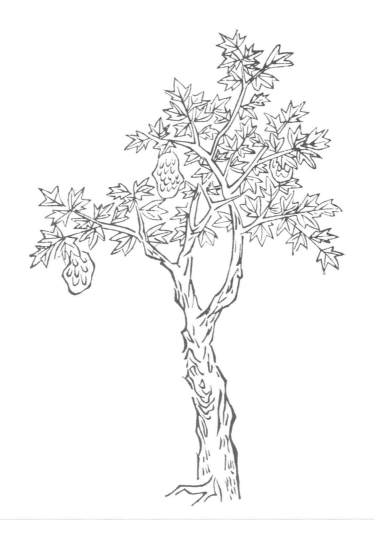

图 1653　大风子

1575. 檫香

檫香,《救荒本草》谓之兜栌树,叶可煤食。《本草纲目》始收入香木。

[新释]

《图考》图(图 1654)同本书卷之三十四兜栌树,皆仿绘《救荒》的"兜栌树"图,仅增添了左侧树干。《救荒本草译注》释"兜栌树"作胡桃科化香树属植物化香树 *Platycarya strobilacea* Sieb. et Zucc.。本条绘图仍可释为该种。该种产于我国甘肃、陕西和河南的南部及山东、安徽、江苏、浙江、江西、福建、台湾、广东、广西、湖南、湖北、四川、贵州和云南,也分布于朝鲜、日本,常生于海拔 600～1 300 米、有时达 2 200 米的向阳山坡及杂木林中,也有栽培。模式标本采自日本。树皮、根皮、叶和果序均含鞣质,作为提制栲胶的原料,树皮亦能剥取纤维,叶可作农药,根部及老木含有芳香油,种子可榨油。

吴批：*Cladrastis sinensis*。

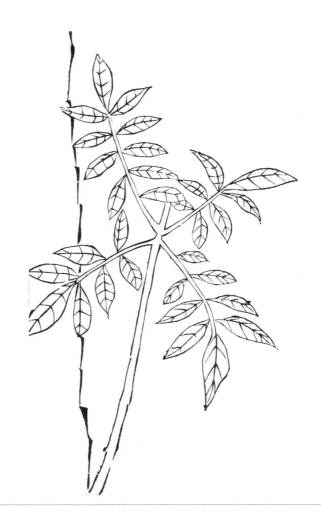

图 1654 **櫰香**

1576. 梧桐

梧桐，《尔雅》：榇，梧。春开细花，结实曰橐。鄂以为果。《本草纲目》始收入乔木。俗亦取其初落叶，煎饮催生；又煮叶熏，治白带。

[**新释**]

《长编》卷二十二收梧桐文献。《图考》图为吴其濬新绘（图 1655）。绘图显示一乔木；叶心形，掌状 5 裂，裂片三角形，顶端渐尖，基部心形；圆锥花序，花部特征不明显；蓇葖果开裂成叶状，每果有种子 2～4 个；种子圆球形。上述性状，与《中志》49（2）：133 描述的梧桐科梧桐属植物梧桐 Firmiana platanifolia (L. f.) Marsili［FOC 已修订作 Firmiana simplex (L.) W. Wight］概貌较接近。该种我国产于南北各省区，从广东、海南到华北均产之。木材轻软，为制木匣和乐器的良材。茎、叶、花、果和种子均可药用，有清热解毒的功效。

松村：Sterculia platanifolia L. f.；《纲要》：Firmiana simplex (L.) F. W. Wight；吴批：Firmiana simplex。

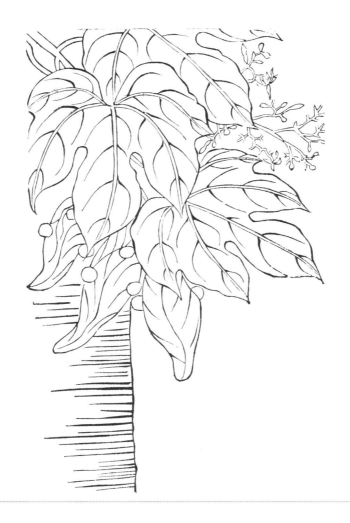

图 1655　梧桐

1577. 黄杨木

黄杨木，《酉阳杂俎》云：世重黄杨，以其无火。《本草纲目》始收入灌木，治妇人难产及暑疖。又有一种水黄杨，山坡甚多。

〔新释〕

《长编》卷二十二收"黄杨"主要文献。《图考》图为吴其濬新绘（图 1656）。所示为一灌木；叶对生，阔倒卵形，先端圆或钝，有小凹口，不尖锐，基部楔形。上述性状，概貌与黄杨科黄杨属植物黄杨 Buxus sinica (Rehd. et Wils.) Cheng 较接近。该种产于陕西、甘肃、湖北、四川、贵州、广西、广东、江西、浙江、安徽、江苏、山东各省区，有部分属于栽培，

多生于山谷、溪边、林下，海拔 1 200～2 600 米。模式标本采自湖北长阳县。

文中记载"又有一种水黄杨，山坡甚多"，为吴其濬新描述的物种，疑似黄杨科黄杨属植物匙叶黄杨 Buxus harlandii Hance。该种产于广东（沿海岛屿）及海南，生于溪旁或疏林中。模式标本采自广东沿海岛屿。

松村：Buxus sempervirens L.；《中志》45（1）：37、《纲要》和吴批：黄杨木 Buxus sinica (Rehd. et Wils.) Cheng。

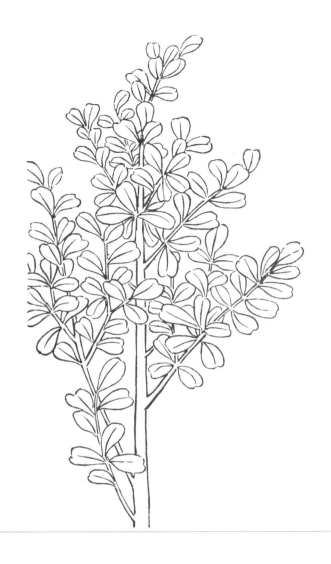

图 1656　黄杨木

1578. 扶桑

扶桑，《南方草木状》载之。《本草纲目》始收入灌木。江西赣州亦有之；过吉安则畏寒，不能植矣。

[新释]

《南方草木状》记载多岭南植物，其中朱槿花，出高凉郡，但无"扶桑"一名。《罗浮山记》：一名赤槿，花甚丹。《本草纲目》扶桑条，释名才有"朱槿"等。李时珍加注："东海日出处有扶桑树。此花光艳照日，其叶似桑，因以比之，后人讹为佛桑，乃木槿别种，故日及诸

名亦与之同。"故扶桑一名非出《南方草木状》，应为《本草纲目》。《中志》46（2）：69 释《南方草木状》朱槿、《本草纲目》扶桑、《南越笔记》佛桑、《酉阳杂俎》桑模，皆作锦葵科木槿属植物朱锦 Hibiscus rosa-sinensis L.。本种在于广东、云南、台湾、福建、广西、四川等省区栽培。花大色艳，四季常开，主供园林观赏用。

但《图考》图（图 1657）非朱锦 Hibiscus

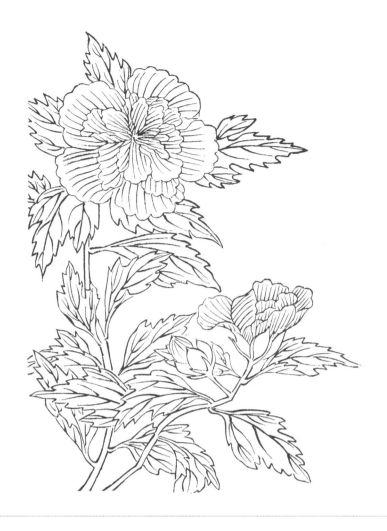

图 1657　扶桑

rosa-sinensis L.。为吴其濬新描绘物种。该图所绘，叶三角状卵形，具深浅不同的 3 裂，先端钝，基部楔形，边缘具不整齐齿缺；具叶柄，不甚长。花非单生于叶腋间，而为枝顶或叶间，重瓣，未见 *Hibiscus rosa-sinensis* 特殊的雄蕊柱。更合锦葵科木槿属植物木槿 *Hibiscus syriacus* L. 重瓣类型的特征。

松村、吴批：*Hibiscus rosa-sinensis* L.。

1579. 木芙蓉

木芙蓉，即拒霜花，《桂海虞衡志》载之。《本草纲目》始收入灌木。河以南皆有之，皮任织缉，花叶为治肿毒良药。

[**新释**]

《长编》卷二十二收"芙蓉"历代主要文献。《中志》49（2）：073 释《本草纲目》木芙蓉作 *Hibiscus mutabilis* L.。

《图考》图为吴其濬新绘（图 1658）。绘图

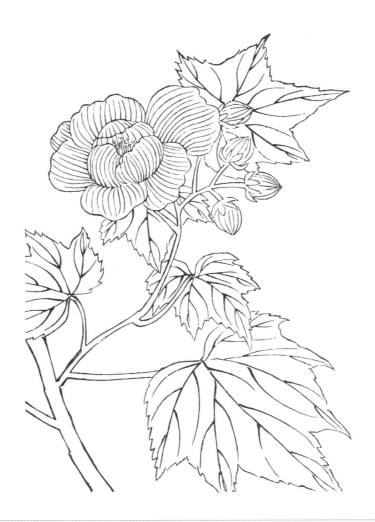

图 1658　木芙蓉

作木本；叶互生，叶心形，裂片三角形，先端渐尖，具钝圆锯齿；叶柄长；总状花序生枝顶，具花 5 朵；花梗细长，花大，重瓣，具小苞片，花瓣近圆形，雄蕊多数。综合上述性状，概貌与《中志》49（2）：73 描述的锦葵科木槿属植物木芙蓉 *Hibiscus mutabilis* L. 较似。因为重瓣，可释为其重瓣变型 *Hibiscus mutabilis* L. f. *plenus*

(Andrews) S. Y. Hu。本种花大色丽，为我国久经栽培的园林观赏植物，花叶供药用，有清肺、凉血、散热和解毒之功效。重瓣变型栽培于福建、广东、湖南、湖北、云南、江西和浙江等地，主供园林观赏用。

松村、《纲要》和吴批皆作 *Hibiscus mutabilis* L.。

1580. 山茶

山茶，《本草纲目》始著录。《救荒本草》：叶可食及作茶饮。其单瓣结实者，用以捣油。山地种之。花治血证。

[**新释**]

《长编》卷二十二收山茶主要文献，有吴其濬按语。《图考》本条吴其濬混淆了多种植物，现分释如下。

《图考》图为吴其濬新绘（图1659），所绘即文中吴其濬描述"其单瓣结实者，用以捣油。山地种之。花治血证"者，《长编》按语，描述甚详，不赘。赞成《云志》8：296的考证意见，释为《中志》46（3）：13描述的山茶科山茶属植物油茶 Camellia oleifera Abel.。该种在长江以南各省区多栽种，用以榨油食用。此为吴其濬新描述的种。

《本草纲目》记载的山茶，《云志》8：300、《中志》49（3）：87和吴批皆释为山茶科山茶属植物山茶 Camellia japonica L.，该种在国内多为栽培，栽培品种多为重瓣，野生仅见于浙江东部及山东半岛沿海岛屿。

文中提及"《救荒本草》：叶可食及作茶饮"者，非山茶属 Camellia 植物，乃《救荒本草》的"山茶科"，《救荒本草译注》释作鼠李科鼠李属植物卵叶鼠李 Rhamnus bungeana J. Vass.。

松村：Thea japonica Nois.；《纲要》和吴批：山茶 Camellia japonica L.。

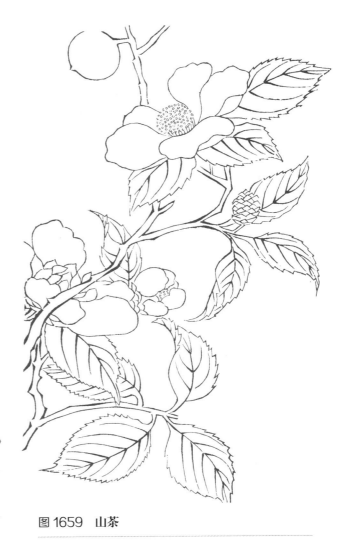

图1659 山茶

1581. 枸橘

枸橘，详《本草纲目》。园圃种以为樊，刺硬茎坚，愈于杞柳。其橘气臭，亦呼臭橘。

乡人云：有毒不可食。而市医或以充枳实，亦治跌打，隐其名曰铁篱笆。初发嫩芽摘之，浸以沸汤，去其苦味，曝干为蔬，曰橘苗菜。以肉煨食，清香扑鼻，亦《山家清供》云。

[**新释**]

《长编》卷十二收枸橘主要文献。《图考》图为吴其濬新绘（图1660）。《图考》绘图显示

为木本植物的两枝条，一花枝，一果枝。具长的枝刺（刺硬茎坚），园圃种以为樊；似单小叶，小叶两侧不对称，全缘；花单生刺腋，先叶开放，顶部似为一多花排成的短总状花序，

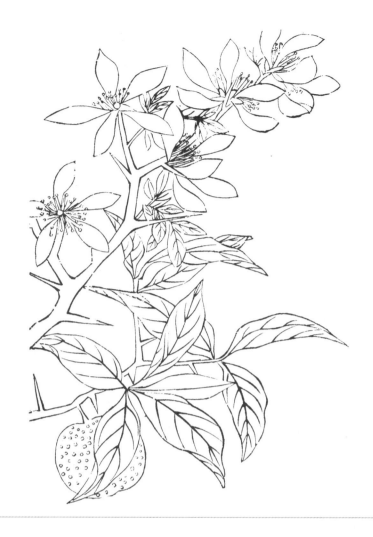

图 1660　枸橘

花瓣 5，匙形，雄蕊多数；果近圆球形，果顶微凹，果皮具油胞，气臭，亦呼臭橘；乡人云：有毒不可食；市医或以充枳实，俗名铁篱笆，嫩芽可食。据上述性状特征，宜释为《中志》43（2）：165 描述的芸香科枳属植物枳 *Poncirus trifoliata* (L.) Raf.。该种产于山东、河南、山西、陕西、甘肃、安徽、江苏、浙江、湖北、湖南、江西、广东、广西、贵州、云南等省区。河南南部吴其濬的家乡，应该有分布。《本草纲目》之枸橘，据其原始描绘，应为芸香科枳属植物枳 *Poncirus trifoliata* (L.) Raf.。

松村：*Citrus trifoliate* L.；吴批：*Citrus*（待考）。

附记：本属中文名，陈嵘《中国树木分类学》即采用"枸橘属"。

1582. 胡颓子

胡颓子，陶隐居、陈藏器注山茱萸皆著之。《本草纲目》形状、功用尤为详晰。湖北俗呼甜棒槌。湖南地暖，秋末着花，叶长而厚，俗呼半春子。

[新释]

《长编》卷十六收胡颓子文献一条，卷二十一又收胡颓子本草文献。《图考》图为吴其濬新绘（图1661）。据图，本种似直立灌木，枝干具刺；叶椭圆形，中脉明显；1～2花生于叶腋，萼筒漏斗状圆筒形，裂片4，果实具柄，小，椭圆形。隶胡颓子科胡颓子属 Elaeagnus 植物无疑。又据文字提供的湖北、湖南俗名"甜棒槌"和"半春子"，较符合《中志》52（2）：36描述的胡颓子科胡颓子属植物胡颓子 Elaeagnus pungens Thunb。本种产于江苏、浙江、福建、安徽、江西、湖北、湖南、贵州、广东和广西，生于海拔1 000米以下的向阳山坡或路旁。果实味甜，可食用，也可酿果酒及熬糖。种子、叶和根可入药。种子可止泻，叶治肺虚短气，根治吐血及煎汤洗疮疥有一定疗效。果实味甜，可生食，也可酿酒和熬糖。茎皮纤维可造纸和人造纤维板。

松村：Elaeagnus pungens Th.；吴批：Elaeagnus（待查）。

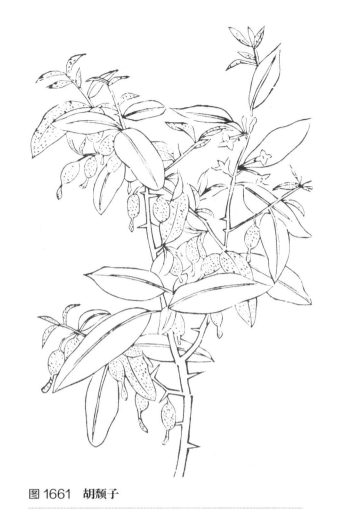

图 1661　胡颓子

1583. 蜡梅

蜡梅，《本草纲目》收之。俗传浸蜡梅花瓶水，饮之能毒人。其实谓之土巴豆，有大毒。《救荒本草》云：花可食。李时珍亦云：花解暑生津。殊未敢信。

[新释]

《长编》卷二十二收蜡梅主要文献。《图考》图为吴其濬新绘（图1662）。图中绘有两枚叶（北方通常先花后叶），微似菱形，花单朵，生叶腋，具苞片？花被片长圆形，似两轮。所绘植物，与《中志》30（2）：7描述的蜡梅科蜡梅属植物蜡梅 Chimonanthus praecox (L.) Link. 的特征近似。该种野生于我国山东、江苏、安徽、浙江、福建、江西、湖南、湖北、河南、陕西、四川、贵州、云南等省，广西、广东等省区均有栽培，生于山地林中。日本、朝鲜和欧洲、美洲均有引种栽培。其花芳香美丽，是园林绿化植物。根、叶、花皆入药。

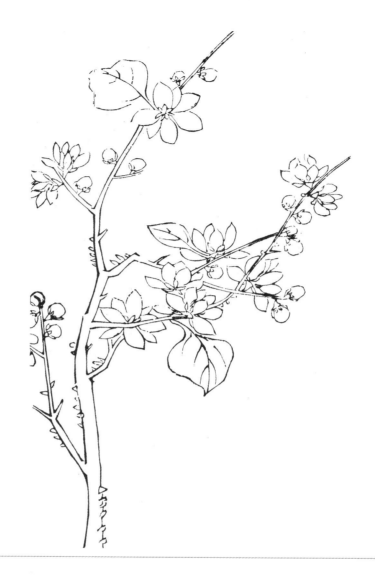

图 1662　蜡梅

《救荒本草译注》释蜡梅花，其文字描述作蜡梅科蜡梅属植物蜡梅 *Chimonanthus praecox* (L.) Link.，但绘图显示得更似蔷薇科杏属植物梅 *Armeniaca mume* Sieb. 的特征。《本草纲目》之蜡梅，《中志》30（2）：7 释为蜡梅科蜡梅属植物蜡梅 *Chimononthus praecox* (L.) Link。

松村：*Chimonanthus fragrans* Lindl.；吴批：*Chimonanthus (Meratia) praecox*。

1584. 乌木

乌木，《本草纲目》始著录。主解毒、霍乱、吐利；屑研酒服。《博物要览》[1]：叶似棕榈，伪者多是檠木[2]染成。《滇海虞衡志》谓元江州产者是栌木[3]，真乌木当出海南。

[新释]

《长编》卷二十二收乌木文献。《图考》图非吴其濬新绘（图 1663）。所绘植物待考。

吴批：吴其濬盖未见，亦未识，图不知其根据，叶有锯齿？

[注]

❶《博物要览》：明天启中谷泰撰。皆随所见闻，摭录成帙。全书 16 卷，各卷分别记录了碑刻、书、画、铜器、窑器、砚、黄金、银、珠、宝石、玉、玛瑙和珊瑚、琥珀、蜜蜡、玻璃、水晶、玳瑁、犀角、象、香、漆器、奇石等。泰字宁宇，官蜀王府长史。

❷ 槊木：待考。

❸ 栌木：待考。

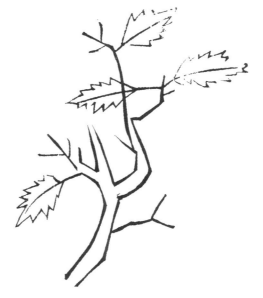

图 1663　乌木

1585. 石瓜

石瓜，详《益部方物记略》。《本草纲目》始收入乔木类。治心痛。

[新释]

《长编》卷二十二收石瓜文献。核《益部方物纪略》："石瓜，生峨眉山中。树端挺，叶肥滑，如冬青，甚似桑。花色浅黄，实长不圆，敹解而子见，以其形似瓜，里人名之。煮为液，黄，善能治痹。"《本草纲目》集解："石瓜出四川峨眉山中及芒部地方。其树修干，树状似桑。其花浅黄色。结实如缀，长而不圆，壳裂则子见，其形似瓜，其坚如石，煮液黄色。"《益部方物记略》为宋代作品，产峨眉山，其名字作"石瓜"，果实木质化，不太合食用。果肉黄色，"善能治痹"。所记应为蔷薇科木瓜属

Chaenomeles 植物，因产峨眉，推测似该地常见的毛叶木瓜 Chaenomeles cathayensis (Hemsl.) Schneid.。

李时珍将《益部方物记略》的石瓜，与产"芒部地方"者文字描述混淆，误作一种了。根据李时珍自己的文字性状描述，又有产地即云南的"芒部地方"，该石瓜，疑似《中志》52（1）：122 描述的番木瓜科番木瓜属植物番木瓜 Carica papaya L.。该种原产于美洲热带地区。明代传入较为可能。现我国福建南部、台湾、广东、广西、云南南部、海南等地热带和较温暖的亚热带地区已栽培。本书有卷之三十一"番瓜"条，可参考。

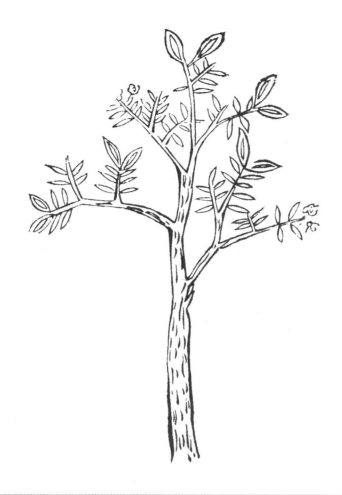

图 1664　石瓜

《图考》绘图（图 1664），为一直立乔木，叶形非番木瓜 Carica papaya L. 的特征，似为蔷薇科木瓜属 Chaenomeles 植物。

吴批：吴其濬盖未见，亦不识，图从《纲目》抄来，不可辨。

1586. 相思子

相思子，即红豆，诗人多咏之。《本草纲目》始收入乔木类，为吐药。今多以充赤小豆。

[新释]

《长编》卷二十一收相思子文献。《图考》图为新绘（图 1665）。据《图考》文、图，可得知

本种为乔木；偶数羽状复叶（似也有奇数者，吴其濬本书中对奇数偶数没有严格区分），小叶 6 对，椭圆形，先端稍尖至钝，基部钝；荚果狭长圆形至椭圆状长圆形，5 个成簇，具 4～5 颗种

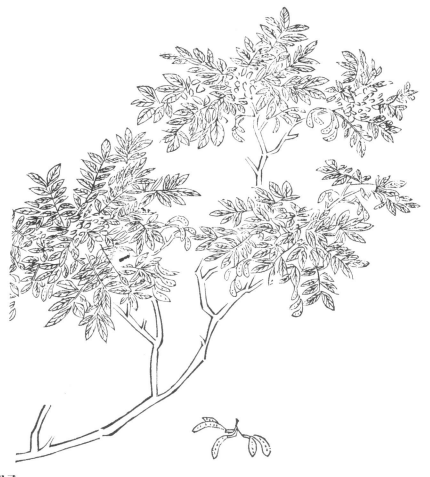

图 1665　相思子

子。上述性状，较接近《中志》40：123 描述的豆科相思子属植物相思子 Abrus precatorius L.。

核《本草纲目》卷三十五相思子："［集解］时珍曰：相思子生岭南，树高丈余，白色。其叶似槐，其花似皂荚，其荚似扁豆。其子大如小豆，半截红色，半截黑色……"查其图，为一臆想图，但显示种子明确为一半黑一半白。据其所述和所图，确如《纲要》2：85 所释，应为相思子 Abrus precatorius L.。《中志》描述

本种为藤本，非如李时珍所云树高丈余。该种产于台湾、广东、广西、云南。生于山地疏林中。广布于热带地区。种子质坚，色泽华美，可做装饰品，但有剧毒，外用治皮肤病；根、藤入药，可清热解毒和利尿。但《中志》40：22，又将"相思子"《本草纲目》订为豆科红豆属植物软荚红豆 Ormosia semicastrata Hance，欠妥。该种虽为木本，但具奇数羽状复叶，小叶 1～2 对，荚果具一粒种子，种子鲜红色。

1587. 竹花

竹花，湖南圃中细竹。秋时矮笋不能成竹，梢头叶卷成长苞，层层密抱，从叶隙

出一长须，端有黄点，大如粟米而长，累累下垂，每岁为常。乃知开花之竹，自有一种，非尽老瘁。昔人议竹华实，所见皆殊，别为《竹实考》，杂辑各说焉。

[**新释**]

吴其濬新描述的物种的花。据《图考》文、图（图1666），确为禾本科之竹亚科 Bambusoideae 植物某种，处于花期。但竹类如无专人研究，实难鉴定具体物种。比吴其濬所说"昔人议竹华实，所见皆殊，别为《竹实考》，杂辑各谈焉"。更甚。

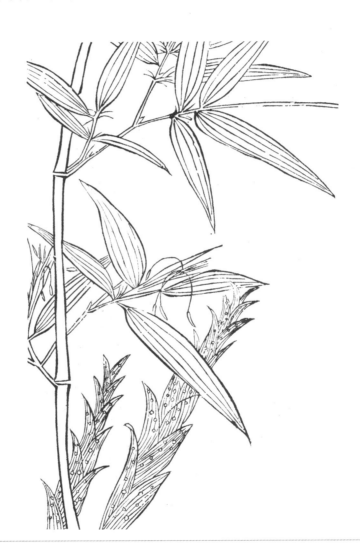

图 1666　竹花

《植物名实图考》

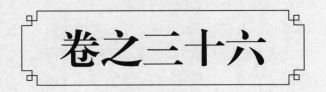

固始吴其濬　著　蒙自陆应谷　校刊

木　类

1588. 优昙花

优昙花，生云南，大树苍郁，干如木犀，叶似枇杷，光泽无毛，附干四面错生。春开花如莲，有十二瓣，闰月则增一瓣，色白，亦有红者。一开即敛，故名。按《滇志》所纪，大率相同。或有谓花开七瓣者。抚衙东偏有一树，百余年物也。枝叶皆类辛夷花，只六瓣，似玉兰而有黄蕊；外有苞，与花俱放如瓣三，色绿，人皆呼波罗花。考《白香山集》[1]，木莲生巴峡山谷，花如莲，色香艳腻皆同，独房蕊异。四月始开，二十日即谢，不结实。其形状、气候皆相类，此岂即木莲耶？滇近西藏，花果名多西方语，纪载从而饰之，遂近夸诞。许缵曾《东还纪程》[2]，谓优昙和山娑罗皆一物，而云花叶无异载乘。今此花只及一岁之半，又园圃分植，辄生乡间，摘叶以为雨笠，非复灵光岿存，岂昙花终非可移，而姑以木莲冒之耶？抑此花本六瓣，闰月增一为七，而《纪乘》[3]误耶？否则和山等同为一种，以肥瘠、灵俗而有千层、单瓣耶？又滇花瓣数，一树之上，多寡常殊。应月之瓣，或偶值之耶？余以所见绘之图，而录《东还纪程》于后以备考，其余耳食之谈，皆不具。

《东还纪程》：大理府山为灵鹫，水为西洱。灵鹫之旁为和山，树生和山之麓。高六七丈，其干似桂，其花白，每花十二瓣，遇闰则多一瓣。佛日盛开，异香芬馥，非凡臭味。中出一蕊如稗穗，俗以为仙人遗种。主僧恶人剥啄，佯置火树下成灰烬。《云南府志》：优昙花在城中土主庙内，高二十丈，枝叶扶茂。每岁四月，花开如莲，有十二瓣，闰岁则多一瓣，亦名娑罗树。昔蒙氏乐诚魁时，有神僧菩提巴波自天竺至，以所携念株分其一手植之，久没兵燹中。谢肇淛《滇略》[4]：安宁过泉西岸有寺，曰曹溪，其中有昙花树一株，相传自西域来者。绿叶白花，移蘖他种，终不复活。余谓安宁之优昙，大理之和山，土主庙之娑罗，其花同，其色同，其枝干亦同，特异地而异名耳。壬子夏，昙花盛开，州守驰使折一枝以赠，其花叶枝干，合之载乘，果无异也。太守乃采柔条，遍插于大树之旁。三月后报曰：一枝已萌蘖矣。余喜甚，乃移置盆盎，碧叶烂然，一根五干，土人惊诩以为奇瑞。

又《云南通志》稿载郎中阮福《木莲花说》[5]，与鄙见合。惟云南督署旧有红优昙，说中以为皆是白花，余访之信。偶买花担上折枝，得紫苞者，疑为红花也。及苞坼则绿白瓣，无少异。岂制府中之殷者亦此类耶？李时珍以木莲初作紫苞，似辛夷，尤相吻合；而又以真木兰即此。然则虬干婆娑者，其即征帆送远之花身耶？阮说尚未之及。昔人有谓木兰与桂为一种者。此树叶皮味皆辛，微似桂。

[**新释**]

本条文中记录了多种植物。

据本条图 1667 所绘，该植物为木本；枝上具密集的托叶痕；叶互生椭圆形，具稍短于叶片之柄，托叶与叶柄连生，叶片先端锐尖，基部钝至微心形，羽状脉，侧脉 7～8 对；花生枝端，直立，两性花被片 9 片，彼此相似，与叶同时存在。其概貌与《中志》30（1）：1：112《云志》16：18 所描述的木兰科木兰属植物山玉兰 *Magnolia delavayi* Franch. 较似，*FOC* 修订作 *Lirianthe delavayi* (Franch.) N. H. Xia et C. Y. Wu。此处应为一新描述种。本种除分布于西藏南部、四川西南、贵州西南之外。在云南产于贡山、福贡、丽江、昆明、绿春、勐腊等地，生于海拔 1 500～2 800 米石灰岩山地阔叶林中或沟边较潮湿的坡地。

据本条图 1668，本植物为木本，枝条上具托叶痕；叶互生，嫩叶狭椭圆形，老叶为卵状椭圆形，托叶与叶柄连生，具羽状脉，侧脉 9～11 对，先端尖，基部钝至钝圆；原图上大部分为幼叶，不具花，推测是先叶后花或花叶同时开放。吴批 *Magnolia wilsonii* (Finet et Gagnep.) Rehd. f. *taliensis* (W. W. Smith) Rehb.，《中志》30（1）：123 及《云志》16：24 将该变型并入西康玉兰 *Magnolia wilsonii* (Finet et Gagnep.) Rehd. [*FOC* 处理作西康天女花 *Oyama wilsonii* (Finet et Gagnep.) N. H. Xia et C. Y. Wu]。二志都未引证《图考》在优昙花条下所列的其他名称。该种产于四川中部和西部、云南北部，生于海拔 1 900～3 300 米的山林间。模式标本采自四川康定。此应为一新描述种。

《白香山集》木莲："木莲生巴峡山谷……"此树叶皮味皆辛，微似桂。乃木兰科木莲属

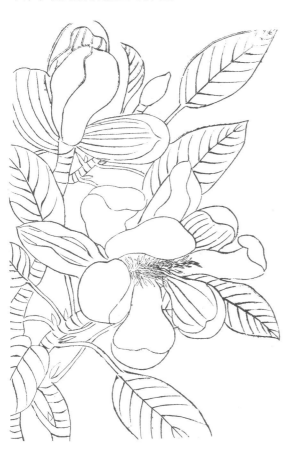

图 1667　优昙花（1）

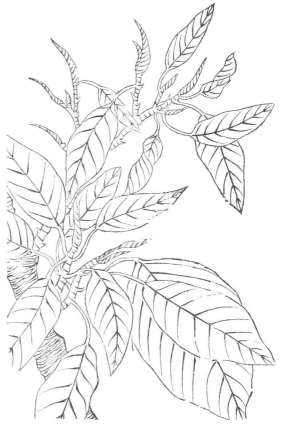

图 1668　优昙花（2）

植物木莲 *Manglietia fordiana* Oliv.，吴其濬与 *Magnolia wilsonii* f. *taliensis* 相混淆了。文中可能还涉及木兰科多种，留待以后该类群专家修订该类群时详细考证。

吴批：图 1667 即 *Magnolia delavayi*；按衙东偏有一树……一名娑罗树，*Magnolia wilsonii* f. *taliensis* 图 1668。

〔注〕

1 《白香山集》：唐代诗人白居易的诗集。

2 《东还纪程》：清许缵曾撰的地理游记，全书 1 卷，主要记录了 1672 年冬，其由云南按察使任上结束启程回里所沿途的山川、古迹、物产和风俗。许缵曾，顺治六年（1649）进士。官至云南按察使。工诗，著有《宝纶堂集》5 卷。

3 《纪乘》：疑为《东还纪程》。

4 谢肇淛《滇略》：谢肇淛（1567—1624），明代博物学家、诗人。字在杭，福建长乐（今属福州）人，生钱塘（浙江杭州），号武林、小草斋主人，晚号山水劳人，明代博物学家、诗人。明万历二十年（1592）进士，历任湖州、东昌推官，南京刑部主事、兵部郎中、工部屯田司员外郎。天启元年（1621）任广西按察使，官至广西右布政使。曾与徐火勃重刻淳熙《三山志》。著作有《五杂俎》《太姥山志》。《滇略》乃其官云南时所作地方志，分为十门。记录了云南山川、物产、民风、名宦、乡贤、故实、艺文、少数民族和琐闻。

5 阮福《木莲花说》：阮福，字喜斋，清代江苏仪征人。阮元三子，官后补郎中。其著《木莲花说》，收入《云南通志》，内容不详。

1589. 缅树

缅树，生昆明人家。树高逾人，春时发叶，先苞红苞长数寸，苞坼叶见，俱似优昙。苞不遽脱，袅袅纷披，如曳丹羽，遥望者皆误认朱英倒垂也。此树未访得真名，滇人以物之罕鲜者，皆呼曰缅，言其来从异域耳。有采药者曰：此红优昙也。花红瓣多，居人畏攀折，故匿其名；省城亦止此一树。按《滇志》：督署有红优昙一株，形诸纪咏，然第苞红耳，花固白色。市中折以售，不为异也。此花既未早知名，瓜期已届，忽忽不复索观，略纪数语，以示东土好事者，不免为优昙添一重疑案。

〔新释〕

吴其濬新描述的云南物种。据《图考》文、图（图 1669），本种为高大树木；春季发叶时，先生红色托叶苞片，苞开裂后才能见到叶片，但苞迟落，脱落后，在小枝上留有托叶环；叶卵状椭圆形至椭圆形，有柄，基部钝圆，先端钝，具羽状脉，每边侧脉 5～8 条，边全缘。无花果描述。与《中志》23（1）：103 和《云志》6：613 描述的桑科榕属植物印度榕 *Ficus elastica* Roxb. ex Hornem. 在概貌上基本相似。本种具红色甚长的托叶，为其识别特征。但二志将叶端均描述为"急尖或至渐尖"和《图考》图似不合。而据《中志》23（1）：99 桑科榕属植物大

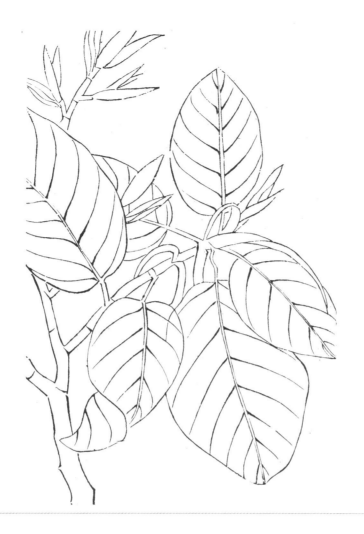

图 1669　缅树

青树 Ficus hookeriana Corner，叶"先端钝或具短尖"，与此特征基本颇合。故释作桑科榕属植物大青树 Ficus hookeriana Corner，此亦文中描述的红优昙。该种在我国产于广西、云南［北达昆明、大理一线，海拔 500～1 800（～2 200）米］、贵州（兴义），多生于石灰岩山地或栽于寺庙内、村寨口。

松村：Ficus elastica Roxb.；《中志》23（1）：99：大青树 Ficus hookeriana Corner；吴批：Ficus elastica。

1590. 龙女花

《云南志》：龙女花，太和县感通寺一株，树高数丈，花类白茶，相传为龙女所种。余访得绘本，其花正白八出，黄蕊中有绿心一缕，俗谓绿如意花。谢时收弄，可以催生云。又《徐霞客游记》：感通寺龙女花树，从根分挺，三四大株，各高三四丈，叶长二寸半，阔半之，绿润有光。花白大于玉兰。亦木莲之类，而异其名。

[新释]

吴其濬时未见龙女花实物，只引《云南志》并"余访得绘本，其花正白八出，黄蕊中有绿心一缕，俗谓绿如意花"。《图考》图（图1670）是吴其濬根据"绘本"仿绘，或又加入其想象。本条文、图似混淆了木兰属 *Magnolia* 和山茶属 *Camellia* 两个属。图中雄蕊多数，花瓣先端具波状缺刻，似山茶属 *Camellia*。其枝条无脱叶痕，也不宜为 *Magnolia*；其叶全缘而无细锯齿，似也不应为山茶属 *Camellia* 的特征，而似木兰属 *Magnolia*。《图考》图有疑问。《纲要》1：60 考证为 *Magnolia wilsonii* Rehd. 的变型 *Magnolia wilsonii* f. *taliensis*。《云志》16：24 并未将 f. *taliensis* (W. W. Smith) Rehd. 独立出来。

但《徐霞客游记》中描述性状属木兰属 *Magnolia* 无疑，可释作《中志》30（1）：121 描述的木兰科玉兰属植物西康玉兰 *Magnolia wilsonii* (Finet et Gagnep.) Rehd.。

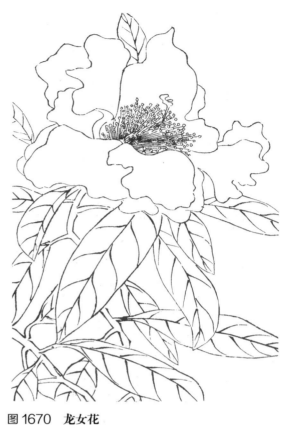

图 1670　龙女花

1591. 山梅花

山梅花，生昆明山中，树高丈余，叶如梅而长。横纹排生，微似麻叶。夏开四团瓣白花，极肖梨花而香，昔人谓梨花溶溶，无香为憾，此花兼之矣。

[新释]

吴其濬新描述的云南物种。据《图考》文、图（图1671），本种为高达3米余的灌木；花枝对生；着生于花枝上的叶卵状椭圆形至卵形，具短柄，对生，基部钝圆，先端锐尖，具3～4对侧脉，除侧脉外还有明显的横脉，边缘具锯齿，中间的叶较大，两端的叶较小；总状花序生枝端，具花4～7朵（侧面观），花萼筒钟状，裂片4，花冠白色，花瓣4枚，近圆形，似梨花而香；产于昆明山中。据上所述，与《云志》16：190所描述的虎耳草科山梅花属植物滇南山梅花 *Philadelphus henryi* Koehne 在外貌上基本相似，《纲要》和《云志》释作此。本种为云南特有种，产于巧家、大理、漾濞、景洪、嵩明、蒙自、屏边、富宁、凤庆、镇康等地，生于海拔900～3 300米山坡灌丛及疏林中。模式标本采自蒙自。

松村：*Philadelphus coronaries* L.；《中志》35（1）：155 释作山梅花 *Philadelphus incanus* Koehne，云南不产，非是。吴批：*Philadelphus*。

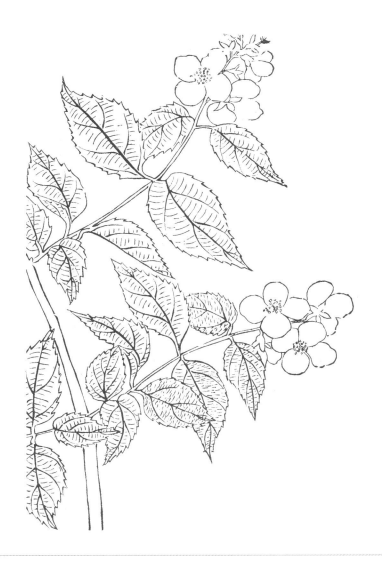

图 1671　山梅花

1592. 蝴蝶戏珠花

蝴蝶戏珠[1]，即绣球之别种。《桂馥札璞》：绣球花周围先开，其瓣五出，酷似小白蝶，俗呼蝴蝶花。中心别有数十蕊，小如粟米。按此花五瓣，三大两小，形微似蝶。中心绿蓓蕾，圆如碧珠，开不成瓣，白英点点，非蕊也。

[**新释**]

吴其濬新描述的物种。据《图考》文、图（图 1672），本种为灌木；叶对生，宽卵形至卵状椭圆形，先端锐尖，基部钝，具稍长的柄，边缘有锯齿，具羽状脉，侧脉 6 对，其间有平行的横脉；复聚伞形花序呈半圆状，生小枝顶端，边缘有白色不孕花，花瓣 5 枚，花序中心为多数的可孕花，原图不甚清晰，但原文作"中心别有数十蕊，小如粟米，按此花五瓣，三大两小，形微如蝶。中心绿蓓蕾，圆如碧珠，开不成瓣，白英点点，非蕊也"，猜想吴其濬所描写的是一些含苞未放的中心孕花。据上述特征，与《中志》72：62、《云志》5：366 和《图鉴》4：313，图6040 各书所订的忍冬科荚蒾属植物粉团变种蝴蝶戏珠花 *Viburnum plicatum* Thunb. var. *tomentosum* (Thunb.) Miq. 在概貌上基本吻合。此为野生类型。本变种在我国产于陕西（西南）、安徽（南部、西部）、浙江、江西、福建、台湾、河南、湖北、湖南、广东（北部）、广西（东北）、四川、贵州、云南，生于海拔 240～1 800 米山坡、山谷混交林及灌丛中。原变种 *Viburnum plicatum* var. *plicatum* 为上述变种的栽培类型。

松村：*Viburnum tomentosum* Th.。

[注]

1 蝴蝶戏珠：底本漏"花"字。

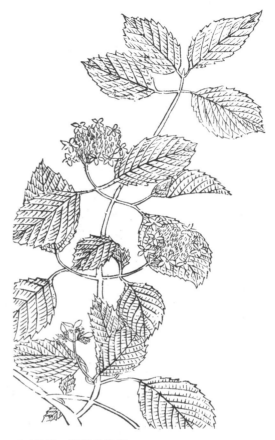

图 1672　蝴蝶戏珠花

1593. 雪柳

昆明县采访，会城城隍庙雪柳已数百年物。按树已半枯，叶如冬青大小，疏密无定。春深开花，一枝数朵，长筒长瓣，似素兴而色白。雪柳之名，或以此。插枝就接皆不生。

[新释]

吴其濬新描述的云南物种。据《图考》文、图（图 1673），本植物系木本；叶对生，椭圆形至长椭圆形，具柄，基部楔形，先端尖锐；花冠白色，花冠筒长管状，裂片 4，条状。所画系老干上的萌发枝条，似有不正常处，原文曰"一枝数朵"，但图中似为单花腋生。若按图索骥，与云南产木犀科素馨属植物青藤仔 *Jasminum nervosum* Lour. 和倒吊钟叶素馨 *Jasminum fuchsiaefolium* Gagnep. 最相似，但这两种均产于云南南部。因《图考》描述为寺庙栽培，故有可能是自云南南部引种而来。

附记：在中文名称上，《图考》卷之三十六

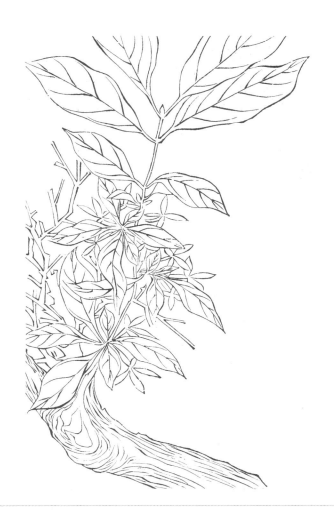

图 1673　雪柳

又有雪柳条，系柳属 *Salix*，显然这两种植物重名。在《中志》61：4 把《图考》雪柳命名为 *Fontanesia fortunei* Carr. 与《图考》原图不符，可能受松村误导所致，他将雪柳指为地中海产的 *Fontanesia phillyreoides* Labill.，盖因 Hemsley (in J. Linn. Soc. Bot. 26：87) 将我国江苏、浙江、江西标本鉴定为 *Fontanesia phillyreoides* Labill.。雪柳属 *Fontanesia* 仅 2 种，一种产于我国 *Fontanesia fortunei* Carr. 另一种为 *Fontanesia phillyreoides* Labill.。现在 FOC（15：272）作一种 2 亚种，我国产者为 *Fontanesia phillyreoides* Labill. subsp. *fortunei* (Carrière) Yaltirik。《中志》云雪柳属名出自陈嵘《中国树木分类学》，非也，应出《动植物名词汇编》。

吴批：*Jasminum*（待查）。

1594. 大毛毛花

大毛毛花，即夜合树，有二种。一种叶大，花如马缨，初开色白，渐黄。一种叶小，花如球，色淡绿，有微香近甜。滇俗四月八日，妇女无不插簪盈鬓以花，似佛髻云。陈鼎《滇黔纪游》[1]，夜合树高广数十亩，枝干扶疏曲折，开花如小山覆锦被，绝非江浙马缨之比。宜其攀折不尽，足供茶云压鬓颤钗矣。

[新释]

本条文、图（图1674）显示包含豆科两种植物，皆为吴其濬新描述的云南物种。《图考》绘图上方描绘的植物即指文字描述"叶大者"，因其花为白色，花丝较长而似马缨，同意《云志》10：320、《中志》39：68和《纲要》考证为豆科合欢属毛叶合欢 *Albizia mollis* (Wall.) Boiv.（其小叶长12~18毫米，宽4~7毫米）。该种我国产于西藏、云南和贵州，生于山坡林中，海拔1 800~2 500米。印度、尼泊尔亦有分布。本种可作行道树，木材坚硬，供制家具、模型、农具等用。

《图考》图下方描绘的植物即指文字描述"叶小者"，因其花丝较短，而成球状，色淡绿，有微香近甜。很接近《中志》39：67描述的豆科合欢属植物楹树 *Albizia chinensis* (Osbeck) Merr.，据《云志》10：318，它被描述"小叶长6~10毫米，宽2~3毫米，花淡绿色或淡黄色"。我国分布于四川、广东、广西、海南、福建、西藏（东南）；在云南产于热带、亚热带山地河谷，生于海拔100~2 200米林中，疏林、阳处灌丛。

吴批：一种叶大……*Albizia labber*(?)，一种叶小……*Albizia mollis*（图似）。

[注]

1 陈鼎（1650—？）《滇黔纪游》：清代历史学家。字定九，江南江阴人。长期生活在云贵高原，对云南、贵州一带的地理、历史和少数民族的风俗民情颇为熟悉。《滇黔纪游》，为陈鼎所著游记。上卷记黔，下卷记滇。

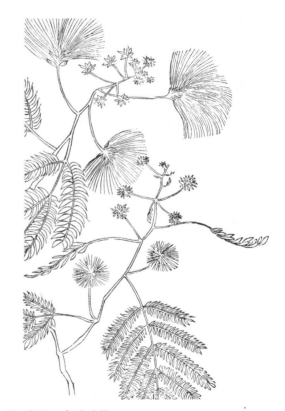

图1674　大毛毛花

1595. 皮袋香

皮袋香，一名山枝子，生云南山中。树高数尺，叶长半寸许，本小末奓，深绿厚硬。春发紫苞，苞坼菁葵，洁白如玉，微似玉兰而小。开花五出，细腻有光，黄蕊茸茸，中吐绿须一缕，质既缟洁，香尤清秘。蒼葡[1]对此，色香俱粗。山人担以入市，以为瓶供。俗以花苞久含，故有皮袋之目。檀萃《滇海虞衡志》：含笑花俗名羊皮袋，花如山栀子，开时满树，香满一院，即此。但含笑以花不甚开放，故名；此花瓣少，全坼，非大小含笑也。

[新释]

吴其濬新描述的云南物种。据《图考》文、图（图1675），本种为中等高大的树木，春发紫苞，苞开裂后见一花芽；叶长约3厘米，互生，深绿，革质，倒卵状椭圆形至椭圆形，基部钝至楔形，先端钝至锐尖，具羽状脉，侧脉，每边3条，有短柄；花两性，具短柄，腋生叶腋、注意图上有花芽，生叶腋，花被片5枚，白色，倒卵状椭圆形，雄蕊多数，具黄色花（"黄蕊茸茸"），雌蕊多数，绿色条状（"中叶绿须一缕"）。综合上述性状，概貌与《中志》30（1）：163，《云志》16：45描述的木兰科含笑属植物云南含笑 *Michelia yunnanensis* Franch ex Finet et Gagnep. 基本相吻合，同意《纲要》1：61和吴批意见。本种为我国特产，除四川、贵州、西藏外，在云南产于中部、南部、西北部，生于海拔1 100～2 300米山地或灌丛中。《中志》及《图鉴》已将"皮袋香"用作 *Michelia yunnanensis* 中文名，惜未指出中文名之出处。

[注]

[1] 蒼葡：疑为樟科 Lauraceae 植物一种，具体物种待考。

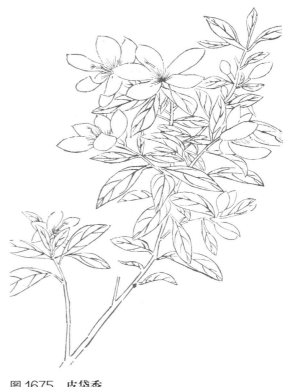

图1675 皮袋香

1596. 珍珠花

珍珠花，一名米饭花，生云南山坡。丛生，高三二尺，长叶攒茎劲垂，无偏反之态。春初梢端白筒子花，本大末收，一一下悬，俨如贯珠，又似糯米。一条百数，映日生光。土人折卖，担头千琲，可称富洁。此树大致如南烛，而花极繁，叶少光润。土人云未见结实，未审一种否？

[新释]

吴其濬新描述的云南物种。据《图考》文、图（图1676）可知本种为小灌木；叶具短柄，互生，椭圆形，全缘，先端尖，基部钝圆，羽状脉；花白色，花冠筒卵形坛状，下垂，密生多至百花，呈总状花序，或成圆锥花序（？）。上述性状，与《中志》57（3）：28、《图鉴》3：176、《云志》4：567描述的杜鹃花科珍珠花属植物珍珠花 *Lyonia ovalifolia* (Wall.) Drude 在概貌上基本相似。本种有二变种 *Lyonia ovalifolia* var. *elliptica* (Sieb. et Zucc.) Hand.-Mazz. 和 var. *lanceolata* (Wall.) Hand.-Mazz.，与正种常混淆不清，但正种多分布于西南地区。

《中志》57（3）：28、《图鉴》3：176、《云志》4：567 和吴批：*Leonia ovalifolia* (Wall.) Drude。

文中提及的南烛，古代本草所载"南烛"是杜鹃花科越橘属植物乌饭树 *Vaccinium bracteatum* Thunb.，我国南方收购的"南烛子"即为乌饭树的干燥果实。

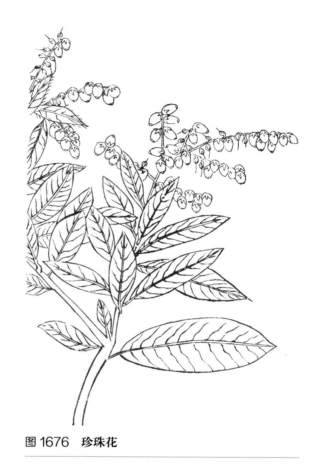

图 1676　珍珠花

1597. 滇桂

滇桂，生云南人家。树高近丈，赭干绿枝，春生叶如初发小橘叶。叶间对苗长柄菁葵，圆如绿豆，开四团瓣白绿花，瓣厚多绉，中央绿蒂，大如小钱。有蕊五点，外瓣附之，如排棋子状，颇傚诡。

[新释]

吴其濬新描述的云南物种。据《图考》图

（图1677）、文，本植物系木本，约丈高；枝、叶均对生；叶卵状椭圆形至狭椭圆，羽状脉，近无柄至具短柄；叶腋内生出具总梗，大致有7花的

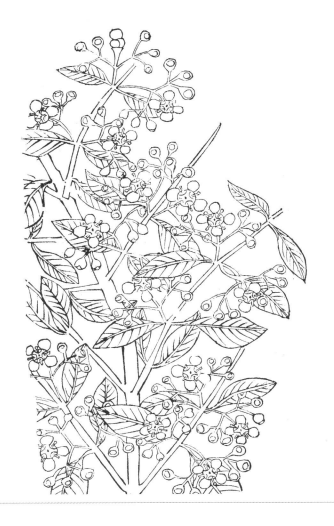

图 1677　滇桂

聚伞花序，花亦有柄，花瓣 4 枚，圆形，白绿色中间具绿色皱纹，雄蕊 4（误作 5）生于四角的花盘上与花瓣互生。据上述性状宜按《云志》16：238 和《纲要》订作卫矛科卫矛属植物大花卫矛 Euonymus grandiflorus Wall.。本种花瓣中间有皱褶，所谓"瓣厚多皱"，可能为一特殊性状。

又《中志》45（3）：37 在本种中文名称中并无指出滇桂出《图考》,《云志》中指明，谅系由吴征镒考证。本种分布于四川、贵州、湖南、湖北、广西、陕西、甘肃外，在云南广布各地（临沧、景洪除外），生于海拔 1 400～3 300 米林地，常见。

吴批：Euonymus grandiflora。

1598. 野李花

野李花，一名山茉莉，生云南山中。树高五六尺，赭干如桃枝。叶本小末团有尖，柔厚不泽，深纹微齿，淡绿色。春开五瓣小白花，如李花而更小，蕊繁如球，清香淡远，故有茉莉之目。

[新释]

吴其濬新描述的云南物种，别名山末利。据《图考》文、图（图1678），本种为高达2米的灌木；茎干土红色如桃枝；叶互生，具柄，椭圆形，基部楔形，先端锐尖，具羽状脉，侧脉4～5对，脉在上面凹下，边缘具微齿（"深纹微齿"）；花有短柄，集成开展的圆锥花序，生枝端，花瓣5，白色，比李花更小，有多数雄蕊，花丝合生（"蕊繁如球"），清香。综合上述性状，与《云志》16：331所描述的山矾科山矾属植物白檀 *Symplocos paniculata* (Thunb.) Miq. 在概貌上基本相似。本种广布于我国南北各地（新疆、内蒙古除外）；在云南产于全省各地，生于海拔500～2000米的密林、疏林或灌丛中。叶药用，功效同华山矾。

附记：该属在云南尚有一个与本种相似种华山矾 *Symplocos chinensis* (Lour.) Druce，但它的花序似为总状狭的圆锥花序，区别可以参见《图鉴》3：330–331，图4614和图4615。[今 *FOC* 已经并入 *Symplocos paniculata* (Thunb.) Miq.]。

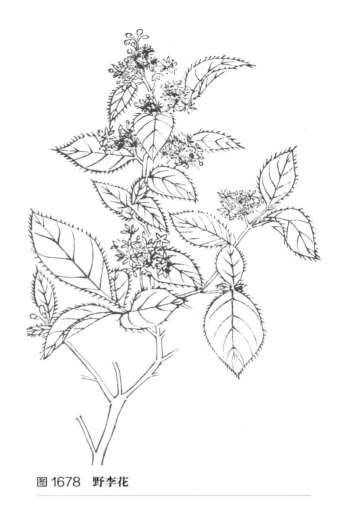

图1678　野李花

1599. 昆明山海棠

山海棠，生昆明山中。树高丈余，大叶如紫荆而粗纹，夏开五瓣小白花，绿心黄蕊，密簇成攒。旋结实如风车，形与山药子相类，色嫩红可爱，山人折以售为瓶供。按形颇似湘中水莽，疑非嘉卉。

[新释]

吴其濬新描述的云南物种。据《图考》文、图（图1679），本植物为小树（或灌木）；叶互生，宽卵形至椭圆状卵形，基部钝形至心形，先端尖，有微锯齿，羽状脉，约7对；花瓣5，白色，子房绿色，雄蕊黄色，花成腋生较大圆锥花序，果有三翅，翅椭圆形，先端微凹，边缘全缘。据上述性状特征，与《中志》45（3）：179和《云志》16：294描述的卫矛科雷公藤属植物昆明山海棠 *Tripterygium hypoglaucum* (Lévl.) Hutch.[今 *FOC* 修订为 *Tripterygium wilfordii*

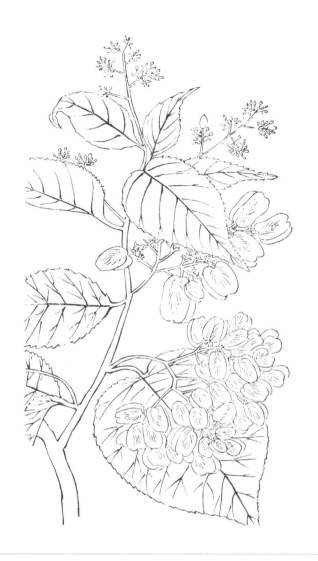

图 1679　昆明山海棠

Hook. f.（雷公藤）] 较为接近。本属为东亚特有属，仅 3 种，云南仅上述 1 种，产于全省大部分地区，生于海拔 1 200～1 300 米林缘或灌丛中。安徽、浙江、江西、湖南、贵州、广西、广东也有分布。模式标本采自蒙自。

吴批：*Tripterygium wilfordii*。

1600. 野樱桃

野樱桃，生云南。树纹如桃，叶类朱樱，春开长柄粉红花，似垂丝海棠[1]；瓣微长，多少无定，内淡外深，附干攒开，朵朵下垂。田塍篱落，绛霞弥望，园丁种以接樱桃。《滇志》云：红花者谓之苦樱，或云此即山海棠。阮相国所谓富民县多有者。俗以接樱桃树，故名。其苦樱以小雪节开。谚云：樱桃花开治年酒。盖滇樱以春初熟也。

〔**新释**〕

吴其濬新描述的云南物种。据《图考》文、图（图1680），本种为木本；树皮如桃树；叶互生，卵状椭圆柄，基部钝，先端锐尖至渐尖，边全缘，羽状脉；花有长柄，粉红色，3～4朵成聚伞花序，下垂，萼片反折，花瓣倒卵形，先端圆形，5～7瓣（近半重瓣），雄蕊多数，稍长于花瓣。综合上述性状，与《云志》12: 634所描述的蔷薇科樱属植物高盆樱桃 *Cerasus cerasoides* (D. Don) Sok. var. *rubea* (C. *ingram*) Yü et Li 相似。本变种仅产于云南西北部、西部，生于海拔1 500～2 000米山坡疏林中，在昆明常栽培。《图考》引《滇志》的苦樱，据《图考》原文，虽无形态描述，但有二条信息很重要，一为开红花，二为冬天（小雪节）开花。《云志》樱属 *Cerasus* 植物，一般为白花或淡红花，开红花而花期又在冬季者，唯高盆樱桃 *Cerasus cerasoides* (D. Don) Sok. 而已。

吴批：*Cerasus majestic* Kochne。此为 *Cerasus cerasoides* (D. Don) Sok. 的异名。

〔**注**〕

1 垂丝海棠：出《群芳谱》，蔷薇科苹果属植物垂丝海棠 *Malus halliana* Koehn。

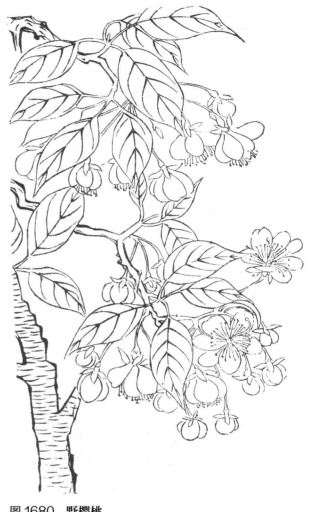

图 1680　野樱桃

1601. 山桂花

　　山桂花，生云南山坡。树高丈余，新柯似桃，腻叶如橘。春作小苞，进开五出，长柄褭丝，繁蕊聚缕，色侔金粟、香越、木犀。每当散萼幽崖，担花春市，翠绿摩肩，鹅黄压鬓，通衢溢馥，比户收香。甚至碎叶断条，亦且椒芬兰臭，固非留馨于一山，或亦分宗于八桂。但以锦囊缺咏，药裹失收，听攀折于他人，任点污于厕溷；姑为胆瓶之玩，聊代心字之香。

[新释]———————————

吴其濬新描述的云南物种。据《图考》文、图（图1681），本植物为木本，高达3米以上；新枝如桃，肥叶如橘，叶聚生于枝端，具柄，长圆形至椭圆形，基部楔形渐狭成柄，先端锐尖，具羽状脉，侧脉5～7对，边全缘；花黄色，集成顶生于小枝的圆锥花序，极芳香，是《云志》3：312所描述27种海桐花属*Pittosporum*植物中，只有用"极芳香"一语来描述该种，可见其香，致使吴其濬在"每当散荨幽崖"一句之后，将近以百字来赞美，具香并感慨不为人识，任人攀折，甚至污放厕所和猪圈；花萼甚小，花瓣5枚。综上所述，其性状概貌与《中志》35（2）：32和《云志》3：322所描述的海桐花科海桐花属植物短萼海桐*Pittosporum brevicalyx* (Oliver) Gagnep. 在概貌上基本相似。本种为我国特有种，除分布于广东、广西（凌云）、四川（木里、盐边、西昌）、贵州（都匀、八寨）、湖南之外，在云南产于东部、东南部、中部、西部和西北部，生于海拔700～2 300（～2 500）米密林中。

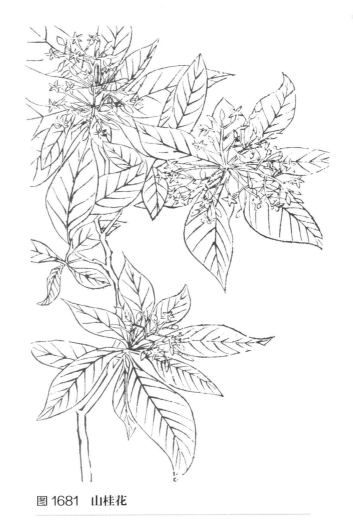

图1681　山桂花

1602. 马银花

马银花，生云南山坡。枝干虬挐，树高丈许，枝端生叶，颇似瑞香，柔厚光润，背有黄毛。花苞作球，擎于叶际，宛如泡桐，一苞开花十余朵，圆筒四瓣或五瓣，长几盈寸，似单瓣茶花微小，白须褐点，有朱红、粉红、深紫、黄、白各种。红者叶瘦，余者叶阔。春飔煦景，与杜鹃同时盛开，荼火绮绣，弥罩林崖，有色无香，炫晃目睫。其殷红者，灼灼有焰，或误以为木棉。乡人采其花，煤熟食之。檀萃《滇海虞衡志》：马缨花冬春遍山，山氓折而入市，深红不下山茶；制其根以为羹匙，坚致。又有白马缨，亦可玩。似未全睹。

［新释］

《图考》马银花条中包含多种，因其种类繁多，唯据前人考证意见，略述如下。

原文中有"红者叶瘦"及绘图（图1682）指的是杜鹃花科杜鹃属植物马缨杜鹃 *Rhododendron delavayi* Franch. 一般称马缨花，见《中志》57（2）：173、《云志》4：367、《图鉴》3：89之4131图。但《图考》之图，有的叶为狭的披针形，《图鉴》3：89之4132图定 *Rhododendron peramoenum* Balf. ef-et Farest.，闵天禄作变种 *Rhododendron delavayi* var. *peramoenum* (Balf. ef.et Forest) T. L. Ming 处理。若依我们的观点，叶的宽狭是连续变异的话，可能变种都难成立。正种广布于全省，生于海拔1 200～3 200米常绿阔叶林或云南松林下，局部地区可能成纯林。此为吴其濬新描述的云南物种。

原文中有"乡人采其花，煠熟食之"。白者，吴批为杜鹃花科杜鹃属大白杜鹃 *Rhododendron decorum* Franch.，见《中志》57（2）：16、《云志》4：364、《图鉴》3：100之4155图。云南西北多个民族中确实有炸熟食用大白杜鹃花的习俗。此为吴其濬新描述的云南物种。檀萃"白马缨"，推测即此。

原文中有檀萃《滇海虞衡志》："马缨花冬春遍山……"吴批 *Rhododendron siderostictum*，

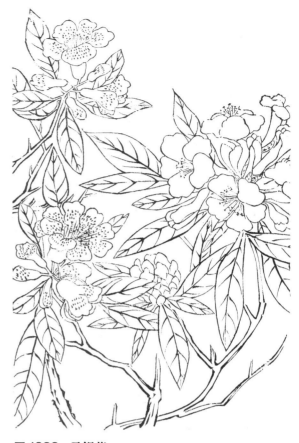

图1682　马银花

此学名在《中志》《云志》《图鉴》中均无出现，不知何故？待考。

附记：《中志》《云志》和《图鉴》三书有关 *Rhododendron* 论述，以《图鉴》最先出版，而它可能依据 Sleumer（1949）的观点写成，记之，以备考察。期待该类群有细致的修订工作。

1603. 野香橼花

野香橼花，一名小毛毛花，生云南五华山麓。树高近寻[1]，长叶如夹竹桃叶，绿润柔腻，映日有光。春开四尖瓣白花，间以绿蒂，径不逾半寸。长蕊茸茸，密似马缨，上缀褐点，花瘦蕊繁，随风纷靡，颇有姿度，亦具清香。惟玉缕冰丝，离枝易瘁，不堪摧折，难供嗅玩耳。

[新释]

吴其濬新描述的云南物种。据《图考》文、图（图1683），本种为灌木，高约1米，无刺（刺是托叶变化而来）；叶互生，长圆状披针形，基部楔形，先端锐尖至渐尖，具短柄，边全缘，有5～6对侧脉；花1～2朵，有清香，生叶腋，萼片4，花瓣4，白色，具甚多的雄蕊，花丝伸出花瓣，花药褐色。《云志》2：52、《中志》32：496、《纲要》和吴批将野香橼花考证为山柑科山柑属植物野香橼花 *Capparis bodinieri* Lévl.。但核对《图考》文、图，叶形差别很大，枝无刺。若根据《云志》检索表，本种似应订为同属植物雷公橘 *Capparis membranifolia* Kurz。本种我国产于广东西部（封川）、广西（西北部、西部及南部）、海南、贵州（南部）、云南（东南部）；生于石山灌丛、山谷疏林或林缘，山坡道旁或溪边，海拔可达1800米。不丹、印度、缅甸、泰国、老挝和越南都有分布。

附记：《云志》2：50作者批评 Jacol[Blumea 12(3): 385-541, 1965]的山柑属 *Capparis* 专著，认为 Jacol 将不少密切相关的不同种合并或混杂在一起提出一批多型种。这句批评显示《云志》作者的概念不清楚或词不达意。"不少密切相关的不同种合并"，什么是"密切相关"？当然是亲缘密切相关，把这些种合并，只能表示 Jacol 赞成所谓的"大种"概念，这是《马来西亚植物志》诸作者的一般原则，和温带植物志作者有所不同。至于批评 Jacol 另一个缺点是：像这样一些形态有区别同域或异域的分类群，它们的性状表明，大都已经到种的区别，且都已有合法名称，再苦心孤诣把它们挑拣出来重新分类，另给予一个分类单位的名称，制造另一些亚种变种级的"种"。由于《云志》作者列举的一些种，如马槟榔、苦子马槟榔、野槟榔、勐海山柑、台湾山柑，我们不了解，故不能置喙其中，但从《云志》对这些种的排列及其分布区来看（台湾山柑除外），都分布在云南南部。须知山柑属 *Capparis* 是一个热带分布为中心的属，当其分布于分布区的边缘，很可能分化成不同类型，若这些类型是属于同一系统发育线的（phylegenetic lineage）是有理由把它们合并成为一个多型种。若这些类型是属于不同系统发育线的，把它们合并，才是错误的，可算作"大杂烩的种"。提醒后来研究者工作时宜注意，非研究一个类群的 phylegenetic lineage，然后才能进行分类。

[注]

1 寻：古代长度单位，一寻等于八尺。

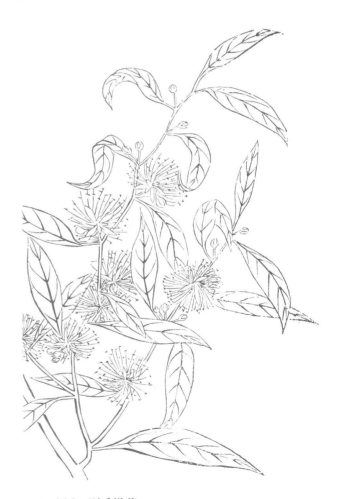

图1683 野香橼花

1604. 象牙树

象牙树，生元江州。树高丈余，竟体黯白，微似紫薇。细枝竦上。叶似乌臼树叶而薄。木色似象牙而质重。《新平志》出鲁魁山，可代象牙作筯[1]云。

[新释]

吴其濬新描述的云南物种。吴批柿属 *Diospyros* 一种？

在《云志》柿属 *Diospyros* 多种中，只有3：394乌柿 *Diospyros cathayensis* Steward，"有时顶芽或侧芽变成刺"的描述。《中志》60（1）：153 *Diospyros ferrea* (Willd.) Bakh. 也名象牙树，但在我国只产于台湾，绝非《图考》此种。著名的乌木筷子即用本属的黑色心材（称乌木）做成。但本种"竟体黯白，微似紫薇""木色似象牙而质重"，显然非柿属 *Diospyros* 属植物。据《图考》图（图1684），乔木，无花果，叶全缘互生，椭圆。又文中提及"微似紫薇"推测该种是紫薇科紫薇属 *Lagerstroemia* 植物。

彭华判断似《云志》52（2）：107描述的绒毛紫薇 *Lagerstroemia tomentosa* Presl，昆明植物所内有栽培。观察该种冬季无花果时形态，尤其是旧枝无叶的形态，与附图确实相似，且材白质硬。后赴沅江、新平一带采来该种并访问乡农，已无人知晓其"可代象牙作筯"的功用，也无象牙树之名，但知该种可作拄杖，美观、经久耐用。该种现分布在我国云南西双版纳一带，生于海拔600～1 200米的混交林中。

[注]

[1] 筯：同"箸"，筷子。

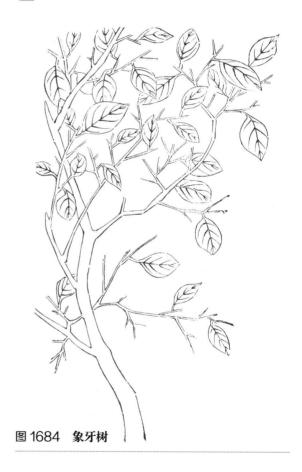

图1684 象牙树

1605-1. 山海棠

山海棠，生云南山中，园圃亦植之。树如山桃，叶似樱桃而长。冬初开五瓣桃红花，瓣长而圆，中有一缺，繁蕊中突出绿心一缕，与海棠、樱桃诸花皆不相类。春结红实，长圆大如小指，极酸，不可食。阮仪征相国有《咏山海棠诗》，序谓花似梅棠，蒂亦垂丝者，则土人谓为山樱桃；以其树可接樱桃，故名。若以花名，则此当曰山樱，彼当曰山棠也。

［新释］

吴其濬新描述的云南物种。据《图考》文、图（图 1685），本种为木本植物；树皮如山桃；叶卵状椭圆形，有柄，基部钝，先端锐尖，边缘具向前的锯齿，具 5～6 对侧脉；花粉红色，有柄，3～4 朵成聚伞花序，在图上显示开花后尚有幼叶未开展，谅系先花后叶者，花瓣 5，圆形，先端有一微缺，雄蕊多数，雌蕊绿色，花柱超出雄蕊；果实红色，椭圆状，大小如小指，极酸，土人称山桃。综合上述性状，概貌与《中志》38：76、《云志》12：631 的描述的蔷薇科樱属植物华中樱桃 *Cerasus conradinae* (Koehne) Yü et Li 基本相似。本种为我国特有，产于陕西、河南、湖南、湖北、四川、贵州、云南和广西。生于沟边林中，海拔 500～2 100 米。在云南产于会泽、东川、大姚，生于海拔 1 000～2 500 米沟边林中。先花后叶，花瓣先端有曲刻，在云南产樱属 *Cerasus* 植物中和樱桃 *Cerasus pseudocerasus* (Lindl.) G. Don 相似。但樱桃的萼片在开花后反折，而本种直立，可以区别。

吴批：*Cerasus* (*Prunus*)。

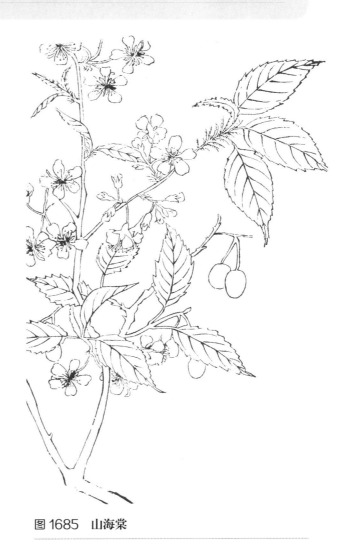

图 1685　山海棠

1605－2. 山海棠 又一种

山海棠，生云南山中。树茎叶俱似海棠，春开尖瓣白花，似桃花而白腻有光，瓣或五，或六。长柄绿蒂，袅袅下垂，繁雪压枝，清香溢谷。花开足则上翘，金粟团簇，玉线一丝，第其姿格，则海棠饶粉，梨云无香，未可侪也。幽谷自赏，筠篮折赠，偶获于卖菜之佣，遂以登列瓶之史。

[新释]

吴其濬新描述的云南物种。据《图考》文、图（图 1686），本种为木本植物；叶互生，具短柄，卵形、卵状椭圆形，至椭圆形具羽状脉，侧脉常 3 对，基部楔形至钝，先端锐尖；花 4～5 朵成总状花序，顶生枝端，具长柄，柄抱花至少达 2 倍，开花时下垂，花开足时上翘，白花，花瓣通常 5 枚，稀有 6 枚，具清香。综合上述性状，应隶属安息香科安息香属 *Styrax* 植物。在我国安息香科安息香属 *Styrax* 植物中，花具长柄者有野茉莉 *Styrax japonicus* Sieb. et Zucc. 和大花野茉莉 *Styrax grandiflorus* Griff. 两种。这两种的区别正如《中志》60（2）：94 所云，后者的花萼和花柄密被星状毛可以和前者区别（但从原文、图上无法获得此信息）。这两种以北纬 25°为界，各自代表向南（*Styrax grandiflorus*）和向北（*Styrax japonicus*）的替代种。综观原图，花序具较多的花，花柄较长，同意《云志》3：429 释为大花野茉莉 *Styrax grandiflorus* Griff.。本种除分布于贵州、广西、广东、西藏外，在云南产于东南部至西南部，生于海拔 700～2 850 米林中。

吴批：*Styrax grandiflora*。

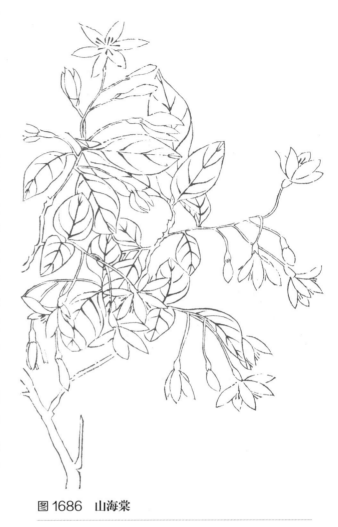

图 1686　山海棠

1606. 金丝杜仲

金丝杜仲，一名石小豆，生云南山中。小木，叶长末团。夏抽细柄开花，旋结实，壳色粉红，老则四裂，宛似海棠花。内含红子，大如小豆，朱皮黑质，的砾不陨。

[新释]

吴其濬新描述的云南物种。《图考》图（图 1687）显示灌木或乔木；叶窄长椭圆形或窄倒卵形，先端圆形或急尖，基部常渐窄成楔形，全缘，叶柄短；聚伞花序 1～5 花，具短花序梗；小花梗长，中央小花梗较长；蒴果 4 裂；成熟种子大如小豆，朱皮黑质。上述性状，与《中志》45（3）：36 描述的卫矛科卫矛属植物西南卫矛 *Euonymus hamiltonianus* Wall. ex Roxb. 颇

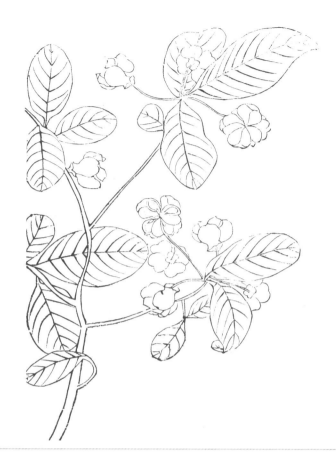

图 1687　金丝杜仲

合。该种特产于我国云南、西藏。模式标本采自云南。

吴批：*Euonymus yunnanensis*，《纲要》同。《中志》45（3）：39 和《云志》16：248 前书是没有古名，后者注明为金丝杜仲和石小豆（出自《图考》，推测是吴征镒加之。《中志》大花卫矛

Euonymus grandiflorus Wall. 下有中文别名作"金丝杜仲"，未注明出《图考》，该种蒴果偶有 4 裂，但花柄较短，总花梗长，叶柄长达 1 厘米，种子黑红色，假种皮红色。云南也有分布。虽性状多少合《图考》文图，但我们认为宜订为西南卫矛 *Euonymus hamiltonianus* Wall. ex Roxb. 为妥。

1607. 栗寄生

栗寄生，生云南。栗树上有之。长条下垂，扁茎密节，一平一侧，参差互生，极类雕刻。每节左右，嵌以圆珠，与诸木寄生不同，而状颇奇巧。

[新释]

吴其濬新描述的云南物种。据《图考》文、

图（图 1688），本植物为寄生植物，可在栗树寄生，叶退化不见，枝条下垂多成二歧分叉。枝条（即茎）由短而密的节间组成，相邻节间

参差互生（每节左右，嵌以圆珠），此为非栗寄生属 Korthalsella 的属间区别，其每节的左右生果实。上述性状特征，与《中志》24：156《云志》所描述的桑寄生科槲寄生属枫香槲寄生 Viscum liquidambaricola Hayate 较为接近。本种和栗寄生 Korthalsella japonica (Thunb.) Engl.（也称栗寄生）在外形很像，除上述的相邻节间生长方式不同，后者为同一水平生长。且节间在两面均具明显凸起的中肋。可参考《图鉴》1：539，图1078。该种我国西南部和东南部有分布，在云南产于西北、西南、中部和东南各地，生于海拔1 000～2 100米山地阔叶林中，寄生于枫香、油桐或壳斗科植物。至于本种的古代中文名称，《纲要》1：45还记有：枫香寄生（《生草药性备要》）、枫柳（《本草纲目》）、枫上寄生（《本草纲目拾遗》）、虾虫甘草（《本草求原》）等。供读者参考。《中志》24卷 Viscum 没有引证《图考》。

吴批：Viscum liquidambaricola。

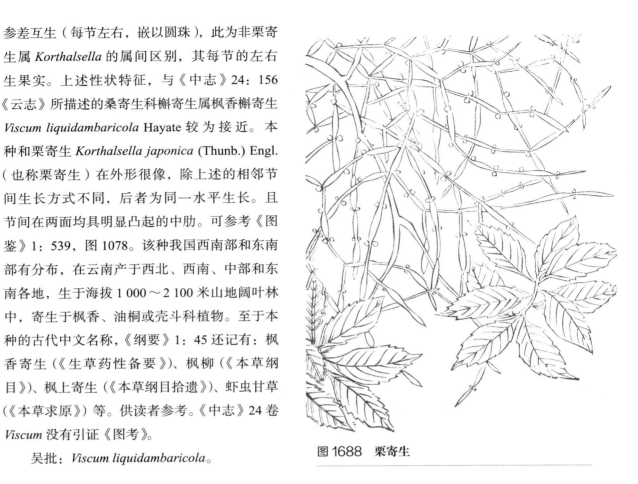

图1688 栗寄生

1608. 炭栗树

炭栗树，生云南荒山。高七八尺，叶似橘叶而阔短，柔滑嫩润。春开四长瓣白花，细如剪纸，类纸末花[1]而稀疏。秋时黄叶弥谷，伐薪为炭，轻而耐火，山农利之。

[新释]

吴其濬新描述的云南物种。据《图考》文、图（图1689），本种为木本植物，树高约3米；叶对生，具短柄，宽倒卵形、宽卵形，至椭圆形，基部楔形，先端锐尖，边全缘，具羽状脉，每边具5～7条侧脉；花集成顶生聚伞圆锥花序，花具柄，花冠白色，4深裂向达基部，花冠筒甚短，裂片条形。以上性状描述，与《中志》61：119和《云志》4：630所描述的木犀科流苏树属植物流苏树 Chionanthus retusus Lindl. et Paxt. 在概貌上基本相似。本属仅2种，1种产北美，1种产东亚。本种除广布于河南以南至西南、华东地区。在云南产于昆明、禄劝、大姚、丽江、维西、香格里拉、德钦、砚山、麻栗坡、蒙自等地，生于海拔1 000～2 800米山坡和河边。该种花、嫩叶晒干可代茶；果可榨芳香油。

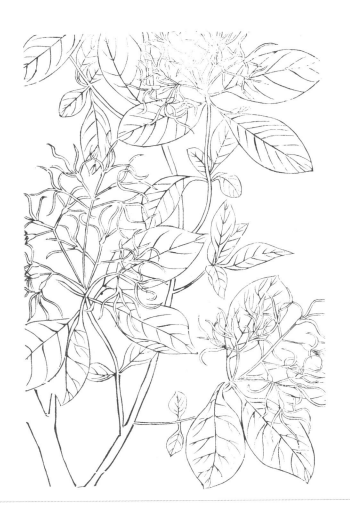

图 1689　炭栗树

〔注〕

1　纸末花：见《图考》卷之三十八，林继

花，一名纸末花，金缕梅科檵木属植物檵木 *Loropetalum chinense* (R. Br.) Oliver。

1609. 水东瓜木

水东瓜木，湘中、滇、黔皆有之。绿树如桐，叶似芙蓉，数茎同生一处，易长而质软。《顺宁府志》以为即桤木，可以刻字。

〔新释〕

吴其濬新描述的湖南、云南、贵州分布的物种。惜《图考》原文过短而无实质性的特征，

所附原图（图 1690）的叶，疑似山茱萸科鞘柄木属植物角叶鞘柄木 *Torricellia angulata* Oliver（可参考《图鉴》2：1109）。

吴批：《顺宁府志》的水东瓜是尼泊尔桤木

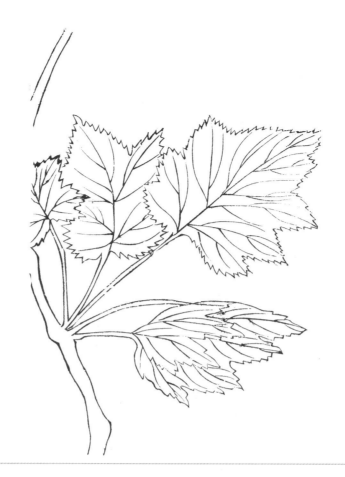

图 1690　水东瓜木

Alnus nepalensis D. Don，《中志》认为该种云南有俗名"旱冬瓜"。但《云志》5：156，水东瓜是川滇桤木 *Alnus ferdinandi-coburgii* Schneid. 曲靖地区的土名，两种云南西南部都分布，因无

性状描述，仅能书之以备野外考察。至于桤木，无论《中志》21：102 或《云志》5：156 均订为桤木 *Alnus cremastogyne* Burk.，不分布顺宁府。也许，清代桤木，是一个属级概念？

1610. 野春桂

> 野春桂花，倮罗持售于市。见其折枝，红干独劲，绿叶未生，擎来圆紫苞，迸出金粟。滇俗佞佛，供养无虚，但有新萼，俱作天花也。

[新释]

吴其濬新描述的云南物种。据《图考》文、图（图 1691），该植物为木本；枝条互生，红色，强劲；先花后叶，花苞圆形而紫色，若一挤，喷出许多黄色幼花和雄蕊（迸出金粟）；花繁多，在小枝顶端聚生成圆锥状或伞形状；新叶（未生长）卵形，中脉明显；果实球形，具柄。从上述性状描述，与樟科木姜子属植物红叶木姜子 *Litsea rubescens* Lec.（《中志》31：274、《云志》6：25）的概貌相一致。本种分布于四川、贵州、西藏、陕西、湖南、湖北；在云南除高海拔外均有分布，常生于山地阔叶林中空隙地或林缘，海拔 1 300～3 100 米。

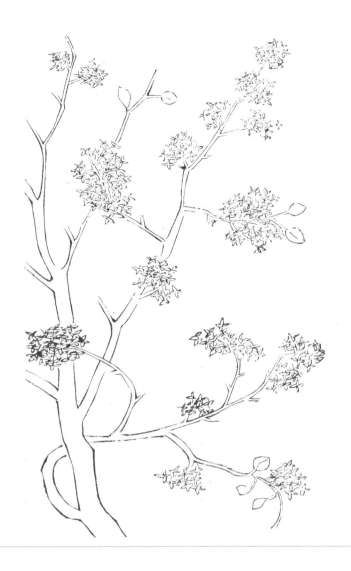

图 1691　**野春桂**

1611. 衣白皮

衣白皮，生昆明。矮木，叶如桃叶小而劲，花亦如桃五瓣，外赤内白，簇簇枝头。其大者材中弓干。

[**新释**]

吴其濬新描述的云南物种。据《图考》文、图（图 1692），可知本种为短小灌木；茎、枝皮灰白色（谅系以此得名）；叶对生，卵状椭圆形至椭圆形，近无柄，基部钝，先端锐尖，具羽状脉，侧脉约 4 对，上面有毛；花成聚伞花序顶生枝端，花瓣 5 枚，外红内白。综上所述性状，与《中志》35（1）：123 和《云志》16：174 所描述的虎耳草科溲疏属植物长叶溲疏 *Deutzia longifolia* Franch. 在概貌上基本相似。本种为我国特有种，除分布于甘肃、四川、贵州外；在云南产于昆明、大姚、大理、云龙、漾濞、丽江、维西、鹤庆、大关、绥江、巧家等地，生于海拔 1 800～3 000 米山地林下或灌丛中。

吴批：*Deutzia* 一种，图上叶非对生？

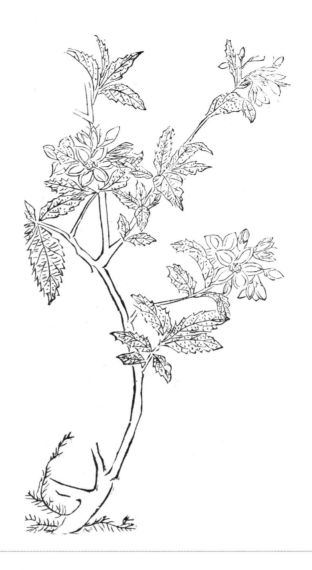

图 1692　衣白皮

1612. 棉柘

棉柘，见《救荒本草》，为柘之一种，滇南有之。叶如桑而厚，实如椹而圆。织机无事，嘉树空生，自缺妇功，何关地利哉！

[新释]

《长编》卷二十二收柘木文献，《救荒》题为 "柘树"，但仅文中提及 "棉柘刺少"《救荒本草译注》释棉柘作桑科柘属植物柘树 Cudrania tricuspidata (Carr.) Bur. ex Lavallee.

据《图考》文、图（图 1693），本植物系

木本，树干具刺；叶互生，有短柄，椭圆形至狭椭圆形，基部钝，先端锐尖，边缘呈微波状，羽状脉，每边有侧脉 4～5 条；花序（雌花或雄花序，原图、文中不表示）头状，有短梗，单生或成对生于叶腋；聚合果如桑椹而圆。其概貌与《中志》23（1）：63 和《云志》6：583 所描述的柘 Cudrania tricuspidata

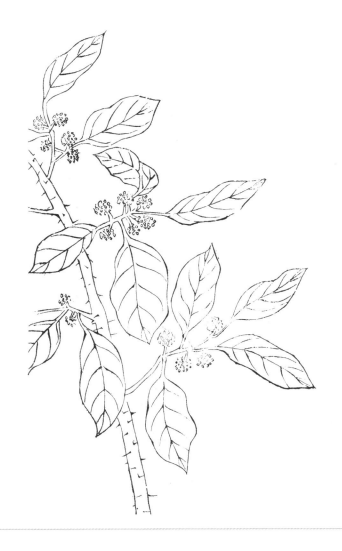

图 1693　棉柘

(Carr.) Bur. ex Lavellée（*FOC* 修订作 *Maclura tricuspidata* Carrière）基本吻合。本种自河北以南至西南、中南、华东均有分布，在云南产于昆明附近，有时栽培，常生于光照充足的灌木丛中或宅旁、山坡。

　　吴批：*Cudrania tricuspidata*。

1613. 树头菜

　　树头菜，《滇志》石屏者佳。树色灰赭，一枝三叶，微似楷木叶。初生如红椿芽而瘦，味苦。临安人盐渍之以为蘁。与黄连茶，即楷树芽。皆取木叶作蔬，咀其回味，如食谏果也。

[新释]

吴其濬描述的云南新类群。据《图考》文、图（图 1694），可知本种为木本；枝为灰褐色；叶互生，有柄，为三小叶的复叶，小叶长圆形，基部钝，先端急尖，具 7～9 对，侧脉，边全缘，侧生小叶基部多少偏斜；原图上无花、果，仅依据这些讯息，无法鉴定到属种。据《纲要》《中志》32：486、《云志》2：47，考证为山柑科鱼木属植物树头菜 *Crateva unilocularis* Buch.-Ham.（之前该种曾被错误鉴定为 *Crateva religiosa* Forst.，如《图鉴》2：6，图 1781），谅系吴征镒等学者的实地调查，姑且从之。本种除分布于我国广西、广东外，在云南产于南西部、西南部、南部及东南部（附记：作者如何划分这些区域，很值得怀疑，尤其"南西"和"西南"部如何区分），常生于平地或海拔 1 500 米以下的湿润地区、林边、道旁有栽培。

文中提及红椿，吴批：*Toona surei* (Bl.) Roem.。经查《云志》1：206，一些中国学者昔日鉴定为该名的植物，实则上应是楝科香椿属植物红椿 *Toona ciliata* Roem.。参见《图考》卷之三十五椿条，俗名红椿。

黄连茶，即楷树芽，漆树科黄连木属植物

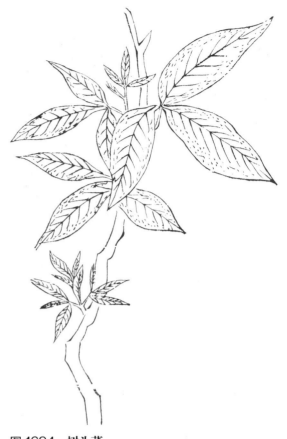

图 1694　树头菜

黄连木 *Pistacia chinensis* Bunge。该种可作茶饮。但从原文图中找不到树头菜为何与黄连木属 *Pistacia* 植物有联系，参考《图考》37 卷之黄连木条。"谏果"，橄榄的别名，见本书 1349 条。

吴批：*Creteva*（待查）。

1614. 昆明乌木

乌木，旧传出海南。云南叶似棕榈，伪者多是椉木染成。《滇海虞衡志》谓恐是栌木。今昆明土人所谓乌木，叶似槐而厚劲，大如指顶，极光润，嫩条色紫，与旧说异。其即椉木或栌木欤？

[新释]

《长编》卷二十二收乌木文献。《图考》图

为新绘（图 1695）。据《图考》文"今昆明土人所谓乌木，叶似槐而厚劲，大如指顶，极光润，嫩条色紫，与旧说异""叶似槐……大如指

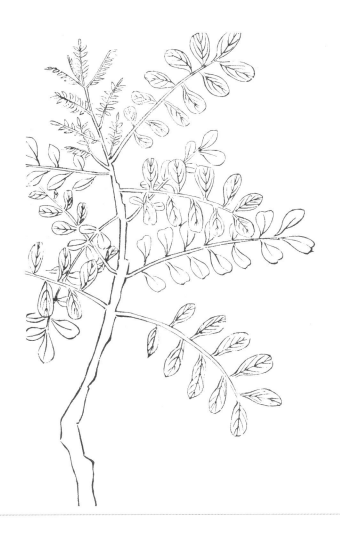

图 1695　昆明乌木

头"，指其叶为羽状复叶。图所绘叶，有的画成奇数羽状复叶是不对的，应为偶数羽状复叶，小叶无柄、两侧稍不对称，顶端微凹如实反映出来了。《云志》2：382 云滇产漆树科黄连木属 *Pisticia* 植物 2 种，宜释为昆明乌木 *Pistacia weinmannifolia* J. Poisson ex Franch.。《云志》2：385 和《云南种子植物名录》（上）在该种别名中均引用了"昆明乌木"。本种昆明俗名清

香木，产于云南全省各地，生于海拔（380～）1 000～2 700 米的山坡、狭谷的疏林或灌丛中，石灰岩地区干热河谷尤多。此为吴其濬新描述物种。

《中志》45（1）：95、吴批：*Pistacia weinmannifolia* J. Poisson ex Franch.。

"旧传出海南。云南叶似棕榈，伪者多是檗木染成"，待考。

1615. 簸赭子

簸赭子，生云南山中。矮丛密叶，无异黄杨，附茎紫实，不光不圆，攒簇无隙，有如筛簸。

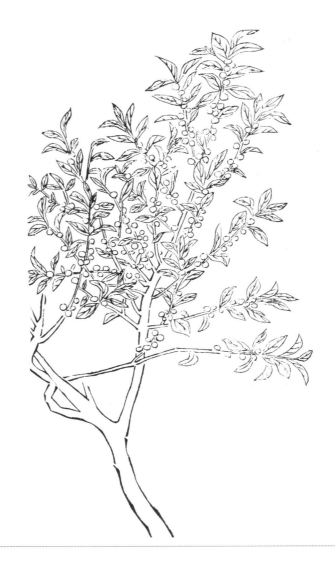

图 1696　簕赭子

[新释]

　　吴其濬新描述的云南物种。据《图考》文、图（图 1696），与紫金牛科铁仔属植物铁仔 Myrsine africana L. 较似，但绘图叶的全缘，顶端无小刺，侧脉每边 2（3）条，可能由于这二性状有变异或过于微细刻板无法表示所致。同意《中志》《云志》和《纲要》1：391 的考订意见。全图可参考《图鉴》3：230，图 4414。该种我国产于甘肃、陕西、湖北、湖南、四川、贵州、云南、西藏、广西、台湾，生于海拔 1 000～3 600 米的石山坡、荒坡疏林中或林缘，向阳干燥的地方。该种枝、叶药用，治风火牙痛、咽喉痛、脱肛、子宫脱垂、肠炎、痢疾、红淋、风湿、虚劳等证。叶捣碎外敷，治刀伤。

1616. 马藤

马藤，生云南山中。大本大叶，面绿背紫，红脉交络，直是秋海棠叶，非特似之。

［新释］

吴其濬新描述的云南物种。据《图考》文、图（图 1697），本植物为大乔木，先花后叶（原图已无花）；叶互生，具柄，卵形至宽卵形，基部心形，先端锐尖，边缘微波状，具 5 条基出掌状脉，上面绿色而下面紫色，小脉红色（《中志》描述为"幼叶呈紫红色，成长后绿色"）。其概貌与《中志》39：142 豆科和《云志》8：411 所描述的苏木科紫荆属植物湖北紫荆 *Cercis glabra* Pampan. 基本相似。本种广布于秦岭以南至两广北部、华东、西南外，在云南产于中部至西北部（昆明、丽江）等地，生于海拔 600～1 900 米山坡疏林或密林中，山谷或岩石隙。

吴批：*Cercis yunnaneasis*，《中志》已经处理作湖北紫荆 *Cercis glabra* 的异名。

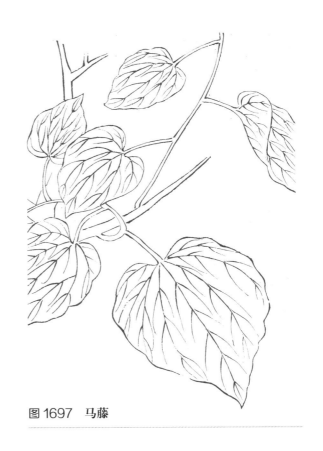

图 1697　马藤

1617. 金刚刺

金刚刺，生云南山中，木皮绿紫，巨刺对生，觕锐如杷，槎枒可怖。疏叶垂垂，似麻叶而尖长，盖樊圃之良材也。

［新释］

吴其濬新描述的云南物种。据《图考》文、图（图 1698），本植物为有刺树木；叶互生，其托叶变成巨刺（在原图上，刺均成对倚叶而生，谅必由托叶变成），叶卵状披针形，下部一侧偏斜，基部钝圆，先端披针形，边有波状齿，基生三出脉，侧脉和主脉再作羽状脉；图为一老枝条（"疏叶重重"），非但花果脱净，叶片也凋落几殆尽。以上性状，与《中志》48（1）：136 和《云志》12：740 所描述的鼠李科枣属植物大果枣 *Ziziphus mairei* Dode 在概貌上基本相似。该种产于云南中部至西北部（昆明、德钦、开远），生于河边灌丛或林缘，海拔 1 900～2 000 米。模式标本采自云南昆明。

吴批：图似 *Sageretia* 一种之老者。*Sageretia* 种类虽然也可具刺，但其刺均由小枝变来，因而是枝刺，长而单生。

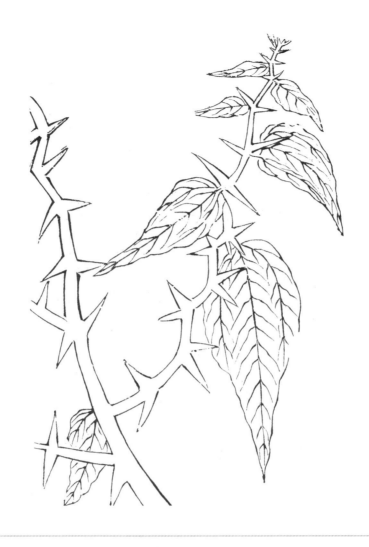

图 1698　金刚刺

1618. 千张纸

千张纸，生广西，云南景东、广南皆有之。大树，对叶如枇杷叶，亦有毛，面绿背微紫。结角长二尺许，挺直有脊如剑，色紫黑，老则迸裂。子薄如榆荚而大，色白，形如猪腰，层迭甚厚，与风飘荡，无虑万千。《云南志》云：形如扁豆，其中片片如蝉翼，焚为灰，可治心气痛。《滇本草》：此木实似扁豆而大；中实如积纸，薄似蝉翼，片片满中，故有兜铃、千张纸之名。入肺经，定喘、消痰；入脾胃经，破蛊积。通行十二经气血，除血蛊、气蛊之毒。又能补虚、宽中、进食，夷人呼为三百两银药者，盖其治蛊得效也。按此木实与蔓生之土青木香[1]，同有马兜铃之名。医家以三百两银药属之土青木香下，皆缘未见此品而误并也。

〔新释〕

吴其濬描绘的新物种。从《图考》文观之，无论《图考》《云志》《滇南本草》诸作者多关注该植物之果实与种子，尤其种子描述栩栩如生，图1699中的果实为二瓣开裂也画得逼真。但他们都忽视对花的叙述，尤其《图考》作者把羽状复叶当作单叶（此点可谅，当时无复叶概念），并把原为卵形、全缘对生的小叶绘成长圆形、具锯齿、互生的叶，谅必或是作者的疏忽或许是采者把果、叶错配而造成。宜采用《中志》69：11、《云志》2：696、《图鉴》4：107、《纲要》2：478意见，释为紫葳科木蝴蝶属植物木蝴蝶 *Oroxylum indicum* (L.) Bentham ex Kurz。木蝴蝶属 *Oroxylum* 为单种（或2种）属。本种除广布于我国广西、贵州、四川、广东、福建、台湾外，在云南产于西双版纳、凤庆、新平、河口、西畴等地和金沙江、澜沧江流域干热河谷疏林中。《本草纲目拾遗》称本种为木蝴蝶。其种子、树皮入药，可消炎镇痛，治心气痛、支气管炎及胃、十二指肠溃疡。

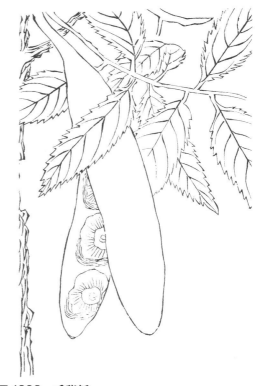

图 1699　千张纸

〔注〕

1 土青木香：即本书卷之二十马兜铃之类植物 *Aristolochia* spp.。

1619. 雪柳

雪柳生云南山阜。小木紫干，全似水柳[1]，而叶小柔韧，黄花作穗。老则为絮，幂树浮波，吹风落毳。滇南有柳少花，得此矮柯，但见糁径铺毡，不能漫天作雪矣。

〔新释〕

吴其濬新描述的云南物种。雪柳，重名，《图考》卷之三十六另有雪柳条，系素馨属 *Jasminum* 植物。

据《图考》本条文、图（图1700），可知

本种为短小灌木；枝条紫色，外貌全似水柳，叶小互生，椭圆状披针形，全缘，近无柄，先端锐尖；雄花序黄色，图上所绘已是裂开的果序，种子上的柔毛外露。据上述性状，无法从众多杨柳科柳属植物找到它的对应种。《云志》6：559、吴批考证为秋华柳 *Salix variegata*

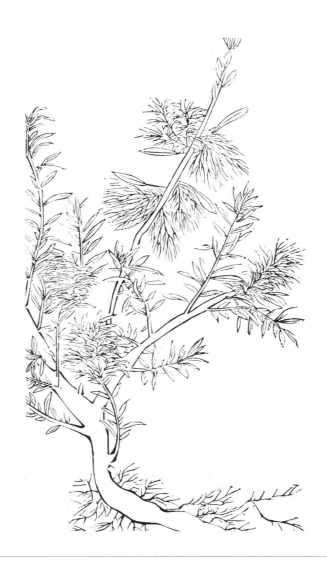

图 1700　雪柳

Franch.，暂只能唯它是从。本种或以其矮小（据《中志》记载仅 1 米左右）而枝干紫色，叶也小，容易被识别。本种为我国特有种，分布于西藏（东部）、贵州、四川、湖北、甘肃、陕西、河南；在云南产于昆明、嵩明等多地，生于海拔 1 500～2 800 米溪流边、山坡灌丛或林缘。

吴批：*Salix variegata*。

〔注〕

❶ 水柳：《图考》中只有 35：水杨和 37：水杨柳，皆为柳属 *Salix* 植物。

1620. 滇厚朴

滇厚朴，生云南山中。大树粗叶，结实如豆，盖即川厚朴树，而特以地道异。滇医皆用之。

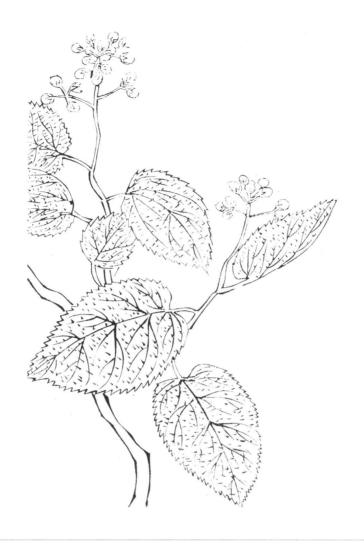

图 1701　滇厚朴

〔新释〕

吴其濬新描述的云南物种。《图考》绘图（图 1701）显示为乔木；叶卵形或椭圆形，先端尖，基部通常心形，边缘锯齿；聚伞花序生小枝顶端，呈圆锥状；花梗短；果实如豆，"盖川厚朴树"，产于云南山中。综合上述性状，宜释作《中志》64（2）：14 描述的紫草科厚壳树属植物西南粗糠树 *Ehretia corylifolia* C. H. Wright。该种产于云南南部、西南部至西北部，四川西南部及贵州，生于海拔 1 500～3 000 米山谷疏林、山坡灌丛、干燥路边及湿润的砂质坡地。模式标本采自云南蒙自。

松村：*Ehretia macrophylla* Wall.。

1621. 山栀子

滇山栀子，生云南山中。小木硬叶，结绿实成串，形似小桃，大如豆，三棱。

[新释]

吴其濬新描述的云南物种。据《图考》图（图1702）、文，该种产于云南山中，灌木，单叶，互生，全缘，硬叶，狭倒卵状或倒卵状椭圆形；结绿实成串，生小枝顶端，大如豆，果实三心皮；花有香味，似栀子。上述性状，非大戟科特征。据图、文描述的概貌，与《中志》30（1）：163描述的木兰科含笑属植物云南含笑 *Michelia yunnanensis* Franch. ex Finet et Gagnep. 颇合。该种为灌木，聚合果通常仅5～9个蓇葖发育，蓇葖扁球形，宽5～8毫米，顶端具短尖。产于云南中部、南部，生于海拔1 100～2 300米的山地灌丛中。模式标本采自蒙自。花极芳香，可提取浸膏，为优良的观赏植物。叶有香气，可磨粉作香面。

吴批：可能隶大戟科 Euphorbiaceae。

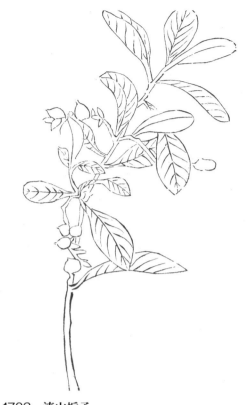

图 1702　滇山栀子

1622. 老虎刺寄生

老虎刺，生云南山中。树高丈许，细叶如夜合而光润密劲，开花作白绿绒球，通体针刺。土医以治疮毒。寄生叶长圆、背红，与他寄生微异，亦治肿毒。

[新释]

吴其濬新描述的云南物种。吴其濬将寄主（"树高丈许 ……通体针刺"）和寄生（"叶长圆、背红，与他寄生微异"）分别描述。

据《图考》图（图1703）、文，可得知寄主为木本植物，高约3米；小枝和茎干均有刺；叶互生，为2回羽状复叶，羽片（5对，小叶10～13对，图上不全）；花集合成头状花序，白绿色。《云志》10：303考订为苏木科金合欢属植物云南相思树 *Acacia yunnanensis* Franch.。但《云志》《中志》39:26均谓该种茎上、叶轴上无刺，是否该种，有待进一步研究，是否由于被寄生植物寄生后受到刺激后生刺？

吴旧批：寄生者为 *Loranthus*，新批 *Taxillus*。据《云志》3：349，桑寄生科分二亚科 Loranthoideae 和 Viscoideae，前者茎和小枝不具关节状节，叶具羽状叶脉；后者茎和小枝具明显的关节，叶具直出脉。凡云南所有隶于前者的7个属，从前都称作 *Loranthus*。经查《云

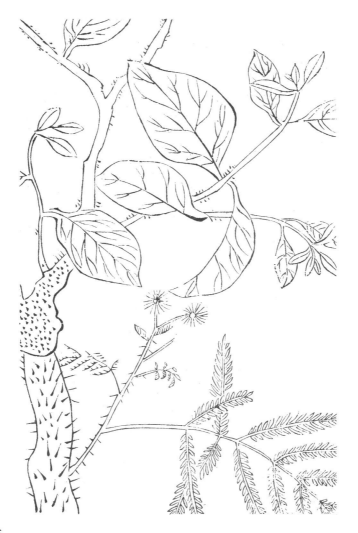

图 1703　老虎刺寄生

志》隶前亚科的 7 个属，没有一种寄生于 *Acacia* 甚至广义的豆科上，因此本种暂时只能存疑。

　　附记:《纲要》1：42 *Taxillus chinensis* (DC.)

Danser 在《广西药用植物名录》中有"相思树寄生"，相思树或即是 *Acacia confusa* Merr.，记之以备考。

1623. 柏寄生

　　柏寄生，生滇南柏树上。叶小而厚，主舒筋骨。盖寄生虽别一种，必因其所寄之木而夺其性。滇多寄生，皆连其本。木折取本，木瘁则寄生亦瘁，足知其性体联属。如人有瘿瘤颏毫，非由外致。倘不知木之性而用之，其误多矣。

[新释]

　　吴其濬新描述的云南物种。据《图考》文、图（图 1704），本种为木本寄生植物，寄生于柏树上；叶生于嫩枝上，卵状椭圆形至椭圆形，先端尖，基部钝圆，有短柄，羽状脉；老枝上簇生毛（瘤体？）。《云志》3：366 桑寄生科 *Taxillus caloreas* (Diels) Danser 名后引《图考》的"柏寄生"为其别名。但比较两张附图，《云志》7：图版 106：4-5 与《图考》图相差甚大。《图考》之叶为卵状椭圆形，且似对生。《云志》之图为一短枝，叶簇生，倒披针形至狭椭圆形。且在《云志》载云南共有本属植物 9 种，只有上述一种寄生于松科植物上，但非柏科植物上，其余无不寄生于双子叶植物。《纲要》1：42 "从图观之，疑即此种"。本种分布于西藏、湖北、安徽、广西、广东、福建、台湾外，在云南产于香格里拉、维西、丽江、大理。生于海拔 2 700～3 100 米山地针叶林或针叶阔叶混交林中，寄生于松属、油杉、铁杉属、云杉属、冷杉属、雪松属植物上。我们认为《中志》23：114 描述的桑寄生科梨果寄生属植物红花寄生 *Scurrula parasitica* L.，性状与《图考》图更为相似。其原变种 *Scurrula parasitica* var. *parasitica* 产于云南、四川、贵州、广西、广东、湖南、江西（南部）、福建、台湾，生于海拔 20～1 000（～2 800）米沿海平原或山地常绿阔叶林中，寄

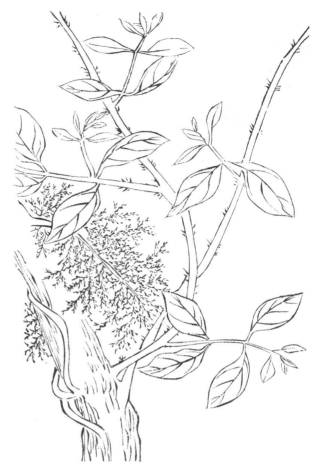

图 1704　柏寄生

生于柚树、橘树、柠檬、黄皮、桃树或山茶科、大戟科、夹竹桃科、榆科、无患子科植物上，稀寄生于云南油杉、干香柏上。泰国、越南、马来、印度尼西亚、菲律宾等国也有分布。

　　吴批：*Taxillus caloreas*。

1624. 厚皮香

　　厚皮香，生云南山中。小树滑叶，如山栀子。开五瓣白花，团团微缺，攒聚枝间，略有香气。红萼似梅，厚瓣如蜡，开于三伏。滇南夏月，肆中有卖蜡梅花者即此。然滇之狗牙蜡梅，已于此时含苞如蜡珠矣。

[新释]

吴其濬新描述的云南物种。据《图考》
文、图（图1705），本种为灌木；叶互生，卵
状椭圆形至椭圆形，具短柄，基部楔形，先端
钝至锐尖，边全缘，中脉明显而侧脉不显；花
数朵簇生新枝基部（即新叶在花簇之上），花
具柄，下垂；花萼5枚；花瓣5枚，白色，先
端有微凹，夏季三伏开花，略有香气。上述性
状特征，与《云志》8：334所描述的山茶科
厚皮香属植物厚皮香 *Ternstroemia gymnanthera*
(Wight et Arn.) Beddome 在概貌上较似。《纲要》
2：76也同此意。本种在我国广布于长江以南
各省区。在云南也产于全省各地，生于海拔
（760～）1 100～2 700 米阔叶林、松林或林缘
灌丛中。惜《图鉴》未注明中文名出处。

文中提及的狗牙蜡梅，为腊梅科蜡梅属植
物山蜡梅 *Chimonanthus nitens* Oliver（包括西南
蜡梅 *Chimonanthus campanulatus* R. H. Chang et
C. S. Ding.）。

附记：吴批 *Chimonathus nitens* Oliver。但
张若蕙和丁陈森以幼苗形态（包括子叶、上
胚轴、下胚轴、初生叶），将木本油料队
65～0011号采自禄劝标本作为模式，发表一新
种 *Chimonanthus campanulatus* R. H. Chang et C. S.
Ding sp. nov. 于《植物分类学报》18（3）：330，
称西南蜡梅（鸡腰子果）。产于禄劝、麻栗坡、

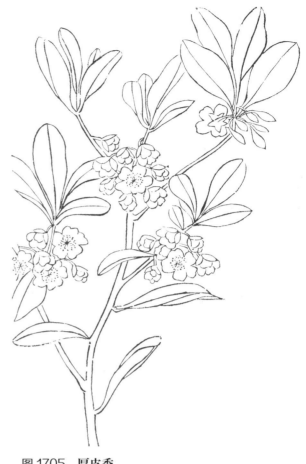

图 1705　厚皮香

会泽，生于海拔2 100～2 900米石灰岩山坡灌
丛中。吴仍置于山蜡梅 *Chimonanthus nitens* 中，
参见《云南种子植物名录》上册547～548。山
蜡梅分布于淮河流域以南广大地区，或许在滇
石灰岩地区发生一新的类型，特记以备考。

1625. 铁树果

铁树，滇南十二岁一实。树端丛叶长七八寸，形如长柄勺，四旁细缕，正如俗画
凤尾。色黄，果生柄旁，扁圆，中凹有核，滇人呼为凤凰蛋，盖《本草纲目》所谓波
斯枣。然嚼之无味，滇圃但以罕实为异，不入果品也。

[新释]

　　吴其濬新描述的云南物种。据《图考》文、图（图 1706），可知本种为木本植物；顶端生羽状分裂的营养叶，由营养叶向内，中间生大孢子叶，后者下部柄状，中部两侧生 3 颗胚珠，上部顶片卵状椭圆状，边缘箆齿状深裂，裂片条状约 20 条；原图只绘有胚珠，不见果（即凤凰蛋）；产于云南南部。综合上述性状，与《中志》7：11 和《云志》4：6 所描述的苏铁科苏铁属植物云南苏铁 Cycas siamensis Miq. 在概貌上较相似。本种在我国只产于云南潞西、勐海、镇康、思茅、澜沧、小勐养、景洪、勐腊、河口等地，生于海拔 800～1 200 米季雨林下，广东、广西有栽培。观赏植物，髓含淀粉可食用。

　　松村：Cycas revoluta Th.，滇不产。吴批：Cycas siamensi。

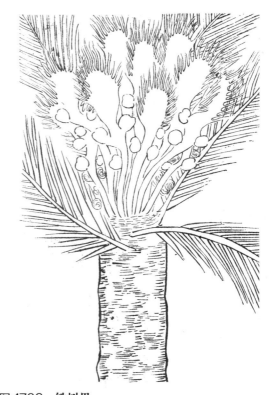

图 1706　铁树果

1626. 滇山茶叶

　　滇山茶叶，叶劲滑类茶，味辛，开黄白花作穗，滇山人以其叶为饮。

[新释]

　　吴其濬新描述的云南物种。据《图考》文、图（图 1707），本种为一灌木；叶互生，有短柄，卵状椭圆形至长圆形，基部楔形，先端钝至急尖，粗略观之边似全缘，细视则有微波状钝齿，具 3～4 对侧脉。综合上述性状，与《云志》2：517 报道的桤叶树科桤叶树属滇产的 5 种中，以云南桤叶树 Clethra delavayi Franch. 最有可能。虽然云南产桤叶树科桤叶树属 Clethra 植物中，单一顶生总状花序者还有两种，即单毛桤叶树 Clethra bodinieri Lévl. 和单穗桤叶树 Clethra monostachya Rehd. et Wils.（今修订作 Clethra delavayi Franch.），但《云志》在描述它们时都作"间有分枝"或"稀在基部有 1～2 分枝"。原文谓"滇山人以其为饮"，宜今后作野外调查肯定。该种在我国产于云南西北部（大理、洱源、鹤庆、剑川、兰坪、碧江、丽江、维西、香格里拉、贡山）及西部（龙陵），生于海拔 2 400～3 500 米的山地林缘或林中。

　　吴批：Clethra delavayi。

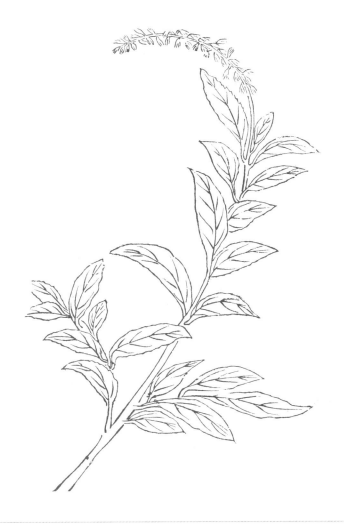

图 1707　滇山茶叶

1627. 滇大叶柳

滇大叶柳，枝叶即柳，惟从干傍发条，开白花，穗长寸许，亦作絮。

[新释]

　　吴其濬新描述的云南物种。据《图考》文、图（图 1708）可知本种为如同柳属的树木，在主干基部能抽萌发枝（或茎）；叶大，具短柄，卵状椭圆形，先端锐尖，具羽状脉，侧脉 3～5 对；花序长于枝条下部，具总梗，总梗基部上有 1 叶。据上述性状，如同前种一样，不可能以如此少的特征来考证柳属 Salix 具体物种，唯遵从《云志》6：496 意见，释为云南柳 Salix cavaleriei Lévl.。该种为中国特有种，据《中志》20（2）：105 叶可长达 4～11 厘米，除分布于广西、贵州、四川之外，在云南产于昆明、昭通、楚雄、丽江、大理、凤庆、景东、腾冲、广南，生于海拔 1 100～2 500 米的河边、林缘，或有栽种。

　　吴批：Salix。

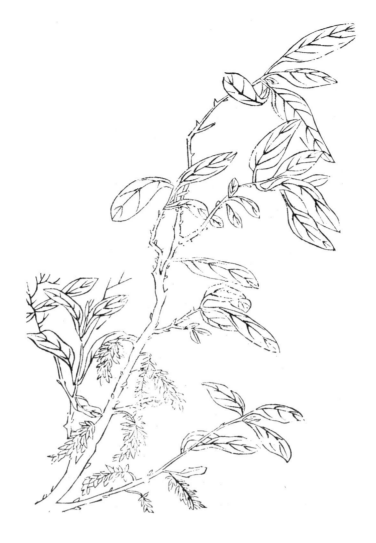

图 1708　滇大叶柳

1628. 鸦蛋子

鸦蛋子，生云南，小树圆叶，结实三粒相并，中有一棱。土医云能治痔。

[新释]

吴其濬新描述的云南物种。据《图考》图（图 1709）、文，本种为小树；单叶，互生，卵形至卵状椭圆形，基部钝圆，先端锐尖，边缘具细锯齿；果三粒相并，中有一棱（实则上穗状花序上部的雄花和穗轴均已脱落，只剩花序基部一果，果近球形，具三棱）。上述性状，与《中志》44（3）：11 描述的大戟科海漆属植物云南土沉香 Excoecaria acerifolia Didr. 在概貌上颇合，果实情况可参考《中国树木分类学》第 615 页土沉香 Excoecaria agalocha L. 第 510 图之 2。

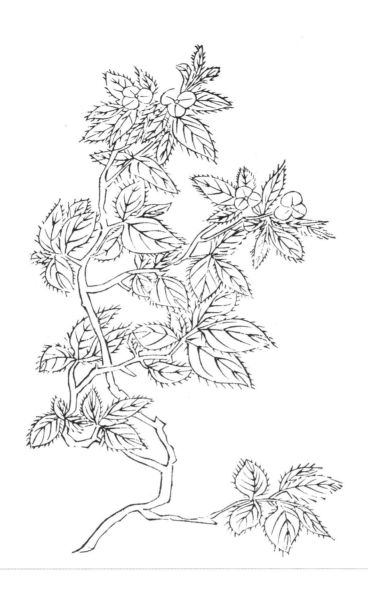

图 1709 鸦蛋子

《纲要》2：222 即释为此。该种我国产于云南、四川和甘南，生于山坡、溪边或灌丛中，海拔 1 200～3 000 米。

附记：《中志》43（3）：10 将《图考》之 "鸦蛋子"，作为《本草拾遗》"鸦胆子"，为苦木科苦木属植物鸦胆子 *Brucea javanica* (L.) Merr. 的中文别名，欠妥。

吴批：Euphorbiaceae（待查）。

1629. 金丝杜仲

一名石小豆，生云南。矮木厚叶，叶长寸许，本瘦末团，面青背黄，结实如棠梨而小。实裂各衔红豆，不脱。

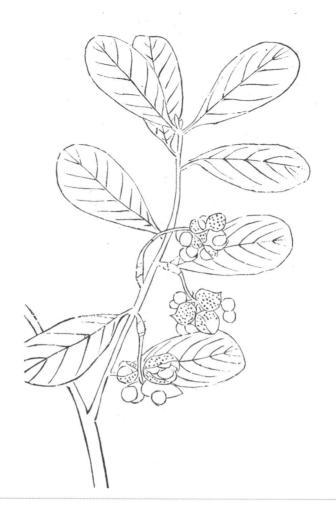

图 1710　金丝杜仲

〔新释〕

　　吴其濬新描述的云南物种。据《图考》图（图 1710）、文，该种为灌木（矮木）；叶"长寸许，本瘦末团"，倒卵形，先端圆钝，基部楔形，侧脉每边 5～7 条，面青背黄，叶柄短，托叶痕为叶柄长的 2/3 或达顶端；花梗粗短，有 1 苞片脱落痕，聚合果 5 个以上蓇葖果，蓇葖扁球形，顶端具短尖，残留有毛；种子 1～2 粒，红色。综合上述性状，概貌与《中志》30（1）：163 描述的木兰科含笑属植物云南含笑 *Michelia yunnanensis* Franch. ex Finet et Gagnep. 颇合，该种产于云南中部、南部，生于海拔 1 100～2 300 米的山地灌丛中。模式标本采自蒙自。

　　松村：*Euonymus*；吴批：重出的种，*Euonymus yunnanensis*。同本卷前种"金丝杜仲"。

1630. 红木

　　红木，云南有之。质坚色红，开白花五瓣，微赭。

[新释]

吴其濬新描述的云南物种。据《图考》文、图（图 1711），本种为乔木，其木材坚硬而色红；叶互生，椭圆形，基部楔形延伸成柄，先端钝至急尖，边缘具微波状钝齿；花具柄，单生或 2 朵生于枝端叶腋；萼片先端圆钝，宿存；花瓣 5，白色而略带红色，雄蕊多数；蒴果圆球形，在先端微裂。综合上述性状，与《中志》493：218 和《云志》8 卷所描述的山茶科木荷属植物西南木荷 Schima wallichii (DC.) Choisy 在概貌上基本一致。本种在我国除分布于贵州（南部）、广西（西南）外，在云南产于东南部、南部至西南部，生于海拔（300～）800～1 800（～2 700）米常绿阔叶林或混交林中。

附记：笔者曾在标本室整理过全国木荷属 Schima 标本，发现各种中间过渡型甚多。

《纲要》2：75、吴批：Schima wallichii。

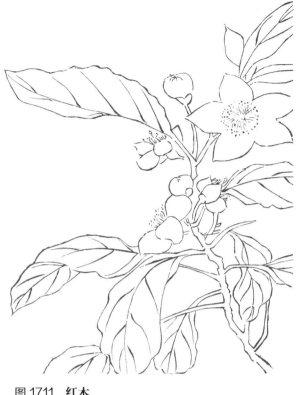

图 1711　红木

1631. 蜡树

蜡树，贵州贵定县种之为林，放蜡取利。毙其枝叶，丛条萌芽，屡翦益茂，道旁伍列，俨如官柳。叶稍团，秋结细角，似椿荚而薄小，悬于叶际。《癸辛杂识》载放蜡法，用盆桎树，叶似茱萸叶，或即此。

[新释]

吴其濬新描述的贵州物种。据《图考》图（图 1712）、文，本种为乔木；奇数羽状复叶，顶生小叶稍大，先端锐尖至渐尖，似具锯齿（绘图作睫毛状），秋结细角，似椿荚而薄小，可放蜡取利；贵州贵定县栽培。综合上述性状，较宜释作《中志》61：30 描述的木犀科梣属植物白蜡树 Fraxinus chinensis Roxb.。该种我国产于南北各省区，多为栽培，也见于海拔 800～1 600 米山地杂木林中。本种在我国栽培历史悠久，分布甚广。主要经济用途为放养白蜡虫生产白蜡，尤以西南各省栽培最盛。贵州西南部山区栽的枝叶特别宽大，常在山地呈半野生状态。其树皮，可作药用。

吴批：Fraxinus chinensis。

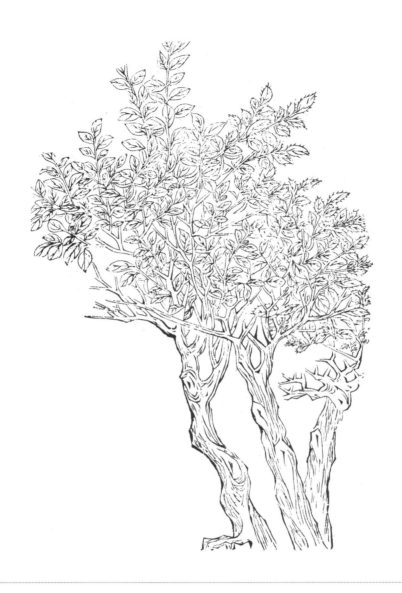

图 1712　蜡树

1632. 枫树

枫树，滇、黔有之，湖南辰沅山中尤多。木性坚重，造船者取以为柁。叶如檀，秋时梢端结实，如红姑娘而长，三棱，中凹有绉，色殷红，内含子数粒如橘核。绛霞烛天，丹缬照岫，先于霜叶，可增秋谱，惟字书无枫字。

[新释]

吴其濬新描述的云南、贵州、湖南分布的

物种。据《图考》图（图 1713）、文，本种为大树；一回（？）羽状复叶，小叶卵形，一侧偏斜，基部钝圆，先端尖，全缘，具羽状脉；蒴果侧面披针状，三棱圆柱形，先端渐尖，果瓣有皱纹，红色，内含数粒如橘核大小的种子。《云志》1：285 考证本种为无患子科栾树属植物复羽叶栾树 *Koelreuteria bipinnata* Franch.。但原图的复叶究竟为一回抑或二回不甚清晰外，小叶全缘，蒴果红色，当为《中志》47（1）：56 描述的全缘叶栾树 *Koelreuteria bipinnata* Franch.var. *integrifoliola* (Merr.) T. Chen（参见《图鉴》2：724，图 3177，作 *Koelreuteria integrifolia* Merr.），描述蒴果幼时紫色。值得怀疑的是绘图的蒴果顶端渐尖，很似栾树 *Koelreuteria paniculata* Laxm. 的果形，是否为 *Koelreuteria bipinnata* 的幼果形态？*Koelreuteria bipinnata* Fr. var. *integrifoliola* 分布于浙江、江苏、安徽、江西、湖南、广西、广东。云南不产。云南、贵州分布的，或复羽叶栾树 *Koelreuteria bipinnata* Franch.，生于海拔 400～2 500 米的山地疏林中，模式标本采自云南洱源。为速生树种，常栽培于庭园供观赏。木材可制家具；种子油工业用。根入药，有消肿、止痛、活血、驱蛔之功，亦治风热咳嗽，花能清肝明目，清热止咳，又为黄色染料。

《云志》在 *Koelreuteria bipinnata* 附记曰：云南文山标本有时锯齿不显或几全缘，但花瓣 4 枚，可与 *Koelreuteria integrifolia* Merr. 相区别，并认为后种是 *Koelreuteria bipinnata* 在我国东南部的替代种。

吴批：*Koelreuteria bipinata*。

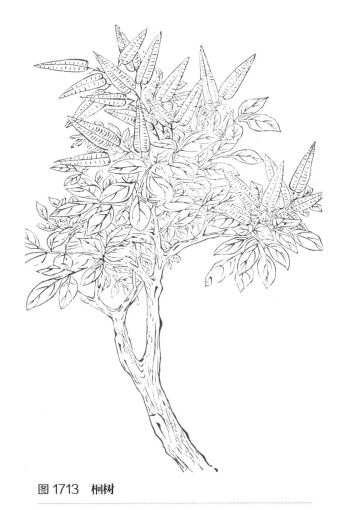

图 1713　桐树

1633. 紫罗花

紫罗花，生云南。子如枸杞。土医云，产妇煎浴，却筋骨痛。一名蛇藤。

[**新释**]

吴其濬新描述的云南物种（图 1714）。为本书卷之二十三紫罗花之重出，图亦相似，但未见叶脉，暂释为鼠李科勾儿茶属植物多花勾儿茶 *Berchemia floribunda* (Wall.) Brongn.，考证过程不赘述。

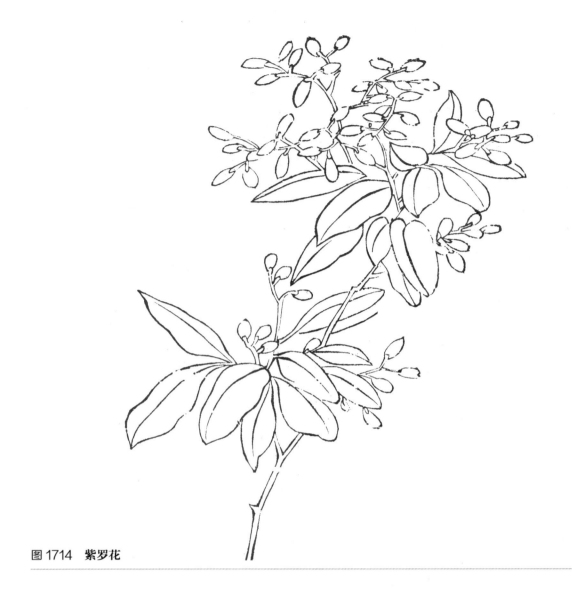

图 1714　紫罗花

1634. 狗椒

狗椒，生云南。茎叶俱有细刺，高二三尺，结实如椒，味亦辛烈，殆莵椒之类。

[新释]

吴其濬新描述的云南物种。据《图考》文、图（图1715），可知本种为具刺灌木，高0.6~1米，叶有二型，单叶和具三小叶的复叶，小叶卵形至椭圆形，边缘具锯齿，基部钝形，先端锐尖，具羽状脉，侧脉4~6对；聚伞圆锥花序腋生或顶生枝端；原图为果枝，果实如椒。据上述性状，以其具二型叶，单叶和具三小叶的复叶，小叶边缘具锯齿，在《云志》记述28种花椒属Zanthoxylum植物中是一个十分显眼的种（需上述三个特征完全吻合），即《中志》43（2）：40

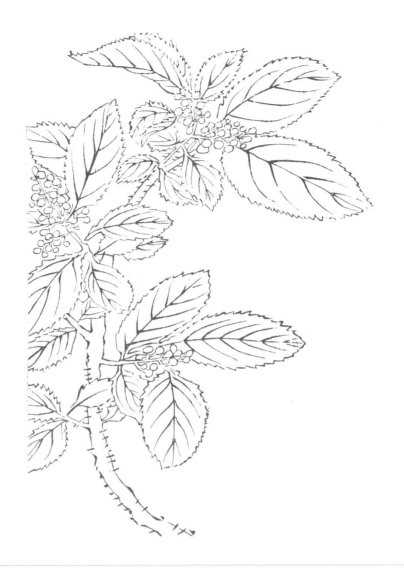

图 1715　狗椒

描述的芸香科花椒属植物异叶花椒 *Zanthoxylum ovalifolium* Wight。但《中志》和《云志》都未考证，虽然在其他的种中也引有狗椒作为别名的，都是某地的土名。本种为我国特有种，除分布于湖北、湖南、陕西、四川、贵州、广西、广东、海南、台湾外；在云南产于昆明、孟连、屏边等地，生于海拔 700～2 100 米石灰岩灌丛及阳坡路旁。其根皮用作草药。味辛，麻辣，性平。舒筋活血，消肿，镇痛。果作健胃及驱虫剂。

1635. 马椒

马椒，生云南。如狗椒，而长条对叶如初生槐叶，结实作球。

［新释］

　　吴其濬新描述的云南物种。据《图考》文、图（图1716），本种也为椒类植物（如狗椒，参见前一种），但其叶互生，为具8～12对小叶的奇数羽状复叶，有如此多对小叶在《云志》记述云南产28种花椒属 *Zanthoxylum* 植物中也是特突出的一种，聚伞圆锥花序腋生。吴批 *Zanthoxylum multifoliolatum* Hemsl.，现《中志》43（2）：23和《云志》6：707将该名作为芸香科花椒属植物多叶花椒 *Zanthoxylum multijugum* Franch. 的异名。该种为我国特有种，除贵州有分布外，在云南产于中部以北地区，生于海拔1100～2100米的石灰岩杂木林林缘及灌丛中。云南路南土名马花椒。

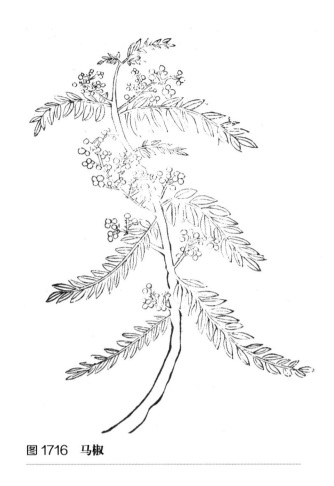

图1716　马椒

1636. 大黄连

　　大黄连，生云南。大树，枝多长刺，刺必三以为族。小叶如指甲，亦攒生。结青白实，木心黄如黄柏。味苦，土人云可以代黄连，故名。

［新释］

　　吴其濬新描述的云南物种。据《图考》文、图（图1717），该种为大树（显系错误，小檗属 *Berberis* 植物均为灌木）；小枝具单刺，在主干上具三刺为簇；叶如指甲大小，倒卵状椭圆形，数叶簇生，边全缘；花8至10余朵（花柄也算一朵花），成总状至亚圆锥形。《中志》29：139、《云志》7：95、《纲要》及吴批皆作小檗科小檗

属植物粉叶小檗 *Berberis pruinosa* Franch.。查《中志》《云志》的 *Berberis pruinosa* 及《滇南本草》的 *Berberis kunmingensis* 的描述，花均为簇生，叶通常具1～6齿，和《图考》的原图、文大相径庭，故本种的学名有待进一步考订。《中志》误作"大黄连刺"。

　　陈嵘《中国树木分类学》第274页采用 *Berberis chinensis* Poir. (*Berberis sinensis* Desf.)。核对本书的描述，"叶倒披针形以至倒卵状披针

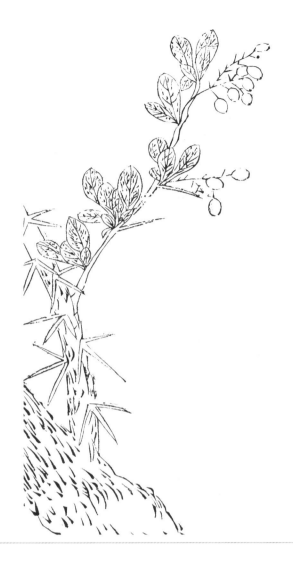

图 1717　大黄连

形，长四分五厘至一寸二分……全缘或具数牙
齿……花在总梗上有花 10 至 12 朵，成总状花
序……"颇似《图考》所指植物。但《中志》

和《云南》对上述二名均未提及。

　　松村：*Berberis chinensis* DC.、*Berberis
wallichiana* DC.。

1637. 寄母

寄母，寄生各树上。长叶，秋结红实如珠，鸟食其实，遗于树上即生。

[新释]

　　吴其濬新描述的物种。据《图考》图（图

1718）、文，该种乔木；叶片卵状长圆形，先端
长渐尖，基部阔楔形，不对称，边缘具锯齿，
叶柄纤细；果实聚生在叶腋内，果实小，球形，

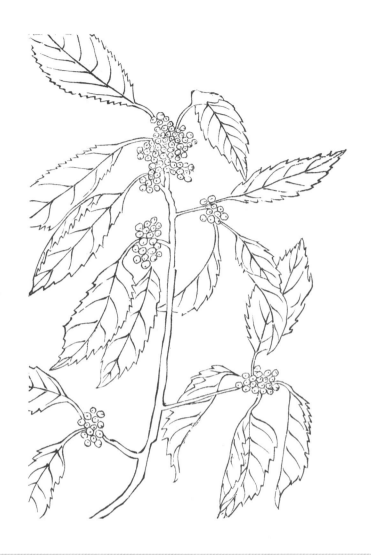

图 1718　寄母

成熟时红色（红实如珠），果期秋季。据上述性状，暂释作《中志》45（2）：248 描述的冬青科冬青属植物小果冬青 *Ilex micrococca* Maxim.。该种我国产于浙江、安徽、福建、台湾、江西、湖北、湖南、广东、广西、海南、四川、贵州和云南等省区，生于海拔 500～1 300 米的山地常绿阔叶林内。其树皮可药用，有止痛之功效。

松村：*Ilex*；吴批：图上叶有齿，结实累累，似非寄生，误以寄主为寄生了。

1638. 刺绿皮

刺绿皮，生云南。树高丈余，长条短枝，枝梢作刺。细叶蒙密，结小青黑实，簇簇满枝。树皮绿厚，土人以染绿。

[新释]

　　吴其濬新描述的云南物种。据《图考》文、图（图 1719）可知本种为高达 3 米的树木，树皮绿皮，具有长、短枝，长枝端稍成刺；生于长枝上的叶稀疏，对生，椭圆状披针形至椭圆状条形，具短柄，全缘，基部楔形至钝形，先端锐尖；生于短枝上的叶为簇生，比长枝的叶短小；聚伞花序短小，具 6～7 朵花，生于对生的短枝叶腋间；果实球形，熟则青黑色，满枝都是果实，土人以树皮和果实作染绿色的原料。综合上述性状，与《中志》48（1）：68 描述的鼠李科鼠李属植物冻绿 *Rhamnus utilis* Decne. 概貌较似，所差的是原图的叶片较狭长，考虑到本种分布较广，在叶形及枝端的针刺等常多变异，应在该种变异范围之内。*Rhamnus utilis* 在北方有一种替代种柳叶鼠李 *Rhamnus erythroxylon* Pall.，该种分布于内蒙古、河北、山西、陕西、甘肃、青海，其叶狭长如原图，可参考《图鉴》2：763，图 3255。冻绿 *Rhamnus utilis* 在我国广布于西藏、四川、云南、贵州、广西、广东、湖南、湖北、江西、福建、浙江、江苏、安徽、山西、河北、河南、陕西、甘肃，在云南产于大关，生于海拔 1 200～1 500 米的山坡灌丛或林下。

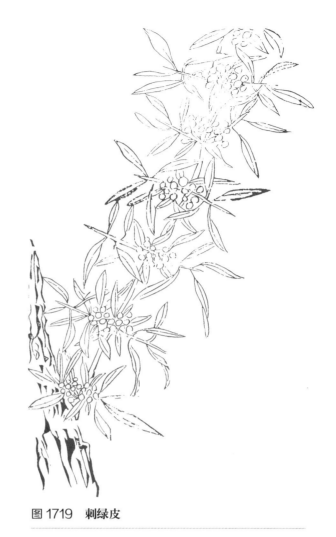

图 1719　刺绿皮

　　吴批：*Rhamnus leveilleana*。即 *Rhamnus leveilleana* Fedde，该名已讨论过，见铁马鞭条下。

《植物名实图考》

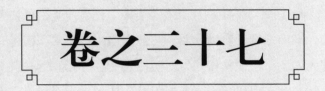

卷之三十七

固始吴其濬　著　蒙自陆应谷　校刊

木　类

1639. 椆

《新化县志》：椆，《山经》[1]虎首山多椆。《说文》：木也。《类篇》：寒而不凋。今俗名梁山树，多枝叶，亭亭如盖，叶青黑，冬荣。《邵阳县志》：椆有红白二种，红为上，白次之。质坚而性柔，作器须浸水，经岁方坚实，否则移时即裂而翘。《辰溪县志》：梼有红白二种。白者呼蒿荆梼，红者为岩梼。性直而坚，可扛舆，大者可作油榨。

按江西之樟，湖南之椆，所为什器，几遍遐迩。然樟木江南多有，惟不逾岭而南。椆木则湖南而外无闻焉。字或作梼，《新化县志》据《山经》作椆，较为确晰。其木质重而坚，耐久不蛀。叶亦似樟稍小，亦似山茶。枝干皮光而灰黑，木纹似栗而斜。《邵阳县志》谓必浸水经岁而后坚实。不知凡竹木作器，皆宜浸之以水，使其生气尽而汁液泄，然后可任斧凿，否则风燥而生蠹，湿蒸而生菌。植物皆然，不独椆也。

《永顺府志》：土纸，四县皆出，梼树皮为之，佳者稍白，然粗涩不中书。则梼亦可为纸。

[新释]

《中志》22：186 释"椆"作壳斗科柯属植物柯 *Lithocarpus glaber* (Thunb.) Nakai 的中文别名，但未注出处。该种我国产于秦岭南坡以南各地，但北回归线以南极少见，海南和云南南部不产，生于海拔约 1 500 米以下坡地杂木林中，阳坡较常见，常因被砍伐，故生成灌木状。

从两县志文字看，似为红、白两种。柯属 *Lithocarpus* 我国分布 100 多种。红椆，当为其中木材红色或褐红色者多种。白椆，为该属木材淡棕色或黄白色者多种。《图考》图（图1720）描绘为一大乔木和一枝条，未见花果，叶似倒卵形，基部楔形，全缘。仅从绘图提供的有限性状，很难鉴定为 *Lithocarpus glaber*。暂仅遵《中志》意见而已。但湖南产者，以本种为常见种。

松村：*Quercus glauca* Th.，《牧野日本植物图鉴》认为该汉名为误用；吴批：*Lithocarpus*。

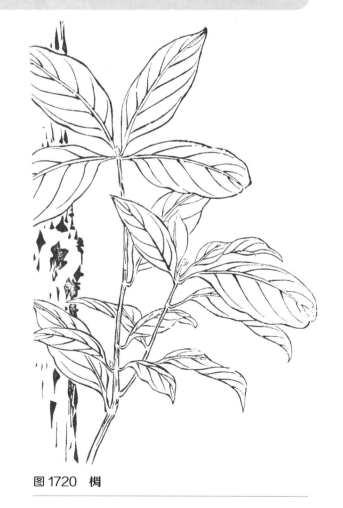

图 1720 椆

［注］

1 《山经》：为《山海经》的一部分，有《南山经》《西山经》《北山经》《东山经》和《中山经》5卷，主要记载上古地理中诸山。

1640. 黄连木

黄连木，江西、湖广多有之。大合抱，高数丈，叶似椿而小。春时新芽微红黄色，人竞采取腌食。曝以为饮，味苦，回甘如橄榄，暑月可清热生津。杭人以甘草、青梅同煮啖之，则五味备矣。故《救荒本草》：黄楝树，生郑州南山野中。叶如初生椿叶而极小，又似楝叶色微黄。开花紫赤色，结子如豌豆大，生青熟红，亦紫色。叶味苦，采嫩芽叶煠熟，水浸去苦味，油盐调食。蒸芽曝干，亦可作茶煮饮。形状、功用正同。唯南方未见其花实为异。其木理坚实。《广西通志》：黄连木，各州县出，最能经久，即《峤南琐记》[1]所谓胜铁力木者。唯《湘潭县志》以为即楷木，未知所本。楚人呼连与栗同音，字或作槤，或作鹏。春时乡人有摘芽售于城市者，呼为黄鹏芽。《五杂俎》[2]：曲阜孔林有楷木，相传子贡手植者，其树十余围，今已枯死。其遗种延生甚蕃，其芽香苦，可烹以代茶，亦可干而茹之。其木可为笏枕及棋枰，云敲之声甚响而不裂，故宜棋也。枕之无恶梦，故宜枕也。此木圣贤之遗迹，而守土之官，日逐采伐制器，以充馈遗，今其所存寥寥，反不及商丘之木，以不才终天年。不亦可恨之甚哉。

按所述芽味香苦，似即黄连木。或作《湘潭志》者为鲁人，故识之。

［新释］

此条图、文重出。《救荒本草译注》释黄楝树为漆树科黄连木属植物黄连木 *Pistacia chinensis* Bunge。《图考》本条文、图（图 1721）描绘的植物与《救荒》的黄楝树同种。该种我国产于长江以南各省区及华北、西北，生于海拔 140～3 550 米的石山林中。菲律宾亦有分布。模式标本采自北京。其早春嫩芽可做野菜食用。山东曲阜孔林中所植楷木，也为该种。传说孔子弟子子贡奔丧带到曲阜，守墓多年，精心种植楷木，并用楷木雕刻了孔子的形象。

但文中提及《峤南琐记》铁力木，应为《中志》50（2）：80 描述的藤黄科铁力木属植物铁力木 *Mesua ferrea* L.，此为该种在我国的首次记载。《长编》卷二十二收铁力木，所引《广西通志》文字，与此处不同。《图考》引《广西通志》黄连木。吴其濬将两类群误作一种了。

《中志》、吴批：*Pistacia chinensis* Bunge。

［注］

1 《峤南琐记》：明代魏浚撰笔记作品，主要记述粤西杂事。

2 《五杂俎》：明代谢肇淛撰的笔记类著作。

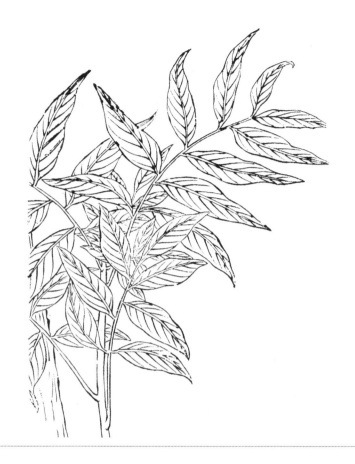

图 1721　黄连木

1641. 青冈树

《救荒本草》：青冈树，旧不载所初州土，今处处有之。其木大而结橡斗者为橡栎，小而不结橡斗者为青冈。其青冈树枝叶条干皆类橡栎，但叶色颇青而少，花又味苦，性平无毒。采嫩叶煠熟，以水浸渍，作成黄色，换水淘净，油盐调食。

按青冈树与橡栎杂生冈阜，盖一类而无花实者，其梢头往往结一绿球，细如棕丝颇硬。贵州土绸，即此树蚕茧也，其利溥矣。桑有葚，橡有栗，皆不宜蚕，一理耳。今以《橡谱》附于后。湖南俚医呼为白栗球，又呼矮脚栗，以其丝球至秋圆白，如去谷之栗。用治红痢、白浊。

《橡茧识语》。

零娄农曰：黔山瘠民，草服不给，陈府君被以绨绮[1]而有赢焉，俎豆[2]报之，宜也。原标橡茧，郑君谱之，易曰樗，一字之师辨矣，然非以通俗。夫虫食树吐丝以为巢，必树美者丝美。桑叶沃若，茧之上也。柘汁黄。豫之商城，荆之荆门、辰溪，其土绢皆柘汁也。赣之信丰、安远，以乌臼饲蚕则丝暗，以蜡树饲蚕则丝鲜。嘉应之程乡，畦树而蚕，食某叶者为某茧。琼之文章蚕食山栗，服之不敝，新兴茧亦然。楝之丝，湖人以织裹巾。枫之丝，粤人以为缘，且弦琴瑟。樟之丝，湘人以为钓缗。徐元扈曰：树皆可蚕，其信然欤。然槐蚕大如蚁，榆之蛾如蚱蜢，茧皆如蛛纲，弗任织。樗之蠖，以少丝纠数木叶为穴而跧焉，摘而掷之，曳其穴以行。是蠢蠢者，乌能为此枭枭也。橡之树坚，其色褐，叶劲而泽，其无实者曰青冈，叶愈厚且大，柘之次也。蚕食焉而肖，故丝劲而色亦褐。陆元恪曰：山樗与下田樗无异，不以为栲。其释栲也，曰似栎，不以为樗。若宗陆说，则宜曰栲而后可。

[**新释**] ————————

《长编》卷二十二收青冈树文献。《图考》图为吴其濬新绘（图1722）。叶具粗圆齿。据概貌，较宜释为壳斗科栎属植物蒙古栎 *Quercus mongolica* Fisch. ex Ledeb.。本条文字"梢头往往结一绿球"及绘图显示"球状"物，当为虫瘿。《救荒》的青冈树，文字中记录的为

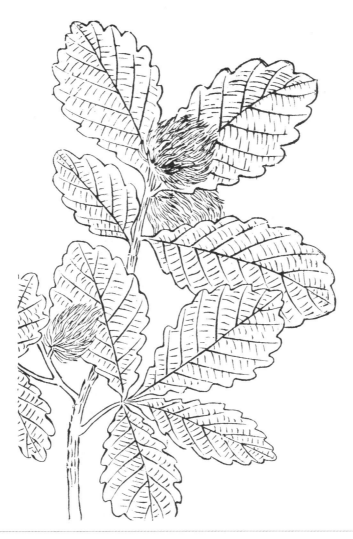

图 1722　青冈树

壳斗科栎属多种植物 *Quescus* spp.。文中提及放蚕之橡树，我国可放养蚕的栎属 *Quercus* 植物有 10 多种。蒙古栎是其中之一。

松村：*Quercus*；吴批：*Quescus* sp.。

1642. 宝树

宝树，生庐山佛寺。亭亭直立，叶如松杉而有歧枝。相传明时开一花如莲。考《酉阳杂俎》：巴陵僧房忽生一木，外国僧见曰：此婆罗也。元嘉初开一花如莲，或即此类。《华夷花木考》[1]：婆罗树，每枝生叶七片，有花穗甚长，而黄如栗花，秋后结实如栗，可食。此乃天师栗，非婆罗树，李时珍亦云然。

［新释］

吴其濬新描述的江西物种。据《图考》图（图 1723），可知本种为高大乔木（"亭亭直立"）；枝条细长，顶端似下垂；叶钻形，密生枝上；多栽培于寺院。较宜释为《中志》7：294 描述的柏科柳杉属植物柳杉 *Cryptomeria fortunei* Hooibrenk ex Otto et Dietr.。该种为我国特有种，浙江天目山、福建南屏三千八百坎、江西庐山等地，有数百年老树。原文作"开一花如莲"似指雌球花，盖因种鳞背部有三个分离的苞鳞尖头，向四方开展，似呈佛座的莲花。柳杉属 *Cryptomeria* 为东亚特有属，中国一种 *Cryptomeria fortunei*，日本一种日本柳杉 *Cryptomeria japonica* (L. f.) D. Don。后者我国 20 世纪有引种栽培。两种区别甚小，前者 *FOC* 修订作 *Cryptomeria japonica* var. *sinensis* Miquel。

《纲要》1：13、吴批：*Cryptomeria fortunei* Hooibrenk et Otto et Dietr.。

《华夷花木考》记载的婆罗树，非柳杉 *Cryptomeria fortunei*。据其原文文字"每枝生叶

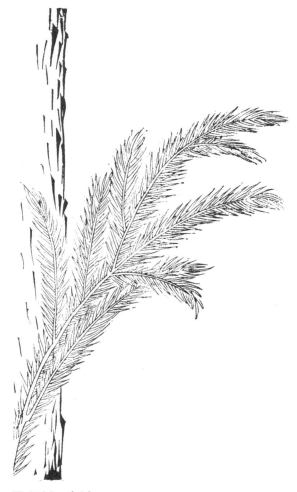

图 1723　宝树

七片"（意即为具小叶的复叶），"秋后结实如栗，可食"（即蒴果开裂后含一种子，种子如栗子大小），显然是指七叶树科七叶树属 *Aesculus* 植物。原文："此乃天师栗，非婆罗树，李时珍亦云然。"按《中志》记录该属我国有 10 余种，除外来种 *Aesculus turbinata* Bl.（产日本），*Aesculus hippocastanum* L.（产欧洲）外，其他各种区别甚微，大致可分两类，华北和华中为一类，主要主类为七叶树 *Aesculus chinensis* Bunge 和天师栗 *Aesculus wilsonii* Rehd.，另一类产于云南，以云南七叶树 *Aesculus wangii* Hu ex Fang 为主。向秋云与汤彦承曾以分子证据做过本科（即本属）的研究。他们在采集标本和观察标本室的标本时，发现在形态上，*Aesculus chinensis*

和 *Aesculus wilsonii* 都不分清楚。前者一般称为七叶树，多在华北栽培；而分布至华中、华西的野生种类称为天师栗或婆罗子（指天师栗的种子）。若按照《本草纲目》意见，婆罗树的学名宜订为天师栗 *Aesculus wilsonii* Redh.。《云志》15：15 记录在云南东北一角（镇雄、彝良、大关、绥江）也产，生于海拔 1 400～1 900 米的杂木林中。从区系分区来讲，已属华中区系。今 *FOC*，天师栗 *Aesculus wilsonii* 已修订作 *Aesculus chinensis* var. *wilsonii* (Rehd.) Turland et N. H. Xia。

［注］

1 《华夷花木考》：即明代慎懋官著《华夷花木鸟兽珍玩考》。

1643. 罗汉松

> 罗汉松，繁叶长润，如竹而团，多植盆玩，实如罗汉形，故名。或云实可食。又有以为即竹柏者。考《益部方物记》：竹柏叶繁长而箬似竹。如以箬为落叶则甚肖，若以为笋箬则绝不类，存以俟考。滇南罗汉松，实大如拇指，绿首绛趺，形状端好，趺嫩味甜，钉盘尤雅。俗云食之能益心气，盖与松柏子同功。

［新释］

本条新描述了滇南罗汉松、罗汉松和《益部方物纪》描述的竹柏三种植物。

据《图考》文、图（图 1724），可得知本种为木本植物；叶条状披针形，螺旋状着生于枝端，先端钝，基部楔形，无柄，中脉明显；种子圆形，种托圆柱状，无柄（生于叶腋）。实可食，多盆栽。《中志》7：412 考订为罗汉松科罗汉松属植物罗汉松 *Podocarpus macrophyllus* (Thunb.) D. Don，吴批为其变种

var. *makai* Endl.，与原变种的区别在外形上其叶先端钝或圆。《图考》图上叶先端比《中志》原变种 *Podocarpus macrophyllus* var. *macrophyllus* 附图的叶先端较钝，故宜释作短叶罗汉松 *Podocarpus macrophyllus* (Thunb.) D. Don var. *nakaii* Endl.，该变种可为盆栽。原产于日本，我国江苏、浙江、福建、江西、湖南、湖北、陕西、四川、云南、贵州、广西、广东等省区均有栽培，作庭园树。罗汉松的叶变异较大，螺旋状着生，与滇南罗汉松的区别主要在种子具较长的柄，长 1～1.5 厘米（《中志》7：412、

《云志》4：106.），因后者无绘图，无法区别。

滇南罗汉松，吴批：*Podocarpus forrestii*，谅系完全依据其分布情况而定。《中志》7：415 描述大理罗汉松 *Podocarpus forrestii* Craib et W. W. Smith 与罗汉松 *Podocarpus macrophyllus* 的区别不在于种子大小和颜色，而主要在于它的叶狭矩圆形或矩圆状条形，先端钝或微圆，而短小，该性状在《图考》原文中并未有描述。《中志》7：415 描述的大理罗汉松 *Podocarpus forrestii*，郑万钧命名它为"大理罗汉松"，始见于陈嵘《中国树木分类学》，因其模式标本采自大理苍山，野生者只见于大理。吴其濬命名它为滇南罗汉松，谅系当时昆明植于庭园。我们认为宜采用吴其濬所名。附记：按吴其濬原文"绿首绛跗"，指种托为红色，但据陈嵘，种托为蓝色，存疑。

《图考》引《益部方物记》记载的竹柏，吴批：*Nageia nagi*。该名《中志》7：404 作为罗汉松科罗汉松属植物竹柏 *Podocarpus nagi* (Thunb.) Zoll. et Mor. ex Zoll. 的异名。陈嵘《中国树木分类学》第 13 页及《中志》7：404 均谓该名始载于《本草纲目》，在第三十四卷"柏"下最后一句"峨眉山中一种竹叶柏身者，谓之竹柏"。同意松村、陈嵘《中国树木分类学》《中志》7：404 和《云志》4：102 意见，释为竹柏 *Podocarpus nagi* (Thunb.) Zoll. et Merr. ex Zoll.［FOC 已经独立作竹柏属，竹柏 *Nageia*

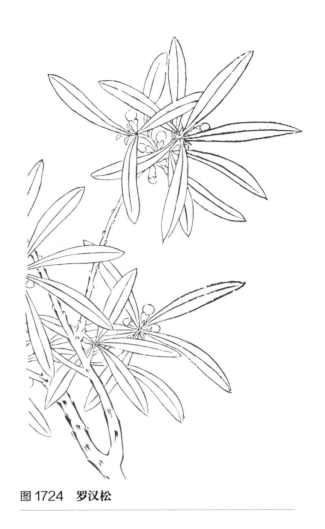

图 1724　罗汉松

nagi (Thunb.) Kuntze］。本种与前二种罗汉松主要区别在于：无膨大种托，叶对生，宽、卵形、卵状椭圆形至披针椭圆形，有多数并列的细脉而无中脉，在我国分布于浙江、福建、江西、湖南、广西、广东、四川，在云南有栽培。

1644. 何树

何树，江西多有之。材中栋梁。《本草拾遗》有柯树，或即此。

零娄农曰：何树，巨木也，宫室器具之用，益于民大矣。然志书或曰柯，或曰桐，或曰和。南城以木名其山，而不知于古为何木。无名之朴，木之不幸欤。以无名而为求木者所不及，山径之蹊，扶疏荫涂，其视松杉不拱把而寻斧者，又非至幸欤！昔有僧氏何，问其里，亦曰何国人。然则何树者，其何国之木，而何氏之僧所手植欤？

〔新释〕

吴其濬新描述的江西物种。据《图考》文、图（图1725），本种为高大树木；叶互生，具短柄，椭圆形，全缘或个别叶上部呈微波状，先端尖，基部楔形，有5～6对羽状侧脉；果小，球形，基有宿萼，具直立之梗，梗长约为叶之1/4或更短。应隶山茶科木荷属 *Schima*。该属在叶形上变异较大，木荷 *Schima superba* Gardn. et Champ. 为我国分布最广的一种，与西南木荷 *Schima wallichii* (DC.) Choisy 在西南地区重叠。在重叠处，两者似不可分。前者分布可北延伸至安徽、浙江、福建。后者在《图考》卷之三十六以"红木"之名收录。此处姑暂遵《图鉴》2：861、《中志》49（3）：224 二书的考证意见，释为山茶科木荷属植物木荷 *Schima superba* Gardn. et Champ.。

吴批：*Schima superba*。

附记：《中志》49（3）：211 报道本属植物约30种，我国有21种，其中张宏达所发表的新种10种，占我国种类之半。其检索表第一项以叶全缘和有锯齿分成二大类。期待新修订。

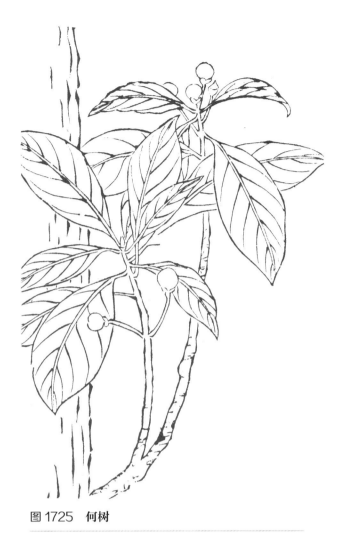

图 1725　何树

1645. 榕

榕树，两广极多，不材之木。然其叶可荫行人，可肥田亩。木岁久则成伽南香，根大如屋。江西南赣皆有之，稍北遇寒即枯，故有榕不过吉之谚。或以为即蜀之枬木。但苏子瞻蜀人，在惠在琼，无一语及之。李调元《南越笔记》叙榕木甚详，亦不谓即枬。李亦蜀人也。

〔新释〕

吴其濬新描述的两广物种。《图考》图较简略，据图（图1726）、文可知本种为一大乔木；

根大如屋，谅系指茎基部的直径粗大；其叶可荫人，谅系树冠广展；叶互生，具短柄，狭椭圆形，先端尖，基部钝至宽楔形，全缘，具羽状脉，侧脉4～5对。据上述特征，与《中志》

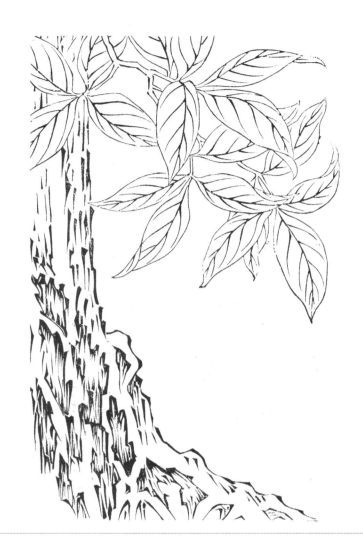

图 1726　榕

23（1）：112 和《云志》6：619 所描述的桑科榕属植物榕树 *Ficus microcarpa* L. f. 在概貌上较接近，《纲要》2：17 也持此意见。该种我国产于台湾、浙江（南部）、福建、广东（及沿海岛屿）、广西、湖北（武汉至十堰栽培）、贵州、云南［海拔 174～1 240（～1 900）米］。

楻一名，仅在"榕"条提及而已（但苏子瞻蜀人，在惠在琼，无一语及之。李调元《南越笔记》叙榕木甚详，亦不谓即楻，李亦蜀人也）。陈嵘《中国树木分类学》《中志》21：102，均释楻木为桦木科桤木属植物桤木 *Alnus cremastogyne* Bark.。前书谓"四川峨眉土名"，后者更统称为"四川土名"。不知此中名出自何书？

1646. 棵木

《宁乡县志》：棚质坚而绵，作器具良。浸水有膏黏，妇人以沐发。有沙棚、虹棚，叶间结包生蚊。《衡山县志》：根结实如衣扣。破之有数蚊飞出。《龙山县志》：構，《左传正义》木有榆者，俗呼为樀榆，盖为構也。有红、白二种，大树，皮厚寸许者，性胶可和香料。叶圆而淡黄。俗作粮与榔者，皆误。俗有杉構、郁構、柏構、硬壳構之名，杉構为佳。

按根木，湖南、赣南多有之，非珍木也。作志者多以榔榆为说，其实南方榔榆，秋结荚者，亦间有之。陈藏器谓南方有刺榆，无大榆。今椶木无刺、无荚，非榔榆也。《宁乡》《衡山县志》皆谓有蚊蚉生于实内。余考《北户录》蚉母木，即《南越志》所云古度树，一呼郫子，南人号曰柂实，从木皮中出，如缀珠玑，大如樱桃，黄即可食。过则实中化蛾飞出，亦有为蚊子者。其说与《宁乡》《衡山县志》合。则蚉根即蚉母无疑。又《攸县志》，有一种柂树，干甚端伟，四时常青，当即《北户录》所谓南人号曰柂矣。此树叶青黑，比榆树叶肥涩，搓之亦黏。赣南并其叶合香，不独皮也。其实初熟时，小儿亦取食之。惟实从皮中出，则未敢信。南方湿热，凡树木叶茎间，忽结红绿小实，色甚鲜明，摘置案间，俄即蠕动，或飞或伸为蛾为蟥，土人皆曰虫果。余在广东见大树如椿，枝干磥砢，隐隐隆起。侵晓则有无数苍蝇飞出，或蚉母所结之实，老则化蚊。而叶间所结之包，亦即蚊蚉所蕴，《北户录》合而为一欤？又《广西通志》，蚊子树如冬青，实如枇杷。子熟坼裂，有蚊子飞出，或即此木。但岭南愈热，树木生蚉，恐尚不止一二种。又《格古要论》，椤木出湖广。椶木，椤、柂声近，盖即一木。滇南呼婆树。则语有轻重耳，实椶木之一种也。

[新释]

本条文、图（图1727）包含多种植物。《图考》引《宁乡县志》的椶木，吴批：*Aphananthe aspera*。即榆科糙叶树属植物糙叶树 *Aphananthe aspera* (Thunb.) Planch.。理由如下：① 卷之三十七椆木和蚉椆图二种所附原图确十分相似。② 椶木原文作"叶间结包生蚊"，故有蚉椆之称，和蚊椆条文作"蚉椆生蚊，又有从实中生者"，所述二者均为寄主植物。③ *Aphananthe aspera* 学名的加词 aspera 即粗糙之意，本种有别名为"沙椆"，似指其叶为粗糙。牧野富太郎《牧野日本植物图鉴》653，图1959，说本种的汉名为"糙叶树"。

《图考》绘图无花果，所云果与虫瘿相混，非榔榆 *Ulmus parvifolia* 则可以肯定。叶形、齿、纹似糙叶树 *Aphananthe aspera* (Thunb.) Planch.。

该种在我国产于山西、山东、江苏、安徽、浙江、江西、福建、台湾、湖南、湖北、广东、广西、四川（东南部）、贵州和云南（东南部），在华东和华北地区生于海拔150～600米，在西南和中南地区生于海拔500～1000米的山谷、溪边林中。生长较迅速，华东地区有栽培。文中有刺榆，疑即 *Hemiptelea davidii* (Hance) Planch.

《龙山县志》引《左传正义》構、《图考》引《广西通志》蚊子树，附椶木条下，吴批 *Distylium racemosum*。该种即《中志》35（2）：102、《图鉴》2：167，图2064描述的金缕梅科蚊母树属植物蚊母树 *Distylium racemosum* Sieb. et Zucc.。按正常情况下，本种为卵圆的蒴果，上半部两片开裂，每片顶端2浅裂。据《图考》原文描述，"实如枇杷。子熟坼裂，有蚊子飞出"，谅系某种昆虫寄生，果实大如枇

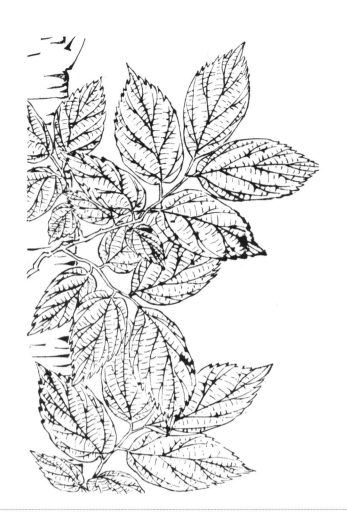

图 1727　榔木

杷，果实破裂后，成虫飞出如蚊子。核实《中志》35（2）：102、《图鉴》2：167，图 2064 和《云志》各书，对该属植物有些特点均不作描写，而牧野在其《牧野日本植物图鉴》第476 页，图 1428，非但绘出正常树枝和果实情况，同时也绘出叶有虫瘿基生和如枇杷状果实的枝条，并描述"其虫瘿膨大，在有风或有动静时"，发出的声音。他还指出"汉名，蚊母树（误用）"后一句话可能是指松村任三考证蚊母树（《本草纲目》）为 *Distylium racemosum* Sieb. et Zucc. var. *Chinensis* Franch.。 据以上所述，宜释为金缕梅科蚊母树属植物蚊母树 *Distylium racemosum* Sieb. et Zucc.。

《长编》卷十六收《交州记》古度，《图考》未单独立条，文字收入本条，应为桑科榕属 *Ficus* 植物。

1647. 虻榔

虻榔，湖南多有之，说具榔树下。树与各种榔同，惟结实如小豆，生青熟黄，内有子一粒极硬。其叶多黑斑，隆起如沙，茎间亦有小苞。土人云：化蚊者即叶上之沙与茎间之苞，非实中化出。盖其叶上黑斑，已微具蚊形，而茎上之苞，则遗种所孕，理可信也。俚医以为跌打损伤之药。

〔新释〕

据《图考》绘图（图1728），其叶非榆科朴属 *Celtis* 植物的特征，因其叶脉大部分三出脉或近似三出脉。原图的叶是典型的羽状脉，为榆属 *Ulmus* 植物无疑。但原文曰"惟结实如小豆，青生熟黄，内有一粒极硬"，这的确是指榆属 *Celtis* 植物果实的性状。故我们认为，吴其濬误把榆属 *Ulmus* 植物的叶和榆属 *Celtis* 植物的果实混杂在一起。又原图的叶上生虫瘿，榆属 *Ulmus* 植物多有之，但原图的果序具如此多的果实，可能也是吴其濬混淆两植物，想象为之，因榆属 *Celtis* 植物果序多为2～3个果实而已。

吴批：图说似 *Celtis* 着果者。

〔注〕

1 榔：在《图考》卷之三十三"榆"条下，作"榆，《本经》上品，今以有荚者为姑榆，无荚者为郎榆。南方榆秋深始结荚，不可食，即《拾遗》之榔榆也"。榔榆为榆科榆属植物榔榆 *Ulmus parvifolia* Jacq.。

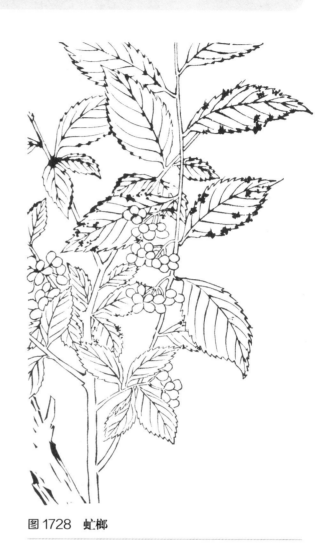

图 1728　虻榔

1648. 蚊榔树

蚊榔，为榔树一种，而蚊榔生蚊，又有从实中生者。其实初青有尖，如毛桃而小如豆，剥开有虫如子孑。老则实黑而枯，虫化蚊而实成灰矣。叶化蚊者，叶尽而实存。实化蚊者，实尽而叶存，以此别之。

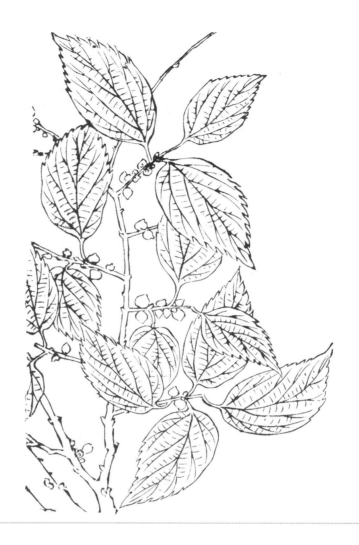

图 1729　蚊榔树

［新释］

　　吴其濬新描述的物种。据《图考》文、图（图 1729），可知本种系乔木；叶互生，卵形，先端锐尖，基部钝圆，有时多少偏斜，具柄，似具三出脉，中部以上有锯齿；核果近圆球形或卵形，近无柄，单生叶腋或多个排生枝条上（后者实误）。原文作"剥开有虫如子孓……虫

化蚊而实成灰矣。叶化蚊者，叶尽而实存"，这一现象有待查核其他志书。详见本书本卷"榔木"条新释内容。据上述性状特征，与《中志》22：390、《云志》12：675 和《图鉴》1：474，图 947 所描述的榆科糙叶树属植物糙叶树 *Aphananthe aspera* (Thunb.) Planch. 在概貌上基本吻合。本种与本卷的榔木为同一种。

　　吴批：*Aphananthe aspera*。

1649. 蚊子树

蚊子树，生南安。与《广西志》叶似冬青微相类，而色黄绿，不光润。余再至南

安，时已冬深，未得见其结实。如枇杷生蚊，樵薪所余，嫩叶复萌。土人皆呼为门子树。蚊、门土音无别，湘南亦然。

[新释]

吴其濬新描述的江西南安物种。《图考》附有枝叶图（图1730），叶全缘，较钝，与《图鉴》2：167，图2064，在叶形上有差别。《图考》图之叶为长圆形，先端钝，基部近楔形，合本卷"桹木"条之所说，《牧野日本植物图鉴》第476页，图1428之叶形甚似。故该种原产日本，分布在我国各地有所变异，也可理解。宜释作金缕梅科蚊母树属植物蚊母树 *Distylium racemosum* Sieb. et Zucc.。该种分布于福建、浙江、台湾、广东、海南，亦见于朝鲜半岛及琉球群岛。

吴批：*Distylum racemosum*。

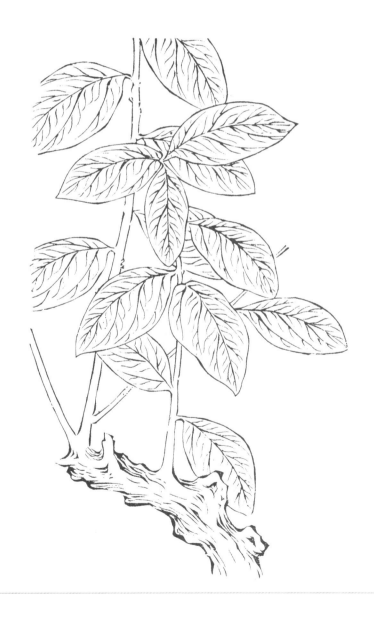

图1730　蚊子树

1650. 八角枫

《简易草药》[1]：八角枫，其叶八角，故名。八角枫五角即五角枫。有花者，其根亦名白龙须。无花者即名八角枫。二树一样，花叶八角，味温无毒，能治筋骨中诸病。

按《本草从新》：八角金盘，苦、辛温、毒烈，治麻痹风毒，打扑瘀血停积，其气猛悍，能开通壅塞，痛淋立止，虚人慎之。植高二三尺，叶如臭梧桐而八角，秋开白花细簇，取近根皮用，即此树也。江西、湖南极多，不经樵采，高至丈余。其叶角甚多，八角言其大者耳。

〔新释〕

《图考》引《简易草药》八角枫。《图考》图（图 1731）为新绘，显示为一灌木的枝条，叶近圆形，顶端短锐尖，基部两侧常不对称，一侧微向下扩张，另一侧向上倾斜，阔楔形 3～5 浅裂（五角即五角枫），裂片短锐尖，基出脉 3～5，成掌状，叶柄细长；聚伞花序腋生，有 10 花，花梗短，花瓣 6，线形，上部开花后反卷。上述性状，与《中志》52（2）：164 描述的八角枫科八角枫属植物八角枫 *Alangium chinense* (Lour.) Harms 在概貌上相似。本种在我国产于河南、陕西、甘肃、江苏、浙江、安徽、福建、台湾、江西、湖北、湖南、四川、贵州、云南、广东、广西和西藏南部，生于海拔 1 800 米以下的山地或疏林中。模式标本采自广州郊区。药用，根名白龙须，茎名白龙条，治风湿、跌打损伤、外伤止血等。

松村：*Marlea platanifolia* S. et Z.；《纲要》《中志》52（2）：164 和吴批皆作八角枫 *Alangium chinense* (Lour.) Harms。

《本草从新》的八角金盘，据文字"植高二三尺，叶如臭梧桐而八角，秋开白花细簇，取近根皮用"，所述仍是八角枫 *Alangium chinense* (Lour.) Harms。日人释为八角金盘属 *Fatsia*，但该属两种不产湖南、江西，一种产于台湾，另一种则产于日本。

〔注〕

[1]《简易草药》：疑为清代道光年间的《集验简易草药》，又名《草药图经》。全书 1 卷，收草药及配图 60 种。作者不详。

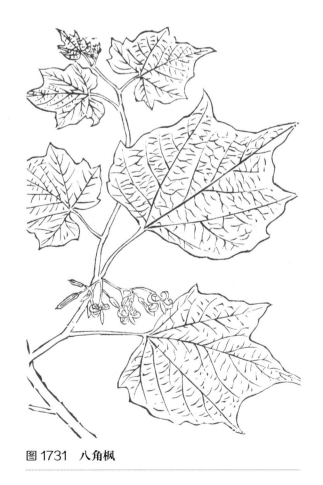

图 1731　八角枫

1651. 野檀

野檀，生袁州。大树亭亭，与檀无异。土人云秋时结实如梨，不可食。色黄可染。檀类多种，其黄檀耶？

[**新释**]

吴其濬新描述的江西物种（图 1732）。黄檀应是《中志》40：119 描述的豆科黄檀属植物黄檀 Dalbergia hupeana Hance。吴批：或是 Pterocarpus indicus?，即《中志》40：122，紫檀属紫檀 Pterocarpus indicus Willd.。这二属的小叶均为互生，非《图考》原图作对生。

邻近的鱼藤属 Derris，小叶为对生。袁州，辖境相当于今江西萍乡、宜春、分宜、新余等地。在我国江西产的有两种，鱼藤 Derris trifoliate Lour. 和中南鱼藤 Derris fordii Oliver，但它们小叶均在 3～5～7，恐也与原图多至 11 枚，有一定的差距。据《图考》文字云"秋时结实如梨"，恐非豆科植物。待考。

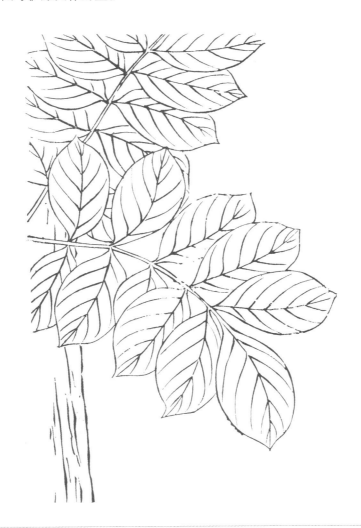

图 1732　野檀

1652. 小蜡树

小蜡树，湖南山阜多有之。高五六尺，茎、叶、花俱似女贞而小，结小青实甚繁。湖南产蜡，有鱼蜡、水蜡二种。鱼蜡树小叶细，水蜡树高叶肥。水蜡树即女贞，此即鱼蜡也。或又谓水冬青叶细嫩，与冬青无大异，可放蜡。此是就人家种莳之树与野生者而言，亦强为分别耳。《宋氏杂部》所云，水冬青叶细，利于养蜡子，亦即指此。李时珍谓有水蜡树，叶微似榆，亦可放虫生蜡，与此异种。

[新释]

吴其濬新描述的湖南物种。据《图考》文、图（图 1733），本种为木本植物，高约 2 米；叶对生，椭圆形至长圆形，先端尖，基部钝，具短柄，边全缘，具羽状脉，侧脉 4～6 对；果近小圆球形，青色，多成顶生于茎和枝端的圆锥花序。据以上特征，与《中志》61：158《云志》4：640、《图鉴》3：362，图 4677 所描述的木犀科女贞属植物小蜡 *Ligustrum sinense* Lour. 在概貌上基本吻合。本种为一多型种，在我国产于江苏、浙江、安徽、江西、福建、台湾、湖北、湖南、广东、广西、贵州、四川、云南等省区，生于山坡、山谷、溪

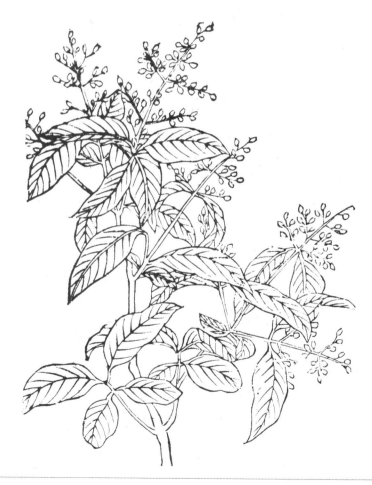

图 1733　小蜡树

边、河旁、路边的密林、疏林或混交林中；海拔 200～2 600 米。西安有栽培。

吴批：*Ligustrum compactum*。即长叶女贞 *Ligustrum compactum* (Wall. ex G. Don) Hook. f. & Thoms. ex Brandis，与 *Ligustrum sinense* Lour. 相近，但在外形上其叶较狭长，多呈披针形。湖南不产。

《图考》引《宋氏杂部》的水冬青，吴批：*Ligustrum quihoui*？因《图考》无形态描述，存以备考。

文中提及《本草纲目》的水蜡树，原文"李时珍谓有水蜡树，叶微似榆，亦可放虫生蜡"，疑为木犀科女贞属植物女贞 *Ligustrum lucidum* Ait.。

1653−1. 牛奶子

牛奶子树，长沙山阜多有之。丛生褐干，叶如橘叶，有微齿。夏间结实，状如衣扣，累累下垂。外有青褐皮，裂壳见黑光如龙眼核，壳内青皮白仁，味苦涩，颇似橡栗，可研粉救饥。俚医取枝茎以为散血之药。

[新释]

吴其濬新描述的湖南物种。据《图考》文、图（图 1734），本种为灌木，树干褐色，叶互生，椭圆形，先端尖，基部钝，有短柄，边具疏齿；果序有 2～4 颗果实，总状，下垂，果卵状椭圆形，青褐色，种子黑色。据上述性状特征，与《中志》60（2）：89、《云志》3：427 和《图鉴》3：336，图 4625 所描述的安息香科安息香属植物野茉莉 *Styrax japonicus* Sieb. et Zucc. 在概貌上基本吻合。本种在我国分布北自秦岭和黄河以南，东起山东、福建，西至云南东北部和四川东部，南至广东和广西北部，生于海拔 400～1 804 米的林中，属阳性树种，生长迅速，喜生于酸性、疏松肥沃、土层较深厚的土壤中。

《纲要》：*Elaeagnus umbellata* Thunb.；吴批：*Styrax japonicus*。

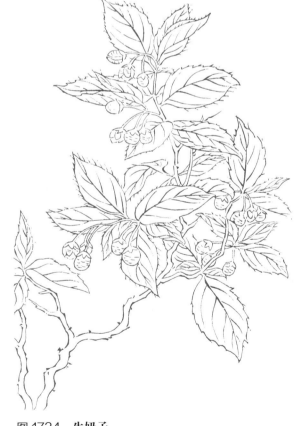

图 1734　牛奶子

1653-2. 牛奶子 又一种

牛奶子，与阳春子[1]树叶皆相似，秋结实如棠梨，色红紫，味微甘而涩，童竖食之。

[新释]

　　吴其濬新描述的物种。据《图考》图、文，木本；叶互生，全缘或具齿；果具宿萼并残存花柱，柄细长；又"秋结实如棠梨，色红紫，味甘酸而涩，童竖食之"。所述非胡颓子属 Elaeagnus 植物，而似安息香科安息香属植物安息香 Styrax chinensis Hu et S. Y. Liang。该种产于广西、云南、湖南、福建，生于海拔300～1200米的密林中。模式标本采自广西龙州。

　　《纲要》2：307：Elaeagnus umbellata Thunb.。

　　吴批：Pourthiaea（=Photinia 蔷薇科）一种。石楠属 Photinia 花朵成顶生伞形，伞房或复伞房花序。非是。

[注]

1 阳春子：见本卷"阳春子"条，胡颓子科胡颓子属植物宜昌胡颓子 Elaeagnus henryi Warb.。

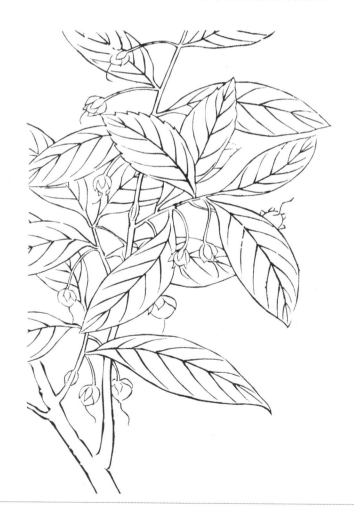

图 1735　牛奶子

1654-1. 羊奶子

羊奶子，湖南山阜多有之。《辰溪县志》：羊奶子茎有小刺，叶如桂而小，上青下白，开小白花，实如羊奶，味甘可食。又羊春子，同类异种。

按《救荒本草》：白棠子树，亦名羊奶子树，形状略同。

［新释］

吴其濬描述的湖南物种。《图考》绘图显示为一木本植物；生于小枝下部的两叶小，近对生，卵状长圆形，生于小枝上部的一枚叶大，为卵状椭圆形或椭圆状披针形，具齿；总状花序顶生或腋生，子房上位，萼宿存；果实球至卵形，顶端急尖，果柄长。安息香科安息香属 *Styrax* 植物。

《辰溪县志》羊奶子，枝条具刺而又分布较广，小白花，实如羊奶，味甘可食。胡颓子科胡颓子属 *Elaeagnus*，湖南常见胡颓子科胡颓子属胡颓子 *Elaeagnus pungens* Thunb.。

《救荒本草》白棠子树，吴批：*Elaeagnus multiflora* Thunb.。《救荒本草译注》释作木半夏 *Elaeognus mulitiflora* Thunb. 及牛奶子 *Elaeagnus umbellata* Thunb.，如据地方名，应为前者。

吴批：*Elaeagnus pungens*。据《纲要》2：306，该学名指《本草拾遗》和《本草纲目》的"胡颓子"，但《纲要》作者未引《图考》羊奶子之名。

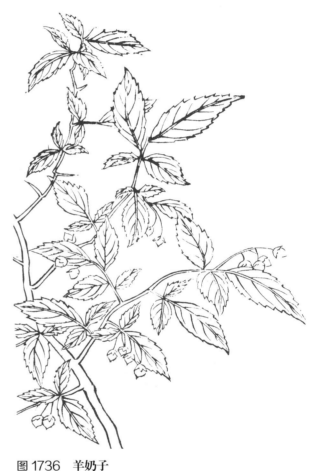

图 1736　羊奶子

1654-2. 羊奶子 又一种

羊奶子，生长沙山冈。丛树无刺，叶如榆叶，光泽而薄。秋结实如海棠果而小，亦长，经霜色红，味酸涩。

[新释]

吴其濬新描述的湖南物种。据《图考》文、图（图 1737），本种为灌木；叶互生，具极短的并，椭圆状长圆形，先端尖，基部钝至楔形，边自近基部以上具疏锯齿，具羽状脉，侧脉约 4 对；果实椭圆状球形，有长柄，2～3 个呈伞形状，无总果梗，生侧枝顶端，成熟后红色，味酸涩。据上述性状特征，参考《中志》36 卷 *Photinia* 分类处理，宜订为蔷薇科石楠属植物褐毛石楠 *Photinia hirsuta* Hand.-Mazz. 或小叶石楠 *Photinia parvifolia* (Pritz.) Schneid.。前者据《中志》36：260，叶密生褐色硬毛，似与原文、图不符；后者据《中志》36：258，叶无毛，但边缘锯齿不如前者似原图。两者都在湖南有分布，尤其前者的模式标本采自长沙岳麓山。

《纲要》3：105 湖南土名"牛奶子"者，订为小叶石楠 *Photinia parvifolia* (Pritz.) Schneid.。吴批：*Photinia arguta*。即锐齿石楠 *Photinia arguta* Lindl.。该种在我国只有二变种，*Photinia arguta* var. *hookeri* 和 var. *salicifolia* (Dcne.) Vidae，据《中志》36：254 均产云南，且叶形也不似。

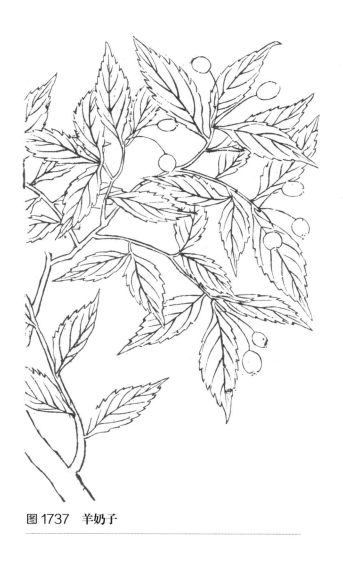

图 1737 羊奶子

1655. 阳春子

阳春子，湖南处处有之。丛生，赭茎有硬刺，长叶如橘叶而不尖，面绿背白。又一种叶稍大，亦宽，土名面内金。俱结红实，土医以治喉热。

[新释]

吴其濬新描述的湖南物种。《图考》图（图 1738）中显其枝条刺生叶腋中。在胡颓子属 *Elaeagnus* 中，刺生叶腋而湖南分布者，似为《中志》52（2）：37 描述的胡颓子科胡颓子属植物宜昌胡颓子 *Elaeagnus henryi* Warb.，其图之叶形，也与《中志》52（2）图版 11：1-3 所指的 *Elaeagnus henryi* Warb. 的叶形相似。本种产于陕西、浙江、安徽、江西、湖北、湖南、四川、云南、贵州、福建、广东、广西，生于海拔 450～2 300 米的疏林或灌丛中。果可食，亦

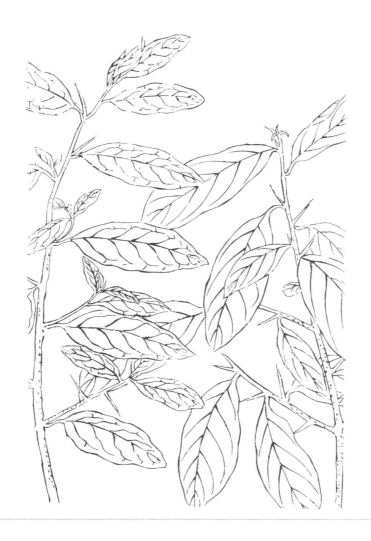

图 1738　阳春子

入药，四川草医常用来代"胡颓子"。

　　吴批：*Elaeagnus multiflora*；《纲要》2：304：蔓胡颓子 *Elaeagnus glabra* Thunb.。恐上述两种都非是。木半夏 *Elaeagnus multiflora* Thunb. 已于羊奶子条叙述，不赘述。蔓胡颓是一常绿蔓生或攀援常无刺的灌木，这些性状与《图考》文、图均不相吻合。

　　吴其濬文中简单描述新物种面内金，应也为胡颓子属 *Elaeagnus* 之一种。似绘图中右枝。绘图中两枝条，也许是种内变化？

1656. 野胡椒

　　野胡椒，湖南长沙山阜间有之。树高丈余，褐干密叶，干上发小短茎，大小叶排生如簇，叶微似橘叶，面绿背青灰色，皆有细毛，扪之滑软。附茎春开白花，结长柄小圆实如椒，攒簇叶间，青时气已香馥。土人研以治气痛，酒冲服。又一种枝干全同，叶微小无实，俗呼见风消。

按《唐本草》：山胡椒，所在有之。似胡椒色黑，颗粒大如黑豆，味辛，大热无毒。主心腹冷痛，破滞气，俗用有效。《广西通志》：山胡椒，夏月全州人以代茗饮，大能清暑益气。或以为即毕澄茄。有一种野生，不堪食。皆未述其形状，未审是否一物。长沙别有一种山胡椒，大叶，秋深结实，与此异种。

[新释]

吴其濬新描述的湖南物种，《图考》文字同《长编》卷二十二野胡椒。据《图考》文、图（图1739），本种为乔木，高达3～4米，干褐色，发小短茎，在短枝上密生大小不等的叶，叶互生或近对生，椭圆形至倒卵状椭圆形，先端尖，基部钝，具极短的柄，边全缘，具羽状脉，侧脉4～5对；花白色，具柄，2～3朵似成簇生于叶腋；果圆珠形，青时有香味。据上述性状特征，与《中志》31：393、《图鉴》1：853，图1705所描述的樟科山胡椒属植物山胡椒 Lindera glauca (Sieb. et Zucc.) Bl. 在概貌上基本相吻合。同意《中志》31：393、《纲要》也同此考证意

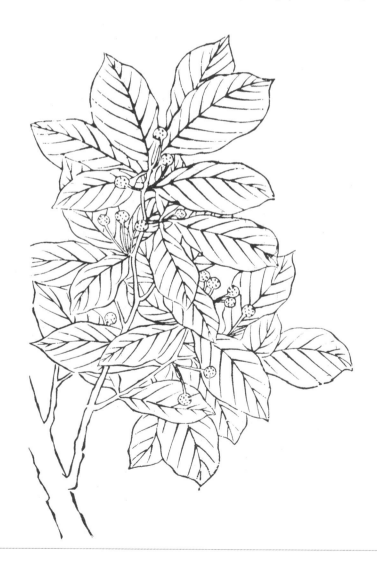

图 1739　**野胡椒**

见。该种在我国产于山东昆嵛山以南、河南嵩县以南，以及甘肃、山西、江苏、安徽、浙江、江西、福建、台湾、广东、广西、湖北、湖南、四川等省区。生于海拔900米左右以下山坡、林缘、路旁。此即《唐本草》的山胡椒。

《图考》文又描述一新类群："长沙别有一种山胡椒，大叶，秋深结实，与此异种。"据其叶大特征且长沙有分布者，樟科山胡椒属植物黑壳楠 *Lindera megaphylla* Hemsl. 较为接近，其果期为9—12月。存备野外核实。

《广西通志》记载的山胡椒"夏月全州人以代茗饮"。吴批：*Litsea cubeba*。据《中志》31：271，樟科木姜子属植物山鸡椒 *Litsea cubeba* (Lour.) Pers.，果实入药，某些地区称"毕澄茄"，应用其治疗血吸虫病，效果良好。台湾有少数民族利用果实有刺激性以代食盐。

1657. 树腰子

树腰子，一名红花树，长沙山阜多有之。树高丈余，黑干绿枝，对叶排生，叶如橘叶而宽、亦柔。中纹一缕稍偏，夏开尖瓣银褐花，攒密如穗。秋结红实，如椒颗而小，三四颗共蒂，老则迸裂，子缀壳上，黑光亦如椒目，长而不圆，形微似猪腰子，故名。味辛、温，土人以治心痛、滞气。

[新释]

吴其濬新描述的湖南物种。据《图考》文、图（图1740），本种为乔木，干高3米余，黑色，小枝绿色；叶为奇数羽状复叶，对生，小叶7，卵状椭圆形至卵状长圆形，先端渐尖，基部钝，稍一侧偏斜，边全缘，近无柄，具羽状脉，中脉宽而明显，侧脉4～5对；花瓣5，银褐色，成大型顶生圆锥花序；蓇葖果红色，3～4片开裂；种子黑色。由于芸香科吴茱萸属植物华南吴萸 *Evodia austrosinensis* Hand.-Mazz. 和棟叶吴萸 *Evodia glabrifolia* 为其相近缘的二种，前者小叶背面被短柔毛，而后者无毛，此性状在《图考》原文、图中无所显示，故暂订为分布较广的棟叶吴萸 *Evodia glabrifolia* (Champ. ex Benth.) Huang ［FOC 修订为 *Tetradium glabrifolium* (Champ. ex Benth.) Hartleyi］为妥。该种产于台湾、福建、广东、海南、广西及云南南部，约北纬24° 以南地区，生于海拔500～800米或平地的常绿阔叶林中，在山谷较湿润地方常成为主要树种。根及果用作草药。据载有健胃、祛风、镇痛、消肿之功效。

《纲要》2：248：*Evodia meliaefolia* Benth.，《中志》43（2）：69已处理作为棟叶吴萸 *Evodia glabrifodia* (Champ. ex Benth.) Huang 异名；《云志》6：726：华南吴萸 *Evodia austrosinensis* Hand.-Mazz.。

附记：据 Mabberleg. Plant Book (1993)，*Euodia* Forster et Forster f.=*Melicope* & *Tetradium*。现《中志》将 *Melicope* Forster et Forster f. 独立成属，故《中志》所包含的种为 *Tetradium* Lour.？ 但《中志》作名为 *Evodia* 的一组（sect.）待查 Fl. Malesiana 等著作的处理。

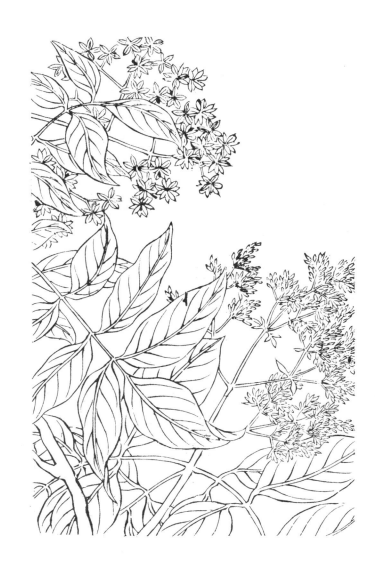

图 1740　树腰子

1658. 菩提树

　　菩提树，产粤东莞县，只一株。树身数围，形状如桑，叶蓊蓊似盖，色青。采叶用水浸数日，去青成纱，画工取之绘佛像。《南越笔记》：菩提树子可作念珠。《广州志》云：诃林有菩提树，梁智药三藏携种。树大十余围，根株无数。《通志》谓叶似桑，寺僧采之，浸以寒泉，历四旬浣去渣滓，惟余细筋如丝，可作灯帷、笠帽。《琼州志》又称金刚子，产琼州。圆如弹，坚实不朽，可为数珠。

　　按：菩提子，每颗面有大圈文如月，周罗细点如星，谓之星月菩提。又有木槵子，色较黑而质更坚结，亦可为念珠。大姚诸处，俗亦呼为菩提子。

[新释]

本条混淆了多种植物。据《图考》图（图1741）及如《通志》文，可得知本种为大乔木，茎身数围，叶互生，宽卵形，先端聚尖至尾尖，基部浅心形，边全缘，具柄，具基生三出脉和6～8对羽状脉；《通志》谓：寺僧采之，浸以寒泉，历时四旬浣去渣滓，惟余细筋如丝，可作灯帷，笠帽。据上述性状特征，与《中志》《云志》6：609、《图鉴》1：486，图971所描述的桑科榕属植物菩提树 Ficus religiosa L. 在概貌上基本吻合，《中志》23（1）：97同此意。该种从巴基斯坦拉瓦尔品第至不丹有野生，其余各地为栽培。为小乘佛教神树，叶片脱去叶肉后经络极细，可以书写或绘画，亦称贝叶。

吴批：吴其濬所图大概是此种，即 Sapindus delavayi。我们认为该条所绘乃菩提树 Ficus religiosa L.。吴其濬确实混淆了两种植物。根据地理分布，及现云南今作菩提子的植物中，有 Sapindus delavayi，故同意吴征镒的部分意见，大姚的菩提子即《中志》47（1）：17描述的无患子科无患子属植物川滇无患子 Sapindus delavayi (Franch.) Radik.。《云志》1：261 在 Sapindus delavayi 的别名中，注明菩提子（大姚，据《图考》）。桑科榕属 Ficus 的果实为榕果，种子在果内形成微小瘦果。无患子科无患子属 Sapindus 的果实深裂为3分果片，通常仅一个或两个发育，发育果片近球形，色黑质坚，可为念珠。两者大相径庭，吴其濬何以相混？

文中又提及：①《琼州志》"又称金刚子，产琼州。圆如弹，坚实不朽，可谓数珠"。②"按：菩提子，每颗面有圈文如月，周罗细点如星，谓之星月菩提"。此菩提树出自《南越笔记》，菩提树子可做念珠。非本条绘图 Ficus religiosa 的菩提树。③木槵子：原文"又有木槵子，色较黑而质更坚结，亦可为念珠"。吴批前二条为绒毛无患子 Sapindus tomentosus Kurz

或毛瓣无患子 Sapindus rarak DC.。后者即无患子 Sapindus mukorossi Caetn。

上述三条综合观之，订为无患子科无患子属 Sapindus 植物是无疑的。本属的果实3深裂为3分果，分果成熟分离后，其接合面如第二种原文所描述的那样"每颗面有圈文如月"。本属的种子，球形，黑色，坚硬，如第一种描述为"圆如弹，坚实不朽"和第三种所描述"色较黑而质更坚结"。但吴征镒如何依靠上述寥寥数语（字），竟分别出三种？绒毛无患子 Sapindus tomentosus Kurz，据 FOC 各种的地理分布，中国只产于云南南部和西部，琼非是。《南越笔记》所记，应该是无患子 Sapindus saponaria L. 或毛瓣无患子 Sapindus rarak DC.；《琼州志》者，如据 FOC 处理，毛瓣无患子 Sapindus rarak

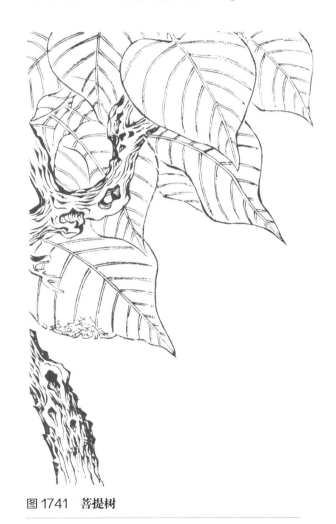

图 1741　菩提树

DC. 在海南没有分布，当释为无患子 *Sapindus saponaria* L.。第三种，木槵子，即《本草纲目》35：1668 所记载的《开宝本草》的无患子，《本草纲目》称"木患子"，参见《纲要》3：140。《中志》47（1）：14，《云志》1：258，释作无患子 *Sapindus mukorossi* Gaertn.（现该名称被 *FOC* 处理为无患子 *Sapindus saponaria* L. 的异名），我国分布于安徽、福建、广东、广西、贵州、海南、河南、湖北、湖南、江苏、江西、四川、台湾、云南和浙江，与本条产大姚者也非一种。

1659. 凤尾蕉

凤尾蕉，南方有之，南安尤多。树如鳞甲，叶如棕榈，尖硬光泽，经冬不凋。欲萎时烧铁钉烙之，则复茂。《本草纲目》并海棕、波斯枣、无漏子为一种，未敢据信。或同名异物，尚俟访求。

[新释]

吴其濬新描述的江西物种。据《图考》文、图（图 1742），本种为常绿乔木（"经冬不凋"），茎不分枝，有宿存的叶基和叶痕（"树如鳞甲"）；叶为羽状叶，羽片甚多，原图多达 30，尖硬，有光泽，惜原图无雌、雄孢子叶球。据上述性状，与《中志》7：7 和《图鉴》1：285，图 569，所描述的苏铁科苏铁属植物苏铁 *Cycas revoluta* Thunb. 在概貌上基本吻合。同意《纲要》1：2 和《中志》7：7 的考证意见。本种在我国产于福建、台湾、广东，在华南、华中、华东、西南地区或栽培于庭院或栽培于盆中。华北冬季置于温室越冬。

文中提及"海棕""波斯枣"和"无漏子"三名，无形态描述。《中志》13：8 作海枣（《南方草木状》）*Phoenix dactylifera* L. 之别名。吴批：《本草纲目》的无漏子即是 *Cycas revoluta* Thunb.。有关波斯枣和无漏子，可参考《南方草木考补》第 325-第 330 页。《图考》卷之三十二无漏子，释作棕榈科刺葵属植物海枣 *Phoenix dactylifera* L.，也即海棕（杜甫）、海棕（《岭表录异》）和波斯枣（《岭表录异》《本草拾遗》）。

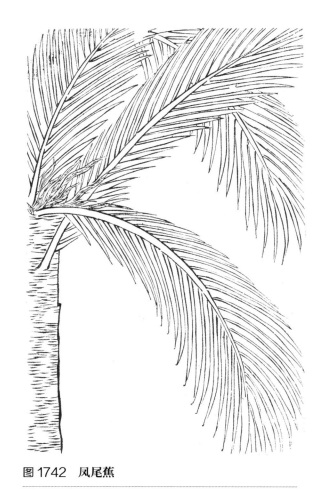

图 1742　凤尾蕉

1660. 棕榈竹

李衎《竹谱》：棕榈竹，两浙、两广、安南、七闽皆有之。高七八尺，叶是[1]棕榈而尖，小如竹叶。自地而生，每一叶脱落，即成一节。肤色青青，一如竹枝。《十道志》[2]曰：巴蜀纸惟十色，竹则九种，棕竹其一，棕身而竹叶。宋景文公《益部方物》[3]赞曰：叶棕身竹，族生不漫，有皮无枝，实中而干。注云：丛产，叶似棕有刺。陆务观[4]有《占城棕竹拄杖诗》。

〔新释〕

本条图（图 1743）、文棕竹，包含棕榈科棕竹属多种植物 *Rhapis* spp.。该属我国分布约 6 种，皆在我国西南部至南部。从地理分布上看，《益部方物略记》所提及的棕竹，应为棕竹 *Rhapis excelsa* (Thunb.) Henry ex Rehd.。《图考》绘图，即为本种。该种产于我国南部至西南部。日本亦有分布。

陆务观《占城棕竹拄杖诗》中提及的棕竹，

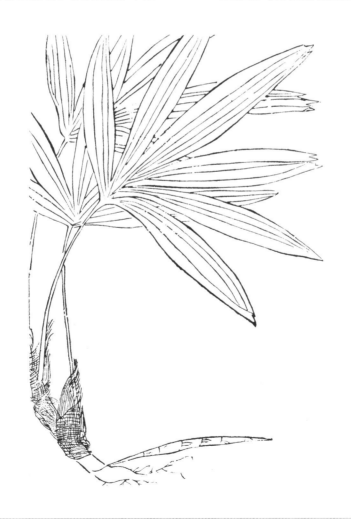

图 1743　棕榈竹

为越南产棕竹属之一种 Rhapis sp.。

松村、《中志》《云志》：矮棕竹 Rhapis humilis Bl.；吴批：图是 R. excelsa。

[注]

1 是：商务 1957 本作"似"。

2 《十道志》：全称为《十道四蕃志》，唐代武周时期梁载言所撰的全国地理总志，共 16 卷。已亡佚。

3 宋景文公《益部方物》：即宋祁的《益部方物略记》。

4 陆务观：即陆游，字务观。

1661. 水杨柳

水杨柳，丛生水濒。高二三尺，长叶对生，似柳而细。茎柔可编筐筥。光州谓之簸箕柳，水农种之。

[新释]

吴其濬新描述的河南物种。吴旧批：Adina rubella，新批 Salix viminalis。

据《中志》71（1）：274，水团花属 Adina 在我国有两种，水团花 Adina pilulifera (Lam.) Franch. ex Drake，和细叶水团花 Adina rubella Hance，分布于长江以南各省区。它们的叶为对生，与原文、图（图 1744）相符，但叶形和分布区（文中记载的光州，治所在今河南省潢川县）不符，谅非为水田花属 Adina 植物。

我们认为与其订为水田花属 Adina，毋宁为柳属 Salix。据《中志》20（2）：327，图版 96：1-5 描述的杨柳科柳属植物蒿柳 Salix viminalis L.，其叶形甚似水杨柳的原图，该种河南也没有分布。较似《中志》20（2）：377 描述的 Salix suchowensis Cheng，产于河南，其中文名即"簸箕柳"，枝条均可编筐和簸箕，用途亦与原文"茎柔可编筐筥"相吻合。又柳属中幼苗确实有叶对生者。

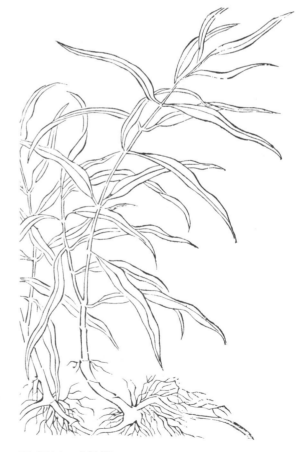

图 1744　水杨柳

1662. 蔡木

蔡木，生山西五台山，志书载之。枝叶全类槲栎，疑即橡栗之属。考段氏《说文解字注》：蔡，草丰也。丰，读若介。丰字本无，今补。《四篇》曰：丰，草蔡也。此曰蔡草丰也，是为转注。草生之散乱也，丰蔡叠韵，此木叶密枝杸。或以此得名为蔡欤？《集韵》有檫字，云木名，梓属。蔡与檫或音形相近而讹，但此木殊不类梓。又古人作字，或训为柞栎，或衹训柞木，橡丑实繁，多供薪樵。柞、蔡一声转，西音呼蔡为诧，柞亦为槎之假借，殆作志者就土音书为蔡，而不知其即柞木耳。《霍州志》：柞新叶生，故叶落，坚忍之木，可为车轴。则柞亦晋材。

[新释]

吴其濬新描述的山西物种（图1745）。《图考》文："柞、蔡一声之转……殆作志者就土音书为蔡，而不知其即柞木耳。"故吴其濬附《霍州志》的"柞木"于"蔡木"条之后，吴批"柞木"为蒙古栎 *Quercus mongolica* Fish.。壳斗科栎属植物辽东栎 *Quercus wutaishanica* Mayr（*Quercus liaotungensis* Koidz.）和蒙古栎 *Quercus mongolica* Fish. 山西皆分布，为十分近似的两个种，若按《中志》22：216检索表，*Quercus mongolica* Fisch. 的叶脉每边7～11条，而 *Quercus wutaishanica* Mayr 为5～7（～11），则原图应为辽东栎 *Quercus wutaishanica* Mayr，因为它的侧脉较少，仅3～4条。该种我国产于黑龙江、吉林、辽宁、内蒙古、河北、山西、陕西、宁夏、甘肃、青海、山东、河南、四川等省区，在辽东半岛常生于低山丘陵区，在华北地区常生于海拔600～1900米的山地，在陕西和四川北部可达海拔2200～2500米，常生于阳坡、半阳坡，成小片纯林或混交林。朝鲜北部也有分布。叶可饲柞蚕，种子可酿酒或作饲料。今该种 *FOC* 已处理作 *Quercus mongolica* 的异名。

《纲要》3：9和吴批：*Quercus liaotungensis* Koidz.。

《集韵》檫，吴批：樟科檫木属 *Sassafras*。暂定为《中志》31：238描述的檫木 *Sassafras tzumu* (Hemsl.) Hemsl.。

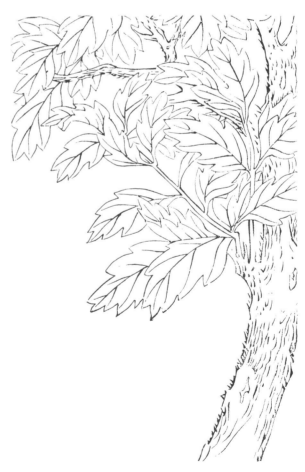

图1745　蔡木

1663. 蘗木

蘗木，《本经》上品，根名檀桓。《别录》谓生汉中永昌山谷。今山西、湖南山中至多，俗以染黄。《说文》：蘗，黄木也。俗加草作蘗，误。

雩娄农曰：小说家有谓投黄蘗水中能毒蛟龙者。温峤然犀，鬼神恶之[1]。但深山中忽遭沸流，俗曰蛟水，当其冲者，山裂木拔，岂无一蘗木随流而泛者哉。夫泽水[2]离析，害难言矣，近世有刊伐蛟说者，其意甚壮，然不闻有试之者。《周礼》：壶涿氏掌除水虫。若欲杀其神，则以牡橭午贯象齿沈之[3]，其神死，渊为陵，与后世禁祝何异？然则捍大患、御大炎，而有益于民，虽巫觋小术，亦圣人之所作也。蘗木杀蛟，其说若信，则依涧负崖之氓，家置户蓄；或遇一线逆湍，争相迎掷，独非临时救恤之一法乎？

[**新释**]

此条重出，图乃抄来。《图考》图（图1746），与《图考》本卷"黄芦木"的附图（叶形，具三分叉的刺）多少相似，疑似《中志》29：189描述的小檗科小檗属植物黄芦木 *Berberis amurensis* Rupr.。该种在我国产于黑龙江、吉林、辽宁、河北、内蒙古、山东、河南、山西、陕西、甘肃，生于山地灌丛中、沟谷、林缘、疏林中、溪旁或岩石旁，海拔 1 100～2 850 米。根皮和茎皮含小檗碱，供药用。有清热燥湿，泻火解毒的功能。主治痢疾、黄疸、白带、关节肿痛、口疮、黄水疮等，可作黄连代用品。

《图考》文"今山西、湖南山中至多，俗以染黄"，因《图考》文无详细性状描述，考证均从分布区推之，山西产者，可释为芸香科黄檗属植物黄檗 *Phellodendron amurense* Rupr.，我国主产于东北和华北各省，河南、安徽北部、宁夏也有分布，内蒙古有少量栽种。果实可作驱虫剂及染料。种子含油 7.76%，可制肥皂和润滑油。树皮内层经炮制后入药，称为黄檗。味苦，性寒。清热解毒，泻火燥湿。主治急性细菌性痢疾、急性肠炎、急性黄疸型肝炎、泌尿系统感染等炎症。外用治火烫伤、中耳炎、急性结膜炎等。

湖南产者可释为《中志》43（2）：100 描述的川黄檗 *Phellodendron chinense* Schneid.，功效同黄檗，分布于湖北、湖南以南广大地区。

《纲要》2：254 和吴批：*Phellodendron amurensis* Rupr.；*Phellodendron chinense* Schneid.。松村：*Berberis vulgaris*？中国似无此种分布。

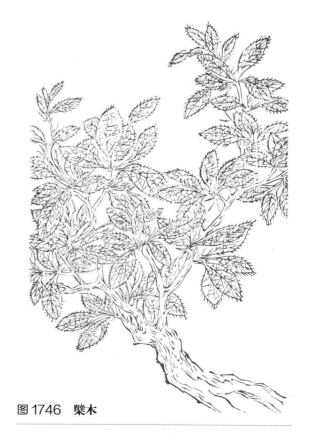

图 1746　蘗木

〔注〕

[1] 温峤然犀，鬼神恶之：出《晋书·温峤传》"至牛渚矶，水深不可测，世云其下多怪物，峤遂毁犀角而照之。须臾，见水族覆火，奇形异状，或乘马车着赤衣者。峤其夜梦人谓己曰：与君幽明道别，何意相照也？"后"然犀"引申为点燃烛火明察事物，洞察奸邪叫"犀"或"犀照"。然，即燃的本字。

[2] 涤水：洪水。《孟子·滕文公下》："书曰'涤水警余'。涤水者，洪水也。"

[3] 以牡樟午贯象齿沈之：据《贾公彦疏》"以象牙从樟贯之为十字，沉之水中"。牡樟，古称榆属 Ulmus 植物的一种。沈，同"沉"。

1664-1. 蕤核

蕤核，《本经》上品。《尔雅》：棫，白桵。《注》：小木丛生有刺，实如耳珰，紫赤可食。注《本草》者，以为即蕤核。《图经》谓：叶细如枸杞而狭长，花白，子附茎生，紫赤色。按其形状，正相肖也。《救荒本草》俗名蕤李子，果可食。今山西山坡极多，俗呼蕤棫，弥坑堙堑，蓬勃苯䔿，诗人芃芃薪樀[1]，体物浏亮，亦自述其物宜耳。《霍州志》：棫，一名桵，即棫朴也，小枝而丛生，中空。州人饮烟者，取为饮具。按陆玑《诗疏》：棫，即柞。其材理全白，无赤心者，为白桵。是棫有赤、白二种。今霍州产者有赤纹如绣，心似通草，以物穿之即空，诗人棫、朴连咏，应是一类二种。《召南》诗，林有朴樕。《毛传》，朴樕，小木也。《疏》引《尔雅》作朴樕心。则朴樕一名心。古人多反语，以乱为治，苦为甘；此木心柔，可中通，故亦名为心欤？陶隐居《注》云：蕤核，大如乌豆，形圆而扁，有文理，状似胡桃。此种山西亦多，与郭《注》异，具别图。小木相似而异者甚繁，大要皆一类也。

〔新释〕

《图考》所图（图 1747）即蔷薇科扁核木属 Prinsepia 植物。该属据《中志》38：3，我国产 4 种，台湾扁核木 Prinsepia scandens Hayata 产于台湾，东北扁核木 Prinsepia sinensis (Oliv.) Oliv. ex Bean 产于黑龙江、吉林、辽宁。扁核木 Prinsepia utilis Royle 产于云南、贵州、四川、西藏。

文中描述山西产者，应为蕤核 Prinsepia uniflora Batal.，产于河南、山西、陕西、内蒙古、甘肃和四川等省区，生于山坡阳处或山脚下，海拔 900～1 100 米。性耐干旱。果实可酿酒、制醋或食用，种子可入药。《救荒》蕤李子即为该种，本种下有两变种，原变种全缘，Prinsepia uniflora Batal. var. serrata 具明显锯齿。《图考》绘图并未显示有锯齿。则应为原变种 Prinsepia uniflora Batal. var. uniflora。果实可食用，种子入药。文中"林有朴樕"，所指非本种。

吴批：Sinoplagioperm (=Prinsepia) 包括 S. uniflorum 和 S. sinense。

〔注〕

[1] 芃芃薪樀：出《诗经·大雅·棫朴》"芃芃棫朴，薪之槱之"。

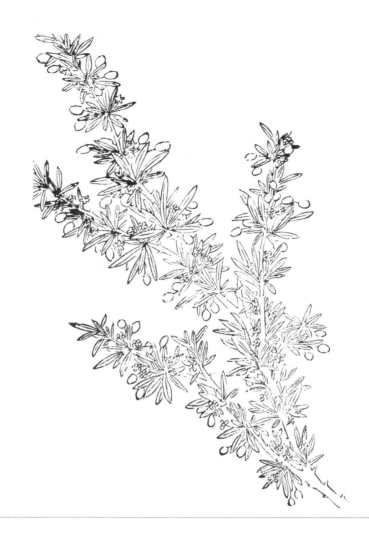

图 1747　蕤核

1664-2. 蕤核 又一种

蕤核，陶隐居注，形如乌豆大，圆而扁，有文理，状似胡桃桃核。此种山西山阜极多，俱如陶说。《图经》蕤核，状如五味，此实多皱，中有裂纹，如桃李，不正圆。按诸书言溲疏，皆云似枸杞有刺，子两两相比。此木丛生，叶极似枸杞而多刺，如棘子，必骈生，殆溲疏也。土人既不知其名，而方书无用者；《本经》上品，其为逸民久矣。本贯熊耳，毗接中条，族姓繁衍，杂处棫朴，图而识之，俾不堙没。若陶隐居之并入蕤核，盖知己而非知己也。

[**新释**]

此条文、图（图 1748），与上种皆为蕤核

Prinsepia uniflora Batal.。此种为重出。

文中提及溲疏"似枸杞有刺，子两两相比。此木丛生，叶极似枸杞而多刺，如棘子，必骈

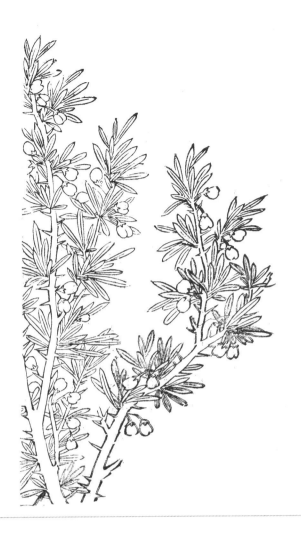

图1748 蕤核

生，殆溲疏也"。《中志》将"溲疏"一名对应作溲疏属 *Deutzia*，欠妥。从上述性状，吴其濬疑以蕤核为溲疏。也或忍冬科植物？总之非虎耳草科植物。待日后详考。

1665. 梾树

梾树，生山西霍州。大树亭亭，斜纹纠错，枝柯柔敷。叶如人舌骈生，长柄袅袅下垂。寺院阴清，与风摇荡，可谓嘉植。按《诗》：隰有杞梾[1]。《陆疏》：梾[2]叶如柞，皮薄而白。其木理赤者为赤梾，一名梾；白者为梾。其木皆坚韧，今人以为车毂。《尔雅》：梾，赤梾，白者梾。《郭注》：赤梾，树叶细而歧锐，皮理错戾，好丛生山中。中为车辋。白梾，叶圆而歧，为大木。按其形状不甚合，或别一木。

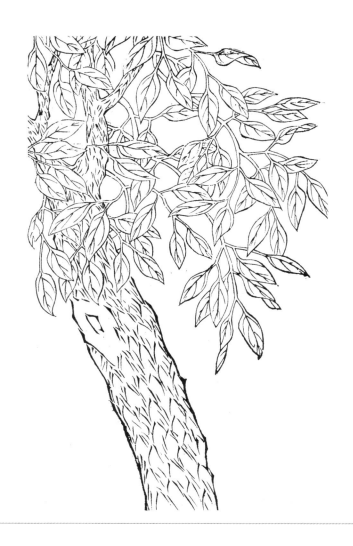

图 1749　梣树

[新释]

　　《图考》图（图 1749）枝端叶皆对生，叶全缘，具长柄（"叶如人舌骈生，长柄袅袅下垂"），无花果。疑似木犀科丁香属暴马丁香 *Syringa reticulata* (Blume) H. Hara。

[注]

1️⃣ 隰有杞梣：出《诗经·小雅·四月》。

2️⃣ 梣：陆玑《毛诗草木鸟兽虫鱼疏》上隰有杞夷："梣叶如柞，皮薄而白，其木理赤者为赤梣，一名梣；白者为梣，其木皆坚韧。"

1666. 杆

　　杆木，山西山中极多。树亭亭直上，叶如栝松而肥软，又似杉木而叶短柔。山西架木皆用之，与南方杉木同。

按杆即檵字，裙檵见《吴都赋注》，子如瓠形。今广东有之。一名羊矢枣，非软枣也。此木结实与松实同而小，绝非裙檵。檵木，字书不载。考《说文》檽字下云：松心木。马融《广成颂》：陵，乔松。履，修檽。《汉书》乌孙国多松檽。松、檽并称，自是一类。小颜《注》：檽，木名，其心似松。今杆木有赤、白二种，土人亦云松杆；杆、檽音近，或即檽木也。《水经注》：武陵有檽溪，俗作朗溪。《广韵》有檽字。今湘中榔木，应作柄；作志者或作檽，其树非松类，误合檽、柄为一字耳。檽溪字亦当作柄；彼处榔木最繁，应即以此名溪也。《左传正义》：木有榆者，俗呼棚榆，盖为檽也。以檽为棚榆，未见所出。郎榆、姑榆，俗或作棚榆。段氏《说文注》谓认檽为柄；未别其字，而强说其音也。

[新释]

古代"杆"字，为松科云杉属多种植物 Picea spp. 的通称。据《图考》文，杆有赤、白两种，现分别叙之。

据《中志》7：123-167 我国有云杉属 Picea 16 种，在山西主要的有二种杆，一种是白扦 Picea meyeri Rehd. et Wils.，另一是青扦（别名红扦）Picea wilsonii Mast.。前者 Picea meyeri 的雌球花紫红色，后者 Picea wilsonii 的雌球花绿色，可以区别。据《山西植物志》1：149，前者叶的气孔带上白粉明显；后者叶的气孔带上无明显白粉。据《河北植物志》1：174-175，前者的小枝基部宿存芽鳞的先端微反卷或开展；后者小枝基部宿存芽鳞的先端紧贴小枝。总而言之，这两种的区别比较微小，白扦和青扦的名称与学名的对应是较固定的，至于"红扦"一名，山西作为青扦的别名，而河北作为白扦的别名，不知"红"指何意？如若"白""青"是指叶上气孔带是否具白粉而言，似可理解。《图考》绘图（图1750）性状，难以区别两种。《纲要》1：8 认为《图考》的杆，指 Picea wilsonii。我们认为似是以吴其濬意为之，不作为据。

松村：Picea or Abies；吴批：白杆 Picea meyeri；青析（红杆）Picea wilsonii。

文中提及檽（即榔或榔，《图考》引《水经注》"杆"条下）。本卷"榔（榔）木"考为 Aphananthe aspera (Thunb.) Planch.，"檽"其学名亦应为该种。

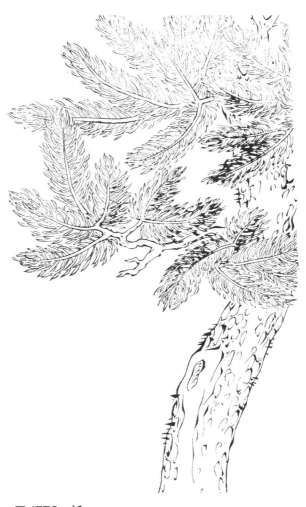

图 1750　杆

1667. 桦木

桦木，《开宝本草》始著录。山西各属山中皆产，关东亦饶。湖北施南山中，剥其皮为屋。古有桦烛，今罕用。考《说文》樗，或从蒦，段氏《注》云：俗作桦。《尔雅》：樗落。郭《注》：可以为杯器素。《诗经》无浸樗薪[1]。今五台人车其木以为碗盘，色白无纹，且易受采，雁门人斧其枝以为柴。则杯器素及樗薪之用，今犹古矣。《诗疏》引陆玑《疏》以为梛榆，云其叶如榆。按此木叶圆如杏，密齿，殊不类榆。陆盖不以樗为樗，与《说文》异。《尔雅正义》引《说文》以获[2]为樗之或体，且云樗为散木，杂于薪苏，非所见《说文》本异，即是误记。樗皮及木，其用皆与桦不类。

[新释]

《长编》卷二十二收桦木历代主要文献。桦木科桦木属 *Betula* spp. 植物《图考》图（图1751）为新绘图。所绘为一大乔木，其木"色白无纹"，单叶，互生，具叶柄，菱状卵形或宽卵形，顶端渐尖（"叶圆如杏，密齿"），基部微心形，有锯齿。产山西。雁门人"斧其枝以为柴"，可作杯器。与白桦 *Betula platyphylla* Suk. 颇似。我国产于东北、华北、河南、陕西、宁夏、甘肃、青海、四川、云南、西藏（东南部），生于海拔 400～4 100 米的山坡或林中，适应性强，分布甚广，尤喜湿润土壤，为次生林的先锋树种。我国大、小兴安岭及长白山均有成片纯林，在华北平原和黄土高原山区、西南山地亦为阔叶落叶林及针叶阔叶混交林中的常见树种。木材可供一般建筑及制作器具之用，树皮可提桦油，白桦皮在民间常用以编制日用器具。

松村：*Betula*；吴批：*Betula platyphylla*。

陆机《诗疏》梛榆，乃桦木科桦木属植物坚桦 *Betula chinensis* Maxim.，今呼杆榆，叶正如榆。《尔雅正义》引《说文》樗，乃苦木科臭椿属植物臭椿 *Ailanthus altissima* (Mill.) Swingle。

[注]

1 无浸樗薪：出《诗经·小雅·打动》"有冽氿泉，无浸樗薪"。

2 获：为"樗"的借字。

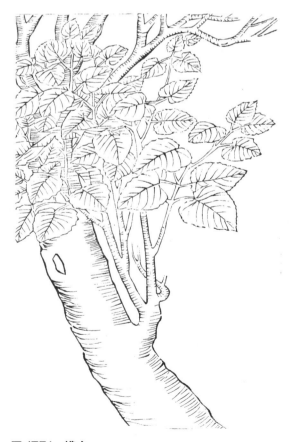

图 1751　桦木

1668. 黄芦木

黄芦木，生山西五台山。木皮灰褐色，肌理皆黄，多刺三角，如蒺藜。四五叶附枝攒生，长柄有细齿，俗以染黄，讹曰黄姑。按《说文》字下云：枰，木也，出橐山。《段氏注》引《广韵》：黄枰，木可染黄。疑为《周礼注》之橐卢。又栌字下云：一曰宅栌木，出宏农山。《段氏注》亦疑为橐卢。考枰、栌二篆，《说文》分厕，异物无疑。《嘉祐本草》有黄栌，云生商洛。《救荒本草》图圆叶如杏，与此木迥别；而商洛接近宏农，则《说文》宅栌木，其即《救荒本草》之黄栌矣。此木亦染黄，西音姑、枰、芦，骤听无别。《癸辛杂志》[1]谓长城旁得古木，谓名黄芦，盖昔筑城以为干者，字正作芦。五台在长城内，木名黄芦，其来旧矣。芦为苇草，不可通木，卢上加艹，俗书之误，此木殆即橐卢，而《说文》所说枰木欤？又《图经》谓有一种刺蘗，多刺可染，不入药用，或即此木。盖不知其名，姑以色黄而名曰蘗。

[新释]

吴其濬新描述的山西类群。据《图考》图（图1752）、文，本种为木本植物，树皮灰褐色，具三分叉的刺，内皮层和木质部皆黄色（"肌理皆黄"），叶椭圆形，先端钝，基部钝至楔形，近无柄，4～5枚簇生于短枝上，边具刺状细锯齿。据上性状特征，与《中志》29：189、《图鉴》1：773，图1546所描述的小蘗科小蘗属植物黄芦木 Berberis amurensis Rupr. 在概貌上基本吻合。本种我国产于黑龙江、吉林、辽宁、河北、内蒙古、山东、河南、山西、陕西、甘肃。日本、朝鲜、俄罗斯（西伯利亚）也有分布，生于山地灌丛中、沟谷、林缘、疏林中、溪旁或岩石旁。海拔1 100～2 850米。根皮和茎皮含小蘗碱，供药用。可作黄连代用品。《图考》卷之三十七蘗木的附图，可能也是本种。

《救荒本草》的黄栌，为漆树科黄栌属植物黄栌 Cotinus coggygria Scop.，与本条黄芦木并

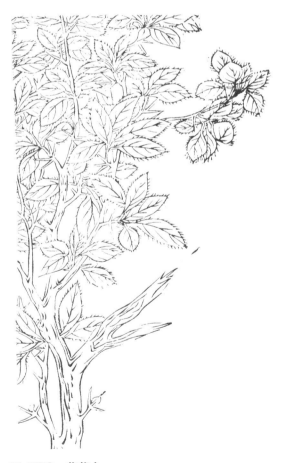

图1752　黄芦木

非一科属植物。《图经》刺蘖，当为小檗科小檗属植物之一种 *Berberis* sp.。

〔注〕

1 《癸辛杂志》：当为《癸辛杂识》，宋周密（1232—1298）撰写的史料笔记类作品。

1669. 栾华

栾华，《本经》下品。《救荒本草》：木栾，生密县山谷中，树高丈余，叶似棟叶而宽大、稍薄，开淡黄花，结薄壳。中有子如豌豆，乌黑色，人多摘取作数珠。叶味淡甜，采嫩芽煠熟，换水浸淘净，油盐调食。按山西亦多有之，俗讹作木兰。《通志》：木兰丛生谷岸，叶可染皂，晋人名黑叶子；春初采芽作茹，名木兰芽。又《长治县志》栎即木兰。考《集韵》：栎，木名，可为笏。此木皮赭、质白，自可作笏；而黑叶子则染肆用之，如皂斗。《说文》栾木似栏。段氏《注》：栏，今之棟字。栾之似棟，其说古矣；西音为兰，亦古韵也。

〔新释〕

本条文字所记即《中志》47（1）：55 描述的栾树科栾树属植物栾树 *Koelreuteria paniculata* Laxm.。栾树产于我国大部分省区，东北自辽宁起经中部至西南部的云南。世界各地有栽培。木材黄白色，易加工，可制家具；叶可作蓝色染料，花供药用，亦可作黄色染料。早春嫩芽可食用，北京俗作"木兰芽"。

绘图（图 1753）非栾树，所绘物种单叶对生，待考。

棟，指今棟科棟属植物棟 *Melia azedarach* L.。

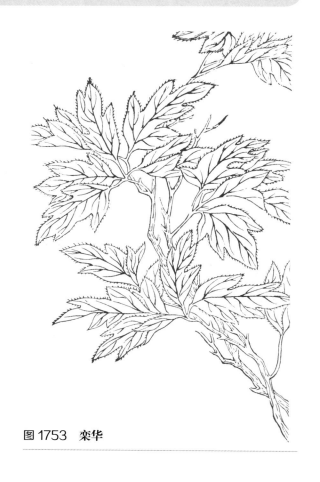

图 1753　栾华

《植物名实图考》

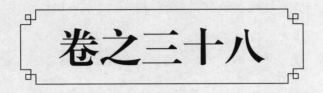

卷之三十八

固始吴其濬　著　蒙自陆应谷　校刊

木　类

1670. 野鸦椿

野鸦椿，生长沙山阜。丛生，高可盈丈，绿条对节，节上发小枝，对叶密排，似椿而短，亦圆，似檀而有尖，细齿疏纹，赭根旁出，略有短须。俚医以为达表之药。秋结红实，壳似赭桐[1]花而微硬，迸裂时，子著壳边如梧桐子，遥望似花瓣上粘黑子。

按《唐本草》卖子木，形状极肖，亦云子如椒目在花瓣中，则焦红者其花耶？附以备考。

[新释]

吴其濬新描述的湖南物种。《图考》在本种下附有两图。据《图考》文和图1754，可得

知本种为小乔木，高达 4 米；叶对生，奇数羽状复叶，侧生小叶 2～3 对，椭圆形，先端尖，基部钝至楔形，边具细锯齿，具羽状脉，侧脉 4 对，顶生小叶宽椭圆形，似较侧生小叶较宽；

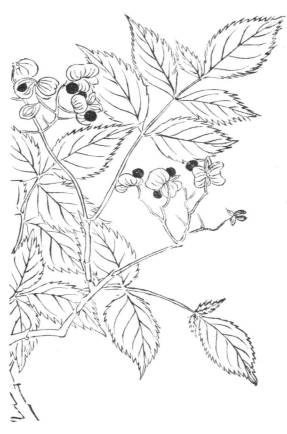

图 1754　野鸦椿（1）

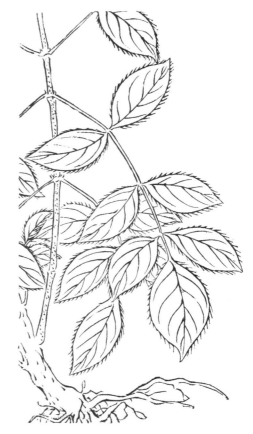

图 1755　野鸦椿（2）

果序顶生，圆锥状，蓇葖果红色，熟时开裂，种子（有假种皮）黑色，附于果瓣上。据上述性状特征，宜释作《云志》2：354、《图鉴》2：690，图 3109 所描述的省沽油科野鸦椿属植物野鸦椿 Euscaphis japonica (Thunb.) Dippel。该种我国除西北各省外，全国均产，主产于江南各省，西至云南东北部。木材可为器具用材，种子油可制皂，树皮提烤胶，根及干果入药，用于祛风除湿。也栽培作观赏植物。

图 1755 无果序，在概貌上与图 1754 有些相似，但小叶边缘刻绘成细睫毛状，以代替图 1754 小叶边缘的细锯齿。本属叶边缘有缘毛的类型，《中志》46：24 有福建野鸦椿 Euscaphis fukienensis Hsu。今修订作 Euscaphis japonica (Thunb.) Dippel。

《唐本草》卖子木，今本草学上释作茜草科植物龙船花 Ixora chinensis Lam.，记之以备考。

松村、《纲要》2：276、《云志》2：354 和吴批皆作 Euscaphis japonica (Thunb.) Dippel。

〔注〕

1　赪桐：植物名，疑其为赪桐，马鞭草科大青属植物赪桐 Clerodendrum japonicum (Thunb.) Sweet。

1671. 化香树

化香树，湖南处处有之。高丈余，叶微似椿，有圆齿，如橡叶而薄柔。结实如松球，刺扁亦薄。子在刺中，似蜀葵子。破其球，香气芬烈。土人取其实以染黑色。

按《本草拾遗》：必栗香，味辛温、无毒，主鬼气。煮服之，并烧为香，杀虫鱼。叶捣碎置上流水，鱼悉暴鳃。一名化木香，詹香也。叶如椿，生高山，堪为书轴，白鱼不损书也。又《海药本草》：主鬼疰、心气，断一切恶气。叶落水中，鱼当暴死。核其形状，颇相仿佛，名亦近是。惟此树之用在球，染肆浸晒，盈筐累瓮，而《拾遗》不及之，以此为疑。俚医以为顺气、散痰之药。

〔新释〕

吴其濬新描述的湖南物种。据《图考》文、图（图 1756）可知本种为乔木；奇数羽状复叶，互生，有短柄，小叶 9～11 枚，顶生小叶最大，逐向下渐小，末端一对最小，小叶卵状椭圆形至卵状披针形，无柄，先端锐尖，基部钝，边具锯齿；果序卵状椭圆柱形苞片有刺，小坚果内藏于苞片内。据上述性状特征，与《中志》21：8、《云志》10：839、《图鉴》1：375，图 750 所描述的胡桃科化香树属植物化香树 Platycarya strobilacea Sieb.et Zucc. 在概貌上基本吻合。该种在我国产于甘肃、陕西和河南的南部及山东、安徽、江苏、浙江、江西、福建、台湾、广东、广西、湖南、湖北、四川、贵州和云南。分布于朝鲜、日本，常生于海拔600～1 300 米，有时 2 200 米的向阳山坡及杂木林中也有栽培。模式标本采自日本。该种树叶可作农药，文中提及《本草拾遗》和《海药本草》所记植物能毒鱼，应即该种。今贵州开

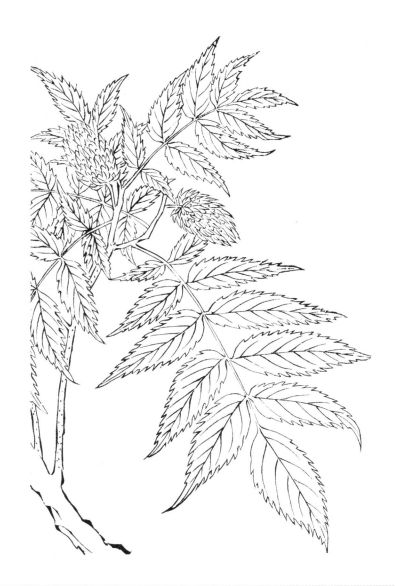

图 1756　化香树

阳、龙里、贵定、福远等地苗族尚存利用树叶毒鱼习俗。

　　《中志》等工具书中该种的中文名选用《图考》该条之名。但本种即《救荒》记录的兜栌树（化香树），《图考》卷之三十四有引用；本书卷之三十五檽香，也为该种。

　　松村、《云志》10：839 和吴批：*Platycarya strobiacea* Sieb. et Zucc.。

1672. 土厚朴

　　土厚朴，生建昌。亦大树也。叶对生，粗柄，长几盈尺，面绿背白，颇脆。枝头嫩叶，卷如木笔[1]。味辛，气香，土人以代厚朴，亦效。

[新释]

吴其濬新描述的江西物种。据《图考》文、图（图1757），本种为乔木，茎具托叶痕；叶互生（由于原图为茎端，故似对生），革质，上面绿色，下面白色，柄短粗，长圆形至倒卵状长圆形，先端尖，基部钝至楔形，边全缘，长达30厘米，具羽状脉，中脉明显而宽，侧脉8～11对；茎顶具一长梗，上有一芽。众所周知，木兰科植物如无花果是无法鉴定到属种的，但据《中志》30（1）：119所描述的木兰科木兰属植物厚朴 *Magnolia officinalis* (Rehd et Wils.) Law 的概貌和叶形如下：叶大，近革质，7～9片具生于枝端，长圆状倒卵形，长22～45厘米……先端具短急尖或圆钝，基部楔形，全缘而微波状，上面绿色……下面灰绿色，被灰色柔毛，有白粉，叶柄粗壮，长2.5～4厘米……似和本条原文、图多少相吻合。*FOC* 已修订作厚朴 *Houpoea officinalis* (Rehder & E. H. Wilson) N. H. Xia & C. Y. Wu。该种产于陕西南部、甘肃东南部、河南东南部（商城、新县）、湖北西部、湖南西南部、四川（中部、东部）、贵州东北部，生于海拔300～1 500米的山地林间。广西北部、江西庐山及浙江有栽培。模式标本采自湖北宜昌。

松村：*Magnolia*；《纲要》：*Manglietia yunanensis* Law；吴批：*Magnolia afficinalis*（？）。

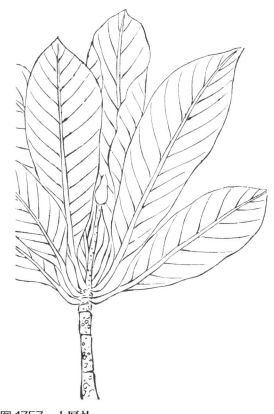

图 1757　土厚朴

[注]

[1]　木笔：出《花镜》，《中志》30（1）：140和《云志》16：29考证为木兰科玉兰属植物紫玉兰 *Yulania liliiflora* (Desr.) D. L. Fu，该名 *FOC* 修订作 *Yulania liliiflora* (Desr.) D. C. Fu。参见本书卷之三十三"辛夷"条。

1673. 酒药子树

酒药子树，生湖南冈阜。高丈余。皮紫，微似桃树。叶如初生油桐[1]叶而有长尖，面青背白，皆有柔毛；叶心亦白茸茸如灯心草。五月间梢开小黄白花，如粟粒成穗，长五六寸。叶微香，土人以制酒曲，故名。

〔新释〕

　　吴其濬新描述的湖南物种。据《图考》文、图（图 1758），本种为小乔木，高约 3 米，树皮紫色；叶互生，广卵形至卵状椭圆形，先端尾尖，基部钝至钝圆，有柄，边具疏钝齿，具掌状脉，横脉明显，而面有柔毛，有微香；花小，白黄色，数朵簇生，成顶生穗状花序，花序五六寸。综合上述性状特征，与上述二志及《图鉴》2：599，图 2297 描绘的大戟科野桐属植物白背叶 *Mallotus apelta* (Lour.) Muell.-Arg. 在概貌上相似。仅上述各书在描述叶缘时均作全缘或具疏齿，但《图考》所附的图均为全缘。该种产于云南、广西、湖南、江西、福建、广东和海南，生于海拔 30～1 000 米的山坡或山谷灌丛中。国外分布于越南。模式标本采自广东。茎皮可供编织；种子含油率达 36%，可供制油漆，或合成大环香料、杀菌剂、润滑剂等原料。

　　《纲要》2：226、《中志》44（2）：39、《云志》10：168 均释为白背叶 *Mallotus apelta* (Lour.) Muell.-Arg.。

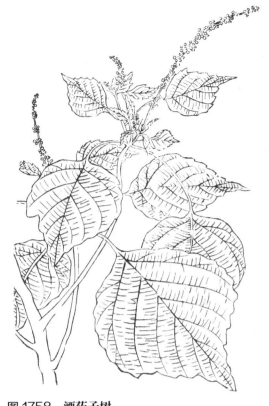

图 1758　酒药子树

〔注〕

1　油桐：即《本草拾遗》罂子桐之别名，大戟科油桐属植物油桐 *Vernicia fordii* (Hemsl.) Airy.-Shaw，参见本书卷三十五之"罂子桐"条。

1674. 苦茶树

　　苦茶树，生长沙冈阜。高丈余。枝叶蒙密，紫茎细劲，多杈枒。附茎生叶，长寸余，微似腊梅叶光觕而皱，面浓绿，背淡青，深纹稀齿。叶间附茎结实，圆长有直纹，大如梧桐子，生青熟黑。叶味苦，回甘生液，土人采以为茗。

〔新释〕

　　吴其濬新描述的湖南物种。据《图考》图（图 1759）、文，本种为一灌木，高丈余；具长短枝；叶片倒卵状椭圆形、椭圆形，先端渐尖至短渐尖，基部楔形或渐狭窄，具短柄，边缘具细锯齿，叶面深绿，背浅绿；果实圆，大如梧桐子（梧桐的种子，直径约 0.7 厘米），具细柄，熟后黑色；叶味苦，可为茗。上述性状，确属冬青科冬青属 *Ilex* 植物的特征。但与其订

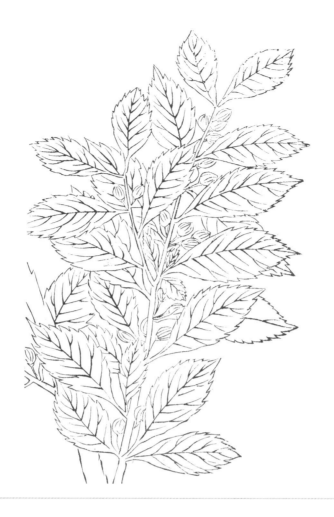

图 1759　苦茶树

为 *Ilex henryi*，现《中志》45（2）：254 处理作大果冬青 *Ilex macrocarpa* Oliv. 的异名，该种叶形不符，果实太大，不如订为《中志》45（2）：262 描述的近缘种，冬青科冬青属植物江西满树星 *Ilex kiangsiensis* (S. Y. Hu) C. J. Tseng et B. W. Liu，该种叶形和果实大小，长短枝较合。

产于江西（全南、会昌、德兴、赣南、瑞金、宁都），湖南（芷江、新晃）和广东（乳源），生于海拔 700～1 000 米的山坡疏林、杂木林或灌丛中。模式标本采自江西全南。

吴批：*Ilex henryi*？

1675. 吉利子树

《救荒本草》：吉利子树，一名急蘱子科，荒野有之。科条高五六尺，叶似野桑叶而小，又似樱桃叶亦小。枝叶间开五瓣小尖花，碧玉色，其心黄色。结子如椒粒大，两两并生，熟则红，味甜。其子熟时，采摘食之。

按此树湖南山阜有之，俗呼铜箍散。

[新释]

《救荒本草译注》释"吉利子树"作椴树科扁担杆属植物小花扁担杆 *Grewia biloba* G. Gon. var. *parviflora* (Bunge) Hand.-Mazz.。

本条文出《救荒》，有吴其濬按语，云湖南山阜有之，俗呼铜箍散。绘图没有引用《救荒》原图，为吴其濬新绘（图 1760）。所图显示为木本；叶椭圆形，先端锐尖，基部楔形或钝，基出脉 3 条，两侧脉上行过半，边缘有细锯齿，具短叶柄；聚伞花序腋生，多花，花序柄短，与花柄近等长，花五基数，雄蕊多数。据图很难判断是 *Grewia biloba* 原变种还是变种 *Grewia biloba* var. *parviflora*，又两变种皆分布湖南，暂释作锦葵科扁担杆属植物扁担杆 *Grewia biloba* G. Gon.。

《纲要》：*Grewia biloba* G. Gon. var. *parviflora* (Bunge) Hand.-Mazz.；吴批：*Grewia biloba*。

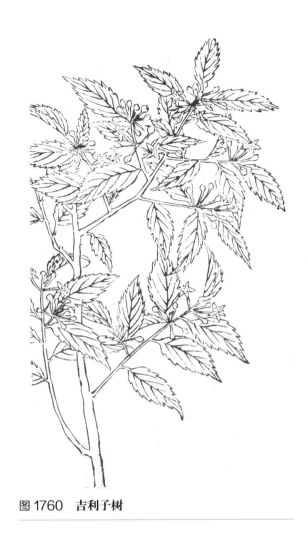

图 1760　吉利子树

1676. 万年青

万年青，生长沙山中。丛生长条，附茎对叶，叶长三寸余，似大青叶，有锯齿细纹，中有赭缕一道。附茎生小实如青珠，数十攒簇，俚医以截疟。

[新释]

吴其濬新描述的湖南物种。据《图考》文、图（图 1761），本种为灌木，叶对生，有短柄，狭长圆形，先端渐尖，基部渐狭至楔形，长约 10 厘米，边缘中部以上有锯齿，具羽状脉，侧脉 5~6 对，横脉明显，中脉褐色；果小珠形，集成密集头状花序，腋生，青色（谅非成熟）。上述特征，尤以其叶较狭长，中部以上有锯齿，与《中志》65（1）：74，《云志》1：412

和《图鉴》3：587，图 5127 所描述的马鞭草科紫珠属植物广东紫珠 *Callicarpa kwangtungensis* Chun 在概貌上基本吻合。该种产于浙江、江西、湖南、湖北、贵州、福建、广东、广西、云南，生于海拔 300~600（~1 600）米的山坡林中或灌丛中。模式标本采自广东北江地区。

松村：*Callicarpa longifolia* Lam.；《纲要》1：403 和《云志》1：412：*Callicarpa kwangtungensis* Chun；吴批：*Callicarpa bodinieri*。

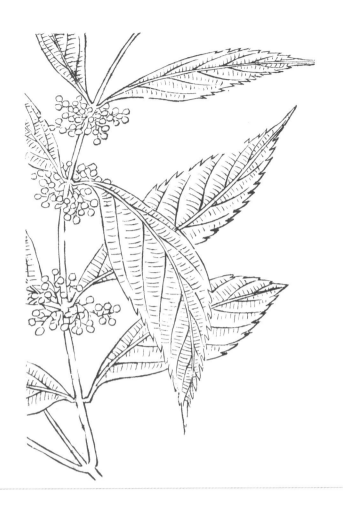

图 1761　万年青

1677. 绣花针

绣花针，江西、湖南皆有之。小树细茎，对发槎杈。叶亦附枝对生，似石榴花叶微小，面浓绿，背淡青，光润柔腻，中唯直文一缕。近茎叶小如指甲，枝端叶亦小，距梢寸许无叶，细如针刺。春夏时亦柔软，秋老即硬。江西或呼为雀不踏，俚医以为补气血之药。《本草纲目》以楤木一名鹊不踏。不知南方有刺之木与草，皆呼为雀不踏，不可为定名也。

[**新释**]

吴其濬新描述的江西、湖南物种。据《图考》文、图（图1762），本种为灌木，枝对生；叶对生，椭圆形，先端尖，基部钝，边全缘，中脉明显，近小枝端的叶较小，距梢无叶，梢端秋天变硬成针刺。据上述特征，与《中志》71（2）：10，《图鉴》4：268，图 5949 描述的茜草科鱼骨木属植物猪肚木 *Canthium horridum* Blume 在概貌上多有相似，但该种在我国产于广东、广西、海南、云南，而江西、湖南无分布。姑妄记之，以备后考。

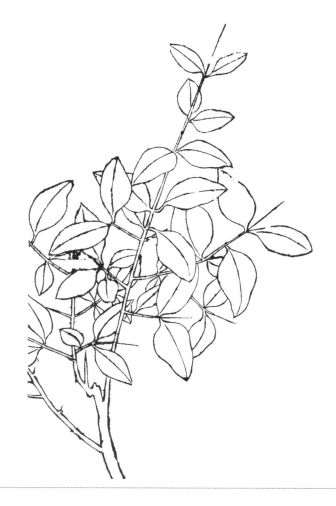

图 1762　绣花针

《云志》15：280：虎刺属西南虎刺 *Damnacanthus tsaii* Hu；《中志》71（2）：169：虎刺 *Damnacanthus indicus* Gaertu. f.，并将《图考》的"绣花针""伏牛花"作中文别名。吴批：*Damnacanthus* 或 *Canthum horridum* Blume。据《中志》，西南虎刺 *Damnacanthus tsaii* Hu 产于四川、云南，而湖南、江西无分布。虎刺 *Damnacanthus indicus* Geartu. f. 即《本草图经》虎刺。《图考》卷之三十五有"伏牛花"条，《图考》原图与"绣花针"的原图在外形上相差甚远，谅吴其濬不至于把两者相混。应为两个种。

《本草纲目》以楤木一名鹊不踏，此楤木为五加科楤木属植物楤木 *Aralia chinensis* L.。

1678. 马棘

《救荒本草》：马棘，生荥阳冈阜间。科条高四五尺，叶似夜合树叶而小，又似蒺藜叶而硬，又似新生皂荚科叶亦小。梢间开粉紫花，形状似锦鸡儿花微小，味甜，采花煠熟，水浸淘净，油盐调食。

按马棘，江西广饶河滨有之，土人无识之者。或呼为野槐树，其茎亦甜。

[新释]

《图考》图（图1763）乃吴其濬据江西广饶植物新描述的物种。据文字"按马棘，江西广饶河滨有之，土人无识之者。或呼为野槐树，其茎亦甜"，所图为灌木，全株无刺；奇数羽状复叶，叶柄细长，对生小叶三对，倒卵状椭圆形，先端圆，基部阔楔形；总状花序生叶腋。综合上述性状，概貌颇合《中志》40：306描述的豆科木兰属植物马棘 Indigofera pseudotinctoria Matsum.。该种产于江苏、安徽、浙江、江西、福建、湖北、湖南、广西、四川、贵州、云南，生于山坡林缘及灌木丛中，海拔100～1 300米。日本也有分布。根供药用，能清凉解表、活血祛瘀。

《救荒本草译注》释马棘为豆科槐属植物白刺花 Sophora davidii (Franch.) Skeels。与《图考》江西马棘非一种。

松村和《中志》40：306：马棘 Indigofera pseudo-tinctoria Matsum.；吴批：Indigofera。

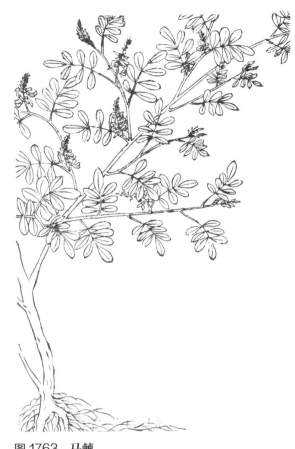

图1763　马棘

1679. 赌博赖

赌博赖，江西、湖南水滨多有之。丛生，树高六七尺，与水柳丛厕。就茎结赭实，熟时小儿食之，味淡多子。叶如柳而劲，无锯齿，颇似蓖成，有毛而光，能粘人衣。故南安土呼赌博赖云。

[新释]

吴其濬新描述的江西、湖南物种。据《图考》文、图（图1764）本种为灌木，茎高达2米余；叶互生，长圆形至椭圆形，先端尖，基部钝，边全缘，具羽状脉，侧脉4～5对；榕果小球形，顶端突起，有柄，单或双生叶腋（原图有一枚，其叶脱落，榕果似总状）。综合上述性状特征，与《中志》23（1）：137和《图鉴》1：492，图983描绘的榕科榕属植物变叶榕 Ficus variolosa Lindl. ex Benth. 在概貌上基本吻合。该种产于浙江、江西、福建、广东

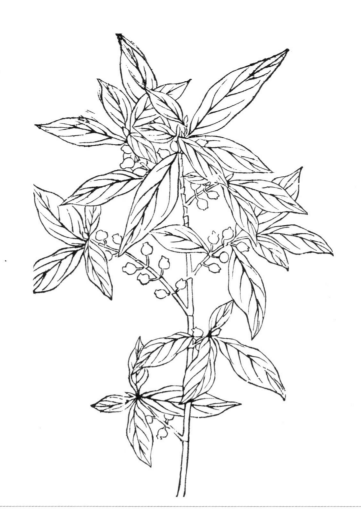

图 1764　赌博赖

（及沿海岛屿）、广西、湖南、贵州、云南东南部及南部，常生于溪边林下潮湿处。越南、老挝也有分布。据《浙江植物志》，茎清热利尿，叶敷跌打损伤，根亦入药，补肝肾，强筋骨，祛风湿。茎皮纤维可作人造棉、麻袋。

松村：*Symplocos*；《中志》23（1）：137：变叶榕 *Ficus variolosa* Lindl. ex Benth.。吴批：*Ficus martinii*。

1680. 万年红

万年红，江西处处有之。大可合抱，叶如橘柚，冬时实红如豆，累累满枝。俗以新年插置瓶中为吉，故名。

[新释]

吴其濬新描述的江西物种（图 1765）。大乔木，叶全缘互生，果序近伞形，果 6 枚或更多，圆形，成熟"红如豆"。疑似冬青科冬青属植物铁冬青 *Ilex rotunda* Thunb.。

吴批：*Ilex* 或樟科。

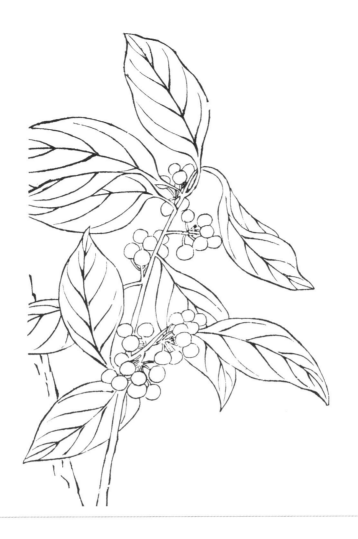

图 1765　万年红

1681. 野樟树

野樟树，生长沙岳麓。丛生小木，高尺余。叶极似樟，面绿背淡。夏结红实，累累可玩。惟移植即枯，圃盎弗录，仅供樵薪。

[新释]

吴其濬新描述的湖南物种。据《图考》文、图（图 1766），本种为丛生灌木，高约 40 厘米，茎分枝；叶互生，有短柄，卵形至椭圆形，先端尖，基部圆钝，边全缘，具羽状脉，侧脉 4～5 对；果实椭圆状，红色，基部有杯状果托，有长柄，3～4 枚呈腋生聚伞状果序。上述特征，与其订为樟科山胡椒属植物山橿 *Lindera reflexa* Hemsl.，毋宁订为《中志》31：408，图版 101：6、《图鉴》1：835，图 1706 描述的香叶树 *Lindera communis* Hemsl.，后者因果实卵形，有杯状果托，较符合原文、图；而前者果实球形，无明显果托。香叶树在我国

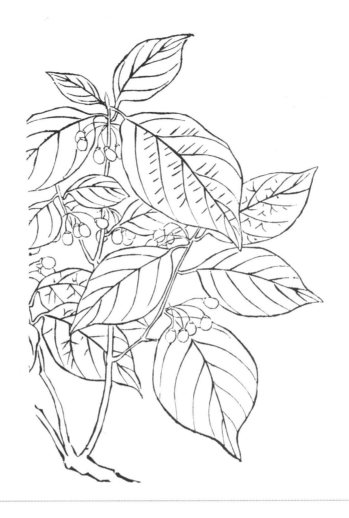

图 1766　野樟树

分布于陕西、甘肃、湖南、湖北、江西、浙江、福建、台湾、广东、广西、云南、贵州、四川等省区，常见于干燥砂质土壤，散生或混生于常绿阔叶林中。不少地方在村旁形成纯林。其种仁含油供制皂、润滑油、油墨及医用栓剂原料；也可供食用，作可可豆脂代用品；油粕可作肥料。果皮可提芳香油供香料。枝叶入药，民间用于治疗跌打损伤及牛马癣疥等。

《纲要》1：87、《中志》31：390：山橿 *Lindera reflexa* Hemsl.；吴批：樟科一种（待查）。

1682. 赤药子

赤药子，生南安。树高二三丈，赤条耸密。长叶相对，叶似桃叶，色黄绿，淡赭纹，有横绉。冬结实，初如椒而小，攒聚繁碎，熟时长白如糯米，味甜有汁。子细如粟，味辛，土人以饲小儿，云能消积。

按《唐本草》：白药子，叶似苦苣，赤茎。宋《图经》：子如绿豆，至六月变成赤色。皆微相类，但非蔓生耳。

[新释]

　　吴其濬新描述的江西物种。据《图考》文、图（图1767），本种为乔木，约高达4米；叶对生，有短柄，长圆状披针形，先端尖，基部楔形，边全缘，具羽状脉，侧脉约4对，横脉明显；果实小珠形，白色（紫珠属 *Callicarpa* 植物的成熟果实为紫色、红色和白色。《图鉴》在描述本种果实"有红色腺点"，推断它为白色时，才能明显见到红色腺点。如紫色或红色，红色腺点似无法显示），密集成头状，具较长的果序梗。上述特征，尤其叶形、具较长的果序总梗、果实白色，与《中志》65（1）：52 和《图鉴》584，图5121 所描述马鞭草科紫珠属植物尖尾枫 *Callicarpa longissima* (Hemsl.) Merr. 在概貌上基本吻合。本种产于台湾、福建、江西、广东、广西、四川，生于海拔1 200米以下的荒野、山坡、谷地丛林中。越南也有分布。

　　吴批：*Viburnum*? 或 *Callicarpa*?

　　《唐本草》白药子，待考。

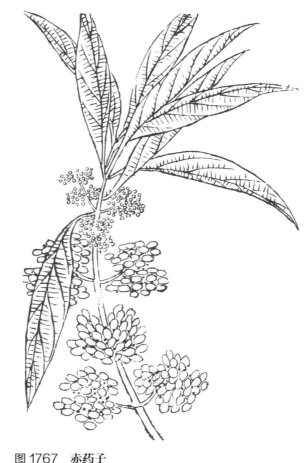

图 1767　赤药子

1683. 闹狗子

　　闹狗子，江西南昌多有之。枝干与枸骨无异，花实亦同，惟叶作方棱无刺。腊时折置花尊，红珠的皪。或云狗食其子即毙。

[新释]

　　吴其濬新描述的江西物种。《图考》文、图（图1768）显示该种为一木本植物，叶近矩圆形，果序腋生，果细小，冬季红色，与冬青科冬青属植物枸骨 *Ilex cornuta* Lindl. et Paxt. 较为相似，但无刺。查《江西植物志》，没有找到有类似叶形的冬青属植物。该种为冬青科冬青属 *Ilex* 植物似无疑，但具体种待南昌野外调查。

　　松村：*Glochidion*；吴批：*Ilex*（待查）。

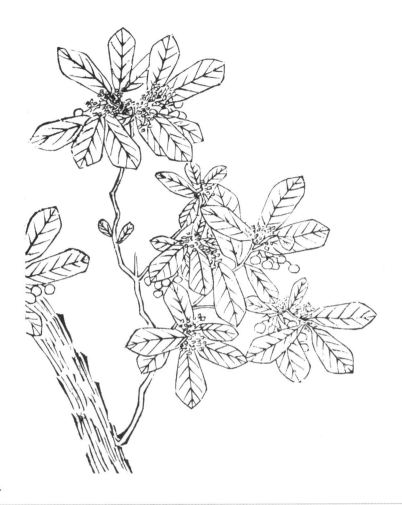

图 1768　闹狗子

1684. 野漆树

野漆树，山中多有之。枝干俱如漆，霜后叶红如乌臼叶，俗亦谓之染山红。结黑实，亦如漆子。

按《尔雅注》，櫄、樗、栲、漆，相似如一，或即櫄树耶？字亦作杶、作橁。野人樵采之。

[**新释**]

吴其濬新描述的物种。据《图考》文、图（图 1769），本种为木本植物，枝干皆如漆树；奇数羽状复叶互生，霜后变红，小叶片对生，图上仅显示为 3 对，长圆状披针形，先端尖，基部钝，无柄，全缘，具多对羽状脉；果序大而成圆锥状，腋生，果实黑色（与实际黄色不符），似扁平，圆形而稍偏斜。据上述特征，宜释作《云志》2：403、《图鉴》2：635、《中志》45（1）：120 考订的漆树科漆属植物野漆 *Toxicodendron succedaneum* (L.) O. Kuntze。本种自华北至江南省均产，多生于海拔 1 000 米以下山坡。其根、叶及果入药，有清热解毒、散瘀生肌、止血、杀虫之效，治跌打骨折、湿疹疮毒、毒蛇咬伤，又可治尿血、血崩、白带、外伤出血、子宫下垂等症。

附记：① *Toxicodendron* (Tourn.) Mill. 从原 *Rhus* L. 中分出，主要是白色乳液，干后变黑，有毒；花序腋生，果序下垂等性状。② 松村考证意见，故使《云志》2：400 在 *Toxicodendron sylvestre* (Sieb. et Zucc.) O. Kuntze 名下，列有野漆树（《图考》）之名。牧野（Makino）在《牧野日本植物图鉴》370，图 1110，赞成此意见。*Toxicodendron succedaneum* (L.) O. Kuntze 和 *Toxicodendron sylvestre* (Sieb. et Zucc.) O. Kuntze 两者的区别值得进一步研究，牧野描述前者果实白色，无毛（？）。

松村：*Rhus sylvestris* Sieb. et Zucc.；吴批：*Toxicodendron* (*Rhus*) *succedanum*。

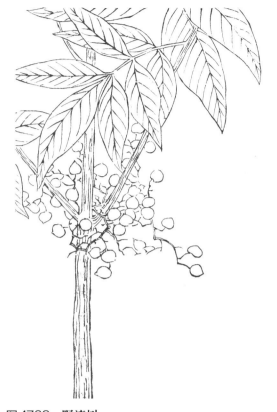

图 1769　野漆树

1685. 山桂花

山桂花，长沙岳麓极多。春时开小黄花如桂，故名。丛生小木，高二尺余，褐茎劲细，叶微似榆而疏齿。面绿润，背淡白，土人以治气胀。

按《宋氏杂部》：水槿树可放蜡，春开黄花，形颇相类。

[新释]

本种包括两种植物，分述之：

《图考》新描述的湖南物种山桂花，据《图考》绘图（图 1770），其叶对生，有齿，花序顶生，圆锥状。应为女贞属 *Ligustrum* 之一种。

吴批：重出 *Ligustrum* 一种。《纲要》和《中志》35（2）：32 释为海桐科海桐属植物短萼海桐 *Pittosporum brevicalyx* (Oliv.) Gagnep.。

然短萼海桐叶簇生于枝顶，全缘，与绘图不甚合。

《图考》引《宋氏杂部》，附山桂花条下的水槿树，"按《宋氏杂部》：水槿树可放蜡，春开黄花，形颇相类"，文中提及水槿树可放蜡，应是木犀科女贞属 *Ligustrum* 或梣属（白蜡树属）*Fraxinus* 植物。

吴批：或是水锦树的讹写，即 *Wendlandia*。据《中志》71（1）：191，水锦树属在我国有

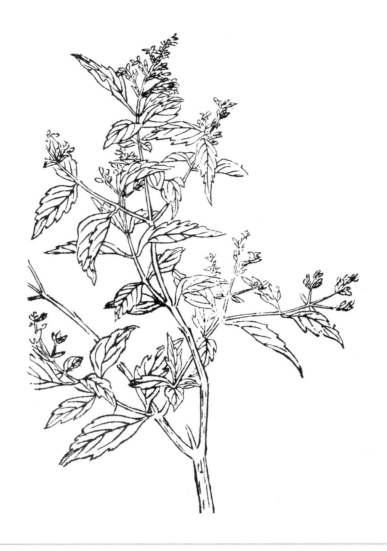

图 1770　山桂花

30 种。但水锦树属 *Wendlandia* 植物的花大多为白色，未闻可放蜡。《中志》71（1）：208 有茜草科水锦树属植物水锦树 *Wendlandia uvariifolia* Hance，未注中名出处。

1686. 见风消

见风消，生长沙山阜。长叶排生，极似榉柳，高仅二三尺，丛条葱茂。叶面青，背白，似野胡椒而窄。俚医以为消风败毒之药，故名。

〔新释〕

吴其濬新描述的湖南物种。据《图考》

文、图（图 1771），本种灌木，高约 1 米；茎和分支茂密；叶互生，长圆形至长圆状披针形，先端尖，基部钝，具极短的柄，边全缘，具羽状脉，侧脉 4～6 对。据上特征，与《中志》1：395 和《图鉴》1：856，图 1711 所描述的樟科山胡椒属植物狭叶山胡椒 *Lindera angustifolia* Cheng 在概貌上基本相符，同意《纲要》1：85 和《中志》31：395 的考证意见。本种产于山东、浙江、福建、安徽、江苏、江西、河南、陕西、湖北、广东、广西等省区，生于山坡灌丛或疏林中。朝鲜也有分布。该种种子油可制肥皂及润滑油。叶可提取芳香油，用于配制化妆品及皂用香精。

吴批：图是 *Lindera chienii*。按《中志》31：388，图版 98：11-14，*Lindera chienii* Cheng 的叶形为披针形，确与"见风消"原图十分相似，但《中志》对该种的描述为"叶……倒披针形或倒卵形"，可见其叶形变异甚大。参见《图考》1：856，图 1712。该种只分布于江苏、浙江、安徽、河南，局限在 *Lindera angustifolia* 分布区之北，在湖南无分布。

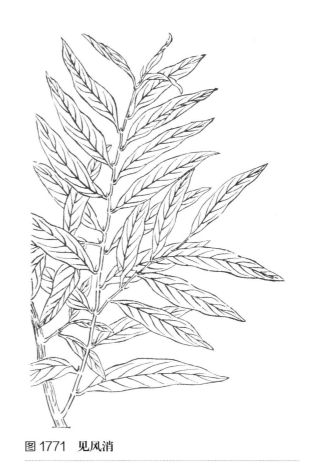

图 1771　见风消

1687. 紫荆花

　　紫荆花，生长沙山阜间。小科长条，高三四尺。茎如荆，色褐紫。叶如柳而长。俚医以为败毒、行血之药。

　　按《本草拾遗》：紫珠味苦寒，无毒，解诸毒物。痈疽、喉痹、飞尸、蛊毒、毒肿、下瘘、蛇虺虫螫、狂犬毒并煮汁服。亦煮汁洗疮肿，除血、长肤。一名紫荆，树似黄荆，叶小无丫，非田氏之荆也。至秋子熟，正紫，圆如小珠，生江东林泽间。形状极肖，治证亦同。

　　又按《补笔谈》以《拾遗》紫荆为误，不知其同名异物，原书已云非田氏之荆，亦晰矣。

[新释]

吴其濬新描述的湖南物种。据《图考》文、图（图 1772），本种为灌木，高 1 米余；茎褐色；叶对生，长圆状披针形，先端尖，基部钝至楔形，近无柄，边全缘，具羽状脉，侧脉 9～10 对；果实小珠状，集成头状，具稍长总梗，腋生。据上述性状特征，隶唇形科紫珠

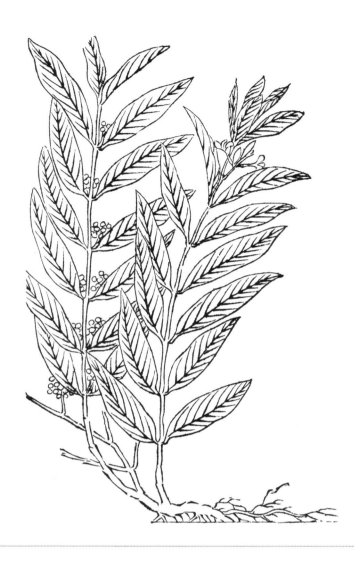

图 1772　紫荆花

属 Callicarpa 植物无疑，但似难订为窄叶紫珠 Callicarpa japonica Thunb. var. angustata Rehd。因为该种的叶具短柄。据上述性状，颇合同属植物短柄紫珠 Callicarpa brevipes (Benth.) Hance，尤其以其叶形近无柄和具多对的侧脉。但本种虽浙江南部有分布，长沙山阜似无分布。不知该种

绘图是否确据实物？有待长沙地区核实。基于此，暂处理作该地分布的紫珠属植物窄叶紫珠 Callicarpa japonica Thunb. var. anguatata Rehd.。

《本草拾遗》记载的紫珠，应为紫珠属植物之一种 Callicarpa sp.。

吴批：Callicarpa japonica。

1688. 梿花

梿花，一名纸末花，江西、湖南山冈多有之。丛生细茎，叶似榆而小，厚涩无齿。春开细白花，长寸余，如翦素纸，一朵数十条，纷披下垂，凡有映山红处即有之，红

白齐炫，如火如荼。其叶嚼烂，敷刀刺伤，能止血。《鄱阳县志》作棯，未知所本。土音则作鸡寄，纸末则因形而名。

[新释] ————————————

吴其濬新描述的江西、湖南物种。据《图考》文、图（图1773），本种为灌木；叶互生，椭圆形，先端尖，基部钝，稍偏斜，全缘，近无柄，具羽状脉，侧脉3对；花数朵，簇生于枝端。花萼合生成筒状，先端4裂，花瓣条形，白色，如剪纸，故以纸末花名之。《鄱阳县志》作棯，音作鸡寄。据上特征，与《中志》25（2）：70、《云志》1：120 和《图鉴》2：162，图2053所描述的金缕梅科檵木属植物檵木 *Loropetalum chinense* (R. Br.) Oliver 在概貌上基本吻合。本种分布于我国中部、南部及西南各省，亦见于日本及印度，喜生于向阳的丘陵及山地，亦常出现在马尾松林及杉林下，是一常见的灌木，唯在北回归线以南则未见它的踪迹。该种叶用于止血，根叶用于跌打损伤，有去瘀生新功效。

松村、《纲要》3：61，《云志》1：120 和吴批：*Loropetalum chinense* (R. Br.) Oliver。

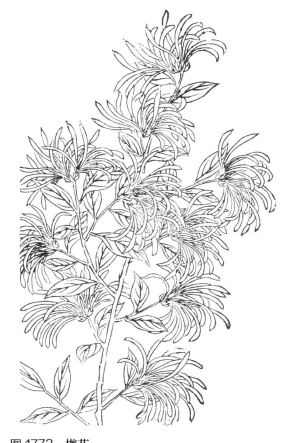

图 1773 檵花

1689. 拘那花

《桂海虞衡志》：拘那花，叶瘦长，略似杨柳。夏开淡红花，一朵数十萼，至秋深犹有之。《岭外代答》：拘那花，叶瘦长，略似杨柳。夏开淡红花，一朵数十萼，繁如紫薇。花瓣有锯，纹如翦金，至秋深犹有之。

按此花江西、湖南山冈多有之，花、叶、茎俱同紫薇，唯色淡红。丛生小科，高不过二三尺。山中小儿取其花苞食之。味淡微苦，有清香，故名苞饭花。俚医以为败毒、散淤之药。

[新释]————

吴其濬误将《桂海虞衡志》《岭外代答》的拘那花与江西产的苞饭花混为一种。《图考》文"江西、湖南山冈多有之"者及绘图描述的新物种，从其所附之图及其说，原文"花、叶、茎俱同紫薇，唯色淡红。丛生小科，高不过二三尺"提供的性状，较宜释为千屈菜科紫薇属植物紫薇 Lagerstroemia indica L.，推测可能是一种逸生者，因该植物可以矮化作盆景［《中志》52（2）：94］，逸生者当作小灌木状不足为奇。该种原产于亚洲，现广植于亚洲热带和亚热带地区。该种树皮、叶和花可为强泻剂；根和树皮煎剂可治咯血、吐血。

而《桂海虞衡志》《岭外代答》记录的拘那花，非紫薇属 Lagerstroemia 植物。疑似夹竹桃科夹竹桃属植物夹竹桃 Nerium indicum Mill.（FOC 修订为 Nerium oleander L.）。南方普遍栽培。花大艳丽，常作观赏；种子含油量高，可榨油供制润滑油。叶、树皮、根、花、种子均含有多种配糖体，毒性极强，人、畜误食能致死。叶、茎皮可提制强心剂，但有毒，用时需慎重。

吴批：所图（图1774）即紫薇 Lagerstroemia indica L.。松村、《中志》52（2）：104将拘那花（《桂海虞衡志》）和苞饭花（产于江西、湖南山

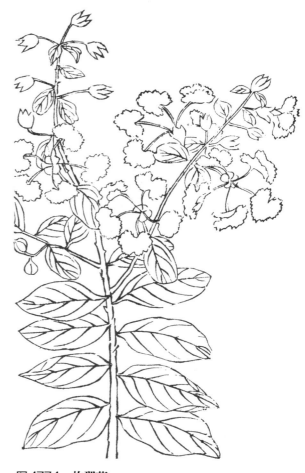

图1774　拘那花

冈者）皆考证为南紫薇 Lagerstroemia subcostata Koehne，该种和 Lagerstroemia indica L. 相似，但花小，直径约为1厘米。详见本书卷之二十六"紫薇"条。

1690. 宝碗花

宝碗花树，生长沙冈阜。高丈许，紫茎长条，柔直似木槿。附茎生叶如海棠叶，面青、背淡，光润柔腻。二月间开大紫花。

[新释]————

吴其濬新描述的湖南物种。其图（图1775）

仅为枝条而无花者，从其附图，第二年小枝作四棱状，看来确为紫薇属 Lagerstroemia 植物无疑。原文又说"二月间开大紫花"，据"大紫花"亦

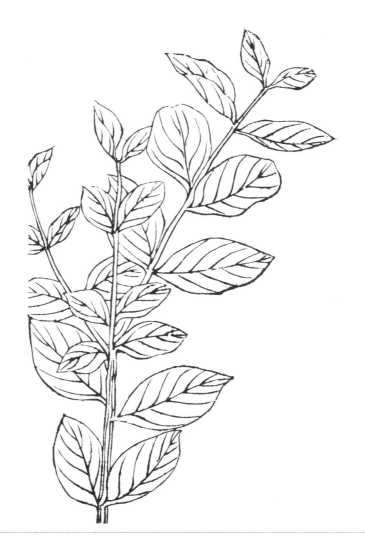

图 1775　宝碗花

当为紫薇 Lagerstroemia indica L.。但查核各书，紫薇花无二月间开花者，或许又是一种栽培品种，此点存疑。云南勐海产的毛紫薇 Lagerstroemia villosa Wall.，花期为秋冬季，但其花小。图上叶全缘，互生，无花，或所据有误？存疑。

吴批：Lagerstroemia sp.。

1691. 倒挂金钩

倒挂金钩，生长沙山阜。小木黑茎，叶如棠梨叶，光润无齿。梢端结实，圆扁有青毛，仍从梢旁发枝生叶。

〔新释〕

吴其濬新描述的湖南物种。据《图考》

文、图（图 1776），本种为木本植物；茎黑色；叶互生，有柄，披针状卵形，先端渐尖，基部微心形至钝圆，边全缘，具三出基脉，横脉明

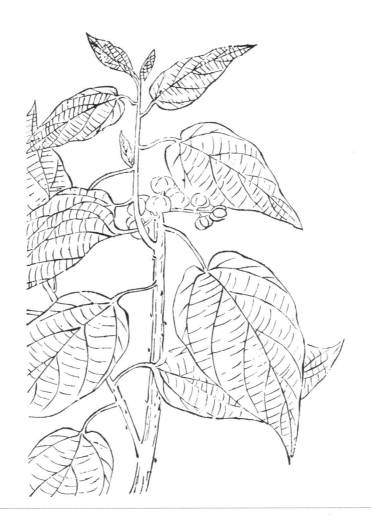

图 1776　倒挂金钩

显；果实扁圆形，有毛，成顶生总状果序。据上特征，与《中志》44（2）：28、《云志》10：160 及《图鉴》2：602、图 2933 所描述的大戟科野桐属植物石岩枫 *Mallotus repandus* (Willd.) Muell. Arg. 在概貌上基本吻合。其变种杠香藤 *Mallotus repandus* (Willd.) Muell. Arg. var. *cbrysocarpus* (Pamp) S. M. Hwang 产于陕西、甘肃、四川、贵州、湖北、湖南、江西、安徽、江苏、浙江、福建和广东北部，生于海拔 300～600 米的山地疏林中或林缘。模式标本采自湖北。长沙应有分布。

《中志》44（2）：28、《纲要》2：227 释为石岩枫 *Mallotus repandus* (Willd.) Muell.-Arg.。

附记：《纲要》2：227 在本种下说明，在《图考》卷之二十一"倒挂藤"条中有"按：湖南岳麓山有藤，土名倒挂金钩，形状正与此合"之句。虽然本种有时作藤状，但绝无"逆刺，倒挂于树"，故与《本草拾遗》的"倒挂藤"非一种。

1692. 刺枫

刺枫，一名八角枫。圆茎密刺，叶生茎端，形如棕榈，叶如枫而多岐，至七八叉。又似黄蜀葵叶而短肥。江西山坡有之。

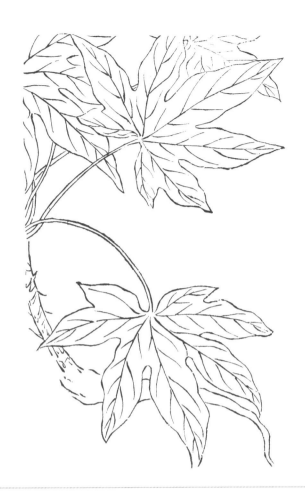

图 1777　刺枫

［新释］

　　吴其濬新描述的江西物种。据《图考》文、图（图 1777），本种为木本植物，枝上散生小刺，叶具长柄，聚生于茎端，掌状 7 裂，分裂达中部，裂片三角形至三角状椭圆形和三角状长圆形，边全缘而略呈波状。上述性状，及其江西俗名，倾向于释作《中志》54：76 描述的五加科刺楸树植物刺楸 *Kalopanax septemlobus* (Thunb.) Koidz.。该种我国分布较广，根皮为民间草药，有清热祛痰、收敛镇痛之效。嫩叶可食。

　　吴批：*Euaraliopsis palmate*。《中志》54：18 认为，昔日某些中国植物学家订为该名称的实为五加科掌叶树属植物浅裂掌叶树 *Euaraliopsis hainla* (Ham.) Hutch.，但此种分布于我国云南、西藏（东部），谅非是。

1693. 丫枫小树

　　丫枫小树，江西处处有之。绿茎有节，密刺如毛，色如虎不挨。长叶微似梧桐叶，或有三叉，横纹糙涩。《进贤县志》作鸦枫。俚医以治风气、去红肿。

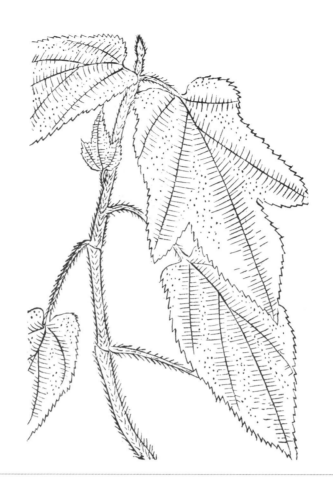

图 1778　丫枫小树

[新释]

本条与《图考》卷九的"大叶青"为同一种（图 1778）。为桑科榕属植物粗叶榕 *Ficus hirta* Vahl。不赘述。

1694-1. 三角枫

三角枫，一名三合枫，生建昌。粗根褐黑，丛生绿茎。叶如花楮树叶而小，老者五叉，嫩者三缺，面绿背淡，筋脉粗涩，土医以治风损。

按《本草纲目》有名未用，三角枫，一名三角尖，生石上者尤良。主风湿、流注、疼痛及痈疽、肿毒，未述形状，治证颇同。

[新释]

吴其濬新描述的江西物种。据《图考》文、图（图 1779），本植物为小灌木，茎从根部发出（"粗根褐黑，丛生绿茎"），叶互生，具柄，3～5 半裂，中裂片较大，裂片边缘有浅疏齿

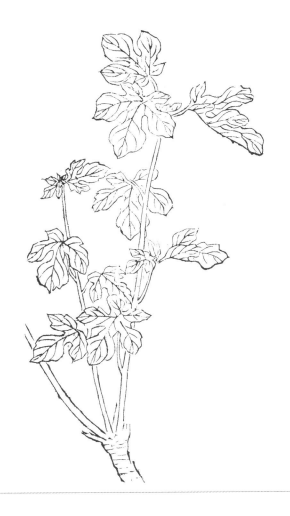

图 1779　三角枫

（"叶如花楮树叶而小，老者五叉，嫩者三缺"），两面均具星状短硬毛（"叶……筋脉粗涩"）；图上无花、果。其概貌与《中志》49（2）：47 描述的锦葵科梵天花属植物梵天花 *Urena* *procumbens* L. 较合。本种产于广东、台湾、福建、广西、江西、湖南、浙江等省区，常生山坡小灌丛中。

《中志》49（2）：47 和吴批：*Urena procumbens* L.。

1694-2. 三角枫 又一种

三角枫，江西山坡多有之。树高七八尺，叶似枫[1]，三角而窄，面青背淡。秋时结子[2]作排，如椿树角长，而子[3]在角下。与前一种同名异物。

[新释]

吴其濬新描述的江西物种。据《图考》文、图（图 1780），本种植物为乔木；叶对生（图仅绘 2 叶对生，其余为互生，实误），倒三角形，上部三裂，侧裂片与中裂片大小近相等，先端尖；果序顶生，作伞房状，果实为 2 枚相连的小坚果，两者成锐角排列，而它们的翅近于直立平行。以上性状，均和《中志》46：183 描述的槭树科槭属植物三角槭 *Acer buergerianum* Miq. 相符合。本种产于长江流域各省区，南至广东、东南达台湾。日本也有。生于海拔约 1 000 米的林中。各地常有栽培。

《图鉴》2：705、《中志》46：183、《云志》5：225 和吴批：*Acer buergerianum* Miq.。

[注]

1 枫：非金缕梅科枫香树属植物枫香树 *Liquidambar formosana* Hance，该种古代称枫，而为槭属 *Acer* 植物，果似。

2 子：果实，即小坚果排列成行。

3 子：指椿树的种子，"椿" 即《图考》35：807 考订为 *Toona sinensis* (A. Juss.) Roem. 通称为香椿的椿。它的种子椭圆形，一端有膜质长翅，其形如槭属 *Acer* 植物的小坚果。吴其濬将槭属 *Acer* 的小坚果和香椿属 *Toona* 的种子相比拟，在现代分类学上实误。

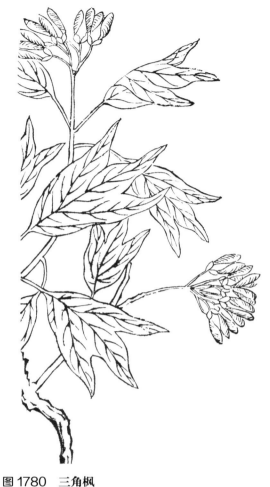

图 1780 三角枫

1695-1. 十大功劳

十大功劳，生广信。丛生，硬茎直黑，对叶排比，光泽而劲，锯齿如刺。梢端生长须数茎，结小实似鱼子兰。土医以治吐血。捣根取浆合[1]口中，治牙痛。

[新释]

吴其濬新描述的江西物种。据《图考》文、图（图 1781），本种为木本植物；茎直黑色；叶奇数羽状复叶，互生，叶柄短至稍长，小叶 7 枚以上（原图仅绘 7～9 枚），顶生小叶卵状椭圆形，具柄，先端尖，基部圆钝，边缘有 6～7

尖刺；侧生叶较大，无柄，长圆形，先端渐尖，基部钝圆，稍偏斜；总状花序 4 条，上升，簇生于小枝顶端，基部具 4 枚小叶状苞片。上述特征，与《中志》29：235、《图鉴》1：776，图 1552 及《江西植物志》2：202 所描述的小檗科十大功劳属植物阔叶十大功劳 *Mahonia bealei* (Fort.) Carr. 在概貌上基本吻合。本种产于我国

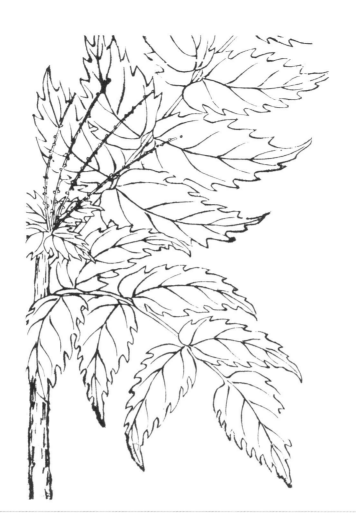

图 1781　十大功劳

浙江、安徽、江西、福建、湖南、湖北、陕西、河南、广东、广西和四川，生于阔叶林、竹林、杉木林及混交林下、林缘、草坡、溪边、路旁或灌丛中，海拔 500～2 000 米。

松村：*Berberis nepalensis* Spr.；《纲要》1：157：*Mahonia bealei* (Fort.) Carr.。吴批：*Mahonia*。

[注]

1 合：商务 1957 本改作"含"。如不改，为方言，文意也通。核实初刻本，作"合"。

1695-2. 十大功劳 又一种

十大功劳又一种，叶细长，齿短无刺，开花成簇，亦如鱼子兰。

[新释]

吴其濬新描述的物种。据《图考》文，本种为一木本植物；叶为奇数羽状复叶，具较长的柄，小叶 5 枚，顶生小叶与侧生小叶基本相似，无柄，狭披针形，每边具 6～9 刺 [《图考》图（图1782）所绘只显示植株上部，故显得叶柄较短]；开花成簇，但图上不显示。上述性状，与《中志》29：228、《图鉴》1：778，图1555和《江西植物志》2：204所描述的小檗科十大功劳属植物十大功劳 *Mahonia fortunei* (Lindl.) Fedde 在概貌上基本吻合，产于广西、四川、贵州、湖北、江西、浙江；生于山坡沟谷林中、灌丛中、路边或河边，海拔350～2 000米。各地庭园观赏植物栽培。全株可供药用。有清热解毒、滋阴强壮之功效。

鱼子兰：吴批 *Chloranthus glaber* (Thunb.) Makino，即《中志》21（1）：79记录的 *Sarcandra glabra* (Thunb.) Nakai。查《中志》21（1）：84和《云志》1：18释"鱼子兰"（《花经》）为 *Chloranthus elatior* Link。鉴于《图考》对该名没提供性状信息，无从考证。姑妄存之，仅备读者参考。

《纲要》1：158：*Mahonia fortunei* (Lindl.) Fedde，吴批：*Mahonia bealei*。

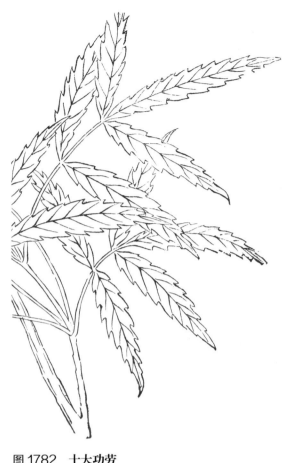

图1782 十大功劳

1696. 望水檀

望水檀，生庐山。茎直劲，色赤褐，嫩枝赤润，对发条叶。叶似檀而尖，皆仰翕，不平展。枝梢开小黄花，如粟米攒密。按《唐本草》注谓：檀叶有不生者，忽然叶开，当大水。农人候之，号为水檀。语殊未了彻，或即此。树叶皆翕皱，忽然开展，主水候耶？凡喜阴湿之草木，亢久则叶卷合，遇雨则舒，木根入土深，泉脉动而先知，亦物理之常。

[新释]

吴其濬新描述的江西物种。据《图考》文、图（图1783），本种为木本植物，茎直立，赤褐色，有分枝，嫩茎红润；奇数羽状复叶，对生，

小叶片3～7，卵状椭圆形至卵状长圆形，先端尖至渐尖，近无柄，边全缘至微波状，具羽状脉，侧脉3～4对；花小黄色，成圆锥花序，生枝端。上述性状，即为《中志》43（2）：65描述的秦岭以南广为分布的芸香科吴茱萸属植物吴

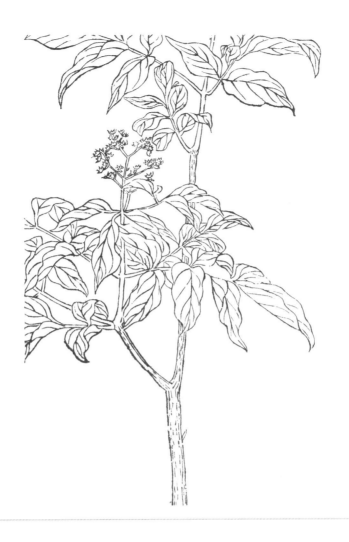

图 1783　望水檀

茱萸 *Evodia rutaecarpa* (Juss.) Benth. [*FOC* 修订为 *Tetradium ruticarpum* (A. Jussieu) T. G. Hartley]，其变种 *Evodia rutaecarpa* var. *officinale* (Dode) Huang 较原变种 *Evodia rutaecarpa* var. *rutaecarpa* 的小叶为小而狭。观《图考》附图，其小叶确为狭小。同意《纲要》2：249 的考证意见。该变种产于长江以南、五岭以北的东部及中部各省区，生于低海拔地方，浙江、江苏、江西一带多为栽种。模式标本采自四川南充。附记：《云志》6：732，将变种 var. *officinalis* 并入 *Evodia rutaecarpa* (Juss.) Benth.，我们认为变种可以分出。

吴批：*Tatredium* 一种。

1697. 乌口树

乌口树，江西坡阜多有之。高丈余，对节生叶。长柄尖叶，似柳而宽。梢端结实如天竹子[1]大，上有两叉，如乌之口。土人云：叶实可通筋骨，起劳伤。盖薪材也。

[新释]

吴其濬新描述的江西物种。据《图考》文、图（图 1784），本种系木本植物，高达 1.5 米；叶对生，具柄，长圆形至长圆状披针形，边全缘，先端尖至渐尖，基部楔形，具羽状脉，侧脉 4～5 对；果小圆球形，大小如南天竹果实，聚成多果近伞房状的聚伞果序，顶生，在果序总梗顶上有一对叶状总苞片，果实顶端具宿存萼裂片，呈二叉似乌鸦张开之喙。核对《中志》中江西的种类，本种在外形上，与其说它和茜草科乌口树属植物白花苦灯笼 *Tarenna mollissima* (Hook. et Arn.) Rob. 相似，还不如同尖萼乌口树 *Tarenna acutisepala* How ex W. C. Chen 更相像。前者叶形较宽，侧脉 8～12 对，和原图仅 4～5 对相差甚远；而后者被《中志》描述为 5～7 对，而叶形较狭，与《图考》的原图相仿佛。除《中志》《云志》附图外，还可参考《图鉴》4：232，图 5878 *Tarenna mollissima*，《图鉴》4：233，图 5580 *Tarenna acutisepala*。本种产于江苏、江西、福建、湖南、广东、广西、四川，生于海拔 520～1 530 米处的山坡或山谷溪边林中或灌丛中。模式标本采自广东北江姐婆山。本种中文名，可采用乌口树，对应属名乌口树属。

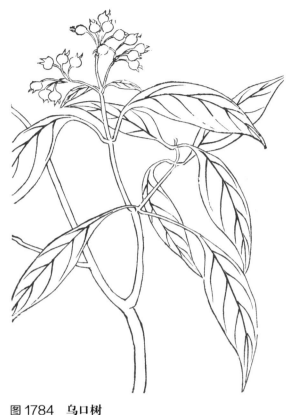

图 1784　乌口树

《纲要》2：458、《中志》71（1）：376 和《云志》15：190 均释为茜草科乌口树属白花苦灯笼 *Tarenna mollissima* (Hook. et Arn.) Roxb.。

[注]

1 天竹子：即《图考》卷之二十六之南天竹 *Nandina domestica* Thunb.。

1698. 旱莲

旱莲，生南昌西山。赭干绿枝，叶如楮叶之无花杈者。秋结实作齐头筒子，百十攒聚如球，大如莲实。

[新释]

吴其濬新描述的江西物种。据《图考》文、

图（图 1785），本种为乔木；叶互生，卵状长圆形，基部钝至近圆形，先端近渐尖，具短柄，边全缘；果实数十个，聚集成球，后者有长梗，

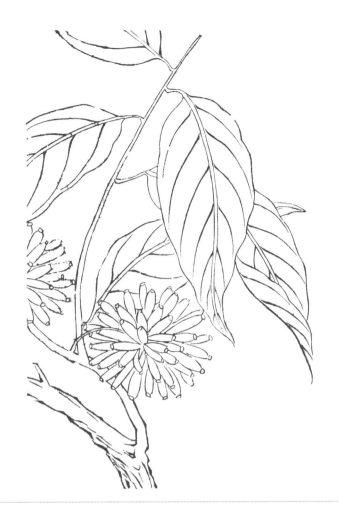

图 1785 旱莲

再合生成近平头的筒子（"秋结实作齐头筒子"），其状如莲的陀螺状花托，故得名旱莲。上述性状与《中志》52（2）：145 描述的蓝果树科喜树属植物喜树 *Camptotheca acuminata* Decne. 的特征基本吻合。本属为单种属，系我国特产，分布于江苏（南部）、浙江、福建、江西、湖北、湖南、四川、贵州、云南、广东、广西，常生于海拔 1 000 米以下的林缘和溪边。现通称喜树。

《纲要》3：204，《中志》52（2）：145，《云志》1：293 和吴批：*Camptotheca acuminata* Decne.。

附记：《云志》注喜树为南京土名。20 世纪 50 年代，听秦仁昌提到，民国时期，他们在南京搞绿化，此树很易成活，使得大家都很高兴，因此取名"喜树"，非南京土名。日后《中志》修订，建议恢复古名"旱莲"，"喜树"作中文别名。

1699. 水杨梅

水杨梅，生宁都。高丈余，叶如小桑，赭纹有齿。冬时附茎结实，紫黑匀圆，大如绿豆。土人云果叶可退热，根可治遗精。一名水麻。

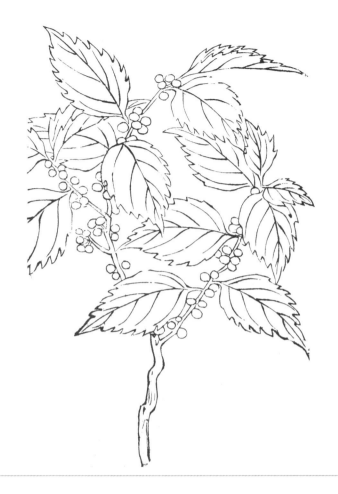

图 1786　水杨梅

〔新释〕

　　吴其濬新描述的江西物种。本种与卷之十三、卷之十四的水杨梅同名。吴批：*Pouzolzia sanguinea*（名重出）。但《中志》23（2）：358 描述荨麻科荨麻属植物红雾水葛 *Pouzolzia sanguinea* 的叶形（具 3 条脉），果实不在枝条上，淡黄色白色，与《图考》文、图（图 1786）不符。难道其刻板时性状有出入？本研究暂定为红雾水葛 *Pouzolzia sanguinea* (Bl.) Merr.。该种在我国产于海南、广西、贵州（西南部）、四川（南部和西南部）、云南、西藏（东南部和南部），生于低山山谷或山坡林边或林中、灌丛中、沟边；在西南，海拔高度一般为 1 000～2 300 米，在贵州南部及广西，降至 350～600 米。东南亚、南亚也有分布。茎皮及枝皮的纤维为较好的代麻用品，可制绳、麻布及麻袋等。

1700. 香花树

　　香花树，生饶州平野。丛生，树高丈余，枝叶相当。叶似梅而窄长有细齿，春开四瓣小白花，绿蕊绿萼，菁葵圆白如珠，繁密如星。土人呼为豆腐树。或云可治气痛。

［新释］

吴其濬新描述的江西物种。据《图考》文、图（图 1787），本种为小乔木或大灌木，茎高达 3 米余；叶对生，具柄，卵状椭圆形，先端渐尖，基部钝，边具明显疏锯齿，具羽状脉，侧脉 5～6 对；花萼绿色，花冠白色，花冠管短，裂片明显 4 裂；雄蕊 4，花药绿色，伸出萼筒；花序疏，稀圆锥状，似为顶生和腋生；果小珠状，白色。综合上述性状，尤其花序顶生和腋生，花冠筒较短，裂片 4 裂，白色，开展，雄蕊 4，长伸出花冠筒外，并从其外形观之，与其订为唇形科紫珠属之一种 *Callicarpa* sp.，毋宁订为《中志》65（1）：88，《图鉴》3：589，图 5132 和《牧野日本植物图鉴》：185，图 185 描绘的马鞭草科豆腐柴属植物豆腐柴 *Premna microphylla* Turcz.。本种的别名"豆腐树"和 *Premna* 通用属名"豆腐柴属"多少有些相同。中国紫珠属 *Callicarpa* 植物花冠极大部种类为紫色或红色，只有个别种为白色，而我国的豆腐柴属 *Premna* 植物花冠极大部分种类为黄色、白色、绿白色，只有个别种类为紫色和淡红色。本种在我国产于华东、中南、华南以及四川、贵州等地，生于山坡林下或林

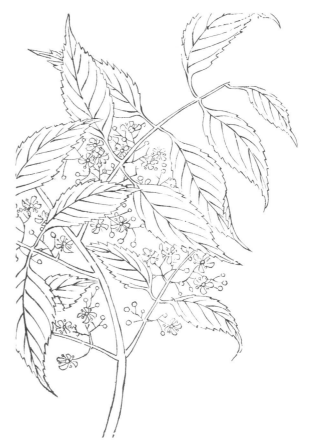

图 1787　香花树

缘。日本也有分布。模式标本采自浙江宁波。叶可制豆腐；根、茎、叶入药，清热解毒，消肿止血，主治毒蛇咬伤、无名肿毒、创伤出血。

吴批：*Callicarpa* sp.。

1701. 接骨木

接骨木，江西广信有之。绿茎圆节，颇似牛膝。叶生节间，长几二寸，圆齿稀纹，末有尖。以有接骨之效，故名。《唐本草》有接骨木，形状与此异。

［新释］

吴其濬新描述的江西物种。据图（图 1788）、文，本种为直立小灌木，茎节膨大似牛膝，叶交

互对生，长圆形，先端尖至渐尖，基部钝，有短柄，边具粗锯齿。上述特征，与《中志》20（1）：79、《云志》1：21 和《图鉴》1：349，图 697 所描述的金粟兰科草珊瑚属植物草珊瑚

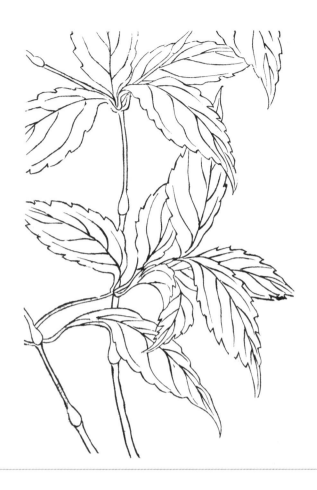

图 1788　接骨木

Sarcandra glabra (Thunb.) Nakai 在概貌上基本相吻合，同意《纲要》2：66 的考证意见。本种在我国产于安徽、浙江、江西、福建、台湾、广东、广西、湖南、四川、云南、贵州，生于海拔 420～1 500 米山坡，沟谷林下阴湿处。全株可入药，能清热解毒、祛风活血、消肿止痛、抗菌消炎。近年用于治疗各种肿瘤，可缓解缩小肿块，延长寿命。

《长编》卷二十一收《唐本草》《图经》的接骨木两条文献，为忍冬科接骨木属植物接骨木 *Sambucus williamsii* Hance。参见本书卷之三十五"接骨木"条。

1702. 野红花

野红花，生庐山。赭茎绿枝，对叶红花，与朱藤相类，唯叶短微团有微毛，花皆倒垂为异。春时长条朱花，映发丛薄。惟牧竖樵子，攀枝赏叹耳。

[新释]

吴其濬新描述的江西物种。据《图考》文、图（图 1789），本种似为灌木，茎赭色而分枝为绿色；叶互生，有柄，奇数羽状复叶，小叶 3～5 对，顶生小叶长圆状椭圆形，先端尖，基部楔形渐狭成短柄，边全缘，具羽状脉，侧生小叶似顶生者，但无柄，两者均有微毛；花红色，成密集的腋生总状花序，花下垂，春天开花；与朱藤相类，此朱藤，即豆科紫藤属植物紫藤 *Wisteria sinensis* (Sims) Sweet，参见本书卷之二十二"黄环"条。综合上述特征，在概貌上与《中志》40：263 和《图鉴》2：387，图2503 所描述的豆科木兰属植物庭藤 *Indigofera decora* Lindl. 基本相吻合。该种在我国主要分布于华中地区，仅向南延至广东，往西可延至贵州，是一个变异较多的种。《中志》作者细分成4 个类型（给予变种等级），我们认为考证古名时，因原描述过于简单，例：原文"叶短微团有微毛"，而 *Indigofera decora* var. *ichangensis* 和 var. *decora* 的区别恰恰在于前者的叶两面有毛，而后者的仅下面有毛。如此无法判断"野红花"隶于哪一个变种，故将本种订广义的 *Indigofera decora* Lindl. s. l. 即可。

《纲要》2：151：*Indigofera ichangensis* Craib，此名《中志》40：263 作为豆科木蓝属植物庭藤 *Indigofera decora* Lindl. 的一个变种宜昌木蓝 var. *ichangensis* (Craib) Y. Y. Fang et C. Z. Zheng。

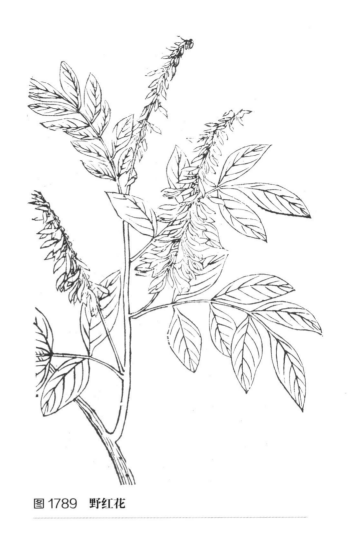

图 1789　野红花

1703. 虎刺树

虎刺树，江西南昌西山有之。丛生黑干，就茎生枝，作苞如椿树马蹄而大，有疏刺。开碎白花，结紫实，圆扁如豆，树叶如桑叶，微小。凡俗呼老虎刺、虎不挨，皆以横枝得名。

[新释]

吴其濬新描述的江西物种。据《图考》文、图（图 1790），本种为有刺的灌木（"丛生黑干"）；叶一回羽状复叶（实际应为二至三回羽状

复叶，因当时吴其濬尚不能分清单叶和复叶），叶柄基部膨大，小叶卵状椭圆形，近无柄，先端尖至尾尖，基部圆钝，边具锯齿；花小，白花，集合成圆锥花序，花序梗基部似有毛，顶生或腋生；果实小球形，黑色。查《中志》54：

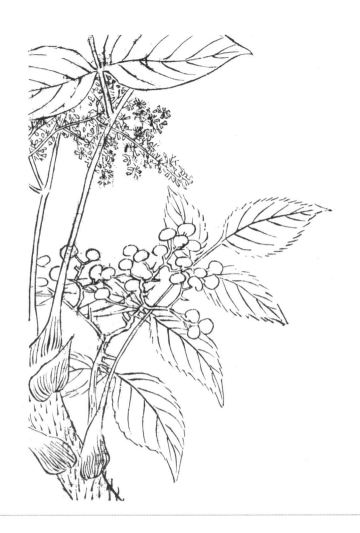

图 1790　虎刺树

151 的楤木属 *Aralia* 检索表，有两种较为可能，一为虎刺楤木 *Aralia armata* (Wall.) Seem.，另一为楤木 *Aralia chinensis* L.。前者虽主要分布于云南、贵州、广西、广东，但江西武功山也产；后者分布区较大，北起甘肃（南）、陕西（南）、河北，东至海滨，南达广东，西南至云南广大地区。这两种在外形上最主要的区别是：前者的花序轴和分枝上疏生钩曲断刺，而后者无。从《图考》原图视之，花序无刺。这样明显特征，吴其濬很不可能疏忽，又结合后者分布广的特征，订为五加科楤木属植物楤木 *Aralia chinensis* L. 较稳妥。

吴批：*Aralia*。

1704. 半边风

半边风，一名鹅掌风，抚建山坡有之。硬茎长叶，中宽本末尖瘦，袅袅下垂。秋结小实如莲子之半，外褐黄内白，中吐一须。土医以治风损、散血，煎酒服。

[新释]

吴其濬新描述的江西物种。据《图考》文、图（图1791），本种为木本植物，茎硬；叶互生，长圆形，先端渐尖，基部楔形（"中宽本末尖瘦"）；果序总状或再组成狭圆锥状（？），下垂，果实近半球形［"秋结小实如莲子之半，外褐黄内白，中吐一须（果未完全成熟，尚留存花柱）"]。《图考》原图似是处于花已凋谢至果未成熟的一个阶段，因此有"中吐一须"之说。可参考《图鉴》3：340，图4633安息香科安息香属植物喙果安息香 Styrax agrestis (Lour.) D. Don 的花序，其中有些花，其花瓣已脱落，但留有宿存的花萼和残存的花柱，和《图考》原图的花序上残存的谢花甚似。故本种可订为安息香科安息香属之一种 Styrax sp.，若要订为吴批的栓叶安息香 Styrax suberifolius Hook. et Arn.，特征描述尚不足够。如若据其功用和俗名，可能与栓叶安息香 Styrax suberifolius Hook. et Arn. 较为符合。该种根和叶可做药用，可祛风、除湿、理气止痛，治风湿关节痛等。产于长江流域以南各省区，生于海拔100～3 000米的山地、丘陵地

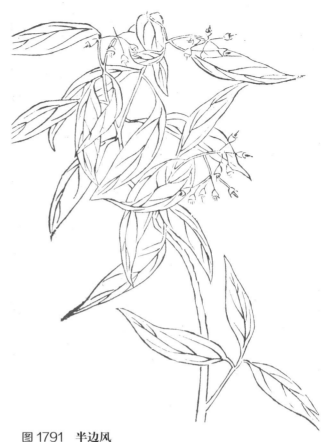

图1791　半边风

常绿阔叶林中；属阳性树种，生长迅速，可用种子繁殖。越南也有。

吴批：*Styrax suberifolius*。

1705. 小银茶匙

小银茶匙，赣南田塍上多有之。叶本细，末大如勺，土人以其形呼之。供樵苏。

[新释]

吴其濬新描述的江西物种。据《图考》文、图（图1792），本种为小灌木；叶互生，有短柄，长圆形至提琴形，先端尖，基部楔形，边全缘，具羽状脉，基脉似为三出，侧脉4～5对。综合上述性状特征，与《中志》23（1）：154和《图鉴》1：494，图987所描述的桑科榕属植物琴叶榕 *Ficus pandurata* Hance 在概貌上基本吻合。该种产于广东、海南、广西、福建、湖南、湖北、江西、安徽（南部）、浙江。生于山地，旷野或灌丛林下。越南也有分布。

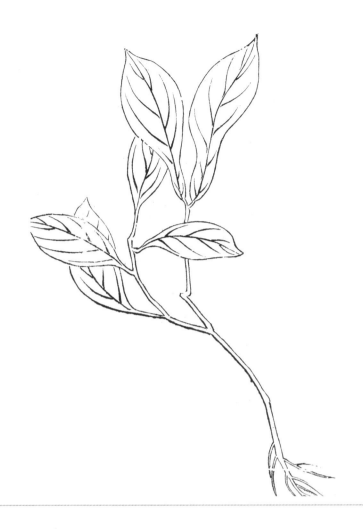

图 1792　小银茶匙

吴批：*Ficus panduratua*。《中志》23（1）：149 释为桑科榕属植物台湾榕 *Ficus formosana* Maxim.，据《中志》23（1）：149 及图版 36：1-4，台湾榕的叶片为长圆形至狭披针形，全缘或在中部以上有钝齿。非是。

1706. 田螺虎树

田螺虎树，小树生田塍上。叶似金刚[1]叶，上分两叉。土人薪之。

[新释]

　　吴其濬新描述的物种。据《图考》文、图（图 1793），本种为一小树，小枝似弯曲如藤；叶互生，具柄，卵状椭圆形至卵形，先端尖或二裂，分裂程度不等，从 1/4 至 1/3，裂片宽三角形，边全缘；基部微心形至心形，具 5～6 条基出脉；花果在原图上不显示。以上特征和《中志》39：172、《香港植物志》（新版，2008）2：49 所描述的豆科羊蹄甲属植物龙须藤 *Bauhinia*

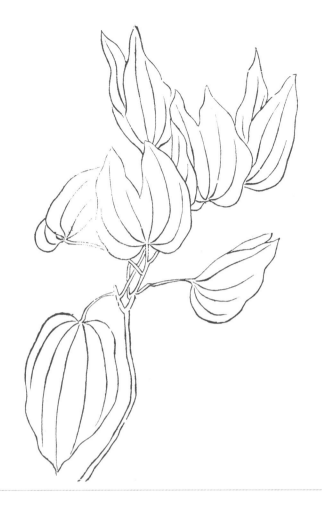

图 1793　田螺虎树

championii (Benth.) Benth. 在概貌上基本相吻合。本种我国产于浙江、台湾、福建、广东、广西、江西、湖南、湖北和贵州，生于低海拔至中海拔的丘陵灌丛或山地疏林和密林中。印度、越南和印度尼西亚有分布。模式标本采自香港。

《中志》39：172 和《纲要》2：99：*Bauhinia championii* (Benth.) Benth.。

［注］

1 金刚：植物名，待考。

1707. 水蔓子

水蔓子，生湖南山阜。赭茎直细，叶薄如桑而无光泽，密齿赭纹。梢端开五瓣小白花，成簇。

［新释］

吴其濬新描述的湖南物种。按《图考》本

条文、图（图 1794），似小灌木，叶互生，分散生于茎上，椭圆形至长圆形，边有尖锯齿，具羽状脉；花集成伞房状聚伞花序（成簇），顶

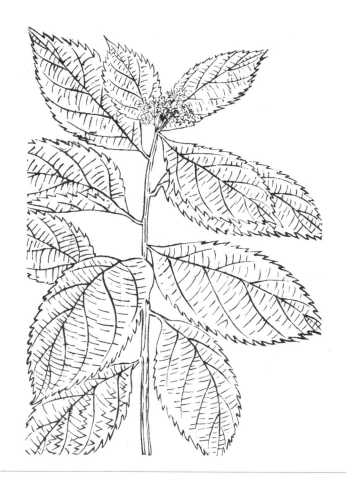

图 1794　水蔓子

生；花瓣 5，小白色。据此性状特征，与《中志》35（1）：185 描述的虎耳草科草绣球属植物草绣球 *Cardiandra moellendorffii* (Hance) Migo 较为相似。本种花序中应有不孕花，但在原文、图中没有涉及，谅系水蔓子的花序尚未开展，图可参考《图鉴》2：112，图 1953。该种产于安徽、浙江、湖南、湖北、贵州、广东、广西、江西和福建，生于山谷密林或山坡疏林下，海拔 700～1 500 米。

吴批：*Cardiandra alternfolia*。《中志》35（1）：185 作者认为以往研究中国植物的某些学者，订为 *Cardiandra alternifolia* S. et Z.，即虎耳草科绣球属植物草绣球 *Cardiandra moellendorffii* (Hance) Migo 1942，包括 var. *laxiflora* (Li) Wei。

附记：按《中志》在本种下引用的异名，本应采用 *Cardiandra sinensis* Hemssl. 1903，不知何故不用？反而采用 Migo1942 年？

1708. 白花树

白花树，江西山坡有之。树高七八尺，柔条如蔓。春开四瓣长白花，颇似石斛花，黄蕊数点，绿蒂如豆，弥望满枝。叶略似榆而宽。

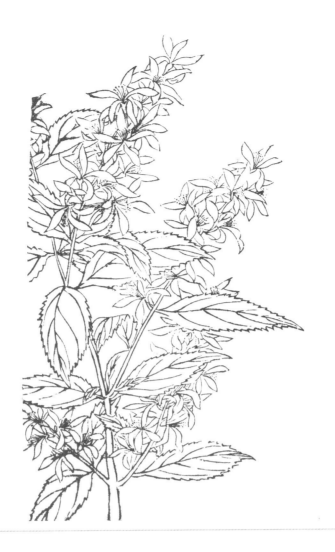

图 1795　白花树

[**新释**]

吴其濬新描述的江西物种。据《图考》文、图（图 1795），本种为小乔木，高达 2 米余；叶对生，卵状椭圆形至长圆形，先端尖，基部钝，边具细锯齿，具羽状脉，侧脉 3～4 对，具短柄。花白色，成顶生，总状圆锥花序，花瓣 5（文字为 4）？长而先端尖，具雄蕊数枚，花药黄色。疑似虎耳草科溲疏属植物 *Deutzia*。

吴旧批：*Philadelphus* sp.。然而山梅花属的花瓣虽为 4 瓣，但大都为圆形而短，先端钝圆，非尖，恐非是。

植物中文名称索引

（按笔画顺序排序）

一画

一扫光 503
一把伞 921
一把伞南星 1273
一把抓 681
一连条 422
一枝香 440
一枝黄花 453
一枝箭 826
一点红 443
一洞仙 502

二画

十大功劳 1900，1901，1902
十姊妹 1112
丁座草 894
丁公藤 1043，1044
丁香 1378，1382，1455，1464
丁香花 1378
丁香茄 1157，1158，1549，1550
丁葵草 794
丁座草 894
七叶一枝花 1278，1279
七叶荆 669
七叶树 1688，1839
七叶鬼灯擎 777，1280
七里香 1366，1471
七姊妹 1112
七厘丹 444
七厘麻 443
七星 869
七星草 850
七星莲 683，869
七篱笆 824
八月春 1415
八月楂 1568
八仙花 1382

八仙草 1105
八仙贺寿草 137，138
八字草 791
八角乌 545
八角枫 1848，1896
八角金盘 1848
八角莲 1279，1281
八角菜 235
八角盘 1280
八宝 427，536，537，538
人苋 87，89，591
人参 288，328，385，1178
人面子 1540，1541
人薯 101
儿芋 145
九子不离母 761
九子芋 1440
九子羊 986
九牛草 761
九古牛 549
九古牛草 761
九仙子 468，758，1066
九头师子草 304
九头狮子草 475，476，763
九里明 452，1033
九管血 408，409
了鸟竹 826
刀尖儿苗 630
刀豆 67，69
刀豆花 1181
刀疮药 1174
又蒙 1118

三画

三七 385，386，424
三叉草 943
三友柏 1623
三月泡 974

三叶木通 1049
三叶乌蔹莓 985
三叶委陵菜 833
三叶挐藤 979
三叶崖爬藤 976，984
三叶酸 1390
三叶酸浆 843，844
三白草 313，727
三加皮 983
三台花 1480
三合枫 1898
三花莸 635
三花悬钩子 1001
三角叶风毛菊 581
三角枫 1898，1899
三角槭 1900
三枝九叶草 330
三春柳 1745
三奈 1361
三点金 791
三脉紫菀 312，448，814
三棱 1327，1343
三棱草 698
三裂叶蛇葡萄 413，1142
三蔓草 300
土人参 580，1195，1505
土三七 386，424，426，427
土大黄 809
土马鬃 894
土木香 1309
土升麻 301，500
土风姜 412
土巴豆 1771
土瓜 266，1137，1180，1257
土瓜儿 651
土瓜狼毒 1257，1258，1262
土当归 307，369，735，1311，
　　1312

土红山　1055
土余瓜　1178
土沉香　1820
土青木香　1042，1073，1810
土细辛　304，475
土荆芥　1229
土茜　1086
土苹拔　1335
土茯苓　222，249，502，1019，1030，1087，1151
土厚朴　1876
土桧　1623
土党参　1224
土栾树　1704，1723
土黄连　314
土黄鸡　470
土常山　460，461，462，463
土续断　1375
土鼓藤　1032
土豨莶　822
土竭力　480
土圞儿　651，987
大叶榉树　1680
大豆　356
大二仙草　504
大马勃　887
大王马先蒿　1245
大木皮　1057
大木通　982
大毛毛花　1785
大风子　1762
大风草　927
大打药　994
大叶马蹄香　355
大叶火烧兰　1450
大叶冬蓝　520
大叶朴　1701
大叶苎麻　715
大叶杨　1716
大叶青　404
大叶珍珠菜　438
大叶胡枝子　269，1569
大叶香薷　1325
大叶柴胡　448

大叶断肠草　1295
大叶醉鱼草　529，565
大叶薄荷　527，1334
大叶藓　922
大叶藻　962
大白杜鹃　1794
大白豆　12
大头风芋　145
大头青蒿　172，587
大头泡　974
大头菜　125，126，127，270
大头续断　536
大头橐吾　1422
大发汗藤　1193
大芋　145
大百合　138
大朱砂兰　1439
大血藤　977，978
大红袍　827
大红绣球　1499
大麦　14，15，16
大芜荑　1638
大芽南蛇藤　659
大花卫矛　1011，1789，1799
大花金钱豹　1004
大花威灵仙　1115
大花香水月季　1476
大花荷包牡丹　1413
大花益母草　36
大花野茉莉　1798
大花景天　884
大花蝇子草　1454
大豆　10，11，12，54，77
大吴风草　546
大含笑　1489
大青　296，297，582
大青叶　1880
大青树　1780
大刺儿菜　580
大果人面子　1540
大果冬青　1879
大果枣　1809
大果榆　46，1639
大金发藓　894

大空　1733
大茶叶　1292
大顺筋藤　1079
大籽蒿　172，517，598
大活血　978
大柴胡　312，313
大狼毒　1258
大部参　471
大理罗汉松　1840
大黄　518，1254
大黄连　1828
大菊　555
大救驾　845
大麻　3，4，76
大绿兰　1435
大葱　108
大戟　434，435，1262，1263，1264，1276
大蓝　201，520
大蓟　294，535，580，581
大蓬蒿　171，517，597，605，608
大榆　1843
大腹子　1596
大蓼　652
大蕨　417，861
大穗花　201，644
丈菊　1467
万年红　1884
万年青　263，776，807，1880
万年松　878
万年柏　878
万年藤　993
万寿子　1373
万寿竹　348
万寿菊　492，1390，1410，1421
上党人参　1072
小一枝箭　343
小二仙草　499，500
小儿群　373
小无心菜　697
小木通　980，981
小毛毛花　1794
小丹参　489，491
小石榴　1557

小龙芽　614
小叶三点金　791
小叶女贞　1641
小叶杨　1718
小叶枸子　908
小叶栒　1649
小叶断肠草　1296
小叶薄荷　1363
小白菜　229
小白蓼　917
小白蝶　1783
小芒草　359
小虫儿麦　243
小虫儿卧单　603，789
小虫儿盖　603
小朱砂兰　1440
小米　17，359
小红菊　512
小麦　14
小花八角枫　1102
小花香槐　1691
小花扁担杆　1719，1880
小花党参　1224
小花琉璃草　682
小花黄堇　667
小豆花　1463
小连翘　506，726
小牡丹　1502
小伸筋　881
小含笑　1489
小冻绿树　1188
小鸡藤　1216，1217
小青　405，410，473，753，857
小茅香　1348
小果冬青　1830
小金瓜　1090
小鱼仙草　1340，1341
小草乌　1242
小茴香子　165
小南星　1270，1273
小活血　477
小窃衣　188
小扁豆　930，931
小桃红　227，612

小桃花　1069
小柴胡　313，495
小堇菜　777
小黄花　882，1889
小黄花菜　749，1402
小黄藤　1144
小萝蔔　812
小雀花　1460，1461
小银茶匙　1911
小甜水茄　599
小绿兰　1435
小绿桃　1400
小巢菜　158
小葫芦　652
小紫含笑　1449
小黑牛　1240
小蒜　142，1444
小蓝　520，1063
小蓟　539，579，580，687
小槐花　456，458
小蜀葵　320
小蓼花　702，703
小酸浆　576
小酸模　189
小蜡　1641，1850
小蜡树　1640，1850
小蘡　402
小翠　1393
小藜　176，194，624
小鹭鸶草　1448
口弹子　145
山薯　516
山土瓜　1180，1225
山大丹　1499
山大黄　953
山小菜　208，218，240，247
山马蝗　456，458
山木通　980，981
山丹　103，104，1511
山乌龟　1088
山玉兰　1779
山白菜　199
山兰　1233，1375
山丝苗　3

山芍药　433
山西胡麻　77
山百合　273
山红豆花　1219
山麦冬　736
山苋菜　218，525
山芹　1234
山芹菜　209
山芥菜　237，608
山杨　1718
山豆　987
山豆花　1218
山豆根　472，1048
山园荽　1315
山皂角　1705，1706
山鸡椒　1857
山茉莉　1789
山苦瓜　1205
山苦荬　198
山苦菜　200
山枝子　1786
山矾　1374，1375
山油子　628
山泡　974
山宜菜　200
山茵陈　597
山茱萸　1571，1656，1770
山茶　392，393，1487，1488，
　　1768，1769
山茶科　1691
山胡椒　469，470，1354，1695，
　　1856
山药　100，252，415，1006
山药子　1790
山药蛋　279
山柰　1361，1362
山栀子　1660，1787，1813，1816
山柳菊　452
山牵牛　1201
山韭　80，135，136，352
山蚂蟥　1092
山姜　1307，1330，1331，1341，
　　1342
山扁豆　58，533

山珠南星　1273
山莴苣　99，205，214
山莓　1001，1036，1037
山莨菪　550，1291
山桂　678，1628
山桂花　1792，1889
山桃　1796
山格刺　1697，1706
山格刺树　1698
山格刺菜　658
山豇豆　1103
山海棠　1790，1791，1796，1797
山海螺　1072
山桑　1652
山黄豆　76
山萝卜　195
山菜　310
山菠菜　565，566
山梗菜　239
山梅花　1782
山甜菜　230
山麻杆　488，489
山绿豆　55
山蒿菜　245，246
山葡萄　1578
山葱　80，109，202，352
山葵　306
山棠　1797
山黑豆　53
山蒜　140，142
山蓟　294
山蒟　1010
山蒉　496，1186
山楂　1608
山楝　1243
山槐　1650
山榆　43
山慈姑　992
山蔓菁　208，659
山蓼　631
山槟榔　1596
山蜡梅　1817
山韶子　1560，1615
山漆　385

山蕲　352，1311
山樗　1715
山樱　1797
山樱桃　1589，1797
山薤　112
山橙　1564
山橘　1537
山鞠穷　1302
山鞠䓖　1302
山橿　1673，1885，1886
山藜儿　1153
千日红　535，536，1409
千斤拔　470，987
千叶石竹　1391
千岁子　1050
千岁谷　1255
千岁蔂　1150
千年不烂心　994，1007，1008，
　　1201
千年艾　427，767，879
千年老鼠矢　666
千年竹　840
千年柏　878
千年健　978，1095
千年矮　694，695
千里及　1033
千里光　517，1033，1034
千针草　378，579
千层剥　164
千层菊　1468
千层塔　872
千层喜　420，808
千张纸　1259，1810
千金拔　471
千金菜　163
千金藤　984，985，1088，1089
千树萩　609
千重塔　871
千瓣小菊　1402
千瓣菊　1400
千瓣萱花　1411
乞力伽　294
川八角莲　864，897
川山龙　1015

川贝　322
川贝母　275，322，1274
川牛膝　526，679
川芎　352，575，1302，1303
川谷　57
川郁金　1329
川厚朴树　1812
川黄檗　1864
川滇无患子　1859
川滇变豆菜　220
川滇槭木　1802
川滇鼠李　1094
川滇槲蕨　928
勺药　1313
及己　309，356
广木棉　1487
广东紫珠　1880
广西三七　386
广西山豆　987
广西莪术　1345
广豆根　1048
广南臭柚　1580
广香藤　1011
广信柴胡　313
广寄生　1654
门子树　1847
门冬　1138
丫枫小树　1897
弓茎悬钩子　1125
子午莲　934
子母草　614
子参　288
卫矛　762，1659
女儿茶　1668
女贞　429，466，1103，1640，
　　1641，1759，1850，1851
女青　192，564
女娄菜　226，575
女桑　1652
女桑树　1652
女萝　1118，1119，1120，1653
女菱　1158
女菀　554
女臂　1539

飞刀剑　853

飞天蜈蚣　447，754

飞龙掌血　1215

飞仙藤　1195

飞来鹤　996

飞廉　539，540

习见蓼　603，604

马丁香　1868

马王菜　132

马甲子　398，399，1740

马兰　208，223，312，623，772，
　　1294，1300，1338，1339

马兰头　222，632，1412

马兰花　322

马先蒿　543

马苋　87，90

马芹　118

马利筋　1453

马尿花　935

马尿藤　1210，1211

马尾　1255

马尾松　1626

马齿苋　88，90

马鱼儿条　1705

马帚　629

马练　1338

马勃　887

马钱子　1041

马飑　1137

马唐　694，740，741

马接脚　1060

马银花　1793

马兜铃　981，1042，1043，1064，
　　1065，1073，1308，1810

马椒　1827

马棘　1882，1883

马舄　532

马蓝　520

马蓟　294，535

马楝子　544

马雹　1137

马新蒿　543，719

马蔺　323，544，545，1339

马蓼　557，558，583，584，645，

727

马蝍花　1281

马缨　1785，1786

马缨丹　1499，1500，1505

马缨花　1650

马缨杜鹃　1794

马鞍　399

马箭　348

马薤　544

马蹄　1080

马蹄决明　533

马蹄金　1061

马蹄草　1091

马鞭花　678

马鞭草　212，718，719，722，819

马藤　1808

马藻　964

马瓞　652

马瓞儿　1085，1138

四画

王不留行　572，575，1291

王瓜　1136，1137，1178，1558

王母珠　549

王孙　332

王帚　534

王蕡　534

开口箭　776，808

井阑草　860

天名精　187

天山大黄　1254

天门冬　796，834，836，1123，
　　1124，1419

天水蚁草　818

天仙子　1135，1290，1291

天仙藤　1052

天瓜　153

天台山百药祖　374

天台山黄寮郎　375

天台山催风使　375

天芝麻　657

天师栗　1554，1838，1839

天竹　390，391，1371

天竹子　393，1373，1672，1903

天名精　186，523，524，812，
　　1300，1301

天寿根　1068

天花粉　1068

天青地红　424

天茄　397，1157

天茄子　1549

天泡果　572，575，731

天草萍　835

天荞麦　1165

天南星　147，1248，1270，1272

天奎草　666

天麻　293

天葵　86，665

天雄　1195，1269

天蒜　108，136，1441

天蓝苜蓿　844

天蓬草　793，794

天蓼　583

元旦兰　1437

元宝草　505，1359，1361

元参　323

无水杨梅　774

无毛肿足蕨　905

无心草　560，756

无心菜　560，696，698

无花果　1550

无忧花　1732

无刺菝葜　1203

无齿蒌蒿　177，596，611

无食子　1733

无核李　1602

无翅秋海棠　408

无患子　1744，1859，1860

无漏子　1620，1860

云木香　1309

云叶　1682

云兰　1435

云朴　1647

云实　1265，1266

云茯苓　1178

云南七叶树　1839

云南土沉香　1820

云南土圝儿　74

云南山黑豆　1217

云南马兜铃　1043

云南勾儿茶　1209

云南红景天　1208

云南苏铁　1818

云南连翘　561

云南含笑　1787，1814，1822

云南油杉　1675

云南细裂芹　907

云南相思树　1814

云南柳　1819

云南香橼　1546

云南桤叶树　1818

云南根　1042

云南高山豆　1214

云南崖爬藤　1579

云南稗　52

云南鼠尾草　490，491

云南翠雀花　1242

云南樟　1677

云南薯蓣　102

云扁豆　70

木兰　1634

木子树　1722

木天蓼　1734

木瓜　1516，1593，1594，1615，
　　1692

木瓜花　1420

木兰　1632，1634，1872

木半夏　395，1855

木头薯　101

木耳菜　147，264

木羊角科　1069

木防己　997

木芙蓉　407，514，782，1502，
　　1508，1509，1767

木李　1593

木油　1736

木油桐　1737

木威子　1529

木香　1113，1308

木香花　1114

木姜子　285

木莲　1006，1008，1012，1031，

1185，1628，1633，1778，
　　1780

木莓　1036

木荷　1841

木桃　1571，1593

木桃儿树　1571

木贼　552，746

木贼麻黄　553

木笔　1876

木笔花　1634，1635

木栾　1682，1872

木通　980，1049，1141，1142，
　　1175，1182，1569

木斛　840

木葛　1692

木葱　107

木棉　747，1487，1488，1636，
　　1793

木犀　191，193，391，472，473，
　　485，1363，1628，1629，
　　1778

木犀草　601，1409

木蓝　520，522

木馒头　1031

木蜜　1607

木槿　343，344，1452，1702，
　　1743，1767，1894

木槭　1688

木樨子　1858

木蝴蝶　1811

木槲　390，462，503，1102，1397，
　　1409，1628

木槲花　1759

木槲子　284，1336

木藤蓼　1147

木鳖子　1040，1041

五爪金龙　989

五月艾　577，606

五凤花　489

五节芒　359

五叶地锦　990

五叶草　1177

五叶莓　1167

五加　1155，1642

五加皮　983，1641

五加蕨　1641

五行草　90

五色兰　1439

五色苋　87

五时花　377

五角枫　1848

五味子　1120

五味草　594

五毒草　1082，1165

五倍子　1746

五敛子　1553

太极豆　71

车轮菜　532

车前　118，532，677，1259，1405

车前草　870，905，937，1630

巨胜　2，3

牙齿草　943

互叶醉鱼草　779

瓦韦　852

瓦瓜　1566

瓦松　889，896

瓦草　353，492

止血马唐　693

少花米口袋　621，622

日日新　1094

日中金钱　1416

日本女贞　707

日本水龙骨　858

日本苇　721

日本柳杉　1675，1838

日本蛇根草　429

日本商陆　1257

日本紫珠　394

日本薯蓣　1001

中华小苦荬　93，94

中华萍蓬草　959

中华蛇根草　429

中华猕猴桃　1533

中华淡竹叶　771

中国茜草　989

中国绣球　462

贝母　322，1274

冈拈子　1563

冈桐 1663

内风消 1020

内风藤 1074

水马齿 964

水木犀 130

水木樨 1409

水毛花 938，939

水甘草 764

水节 758

水石韦 859

水龙骨 858

水东瓜木 1801

水田碎米芥 704

水禾 570

水仙 885，1506，1511

水仙花 885

水白芷 1312

水冬青 1850

水芋 145

水团花 670，1862

水竹子 862，910

水灯心 743

水芹 114，115，116，118，119，
324，349，1284

水芥 195

水芥菜 244，686

水苏 181，284，285，561，1315，
1316，1340

水苏子 193，223

水苏叶 402

水杨 774，1720

水杨柳 670，738，775，1862

水杨梅 670，774，1905

水豆儿 966

水皂角 1265

水苦荬 206，376，688

水英 758，759，1192

水松 1526，1527

水金凤 939

水线草 798

水茶臼 1569

水荠 563

水胡芦苗 968

水胡椒 242，631

水荭 324，490，557，583，640，
645

水柳 1811

水韭 136

水蚁草 734，818

水前胡 351

水壶卢 260

水莽 1293，1296

水莽子 1292

水莽兜 1292

水莴苣 206

水荷 958

水莎草 969

水葨蓉 1291

水桂花 1362

水堇 1284

水菖蒲 948

水萝卜 195

水萍 949

水菠菜 206

水麻 469，1905

水麻芍 825

水旋覆 935

水绵 954

水葫芦 968

水葱 748

水滨 644

水落黎 176

水落藜 194

水朝阳花 941

水朝阳草 940

水葵 957

水粟草 970

水棘 758

水棘针 223，628

水晶花 429，430

水蕺 694

水蕺衣 617

水蜈蚣 801

水锦树 1890

水稗 691

水蔓子 1913

水蔓菁 208

水蓼 702，703，728，729

水蜡 1850

水蜡树 1850

水蜡烛 1510，1511

水辣菜 222

水蕨 156

水黎红 145

水檀 1902

水藻 171，607

水鳖 949

见风消 1855，1890

见血青 811

见肿消 413，760，812

午时花 1417

牛科吴萸 1655

牛颡 529，952

牛毛松 882

牛毛黏 796

牛奶子 1851，1852

牛奶柿 1618

牛奶橘 1536

牛皮冻 1002，1023

牛皮消 996，1064，1204

牛耳朵 653

牛耳草 870，902

牛至 1363

牛舌大黄 952

牛舌头花 681

牛舌科 952

牛芸 1365

牛芸草 1365

牛李子 1668，1669

牛角 267，1456

牛角花 1456

牛尾 101

牛尾参 101

牛尾菜 248，249，1086

牛尾蒿 608，609

牛尾薀 964

牛附子 1072

牛金子 396，1669

牛茋鱼津 1192

牛茋草 758

牛扁 1289

牛黄伞 808

牛菜　578

牛唉花　1300

牛脚　101

牛筋子　1669

牛筋草　692

牛蒡　210，386，424，426，579

牛蒡子　578

牛叠肚　1123

牛蔓　1131

牛膝　219，357，413，475，525，
　　526，647，1079，1907

牛蹄　952

气死名医草　1245

毛白前　1076

毛楝　1726

毛大丁草　344，440，441

毛女儿菜　218

毛牛科吴萸　1655

毛叶木瓜　1594，1773

毛叶合欢　1786

毛叶麦李　1668

毛叶钝果寄生　1653，1654

毛白杨　1717

毛白菜　602

毛芋头薯蓣　1176，1210

毛芽藤　1026

毛豆　12

毛连菜　602，603

毛狐臭柴　464

毛荔枝　1560，1615

毛轴蕨　156

毛脉蓼　752

毛姜　1653

毛胶薯蓣　102

毛梗豨莶　822

毛脚茵　614，820

毛紫薇　1895

毛蓼　737，738

毛榛　1519

毛蕊铁线莲　1184

毛樱桃　1589

毛藤梨　1004

毛瓣无患子　1859

升麻　144，145，301，302

长柄山蚂蝗　56

长毛赤爬　1179

长叶虫豆　74

长叶冻绿　465

长叶胡枝子　485

长叶柞木　1757

长叶莴苣　98

长叶溲疏　1803

长生果　1558

长生草　897

长乐花　1458

长松　360

长命菜　90

长春花　1394

长春藤　1150

长柄山蚂蟥　456

长籽柳叶菜　240

长冠鼠尾草　491

长冠鼠尾草紫参　324

长圆叶山黑豆　1217

长圆楼梯草　403

长黄毛山牵牛　1201

长梗黄精　347

长萼鸡眼草　829

长穗珍珠菜　211

长鬏蓼　641

长瓣马铃苣苔　867

长瓣细菊花　1421

化木香　1875

化香树　1691，1763，1875

公公须　1137

公母草　619

公孙桔　1537

公草母草　790

公薯　101

月下参　1241，1242

月月红　754

月芽树　1684，1694

月芽菜　1062

月季　391，1106，1107，1108，1502

月季花　1476

月贵花　1106

风车子　401

风车草　248，1130

风龙　1212

风兰　873，1426，1438

风兰寄生　1653

风花菜　211，244，245，608

风轮菜　247

丹参　224，303，489，554，667，
　　668，1364

丹桋木　1674

丹黍　20

乌药　397

乌口树　1903

乌木　1772，1806

乌毛蕨　842

乌头　116，117，1195，1240，1242，
　　1269，1276

乌芋　1547，1599

乌白　1371，1837，1888

乌白木　1722

乌白树　1796

乌阶　745

乌麦　35

乌豆　1866

乌饭树　1788

乌杷　745

乌金白　124

乌泡果　1122

乌药　469，909，1751

乌柿　1796

乌韭　886，1031

乌眛草　1152

乌炭子　752

乌柏　1723

乌梅　1583

乌巢子　1668

乌棱树　1695

乌喙　302，1269

乌榄　1528，1529

乌蔹　1167

乌蔹莓　990，1064，1167

乌蕨　886

乌墨　1544

乌嘴豆　71

勾儿茶　1097

凤了草　861

凤丫蕨　861
凤仙　813，939
凤仙花　228，393，437，475，821，1104，1250，1359，1396，1397
凤庆南五味子　1182
凤尾草　860，929
凤尾菜　963
凤尾蕨　929
凤尾蕉　1860
凤皇花　1492
凤眼果　1541
凤梨　1556
凤凰蛋　1817
六月冷　762
六月凌　762，1659
六月菊　632，1400
六月雪　1098，1101
六月霜　762，763，1098
六角莲　380
六驳　1735
六面珠　391
文兰树　1496
文冠果　1571，1572
文殊兰　808，1440，1442，1497
方竹　1155
火把花　1294，1296
火殃勒　537，1249
火炭母　752，1184
火炭母草　752
火烧兰　1376，1437
火麻　3，75
火焰草　246，247，536
斗牛儿苗　625
心叶风毛菊　434
心叶香草　1197
心脏叶瓶尔小草　901
丑菜　1655
巴山虎　990，1032
巴山虎豆　32
巴且　283
巴豆　1196，1211，1670，1671
巴豆藤　1211
巴戟天　300
孔雀草　1410

双飞燕　1431
双合合　1361
双唇象牙参　1449
双鸾菊　1242，1269
双蝴蝶　863

五画

玉女　1118，1119
玉兰　1628，1634，1635，1778，1781，1787
玉兰花　1634
玉竹　298，1158，1295，1296
玉米　46
玉芙蓉　925
玉柏　878，879
玉桃　1400
玉蜀黍　43，64，1270
玉叠梅　1417
玉蔓菁　161
玉蝶梅　1417
玉簪　202，203，1440，1445，1497
玉簪花　502，999
末利　1493，1494，1789
打破碗花花　1389
打碗花　178，575，1061
打碗科　1264
巧玲花　1378
扒毒散　1046，1184
扒船泡　974
邛钜　1263
甘菊　213
甘瓜　1539
甘松香　351，1355
甘草　291，292，761，762，764，1045，1049，1276
甘家白药　1160
甘菊芽　212
甘遂　1276，1277
甘蓝　123，125，161
甘蔗　1597，1598
甘蕉　717
甘薯　178，252
甘露儿　180，187，638
甘露子　180，181

艾　172，243，528，576，577，595，597，605，611，761
艾草　575
艾蓝　520
艾蒿　608，609
古东廧　31
古度树　1843
节节草　746
节节菜　203
节瓜　100
术　294
左缠草　373
左缠藤　1148
石龙刍　542
石丁香　1466
石小豆　1798，1821
石山苣苔　478
石韦　841，848，852，853，858，859，908，917，920，927，980
石长生　842，860，929
石风丹　920
石龙　851
石龙牙草　880
石龙刍　541
石龙芮　403，404，1284
石龙尾　923
石龙参　930
石生紫草　904
石仙桃　875
石瓜　1562，1773
石兰　874
石发　886，955
石耳　922
石芒　358
石芒草　690
石灰菜　810
石吊兰　868，869
石竹　77，78，190，769，1403
石竹子　189，236，243，555，626，710
石竹根　502
石血　1005
石血藤　1103

石合草　1057
石交　915
石衣　955
石防风　306
石花　871
石花莲　870
石花菜　960，963
石芥　125，197
石豆　875
石青子　390
石青苔　922
石松　903，923
石刺木　1740
石枣儿　650
石岩枫　1078，1896
石垂　898
石茶　851
石荸荠　1340，1341
石胡荽　845
石南　1667
石南藤　1043，1044
石香菜　527，674，1235
石香薷　528，1326
石盆草　901
石胆草　870
石蚕　847
石都念子　1616
石莲　1544
石逍遥草　778
石菖蒲　947，948
石盘龙　1008
石斛　420，840，873，874，912，
　　914，1653
石斛花　1914
石椒草　916
石筋草　909，910
石猴子　984
石蒜　204，685，748，1506
石蒲萄　1578
石楠　1667，1760
石榴　1097，1118，1270，1392，
　　1605
石榴花　435
石蝉　1300

石蕊　890
石蝴蝶　905，906
石濡　890
布里草　781
龙血树　1731
龙女花　1781
龙牙草　372，564，615，718，719，
　　820
龙爪豆　68，69，70
龙爪菜　936
龙爪葱　107
龙爪粟　52
龙头木樨　1397
龙舌　805
龙舌草　937，938，960
龙羊草　757
龙芽草　373，614，820
龙荔　1560，1561
龙柏芽　1689
龙须　900
龙须草　541，842
龙须菜　156，221，248，575，955，
　　1086
龙须藤　1912
龙胆　335，336
龙胆草　336，1295，1296
龙珠　731
龙脑薄荷　1316，1333
龙常草　541，542，723
龙眼　1155，1185，1595，1596
龙移草　758
龙船花　1384，1499，1500，1727，
　　1875
龙蛋瓜　153
龙葵　219，551，731，732，1083
龙蓨　541
龙蒿　610
龙鳞薜荔　1032
平地木　390
平仲　1538
平虑草　805
东北土当归　1312
东川当归　352
东川魔芋　1272

东天竺　1371
东风菜　166
东方泽泻　221，946，947
东北蛇葡萄　414
东芋　145
东亚小金发藓　882
东南茜草　989
东紫苏　1235
东廧　30，31
卡开芦　721
北玄参　323
北水苦荬　206
北瓜　256
北玄参　324
撇蓝　161
北芸香　1367
北芥　125
北京丁香　1378
北京花楸　1693，1694
北枳椇　1607
北美独行菜　233
北柴胡　310，311，312
北桑寄生　1654
北菘　125
卢会　1741
卢橘　1535
叶下红　424，477
叶下珠　243，830，831
叶上花　1177
田母草　780
田皂角　823
田鸡泡　974
田麻　783
田旋花　1257
田螺虎树　1912
由跋　1270，1273
凹叶厚朴　1633
凹头苋　88，164
四大天王　409
四大金刚　356
四方麻　508
四叶细辛　356
四叶葎　618
四角风　401

四季花 1106
四季豆 70
四季青 438
四喜牡丹 1172
生瓜菜 179
生姜 1332
生菜 98，163，164，165
禾役 25
仙人过桥 450
仙人余粮 348
仙人草 892
仙人掌 101，537，805，806，911，1248
仙人掌草 1050
仙女娇 468，758
仙女蒿 757
仙茅 362，1195
仙桃草 617
仙麻 445
白芷 1306
白梭梭 301
白小蒴 730
白及 341，343，348，385，1165，1444
白马骨 1097，1098
白马缨 1793
白马鞍 367
白马鞭 484，737
白木香 528
白木通 1049
白心皮 1100
白玉堂 1380
白术 294，376
白石花 890
白龙须 353，1078，1848
白龙藤 1190
白叶莓 498
白叶蒿 577
白瓜 99
白头韭 137
白头翁 343，438，811
白头翁花 343
白头婆 343，729，817，1301，1310，1339

白皮松 1626
白地栗 779
白地榆 1175
白芋 145
白如棕 445
白苣 97，98，162，164
白芷 551，575，948，1302，1303，1305
白苋 87，88
白苋菜 179
白花苦灯笼 396，1904
白花泡桐 1663
白花树 1914
白花射干 1282
白花益母 529
白花益母草 739，814
白花菜 182
白花酢浆草 844
白花碎米荠 197
白花藤 1102，1103
白花藤萝 1145
白芥 125，126
白芥菜 563
白苏 1320
白杨 1702，1716，1718
白豆蔻 77，1323，1350
白辛树 1694，1695，1710
白苹 950
白英 220，231，547，638，993，1008，1063，1129
白苞蒿 730
白茅 338，339
白茅香 1348
白松 1625
白刺花 1457，1883
白果 1538
白罗杉 1123
白兔藿 1133
白屈菜 237
白草果 1236
白药 1160
白药子 1046
白背牛尾菜 222，249，502
白背叶 1878

白背枫 1472
白亮独活 308
白前 319，353，354，492，1079
白扁豆 18
白莲蒿 517
白桦 1870
白栗球 1836
白益母草 529
白绣球花 1499
白琐梅 1125
白菜 122，125，195，196，207，479，520，866
白菀 554
白楝 1867
白梅 1583
白桜 1865
白梨 1601
白敛 1147
白绿小豆 9
白葛 1133
白棣棠 1380
白粟 13
白棘 1645
白棠子树 394，395，1853
白鹃梅 1689
白瑞香 1233，1234
白鼓钉 725
白蒿 171，517，597，606，608
白榄 1529
白椴 1702
白微 192，319
白蔷薇 1475
白敛 1018，1158
白蜡 1542
白蜡树 1686，1687，1823
白鲜 320
白鲜皮 320，459
白蕲 1311
白槿 658，1698
白槿树 1686
白蝶花 1481
白薇 158，193，354，1293
白蘵 176
白檀 1790

白穗花　444

白箣　983，1642

白蟾　1473

白蘘荷　386

瓜子金　787，875，876，912

瓜子草　661

瓜叶菊　768

瓜耳草　1092

瓜州瓜　1539

瓜香草　614

瓜槌草　796

瓜藤　1058

瓜馥木　1011

印度榕　1780

冬青　1760

冬瓜　99，100，256

冬瓜树　1562

冬芋　145

冬虫夏草　483

冬青　368，1640，1641，1647，
　　1683，1759，1784，1843，
　　1846

冬青果　1725

冬绿　1435

冬葱　107

冬葵　80，81，246

冬寒菜　80

冬蜀葵　245

鸟头　1582

玄参　323

兰　550

兰花　835，1375

兰花双叶草　1442

兰草　173，342，1300

兰香　173

兰香草　1364，1365

半天回　371，374

半边山　376

半边月　1424

半边风　1910

半边莲　599，673，772，773

半把伞　926

半枝莲　668

半春子　1770

半夏　110，111，322，880，1247，
　　1270，1274，1275，1276

头发菜　951，955

头痛花　1286，1288

汉荭鱼腥草　1192，1193

汉葱　107

必栗香　1875

永康军紫背龙牙　370

尼泊尔老鹳草　1175

尼泊尔桤木　1801

辽东栎　1863

奶花草　603，789

奶树　1072，1224

奴柘　1737

皮弁草　549

皮袋香　1786

对叉草　664

对叶草　912

台州天寿根　1068

台湾苏铁　1050

台湾腹水草　509

台湾榕　1912

丝毛飞廉　540，580，581

丝瓜　257，258，1085，1308，1687

丝杉　1625

丝茅　338

丝草　964

丝穗金粟兰　356，431

六画

戎葵　80，83

吉贝　1488，1489

吉利子树　1879

吉祥草　443，444，446，913，947，
　　1134，1135，1217，1418，1419

扣子草　1084

托盘　975

老叶儿树　1688

老虎花　1267，1268

老虎刺　1228，1814

老虎刺寄生　1814

老荠　563

老鸦头　684

老鸦舌　805

老鸦眼睛草　731

老鸦蒜　204，685，1444

老鸦瓣　684

老姜　1332

老婆布鞋　1695，1698，1706

老蜗生　844

老鼠花　1287

老鹳菜　92，96

老鹳筋　1069

老鹳瓢　191，192

老鹳嘴　614

扫帚菜　534

扫帚薯　101

地肤　627

地盆草　903

地不容　1159，1162

地牛儿苗　618

地瓜　193

地瓜儿苗　187，1310

地耳草　604，605

地衣　890

地芙荣　1159

地芙蓉　782

地杨梅　738，739，801

地牡丹　209，220，656

地角儿苗　618

地没药　897

地茄　449

地肤　77，534，626，711

地肤子　208

地卷　923

地卷草　922

地参　659

地草果　599，600

地茶　862

地胡椒　845

地柏　895

地柏叶　877

地柏枝　895

地骨　1642

地骨皮　1642

地盆草　902

地胆　862

地胆草　716，863

地蚕　180，181

地桃花　672

地栗子　651

地钱草　1319

地笋　187，194，1232，1301，1310

地朕　603

地涌金莲　1400，1401，1466，1467

地桑　639

地菘　523

地黄　155，158，177，291，385，429，518，519，1291

地葱　450

地梢瓜　191，192，211，212，565，617

地麻风　479

地棠　469，614

地棠花　235

地棠草　1191

地棠菜　197，235

地筋　340

地槐菜　243

地榆　334，1175

地蜈蚣　754

地蜈蚣草　754

地锦　603，604，673，789，790，991，1156

地锦苗　594，667，704

地蓼　728

地噤　603

地藤草　787

耳叶紫苏　1320

耳叶鸡矢藤　1023

耳朵菜　214

芋　145，146，1583

芐　518

芍　1547

芍药　351，812，1270，1313，1314

芞兰　1103

芨　571

芒　358，359

芒草　1292，1293

芒种花　561

亚麻　2，37，77

亚麻子　36

芝麻　2，77，544

芝麻菜　278，279

芎䒷　352，1233，1302，1315

芗蒿　609

朴树　1647

朴樕　1612

朾　1608

权　1365

过山龙　881，924，977，978，991

过坛龙　855

过沟藤　1209

过路黄　674，675，1120

过路蜈蚣　754

西伯利亚刺柏　1624

西南虎刺　1881

西康天女花　1779

西土蓝　161

西瓜　167，256，1085，1534，1539

西芹　116

西伯利亚远志　296，495

西谷椰子　1740

西府海棠　1551

西南山梗菜　1246

西南卫矛　1798，1799

西南木荷　1823，1841

西南文殊兰　1441

西南牡蒿　222

西南琉璃草　682

西南粗糠树　1648，1813

西南蜡梅　1817

西洋鞠　1503

西域青荚叶　472

西康玉兰　1779

西葫芦　258，260

西番莲　1503，1504

西藏马兜铃　1043

西藏虎头兰　1431

压竹花　1468

百子莲　1504

百日红　1370

百节藕　332

百合　102，1377，1497

百两金　473

百乳草　896

百宜枝　1109

百结花　1378

百部　411，1138，1139

百脚蜈蚣　1006

百棱藤　1052

百蕊草　896

有柄石韦　854

夺香花　1233

灰毛崖豆藤　1181

灰包　46

灰条菜　175，176

灰松　1625

灰桑树　1737

灰藋　175，176

列当　893

列香草　1338

夹竹桃　415，1486，1487，1794，1894

夷鬼菜　351

夷锦　1248

邪蒿　172，598，1365

毕豆　66

毕澄茄　1336，1354，1856

贞桐花　1486

师宗紫堇　594

尖萼乌口树　1904

尖叶铁扫帚　485

尖尾枫　1887

光叶苦荬　93，94

光头稗　51

光头稗子　51

光柱铁线莲　1412

光烟草　1246

当归　352，1303，1311

早开堇菜　599，1406

虫草　922

曲节草　762，1098，1659

曲枝天冬　361

曲蓼　728

团羽铁线蕨　369

吕宋玉簪　1501

吊石苣苔　374，868

吊兰　873

吊钟花　1507
回子白菜　124
回头草　917
回回苍耳　655
回回豆　59
回回蒜　242，632
回回醋　1685，1690，1693
网脉葡萄　1177
肉色土圞儿　1220
肉苁蓉　301，893
肉豆蔻　1349
肉桂　441，1627，1628
年年松　418
朱兰　1377，1429
朱顶红　1377，1502
朱英　1780
朱砂莲　361
朱砂根　368
朱砂藤　1024
朱栾　1546，1580
朱锦　1502，1766
朱蕉　1512
朱槿　1452，1503
朱樱　1791
朱藤　1144，1181
朱藤角　1144
舌头菜　229
竹　241，721，1366
竹节菜　736
竹叶吉祥草　1217
竹叶红参　1217
竹叶麦冬草　786
竹叶花椒　1657，1658，1659
竹叶青　711
竹叶草　834
竹叶柴胡　311，312
竹叶菜　570
竹头草　764，771
竹花　1775
竹沥　1395
竹柏　1839，1840
竹根薯　101
竹蔗　1598
伏牛花　1750

伏石蕨　893
伏鸡子根　1037
优昙　1780
优昙花　1778
延胡索　363，364
华钩藤　1060
华丁香　1379
华山松　1525，1625，1626
华山矾　467，1790
华山姜　1331
华女贞　707
华木槿　1508，1509
华中铁角蕨　877
华东山茶　1244
华东菝葜　249
华北大黄　1254
华北鸦葱　232
华北落叶松　1624，1626
华北耧斗菜　217
华南吴萸　1857
华重楼　1279
华盖花　1508
华湖瓜草　699
仰天皮　890，922
血见愁　392，1130
血皮菜　264
血封喉　1269
血柏　1621
血菜　264
血满草　759，760
血竭　978
血藤　977，1095
向日葵　81，1467，1468
后庭花　591
全缘叶栾树　1825
全缘金粟兰　431
会州白药　1161
合欢　332，333，1650
合柄铁线莲　1194
合萌　823
合掌消　419
合蕊五味子　1189
伞形紫金牛　440
伞房花耳草　799

朵朵香　1431
多花兰　1377
多星韭　136
多毛西风芹　172
多叶花椒　1828
多花勾儿茶　1096，1708，1825
多花青蛇藤　1196
多花素馨　1461
多花黄精　347，348
多须公　729，818
多裂叶芥　261
多裂叶荆芥　1229，1317，1318
多雄蕊商陆　1257
多榕寄生　1653
多穗金粟兰　410
凫茈　466
凫茨　1547
凫葵　958，1295
壮士臂　101
庆凤南五味子　1200
刘海节菊　816
刘寄奴　386，424，561，729，730，
　　762，813，1375
刘懒草　523
齐头蒿　719
齐苴　948
衣白皮　1803
决明　533
闭瓮菜　127
问荆　747
羊史子　1668
羊矢　1544
羊矢子　1544
羊矢枣　1618，1725，1869
羊矢果　1543
羊奶子　1853
羊奶子树　1853
羊皮袋　1787
羊耳菊　1748
羊耳蒜　1445，1483
羊肝狼头草　1244
羊角科　1163
羊角葱　107
羊角棉　1247

羊角藤　1021
羊尾须　437
羊齿子　1544
羊齿天门冬　1124，1139
羊乳　1072
羊春子　1853
羊栖菜　951
羊桃　1069，1145，1532
羊眼豆　9
羊婆奶　1163
羊踯躅　1267，1268
羊蹄　529，531，809，952，1255
羊蹄甲　1509
关子苗　969
关公须　554
关东松　1625
关苍术　294
米口袋　1214
米布袋　189，621
米饭花　1787
米蒿　232，641
米槠　1614
米囊　1395
灯心草　136，137，542，723，743，
　　744，842，938，1877
灯台　1360
灯台兔儿风　421
灯笼花　1462
灯笼草　248，549，675，1326
灯笼科　572
江右蕨　281
江西芥　125
江西珍珠菜　438
江西满树星　1879
江南山梗菜　451
江南卷柏　878
江浙狗舌草　677
江蓠　1302
兴安胡枝子　457
宅栌木　1871
安石榴　1605
安息香　1852
祁婆藤　1058
寻风骨　680

寻骨风　679，1073，1074
那合豆　59
异叶山蚂蟥　1093
异叶花椒　1827
异叶蛇葡萄　414，1166
异形南五味子　1016
阳芋　279，280
阳春子　1852，1854
阳荷　139，283，284，1341
阳桃　1532，1554
阳藿　138，283，1341
阴山胡枝子　485
阴瓜　256
阴地厥　598，763
阴行草　473，474，475，730
阴证药　471
防己　1142
防风　306，315
防葵　315
如意草　600，601，1405，1406
羽叶三七　547
羽叶蓼　481
羽脉山牵牛　1201
观音竹　346，420
观音草　476，522
观音柳　1745
观音座莲　417
红根草　438
红小姐　407
红木　1822
红毛丹　1615
红凤菜　264
红叶木姜子　1802
红兰　1376，1377
红皮柳　1721
红丝毛根　709
红丝线　392，1130
红扦　1869
红百合　103，104，274
红优昙　1778，1780
红花　742
红花小独蒜　1443
红花山牵牛　1201
红花草　477

红花树　1857
红花益母　528
红花琉璃草　682
红花菜　159
红花寄生　1816
红豆　1761
红豆树　1761
红豆蔻　1330，1331
红足蒿　577
红茂草　897
红松　1525，1625
红果山胡椒　1673，1677
红果龙葵　732
红果草　1177
红姑娘　549，550，1824
红毒茴　1293
红药　1045
红药子　752
红柄白鹃梅　1689
红背山麻杆　422，489
红姜　1157
红孩儿　407
红素兴　1461
红素馨　1462
红桂　1292
红桦　1745
红根草　190，613，710
红凉伞　440
红绣球　1383
红琐梅　974，1125
红萝卜　154，264
红菜头　144
红梅　1390，1464
红梅消　974
红葱　108
红紫珠　391
红蓝　742，1131，1291
红蓝花　579，742
红椿　1714，1715，1805，1806
红雾水葛　1906
红蓼　491，557，584
红蕉　1332，1467
红薇花　1370
红藜　176

红囊柚　1580

纤细薯蓣　999

七画

麦蓝菜　228

麦门冬　519，735，803，834，
　　874，912，984，1375，1449

麦句姜　555

麦冬　519，834，976，1418，1632

麦冬叶柴胡　311

麦壳　16

麦条草　365

麦瓶草　1403

麦秸菜　223

麦蓝　206

麦蓝菜　206，227，563

麦穗夏枯　529

𧅙花　1374

远志　296，297，1286

扶留　1335

扶留草　1336

扶留藤　1337

扶桑　1452，1766

拒霜花　1767

扯根菜　116，612，613

贡檀兜　466

坝齿花　1099

赤小豆　8，9，10，1775

赤瓜子　1608

赤兰　1377

赤地利　1082，1165

赤地榆　1175

赤米　264

赤孙施　379

赤苋　87

赤豆　8

赤药　1045

赤药子　1886

赤胫散　480

赤飐　259，653，1138

赤楝　1867

赤眼老母草　1318

赤葛藤　1166

赤粟　13

赤棠　1548

赤楠　397，1669

赤雹　1137

赤雹儿　652

赤箭　293，357

抓地松　922

扳南根　1016

孝文韭　136

坎菜　1302

报马树　1700

报春花　937，1458，1459

拟覆盆子　498，499

芙蓉　1801

芙蓉花　514

芙蓉菊　428，768，880

芫花　353，354，492，1276，1286，
　　1287，1288

芫荽　164，170，172，188

芜青　123

芜荑　1638

芜菁　84，132，133，266，271

苇　720，721

苇茅　711

芸　1365，1366

芸香　1362

芸香草　1361

芸蒿　310，1365，1366

芸薹　151，262，263

芸薹菜　151

芰　1590

芣苢　6，532，1126，1256

芣菜　935

苣　183

苣荬　92，93，97，98，625

苣荬菜　92，93，95

苋　87，88，591

苋陆　1255

苌楚　1145

花木蓝　56

花叶地锦　991

花儿菜　285

花上花　1452

花叶苦菜　94

花叶滇苦菜　95

花芥　125，127

花芥菜　269

花苜蓿　129，131

花茅　91

花鸦莓　1125

花烟草　1246

花菜　161

花梨木　1738

花脸豆　71

花椰菜　161

花椒　575，1657

花蒿　644

花楸　1690，1693

花楸树　1693

花楠木　1738

花蔺　649

苈芽　1684

芹　116，1126

芹菜　117，548

芹葵　80

芥　122，125，132，862

芥心草　1056

芥兰　263

芥圪答　125

芥矻磖　127

芥菜　6，126，235，236，261，
　　535，602，902

芥蓝　125，147，263

苍术　294，361

苍白稷　13

苍耳　551，552，655，1267

苊　1180

芡　1582

芡实　1583

芡盘　1582

芡嘴　1582

苎　714

苎麻　6，415，422，714

芦　720

芦子　1335，1336

芦苇　291，528，721

芦荟　806，911，1741

芣光　533

芭茅　358，359

芭蕉　137，138，139，180，415，717，1400，1512

苏　1321

苏子　224

苏木　155，743，1722

苏方木　742，1721

苏方花　1495

苏铁　1050

苏麻　326

芋　1609

杠板归　1082，1083

杠柳　1070

杜　1548

杜牛膝　525

杜仲　1010，1636

杜若　1302，1306，1307，1330，1331

杜茎山　1054

杜松　1624

杜根藤　476，476

杜梨　1004，1549

杜椰子　397

杜鹃　1267，1268，1509，1793

杜衡　1302

杜蘅　309，354，355

杖藜　176，177，624

杏　584，851，1424，1570，1585，1692，1870

杏叶　268

杏叶沙参　350，384

杏叶草　592，1067

杏叶菜　268

杏李　1584，1604

杏香兔儿风　441

杏黄　1332

杆　1868

杆木　1869

杉　1674

杉木　1675，1676，1868

杉橚　1843

杓儿菜　219

杗果　1545，1547

杞梾　1867

李　1540，1602，1604

李子　1688

枇棺　1702

杨柳　1893

杨枹　294

杨桃　1553

杨梅　738，774，1036，1527

孛孛丁　725

豆艾　498

豆叶　268

豆叶菜　268

豆苗菜　268

豆茶决明　533

豆蔻　77，1307，1323，1349

豆腐树　1906

豆腐柴　463，1907

豆薯　651，1181

豆瓣菜　696，697

豆瓣绿　696，916，917

两头挐　1027

两面刺　582

两栖蓼　641

丽江当归　352

丽春草　757，758

还阳参　495

还阳草　929，1196

还亮草　664，665

还筒子　293

还魂丹　507

还魂草　664，862

豕首　523，1131

豕橐　1671

连环姜　1307

连翘　238，239，560，561，1378

轩于　740

坚硬女娄菜　226

坚荚树　1704

坚桦　1870

旱地莲　1089

旱芋　145

旱芹　116，117

旱金莲　1090

旱莲　1904

旱莲草　616，726

旱稗　50

旱藕　332

时花　1458

吴茱萸　1655，1903

呆白菜　867

园荽　163，169，641，1069

郴子　1843

郴悉茗　1494

钉地黄　466

牡丹　83，217，235，1314，1411

牡荆　461，1644，1645

牡桂　1627

牡麻　3

牡蒿　222，543，719，720

牡蒙　324，332

秃女头　442，687

何树　1840

何首乌　155，983，1039，1064，1174，1176，1185，1202

皂角　1706

皂荚　59，60，655，1650，1651，1663，1882

皂荚子　1541

佛见笑　1109

佛手　1535，1546

佛手瓜　1566

佛手兰　808，1440，1441

佛手芥　125

佛手柑　1440，1545，1546，1562

佛甲草　883，884

佛耳草　734

佛豆　38

佛指甲　482，536，538，633

佛桃　1562

佛桑　1452

伽南香　1841

返魂草　180，847

余甘　1728

余甘子　1610，1729

谷　1673

谷子　17

谷桑　1673

谷精草　270，744，745

含委陵菜　564

含春藤　1056

含胎 1330，1331
含桃 1588
含笑 1489
含笑花 1490，1787
含羞草 486，1514
邻近风轮菜 675
狂风藤 1001
角叉菜 962
角叶鞘柄木 1801
角蒿 543，544，733
条叶龙胆 336
卵叶鼠李 1692，1769
迎风子 1022
迎阳花 1467
迎春 767
迎春花 766，1197，1454，1634
系系叶 865
冻绿 1669，1831
冻绿柴 1668
冷水丹 1282
冷水金丹 1249
冷饭团 1030
庐山石韦 841，842，849
辛夷 1634
辛夷花 1778
冶葛 1294，1295，1296
羌活 307，308，357，358，369
沙飞草 845
沙木 1676
沙氏鹿茸草 880
沙米 30
沙苑蒺藜 531
沙果 1516
沙果梨 1519
沙参 208，209，288，289，295，
    296，328，492，493，815，
    1194
沙消 627，710
沙梨 1601
沙梨木 983
沙葱 109，136
沙棠 1612
沙蓬 31，191，242，355，626，
    627，710

沙蓬米 30，31
沙棚 1842
没石子 1733
没食子树 1733
沉香蜜友 1109
良姜 1307，1330，1331
诃子 1729
诃黎勒 1728，1729
补血草 216
补骨脂 1351
君迁子 1618，1726
灵芝 947
灵香草 1360
纶 962
张天刚 402
陆英 571，759
阿尔泰狗娃花 636，642，643
阿芙蓉 177，1396
阿虞 1732
阿魏 1732
陈家白药 1160
附子 1269
附地菜 620，680，681
忍冬 239，1148，1149
劲枝丹参 491
鸡儿头苗 622
鸡儿肠 208，222，623，632
鸡山香 1303
鸡爪大黄 1254
鸡爪花 1461
鸡爪菜 626，710
鸡公柴 393
鸡心柿 1090
鸡矢果 1557
鸡矢藤 1024，1025
鸡头子 1582
鸡头实 1067
鸡母芋 145
鸡血藤 1199
鸡齐 1139
鸡苏 964，1315
鸡步薯 101
鸡肠草 148，149
鸡肠狼毒 1257

鸡肠菜 213，635，683
鸡项草 378
鸡骨常山 1247
鸡冠 751
鸡冠苋 650
鸡冠花 650，751，1506
鸡屎葛根 1016
鸡格 348
鸡翁藤 371，374，1059
鸡桑 1652
鸡眼草 485，486，619，828，
    1100
鸡距 1607
鸡脚芥 125
鸡脚草 446
鸡脚菜 963
鸡寄 1893
鸡蛋花 1480
鸡蛋参 1186，1478
鸡腿儿 225，590
鸡雍 1582
驳马 1735
驳树 1647
纸末花 1800，1892
纻 714
驴驼布袋 1708
纽角草 702

八画

青子 1529
青木香 1308
青冈 1837
青冈树 1836
青风藤 1013
青扦 1869
青竹兰 1449
青竹芋 145
青羊参 1202
青芥 125
青杞 547，548
青杨 1718
青苹 950
青刺尖 1206
青舍子条 1707

青鱼胆　812

青荚儿菜　200，233

青荚叶　471，472

青蛇藤　1196

青斑豆　63

青葙　285，569

青葙子　568，609

青蒿　506，527，586，587，598，607，763，923，1192

青稞　15，16，29，30，62

青稞麦　15，29

青檀　1571，1694，1700

青檀树　1710

青藤　1012

青藤仔　1784

青襄　3

青枫　1612

玫瑰　1107，1108，1109

拗娘蒿　733

拐枣　1607，1704

拖白练　654

拘那夷　1486

拘那花　1893

拘拏儿　1486

抱石莲　876

抱鸡母　502

抱茎小苦荬　97

抱树莲　877，893

抱树蕨　1632

抱娘蒿　733

拉拉藤　1105

拉秧瓜　1534

耶悉茗　1494

茉莉　469，1461，1487，1494，1497

茉莉花　470

苦马豆　56，57

苦马菜　94

苦瓜　190

苦竹　771

苦远志　297，494，787

苦苣　92，98，162，163，205，1886

苦苣菜　94，95，164

苦芺　539，716

苦芥子　778

苦郎藤　1084

苦参　243，314，334，335

苦草　1049

苦茶树　1878

苦荬　92，94，376，385，424，463，520，687，688，1054

苦荬菜　96，97

苦耽　549

苦益菜　94，377

苦堇　116

苦菜　92，94，548，625

苦瓠　113

苦葛　1133

苦槠　1613，1614

苦槠子　1612

苦蕨　156

苦蕌　112

苦樱　1791

苦薏　190，512

苦藏　150，550

苤蓝　161

䓛　1126

芰括　1333

苹　950，1126

苹果　1603，1605

苹婆　1541

苜蓿　58，128，129，328，457，629，1362，1365，1366

苴　1322

苴麻　3

苘麻　4，6，724，1734

苻　1129

苓　291

苓耳　551

苓草　339，692

茆　957，958，1126

茑　1118，1653

茑萝　1118

茑萝松　1118，1404

苞舌兰　1444

苞杞　1642

苞谷　64

苞饭花　1893

直立山牵牛　1201

直立腹水草　509

苔　1134

茄　88，168

茄子　168

茄菜　168

茅叶荩草　766

茅狗薯　252

茅莫　338

茅草香子　1361

茅香　1349，1356

茅香花　1356

茅莓　974，976，1056，1125

茅栗　1587

茅蒐　1130，1131

枎移　1716

林泽兰　302，1301，1376

林檎　1516

枥　1612

枇杷　1464，1536，1594，1595，1778，1810，1843

杵瓜　1568，1703

板荞荞　160

板蓝　520，522，763，1099，1660

枞　1625，1625

枌榆　357，1638

松　1625，1674，1869

松寿兰　1419

松杆　1869

松杨木　1725

松脂　1625

松萝　1118，1119

松萝木　1118

松橄榄　1728

枫　1714

枫杨　1679

枫松　925

枫香　1675，1714

枫香树　1714，1900

枫香槲寄生　1800

构　1673

构树　402，1673

杭子梢　457，1700
杷　1809
杼　1612
画眉草　799
刺儿菜　580
刺天茄　1173
刺瓜　179
刺花　1127
刺松　1624
刺枫　1896
刺果甘草　655
刺果毒漆藤　141
刺柏　1623，1624
刺臭椿　1716
刺梨　1757
刺犁头　1081
刺猪苓　1030
刺麻瓜　1539
刺绿皮　1830
刺棒南星　1273
刺棘花　1645
刺蓟　244
刺蓟菜　579
刺蒺藜　531
刺楸　1696，1897
刺楸树　1696
刺榆　43，46，833，834，1638，
　　1639，1843
刺篱木　1756
刺蘖　1871
刺蘼　1111
刺蘼花　1705
枣　1524，1576，1710
雨久花　1600
雨点儿菜　236
卖子木　1727
郁李　487，1667，1668
郁松　918
郁金　282，351，1329，1332，
　　1345
郁金香　1330
郁香忍冬　1708
郁臭　529
郁橘　1843

奇蒿　729，730
瓯兰　341，840，874，1300，1429
瓯菱　1591
瓯菜　218
欧亚旋覆花　226，567，568
欧李　1589，1668
欧洲七叶树　1688
欧洲刺柏　1624
欧洲活血丹　668，669
欧洲菘蓝　521
欧菱　214
转子莲　1115
转心莲　1503
轮叶黄精　497
软毛虫实　626
软枣　1618
软枣猕猴桃　1004，1533，1735
软荚红豆　1775
鸢尾　1283，1284
歧茎蒿　577
齿叶溲疏　1644
齿瓣延胡索　364
虎头兰　1427，1430，1444
虎皮百合　105
虎耳草　865，866，919，1458
虎杖　584，659，1047
虎豆　32
虎尾草　438，614，645，646
虎刺　1750，1751，1882
虎刺树　1909
虎刺楤木　1910
虎掌　1272
虎掌花　1411
盯　1304
昙花　1377，1508
昙花树　1778
果山还阳参　495
果蠃　1135
昆仑紫瓜　168
昆布　956
昆明山海棠　1790
昆明乌木　1806，1807
昆明沙参　1194
昆明鸡血藤　1181，1200

国槐　54
昌本　1126
明州天花粉　1068
岩白菜　866，867
岩败酱　234
岩桂　1629
岩椿　1834
罗布麻　238，1263
罗汉松　903，904，1839，1840
罗汉菜　268
罗帏花　1511
罗帏草　1511
罗鬼菜　352
罗勒　155，173，174，1316，1318，
　　1347
岭南梨　1558
败酱　548，549，717，756，820，
　　821
钓鱼竿　826
钓樟　1677
知母　321，1282
知羞草　1513
垂丝海棠　1453，1486，1791
垂柳　1665
垂盆草　654
垂珠　348
垂穗石松　882
和　1840
和血丹　424，457
和尚头　175
和圆子　1593
矿麦　16，519
委陵菜　225，225，615
委萎　346，348
岳桦　1744
使君子　1038，1073
侧子　1269
侧柏　226，1621，1622
佩兰　155，302，551，1045，1301，
　　1375，1632
呴瓜　1137
金丝梅　562
金不换　386，809
金毛耳草　755

金毛狗　331
金瓜　259，1090
金瓜儿　652
金瓜草　677
金兰　914
金头鼠曲草　218
金丝杜仲　1798，1821
金丝桃　1408
金丝矮它它　904
金刚　1912
金刚子　1858
金刚尖　277
金刚杵　1248
金刚刺　248，1086，1809
金刚根　1153
金刚草藓　1014
金刚纂　537，538，1248，1249
金乔麦　1165
金交翦　854
金灯　1390
金灯藤　1026，1027，1028
金乞耳　821
金芙蓉　1089
金豆　1535
金岗藤　1086
金鸡尾　418
金鸡脚假瘤蕨　850
金鸡落地　470
金鸡腿　1094
金鱼藻　172，964
金线吊乌龟　1088，1089，1161
金线吊虾蟆　992
金线草　738，988，1130
金线壶卢　997，1185
金挖耳　822
金荞麦　953，1047，1082，1165
金星　852
金星草　848，849，1630
金钟茵陈　474
金钩如意草　594
金疮小草　811
金盏花　593，1067
金盏草　592，1067
金盐　1641

金莲儿　958
金莲花　1088，1089，1090
金钱　377
金钱花　1416
金钱松　1625，1626
金钱豹　1002，1003，1004
金钱紫花葵　81
金钱蒲　948
金铁锁　1194，1195
金梅　767
金雀　1406，1415
金雀儿　1394
金雀儿椒　320
金雀马尾参　1198
金雀花　1099
金银花　238，1148，1461，1703
金棱藤　1053
金粟　1095，1300，1453，1792，
　　　1797，1802
金锁匙　787
金腰带　1288
金樱子　473，1115，1757，1758
金樱芽　158
金蝴蝶　1454
金箴　1406
金橘　1535，1536
采芩　291
乳夫人　1072
乳浆大戟　1264
乳浆草　1263
乳痈　1263
乳藤　1072
念珠藻　951
肺筋草　435
肿足蕨　905
肥皂荚　1650，1651
鱼儿牡丹　1385，1413
鱼子兰　1900，1901
鱼公草　812
鱼毙草　875
鱼腥草　149，365，693
鱼蜡　1850
鱼精草　758
鱼鳔黄耆　618

鱼襄草　970
兔儿伞　646，647
兔儿尾　200，218，645
兔儿尾苗　644，645
兔儿浆　640
兔儿酸　640
兔丝　1118
兔丝子　1118
兔丝草　1118
兔邱　1118
狐尾藻　965
狐臭柴　464
忽地笑　749，1442
狗牙根　800
狗牙蜡梅　1816
狗爪芋　145
狗头七　761，1250
狗奶子　518
狗舌草　677，678，732
狗肝菜　475，476
狗尾草　593，594，765，920，
　　　1231
狗枣猕猴桃　1734
狗荠　563
狗屎花　681
狗娃花　636，643
狗脊　283，331，344，345，418，
　　　849
狗掉尾　219，1062
狗掉尾苗　637
狗脚菜　638
狗椒　1826，1827
狗筋蔓　761，1062
狗蹄儿　620
饱饭花　1749
饲用甜菜　144
变叶榕　1883
变色山槟榔　1597
变豆菜　209，220，404
夜叉头　578
夜合　1489
夜合花　1490
夜合树　830，1785，1882
夜来香　1294，1496

夜香木兰　1489

疙瘩七　289

兖州卷柏　841，848

净肠草　35

净瓶　1403，1426

放杖木　1741

刻叶紫堇　594

闹羊花　1267

闹狗子　1887

闹洋花　1268

卷丹　105，274

卷心莴苣　98

卷心菜　161

卷叶凤尾藓　886

卷叶黄精　348，1297

卷耳　1126

卷柏　181，841，847，848

单毛桤叶树　1818

单叶菊　1400

单叶寒菊　539

单条草　189

单穗桤叶树　1818

单穗水蜈蚣　802

单瓣红山茶花　1243

浅裂掌叶树　1897

河中府地柏　895

河凫茨　779

河朔荛花　1277

油头菜　270

油麦　29

油青菜　151

油松　1625，1626

油茶　1769

油柿　1531

油桐　1736，1737，1877

油菜　151

油葱　1511

油葵　416

油辣菜　151

沿阶草　520

泡子　1580

泡柏木　1632

泡桐　1663，1793

泥胡菜　244，245，443，688

沼生蔊菜　196，687

波罗　1555

波罗花　1778

波罗蜜　1552，1555

波斯枣　1817，1860

泼盘　975

泽兰　424，1300，1310

泽泻　221，575，946，959

泽珍珠菜　190

泽蒜　142

泽蓼　728

泽漆　621，1263，1264，1265

宝树　1838

宝剑草　599

宝铎草　503

宝盖草　672

宝碗花　1894

定参草　757

宜母子　1565

宜昌胡颓子　1852，1854

宜濛子　1565

官柳　1823

空心泡　366，460

空筒包　365

实枣儿　1656

郎耶　745

郎榆　1638

建水草　378

建兰　445，446，1377，1430

录段草　862

孟获营翠雀花　1242

陌上菜　791

陕西荚蒾　1704，1724

降痰王　466

姑娘菜　549

姑榆　43，1638

细叶水团花　739，1862

细叶地榆　334

细叶竹篙草　913

细叶沙参　384，816

细叶胡枝子　629

细叶野牡丹　450

细叶鼠曲草　200，218

细亚锡饭　395

细米条　469

细角野菱　1591

细辛　309，355，475，1079

细茎石斛　840

细柱五加　1703

细香葱　109

绊根草　800

贯众　331，344，345，417，418，
　　848，849

贯筋藤　1174

九画

春兰　1375，1376，1429，1431

春桂　1374

春绿　1435

珍珠花　105，571，1787，1788

珍珠草　796

珍珠莲　672，1013，1185

珍珠绣球　1385

珍珠菜　211，285，639

珍珠梅　1478

玲甲花　1509

珊瑚花　571

珊瑚枝　1505

珊瑚柯　1499

珊瑚树　1704

珊瑚球　1499，1505

珊瑚菜　174，306，307

垣衣　888

挟剑豆　67

赵公鞭　485

贡灰　1335

指甲草　600

荆条　1645

荆　1644

荆三棱　357，358，699，968，
　　969，1343，1344

荆芥　1316，1322

荆条　469

荆葵　35，84

堇　1125

萱　116，117

革叶风毛菊　1355

革命菜　265

苣 550

茜 87，1131

茜草 88，977，988，1130，1131

莪术 1345

荚蒾 523

莶蒾 1719，1720

荛 132

荛花 1289，1290

荜拨 1353

荜拨 351，352，1336

荜茇 1335，1336，1337，1352

荜拨 1336

荃蕏 1120

茈草 325

茈姜 1341

茈菰 1600

茈碧花 934

茈萸 326

草三柰 1361

草木犀 129，131，1363

草乌 1177，1296

草乌头 1240

草玉梅 1474

草甘遂 1276

草本威灵仙 1045

草石蚕 180，847

草兰 1300

草血竭 603，917，918，920

草决明 568

草麦 16

草麦冬 834

草苁蓉 301，893

草豆蔻 1307，1308，1324，1341

草果 1236，1323，1330

草果药 1323

草河车 1278

草珊瑚 1907

草砂仁 1358

草钟乳 134

草禹余粮 1030

草莲 506

草绣球 439，1914

草麻黄 119，553

草葵 1472

草棉 6

茼蒿 170，171

茵芋 1285

茵陈 527，1334

茵陈蒿 517，527，597

茵蓣 1286

茴茴蒜 242

茴香 152，351，506，1305

茴香灯台报春 1481

茱萸 1655

茱萸叶 1823

荞 1263

荞麦 35，210，211，322，1045，
　　1081，1082

荞麦叶大百合 138

茯苓 2，3，1118，1178，1627

荏 1320

荏子 224

荏桐 1736

荏菽 25

荏雀 1320

荇 958，1126

荇丝菜 958

荇菜 957

茶 191，457，1688，1724

茶花 1634

茶豆 71

茶条树 486

茶条槭 1682，1688

茶荚蒾 393，488

茶菱 942，943

茗 463，1260

荙 80，107，109

荙葱 82，109，202

荠 91，120，121，183，196，563

荠米 942

荠苎 1315，1339

荠苨 288，289，295，296，350，
　　360，384，660

荠菜 195，564

茭 956

茭子 46

茭白 956

茭瓜 46，956

荍菰 51

荍蒲 938

茨 355

茨菇 1274

茺蔚 528，529

荓 629

茳芒决明 533

茳蓠 1302

荩草 569

胡卢巴 357，358，752

胡瓜 63，178

胡苍耳 655

胡芦 1180

胡杉 1674

胡杨 1721

胡豆 63，65，618

胡豆子 63

胡枝子 457，1707

胡荽 169，594，1319

胡桐 1721

胡桐泪 1721

胡桃 1487，1517，1866

胡堇草 777

胡黄连 314

胡黄莲 315

胡萝卜 254，255

胡麻 2，3，63，326，543

胡麻子 657

胡绳 1302

胡葱 107

胡椒 284，1354

胡颓子 458，1656，1770，1771，
　　1853

胡蔓 1296

胡蔓草 1295

荍麦 1293

荍科豆 9

茹芦 1130

荔 544

荔支 1155，1523

荔枝 1524，1542，1578

荔枝子 1615

荔枝草 1339

荔挺 544

南山楂　1608

南川鹭鸶草　1448

南天竹　1371，1372，1749，1750

南天竺　1371

南五味子　1020

南毛蒿　514

南艾蒿　577

南瓜　100，256，258，260，465，
　　1566

南华李　1603

南芥　125，127

南牡蒿　527

南苜蓿　131

南星　1247，1248，1270，1273

南荻　721

南恩州布里草　781

南烛　1371，1372，1749，1750

南菘　125

南蛇藤　659，1013，1699

南椰　1739

南紫薇　1894

南藤　1013，1043

荏草　583

药用大黄　1254

药栏　1123

柰　1604

柑　1521，1535

柑果子　1543

柑桔　1556

柑橘　409，1521，1537，1556，
　　1579

枯盐萁　1746

柯　1834

柯孟披碱草　28，29

柯树　1840

柘　1734，1754，1837

柘树　1737

栌子树　1572

栌木　1772，1806

相思　1361

相思子　9，1775

相思草　676

柚　1580

枳　1494，1770

枳实　1661，1769

枳椇　1607

柞　1609，1612，1756，1867

柞木　1755，1756，1863

柞栎　1863

柞树　1756

栴　1702

柏　225，1526，1621

柏木　1621

柏寄生　1815

柏槲　1843

栀子　1115，1172，1473，1660

枰木　1871

栎　1609，1612，1837

栎槠　1613

枸　1607

枸那异　1487

枸杞　226，230，505，518，680，
　　1042，1054，1073，1080，
　　1099，1178，1208，1320，
　　1363，1642，1643，1707，
　　1825，1865，1866

枸骨　1758，1887

枸橘　1215，1661，1769

枸橼　1535

柳　492，584，611，1295，1296，
　　1664，1665，1720

柳叶牛膝　526

柳叶白前　237，354

柳叶树萝卜　1462

柳叶菜　200，201，230，239，
　　648，941

柳叶蒿　611

柳叶鼠李　1831

柳杉　1838

柳荚　98

柳穿鱼　1398

柊叶　415，416

炮罕草　291

炮栎　1613

炮蓟　294

柱毛独行菜　233

柿　1295，1592，1725

柿子　267

柿子椒　465

柿椒　267

柠檬草　1356，1359

柁实　1843

柁树　1843

柀　1674

柽　1366，1733

柽柳　1745

树头花　913

树头菜　1805，1806

树棉　6

树腰子　1857

威州根子　375

威灵仙　1018，1044，1045，1407

威胜军亚麻子　36

歪头菜　215，1684

砖子苗　698，969

厚皮香　1816，1817

厚皮菜　145

厚朴　1647，1648，1677，1877

厚果崖豆藤　1287

厚萼凌霄　1134

砂仁　1358

砂韭　136

斫合子　1163

面内金　1854

面芋　145

面来刺　498

面碌碡　649

面槠　1614

耐惊菜　219，616

牵牛　59，1600

牵牛子　1157，1404，1549

牵牛花　60，340，1549，1663

牵巴巴　625

虺床　1304

鸦枫　1897

鸦胆子　1821

鸦麻　36

鸦蛋子　1820

鸦葱　201，202

鸦鹊翻　394

鸦椿子　1727

韭　112，134，322

韭叶柴胡　496
韭菹　132
背扁黄耆　531
背蛇生　362
点花黄精　1296
临江军田母草　780
临时救　832，833
省头草　477
省沽油　212，286，1695，1708
映山红　1892
星月菩提　1858
星宿菜　189
昨叶何草　889
毗黎勒　1728
毘尸沙　1416
贵州鼠尾草　555
虾须草　788
虾脊兰　446
虾蟆叶　532
虾蟆衣　532
虼蚤花　216
虷　1844
虷榔　1844
虷棚　1842
哈萨喇　447
哈密瓜　1568
哈蜜瓜　1539，1567
炭栗树　1800
贴石龙　985
贴梗海棠　1420
骨牌草　1630
骨牌蕨　1632
骨碎补　846，924，928，1677
幽兰　1375
钝叶桂　1629
钩　1137
钩吻　346，348，496，1196，
　　1276，1294，1295，1296，
　　1297，1496
钩栗　1611
钩锥　1612
钩藤　1060，1154，1155
毡毛石韦　841
牯岭野豌豆　1205

牯岭藜芦　445
秬秠　25
秬黍　20
香木兰　1490
香水月季　1110，1476
香水梨　1601
香石竹　1391
香叶树　1885
香母豆　1255
香丝菜　152
香花崖豆藤　1181
香花羊耳蒜　1483
香花树　1906
香附子　358，622，623，1328，1343
香青　477，498
香茅　1360
香草　1348
香科科　1237，1238
香桦　1745
香海仙报春　1481
香堇菜　1405
香菜　173
香梨　434
香葱　108
香蒲　204，948
香椿　401，1714，1715
香樟　1488
香橙　1661
香橼　1535，1546，1563
香薷　741，1229，1318，1324，
　　1334
香藤　1009
秋子梨　1520，1558
秋风子　1544
秋华柳　1811
秋牡丹　1468，1469
秋枫　1544
秋海棠　407，413，475，926，1389，
　　1415，1464，1498，1808
秋菊　1400
秋葵　81，1508
秋鼠曲草　200，218，819
重齿当归　308
重楼　348

重楼一枝箭　1278
重瓣朱槿　1452
重瓣铁线莲　1407
重瓣棣棠花　1379
复羽叶栾树　1825
顺宁鸡血藤　1181
顺筋藤　1018
修枝荚蒾　1724
信州田麻　783
信州茆质汗　380
信州鸤鸟威　379
信州黄花了　782
信州紫袍　377
鬼见愁　364
鬼目　1129
鬼目果　1129
鬼目草　1200
鬼目菜　1129
鬼芋　1270
鬼臼　1279
鬼灯檠　1280
鬼针　737
鬼针草　737
鬼都邮　357
鬼都督　309
鬼箭羽　762，1659
鬼箭锦鸡儿　365
侯莎　1327
追风藤　1172
盾叶茅膏菜　880
须　132
剑丹　852
剑叶玉凤花　1447
剑叶盾蕨　860
剑柏　900
食瓜　1126
食茱萸　1655
盆桎树　1823
盆甑草　1157
匍匐委陵菜　1191
狭叶山胡椒　1891
狭叶芽胞耳蕨　909
狭盔高乌头　1289
狮子头　1391

狮头柑　1521
独牛　926
独占春　1427，1432
独用藤　1051
独扫　626
独扫叶　636
独行根　1042
独行菜　223，224，233
独步春　1109
独帚　534
独活　307，1312
独脚仙　380
独脚莲　1279
独摇草　485
急改索　1081
急急救　432
急蘼子科　1879
峦大八角　1293
弯齿黄耆　290
将军　1254
亮叶月季　1476
亮叶桦　1745
庭藤　1909
疣点卫矛　1700
施州小儿群　373
施州龙牙草　372
施州半天回　371
施州野兰根　374
施州崖棕　895
施州紫背金盘草　897
施州露筋草　372
闽中金灯花　1441
闽中栒那卫　1487
美人娇　468
美人蕉　1332，1387，1388，1466
美丽溲疏　1423
姜　106
姜芋　145
姜花　283，1157，1237
姜笋　283
姜黄　1329，1332，1345
姜黄草　1198
姜薯　101
籼　25，26
迷蕨　158
前胡　242，351，352，906
总苞千斤拔　471
洱海连翘　561
洱海南星　1273
洒线花　815
洞丝草　428，429
活血丹　668，674，1320
活鹿草　523
染山红　1888
染草　1131
染铜皮　1207
洛阳花　555
洋长春　1403
洋艾　768
洋白菜　161
洋百合　138，283
洋条藤　1104
洋荷花　138
洋海棠　1486
洋绣球　828，1383
洋梨　1521
洋葱　110
突脉金丝桃　676
突厥蔷薇　1129
穿心梅　1667
穿龙薯蓣　388
窃衣　188
冠果草　1600
扁江蓠　575
扁竹　570，1281，1283
扁豆　12，18，19，69，501，1810
扁担杆　1709，1880
扁秆藨草　699，969
扁桃　1586
扁核木　1207
扁蓄　642
神砂草　787
鸩鸟威　379
退血草　1081
弭　1293
弭春草　1292
费菜　246，427
孩儿菊　1300
陟厘　954
姨妈菜　351
架豆参　1204
贺正梅　1491
枲　3
枲苴　724
蚤休　1276，1278
柔毛大叶蛇葡萄　983
柔毛淫羊藿　331
柔毛路边青　739
柔枝莠竹　765
柔弱斑种草　682
绒毛无患子　1859
绒毛胡枝子　1218
绒毛紫薇　1796
绒树　1650
结缕草　740，741
络石　1005，1006，1007，1032，1103，1132，1190
绞股蓝　1063，1064

十画

艳山姜　1401，1501
泰国大风子　1762
秦艽　327
秦皮　1649
秦州无心草　756
秦州百乳草　896
秦州苦荠子　778
秦州漏芦　539
秦椒　1657
珠芽蓼　921
珠儿菜　285
珠子参　289，547，1223
珠仔树　1374
珠兰　409
珠光香青　611，648
素方花　1462
素心兰　1134，1427
素兴花　1461
素馨　1461，1494
蚕豆　37，38，63，261，1393
赶山鞭　678
盐肤木　1686，1733，1746

盐麸子 1746

盐蓬 624

都句树 1739

都角子 1615

都淋藤 1042

都管 369

都管草 369

换锦 1506

换锦花 1506，1507

热草 693

壶 1126

壶卢 113

荅菜 958，959

荸荠 507，1548

茜 740，741

莽吉柿 1617

莽草 1292，1293

莱菔 154，307，1180

莲 333，1582，1634

莲子 1187

莲子草 616，726

莲生桂子花 1453

莲花 1633

莲花白 161

莲座紫金牛 478

莲藕 1581

莲瓣 1437

莲瓣兰 1436

莳萝 165，1311

莴苣 125，127，162，163，164，
    205，210，327，592，653，
    852，1480

莴笋 98

莔 322

莪术 1345

莪蒿 733

莠 593

莠竹 765

莠草子 593

莓 1122

荷 291，1045，1089

荷包山桂花 1464

荷包豆 69

荷包牡丹 407，1413

荷苞山桂花 1463

莜麦 16，29，44

莜 1582

荼蘼 1106，1109，1379，1475

荸草 692

莸 740

获 339，720，721

获蒿 608

晋蔍 948

恶实 578

莎 1739

莎木 1739

莎叶兰 1433

莎草 136，738，743，801，1327

莎草兰 1433

莞豆 63

莞荶 948

莐菜 1302

莐苢 1290，1291

莇 722

纳子 1596

真江蒿 575

真珠菜 211

莙 964

莙荙 867

莙荙菜 144

莼 19，919，934，957

莼菜 19，957，959

莼蓝 283

桂 440，1627，1628，1677，
    1778

桂寄生 1630

桔梗 208，209，240，340，341，
    635，659，1142

栲 1612，1715，1837，1888

栭栗 1587

梛榆 1870

梾栭 1587

梿 1867

梿树 1867

梿桑 1652

桄榔 1739

桄榔子 1530

桐 1479，1486，1487，1663，
    1733，1801

桐树 1824

桤木 1801，1802，1841，1842

栝 1621，1622

栝子松 1625

栝松 1868

栝楼 110，111，322，1135，1136，
    1137

桦木 1744，1870

桦叶葡萄 1104

桦烛 1870

栓叶安息香 1911

栓皮栎 1613，1689

桧 1622

桃 239，584，1584，1585，1792

桃朱术 664

桃金娘 1408，1564，1617

样 1612

根子 375

根江蒿 575

栩 1609，1612

栩实 1612

豇豆 20，63，64，65，215，1103

栗 1586

栗寄生 1799

翅枝蓼 920

翅果菊 205，215

唇玄参 323

夏天无 666，792

夏无踪 665，792

夏至草 246，529

夏枯草 529，565，566，1235

夏蕙 1434

破血丹 441，864

破故纸 1351

破铜钱 1319，1320

套瓜 259

烈节 1060

柴胡 310

柴韭 112，135

逍遥竹 826

党参 288，289，328

鸭儿芹 210，656，1311

鸭儿嘴 683

鸭子花　1500
鸭子草　944
鸭爪稗　52
鸭头兰花草　1446
鸭舌草　683，684，960
鸭嫫草　692
鸭脚子　1538
鸭掌稗　52
鸭跖草　736
鸭跖草状凤仙花　1397
鸭嘴花　1501
剔牙松　1625
蚍蜉酒　734，818
蚊子树　1843，1846
蚊母草　617
蚊母树　1843，1844，1847
蚊榔树　1845
峨眉凤丫蕨　418
圆叶节节菜　203，204
圆叶舞草　1514
圆白菜　161
圆头藜　177
圆苞杜根藤　476
圆柏　1621，1622
圆菱叶山蚂蝗　56
圆锥铁线莲　1047
贼骨头　1165
钻地风　995，1125
铁力木　1835
铁马豆　160
铁马鞭　829，830，1187
铁仔　1808
铁冬青　1884
铁扫帚　629，1075
铁扫箒　629
铁伞　439
铁灯树　421
铁苣　98
铁苋　87，89
铁苋菜　88，89，640，893，1064
铁杆蒿　632，636，642
铁角凤尾草　856，857
铁角蕨　857
铁线牡丹　1470

铁线草　369，603
铁线莲　1407，1471
铁线海棠　1389
铁贯藤　1200
铁树　1512
铁树开花　421
铁树果　1817
铁骨散　423
铁拳头　403
铁菱角　1153
铁篱笆　1769
铃儿花　1507
铃蔓薯　101
缺盆　1125
秫　17
秤星树　1649
秤钩风　999
积雪草　845，1092，1319
秧李　1667
秧参　288
称钩风　998
透骨草　657
透骨消　1082，1091
笔管　267
笔管菜　346，348
笋瓜　256，258
笋兰　874，1426
笋草　500
倒吊钟叶素馨　1784
倒垂莲　105
倒挂金钩　1077，1895
倒挂藤　1077
倒捻子　1616
倒提壶　681，682
倒筑伞　974
俱那异　1487
候风藤　1102
臭八宝　828
臭节草　831
臭皮藤　192，1022，1023
臭竹树　1704
臭芙蓉　1410
臭牡丹　827，828
臭灵丹　539

臭茎子　1022
臭枫根　827
臭草　700
臭黄荆　463
臭梧桐　1848
臭蒿　585
臭蒲　948
臭椿　401，1716，1870
臭薄荷　1333
臭橘　1769
臭蕻　1703
射干　1281，1282，1283，1361
射罔　1269
徐长卿　304，305，357，631，827
徐李　1602
胭脂　1618
胭脂子　1616
胭脂豆　147
胭脂薯　101
脆江蓠　575
脂麻　2
狸头　1539
狸豆　32
狸藻　966
豨莶　523，524，1196
狼牙　1258
狼尾草　360，689，690
狼杷　745
狼杷草　193，194，745
狼毒　315，316，1245，1257
狼跋子　1144
留兰香　1230
留夷　1302
留求子　1038
鸳鸯菊　1269
皱叶芥菜　126，127
皱皮木瓜　1421
皱果苋　87
饿马黄　119
凌霄花　1134
栾华　1665，1872
栾荆　1723
栾树　1666，1702，1825，1872
高良姜　1283，1307，1323，1330，

1341，1358

高和菜　276

高河菜　276

高盆樱桃　1792

高斑叶兰　921

高粱　12，23，39，40，47，202

病草　1049

离离草　891，892

离娘草　1108

离瓣寄生　1677

唐棣　1667

唐蒙　1118，1119

羔　1518

阍骨草　478

资州生瓜菜　179

凉帽草　793

凉帽缨　1076

凉蒿菜　212

瓶尔小草　901

拳参　325

粉叶小檗　1828

粉叶决明　1492

粉团　1383

粉条儿菜　232，436

益母　528

益母草　529，657，658，739，

　　811，1241

益智　1354

益智子　1354

朔藋　1371

烟草　1246

烟管头草　220

浙贝　322

浙贝母　322

酒药子树　1877

娑罗子　1554

娑罗果　1554

娑罗树　1778

消风草　671

海风丝　506

海仙　1384

海仙花　1480，1481

海芋　146，1270

海州常山　1244，1705

海州漏芦　539

海红　1551

海红豆　1761

海松子　1525

海枣　1620，1860

海金沙　749，750

海乳草　654

海带　956，962

海茬　758

海南大风子　1762

海南垂穗石松　882

海栀　1115

海栀子　684

海桐　1383

海桐叶白英　638，1054

海桧　1623

海蚌含珠　89

海萝　962

海菜　936，936

海菜花　936

海椒　267

海棕　1860

海棠　926，1384，1797，1853，

　　1894

海棠花　1551，1798

海错　962

海精木　758

海漆　1616

海蕴　951，961

海藻　951

海藻　951，955，961

浮萍　949

浮萍草　379

流苏树　1800

浣草　1123

烫烫青　625

宽叶山蒿　577

宽叶金粟兰　410

宽叶鼠曲草　734

宽叶蔓豆　11，76

宽药隔玉凤花　1447

宽瓣金莲花　1090

宽瓣重楼　1279

家苣荬　97

家苋　87

家苏子　1320

家胡萝卜　186

家绿豆　55

家葵　86

家黑豆　53

家蔓菁　207

家蓼　557

窄叶小苦荬　93，94

窄叶紫珠　1892

朗溪　1869

诸葛韭　136

诸葛菜　132，265，266

扇叶铁线蕨　855

扇蕨　927

陵苔　1134

陵霄　1134

挈藤　1004

通天连　1079

通草　382，1141，1865

通泉草　902

通脱木　384，983，1142

预知子　1048，1049

桑　1652

桑上寄生　1653

桑叶　1909

桑树　1652

桑椹　1122，1294，1335

绢毛匍匐委陵菜　623

绣花针　1881

绣球　431，827，1381，1382，

　　1383，1424，1783

绣球花　430，1386

绣球荚蒾　1381，1387

绣球绣线菊　1385

绣球藤　1172，1182，1183

十一画

球兰　1417

球果堇菜　229

球柱草　723

球菊　845

球穗千斤拔　1003

堵喇　1177

排风子　1129
排风草　571
排草　1359
排钱树　1092
排菜　125，260
掐不齐　619
接骨木　424，1726，1907，1908
接骨丹　982
接骨草　145，423，424，460，475，
　　　　571，572，755，760，1727
探春花　1406，1407，1415
菁葰　132
菾菜　144
菠薐　331，398，400，1015，1019，
　　　1153，1154
菠薐叶铁线莲　1184
菠菌　1333
菱　213，1590，1591
菱叶崖爬藤　1579
菱叶葡萄　1015
菱角　214
菥蓂　91，563，779
菘　122
菘菜　122，151，166
菘蓝　202，520，521
菫　116
菫草　571
菫菫菜　599
菫菜　116，599
菫葵　116
勒刺　1740
勒树　1740
黄花列当　893
黄葵　82，1473
黄山溲疏　1423
黄木香花　1114
黄心树　1632
黄龙尾　614
黄龙藤　1189
黄瓜　178，179，1137
黄瓜菜　183，198，199
黄兰　1497
黄皮　1542，1544
黄皮果　1542

黄皮酸橙　1661
黄丝藤　1697
黄芋　145
黄百合　105
黄华　1365
黄州术　294
黄农芥　125
黄花了　782
黄花小独蒜　1445
黄花山马豆　160
黄花龙芽　819，820
黄花母　452
黄花地锦苗　667
黄花刘寄奴　561，816
黄花羊角棉　1247
黄花郎　725
黄花草　182，701
黄花茵陈　474
黄花独蒜　1444
黄花烟草　1246
黄花菜　272，749，782，836
黄花蒿　223，585，586
黄芩　317，318，336，764，765
黄芦　1871
黄芦木　1864，1871
黄杨　1750，1765，1807
黄杨木　1765
黄豆　12
黄连　314，315，336，1805，1828
黄连木　1683，1806，1835
黄连花　1454，1455
黄环　1144
黄茅　340，1292
黄松　1625
黄昏　332
黄狗头　725
黄河虫实　626
黄荆　460，1644，1645，1703，
　　　1891
黄草乌　1269
黄药　291，1045，1046
黄药子　1045，1162
黄栌　1752，1871
黄柏　1828

黄独　146，279，415，993，1047
黄耆　57，289，328
黄栗树　1613
黄海棠　537，561，634
黄瑲梅　1125
黄堇　763
黄菊　1402
黄雀花　1099
黄麻　75
黄绿花滇百合　275
黄葛树　1647，1649
黄葵　80
黄棣棠　1380
黄鹏芽　1835
黄瑞香　1290
黄蒿　222，607，608
黄楝树　1682，1835
黄鹌菜　183
黄蜀葵　747，748，1509，1896
黄腺香青　1349
黄酴醾　1110
黄精　346，347，348，496，645，
　　　1295，1296，1341
黄精叶钩吻　348
黄精苗　348
黄蝴蝶　1400
黄寮郎　375
黄檀　1735，1849
黄檗　1637，1638，1864
黄藤　1292，1294，1296
黄鳝藤　1096
菇子梢　459，1461
菴罗果　1519
菴闾　529
菴摩勒　1610
菴葿　513，514
菲　1180
菽　10
菽蓿　1365
菋　1120
菖蒲　947，949，1300
萝卜　161，1194，1262，1555
萝藦　191，192，193，304，942，
　　　1073，1104，1133，1163，1164

菌桂　1627，1629

茵子草　1292

茵草　1293

茵露　1292

萎蕤　299，346，348

萑苇　290

草荔　1031

草薢　387，388，1015，1030，
　　1081，1151

菜瓜　167

菜豆　67，70，71

菜脑　125

菜蓝　448

菜蕨　157

菜薹　167

菟瓜　1180

菟丝　1119

菟丝子　1118，1119，1120

菟竹　348

菟奚　545

菟葵　80，86，665

菊　512，513，566，584，730，803

菊三七　386，425

菊艾　386，424

菊叶蒿　729，730

菊花　512，729，1095

菊花菜　170

菊状千里光　689

菩萨草　776

菩提子　1858

菩提树　1858，1859

萍蓬草　934，935

菹草　964，970

菠菜　164，175，686

菠薐　163，174

菪　1126

菅　6，339，714

菒草　359

营实墙蘼　1127

萧　609

萧艾　573

菰　31，47，51，765，956

菰首　956

菰蒋　764

蒸葵　80

梼　1834

彬豆　9

梵天花　1899

楝　1867

梧　1764

梧桐　1354，1571，1695，1710，
　　1737，1764

梧桐子　1874，1878

棶木　1725，1726

桵　1835

桴子　1556

梅　706，803，1491，1583，
　　1584，1772，1782，1816

梅花　1192

柯　1840

桴苡　6

桴苢　532

桜　1865

梓　1663，1664，1863

梓榆　1735

梾木　1801，1893

棁花　1892

椺木　1842，1843

裙襺　1869

梭梭　301

救穷　348

救命王　833

救荒野豌豆　159，161

硕桦　1744

硃砂根　368，1373

瓠子　153

瓠瓜　113

雪兰　1427，1432，1433

雪花　1233

雪柳　1063，1684，1685，1784，
　　1811

雪缨络　1109

雪蕙　1428

堑头草　800

雀儿头　603

雀儿单　603

雀不踏　1881

雀舌草　604，795

雀麦　27，28，30，62

雀梅藤　1094

雀瓢　192

常十八　602

常山　396，439，463，1260，1261

常州石逍遥草　778

常州菩萨草　776

常春藤　1006，1032，1033

常药八宝　537

匙叶甘松　1355

匙叶黄杨　1765

匙头菜　228

匙萼金丝桃　562

悬竹　840

悬钩子　1036

野丁香　1455，1456

野人毛　17

野人苋　639

野大豆　54，76，77，119，158，
　　177

野山菊　452

野山葛　1220

野天麻　529

野木瓜　990，1568

野木耳　265

野木耳菜　265

野凤仙花　1396，1397

野艾蒿　242，515，577，605，606

野生大豆　74

野生姜　729，730

野生紫苏　1320

野白菊花　813

野兰根　371，374

野芋　146

野芝麻　530，814，815

野西瓜　1085

野西瓜苗　660

野百合　103，204，482，483

野灰菜　194

野同蒿　606，607

野决明　262

野灯心草　723

野红花　1908

野苣　97

野苋　163

野花椒　1659，1670

野芹　352

野芥菜　653

野苎麻　1027，1028

野杜仲　1010

野李花　1789

野杨梅　1036

野豆花　72

野园荽　188

野皂荚　1705

野迎春　767

野鸡草　484

野鸡冠　568

野鸡冠花　284

野茉莉　1412，1413，1798，1851

野苦瓜　1084

野苦荬　96

野苦菜　548

野苦麻　687

野苜蓿　130，131，328，680

野鸢尾　1283

野春桂　1802

野草香　1231

野茼蒿　265

野胡萝卜　186，188，195，255，
　　523，524，598，1069

野胡椒　1855，1890

野南瓜　465

野栀子　1473

野鸦椿　1874，1875

野韭　112

野香橼花　1794，1795

野姜　283

野扁豆　986

野蚕豆　159

野豇豆　1103，1226

野脂麻　528

野粉团儿　636

野烟　1245

野桑　1879

野绣球　1386

野萝卜　1687

野萝卜花　1477

野菊　191，213，453，512，767，
　　1338，1402

野菊花　631

野菠菜　216

野悉密　1494

野猪尾　1053

野麻菜　688

野绿豆　119，159，457

野葛　177

野葡萄　1166，1578

野葡萄藤　1142

野葱　136

野葵　86

野棉花　1240，1241

野黍　60，61

野蒜　136

野槐树　1882

野蜀葵　209，656

野雉尾金粉蕨　506

野慈姑　780

野辟汗草　484，485

野蔷薇　1128

野蔓菁　207

野漆　1888

野漆树　1888

野藠头　112

野樱桃　1791

野樟　1672

野樟树　1885

野豌豆　63，157，159，269

野蕻　87

野檀　1849

野藿香　1346

晚香玉　1392，1393

啄木鸟　625

距药黄精　347

蚵蚾菜　238

蛇不过　1081

蛇瓜　258

蛇包五披风　837

蛇芋　1270，1272

蛇足石杉　872

蛇含　564，614

蛇含委陵菜　565，838

蛇含根　564

蛇床　141，324，352，1304，1311

蛇床子　186，1304

蛇床子花　548

蛇附子　976

蛇莓　833，837，1156

蛇蛋果　1156

蛇蓝　762

蛇藤　1208，1825

鄂报春　1459

啤酒花　1169

崖木瓜　1571

崖石榴　1185

崖椒　1658

崖棕　371，374，895

铜钱树　399，1093，1094，1741

铜锤玉带草　1187

铜箍散　1879

铫弋　1145

银叶真藓　888

银叶菝葜　1087

银丝芥　125，126，261

银杏　1538

银条菜　210

银线草　431

银茶匙　859

银柴胡　310，495

银钱　1416

银穗湖瓜草　699

虼牛儿苗　625

甜瓜　167，1533，1534，1539，
　　1540，1567，1568

甜瓜蒂　1533

甜远志　494

甜苣　98

甜菜　144

甜瓠　153

甜麻　700

甜葶苈　563

甜棒槌　1770

甜槠　1614

甜蕨　156

梨　1516，1600，1619，1797

梨果仙人掌　806

犁头草　189，599
筀竹　736
偏精　346
兜栌　1685
兜栌树　1690，1693，1763
假贝母　322，1049
假叶树　471
假地蓝　72
假苏　1229，1316
假排草　1360
假婆婆纳　804
假朝天罐　402
假蒟　313
假酸浆　551
盘内珠　1422
盘龙参　836
斜蒿　1367
盒子草　1085
彩蝶　1498
脚板薯　100，101
脱皮马勃　887
脱皮榆　1736
脱红　1506
脱绿　1506
象牙参　1449
象牙树　1796
象头花　1247，1248
象豆　1035
象谷　1395
象腿瓜　100
象鼻草　911
象鼻莲　911
象鼻藤　1221
猪牙皂荚　1650
猪毛蒿　172，517，597，598，607
猪尾把苗　638
猪苓　1671
猪莼　958
猪腰子　1065
猪腰豆　1066
猪膏母　524
猫儿刺　1758
猫儿眼睛草　1264
猫蕨　156

猕猴桃　1069，1532
祭韭　1126
麻　714
麻仁　3
麻芋　145
麻栎　1613，1689
麻勃　3
麻球　1383
麻黄　118，296，552
麻蕡　3
庵摩勒　1728
鹿耳葱　109，202
鹿竹　348
鹿豆　119
鹿肝薯　101
鹿角草　834
鹿角菜　962
鹿茸草　879，880
鹿衔　441，917
鹿衔草　441，559
鹿葱　748，1259，1506
鹿蕨　225
鹿蹄草　441，773
鹿藿　73，76，119
商陆　90，539，1030，1255，1256，1257
旌节花　85
旋花　192，193，373，1126，1180，1200，1255
旋芥　125
旋菜　1061
旋葍　1307
旋覆花　226，566，567，941
望水檀　1902
望冬红　1129
望江南　533，655，1421
望春玉兰　1634
阇提　1487
粘萼蝇子草　492
粘黑子　1874
粘蓼　641
粗毛淫羊藿　330
粗叶榕　405，1898
粗齿铁线莲　983

粗嚓秋海棠　408
断肠　1396
断肠草　514，1196，1287，1292，1294，1295，1396，1496
剪刀草　437
剪红纱花　770
剪春罗　769
剪秋罗　769
清风藤　1012
淋朴樕　1685
渐尖毛蕨　849
渐尖叶鹿藿　73
淮草　690
淫羊藿　330，331
淡水梨　1601
淡竹　346，736
淡竹叶　712，764，771，772
淡红素馨　1462
婆罗树　1838
婆树　1843
婆绒花　1364
婆婆奶　518
婆婆针　1003
婆婆针线包　941，1163，1453
婆婆纳　636，672
婆婆枕头　1697，1709
婆婆指甲菜　661
梁王茶　277
惧内草　1513
寄母　1829
宿菜　266
密州胡堇草　777
密州剪刀草　779
密蒙花　1747
弹裂碎米荠　705
随军茶　457
续断　294，535
绵丝菜　200，218，272
绵花　230
绵枣儿　650，686
绥草　837
绿虾蟆花　1482
绿　569
绿叶地锦　991

绿叶绿花　1482

绿百合　275

绿如意花　1781

绿李　1603

绿豆　9，10，32，33，34，798，
　　　1709，1886

绿豆青　762，1659

绿蟾蜍花　1482

十二画

琴叶榕　1911

琼田草　377

琼花　1381，1382

琼枝　962，963

琼缨带　1109

斑刀箭　755

斑风藤　1163

斑叶杓兰　1443

斑地锦　790

斑庄根　1046

斑杖茎　755

斑鸠窝　604

斑枝花　1488

斑种草　682

斑珠科　828

斑根　1045

款冬　545，546

款冬花　545

塔黄　1254

越瓜　153，167，1539

博落回　1296

喜树　1905

插田泡　703

插田藨　1125

插秧莓　1125

搜山虎　1043，1267，1268

搊胡　834

搊胡根　735

搅丝瓜　258

葑　132，954

葑豆　132

葫　140

葧脐　507，1547

散血草　424

菖　1126

菖租　283

菖菖苗　177

菖荬　573

蒌草　296，593

蒌绕　296

葳　520，549

葳菜　966

葳薐　346

葛　6，1139，1140

葛公菜　224

葛枣猕猴桃　1734，1735

葛根　1142

葛勒子　1168

葛勒子秧　656

葛藟　1150

葛藟葡萄　333，1150

萩蒿　609

董棕　1740

葎叶蛇葡萄　414

葎草　656，1168，1169

葜　520

葡萄　1542，1563，1577

葱　107，135，324

葱白　1259

葫茹　1262

蒿蒿　596

蒋　956

蒋英木　1383

葶苈　563，641

蒌　1336，1337，1352

蒌叶　264，1335，1336，1337

蒌蒿　177，517，595，596，608，
　　　611，1241

葥　534，1036

萱豆　119

蒍　1582

蒍荬　1582

落叶松　1624，1625，1626

落地生根　426

落地梅　481，482

落花生　829，1558

落苏　168

落帚　534

落葵　147，264

落雁木　1161

落新妇　302，504

落藜　624

萱草　232，749，834，835，836，
　　　1392，1440，1447，1496

萹蓄　241，570，571，796

菽薆根　649

韩信草　214

戟叶堇菜　600

戟叶蓼　826

朝天　267

朝天一柱　411

朝天委陵菜　1069

朝天椒　267

朝合　1489

莫耳　551

葵　177，1126

葵花白菜　124

葵菜　80，81，116

楮　1647，1673

楮桃　1673

棋盘菜　86

椰子　1529，1530，1762

棓　1644

械　1865

械朴　1865

椒桂　573

椒椴　1655

椤木　1843

棉团铁线莲　631

棉花　714，742，1488，1687

棉花包　684

棉花葵　747

棉柘　1804

椑　1702

椑柿　1531

椋子木　1725

棕　1259

棕芋　145

棕竹　1861

棕角豆　71

棕榈　1248，1753，1772，1806，
　　　1860，1861，1896

棕榈竹 1861

榔木 1843，1869

榔树 1845

榔榆 1638，1639，1845

椑子 1619

棣棠 1379

棣棠花 236

粟 13，17，46，51

粟米草 694，696，796

棘子 1307

棘花 1645

棘菀 296

棘榛 573

酢浆草 843，844

酥瓜 1539

鹏 1835

硬毛夏枯草 565

硬壳槲 1843

硬饭团 1151

雁爪稗 52

雁头 1582

雁来红 591

雁啄 1582

裂叶秋海棠 407

裂叶碱毛茛 968

裂瓣翠雀 1243

雄黄花 769

翘轺花 777

翘翘 160

翘翘花 159

翘摇 159

翘摇车 159

紫八宝 477

紫丁香 1378

紫云英 160

紫云菜 247

紫风流 1233

紫乌头 1178

紫玉兰 1635，1877

紫甘薯 264

紫地榆 1175

紫色马勃 887

紫红花滇百合 275

紫苋 87

紫花八宝 477

紫花地丁 599，600，667，775，787

紫花合掌消 419

紫花含笑 1489

紫花苦苣 98

紫花苜蓿 59

紫花前胡 306，1312

紫花堇菜 601

紫芹 117

紫芥 125

紫苏 26，224，1229，1316，1320，1321

紫含笑 1489

紫茉莉 1412

紫苜蓿 129

紫茄 87

紫茎南星 1257

紫罗花 1208，1825

紫罗栏 1283

紫罗橘 1546

紫金牛 410，473，754，857

紫金皮 1019，1020

紫金藤 1019，1059

紫参 324，1201，1202

紫荆 827，1632，1748，1749，1891

紫荆花 1891

紫苅 1131

紫草 242，325，326

紫背天葵 665，1250

紫背龙牙 370，564

紫背金牛 857

紫背金盘 864

紫背金盘草 897

紫背草 442

紫背鹿衔草 910，911

紫香蒿 598

紫脉花鹿藿 73

紫姜 282

紫珠 1891

紫铆 1730

紫铆树脂 1730

紫胶虫 1732

紫袍 377

紫绣球 1382

紫萁 281

紫堇 117，594

紫菜 960，1321

紫菀 421，477，554，1364

紫雀花 844

紫斑风铃草 241

紫斑百合 274

紫葳 1134

紫葛 1166

紫葱 109

紫喇叭花 429

紫蓝 396

紫蝴蝶 1283

紫薇 1370，1371，1796，1894，1895

紫蓼 156，281

紫檀 1849

紫藤 1144，1145，1181，1218，1909

棠球子 1757

棠梨 1004，1548，1821

掌叶大黄 1254

掌脉蝇子草 493

鼎州地芙蓉 782

喇叭草 699

遏蓝菜 189

景天 315，426，427，536，633

景洪离瓣寄生 1677

蛤蒌 1336

喝呼草 1513

喙花姜 1331

赌博赖 1883

黑三棱 967，1344

黑水缬草 349

黑牛筋 907

黑龙骨 1196

黑老虎 1020

黑麦 26

黑壳楠 1857

黑豆 1568，1570

黑果菝葜 1086

黑药豆 73

黑珠芽薯蓣　1161，1176
黑琐梅　1125
黑弹树　1571，1710
黑紫藜芦　445
黑黍　20
黑荽　1167
锁阳　381
锐齿石楠　468，1854
短毛独活　316
短叶罗汉松　1839
短柄粉条儿菜　436
短柄菝葜　1087
短柄野芝麻　530
短柄铜钱树　1741
短柄紫珠　1892
短梗菝葜　249，1087
短脚三郎　410
短萼海桐　1793，1889
鹅肠菜　148
鹅儿肠　148，633，703
鹅不食草　845
鹅毛松　1625
鹅毛菊　1407
鹅观草　28，62
鹅肠菜　634
鹅卵　101
鹅抱　1051
鹅抱蛋　1017
鹅抱蔓　1017
鹅掌风　1910
鹅掌金星草　850
鹅腿藘　112
稌　25
黍　17，20
稊　50，51
粮皇　593
粮莠　50
筒桂　1627
筒瓣兰　1443
筋骨草　810，811，881
牌坊草　859
傍发箭　1444
御米　1395
舒州术　294

番山丹　105
番木瓜　1562，1773，1774
番木鳖　1040
番石榴　1557，1558
番瓜　256，1561
番芋　145
番红花　742
番豆　1558
番茄　168，1091
番荔枝　1555，1556，1560，1561
番娄子　1555
番莲　1407
番椒　267，1336
番薯　177，252，253，279，1137，
　　1138，1181
腊梅　1878
腊梅花　1023
鲁桑　1652
猴枣猕猴桃　995
猴姜　846，858，876，924，928
痢见草　639，1063
桼　13
阔叶十大功劳　1900
普通小麦　14
道人头　551
湖北黄精　347
湖北紫荆　74，1809
湖瓜草　698
湖南连翘　561，562
湖南稗子　22，24
湖南稷子　23
湘赣艾　577
渤海　168
溲疏　1423，1643，1866
游龙　583
渥丹　103，104
滁州棠球子　1757
愉悦蓼　1047
寒菜　151
寒菊　272
寒粟　13
富民枳　1556
谢婆菜　376
隔山香　824，1303

隔葱　202
隔蓝　263
登瓜　1539
登相子　30
登粟　31
缅栀子　1479
缅树　1780
巇颅　523
巇椒　1826
缘毛南星　1273

十三画

瑞香　766，767，1233，1234，1479
塌棵菜　124
鼓子花　1126，1180
赪桐　1486
蓤　148
蒜　140，1440
薯　515，516，629
薯草　457
勤娘子　1157
鹊不踏　1881
鹊豆　69
蒺藜　169，625
蓫　529，952
蓫薚　1255
蓝　177，520，521
蓝天竺　1371
蓝田竹　1371
蓝耳草　323
蓝盆花　195
蓝菊　1400
蓝藤　1043
墓头回　200，234，349
墓莲藕　1024
蒉蕨　156
蒨　1130
蓖麻　1421，1422
蒟　321，951
蓬子菜　1105
蓬莪术　1345
蓬蒿　136，171，607，767，964，
　　1241
蓬蒿菜　379

蓬蘽 1122

蓬藟 974，976，1125

蒿子秆 171

蒿荆梼 1834

蒿柳 1862

蒺藜 57，356，531，612，1871，
　　1882

蘺芷 573

蒟 1335，1336，1337

蒟蒻 1248，1272

蒟酱 1335，1352

蒴藋 144，571，1726

蒲 50，204，544

蒲儿根 273

蒲公英 92，94，95，265，269，
　　442，725，726，1034，1250

蒲公草 725

蒲黄 948

蒲萄 1578

蒲葵 416，417

蒲棒 948

蕡草 355

蒙古栎 1837，1863

蒙古韭 110，136

蒙古蒿 577，605

蒙自桂 1628

蒙自桂树 1628

蒙自藜芦 1260

蒙牡 332

蒙椴 1702

蓷 80，135

蔊头 776，1270

蓤 1590

楔叶菫 1106

楔 1588

椿 1714，1715，1835，1875

椿叶花椒 1655

楚蓠 948

楝 1244，1371，1662，1872

楝子 1544

楝叶吴萸 1857

楷木 1805，1835

楩梓 1516，1517，1573

楸 463，1663，1696，1704

楸子 1551

楸树 1664

楸树叶泡桐 1663

椴 1580，1702

椴叶山麻杆 423，488

椴树 1702

槐 320，324，402，457，465，
　　1221，1332，1492，1637，
　　1684，1722，1827

槐叶蓝 520

榆 46，462，468，499，561，
　　1638，1843，1850，1853，
　　1869，1870，1889，1892

榆英 778

榆树 189，358，402，1571，1639

榿木 1742，1881，1882，1910

樣 1764

桐木 1738

楼梯草 403

楼葱 107

榉 1679

榉柳 1890

榉树 1680

楹树 1786

椊 1593

骅骝 65

碎米荠 254

碎补 906

碗花草 1200，1201

雷公凿 685

雷公橘 1795

雷公藤 178，1294，1295

零陵香 1345，1347，1348

频果 1519，1604

虞美人 758，1389，1396，1471

虞蓼 728

睡莲 959

暖地金发藓 922

路边青 671，775

路边金 1098

蜈蚣草 908

蛾眉豆 18，458，986，992

蜂斗草 863

蜀羊泉 547

蜀荼蘼 1110

蜀秫 12，201

蜀葵 80，81，83，747，1469

蜀葵叶薯蓣 388

蜀椒 1657

蜀黍 39，41

蜀漆 1260

锥栗 1611

锦地罗 387，388

锦团团 1382

锦鸡儿 1099，1100，1416，1882

锦带 1384

锦荔枝 190

锦葵 35，81，84，85，178

锦棚儿 1113

锯子草 988，1130

矮生枸子 908

矮白菜 867

矮茶 753

矮桃 438，613，614

矮脚栗 1836

矮棕竹 1862

矮糠 1348

稞麦 15

稗 50，52，692

稗子 23，50

稔头 46

穄 52

穄子 50，52

鼠耳 734

鼠曲草 734，818，1356

鼠李 1668

鼠豆 32

鼠尾 722

鼠尾草 211，554，722

鼠尾粟 691

鼠莽 1292

鼠莞 541

鼠菊 722

鼠粘子 209

催风使 376

魁蒿 577，606

鉤橼 1546

腺毛阴行草 475

詹糖香　1672
鲇鱼须　501，1086
猘苴　283
解毒子　1159，1162
酱瓣子　1099
廉姜　1342
新会橙　1522，1523
新疆野苹果　1605
新疆落叶松　1626
稉　25，26
慈姑　1548，1599，1600
慈菰　779
黏　1674
满山香　400
满天星　616，845，1402
满冬　1123
滇丁香　1464，1465
滇土瓜　1180
滇大叶柳　1819
滇山茶　1636
滇山茶叶　1818
滇中豆蔻　1307
滇中绣线菊　1479
滇水金凤　939
滇龙胆　493
滇龙胆草　493
滇北球花报春　937
滇白药子　1175
滇白前　492
滇芋　145
滇芎　1234
滇百合　275
滇防己　1212
滇红萆薢　1203
滇芹　1231
滇皂荚　1651
滇苦菜　94
滇兔丝　1214
滇兔丝子　1214
滇南山梅花　1782
滇南草乌　1240
滇南柏树　1815
滇南黄精　348
滇南薄荷　1230

滇厚朴　1812
滇钩吻　1295
滇桂　1788
滇海水仙花　937
滇黄芩　318
滇黄精　348，496，497，1297
滇常山　1243，1244
滇银柴胡　495，496
滇淮木通　1213
滇紫草　326，327
滇缅崖豆藤　1181
滇瑞香　1233，1234
滇藁本　1230
滇魔芋　1272
溪荪　947
滨海前胡　316
粱　13，17，18，594
裸芸香　701
裸茎千里光　1251
福州石垂　898
福州赤孙施　379
福州鸡项草　378
福州建水草　378
福州香麻　1359
福州独脚仙　380
福州琼田草　377
福建过路黄　817
福建观音座莲　418
福建野鸦椿　1875
辟汗草　484，485，1362
辟虺雷　361
叠鞘石斛　914
缠枝牡丹　1126

十四画

碧玉兰　1430
碧绿藤　1093
截叶铁扫帚　484，485，486，629
撇蓝　161，263
碣车　1302
聚花荚蒾　1387
聚藻　607
蔷　728
蔷薇　1106，1107，1112，1127，

1379，1559
蔷蘼　1123
蔷蘪　1706
蔓于　740
蔓荆　461，1644，1645
蔓胡颓子　1855
蔓菁　122，127，132，161，320，
954，1262
蔓椒　1669
蓡蕷　1578
蔛草　959
蔛菜　936
蔡木　1863
蔏陆　1255
蔏蒿　176，1255
蓴菜　253，564
蔆　1590
蔢荷　977
蓾　1180
蔲　748
蔚　543，719
蔚臭苗　245
蓼　557，558
蓼子草　786
蓼荞　112
蓼蓝　520，521，1064
蔛　952
榛　1518，1519
榛子　575
榰　1674
榰子草　799
榰实　1606
榰树　1606
榼藤　1035
榼藤子　1035
槠　1842，1843，1869
槠溪　1869
槚　1724
槤子　1655
樱　1526，1624
槭花　1374
槟榔　1335，1337，1596
榕　1841
榕树　1842

棚榆　1843

楮　1612

榠楂　1593

豌豆　11，73，119，158，618

酴醾　1108，1113

酸叶胶藤　1072

酸尖菜　1129

酸杆　1045

酸豆　1616

酸枣　575，1645，1706

酸枣树针　1645

酸浆　151，549，550

酸浆子　240

酸浆草　549

酸桶笋　658，1045

酸模　687，953，954

酸模叶蓼　559，728

酸模芒　712

酸橙　1661

酸藤　1083

碱韭　137

碱蓬　203，204，624

豨莶　524，525，822

颗冻　545

嗽药　353

蜡树　1640，1823，1837

蜡莲绣球　462

蜡梅　833，1771，1772

蜡梅花　1816

蜘蛛抱蛋　447，448

罂子桐　1736

罂子粟　1395

罂粟　31，32，178，420，758，
　　1241，1395，1396，1468，
　　1470，1471

稰芽　1684

稰芽树　1683

熏草　1347

箬　770

箬竹　419，770

箢树　1699

算盘子　465，466，488，489

膜叶星蕨　928

獐牙菜　221

獐子姜　1307

辣米子　253

辣角　267

辣菜　125，151

辣椒　267

辣辣菜　232

韶子　1561，1615

韶芋　145

旗杆芥　211

粽心草　541，723

漆　299，1639，1888

漆姑草　797

漆树　1640

滴水珠　322

滴滴金　566，1061

漏芦　538，539

漏篮子　1269

蜜瓜　1539

蜜罗　1545，1547

蜜萱　1401

蜜筒　1539，1545，1546，1580

蜜筒柑　1546

蜜蜂花　1229

褐毛石楠　1854

翠云草　900

翠菊　1400

翠梅　1390

翠雀　1414

翠蓝绣线菊　1479

翠蝴蝶　736

熊掌薯　101

缩砂　351

缩砂密　352

缩砂蔤　1358

缫丝花　1111，1559

十五画

耧斗菜　217

髯毛贝母兰　1427

撮斗撮金珠　89

赭桐　1874

赭魁　1147

播娘蒿　233，641，733

蕙　1300

蕙兰　1434，1438

蕨　156，226

蕨叶藁本　1315

蕨基　281

蕨其　281

蕨綦　281

蕨攗　1590

蓼　770

薁李子　1865

薁核　1646，1865，1866

薁棫　1865

戴　1352

戴菜　116，117，149，150，366，
　　441，764

薍子　110

薍头　112

覃　563

覆　566

蕲艾　761，768

蕲根　498

蕲菜　80

蕲棍　477

薔　1126

横脉万寿竹　298

槭木　1688

槭树芽　1687

樗　1613，1715，1836，1888

樟　1870

樱桃　1588，1667，1709，1791，
　　1796，1797，1879

橡　1612，1875

橡实　1609

橡栎　1836

橡栗　1609，1611，1851，1863

槲　1612，1647

槲实　1608

槲栎　1609，1863

槲树　1609

槲蕨　846

槲樕　1587

樟　1677，1834

橄榄　191，1528，1606，1835

豌豆　38，58，59，63，64，65，
　　66，157，158，279，1366，

1371
飘拂草　797
醋林子　1760
暴马丁香　1378
嘻瓜　1539
蝴蝶戏珠　1783
蝴蝶戏珠花　1283，1783
蝴蝶花　1282，1283，1783
蝴蝶菊　664
蝭母　321
蝎子花菜　216
蝎子草　1274
蝎虎草　242
蝙蝠豆　74
蝙蝠葛　1048
墨记草　558
稷　13，14，21，22，23，26，
　28，61
稷米　22
稻　17，25，26
稻槎菜　269，270
黎豆　32
黎辣根　464
黎檬　1565
黎檬子　1565
箭叶雨久花　1600
箭头草　599，600
箭竹　769
鲢鱼须　1086，1087
鲫鱼草　799
鲫鱼鳞　635
麃　1122
麃莓子　1122
翦刀草　779
翦金花　572，769，1416
翦春罗　768，769
翦草　676，988
翦秋罗　1454
澜沧崖豆藤　1181
额河千里光　172
鹤庆独活　308
鹤顶　1501
鹤虱　186，523
鹤草　815，816

劈蓝　124
缬草　349

十六画

璞芋　145
磬口腊梅　832
燕儿苗　92
燕儿菜　214
燕麦　27，28，29，62，86
燕草　1375
燕菖　1180
燕覆子　1141
薤　110
薤白　111，142
蕹芜　132
薪　949
薯莨　415，1148
薯蓣　100，101，252，348，1197
薤　148
薇　157
薇衔　559
蓄葡　1787
薢茩　533
薏仁　437
薏米　7，58
薏苡　6，7，8，58
薏苡仁　6
雍菜　177，178，1126
薐　748
薄叶猕猴桃　996
薄叶淫羊藿　330
薄荷　187，188，200，403，523，
　623，674，755，762，857，
　1045，1096，1230，1237，
　1316，1333
薄荷叶　1334
蕭　1327
颠棘　1123
薜　609，1311
薜荔　1007，1031，1032，1102，
　1104，1132
樲　1645
樲棘　1645
橙　1522

橘　408，1102，1422，1494，
　1524，1579，1661，1672，
　1788，1792，1800，1824，
　1854，1855
橘红　1580，1581
橘苗　1769
橘柚　1019，1102，1884
橘黄香水月季　1110
橐芦　1131
醒头　1348
醒头草　1316
醒头香　1348
霍州油菜　261，263
薤菜　36，529，530，739，740，
　811
黔滇崖豆藤　1181
镜面草　919
穄　20，27
篱峒　101
磨芋　1270
糜芑　25
麈尾松　1625
糙叶树　1843，1846
糙独活　1306
糖刺果　1559
糖胶树　1247
懒菜　276
懒婆菜　276
壁虱胡麻　36，37

十七画

鞠　512
襄兰艾　757
藏丁香　1465
藏边大黄　1254
藏红花　742
藏报春　1469
藤姑　1137
藿兰　1163
藐　325
蔖茅　1255
藁本　352，906，1303，1315
檴落　1870
檖　1657

檀 465，1649，1735，1824，1902
檀树 1699
檀香 1678
檀桓 1864
檗木 1772，1806
檗梅 1608
螺靥草 892
螺靥儿 639，892
黏糊菜 524
穟冠花 1505
簇生卷耳 661
繁缕 148
爵麦 27
爵床 674，1318
爵梅 1667
糜 20
檗木 1637
檠蓝 125，161，162
翼齿六棱菊 540，541

十八画

鞭打绣球 1191，1192
鞭绣球 1197
藜 175，177，194
藜芦 1259，1260
藤长苗 1061
藤花菜 1144
藤黄檀 1221
藤萝 1144，1145
藤菜 266
薰 1122
薮 1655
檩 1613，1888
檩树 1888
檫 1863
覆盆 1122，1125
覆盆子 702，974，1125
檿桑 1652
瞿麦 524，555
鹭鸶毛 1448
鹭鸶兰 1447
鹭鸶花 1148

鹭鸶草 1448
翻白草 226，590
翻白菜 225
翻魂草 870
鹰爪枫 1569
鹰嘴豆 60，63
癞虾蟆 999
癞葡萄 190
檾 724
檾麻 724

十九画

蕲田蔗 975
藿香 147，1345，1346
藿菜 158
蓬麦 523，555
邂逅 1590
蘑蒿 733
藻 964，1126
藻心蔓 942
蕙 748
櫄 1869
攀刀峻 755
攀枝花 1488
攀倒甑 541，549，717，755，756
檾 1580
檾椵 1702
楤檴 32
蟾蜍兰 1300
簸箕柳 1862
簸赭子 1807
麒麟竭 1730
爆竹花 666
穬米 6，7

二十画

鬓边娇 1384
蒿 291，1045
蘩 1126
繁缕 149
繁缕景天 884

蘗 1871
蘘荷 137，138，139，180，283，717，1342，1345
蘘荷叶 1049
檽香 1690，1763
藜豆 32
纂椒 267
鳞轴小膜盖蕨 907
獾耳菜 241
魔芋 1273
糯 25，26
糯米条 486
櫱木 1864

二十一画

欀木 1739
霸王鞭 1249
露珠珍珠菜 437
露兜子 1555
露筋草 372
露穰核桃 1517
鳢肠 220，726
麝香草叶鼠李 1188
麝囊花 1233
蠡实 544

二十二画

蘼芜 575，1302
蘼草 563
蘹香 152
櫎 1714
蘿花 1476

二十三画

蘸 110

二十四画

欓 745
欓杷 745

二十九画

虋 42
虋冬 1123

植物拉丁学名索引

（按字母顺序排序）

A

Abelia chinensis 486

Abelmoschus 1473

Abelmoschus cancellatus 1473

Abelmoschus crinitus 1473

Abelmoschus manihot 748, 1509

Abelmoschus manihot var. pungens 1473

Abelmoschus moschatus 82, 1473

Abrus precatorius 9, 1775

Abutilon theophrasti 6, 724

Acacia 1815

Acacia confusa 1815

Acacia yunnanensis 1814

Acalypha australis 88, 89, 640, 893, 1064

Acanthopanax 1684

Acanthopanax gracilistylus 1642

Acanthopanax ricinifolium 1696

Acanthopanax trifoliatus 983, 1642

Acer buergerianum 1900

Acer pictum 1688

Acer sp. 1688

Acer tataricum subsp. ginnala 1682, 1688

Achillea 515, 630

Achillea alpina 516

Achillea millefolium 516

Achyranthes aspera 526

Achyranthes bidentata 219, 357, 525, 526

Achyranthes longifolia 526

Aconitum 116

Aconitum austroyunnanense 1240

Aconitum barbatum var. puberulum 1289

Aconitum carmichaelii 117, 1269

Aconitum delavayi 1178

Aconitum episcopale 1178

Aconitum nagarum var. heterotrichum f. dielsianum 1240

Aconitum nagarum var. heterotrichum f. leiocalpum 1240

Aconitum sinomontanum var. angustius 1289

Aconitum spp. 1269

Aconitum var. villosulipes 1178

Aconitum vilmorinianum 1269

Acorus 947, 949

Acorus calamus 947, 949

Acorus gramineus 948

Acorus pusilla 948

Acorus tatarinowii 948, 949

Acroglochin persicarioides 216

Actinidia 1532

Actinidia arguta 1004, 1533, 1735

Actinidia chinensis 1533

Actinidia henryi 1146

Actinidia kolomikta 995, 1734

Actinidia kolomikta var. gagnepainii 996

Actinidia leptophylla 996

Actinidia polygama 1734, 1735

Actinidia sp. 1070, 1742

Actinidia spp. 1070

Actinostemma japonicum 1086

Actinostemma lobata 1086

Actinostemma lobatum 1086

Actinostemma palmatum 1086

Actinostemma racemosum 1086

Actinostemma tenerum 1085

Adenanthera pavonina L. microsperma 1761

Adenophora 296

Adenophora capillaria subsp. paniculata 816

Adenophora paniculata 384, 816

Adenophora polymorpha var. latifolia 384

Adenophora polymorphya 296

Adenophora remotiflora 351, 384

Adenophora sp. 451

Adenophora stricta 209, 289, 296

Adenophora trachelioides 209, 289, 296, 350, 384, 660

Adhatoda vasica 1501

Adiantum capillis-veneris 369

Adiantum flabellulatum 855

Adiantum monochlamys 843

Adina pilulifera 1862

Adina rubella 670, 739, 775, 1862

Aerides japonicum 874

Aeschynomene indica 823

Aesculus chinensis 1688, 1839

Aesculus chinensis var. wilsonii 1554, 1839

Aesculus hippocastanum 1688, 1839

Aesculus turbinata 1839

Aesculus wangii 1839

Aesculus wilsonii 1554, 1839

Afgekia filipes 1066

Agapanthus africanus 1504

Agapetes lacei 1462

Agapetes salicifolia 1462

Agastache rugosa 147, 1346, 1347

Agrimonia 564

Agrimonia eupatoria 373

Agrimonia nepalensis 616

Agrimonia pilosa 373, 564, 615, 719, 820

Agrimonia pilosa var. nepalensis 616

Agrimonia spp. 565

Agrimonia zeylanaea 616

Agriophyllum arenarium 626

Agriophyllum squarrosum 31, 242

Ailanthus altissima 401, 1716, 1870

Ailanthus vilmoriniana 1716

Ainsliaea 357, 421

Ainsliaea fragrans 441

Ainsliaea macroclinidioides 421

Ajuga ciliata 810, 811

Ajuga decumbens 811

Ajuga genevensis 811

Ajuga nipponensis 810, 811, 864

Akebia quinata 981, 1049, 1142, 1569

Akebia trifoliata 981, 1049

Akebia trifoliata subsp. *australis* 980, 1049

Akebia trifoliata var. *australis* 979, 980

Akebia trifoliata subsp. *longisepala* 979

Alangium chinense 1848

Alangium faberi 1102

Alangium faberi var. *faberi* 1102

Albizia 831

Albizia chinensis 1786

Albizia julibrissin 333, 1650

Albizia kalkora 1650

Albizia mollis 1786

Alchornea 488

Alchornea davidii 488, 489

Alchornea tiliifolia 423, 488

Alchornea trewioides 422, 489

Aletris 436

Aletris glabra 436

Aletris japonica 232

Aletris scopulorum 436

Aletris spicata 436

Alisma orientale 221, 946, 947

Alisma plantago-aquatica 221, 575, 946

Alisma plantago-aquatica var. *orientale* 947

Allium 82

Allium ascalonicum 108

Allium bakeri 111

Allium bidentatum 136

Allium bulleyanum var. *tchongchanense* 136

Allium cepa 110

Allium cepa var. *proliferum* 108

Allium chinense 111, 112

Allium fistulosum 108, 109, 110

Allium leucocephalum 137

Allium macrostemon 142

Allium mongolicum 110, 136

Allium paepalanthoides 108, 136

Allium polyrhizum 137

Allium ramosum 137

Allium sativum 140

Allium sp. 109

Allium spp. 109, 136

Allium thunbergii 112

Allium tuberosum 134

Allium victorialis 82, 109, 202, 203

Allium wallichii 136

Alnus cremastogyne 1802, 1842

Alnus ferdinandi-coburgii 1802

Alnus nepalensis 1802

Alocasia macrorrhiza 146

Aloe vera var. *chinensis* 806, 911, 912, 1512, 1741

Alpinia 412, 1342

Alpinia chinensis 1331, 1342

Alpinia galanga 1331

Alpinia japonica 1307, 1308

Alpinia katsumadae 1324

Alpinia katsumadai 1308

Alpinia nutans 1401

Alpinia oxyphylla 1354

Alpinia zerumbet 1401, 1501

Alstonia henryi 1247

Alstonia mairei 1247

Alstonia scholaris 1247

Alstonia yunnanensis 1247

Alternanthera sessilis 616

Althaea rosea 81, 83, 246

Amaranthus 87

Amaranthus albus 88

Amaranthus blitum 88

Amaranthus gangeticus 88

Amaranthus lividus 88, 164

Amaranthus tricolor 87, 88, 591

Amaranthus viridis 87

Amaryllis 1497

Amelanchier asiatica 1717

Amethystea caerulea 628

Amomum compactum 1351

Amomum kravanh 77, 1323, 1350

Amomum tsaoko 1237, 1324

Amomum tsaoko 1324

Amomum villosum 1358

Amomum villosum var. *xanthioides* 352, 1358

Amorphophallus 777

Amorphophallus mairei 1272, 1273

Amorphophallus rivieri 1273

Amorphophallus yunnanensis 1272

Ampelopsis 982, 1177

Ampelopsis delavayana 413, 414, 1142

Ampelopsis heterophylla 414, 1084, 1166

Ampelopsis heterophylla var. *maximowizii* 414

Ampelopsis humulifolia 414

Ampelopsis japonica 1018, 1147

Ampelopsis magalophylla 983

Ampelopsis megalophylla var. *jiangxiensis* 983

Ampelopsis serjaniaefolia 1018

Amsonia elliptica 764

Amsonia sinensis 764

Amygdalus communis 1586

Amygdalus persica 1585

Ananas comosus 1556

Ananas sativus 1556

Anaphalis 1349

Anaphalis adnata 498

Anaphalis aureopunctata 1349

Anaphalis cinnamonea 610

Anaphalis margaritacea 611, 648

Anaphalis sinica　477, 498

Androsace saxifragaefolia　1459

Androsace umbellata　1459

Anemarrhena asphodeloides　321

Anemone hupehensis　1389

Anemone hupehensis var. *japonica*　1469

Anemone japonica　1389

Anemone japonica var. *plena*　1469

Anemone rivularis　1474, 1475

Anemone vitifolia　1241

Anethum graveolens　165, 166

Anethum sowa　165, 166

Angelica　309, 352

Angelica biserrata　308

Angelica dahurica　551, 575, 1306

Angelica decursiva　306

Angelica decursiva f. *decursiva*　1312

Angelica duclouxii　352

Angelica likiangensis　352

Angelica sinensis　352, 1311

Angiopteris evecta　418

Angiopteris fokiensis　418

Anisodus tanguticus　550, 1291

Anisopappus chinensis　452

Annona squamosa　1556, 1561

Antenoron filiforme　738

Anthogonium gracile　1443

Anthoxanthum nitens　1356

Anthyllis　1394

Aphananthe aspera　1843, 1846, 1869

Apios carnea　1220

Apios delavayi　74

Apios fortunei　651, 987

Apium　116

Apium graveolens　116, 117

Apium graveolens var. *dulca*　116

Apocynum venetum　238, 622, 1263

Aquilaria sinensis　528

Aquilegia viridiflora　217

Aquilegia yabeana　217

Araceae　1274

Arachis hypogaea　1558

Araiostegia perdurans　907

Aralia armata　1910

Araliaceae　1684

Aralia chinensis　1742, 1882, 1910

Aralia continentalis　1312

Aralia cordata　1312

Arctium lappa　210, 426, 579

Arctogeron　633

Ardisia brevicaulis　409

Ardisia chinensis　473

Ardisia corymbifera　440

Ardisia crenata　368, 391, 473, 1373

Ardisia crenata var. *bicolor*　440

Ardisia crenata var. *crenata*　440

Ardisia crispa　473

Ardisia faberi　410, 754

Ardisia japonica　410, 473, 754, 754, 857

Ardisia primulifolia　478

Ardisia pusilla　754

Areca catechu　1596

Arenaria serpyllifolia　560, 698

Arenga　1530

Arenga pinnata　1531, 1739

Arenga westerhoutii　1531

Arisaema　1274

Arisaema amurense　1273

Arisaema ciliatum　1273

Arisaema echinatum　1273

Arisaema erubescens　1273

Arisaema franchetianum　1248

Arisaema franchetii　1248

Arisaema heterophyllum　147, 1272

Arisaema japonicum　1272

Arisaema undulatum　1273

Ariseama yunnanense　1273

Aristolochia　362

Aristolochia cinnabaria　361

Aristolochia contorta　1043

Aristolochia debilis　981, 1042, 1065, 1073

Aristolochia griffithii　1043

Aristolochia mollissima　680, 1074

Aristolochia spp.　1309, 1811

Aristolochia tuberosa　362

Aristolochia yunnanensis　1043

Armeniaca mume　1491, 1584, 1772

Artemisia　135, 137, 172, 440, 575, 630

Artemisia annua　223, 585, 586

Artemisia anomala　729, 730

Artemisia apiacea　172, 587

Artemisia argyi　172, 243, 517, 528, 575, 577, 605, 761

Artemisia argyi cv. *qiai*　577

Artemisia capillaris　517, 527, 597, 598, 607

Artemisia carvifolia　587

Artemisia carvifolia var. *schochii*　172, 587

Artemisia chingii　514

Artemisia codonocephala　598

Artemisia dracunculus　610

Artemisia dubia　609

Artemisia eriopoda　527

Artemisia gilvescens　577

Artemisia igniaria　577

Artemisia indica　577, 606

Artemisia integrifolia　612

Artemisia japonica　222, 720

Artemisia keiskeana　514

Artemisia lactiflora　730

Artemisia lavandulaefolia　577

Artemisia lavandulifolia　515, 606

Artemisia leucophylla　577

Artemisia mongolica　577, 605

Artemisia parviflora　222

Artemisia princeps　577, 606

Artemisia rubripes　577

Artemisia sacrorum　517

Artemisia scoparia　172, 517, 597, 598, 607

Artemisia selengensis　177, 517, 596, 611

Artemisia selengensis var. *selengensis*　612

Artemisia selengensis var. *shansiensis*　177, 596, 611

Artemisia sieversiana   172, 517, 518, 598

Artemisia stolonifera   577

Artemisia subdigitata   610

Artemisia verlotorum   577

Artemisia vulgaris var. *indicate*   577

Artemisia vulgaris   514, 606

Artemisia   643

Arthraxon ciliaris   570

Arthraxon hispidus   569

Arthraxon lanceolatus   766

Artocarpus heterophyllus   1552

Artocarpus tonkinensis   1618

Arundinella   359

Arundinella hirta   691

Arundinella nepalensis   359, 690

Asarum   355

Asarum blumei   309, 355

Asarum forbesii   309, 355

Asarum maximum   355

Asarum sieboldii   309, 355

Asclepiadaceae   702

Asclepias curassavica   1453

Asparagus   361, 1139

Asparagus cochinchinensis   1124

Asparagus filicinus   1124, 1139

Asparagus lucidus   1124

Asparagus trichophyllus   361

Aspidistra elatior   448

Aspidistra typica   448

Aspidium falcatum   345

Asplenium incisum   877

Asplenium sarelii   877

Asplenium saxicola   857

Asplenium trichomanes   857

Aster   602, 633

Asteraceae   200, 321, 379

Aster ageratoides   312, 448, 814

Aster altaicus   633, 636, 642

Aster hispidus   636

Aster indicus   208, 223, 623, 1339

Asterothamnus   633

Aster spp.   421

Aster tataricus   554

Astilbe chinensis   302, 504

Astragalus   290, 857

Astragalus camptodontus   290

Astragalus complanatus   531, 618

Astragalus hoantchy   290

Astragalus membranaceus   57, 290

Astragalus sinicus   160, 161, 622

Astragalus sp.   290

Atractylodes   294, 295

Atractylodes japonica   294

Atractylodes lancea   294

Atractylodes macrocephala   294

Atylosia mollis   74

Aucklandia costus   1309

Aucklandia lappa   1309

Avena chinensis   16, 29

Avena fatua   30

Avena sativa   28, 62

Averrhoa carambola   1554

B

Bambusoideae   1776

Baphicacanthus cusia   522, 526, 1099, 1660

Barbarea   642

Barnardia japonica   650, 686

Basella alba   147

Basella rubra   147

Bauhinia   74, 1045

Bauhinia×blackeana   1509, 1510

Bauhinia championii   1912

Bauhinia purpurea   1509

Begonia   926

Begonia acetosella   408

Begonia crassirostris   408

Begonia evansiana   1415

Begonia grandis   407, 1415

Begonia henryi   926

Begonia longifolia   408

Begonia palmata   407

Begonia palmate var. *browingiana*   407

Begonia sinobrevicaulis   926

Begonia sp.   413

Belamcanda chinensis   1282, 1361

Benincasa hispida   100, 256

Benincasa hispida var. *chieh-qua*   100

Berberis   1828

Berberis amurensis   1864, 1871

Berberis chinensis   1828, 1829

Berberis kunmingensis   1828

Berberis nepalensis   1901

Berberis pruinosa   1828

Berberis sinensis   1828

Berberis sp.   1872

Berberis wallichiana   1829

Berchemia floribunda   1096, 1708, 1825

Berchemia sinica   1097

Berchemia yunnanensis   1209

Bergenia purpurascens   867, 868

Beta   627

Betaphycus   963

Betaphycus gelatinae   962, 963

Beta vulgaris   144, 145

Beta vulgaris var. *cicla*   144, 145

Beta vulgaris var. *lutea*   144

Beta vulgaris var. *rosea*   144

Beta vulgaris var. *saccharifera*   144

Betula albosinensis   1745

Betula chinensis   1870

Betula costata   1744

Betula ermanii   1744

Betula insignia   1745

Betula luminifera   1745

Betula platyphylla   1744, 1870

Bidens pilosa   737

Bidens tripartita   193, 194, 745

Bischofia javanica   1544

Bistorta paleaceum   918

Blechnum orientale   842

Bletilla hyacinthina   343

Bletilla striata   343, 1165

Blumea   314

Blumea sp.   314

Boehmeria japonica   715

Boehmeria longispica   715

Boehmeria nivea　6, 715, 1028

Boehmeria spp.　415, 715

Boenninghausenia sessilicarpa　916

Bolboschoenus planiculmis　699, 969

Bolboschoenus yagara　358, 699, 968, 969, 1344

Bolbostemma paniculatum　322, 1049

Bombax ceiba　1488

Bombax malabaricum　1488

Boschniakia　893

Boschniakia himalaica　894

Boschniakia rossica　301, 894

Bothriospermum chinense　682

Bothriospermum tenellum　682

Bothriospermum zeylanicum　682

Botrychium　598

Botrychium ternatum　598, 763

Botrychium virginianum　281

Brachypodium japonicum　62

Brasenia schreberi　19, 957, 959

Brasenia peltata　957

Brassica　207, 215, 238, 653

Brassica alboglabra　147

Brassica campestris　151, 263

Brassica caulorapa　125, 162

Brassicaceae　653

Brassica juncea　6, 126, 127, 236, 261

Brassica juncea var. *crispifolia*　126, 127

Brassica juncea var. *juncea*　126

Brassica juncea var. *megarrhiza*　126, 127

Brassica juncea var. *multisecta*　126, 261

Brassica narinosa　124

Brassica nigra　261

Brassica oleracea　161

Brassica oleracea var. *botrytis*　161

Brassica oleracea var. *albiflora*　263

Brassica oleracea var. *capitata*　123, 125, 161

Brassica oleracea var. *gongyloides*　162

Brassica oleracea var. *oleracea*　161

Brassica parachinensis　167

Brassica paraglabra　263

Brassica pekinensis　122, 123, 196

Brassica rapa　123, 133, 271

Brassica rapa var. *chinensis*　124, 167

Brassica rapa var. *glabra*　122, 125

Brassica rapa var. *oleifera*　151

Bromus　28

Bromus inermis　28

Bromus japonicus　28, 30, 62

Broussonetia papyrifera　402, 1674

Brucea javanica　1821

Bryophyllum pinnatum　426

Bryum argenteum　888

Buddleja alternifolia　779

Buddleja asiatica　1472

Buddleja davidii　529, 565

Buddleja officinalis　1747, 1748

Bulbophyllum　913

Bulbophyllum sp.　876

Bulbostylis　797

Bulbostylis barbata　723

Bupleurum candollei　311

Bupleurum chinense　311, 312

Bupleurum falcatum　311, 496

Bupleurum hamietonii　495

Bupleurum kunmingense　496

Bupleurum marginatum　311

Bupleurum tenue　496

Bupleurum yunnanense　496

Butomus umbellatus　204

Buxus harlandii　1765

Buxus sinica　1765

C

Caesalpiniaceae　74

Caesalpinia decapetala　1266

Caesalpinia sappan　155, 660, 743, 1132, 1722

Caesalpinia sepiaria　1266

Cajanus mollis　74

Calanthe discolor　446

Calendula arvensis　593

Calendula officinalis　592, 593

Callerya cinerea　1181

Callicarpa　1644, 1749, 1892, 1892

Callicarpa bodinieri　1880

Callicarpa brevipes　1892

Callicarpa dichotoma　394, 395

Callicarpa japonica var. *angustata*　394, 1892

Callicarpa kwangtungensis　1880

Callicarpa longifolia　1880

Callicarpa longissima　1887

Callicarpa purpurea　395

Callicarpa rubella　391

Callicarpa sp.　1907

Callipteris esculenta　157

Callistephus　633

Callistephus chinensis　1400

Callistephus hortensis　1400

Callitriche fallax　965

Callitriche stagnalis　964

Calonyction muricatum　1550

Calophanoides chinensis　476

Calophanoides quadrifaria　476

Calorhabdos cauloptera　508, 509

Calvatia gigantea　887

Calvatia lilacina　887

Calystegia dahurica f. *anestia*　1126

Calystegia hederacea　178, 575, 1061, 1142

Calystegia pellita　1061

Calystegia pubescens　1126

Calystegia sepium　193, 373, 1126, 1180

Camellia　1782

Camellia japonica　1244, 1769

Camellia oleifera　1769

Camellia reticulata　1636

Camellia sinensis　191, 1724

Campanulaceae　240, 241, 1187

Campanula punctata　241

Campanumoea javanica　1004

Campanumoea javanica subsp.
　javanica　1004

Campanumoea javanica var. japonica
　1004

Campsis grandiflora　1134

Campsis radicans　1134

Camptotheca acuminata　1905

Campylandra chinensis　776, 808

Campylotropis　459

Campylotropis bonatiana　1211

Campylotropis chinensis　457

Campylotropis macrocarpa　457,
　459, 1461, 1700

Campylotropis polyantha　1461

Campylotropis trigonoclada var.
　bonatiana　1211

Cananga odorata　1498

Cananga odorata var. fruticosa　1498

Canarium　1528

Canarium album　191, 1528

Canarium pimela　1528, 1529

Canavalia ensiformis　67, 69

Canavalia gladiata　67

Cardiandra moellendorffii　439

Cannabis sativa　4, 76

Canna indica　1388

Capparis bodinieri　1795

Capparis membranifolia　1795

Capparis　1795

Capsella bursa-pastoris　121, 196,
　564

Capsicum annuum　267

Capsicum annuum var. conoides　267

Caragana　321

Caragana chamlagu　1099, 1100

Caragana jubata　365

Caragana jubata var. jabata　365

Caragana sinica　1099, 1100, 1416

Cardamine hirsuta　254

Cardamine impatiens　704, 705

Cardamine leucantha　197

Cardamine lyrata　704, 705

Cardiandra alternifolia　439, 1914

Cardiandra moellendorffii　1914

Cardiandra sinensis　1914

Cardiocrinum　138

Cardiocrinum cathayanum　138

Cardiocrinum giganteum　138

Cardiocrinum giganteum var.
　giganteum　138

Cardiocrinum giganteum var.
　yunnanense　138

Carduus acanthoides　541

Carduus crispus　540, 580, 581

Carduus nutans　540

Carex siderosticta　896

Carex sp.　371

Carica papaya　1562, 1773, 1774

Carpesium abrotanoides　187, 524,
　1301

Carpesium cernuum　220, 822

Carpesium divaricatum　822

Carthamus tinctorius　742, 743

Caryophyllaceae　703, 1454

Caryopteris　635

Caryopteris incana　1365

Caryopteris mastachanthus　1365

Caryopteris terniflora　635

Caryota　1530

Caryota obtusa　1740

Caryota urens　1740

Cassia glauca　1492

Cassia mimosoides　59

Cassia occidentalis　533

Castanea mollissima　1586

Castanea seguinii　1587

Castanea vulgaris　1587

Castanopsis carlesii　1614

Castanopsis chinensis　1612

Castanopsis eyrei　1614

Castanopsis fargesii　1612

Castanopsis sclerophylla　1613,
　1614

Castanopsis tibetana　1612

Castilleja pallida　247

Catalpa　1664

Catalpa bungei　1664

Catalpa ovata　1664

Catenaria caudate　458

Catharanthus roseus　1394

Cayratia japonica　1064, 1168

Cayratia trifolia　985

Ceiba pentandra　1489

Celastrus　1698, 1699, 1707

Celastrus angulatus　1014

Celastrus articulatus　1013, 1014

Celastrus gemmatus　659

Celastrus orbiculatus　659, 1013,
　1014, 1699

Celosia argentea　285, 569

Celosia cristata　751, 1506

Celtis　1695, 1845

Celtis bungeana　1571, 1710

Celtis koraiensis　1701

Celtis spp.　1648

Centella asiatica　845, 1092, 1319

Centipeda minima　845, 846

Centipeda orbicularis　846

Centotheca　711

Centotheca lappacea　712

Cephalonolylos segetum　580

Cephalonolylos setosum　580

Cerastium arvense　552

Cerastium fontanum subsp. vulgare
　661

Cerasus　1792, 1797

Cerasus cerasoides　1792

Cerasus conradinae　1797

Cerasus dictyoneura　1668

Cerasus humilis　1589, 1668

Cerasus japonica　487, 1668

Cerasus majestic　1792

Cerasus pseudocerasus　1588, 1797

Cerasus spp.　1668

Cerasus tomentosa　1589

Ceratophyllum demersum　172, 964

Ceratopteris thalictroides　156

Cercis　74

Cercis chinensis　1632, 1749

Cercis glabra　74, 1809

Chaenomeles　1562, 1774

Chaenomeles cathayensis 1594, 1773

Chaenomeles sinensis 1517, 1594, 1692

Chaenomeles speciosa 1421

Chamaecrista mimosoides var. *leschenaulfinanai* 59

Chamaesyce humifusa 604

Chara sp. 607

Chelidonium majus 237

Chenopodium 627

Chenopodium album 176, 177, 194

Chenopodium ficifolium 176, 194, 624

Chenopodium giganteum 176, 177, 624

Chenopodium serotinum 194

Chenopodium spp. 1257

Chenopodium strictum 177

Chimonanthus campanulatus 1817

Chimonanthus fragrans 1772

Chimonanthus nitens 1817

Chimonanthus praecox 833, 1771, 1772

Chionanthus retusus 1800

Chirita 429

Chloranthus 502

Chloranthus elatior 1902

Chloranthus fortunei 356, 431

Chloranthus glaber 1902

Chloranthus henryi 410

Chloranthus holostegius 431

Chloranthus japonicus 357, 431

Chloranthus multistachys 410

Chloranthus nervosus 431

Chloranthus oldhami 410

Chloranthus serratus 356, 357

Chlorophytum 1390

Chondrus ocellatus 962

Chrysanthemum carinatum 171

Chrysanthemum chanetii 512

Chrysanthemum coronarium 171

Chrysanthemum indicum 191,

213, 453, 1402

Chrysanthemum lavandulifolium 213, 453, 512

Chrysanthemum morifolium 512, 1402

Cibotium barometz 331

Cicer arietinum 60, 63

Cimicifuga 302

Cimicifuga foetida 145, 302

Cineraria cruenta 768

Cinnamomom 1628

Cinnamomom sp. 1628

Cinnamomum bejolghota 1629

Cinnamomum camphora 1677

Cinnamomum cassia 441, 575, 1628

Cinnamomum glanduliferum 1677

Cinnamomum pingbienense 1629

Cirsium arvense 603

Cirsium arvense var. *integrifolium* 580

Cirsium chlorolepis 582

Cirsium japonicum 580, 581

Cirsium maackii 582

Cirsium setosum 580

Cirsium sp. 378

Cirsium japonicum 582

Cissus 1084

Cissus assamica 1084

Cissus japonica 1168

Cistanche deserticola 301

Citrullus lanatus 167, 256, 1539

Citrus 1661

Citrus×aurantium 1661

Citrus japonica 1537

Citrus junos 1661

Citrus limonia 1565

Citrus maxima 1580, 1581

Citrus medica 1535, 1546, 1563

Citrus medica var. *sarcodactylis* 1535, 1546

Citrus medica var. *yunnanensis* 1546

Citrus medica var. *medica* 1546

Citrus nobilis 1521, 1579

Citrus reticulata 409, 1521, 1537, 1556, 1579

Citrus sinensis 1522, 1523

Citrus tangerine 1579

Cladaphora 961

Cladophora 954

Cladrastis delavayi 1691

Cladrastis sinensis 1691

Clausena lansium 1542, 1543, 1544

Clausena punctata 1543

Clematis 1142, 1158, 1390

Clematis angustifolia 632, 652

Clematis apifolia 1158

Clematis argentilucida 983

Clematis armandii 980, 981

Clematis chinensis 1045

Clematis connata 1194

Clematis courtoisii 1115

Clematis delavayi 983

Clematis finetiana 980, 981

Clematis florida var. *flore-pleno* 1407

Clematis florida var. *plena* 1407, 1471

Clematis hexapetala 631

Clematis kirilowii var. *chanetii* 652

Clematis lasiandra 1184

Clematis longiloba 981

Clematis longistyla 1412

Clematis macropetala 1172

Clematis meyeniana 981

Clematis montana 1172, 1183

Clematis paniculata 1047

Clematis patens 1115, 1390, 1412

Clematis ranunculoides 1184

Clematis ranunculoides var. *pteruntha* 1183

Clematis recta var. *mandshurica* 981

Clematis smilacifolia 1184

Clematis terniflora 1047

Clematoclethra 1004

Cleome gynandra 182

Cleome viscosa 182, 701, 782

Clerodendron bungei　828

Clerodendron foetidum　828

Clerodendron squamatum　1486

Clerodendrum bungei　828

Clerodendrum cyrtophyllum　297,
　582

Clerodendrum japonicum　1486

Clerodendrum trichotomum　1244,
　1705

Clerodendrum trichotomum var.
　fargesii　1244

Clerodendrum trichotomum var.
　trichotomum　1244

Clerodendrum yunnanense　1244

Clethra barbinervis　1692

Clethra bodinieri　1818

Clethra delavayi　1818

Clethra monostachya　1818

Clinopodium chinense　247, 675

Clinopodium confine　675

Clinopodium polycephalum　248,
　675, 1326

Clinopodium urticifolium　248

Cnidium monnieri　141, 1305

Cocculus orbiculatus　997

Cocculus trilobus　1143

Cocos nucifera　1530

Codonopsis convolvulacea　1186,
　1478

Codonopsis convolvulacea var.
　forrestii　547, 1186, 1223

Codonopsis convolvulacea var.
　pinifolia　1478

Codonopsis lanceolata　1072

Codonopsis micrantha　1224, 1225

Codonopsis pilosula　289, 328

Codonopsis tangshen　328

Codonopsis ussuriensis　1072

Codoriocalyx　1514

Codoriocalyx gyroides　1514

Codoriocalyx motorius　1514

Coelogyne barbata　1427

Coix agrestis　7

Coix chinensis　7, 58

Coix chinensis var. *chinensis*　7

Coix lacryma-jobi　7, 8, 58

Coix lacryma-jobi var. *ma-yuen*　7

Coix lacryma-jobi var. *lacryma-
jobi*　7, 58

Coix ma-yuen　58

Colocasia antiquorum　146

Colocasia esculenta　146

Colocasia esculenta var. *antiquorum*
　146

Combretum alfredii　401

Commelina communis　736

Compositae　312, 314, 603, 971

Conandron ramondioides　479

Coniogramme emeiensis　418

Coniogramme japonica　861, 861

Coniogramme sp.　418

Convallariaceae　836

Convolvulus arvensis　1257

Coptis chinensis　315, 336

Corallodiscus flabellatus　871

Corallodiscus lanuginosus　871

Corchoropsis tomentosa　783

Corchorus　75

Corchorus aestuans　700

Corchorus capsularis　75, 76

Cordyceps　484

Cordyceps sinensis　484

Cordyline fruticosa　1512

Cordyline terminalis　1512

Coriandrum sativum　164, 170,
　172, 188

Corispermum　192, 626, 627

Corispermum huanghoense　626

Corispermum puberulum　626

Cornus macrophylla　1725, 1726

Cornus walteri　1726

Corydalis　793

Corydalis ambigua　364

Corydalis balansae　667

Corydalis cheilanthifolia　895

Corydalis decumbens　666, 792

Corydalis duclouxii　594, 595

Corydalis edulis　117, 594

Corydalis incisa　594

Corydalis pallida　667, 763

Corydalis racemosa　667

Corydalis sheareri　594, 595, 667

Corydalis stenantha　595

Corydalis taliensis　594, 595

Corydalis turtschaninovii　364

Corydalis yanhusuo　364

Corylus heterophylla　575, 1519

Corylus mandshurica　1519

Cotinus coggygria　1752, 1871

Cotoneaster dammeri　908

Cotoneaster microphyllus　908

Cotyledon fimbriata var. *ramosissima*
　889

Craspedolobium schochii　1211

Craspedolobium unijugum　1211

Crassocephalum crepidioides　265

Crassulaceae　703

Crataegus cuneata　1608

Crataegus pinnatifida　1608

Crateva magna　983

Crateva nurvala　983

Crateva religiosa　1806

Crateva unilocularis　1806

Crepis bodinieri　495

Crepis rigescens　297, 495

Crinum　1497

Crinum asiaticum var. *sinicum*　808,
　1442, 1497

Crinum latifolium　1441

Crinum zeylanicum　809

Crocus sativus　742

Croomia japonica　348

Crossostephium chinense　428, 880

Crossostephium chinensis　768

Crotalaria ferruginea　72

Crotalaria sessiliflora　483

Croton tiglium　1196, 1671

Cruciferae　238

Cryptomeria fortunei　1675, 1838

Cryptomeria japonica　1675, 1838

Cryptomeria japonica var. *sinensis*
　1838

Cryptotaenia japonica   210, 309, 656, 1311

Cucubalus baccifer   761

Cucumis melo   167, 1534, 1540, 1568

Cucumis melo var. *conomon*   154, 167, 168, 1540

Cucumis melo var. *utillissimus*   168, 1540

Cucumis melo var. *melo*   1540

Cucumis melo var. *saccharinus*   1568

Cucumis sativus   179, 1138

Cucurbitaceae   1136

Cucurbita maxima   256, 258, 259

Cucurbita maxima var.   1566

Cucurbita moschata   256

Cucurbita pepo   256, 260

Cucurbita pepo var. *fibropuiposa*   258

Cudrania tricuspidata   1737, 1754, 1755

Cullen (*Psoralea*) *corylifolia*   1351

Cunninghamia lanceolata   1675, 1676

Cupressus funebris   1621

Curculigo ensifolia   363

Curculigo orchioides   362, 363

Curcuma aromatica   282, 352, 1329, 1332

Curcuma kwangsiensis   1345

Curcuma longa   1329, 1332

Curcuma longa var. *macrophylla*   1329

Curcuma zedoaria   1345

Curcurbitaceae   168

Cuscuta chinensis   1118, 1120

Cuscuta japonica   1026, 1027, 1028

Cyanotis vaga   323

Cyathula   679

Cyathula officinalis   526, 679

Cyathula tomentosa   526

Cycas revoluta   1050, 1818, 1860

Cycas siamensis   1818

Cycas taiwaniana   1050

Cyclosorus acuminatus   849

Cydonia   1594

Cydonia japonica   1421

Cydonia oblonga   1517, 1573

Cydonia sinensis   1594

Cydonia vulgaris   1517

Cymbidium   1375, 1428

Cymbidium cyperifolium   1433

Cymbidium eburneum   1427, 1431, 1432

Cymbidium elegans   1433

Cymbidium ensifolium   446, 1376, 1430

Cymbidium faberi   1434, 1438

Cymbidium floribundum   1377

Cymbidium forrestii   1432

Cymbidium goeringii   1375, 1431

Cymbidium grandiflorum   1431

Cymbidium hookerianum   1430, 1431

Cymbidium sp.   1135, 1377, 1428, 1429, 1430, 1431, 1432, 1434, 1435, 1436, 1437, 1438, 1439, 1440

Cymbidium spp.   1375, 1376

Cymbidium tracyanum   1431

Cymbidium virescens var. *sinense*   1432

Cymbopogon citratus   1356, 1359, 1360

Cymbopogon distans   1361

Cynanchum   1077, 1080

Cynanchum acuminatum   354

Cynanchum amplexicaule   419

Cynanchum amplexicaule var. *castaneum*   419

Cynanchum amplexicaule var. *amplexicaule*   419

Cynanchum atratum   193, 354

Cynanchum auriculatum   996, 1064, 1204

Cynanchum glaucescens   354

Cynanchum mooreanum   1076

Cynanchum officinale   1024

Cynanchum paniculatum   305, 631, 827

Cynanchum stauntonii   237, 354

Cynanchum thesioides   192, 212, 565

Cynanchum thesioides var. *australe*   192

Cynanchum versicolor   319

Cynodon dactylon   800, 801

Cynoglossum amabile   682

Cynoglossum lanceolatum   682

Cynoglossum micranthum   682

Cynoglossum officinale   682

Cynoglossum wallichii   682

Cynomorium songaricum   381

Cyperaceae   800

Cyperus   137

Cyperus iria   1344

Cyperus rotundus   358, 623, 1328, 1343, 1344

Cypripedium margaritaceum   1443

Cyrtomium fortunei   331, 345

Cytisus   1394

Cytisus nigricans   1394

Cytisus scoparius   1394

D

Daemonorops draco   1730

Daemonorops margaritae   1731

Dalbergia hancei   1221

Dalbergia hupeana   1735, 1849

Dalbergia mimosoides   1221

Damnacanthus indicus   1751, 1882

Damnacanthus tsaii   1882

Daphne feddei   1234

Daphne genkwa   354, 1287, 1288

Daphne giraldii   1290

Daphne odora   1234

Daphne papyracea   1234

Daucus carota var. *carota*   186, 255, 524

Daucus carota var. *sativa*   255

Debregeasia orientalis   469

Delphinium anthriscifolium　665

Delphinium fatsienense　665

Delphinium grandiflorum　1414

Delphinium grandiflorum var. mosoynense　1243

Delphinium mosoynense　1242

Delphinium pycnocentrum　1243

Delphinium yunnanense　1242

Dendranthema chanetii　512

Dendranthema indica　1402

Dendranthema indicum　191, 213, 453, 1402

Dendranthema morifolium　512, 1402

Dendrobium aurantiacum var. denneanum　914

Dendrobium moniliforme　840

Dendrobium nobile　840

Dendrobium sp.　915

Derris　1219

Descurainia sophia　233, 641, 733

Desmodium　76, 119

Desmodium caudatum　458

Desmodium griffithianum　1093

Desmodium heterophyllum　1093

Desmodium laburnifolium　458

Desmodium microphyllum　791

Desmodium podocarpum　56, 456

Desmodium racemosum　456

Desmodium sp.　456

Desmodium triflorum　791

Deutzia　1644, 1656, 1867, 1915

Deutzia crenata　1423, 1644

Deutzia glauca　1423

Deutzia longifolia　1803

Deutzia pulchra　1423

Deutzia scabra　1423

Dianthus caryophyllus　1391, 1392

Dianthus chinensis　78, 190

Diarrhena mandshurica　542, 723

Dicentra　1413

Dicentra macrantha　1413, 1414

Dicentra spectabilis　407, 1413, 1414

Dichondra micrantha　1061

Dichroa febrifuga　396, 439, 1261

Dicliptera chinensis　475, 476

Dicliptera crinita　476

Dictamnus dasycarpus　320

Digitaria ciliaris　694

Digitaria ischaemum　693

Digitaria sanguinalis　694, 741

Dimocarpus confinis　1561

Dimocarpus longan　1596

Dioscorea　387, 993, 1047, 1082

Dioscorea althaeoides　388

Dioscorea bulbifera　146, 415, 993, 1047

Dioscorea cirrhosa　415, 1148

Dioscorea esculenta　252

Dioscorea gracillima　999

Dioscorea henryi　1176

Dioscorea japonica　1001

Dioscorea kamoonensis　1176, 1210

Dioscorea kamoonensis var. henryi　1176

Dioscorea melanophyma　1161, 1176

Dioscorea nipponica　388

Dioscorea opposita　101, 252

Dioscorea polystachya　101, 252

Dioscorea rhpogonoides　415

Dioscorea sativa f. domestica　993

Dioscorea sp.　497, 1162, 1210

Dioscorea subcalva　102

Dioscorea yunnanensis　102

Dioscorea zingiberensis　348

Diospyros　1796

Diospyros cathayensis　1796

Diospyros ferrea　1796

Diospyros kaki　1592

Diospyros lotus　1618, 1726

Diospyros oleifera　1531

Diplazium donianum　419

Diploclisia affinis　999

Dipsacus　210

Dipsacus asper　536

Dipsacus asperoides　536

Dipsacus chinensis　536

Dipteris conjugate　927

Disporopsis　299, 346

Disporum　299, 346, 348

Disporum cantoniense　348, 1087

Disporum sessile　299, 503

Disporum trabeculatum　298, 348

Disporum uniflorum　299, 503

Distylium racemosum　1843, 1844, 1847

Distylium racemosum var. Chinensis　1844

Diuranthera inarticulata　1448

Diuranthera major　1448

Diuranthera minor　1448

Dobinea delavayi　761

Doellingeria　633

Dolichos lablab　12, 19

Douclouxin bonati　1455

Draba incana　564

Draba nemorosa　563

Dracaena cambodiana　1731

Dracaenaceae　1732

Dracaena cochinchinensis　1731

Dracontomelon　1540

Dracontomelon dao　1540

Dracontomelon duperreanum　1540, 1541

Dracontomelon macrocarpum　1540

Dregea sinensis var. corrugata　1174

Drosera burmannii　388

Drosera peltata　880

Drosera peltata var. glabrata　881

Drosera peltata var. lunata　881

Drosera peltata var. multisepala　881

Drymoglossum carnosum　877

Drymoglossum piloselloides　877, 893, 1632

Drynaria　928

Drynaria bonii　847

Drynaria delavayi　928

Drynaria fortunei　847

Drynaria propinqua　928

Drynaria roosii　846

Dryopteris sophoroides　849

Drynaria sp.　924

Duchesnea indica　1156

Duhaldea cappa　1748

Dumasia forrestii　1217

Dumasia oblongifoliolata　1217

Dumasia yunnanensis　1217

Dunbaria subrhombea　986

Dunbaria villosa　986

Dysophylla yatabeana　1511

Dysosma delavayi　864, 898

Dysosma pleiantha　380

Dysosma pleianthum　380

Dysosma veitchii　897

Dysosma versipellis　1281

E

Ecdysanthera rosea　1072

Ecdysanthera utilis　1072

Echinochloa colonum　51

Echinochloa crusgalli　23, 24, 50,
　　51, 52, 692

Echinochloa frumentacea　22, 24,
　　50

Echinochloa hispidula　50

Echinops　541

Ecklonia kurome　956

Eclipta alba　726

Eclipta prostrata　220, 726

Ehretia corylifolia　1648, 1813

Ehretia macrophylla　1813

Elaeagnus glabra　1855

Elaeagnus henryi　1852, 1854

Elaeagnus multiflora　395, 1853,
　　1855

Elaeagnus pungens　459, 1771,
　　1853

Elaeagnus umbellata　1851, 1852,
　　1853

Elaeocarpus　1618

Elatostema integrifolium　813

Elatostema integrifolium var.
　　tomentosum　813

Elatostema involucratum　403

Elatostema lineolatum var. majus
　　813

Elatostema oblongifolium　403

Elatostema sesquifolium　813

Elatostema sessile　403

Eleocharis　507

Eleocharis dulcis　1548

Eleocharis tuberosus　1548

Elephantopus scaber　863

Elettaria　1324

Elettaria cardamomum　1324

Eleusine coracana　52, 692

Eleusine indica　692

Eleutherococcus　1703

Eleutherococcus nodiflorus　1703

Eleutherococcus trifoliatus　983

Elsholtzia　1325

Elsholtzia bodinieri　1235

Elsholtzia ciliata　741, 1334

Elsholtzia cypriani　1231

Elymus kamoji　28, 29, 62

Emilia sonchifolia　443

Enkianthus quinqueflorus　1507

Entada phaseoloides　1035

Enteromorpha sp.　955

Epaltes australis　845

Ephedra　553

Ephedra equisetina　553

Ephedra sinica　553

Epilobium　240, 639

Epilobium hirsutum　201, 230, 648,
　　941, 942

Epilobium palustre　648

Epilobium pyrricholophum　240

Epimedium　330

Epimedium acuminatum　330

Epimedium brevicornu　330, 331

Epimedium macranthum　331

Epimedium membranaceum　330

Epimedium pubescens　331

Epimedium sagittatum　330

Epipactis mairei　1450

Equisetum arvense　747

Equisetum hyemale　553, 746

Eragrostis pilosa　799

Eragrostis tenella　799

Erigeron　137

Eriobotrya japonica　1536, 1595

Eriocaulon australe　744

Eriocaulon buergerianum　745

Eriocaulon miquelianum　744

Eriocaulon sikokianum　744

Eriocaulon spp.　744

Eriochloa villosa　61

Erodium stephanianum　625

Eruca sativa　279

Erycibe obtusifolia　1044

Euaraliopsis hainla　1897

Euaraliopsis palmate　1897

Eucheuma　963

Euchresta　406

Euchresta japonica　1048

Euonymus alatus　762, 1659

Euonymus grandiflorus　1011,
　　1789, 1799

Euonymus hamiltonianus　1798,
　　1799

Euonymus verrucosoides　1700

Eupatorium　343, 428, 1375

Eupatorium chinense　729, 818

Eupatorium fortunei　155, 174, 302,
　　551, 1045, 1301, 1375, 1632

Eupatorium japonicum　343, 729,
　　817, 818, 1301, 1310, 1339

Eupatorium lindleyanum　302, 1301,
　　1376

Eupatorium wallichii　680

Euphorbia antiquorum　537, 1249,
　　1250

Euphorbiaceae　1821

Euphorbia esula　1263, 1264

Euphorbia esula var. cyparioides
　　1262

Euphorbia fischeriana　316

Euphorbia helioscopia　622, 1265

Euphorbia humifusa　603, 604,
　　789, 790

Euphorbia jolkinii　1258

Euphorbia kansui　1277

Euphorbia lunata　1264

Euphorbia maculata　790

Euphorbia nematocypha　1258

Euphorbia neriifolia　538, 1249

Euphorbia pekinensis　435, 1263

Euphorbia pinus　1258

Euphorbia prolifera　1258, 1262

Euphorbia prolifera var. *cypariscioides*　1262

Euphorbia royleana　1249, 1250

Euphorbia spp.　1262

Euryale ferox　1583

Eurya nitida　469

Euscaphis fukienensis　1875

Euscaphis japonica　1875

Eutrema yunnanense　246

Eutrema wasabi　246

Evodia austrosinensis　1857

Evodia glabrifolia　1857

Evodia meliaefolia　1857

Evodia rutaecarpa　1655, 1903

Evodia rutaecarpa var. *officinale*　1903

Evodia rutaecarpa var. *rutaecarpa*　1903

Evodia trichotoma　1655

Evodia trichotoma var. *pubescens*　1655

Excoecaria acerifolia　1820

Exochorda giraldii　1689

Exochorda racemosa　1689

Excoecaria agalocha　1820

F

Faba vulgaris　38

Fagopyrum cymosum　1083, 1165

Fagopyrum dibotrys　953, 1047, 1082, 1083, 1165

Fagopyrum esculentum　35, 211, 1082

Fagopyrum tataricum　35

Fallopia aubertii　1147

Fallopia multiflora　155, 1039

Fallopia multiflora var. *ciliinerve*　752, 1047

Farfugium japonicum　546

Fatsia　1848

Fatsia papyrifera　384

Ferula assa-foetida　1732

Ficus　1844

Ficus carica　1550

Ficus elastica　1780, 1781

Ficus formosana　1912

Ficus glomerata　1553

Ficus hirta　405, 1898

Ficus hookeriana　1780

Ficus martinii　1884

Ficus microcarpa　1842

Ficus pandurata　1911

Ficus pumila　1007, 1013, 1031, 1104, 1132

Ficus racemosa　1553

Ficus religiosa　1859

Ficus sarmentosa var. *doclauxii*　1185

Ficus sarmentosa var. *henryi*　1013, 1185

Ficus sarmentosa var. *nipponica*　1008

Ficus simplicissima var. *hirta*　405

Ficus spp.　1553

Ficus variolosa　1883, 1884

Ficus virens var. *sublanceolata*　1649

Fimbristylis　797

Fimbristylis littoralis　798

Firmiana platanifolia　1737, 1764

Firmiana simplex　1764

Fissidens cristatus　886

Fissistigma oldhamii　1011

Flacourtia indica　1756

Flemingia congesta　471

Flemingia involucrata　471

Flemingia philippinensis　471, 987, 988

Flemingia prostrata　471, 987

Flemingia strobilifera　1003

Foeniculum vulgare　152, 152

Fontanesia fortunei　1785

Fontanesia phillyreoides　1785

Fontanesia phillyreoides subsp. *fortunei*　1063, 1684, 1685, 1785

Forsythia　561

Forsythia suspensa　239, 561

Fortunella hindsii　1537

Fortunella margarita　1536, 1537

Fraxinus　1889

Fraxinus bungeana　1649

Fraxinus chinensis　1686, 1687, 1823

Fritillaria　322

Fritillaria cirrhosa　275, 322

Fritillaria thunbergii　322

G

Galatella　633

Galium　654

Galium aparine var. *echinospermum*　1106

Galium aparine var. *tenerum*　1106

Galium asperifolium　1106

Galium bungei　618

Galium elegans　1202

Galium verum　1105

Garcinia mangostana　1617

Gardenia florida　1660

Gardenia jasminoides　1115, 1660

Gardenia jasminoides var. *fortuniana*　1473

Gastrodia elata　293

Gelidium　963

Gelidium amansii　963

Gelsemium elegans　1196, 1295, 1297, 1496

Gentiana　327, 336

Gentiana macrophylla　327

Gentiana manshurica　336

Gentiana rigescens　493

Gentiana scabra　336, 493

Geranium nepalense　1175

Geranium robertianum　1193

Geranium strictipes 1175

Gerbera 344

Gerbera piloselloides 441

Geum aleppicum 671, 775

Geum japonicum var. *chinense* 739

Geum japonicum var. *japonicum* 739

Ginkgo biloba 1538

Glaux maritima 654

Glechoma hederacea 668, 669, 1092

Glechoma longituba 668, 669, 674, 1320

Gleditsia japonica 1706

Gleditsia japonica var. *delavayi* 1651

Gleditsia microphylla 1705

Gleditsia sinensis 60, 1651, 1706

Glehnia littoralis 307

Glochidion obscurum 466

Glochidion puberum 466, 489

Gloiopeltis furcata 962

Glycine gracilis 11, 76

Glycine hispida 11

Glycine max 11, 12, 54, 77, 356

Glycine soja 11, 54, 74, 76, 77, 119, 158, 177

Glycine ussuriensis 77, 119

Glycyrrhiza pallidiflora 655

Glycyrrhiza uralensis 292

Glyptostrobus pensilis 1527

Gnaphalium adnatum 734

Gnaphalium affine 734, 1356

Gnaphalium chrysocephalum 819

Gnaphalium hypoleucum 200, 218, 819

Gnaphalium japonicum 200, 218

Gnaphalium spp. 734

Gnaphlium chrysocephalum 218

Gomphrena globosa 536, 1409, 1409

Gonocarpus micranthus 500

Goodyera procera 921

Gossypium 6, 1489

Gossypium arboreum 6

Gossypium herbaceum 6

Gracilaria asiatica 575

Gracilaria blodgettii 575

Gracilaria bursa-pastoris 575

Gracilaria eucheumoides 575

Gracilaria lemaneiformis 955

Gracilaria sjoestedtii 575

Gracilaria textorii 575

Gramineae 28, 765

Grewia 1644

Grewia biloba 1709, 1719, 1880

Grewia biloba var. *parviflora* 1719

Grewia biloba 1880

Grewia biloba var. *parviflora* 1880

Gueldenstaedtia 1214

Gueldenstaedtia multiflora 622

Gueldenstaedtia verna 621, 622

Gymnocladus chinensis 1651

Gynandropsis gynandra 182

Gynandropsis pentaphylla 182

Gynostemma pentaphylla 1064

Gynostemma pedatum 1064

Gynura bicolor 264, 265, 1251

Gynura crepidioides 265

Gynura cusimbua 264, 265

Gynura japonica 386, 425, 426

Gynura pinnatifida 426

Gynura pseudochina 761, 1250, 1251

Gynura segetum 425, 426

H

Habenaria 1447

Habenaria limprichtii 1447

Habenaria pectinata 1447

Halerpestes sarmenotosa 969

Halerpestes sarmenotosa var. *multisecta* 968

Halesia 1695

Haloragis micrantha 500

Haloxylon ammodendron 301

Haloxylon persicum 301

Harrysmithia dissecta 907

Hedera helix 1007

Hedera nepalensis 1006

Hedera nepalensis var. *sinensis* 1006, 1007

Hedychium coronarium 1237

Hedychium spicatum 1237, 1323

Hedyotis chrysotricha 755

Hedyotis corymbosa 799

Heleocharis dulcis 1548

Helianthus annuus 82, 1468

Helixanthera coccinea 1677

Helixanthera parasitica 1677

Helwingia 471

Helwingia himalaica 472

Helwingia japonica 472

Helwingia rusciflora 472

Hemerocallis citrina 749, 836

Hemerocallis fulva 748, 749, 835, 836

Hemerocallis fulva var. *kwanso* 749

Hemerocallis minor 749, 1402

Hemerocallis spp. 147, 232

Hemiphragma heterophyllum 1192

Hemiptelea davidii 46, 834, 1639, 1843

Hemisteptia lyrata 244, 245, 443, 688

Hepatica 404

Heracleum 316

Heracleum candicans 309

Heracleum hemsleyanum 1312

Heracleum moellendorffii 316

Heracleum rapula 308, 309

Heracleum scabridum 1306

Hesperethusa crenulata 1543

Heteropappus altaicus 633, 643

Heteropappus hispidus 643

Heteropogon contortus 340

Heteropogon hirtus 340

Heterpappus 633

Hibiscus acerifolius 1508, 1509

Hibiscus manihot 748

Hibiscus mutabilis 407, 514, 782, 1509, 1767

Hibiscus rosa-sinensis 1452, 1503, 1766

Hibiscus rosa-sinensis var. *plena* 1452

Hibiscus rosa-sinensis var. *rubro-plenus* 1452, 1503

Hibiscus sinosyriacus 1508, 1509

Hibiscus syriacus 344, 1508, 1743, 1767

Hibiscus syriacus f. *albus-plenus* 1743

Hibiscus syriacus f. *totus-albus* 1743

Hibiscus trionum 660

Hieracium 452

Hieracium krameri 452

Hierochloe odorata 1349, 1356

Hippeastrum 1377, 1497

Hippeastrum rutilum 1377, 1502

Hippeastrum vittatum 1377

Hizikia fusiforme 951

Holboelia coriacea 1569

Hololeion 452

Homalomena occulta 978

Hordeum sativum var. *nudum* 30

Hordeum vulgare 14, 15

Hordeum vulgare var. *nudum* 15, 16, 29, 30, 62

Horsfieldia 1350

Hosta plantaginea 203

Houpoëa officinalis 1633

Houttuynia cordata 117, 150, 366

Hovenia acerba 1607

Hovenia dulcis 1607

Hoya carnosa 1417

Humulus japonicus 1169

Humulus lupulus 1169

Humulus scandens 656, 1169

Huperzia javanica 872, 873

Huperzia serrata 872, 873

Hydnocarpus 1762

Hydnocarpus anthelminthica 1762

Hydnocarpus hainanensis 1762

Hydrangea 1055

Hydrangea aspera 462

Hydrangea chinensis 462

Hydrangea hortensia var. *hortensia* 1381, 1382, 1384

Hydrangea macrophylla 1383, 1384

Hydrangea strigosa 462

Hydrangea thunbergii 462

Hydrocharis asiatica 935, 936

Hydrocharis dubia 936, 949

Hydrocharis morsus-ranae 936

Hydrocotyle 845

Hydrocotyle sibthorpioides var. *batrachium* 674, 1320

Hydropyrum latifolium 957

Hygrophila salicifolia 617

Hylodesmum podocarpum 56, 456

Hylotelephium 477

Hylotelephium erythrostictum 427, 537

Hylotelephium mingjinianum 477

Hylotelephium purpureum 477

Hylotelephium spectabile 537

Hymenopogon porasiticus var. *longiflorus* 1466

Hyoscyamus niger 1135, 1291

Hypericum 561, 676, 726, 1408

Hypericum ascyron 239, 537, 561, 562, 634

Hypericum attenuatum 678

Hypericum erectum 506

Hypericum henryi 562

Hypericum japonicum 605

Hypericum monogynum 1408

Hypericum patulum 562

Hypericum przewalskii 676

Hypericum sampsonii 506, 1361

Hypericum uralum 562

Hypodematium 905

Hypodematium crenatum 905

Hypodematium glabrum 905

Hygroryza aristata 570

I

Ilex 1830, 1878

Ilex asprella 1649

Ilex chinensis 368, 1641, 1760

Ilex cornuta 1758, 1887

Ilex henryi 1879

Ilex kiangsiensis 1879

Ilex macrocarpa 1879

Ilex micrococca 1830

Ilex rotunda 1884

Illicium anisatum 1293

Illicium henryi 1293

Illicium lanceolatum 1293

Illicium tashiroi 1293

Impatiens balsamina 228, 1397

Impatiens commellinoides 1397

Impatiens noli-tangere 939, 940

Impatiens sp. 665

Impatiens textori 1397

Impatiens uliginosa 939, 940

Imperata arundinacea 338

Imperata cylindrica 338

Imperata cylindrica var. *major* 338

Imperata koenigii 338

Incarvillea sinensis 544, 733

Indigofera 76, 1048

Indigofera decora 64, 1909

Indigofera decora var. *decora* 1909

Indigofera decora var. *ichangensis* 1909

Indigofera ichangensis 1909

Indigofera kirilowii 56

Indigofera pseudotinctoria 1883

Indigofera tinctoria 522

Indocalamus tessellatus 419, 770

Inula 452

Inula britanica 226, 567, 568

Inula britanica var. *japonica* 567

Inula britanica var. *chinensis* 568

Inula cappa 1748

Inula ciliaris 941

Inula helenium 1309

Inula helianthus-aquatilis 941

Inula japonica 567, 568

Ipomoea aquatica 178, 1126

Ipomoea batatas 178, 252, 253, 1138, 1181

Ipomoea hederacea 1158

Ipomoea hispida 1158

Ipomoea nil 60, 1157

Ipomoea quamoclit 1404

Ipomoea turbinata 1158, 1550

Iridaceae 949

Iris dichotoma 1283

Iris japonica 1283

Iris lactea 323

Iris lactea var. *chinensis* 545, 1339

Iris lactea var. *chrysantha* 545

Iris tectorum 1284

Isatis indigotica 521

Isatis tinctoria 202, 521

Isopyrum adoxoides 666

Isopyrum anemonoides 793

Isopyrum manshurium 793

Ixeridium chinense 94

Ixeridium gramineum 93

Ixeridium sonchifolium 97

Ixeris chinensis 93, 94

Ixeris chinensis ssp. *versicolor* 94

Ixeris polycephala 96, 97

Ixeris sagittatus 97

Ixeris versicolor 93, 94

Ixora chinensis 1383, 1384, 1500, 1727, 1875

J

Jasminum 1811

Jasminum beesianum 1462

Jasminum floridum 1406, 1407, 1415, 1416

Jasminum fuchsiaefolium 1784

Jasminum grandiflorum 1495

Jasminum mesnyi 767

Jasminum nervosum 1784

Jasminum nudiflorum 767

Jasminum officinale 1462, 1495

Jasminum polyanthum 1461

Jasminum sambac 470, 1494

Jasminum sp. 1462

Jasminum × stephanense 1462

Juglans effuses 1517

Juglans regia 1517

Juglans sigillata 1517

Juncus effusus 137, 542, 723, 744, 842

Juncus setchuensis 723

Juncus setchuensis var. *effusoides* 744

Juniperus chinensis 1621, 1623

Juniperus communis 1624

Juniperus formosana 1624

Juniperus rigida 1624

Juniperus sibirica 1624

Justicia championii 476

Justicia procumbens 1318

K

Kadsura 1121

Kadsura coccinea 1020

Kadsura heteroclita 1016, 1200

Kadsura interior 1182, 1200

Kadsura japonica 1020

Kadsura longipedunculata 1020

Kaempferia galanga 1361, 1362

Kalimeris 602, 633

Kalimeris indica 1339

Kalopanax pictum 1696

Kalopanax septemlobus 1696, 1897

Kappaphycus 963

Kerria 1380

Kerria japonica 236, 1379

Kerria japonica var. *plena* 1379

Keteleeria evelyniana 1675

Keysserlingia 1457

Kochia 627

Kochia scoparia 77, 534, 627, 711

Koelreuteria bipinnata 1825

Koelreuteria bipinnata var. *integrifoliola* 1825

Koelreuteria integrifolia 1825

Koelreuteria paniculata 1666, 1702, 1825, 1872

Krylovia 633

Kummerowia stipulacea 829

Kummerowia striata 486, 619, 829

Kyllinga brevifolia 802

Kyllinga monocephala 802

L

Labiatae 174, 658

Lablab purpureus 12, 19, 69

Laccifer lacca 327, 1732

Lactuca 443

Lactuca dolichophylla 98

Lactuca indica 205, 215

Lactuca matsumurae 97

Lactuca sativa 98, 127, 163

Lactuca sativa var. *angustata* 98, 163

Lactuca sativa var. *capitata* 98, 163

Lactuca sativa var. *ramosa* 98, 163, 165

Lactuca sibirica 99

Lagedium sibiricum 99, 541

Lagenaria siceraria var. *hispida* 154

Lagenaria siceraria var. *depressa* 113

Lagenaria siceraria var. *siceraria* 113

Lagerstroemia 1370, 1796, 1894

Lagerstroemia indica 1371, 1894, 1895

Lagerstroemia subcostata 1894

Lagerstroemia tomentosa 1796

Lagerstroemia villosa 1895

Laggera pterodonta 540, 541

Lagopsis supina 246, 529

Laminaria japonica 956, 962

Lamium album 530, 815

Lamium album L. var. *barbatum* 815

Lamium amplexicaule 672, 673

Lamium barbatum 530, 815

Lantana camara 1500, 1505

Lapsana apogonoides 270

Larix 1625

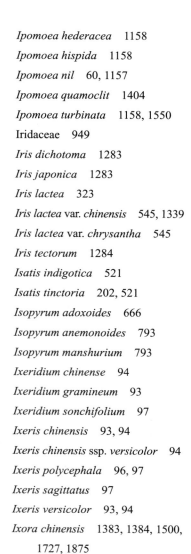

Larix gmelinii   1626

Larix principis-rupprechtii   1624,
    1626

Larix sibirica   1626

Lasiosphaera fenzlii   887

Lauraceae   1787

Leersia hexandra   692

Leguminosae   54, 63, 269, 406,
    1205, 1220

Lemmaphyllum microphyllum   852,
    893

Lemna minor   949

Lens culinaris   63

Leonurus   36

Leonurus artemisia   529, 530

Leonurus japonicus   530, 658

Leonurus macranthus   36, 37

Leonurus pseudomacranthus   36,
    530, 740

Leonurus sibiricus   530, 658

Lepidium apetalum   224, 233

Lepidium latifolium   233

Lepidium ruderale   233

Lepidium virginicum   233

Lepidogrammitis   1632

Lepidogrammitis drymoglossoides
    876

Lepidogrammitis rostrata   1632

Lepironia articulata   542

Lepironia mucronata var. compressa
    542

Lepisorus thunbergianus   852

Leptodermis potanini   1456

Lespedeza   619, 1219

Lespedeza bicolor   457

Lespedeza caraganae   485

Lespedeza cuneata   484, 485, 486,
    629

Lespedeza cyrtobotry   459

Lespedeza daurica   457

Lespedeza davidii   269

Lespedeza inschanica   485

Lespedeza juncea   485

Lespedeza pilosa   830

Lespedeza striata   829

Lespedeza tomentosa   1218

Leuzea uniflora   538

Lichenes   891

Ligularia clivorum   432

Ligularia japonica   1422

Ligularia kaempferi   546

Ligusticum chuanxiong   352, 575,
    1302, 1303

Ligusticum pteridophyllum   1315

Ligusticum sinense   352, 1315

Ligustrum   1685, 1708, 1759, 1889

Ligustrum compactum   1851

Ligustrum japonicum   707

Ligustrum lianum   707

Ligustrum lucidum   430, 1641,
    1759, 1851

Ligustrum quihoui   1641

Ligustrum sinense   1303, 1641,
    1850, 1851

Lilium   686

Lilium bakerianum   275

Lilium bakerianum var. bakerianum
    275

Lilium bakerianum var. delavayi
    275

Lilium bakerianum var. rubrum
    275

Lilium brownii   103

Lilium brownii var. colchesteri   103

Lilium brownii var. viridulum   103,
    204

Lilium concolor   104

Lilium cordifolium   139

Lilium fargesii   275

Lilium giganteum   139

Lilium habaense   275

Lilium lancifolium   105

Lilium nepalense   274

Lilium nepalenes var. ochraceum
    274

Lilium ochraceum   274

Lilium pumilum   104

Lilium sutchense   275

Lilium tenuifolium   104

Limnanthemum nymphoides   959

Limnophila   741

Limnophila sessiliflora   923

Limonium bicolor   216

Linaria vulgaris   1398

Lindera   401

Lindera aggregata   397, 469, 1751

Lindera angustifolia   1891

Lindera chienii   1891

Lindera communis   1885

Lindera erythrocarpa   1673, 1677

Lindera glauca   470, 1695, 1856

Lindera megaphylla   1857

Lindera reflexa   1673, 1885, 1886

Lindera strychnifolia   397

Lindera thunbergii   1673

Lindernia crustacea   791

Lindernia hyssopioides   791

Lindernia procumbens   791

Lindernia pyxidaria   791

Linosyris   633

Linum usitatissimum   2, 3, 37, 77

Liparis   1482

Liparis forrestii   1482, 1483

Liparis japonica   1483

Liparis lilifolia   1445

Liparis nervosa   1445

Liparis odorata   1483

Liparis sp.   1445

Lipocarpha argentea   699

Lipocarpha chinensis   699

Lipocarpha microcephala   699

Lipocarpha senegalensis   699

Liquidambar formosana   1675,
    1714, 1900

Lirianthe coco   1490

Lirianthe delavayi   1779

Liriope graminifalia   835

Liriope platyphylla   835

Liriope spicata   736, 835, 1420

Litchi chinensis   1524

Lithocarpus   1834

Lithocarpus glaber   1834

Lithospermum 326

Lithospermum arvense 242

Lithospermum erythrorhizon 326

Lithospermum hancockianum 904

Lithospermum officinale 326

Lithospermum officinale var.
erythrorhizon 326

Lithostegia 905

Litsea 401

Litsea cubeba 1857

Litsea pungens 285

Litsea rubescens 1802

Livistona chinensis 417

Lobelia 451

Lobelia chinensis 773

Lobelia davidii 451

Lobelia davidii var. davidii 451

Lobelia nummularia 1187

Lobelia radicans 773

Lobelia sequinii 1246

Lochnera rosea 1394

Lonicera 1644

Lonicera japonica 239, 1149

Lophatherum 711

Lophatherum gracile 712, 771,
772

Lophatherum sinense 771

Loranthoideae 1814

Loranthus 1814, 1815

Loranthus tanakae 1654

Loropetalum chinense 1801, 1893

Lotus corniculatus 1457

Luculia intermedia 1465

Luculia pinceana 1465

Ludwigia prostrata 700

Luffa cylindrica 258

Luzula campestris 739

Lychnis cognata 769

Lychnis coronata 769

Lychnis fulgens 769

Lychnis senno 770

Lychnis spp. 770

Lycianthes biflora 392

Lycium chinense 226, 1643

Lycopersicon esculentum 1091

Lycopodium cernuum 882

Lycopodium clavatum 882

Lycopodium hainanense 882

Lycopodium obscurum 878

Lycopus lucidus 187, 188, 194,
1232

Lycopus lucidus var. hirtus 187,
188, 426, 1232, 1301, 1310

Lycoris 686

Lycoris aurea 749, 1442

Lycoris sprengeri 1507

Lygodium japonicum 750

Lygodium microphyllum 750

Lygodium scandens 750

Lyonia ovalifolia 1750, 1788

Lyonia ovalifolia var. elliptica
1788

Lyonia ovalifolia var. lanceolata
1788

Lysimachia 639, 708

Lysimachia ardisioides 1360

Lysimachia barystachys 438, 614,
646

Lysimachia candida 190

Lysimachia chikungensis 211, 212

Lysimachia christinae 675, 676,
1120

Lysimachia circaeoides 437, 710

Lysimachia clethroides 211, 438,
613, 614

Lysimachia congestiflora 833

Lysimachia cordifolia 1197

Lysimachia davurica 1455

Lysimachia foemun-graceum 1360

Lysimachia fortunei 190, 438,
613, 614, 710

Lysimachia fukienensis 817

Lysimachia grammica 653

Lysimachia hui 833

Lysimachia jiangxiensis 438

Lysimachia melampyroides 817

Lysimachia paridiformis 482

Lysimachia sikokiana 1360

Lysimachia sikokiana subsp. petelotii
1360

Lysimachia stigmatosa 438

Lysimachia thyrsiflora 1455

Lysimachia valgaris var. dahurica
1455

Lysimachia vulgaris 817

Lysionotus carnosus 868

Lysionotus pauciflorus 374, 868

M

Maclura tricuspidata 1737, 1755,
1805

Maesa japonica 1054, 1055

Magnolia 1782

Magnolia amoena 1634

Magnolia biondii 1634, 1635

Magnolia coco 1489, 1490

Magnolia delavayi 1779

Magnolia liliflora 1635

Magnolia obovata 1635

Magnolia officinalis 1648, 1877

Magnolia officinalis subsp. biloba
1633

Magnolia pumila 1490

Magnolia quinguepeta 1635

Magnolia sp. 1633

Magnolia wilsonii 1779, 1782

Magnolia wilsonii f. taliensis 1779,
1780, 1782

Mahonia bealei 1900, 1901, 1902

Mahonia fortunei 1902

Mallotus apelta 1878

Mallotus repandus 1078, 1896

Mallotus repandus var. cbrysocarpus
1896

Malus 150, 1603

Malus asiatica 1516

Malus baccata × Malus spectabilis
1551

Malus domestica 1605

Malus× micromalus 1551

Malus prunifolia 1551

Malus pumila 1603, 1605

Malus sieversii 1605

Malus sp. 1604

Malus spectabilis 1551, 1573

Malva cathayensis 81, 85

Malva chinensis 116

Malva crispa 81, 178, 246

Malva parviflora 86

Malva sinensis 35, 81, 85

Malvastrum 1473

Malva sylvestris 85

Malva verticillata 81, 86

Malva verticillata var. *crispa* 81

Mangifera indica 1547

Manglietia fordiana 1633, 1634, 1780

Marlea platanifolia 1848

Marsilea quadrifolia 950

Meconopsis cambrica 1390

Medicago 619

Medicago hispida 131, 697

Medicago lupulina 844

Medicago polymorpha 131

Medicago ruthenica 129, 131

Medicago sativa 59, 129

Meeboldia yunnanensis 1231

Megacarpaea delavayi 276

Megacarpaea delavayi var. *delevayi* 276

Melandrium lankongense 354

Melandrium viscidulum var. *szcchuanense* 493

Melastoma dodecandrum 450

Melastoma imbricatum 450

Melastoma intermedium 450

Melia azedarach 1244, 1662

Melicope 1857

Melilotus 485

Melilotus graveolens 131

Melilotus officinalis 129, 131, 1363, 1367

Melilotus suaveolens 1363, 1367

Melissa axillaris 1229

Melissa parviflora 1229

Melodinus suaveolens 1564

Melothria indica 1085

Menispermum dauricum 1048

Mentha arvensis 1333

Mentha canadensis 1333

Mentha haplocalyx 188, 1230, 1333

Mentha spicata 1230

Merremia hungaiensis 1180

Mesua ferrea 1835

Metaplexis japonica 192, 193, 942, 1104, 1164

Metaplexis stauntoni 1164

Metroxylon sagu 1740

Mezoneurum cuculatum 978

Michelia 1489

Michelia champaca 1498

Michelia crassipes 1489

Michelia figo 1490

Michelia yunnanensis 1787, 1814, 1822

Microsorum membranaceum 928

Microstegium nodosum 765

Microstegium vagans 766

Microstegium vimineum 765

Millettia 1219

Millettia cinerea 1181

Millettia cinerea var. *yunnanesis* 1181

Millettia dielsiana 1181

Millettia dormardi 1181

Millettia gentiliana 1181

Millettia lantsangensis 1181

Millettia pachycarpa 1287

Millettia reticulata 1200

Millettia shunningensis 1181

Mimosa pudica 486, 1514

Mimulus tenellus 700

Mirabilis jalapa 1412

Miscanthus 359

Miscanthus floridulus 359

Miscanthus purpurascens 359

Miscanthus sinensis 359

Moghania philippinensis 987

Moghania strobilifera 1002

Mollugo stricta 694, 695, 696

Momordica cochinchinensis 1041

Monochasma monantha 880

Monochasma savatieri 880

Monochasma shearei 880

Monochoria hastata 1600

Monochoria korsakowii 1600

Monochoria vaginalis 684, 960

Monochoria vaginalis var. *plantaginea* 684

Moricandia sonchifolia 267

Morinda umbellata 1021

Morinda umbellata subsp. *obovata* 1021

Morinda umbellata var. *umbellata* 1021

Morus 1652

Morus alba 1652, 1653

Morus alba var. *multicaulis* 1652

Morus australis 1652, 1653

Morus australis var. *australis* 1652

Mosla 1325

Mosla chinensis 528, 1326, 1327

Mosla dianthera 1341

Mosla scabra 1341

Mucuna 68

Mucuna capitata 68

Mucuna pruriens 32, 68

Mulgedium sibiricum 99

Murdannia 913

Murdannia divergens 911

Murdannia simplex 913

Murdannia sinica 913

Murdannia stenothyrsa 913, 914

Musa 1388

Musa basjoo 139, 717, 718

Musa coccinea 1467

Musella lasiocarpa 1401, 1467

Mussaenda esquirolii 1476

Myosoton 148

Myosoton aquaticum 148, 634

Myriogyne minuta 846

Myriophyllum 965

Myrsine africana 1808

N

Nageia nagi 1840

Nandina domestica 391, 1372, 1750

Narcissus tazetta var. *chinensis* 885

Nardostachys jatamansi 352, 1355

Naringi crenulata 1543

Nasturtium indicum 564

Nasturtium officinale 697

Nelumbo nucifera 333, 1582, 1634

Nemacystus decipiens 961

Nemalion 955

Neocheiropteris palmatopedata 927

Neofinetia falcata 873

Neohymenopogon parasiticus 1466

Neolepisorus ensatus 860

Neolepisorus ovatus 860

Nepeta cataria 1317

Nepeta japonica 1318

Nephelium chryseum 1561, 1615

Nephelium lappaceum var. *topengii* 1615

Nephelium longgana 1596

Nephrodium sieboldi 419

Nephrolepis auriculata 909

Nerium indicum 415, 1894

Nerium oleander 1487, 1894

Nicandra physalodes 551, 761

Nicotiana alata 1246

Nicotiana glauca 1246

Nicotiana rustica 1246

Nicotiana tabacum 1246

Niphobolus lingua 842

Nitraria sibirica 1321

Nostoc flagelliforme 951

Nothopanax delavayi 277

Notopterygium incisum 308, 358

Nuphar pumila subsp. *sinensis* 959

Nuphar pumilum 935, 959

Nuphar sinensis 959

Nymphaea tetragona 935, 959

Nymphaea crassifolia 959

Nymphoides indicum 959

Nymphoides peltata 959

O

Ocimum basilicum 155, 173, 174, 1316, 1318, 1348

Oenanthe 117

Oenanthe javanica 115, 118, 119, 1284

Onosma paniculata 327

Onosma paniculatum 326

Onychium japonicum 506

Ophioglossum reticulatum 901

Ophioglossum vulgatum 901

Ophiopogon 447, 519, 1390, 1419

Ophiopogon bodinieri 520, 835

Ophiopogon clavatus 835

Ophiopogon japonicus 519, 520, 835, 1418, 1419, 1632

Ophiopongon 835

Ophiorrhiza 429, 430

Ophiorrhiza chinensis 429

Ophiorrhiza japonica 429

Ophiorrhiza sp. 409

Opuntia 538

Opuntia dillenii var. *dillenii* 806

Opuntia ficus-indica 806

Opuntia macrantha 806

Opuntia monacantha 806

Opuntia stricta var. *dillenii* 806

Orchidaceae 1301

Oreocharis auricula 867

Origanum vulgare 1363, 1364

Ormosia 1761

Ormosia henryi 1738

Ormosia hosiei 1761

Ormosia semicastrata 1775

Orobanche coerulescens 893

Orobanche pycnostachya 893

Orobanche spp. 894

Orostachys fimbriatus 889, 896

Orostachys spp. 889

Oroxylum 1811

Oroxylum indicum 1811

Orychophragmus violaceus 266

Oryza sativa 26

Oryza sativa subsp. *indica* 26

Oryza sativa subsp. *japonica* 26

Oryza sativa var. *glutinosa* 26

Oryza sativa var. *indica* 26

Oryza sativa var. *japonica* 26

Osbeckia crinita 402

Osmanthus 1351, 1352

Osmanthus fragrans 193, 391, 473, 1629

Osmunda japonica 281

Ostericum citriodorum 824, 825, 1303

Ottelia acuminata 936, 937

Ottelia alismoides 937, 960

Ottelia esquirolii 936

Oxalis acetosella 844

Oxalis corniculata 844

Oxytropis bicolor 618

Oyama wilsonii 1779

P

Pachyrhizus erosus 1181

Paederia chinensis 1025

Paederia scandens 1025, 1026

Paederia scandens var. *tomentosa* 1023

Paederia tomentosa 1023, 1024, 1026

Paeonia albiflora 1314

Paeonia lactiflora 1314

Paeonia moutan 1314

Paeonia suffruticosa 83, 1314

Palhinhaea cernua 882

Palhinhaea hainanensis 882

Paliurus hemsleyanus 399, 400, 1094, 1741

Paliurus orientalis 1741

Paliurus ramosissimus 399, 400, 1740

Panax ginseng 288, 328

Panax japonicus var. *bipinnatifidus* 289

Panax japonicus var. *major* 289, 1223

Panax pseudoginseng 386

Panax pseudoginseng var. *notoginseng* 386

Panicum 13

Panicum frumentaceum 24, 50

Panicum miliaceum 21, 22, 26, 28, 61

Papaver 402

Papaver rhoeas 758, 1389, 1396, 1471

Papaver somniferum 32, 178, 420, 758, 1396, 1471

Paraixeris denticulata 198, 199

Pararuellia 897

Paris 357

Paris polyphylla 1279

Paris polyphylla var. *chinensis* 1279

Paris polyphylla var. *yunnensis* 1279

Paris tetraphylla 333

Parmelia tinctorum 890

Parochetus communis 844

Parthenocissus 990

Parthenocissus henryana 991

Parthenocissus laetevirens 991

Parthenocissus quinquefolia 990

Parthenocissus tricuspidata 991, 1033

Paspalum scrobiculatum 692

Passiflora coerulea 1504

Passiflora caerulea 1504

Patrinia 549

Patrinia heterophylla 200, 234, 350

Patrinia rupestris 234, 350

Patrinia scabiosaefolia 549, 717, 756, 820, 821

Patrinia villosa 541, 549, 756

Patrinia villosa 717

Paulownia catalpifolia 1663

Paulownia fortunei 1663

Paederia 1022

Paederia cavaleriei 1023

Paederia foetida 1023

Paederia scandens 1024

Pedicularis 544

Pedicularis rex 1245

Pedicularis resupinata 544

Pellionia repens 1319

Peltigera polydactyla 923

Pennisetum alopecuroides 360, 690

Pennisetum japonicum 360

Pentanema indicum var. *hypopleucum* 452

Pentapetes phoenicea 377, 1417

Penthorum chinense 116, 613

Peperomia reflexa 696

Peperomia tetraphylla 917

Pergularia odoratissima 1496

Pericallis hybrida 768

Perilla frutescens 26, 224, 1321

Perilla frutescens var. *acuta* 1320

Perilla frutescens var. *auriculatodentata* 1320

Perilla frutescens var. *crispa* 1320, 1322

Perilla frutescens var. *frutescens* 1320

Perilla frutescens var. *nankinensis* 1320, 1321, 1322

Periploca calophylla 1196

Periploca floribunda 1196

Periploca forrestii 1196

Periploca sepium 1070

Peristrophe bivalvis 476

Peristrophe baphica 476, 522

Peristrophe bivalvis 522

Peristrophe japonica 475, 476, 763

Persicaria jucunda 1184

Persicaria lapathifolia 645

Persicaria muricata 481

Persicaria nodosa 559

Petrocodon dealbatus 478

Petrocosmea duclouxii 906

Peucedanum decursivum 1312

Peucedanum japonicum 316

Peucedanum praeruptorum 352

Peucedanum terebinthaceum 306, 307

Pharbitis nil 1157

Phaseolus 12, 32, 985

Phaseolus aurea 34

Phaseolus calcaratus 8

Phaseolus coccineus 69

Phaseolus lunatus 12

Phaseolus mungo 34

Phaseolus mungo var. *subtrilobata* 9

Phaseolus radiata 8, 10

Phaseolus vulgaris 67, 70, 71

Phedimus aizoon 247

Phellodendron amurense 1638, 1864

Phellodendron chinense 1864

Phellodendron chinense var. *glabriusculum* 1638

Philadelphus coronaries 1782

Philadelphus henryi 1782

Philadelphus incanus 1782

Philadelphus sp. 1915

Phoenix dactylifera 1620, 1860

Pholidota cantonensis 913

Photinia 1852

Photinia arguta 468, 1854

Photinia arguta var. *hookeri* 1854

Photinia arguta var. *salicifolia* 1854

Photinia hirsuta 1854

Photinia parvifolia 1854

Photinia serratifolia 1667, 1760

Photinia serrulata 1667, 1760

Phragmites australis 291, 528, 721

Phragmites communis 722

Phragmites japonica 721

Phragmites karka 721

Phryma leptostachya 658

Phrynium capitatum 416, 417

Phrynium placentarium 417

Phyllanthus emblica　1610, 1729

Phyllanthus urinaria　243, 831

Phyllodium pulchellum　1092

Phyllostachys bambusoides　1632

Phyllostachys nigra var. *henonis*　1396

Phyllostachys reticulata　1632

Phymatopsis integrifolia　851

Phymatopteris　850

Phymatopteris hastata　850

Physalis　219

Physalis alkekengi　151, 551

Physalis alkekengi var. *alkekengi*　550

Physalis alkekengi var. *franchetii*　550, 551

Physalis angulata　150, 550

Physalis minima　576

Physospermopsis delavayi　1234

Phytolacca acinosa　90, 1256, 1257

Phytolacca japonica　1257

Phytolacca polyandra　1257

Picea　1625

Picea meyeri　1869

Picea sp.　1626

Picea spp.　1869

Picea wilsonii　1869

Picris hieracioides　603

Picrorhiza scrophulariiflora　315

Pilea peperomioides　919

Pilea plataniflora　910

Piloselloides　344

Piloselloides hirsuta　344, 440, 441

Pinanga baviensis　1596

Pinanga discolor　1597

Pinanga tashiroi　1596

Pinellia　322

Pinellia cordata　322

Pinellia ternata　111, 322, 1275, 1276

Pinellia tuberifera　1276

Pinus　1625

Pinus armandii　1525, 1625, 1626

Pinus bungeana　1626

Pinus densiflora　1626

Pinus koraiensis　1525, 1625

Pinus massoniana　1626

Pinus tabulaeformis　1626

Pinus tabuliformis　1626

Piper　1014

Piper betle　264, 1336, 1337

Piper betloides　1337

Piper cubeba　1336

Piper hancei　1010

Piper longum　352, 1336, 1337, 1353

Piper mullesua　1337

Piper nigrum　1336

Piper samentosum　313

Piper wallichii　1044

Pistacia chinensis　1683, 1806, 1835

Pistacia weinmannifolia　1222, 1807

Pisum sativum　38, 59, 64, 66

Pittosporum brevicalyx　1793, 1889

Plantago asiatica　8, 532, 533

Plantago asiatica subsp. *erosa*　533

Plantago erosa　532

Plantago major　533

Plantago sp.　533

Platanthera　420

Platanthera japonica　420

Platanthera minor　420

Platycarya strobilacea　1691, 1763, 1875, 1876

Platycladus orientalis　1621

Platycodon grandiflorus　209, 341

Plumeria acutifolia　1480

Plumeria rubra　1480

Podocarpium podocarpum　456

Podocarpus forrestii　1840

Podocarpus macrophyllus　904, 1839, 1840

Podocarpus macrophyllus var. *nakaii*　1839

Podocarpus macrophyllus var. *macrophyllus*　1839

Podocarpus nagi　1840

Podophylum versipelle　1281

Pogonatum　883

Pogonatum inflexum　882

Polianthes tuberosa　1393

Polla sorzogonensis　1308

Polygala arillata　1464

Polygala japonica　787

Polygala sibirica　296, 495

Polygala sibirica var. *megalopha*　787

Polygala tatarinowii　931

Polygala tenuifolia　297

Polygala tenuifolia var. *megalopha*　297

Polygonatum　299, 346, 348

Polygonatum cirrhifolium　348, 1297

Polygonatum cyrtonema　347, 348

Polygonatum filipes　347

Polygonatum franchetii　347

Polygonatum kingianum　348, 497, 1297

Polygonatum odoratum　298

Polygonatum officinale　298, 299

Polygonatum punctatum　1296

Polygonatum sibiricum　347, 348

Polygonatum verticillatum　497

Polygonatum zanlanscianense　347

Polygonum　438, 557, 603, 759

Polygonum amphibium　641

Polygonum aviculare　558, 571

Polygonum barbatum　738

Polygonum bistorta　325

Polygonum chinense　752, 1184

Polygonum ciliinerve　752, 1047

Polygonum criopolitanum　786

Polygonum cuspidatum　584, 1047

Polygonum hydropiper　558, 703, 729

Polygonum jucundum　1047

Polygonum lapathifolium　559, 584, 728

Polygonum longisetum　641

Polygonum multiflorum　1039

Polygonum muricatum 703

Polygonum orientale 491, 557, 584

Polygonum paleaceum 918

Polygonum perfoliatum 1082, 1083

Polygonum plebeium 603, 604

Polygonum posumbu var. blumei
559

Polygonum runcinatum var. sinense
481

Polygonum sinomontanum 921

Polygonum thunbergii 826

Polygonum tinctorium 521, 1064

Polygonum viscoferum 641

Polygonum viviparum 921

Polypodiaceae 1631

Polypodiodes niponica 858, 859

Polypodium buergerianum 854

Polypodium ensatum 860

Polypodium hastatum 850, 851

Polypodium lineare 852

Polypodium superficiale 853

Polyporus umbellatus 531, 1672

Polystichum acanthophyllum 909

Polystichum stenophyllum 909

Polytrichum commune 894

Poncirus 1556

Poncirus trifoliata 1661, 1770

Poncirus polyandra 1556

Populus cathayana 1718

Populus davidiana 1718

Populus euphratica 1721

Populus simonii 1719

Populus tomentosa 1717, 1718

Poria cocos 3, 1627

Porphyra 960

Porphyroscias japonica 352

Portulaca oleracea 88, 90

Potamogeton 959

Potamogeton crispus 964, 970

Potamogeton delavayi 944

Potamogeton distinctus 944

Potamogeton frachetii 944

Potamogeton heterophyllus 944

Potamogeton matans 944

Potamogeton pectinatus 966

Potamogeton polygonifolius 944

Potamogeton tepperi 944

Potentilla 564, 565, 656, 701

Potentilla chinensis 225

Potentilla discolor 225, 590, 591

Potentilla freyniana 833

Potentilla kleiniana 564, 565,
615, 838

Potentilla reptans var. sericophylla
1191

Potentilla reptans var. sericophylla
623

Potentilla supina 1069

Pourthiaea 1852

Pouzolzia sanguinea 1906

Pratia nummularia 1187

Premna ligustroides 463

Premna microphylla 463, 1907

Premna puberula 464

Premna puberula var. bodinieri 464

Primula anisodora 1481

Primula denticulata 938

Primula denticulata ssp.
sinodenticulata 937

Primula denticulata subsp.
sinodenticulata 937

Primula denticulata ssp.
sinodenticulata 938

Primula deuticulata 937

Primula malacoides 1459

Primula monticola 937, 938

Primula obconica 1459

Primula poissonii 1481

Primula poissonii subsp. wilsonii
1481

Primula pseudodenticulata 937,
938

Primula pseudodenticulata ssp.
polyphylla 937

Primula sinensis 1469

Primula sinodenticulata 937

Primula wilsonii 1481

Primuliana 479

Prinsepia scandens 1866

Prinsepia sinensis 1866

Prinsepia uniflora 1646, 1866

Prinsepia uniflora var. serrata
1866

Prinsepia uniflora var. uniflora
1866

Prinsepia utilis 1207, 1866

Prunella 565

Prunella asiatica 529, 565, 566

Prunella hispida 565

Prunella vulgaris 529, 566

Prunus armeniaca 1586

Prunus japonica 1668

Prunus mume 1491, 1584

Prunus persica 1585

Prunus salicina 1602, 1604

Prunus simonii 1584, 1604

Prunus spp. 1589

Psammosilene tunicoides 1195

Pseudolarix 1625

Pseudolarix amabilis 1626

Pseudolysimachion dauricum 201,
644

Pseudolysimachion linariifolium
subsp. dilatatum 208

Psidium guajava 1558

Psilopeganum sinense 701

Psoralea corylifolia 1351

Pteridium aquilinum var. latiusculum
156

Pteridium revolutum 157

Pteris actiniopteroides 929

Pteris cretica var. nervosa 861

Pteris vittata 909

Pterocarpus indicus 1849

Pterocarya stenoptera 1679

Pteroceltis 1711

Pteroceltis tatarinowii 1571

Pterolobium punctatum 1228, 1229

Pterostyrax 1695

Pterostyrax corymbosus 1695

Pterostyrax psilophyllus 1695

Pueraria 1017

Pueraria edulis 1141

Pueraria hirsute 1141

Pueraria lobata 6, 1140

Pueraria montana var. *lobata* 1140

Pueraria peduncularis 1133

Pueraria thumbergiana 1141

Pulsatilla chinensis 343

Punica granatum 1605

Pycnostelma chinensis 305

Pycnostelma paniculata 631, 827

Pycnostelma paniculatum 305

Pyrola 774

Pyrola decorata 441, 442

Pyrrosia drakeana 841

Pyrrosia lingua 852, 853

Pyrrosia petiolosa 854

Pyrrosia sheareri 841, 842, 849

Pyrrosia spp. 841

Pyrus 1558

Pyrus betulifolia 1004, 1549

Pyrus bretschneideri 1601

Pyrus communis 1521, 1601

Pyrus lindleyi 1558

Pyrus pyrifolia 1601

Pyrus sinensis 1601

Pyrus spp. 1601

Pyrus ussuriensis 1520, 1558

Q

Quamoclit 1654

Quamoclit pennata 1118, 1404

Quercus 1587, 1613

Quercus acutissima 1613, 1689

Quercus aliena 1609

Quercus aliena var. *acutiserrata* 1609

Quercus dentata 1609

Quercus fabri 1613, 1690

Quercus glauca 1834

Quercus infectoria 1733

Quercus liaotungensis 1863

Quercus mongolica 1837, 1863

Quercus serrata 1613

Quercus variabilis 1613, 1689

Quercus wutaishanica 1863

Quescus spp. 1838

Quisqualis indica 1038

R

Ranunculus 404

Ranunculus chinensis 242, 632

Ranunculus sceleratus 243, 404, 1284

Raphanus sativus var. *sativus* 155

Rehmannia glutinosa 155, 519

Reineckea carnea 1420

Reineckia 1419

Reineckia carnea 444, 913, 1135, 1418, 1419

Reseda odorata 601, 1409

Reynoutria cuspidate 585

Reynoutria japonica 584, 659, 1047

Rhamnus 1094

Rhamnus aurea 1188, 1189

Rhamnus bungeana 1692, 1769

Rhamnus crenata 465

Rhamnus davurica 1669

Rhamnus davuricus 1669

Rhamnus erythroxylon 1831

Rhamnus globosa 1094

Rhamnus leveilleana 1831

Rhamnus rosthornii 1188, 1189

Rhamnus serpyllifolia 1188, 1189

Rhamnus utilis 1669, 1831

Rhapis excelsa 1861

Rhapis humilis 1862

Rhapis sp. 1862

Rhapis spp. 1861

Rhaponticum uniflorum 538

Rheum australe 1254

Rheum franzenbachii 1254

Rheum nobile 1254

Rheum officinale 1254

Rheum palmatum 1254

Rheum tanguticum 1254

Rheum wittrockii 1254

Rhodiola yunnanensis 1208

Rhodobryum giganteum 922

Rhodobryum roseum 922

Rhododendron 534, 1794

Rhododendron decorum 1794

Rhododendron delavayi 1794

Rhododendron delavayi var. *peramoenum* 1794

Rhododendron molle 1267, 1268

Rhododendron peramoenum 1794

Rhododendron siderostictum 1794

Rhododendron simsii 1267, 1268

Rhododendron sinense 1268

Rhodomyrtus tomentosa 1408, 1564, 1617

Rhus 1889

Rhus chinensis 1686, 1733, 1746, 1747

Rhus javanica 1733, 1747

Rhynchanthus beesianus 1331

Rhynchosia acuminatifolia 73, 74

Rhynchosia craibiana 73

Rhynchosia himalensis var. *craibiana* 73

Rhynchosia volubilis 73, 74, 76, 119

Ricinus communis 1422

Rodgersia aesculifolia 777, 1280

Rodgersia podophylla 1281

Roegneria kamoji 28, 62

Rohdea japonica 776, 777, 807, 808

Rorippa 238, 642

Rorippa globosa 211, 245

Rorippa indica 253, 564

Rorippa islandica 687

Rorippa palustris 196

Rosa 1109, 1379

Rosa banksiae 1114

Rosa banksiae f. *lutea* 1114

Rosa banksiae var. *banksiae* 1114

Rosa banksiae var. *normalis* 1114

Rosaceae 1711

Rosa chinensis 391, 1107, 1108, 1110, 1476

Rosa damascena 1129

Rosa fortuneana 1114

Rosa indica 1107

Rosa laevigata 1757, 1758

Rosa lucidissima 1476

Rosa microcarpa 1129

Rosa multiflora 1128, 1129, 1706

Rosa multiflora var. alboplena 1380

Rosa multiflora var. carnea 1112, 1113

Rosa multiflora var. platyphylla 1112

Rosa odorata 1110, 1476

Rosa odorata var. odorata 1110

Rosa odorata var. pseudoindica 1110

Rosa odorata var. gigantea 1476

Rosa roxburghii 1111, 1559

Rosa rugosa 1108

Rosa rugosa f. albo-plena 1108

Rosa rugosa f. plena 1108

Rosa semperflorens 1107

Rosa sp. 1128

Roscoea 1342

Roscoea chamaeleon 1449

Roscoea humeana 1449

Roscoea purpurea 1449

Rostellularia procumbens 1318, 1319

Rotala rotundifolia 203, 204

Rubia argyi 989

Rubia chinensis 989

Rubia cordifolia 88, 989, 1131

Rubia cordifolia var. muniista 989

Rubia sikkimensis var. yunnanensis 1201

Rubia sp. 1131

Rubia yunnanensis 1201, 1202

Rubus 366, 367, 656, 838

Rubus corchorifolius 1001, 1037

Rubus coreanus 703, 1125

Rubus crataegifolius 1123

Rubus ellipticus var. obcordatus 1125

Rubus flosculosus 1125

Rubus foliolosus 1125

Rubus hirsutus 974, 976

Rubus idaeopsis 498, 499, 976

Rubus incisus 1037

Rubus innominatus 498

Rubus lambertianus 1122

Rubus niveus 1125

Rubus parvifolius 974, 976, 1056, 1125

Rubus phoenicolasius 974

Rubus preptanthus var. mairei 1125

Rubus rosifolius 366, 460

Rubus rosifolius var. coronaries 1109

Rubus sp. 1177

Rubus thunbergii 976

Rubus tokkura 1125

Rubus trianthus 1001

Rumex acetosa 687, 954

Rumex acetosella 189

Rumex daiwoo 809

Rumex japonicus 531, 809, 952, 953

Rumex maritimus 954

Rumex obtusifolia 809

Ruscus aculeata 471

S

Sabia japonica 1013

Sabina chinensis 1621, 1623

Sabina chinensis var. chinensis 1623

Saccharum officinarum 1598

Saccharum sinense 1598

Sageratia henryi 1190

Sageretia 1094

Sageretia thea 1094

Sagina japonica 797

Sagina linnaei var. maxima 797, 799

Sagina maxima 797

Sagittaria guyanensis subsp. lappula 1600

Sagittaria sagittifolia var. sinensis 780

Sagittaria trifolia 780

Sagittaria trifolia var. angustifolia 780

Sagittaria trifolia var. sinensis 779, 1548, 1599

Sageretia 1809

Salix babylonica 1665

Salix cavaleriei 1819

Salix matsudana 1665

Salix sinopurpurea 1721

Salix spp. 1665

Salix suchowensis 1862

Salix variegata 1811, 1812

Salix viminalis 1862

Salomonia stricta 931

Salvia 303, 555

Salvia cavaleriei 554, 555

Salvia cavaleriei var. erythrophylla 555

Salvia cavaleriei var. simplicifolia 490

Salvia japonica 325, 491, 492, 722

Salvia japonica var. parrifoliold 324

Salvia miltiorrhiza 224, 303, 491

Salvia miltiorrhiza var. charbonnelii 149, 214, 303

Salvia miltiorrhiza var. miltiorrhiza 303

Salvia plebeia 555, 1339, 1340

Salvia plectranthoides 324, 325, 491, 492

Salvia plebeia var. kiangsiensis C. Y. Wu 554

Salvia yunnanensis 490, 491

Sambucus adnata 759, 760

Sambucus chinensis 145, 424, 460, 572, 760, 1727

Sambucus javanica 572

Sambucus williamsii 424, 1908

Sanguisorba officinalis 334

Sanguisorba tenuifolia 334

Sanicula 404

Sanicula astrantiifolia 220

Sanicula chinensis 209, 220, 404

Sanicula elata 209

Santalum album 1678

Sapindus delavayi 1859

Sapindus mukorossi 1744, 1859, 1860

Sapindus rarak 1859

Sapindus saponaria 1744, 1859, 1860

Sapindus tomentosus 1859

Sapium 1723

Sapium sebiferum 1723

Saponaria 1403

Saposhnikovia 306

Saposhnikovia divaricata 306

Saraca dives 1732

Sarcandra glabra 1902, 1908

Sargassum fusiforme 951

Sargentodoxa cuneata 978

Saururus chinensis 728

Saururus loureiri 728

Saussurea 434, 581

Saussurea affins 688

Saussurea cordifolia 434

Saussurea deltoidea 581

Saussurea japonica 688

Saussurea poochlamys 1355

Saussusea deltoidea 434

Saxifragaceae 1423

Saxifraga sarmentosa 866

Saxifraga stolonifera 866

Scabiosa comosa 195

Scabiosa tschiliensis 195

Schima superba 1841

Schima wallichii 1823, 1841

Schisandra 1121

Schisandra chinensis 1121

Schisandra propinqua 1189

Schisandra propinqua var. sinensis 1189

Schisandra propinqua var. intermedia 1189

Schizonepeta 1229

Schizonepeta multifida 1317, 1318

Schoenoplectus mucronatus subsp. robustus 939

Scilla scilloides 650, 686

Scirpus maritimus 1344

Scirpus mucronatus 939

Scirpus triangulatus 939

Scirpus yagara 1344

Sclerochloa 359

Scorzonera 202, 436, 644

Scorzonera albicaulis 202, 232

Scorzonera austriaca 202

Scorzonera reprechtiana 202

Scorzonera sinensis 201

Scrophularia 323

Scrophularia aequilabris 323

Scrophularia buergeriana 324

Scrophulariaceae 429

Scrophularia aequilabris 323

Scrophularia ningpoensis 323

Scrophularia oldhamiana 324

Scurrula parasitica 1816

Scurrula parasitica var. parasitica 1816

Scurrula sp. 1677

Scutellaria amoena 318

Scutellaria baicalensis 317, 318, 336

Scutellaria barbata 668

Scutellaria discolor var. hirta 903

Scutellaria indica 214, 668

Scutellaria rivularia 668

Secale cereale 26

Sechium edule 1566

Sedum 316, 428, 477

Sedum aizoon 247, 427, 428

Sedum alboroseum 537, 538

Sedum drymarioides var. stellariifolium 884

Sedum henryi 1208

Sedum lineare 884

Sedum magniflorum 884

Sedum spp. 883

Sedum stellariifolium 662, 884

Selaginella 918

Selaginella involvens 841, 848

Selaginella moellendorffii 878

Selaginella tamariscina 181, 848

Selaginella uncinata 900

Selinum 1304

Semiaquilegia adoxoides 665, 793

Senecio hookeri 1422

Senecio argunensis 172, 517

Senecio chrysanthemoides 689

Senecio kirilowii 732

Senecio laetus 689

Senecio nudicaulis 1251

Senecio scandens 1034

Senna nomame 59, 533

Senna occidentalis 533, 655

Senna sulfurea 1493

Senna surattensis subsp. glauca 1492

Serissa japonica 1098

Serissa serissoides 1098

Sesamum indicum 2, 3, 77, 544

Sesamum orientale 3

Seseli delavayi 172

Seseli libanostis 1231

Seseli mairei 172

Setaria chondrachne 692

Setaria glauca 594

Setaria italica 13, 18, 46, 359, 594

Setaria italica var. germanica 18

Setaria italica var. italica 18

Setaria matsumurae 692

Setaria palmifolia 765

Setaria viridis 359, 594

Sheareria nana 788

Sida 1473

Siegesbeckia glabrescens 822

Siegesbeckia orientalis 524, 525

Silene aprica 575

Silene asclepiadea 493

Silene baccifera 1062

Silene conoidea 1403

Silene firma 226

Silene fortunei 816

Silene grandiflora　1454

Silene keiskei　816

Silene lankangensis　492

Silene viscidula　354, 492

Sinapis alba　126, 127

Sinodielsia yunnanensis　1231

Sinomenium acutum　1143, 1213

Sinosenecio oldhamianus　273

Siphonostegia chinensis　474, 475,
　730

Siphonostegia laeta　475

Skimmia japonica　1286

Skimmia reevesiana　1286

Smilax china　400, 1015, 1153, 1154

Smilax cocculoides　1087

Smilax glabra　222, 249, 502,
　1019, 1030, 1031, 1087

Smilax glaucochina　1086

Smilax lunglingensis　388

Smilax mairei　1203

Smilax nipponica　222, 249, 502,
　1079, 1087

Smilax riparia　249, 1087

Smilax scobinicaulis　249, 1087

Smilax sieboldii　249

Smilax sp.　1015

Smilax spp.　1153

Solanum　219, 774

Solanum alatum　732

Solanum cathayanum　548, 993,
　994, 1008, 1129, 1130, 1201

Solanum dulcamara　231, 1008

Solanum dulcamara var. *lyratum*
　547, 548

Solanum humile　732

Solanum indicum　1173

Solanum lyratum　220, 231, 547,
　638, 993, 1008, 1063, 1129,
　1130

Solanum melongena　88, 168

Solanum nigrum　219, 551, 732

Solanum pittosporifolium　638, 1054

Solanum septemlobum　548

Solanum tuberosum　280

Solanum villosum　732

Solidago decurrens　453, 454

Solidago leiantha　454

Solidago virgaaurea　454

Sonchus　92

Sonchus arvensis　93, 96

Sonchus asper　95

Sonchus brachyotus　93

Sonchus oleraceus　94, 95, 164

Sonchus wightianus　92

Sonerila cantonensis　862, 863

Sonerila laeta　862, 863

Sonerila maculata　863

Sophora davidii　1457, 1883

Sophora flavescens　243, 335

Sophora japonica　54, 402, 1637

Sophora tonkinensis　1048

Sophora viciifolia　1457

Sorbaria　1479

Sorbus discolor　1693, 1694

Sorbus pohuashanensis　1693

Sorghum bicolor　12, 23, 40, 47,
　202

Sorghum vulgare　40

Sparganium longifolium　968

Sparganium stoloniferum　967,
　1344

Spathoglottis pubescens　1444

Spatholirion longifolium　1217

Speirantha　447

Speirantha gardenii　444

Sphaerophysa salsula　56, 57

Sphenomeris chinensis　886

Spinacia　627

Spinacia oleracea　164, 175

Spiraea blumei　1385, 1386

Spiraea henryi　1479

Spiraea prunifolia var. *simpliciflora*
　1101

Spiraea salicifolia　1479

Spiraea schochiana　1479

Spiraea thunbergii　1383

Spiranthes sinensis　837

Spirogyra　961

Spirogyra nitida　954

Spondias dulcis　1541

Sporobolus elongatus　691

Sporobolus fertilis　691

Stachys geobombycis　181

Stachys japonica　181, 285, 1316

Stachys oblongifolia　1316

Stachys palustris　194, 1316

Stachys sieboldii　181

Staphania herbacea　1089

Staphylea bumalda　212, 286

Statice arbuscula　904

Stauntonia chinensis　990

Stehanandra incise　469

Stellaria alsine　795

Stellaria media　148, 149

Stellaria uliginosa　795

Stellera chamaejasme　1245, 1257

Stemona　993

Stemona japonica　411, 1139

Stemona tuberosa　1139

Stenoloma chusana　886

Stephania cepharantha　1089, 1161

Stephania delavayi　1159

Stephania epigaea　1159

Stephania hernandifolia　1089,
　1159

Stephania japonica　985, 1089

Stephania sp.　1134

Sterculia monosperma　1541

Sterculia nobilis　1541

Stimpsonia chamaedryoides　804

Stizolobium pruriens　32

Streptolirion　1218

Strobilanthes cusia　522, 763, 1099,
　1660

Strobilanthes flaccidifolius　522

Strychnos nux-vomica　1041

Styphnolobium japonicum　1637

Styrax　1413, 1853

Styrax agrestis　1911

Styrax chinensis　1852

Styrax grandiflorus　1798

Styrax japonicum　1102

Styrax japonicus   1413, 1798, 1851

Styrax suberifolius   1911

Suaeda glauca   204, 624

Swertia bimaculata   221, 222

Swida macrophylla   1725, 1726

Swida walteri   1726

Symplocos caudate   1375

Symplocos chinensis   467, 1790

Symplocos paniculata   467, 1790

Symplocos racemosa   1374, 1375

Symplocos sumuntia   1374, 1375

Syneilesis aconitifolia   647

Syringa   1385

Syringa oblata   1378

Syringa oblata var. *alba*   1378

Syringa pekinensis   1378

Syringa protolaciniata   1379

Syringa pubescens   1378

Syringa reticulata   1868

Syringa reticulata subsp. *amurensis*   1378

Syringa reticulata subsp. *pekinensis*   1378

Syringa retieulata var. *amurensis*   1378

Syzygium buxifolium   397, 1669

Syzygium cumini   1544

T

Tagetes erecta   1410, 1411

Tagetes patula   1410

Talinum paniculatum   1505

Talinum patens   538, 1505

Tamarindus indica   1616

Tamarix chinensis   1745

Taraxacum mongolicum   726

Taraxacum officinale   726

Taraxacum spp.   93, 725, 726

Tarenna acutisepala   1904

Tarenna mollissima   396, 1904

Taxillus caloreas   1816

Taxillus chinensis   1654, 1815

Taxillus limprichtii   1677

Taxillus nigrans   1654

Taxillus yadoriki   1653, 1654

Telosma cordata   1496

Tephroseris   677

Tephroseris kirilowii   678, 733

Tephroseris pierotii   677

Terminalia bellirica   1728

Terminalia chebula   1729

Ternstroemia gymnanthera   1817

Tetradium   1857

Tetradium glabrifolium   1857

Tetradium ruticarpum   1655, 1903

Tetradium trichotomum   1655

Tetrapanax papyrifer   384, 983, 1142

Tetrastigma hemsleyanum   976, 977, 984

Tetrastigma triphyllum   1579

Tetrastigma yunnanense   1579

Teucrium japonicum   1347

Teucrium simplex   1238

Themeda gigantea   339

Themeda gigantea var. *villosa*   339

Themeda villosa   6, 339

Thermopsis chinensis   263

Thermopsis lupinoides   262

Thesium chinense   896

Thladiantha dubia   259, 653, 1138

Thladiantha hookeri   1179

Thladiantha villosula   1179

Thlaspi arvense   91, 563, 564, 779

Thunbergia coccinea   1201

Thunbergia erecta   1201

Thunbergia fragrans   1201

Thunbergia grandiflora   1201

Thunbergia lacei   1201

Thunbergia lutea   1201

Thunia alba   874, 1426

Tibetia   1214

Tibetia yunnanensis   1214, 1215

Tilia   1702

Tilia mongolica   1702

Tilia tuan   1702

Toddalia asiatica   1215

Toona ciliata   1715, 1806

Toona sinensis   401, 1715, 1900

Toona sinensis var. *sinensis*   1715

Toona surei   1806

Torenia   429

Torenia crustacean   804

Torreya nucifera   1606

Torilis   188

Torilis japonica   188

Torilis scabra   188

Torreya grandis   1606, 1675

Torricellia angulata   1801

Toxicodendron   1889

Toxicodendron radicans ssp. *hispidum*   141

Toxicodendron succedaneum   1888, 1889

Toxicodendron sylvestre   1889

Toxicodendron vernicifluum   299, 1640

Trachelospermum divaricatum   1104

Trachelospermum jasminoides   1006, 1007, 1103, 1132

Trachelospermum jasminoides var. *heterophyllum*   1006, 1132

Trachycarpus fortunei   1753, 1754

Trapa bicornis   1591

Trapa bispinosa   1591

Trapa incisa   214, 1591

Trapa natans   214, 1591

Trapella   943

Trapellaceae   943

Trapella sinensis   943

Triarrhena   359

Triarrhena lutarioriparia   721

Triarrhena sacchariflora   339, 721

Tribulus terrestris   57, 356, 531, 532

Trichosanthes anguina   258

Trichosanthes cucumeroides   1136, 1137, 1138

Trichosanthes kirilowii   111, 1136

Trichosanthes rosthornii   1136

Trichosanthes sp.   1068

Trifolium   1456

Trifolium pratense   1456, 1457

Trifolium repens   1456, 1457

Trignotis peduncularis   621

Trigonella   358

Trigonella foenum-graecum   358, 752

Trigonotis   661

Trigonotis brevipes   682

Trigonotis peduncularis   149, 620, 680, 681

Trillium   357

Tripolium   633, 643

Tripterospermum affine   863

Tripterospermum chinense   863

Tripterygium   1059

Tripterygium hypoglaucum   1790

Tripterygium wilfordii   178, 1294, 1295, 1791

Triticum aestivum   14

Triticum vulgare   14

Trollius asiaticus   1090

Trollius chinensis   1090

Trollius spp.   1090

Tropaeolum majus   1090

Tsoongia axilliflora   391

Tulipa edulis   684

Tulipa gesneriana   1330

Tupistra chinensis   808

Turczaninowia   633

Turritis glabra   211

Tussilago farfara   546

Tylophora koi   1079

Typha latifolia   949

Typha orientalis   204, 949

U

Ulmus   1845

Ulmus lamellosa   1736

Ulmus macrocarpa   46, 1639

Ulmus parvifolia   1639, 1843, 1845

Ulmus pumila   46, 189, 358, 402, 562, 1639

Umbelliferae   235

Uncaria rhynchophylla   1060, 1155

Uncaria sinensis   1060

Urena lobata   672, 781

Urena lobata var. scabriuscula   672

Urena procumbens   1899

Usnea diffracta   1118

Ustilago edulis   31

Ustilago maydis   47

Utricularia vulgaris   966

V

Vaccaria hispanica   227, 228

Vaccaria pyramidata   227

Vaccaria segetalis   206, 228

Vaccinium bracteatum   1372, 1750, 1788

Valeriana   349

Valeriana amurensis   349

Valeriana officinalis   349

Veratrum   444

Veratrum japonicum   445

Veratrum mengtzeanum   1260

Veratrum nigrum   1260

Veratrum schindleri   445

Verbena officinalis   212, 719, 722

Vernicia fordii   1737

Vernicia montana   1737

Veronica agrestis   636

Veronica anagallis-aquatica   206

Veronica dahurica   644

Veronica didyma   636

Veronica linariifolia subsp. dilatata   208

Veronica longifolia   509, 645

Veronica peregrina   617

Veronica polita   636

Veronica spicata   208

Veronica spuria   208

Veronica undulata   206

Veronicastrum caulopterum   508, 509

Veronicastrum formosanum   509

Veronicastrum kitamurae   509

Veronicastrum sibiricum   1045

Viburnum   1383, 1720

Viburnum burejaeticum   1724

Viburnum dilatatum   1719, 1720

Viburnum fragraus   1387

Viburnum glomeratum   1387

Viburnum macrocephalum   431, 1381, 1382, 1387

Viburnum odoratissimum   1704

Viburnum plicatum   1283, 1384

Viburnum plicatum var. plicatum   1784

Viburnum plicatum var. tomentosum   1384, 1784

Viburnum schensianum   1704, 1724

Viburnum setigerum   393, 488

Viburnum setigerum var. sulcatum   393

Viburnum theiferum   488

Vicia   158

Vicia faba   38, 63

Vicia fauriae   1205

Vicia hirsuta   158

Vicia kulingiana   269, 1205

Vicia sativa   63, 159, 161

Vicia unijuga   215

Vigna angularis   8

Vigna radiata   9, 10, 32, 34

Vigna sinensis   65

Vigna umbellata   8, 10

Vigna unguiculata   10, 63, 64, 65

Vigna unguiculata subsp. cylindrica   10

Vigna vexillata   1226

Vinca rosea   1394

Vincetoxicum   354, 1077

Viola   116, 777

Viola arcuata   599, 601, 1406

Viola betonicifolia   600

Viola collina   229

Viola cryptoceras   422

Viola delavayi var. depauperata   930

Viola diffusa   683, 869

Viola diffusa var. brevibarbata   869

Viola diffusa var. diffusa   869

Viola grypoceras   601

Viola hamiltoniana   601, 1406

Viola moupinensis   117

Viola odorata   1405, 1406

Viola patrinii   600

Viola philippica   599, 600

Viola philippica subsp. *malesica*   600

Viola prionantha   599, 1406

Viola spp.   599, 776

Viola sylvestris var. *jaonica*   601

Viola verecunda   116, 599

Viola yedoensis   600

Viola yunnanfuensis   600

Viscoideae   1814

Viscum liquidambaricola   1800

Vitaceae   977, 1213

Vitex negundo   1703

Vitex negundo var. *cannabifolia*
    461, 670, 1261, 1645

Vitex negundo var. *heterophylla*
    469, 1645

Vitex negundo var. *negundo*   1645

Vitex quinata   1261

Vitex trifolia var. *ovata*   461

Vitex trifolia var. *simplicifolia*   1645

Vitis   992, 1578

Vitis adstricta   1578

Vitis amurensis   1578

Vitis betulifolia   1104

Vitis bryoniifolia   1578

Vitis bryoniifolia var. *multilobata*
    1578

Vitis fagifolia   1015

Vitis flexuosa   333, 1150

Vitis flexuosa var. *mairei*   1578

Vitis hancockii   1015

Vitis japonica   1168

Vitis novisinensis   1578

Vitis pentagona   1150

Vitis thunbergii   1578

Vitis vinifera   1577, 1578

Vitis wilsonae   1177

W

Weigela   1385

Weigela florida   1385

Weigela japonica var. *sinica*   1424

Weigela japonica var. *japonica*   1424

Wendlandia   1889

Wendlandia uvariifolia   1890

Whitfordiodendron filipes   1066

Wikstroemia canescens   1290

Wikstroemia chamaedaphne   1277

Wistaria chinensis   1145

Wisteria sinensis   1144, 1145, 1909

Wisteria venusta   1145

Wisteria villosa   1144, 1146

Woodwardia japonica   331, 345

Woodwardia orientalis   331

Woodwardia radicans   331

X

Xanthium sibiricum   552, 1267

Xanthium strumarium   552

Xanthoceras sorbifolium   1572

Xylosma longifolium   1757

Xylosma racemosum   1756

Y

Youngia japonica   183

Yua   990

Yua thomsonii   991

Yulania denudata   1635

Yulania liliiflora   1635, 1877

Z

Zanthoxylum   461, 1826

Zanthoxylum ailanthoides   1655

Zanthoxylum alatum var. *planispinum*
    1659

Zanthoxylum armatum   1657, 1658,
    1659

Zanthoxylum bungeanum   575, 1657

Zanthoxylum multifoliolatum   1828

Zanthoxylum multijugum   1828

Zanthoxylum ovalifolium   1827

Zanthoxylum simulans   1659, 1670

Zanthoxylum sp.   461

Zea mays   46, 64

Zehneria   1138

Zehneria indica   1085, 1138

Zehneria japonica   1085

Zehneria maysorensis   1085

Zelkova schneideriana   1680

Zelkova serrata   1680

Zingiberaceae   1354

Zingiber mioga   139, 284, 1342

Zingiber officinale   106

Zingiber striolatum   139, 284, 1341

Zizania aquatica   957

Zizania caduciflora   957

Zizania latifolia   31, 47, 51, 957

Ziziphus jujuba var. *spinosa*   575,
    1645

Ziziphus mairei   1809

Zizyphus spinosa var. *spinosa*   1706

Zornia diphylla   794

Zornia gibbosa   794

Zostera marina   962

Zoysia japonica   741

主要参考文献

［ 1 ］中国植物志编辑委员会．中国植物志（1～80卷）（简称《中志》）［M］．北京：科学出版社，1955—2004.

［ 2 ］中国科学院植物研究所．中国高等植物图鉴（简称《图鉴》）［M］．北京：科学出版社，1975—1986.

［ 3 ］吴征镒．新华本草纲要：上、中、下（简称《纲要》）［M］．上海：上海科学技术出版社，1988—1991.

［ 4 ］吴征镒．云南植物志（简称《云志》）［M］．北京：科学出版社，1977—2006.

［ 5 ］吴征镒，汤彦承，路安民，等．中国被子植物科属综论（简称《综论》）［M］．北京：科学出版社，2002.

［ 6 ］Wu Zhengyi, Peter H. Raven, Hong Deyuan. Flora of China（简称FOC）[M]. Beijing and S. Louis: Science Press and S. Louis, Missouri Botanical Gardon press, 1988－2013.

［ 7 ］耿以礼．中国主要植物图说禾本科（简称《禾本图说》）［M］．北京：科学出版社，1959.

［ 8 ］傅立国．中国高等植物（简称《高等植物》）［M］．青岛：青岛出版社，1999—2009.

［ 9 ］松村任三．改订植物名汇前编：汉名之部（简称松村）［M］．东京：丸善株式会社，1915.

［10］朱橚．救荒本草（简称《救荒》）［M］．1406.（本研究采用嘉靖四年本）.

［11］牧野富太郎．牧野日本植物图鉴增订版（简称《牧野》）［M］．东京：北隆馆株式会社，1940.

［12］中国科学院昆明植物研究所．云南种子植物名录：上、下［M］．昆明：云南人民出版社，1984.

［13］王锦秀，汤彦承．救荒本草译注［M］．上海：上海古籍出版社，2015.

［14］中国科学院昆明植物研究所．南方草木状考补［M］．昆明：云南民族出版社，1991.

［15］经利彬，吴征镒，匡可任，等．滇南本草图谱：第一集［M］．昆明：中国医药研究所、云南药物改进所，1945.

［16］北京药品生物制品鉴定所，中国科学院植物研究所．中药鉴别手册（一）［M］．北京：科学出版社，1972.

［17］卫生部药品生物制品鉴定所，中国科学院植物研究所．中药鉴别手册（二）［M］．北京：科学出版社，1979.

［18］杨兆起，封秀娥．中药鉴别手册（三）［M］．北京：科学出版社，1997.

［19］胡世林．中国道地药材原色图说［M］．济南：山东科学技术出版社，1998.

［20］吴其濬．植物名实图考（简称《图考》）［M］（本研究参考过1848年初刻本、1880年濬文书局本；日版、1919年商务印书馆本、1933年商务印书馆本、1957年商务印书馆本；1963年中华书局本、1992年台湾世界书局本、浙江人民美术本、2018年中华书局本等版本）.

［21］吴其濬．植物名实图考长编（简称《长编》）［M］（本研究采用1880年濬文书局本、中华书局1963年本）.

［22］李时珍．本草纲目（简称《纲目》）［M］．北京：人民卫生出版社，2002.（整理本）.

［23］谢宗万．中药材品种论述（上）［M］．上海：上海科学技术出版社，1964.

［24］谢宗万．中药材品种论述（中）［M］．上海：上海科学技术出版社，1984.

［25］全国中草药汇编编写组．全国中草药汇编（上、下）［M］．北京：人民卫生出版社，1975.

［26］马继兴．神农本草经辑注［M］．北京：人民卫生出版社，1995.

［27］唐慎微，寇宗奭，等．重修政和经史证类备用本草［M］．（本研究采用人民卫生出版社1957年影印张存惠晦明轩刻本）.

［28］孔庆莱，吴德亮，李祥麟，等．植物学大辞典［M］．上海：上海商务印书馆，1918.

后 记

2002 年，我考入中国科学院植物研究所攻读植物学博士学位，傅德志老师邀请汤彦承先生指导我的研究工作。汤公给我开题"《植物名实图考》中的百合科植物考证研究"。"非典"疫情期间，我滞留在昆明，汤公请吴征镒先生代为授业。吴老提出"由近及远，先实后虚"的本草考证原则，正与汤公建议我先研究明清本草后上溯古代典籍的思路相契合，令我豁然开朗！我开始整理《植物名实图考》（以下简称《图考》）中收录的云南常见植物，或核对标本馆标本，或野外调查，或在吴老的小图书室里查阅植物学工具书，一年下来，研究略有眉目。

2005 年夏，我获得博士学位后进入中国科学院植物研究所植物标本馆工作，专职从事植物考据和百合科植物分类学研究。我把《救荒本草》和《图考》这两部本草列为未来 5 年和随后 10 年的研究目标。这两部巨著中记录了约 2 000 种植物，约为中国古籍中收载植物物种总数的 2/3。同年秋天，段金玉先生寄给我一份手写的"《图考》中的植物"复印件。这是吴老在 2004 年陆续批注《图考》植物的意见。吴老批注的文字很精炼，常在中文名后直接附学名。吴老又请汤公指导我全面考证《图考》中的植物，待条件成熟后出版。汤公甘于陪我坐冷板凳，我们师生二人埋头于古籍，前前后后工作了近 10 年。每年冬天，吴老邀我赴滇随他工作一段时间，一方面进行野外考察，一方面整理植物学古籍文献。耄耋之年的汤公也分别于 2006 年和 2007 年，同我两次赴滇，实施吴老主持的云南省基金重点项目（2007C0201）和我主持的国家自然科学基金面上项目（30770159）的野外考察。这两个项目都以考证《图考》中的云南植物为工作重点。在滇工作期间，吴老秘书杨云珊和办公室工作人员帮我们联系野外考察所需车辆和各地向导，段金玉先生特意叮嘱儿媳陈老师安排我们的食宿生活。

老一代学者在考证植物时多直接给出学名，不列证据，研究结果也多未成文，有的直接收录在工具书如《中国树木分类学》《中国高等植物图鉴》《中国植物志》和《云南植物志》中。汤公在 1970 年研读中华书局版的《图考》时，发现前人的考证结果有不少疑问，顺手批注。我开展《图考》研究后，汤公教我不要拘泥于前人的考证结论，要依靠证据，大胆说话。我先将《图考》中全部植物分科，后逐科分属，最后将每条图、文中记录的物种，分别予以考证，给出对应的学名。考证过程中我主要使用了形态、地理证据，生境、俗名等为辅证，少数参考了植物功用和药物性味等证据。有些图、文提供的性状有限，"礼失求诸野"，我采用了民族植物学的"关键人物访谈"方法，赴产地实地调查。"龙柏芽"物种的确定，即是运用这一方法的一个例子。我的老师刘宏茂研究员教我重视"民间访谈"在民族植物学研究中的作用。韩兴国老师提醒我考证物种时要有"时空"概念，要关注古今植物多样性的变迁。研究中，我参考了松村任三的考证结果和吴老在 2004 年的批注意见，这两项内容全部收录在本书"新释"中。对我的考证结果，汤公多有补充和评述。汤公的补充意见已融入到"新释"中。想到汤公的评述多可供分类学研究者参考，因而在"新释"中以"附记"的形式收录，读者可以略窥汤公的分类学研究特点。总之，本书考证研究采用了综合证据，具体类型视情况而有所不同，这些都体现在每条的"新释"中。

考证旧本草，对历代本草古籍的掌握尤为重要。《图考》各版本的异同，也是本次研究需要了解的一个重要环节。为方便我查阅古籍，韩兴国老师联系我所图书馆陈智娟老师，请她为我开通了查阅我所收藏植物学古籍的便捷通道，后又得韩芳桥老师继续支持。我所珍藏的这批重要的植物学古籍，多是我国植物学研究先驱钟观光、胡先骕等前辈曾经的研究用书。他们在20世纪上半叶曾尝试系统整理中国古籍文献中的植物，考证物种，给出拉丁学名，以达到"贯通古今，联接中外"，科学传承中国传统植物文化之目的。在这批藏书中有《图考》不同时期的四种本子。傅德志老师分两次送我商务印书馆和台湾世界书局不同时期出版的三个本子。北京大学图书馆汤燕老师、中国科学院国家科学图书馆罗琳老师多次帮助查阅古籍及其相关文献。他们的支持减少了我奔走各大图书馆的辛劳。

在研究过程中，多位老师帮助审核考证结果，他们是：海洋藻类，王永强（中国科学院青岛海洋研究所）；苔藓，吴鹏程；蕨类，张宪春和卫然；兰科，郎楷永；毛茛科，王文采、谢磊（北京林业大学）；淫羊藿属，郭宝林（中国医学科学院药用植物研究所）；蔷薇科，谷粹芝；蓼科，李安仁；玄参科，洪德元；唇形科，王强；茄科，路安民；苦苣苔科，王印政、李鹏伟；菊科，高天刚。他们的意见极为重要，但在本书中的学术责任应由我承担。考证过程中，多位老师或提出重要建议或提供重要线索和文献，他们是：中国科学院植物研究所傅德志、李振宇、张志耘、李良千、覃海宁、孔昭宸、王宇飞、包伯坚、葛颂、汪小全、陈之端、孔宏智、魏晓新、杨福生、冉进华、季代丽、王利松、王伟和于胜祥等，中国科学院昆明植物研究所周铉、李恒、武素功、方瑞征、陈介、李德铢、孙航、彭华、杨世雄、曾艳梅和吕春朝等，中国科学院西双版纳热带植物园许再富、许又凯和刘志秋等，中国科学院华南植物园吴德邻、胡启明、夏念和、郝刚、邓云飞和郭丽秀等，中国医学科学院药用植物研究所齐耀东、郑希龙，中国中医科学院张瑞贤、张卫，中央民族大学龙春林，云南大学朱维明，庐山植物园彭焱松，曲阜师范大学侯元同，河南农业大学朱长山、叶永忠、李家美和王红卫，河南师范大学高明乾、卢龙斗，河南科技学院孟丽，北京大学孟世勇，北京大学医学部药学院李耀利，青岛大学赵克祎，云南省农科院花卉研究所蹇红英，北京市气象局窦军霞，中国科技馆齐欣，内蒙古医科大学张传领，南京中山植物园窦剑，天域北斗文化科技集团有限公司李萱。北京中医药大学杨明明解答了部分音韵学问题，中国中医科学院胡世林解答了一些医药术语问题，中央民族大学李锦芳解决了民族语言学上的困惑。研究生韦蒙、张国进、聂宝、焦伯晗、郑继业、牛帼豪、沈佳豪、赵锶琪、陈琛和李玉霖或协助野外工作，或帮助扫描植物图片。书稿二校过程中，北京师范大学刘全儒老师在百忙中通读全书，提出了宝贵意见和重要建议。没有以上诸位专家、老师和同学的支持，本研究很难以现在的面貌呈现给读者。

王文采和肖培根两位老师一直关心我的研究进展，他们认为这是对我国古代本草"正本清源"的一项基础性工作。两位老师从搜寻文献、鉴定物种和申报出版经费等多方面给予支持并乐为本书赐序。中国中医科学院郑金生老师提供了本次研究的扫描线图并热情推荐出版社。郑老师还和中国科学院自然科学史研究所罗桂环老师，就我写出的样稿提出了修改建议。上海科学技术出版社陈玲玲老师为本书策划、编辑和出版付出了大量时间和精力。承蒙吴老夫人段金玉先生和女儿吴玉、汤公女儿汤燕信任，全书得以按原计划出版，吴老和汤公夙愿以偿。十多年来，我还得到中国科学院大学王艳芬教授的支持，我的家人一直默默付出，支持我从事本草考证研究。感谢他们！

《图考》研究初期，得到中国科学院植物研究所马克平老师主持的"国家标本平台建设项目"支持，后获得国家自然科学基金（30770159、31100266、31570334）和云南省重点基金（2007C0201）

资助。感谢系统与进化植物学国家重点实验室和青藏高原地球科学卓越创新中心两个研究平台的支持。

本书另两位作者，尊敬的吴征镒先生和汤彦承先生已于 2013 年和 2016 年先后辞世，未能等到成书时刻，为我于深切悲痛中留下无尽的遗憾。这项研究持续多年，真是如鱼饮水，冷暖自知。我虽尽了最大努力，但水平有限，错漏难免，全书学术责任应由我承担。我们对《图考》中植物的探索和研究还在路上，未达止境，希望海内外读者不吝赐教，以便今后继续修订。

王锦秀

2021 年 8 月

于中国科学院植物研究所